DAS KNIEGELENK

ERKRANKUNGEN, VERLETZUNGEN UND IHRE BEHANDLUNG
MIT HINWEISEN FÜR DIE BEGUTACHTUNG

VON

PROF. DR. FRANZ BAUMGARTL

OBERARZT DER CHIRURGISCHEN KLINIK
DER MEDIZINISCHEN AKADEMIE DÜSSELDORF

MIT EINEM GELEITWORT VON

PROF. DR. E. DERRA

MIT 284 TEILS FARBIGEN ABBILDUNGEN
IN 581 EINZELDARSTELLUNGEN

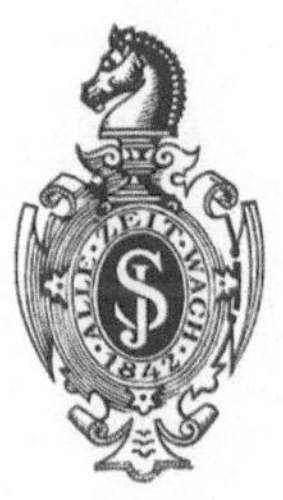

SPRINGER-VERLAG
BERLIN · GÖTTINGEN · HEIDELBERG
1964

© by Springer-Verlag OHG/Berlin · Göttingen · Heidelberg 1964
Softcover reprint of the hardcover 1st edition 1964

Library of Congress Catalog Card Number 64-19062

ISBN 978-3-642-49518-2   ISBN 978-3-642-49807-7 (eBook)
DOI 10.1007/ 978-3-642-49807-7

Titel Nr. 0041

Geleitwort

Das Kniegelenk, welches sich in der Abstammungsreihe als Bestandteil der hinteren Extremität bei den ersten auf dem Lande lebenden Tieren ausgebildet hat, nahm an der weiteren Evolution nicht in einem so großen Umfang teil wie Hände und Gehirn. Trotzdem ist seine Bedeutung für den Menschen groß, weil dieser die ihm eigenen Merkmale der geistigen Leistungsfähigkeit und der manuellen Geschicklichkeit nur bei ungestörtem Fortbewegungsvermögen voll entfalten kann.

Die Möglichkeiten einer Störung seines Ganges durch Kniegelenkveränderungen sind zahlreich. Angeborene und erworbene Formänderungen der Gelenkbestandteile, Beeinträchtigungen durch Systemerkrankungen des Organismus, Entzündungen, Verletzungen, Geschwülste, Arbeitsschäden und degenerative Vorgänge sind zu nennen. Obwohl Anatomie, Physiologie und die genannten Alterationen nach eingehenden Untersuchungen in ausführlichen Einzelabhandlungen beschrieben sind, ist die Orientierung über manche Fragen schwierig, weil eine zusammenfassende, auf die Praxis abgestimmte Darstellung der genannten Probleme bislang im In- und Ausland nicht erschienen ist. Diese Lücke auszufüllen, ist Zweck des vorliegenden Buches.

Neu hinzugekommen ist in dieser Monographie eine ausführliche Besprechung des Femoropatellargelenkes auf Grund eines umfangreichen Literaturstudiums und langjähriger persönlicher Untersuchungen. Durch die gewonnenen Erkenntnisse ließen sich einige, bisher problematische Fragen einfach beantworten und manches „Mysteriöse" wurde geklärt.

Das Buch dürfte für einen breiten Leserkreis interessant sein, vornehmlich für Chirurgen, Orthopäden, gutachterlich tätige Ärzte, aber auch für Internisten und Kinderärzte.

Düsseldorf, im Januar 1964

E. Derra

Vorwort

Das Kniegelenk wurde bislang in vielen Handbüchern, Lehrbüchern, Monographien und in einer übergroßen Zahl von Einzelabhandlungen beleuchtet. Im Vordergrund des Interesses stand die gelenkige Verbindung zwischen Ober- und Unterschenkel mit ihren Gelenkkörpern, Bändern, Kapselanteilen und Zwischenscheiben. Jede Veränderung in diesem Gelenk war eingehend beschrieben. Mit den darauf basierenden Erkenntnissen gelang es zwar, manche Fehlbildung, Erkrankung, Verletzung und degenerative Veränderung des Gesamtgelenkes zu erkennen und entsprechend zu behandeln, für viele Kniegelenkbeschwerden aber konnten die eigentlichen Ursachen nicht genannt werden. Bezeichnungen wie „Reizzustand des Kniegelenkes", „Dérangement interne", „chronisches Reizknie" spiegeln die diagnostischen Schwierigkeiten wider. Ungeklärt z.B. blieb, warum mancher Patient nach der Exstirpation eines Meniscus unvermindert über Schmerzen klagte und deshalb von PAYR treffend als „hinkender Bote" bezeichnet wurde; warum manche Prellungen folgenlos abheilen, andere dagegen langdauernde und rezidivierende Ergüsse verursachen, oder warum einige Kniegelenke bis ins hohe Alter schadlos bleiben, nicht wenige aber schon frühzeitig arthrotisch verändert sind.

Untersuchungen über das früher nur wenig beachtete Femoropatellargelenk zeigten, daß die meisten bislang nicht zu differenzierenden Veränderungen des Gesamtgelenkes auf Eigenheiten der gelenkigen Verbindung zwischen Kniescheibe und Oberschenkel zu beziehen sind. Diese Erkenntnisse waren letztlich der Grund für mich, das Kniegelenk unter Berücksichtigung der neuen Erfahrungen darzustellen.

Die Trennung in Femorotibialgelenk und Femoropatellargelenk erhöht die Übersicht und erleichtert das Verständnis für das Gesamtgelenk.

Die Aufgabe des Verlages war groß, um das Werk in dieser Form zu gestalten. Großzügig und verständnisvoll auf Anregungen eingehend, sorgfältig bei der Reproduktion der Bebilderung und entgegenkommend bei der Abstimmung von Einzelheiten waren seine Mitarbeiter. Dieser mühevollen Arbeit gebührt mein besonderer Dank.

Düsseldorf, im Januar 1964

F. BAUMGARTL

Inhaltsverzeichnis

Das Femorotibialgelenk

Das Femorotibialgelenk

A. Entwicklungsgeschichtliche und anatomische Vorbemerkungen

I. Die Ausbildung des Kniegelenkes in der Abstammungsreihe bis zu den Wirbeltieren

Die paarigen Urflossen der Fische sind die Anlage, aus der sich die Extremitäten der Landwirbeltiere entwickelten. Vielfältige und sinnfällige Umbildungen formten die Flossen als Antwort auf Änderungen der Lebensbedingungen und der Funktion zu Extremitäten (SONNENSCHEIN). Nach Querteilung der Urflossen in ein vorderes und ein hinteres Flossenpaar führt die Entwicklung zu Knorpeleinlagerungen in die einzelnen Flossen (biseriales Archipterygium — GEGENBAUER).

Der erste Schritt zu einer Gelenkentwicklung bestand darin, daß die ursprünglich steifen Knorpelleisten durch zwischengeschaltete Faserknorpelzonen beweglich wurden (Synarthrose).

In der Flosse des Haifisches ist der nächste Schritt einer Gelenkbildung vollzogen. Die Knorpelgebilde von Rumpf und Flossenbasis sind von einer Bindegewebshülle eingeschlossen, und in der zwischen den Knorpelleisten gelegenen Faserschicht treten Spaltbildungen auf (partielle Diarthrose).

Die Anpassung an die Lokomotion auf dem Land führte zu vielfältigen Entwicklungsformen. Als Mittelstadium zwischen Fischflosse und Tetrapodenextremität galt früher die Ceratodusflosse (BRAUS, GEGENBAUER), heute die Crossopterygierflosse (GREGORY). Mit zunehmender Belastung durch das Leben und durch die Fortbewegung auf dem Lande wurden die ursprünglichen Knorpelstäbe mehr und mehr durch Knochen ersetzt. Die Knorpelbeläge an den beweglichen Stellen und ihre Kapsel aber blieben bestehen (Diarthrose).

Das Kniegelenk entwickelte sich im Rahmen der hinteren Extremität, der die bedeutende Aufgabe zufiel, den Körper vom Boden abzuheben und ihn nach vorne zu schieben. Beim Salamander noch als primitives Scharniergelenk ohne besonderen Bandapparat angelegt, zeigt das Kniegelenk des Frosches bereits einen komplizierten Aufbau. Zur Vergrößerung der Berührungsfläche der konvex geformten Gelenkkörper von Femur und Os cruris ist ein durchgehender Faserring zwischengeschaltet. Ein differenzierter Bandapparat sichert die Gelenkkörper vor Luxationen. Die Festigkeit des Gelenkes wird durch eine straffe Kapsel erhöht.

Vielseitig sind die Differenzierungen des Kniegelenkes im Verlauf der weiteren Ausbildung bis zu seiner höchsten Vollendung bei den Primaten: Die habituelle Haltung des Kniegelenkes ändert sich. Bei allen Tieren mit hohen Anforderungen an die Schnelligkeit der Fortbewegung ist das Kniegelenk in Ruhestellung mehr oder weniger stark gebeugt. Bei Primaten, bei denen die Schnelligkeit der Bewegung nicht mehr entscheidend ist, erscheint die Streckhaltung des Kniegelenkes mit der Möglichkeit des amuskulären Stehens. Kondylenverbreiterung, Gelenkflächenvergrößerung und optimaler Neigungswinkel zwischen Kondylenmassiv und Schaftachse erhöhen die Belastungsfähigkeit ebenso wie die Ausbildung einer Kniescheibe. Geeignete Bandanordnungen, verbesserte Zwischenscheiben, Differenzierung des Kapselapparates, Abschirmung bestimmter Gelenkregionen durch Schleimbeutel und ein wohlabgestimmtes Zusammenspiel aller Einzelfaktoren zeichnen schließlich das Kniegelenk des Menschen aus.

II. Die Entwicklung des Kniegelenkes beim Menschen

Die Gliedmaßen des menschlichen Organismus entwickeln sich aus ventral gelegenen Extremitätenknospen, welche schon beim Embryo von 7 mm größter Länge sichtbar sind und hauptsächlich aus Mesoderm, weniger aus Ekto- und Entoderm bestehen. In den Knospen der unteren Extremitäten formiert sich das anfangs diffuse Blastem embryonaler Mesodermzellen in der Mittelachse zu Verdichtungszonen rundlicher Zellen mit kugeligen Kernen, welche von länglichen Zellen mit ovalen Kernen eingehüllt werden.

Beim Embryo von 14 mm Scheitel-Steiß-Länge haben sich in den wachsenden Extremitätenknospen Einschnürungen so weit vertieft, daß eine Gliederung in Oberschenkel, Unterschenkel und Fußplattenanlage zu erkennen ist. Die Unterteilung der im Zentralstab formierten Zellen in Ober- und Unterschenkelknochen erfolgt ungefähr zum gleichen Zeitpunkt. Nach der Teilung des Unterschenkelanteiles in Anlagen von Tibia und Fibula sind bereits beim Embryo von 19 mm Scheitel-Steiß-Länge die Urformen der am Kniegelenk beteiligten Gelenkkörper von Femur und Tibia zu erkennen, welche gegeneinander um 60° gebeugt sind. Femur- und Tibiaanlage sind mit knorpeligen Zellen erfüllt und von einem Saum längsgestellter Zellen des späteren Perichondriums umgeben. Der Raum zwischen den Gelenkkörperanlagen ist von undifferenziertem mesenchymalen Gewebe erfüllt. Die zusammenstoßenden Enden von Femur und Tibia verbreitern sich und der Vorknorpel wird zum hyalinen Knorpel. Schon beim Embryo von 22 mm Scheitel-Steiß-Länge sind Oberschenkelrollen, Schienbeinkopf, Wadenbein, Kniescheibe und Streckmuskulatur zu erkennen. Ihre charakteristische Form nimmt die Kniescheibe bei Embryonen von 29—35 mm Scheitel-Steiß-Länge an. Durch den längsverlaufenden First werden tibiale und fibulare Facettenanlage geteilt, und der First legt sich in die Vertiefung zwischen die Femurkondylen. Die Rückseite der Patella ist zu diesem Zeitpunkt noch nicht von chondrogenen Zellzonen bedeckt, zwischen Kniescheibe und Oberschenkelrollen ist lediglich eine lockere Schicht mesenchymaler Zellen. In der Zone zwischen Femur und Tibia erscheinen die Anlagen von Kreuzbändern und Zwischenscheiben. Kurz danach ordnen einstrahlende Septen die einzelnen Muskelgruppen und der Streckapparat wird erkennbar.

Bei Embryonen von 38—45 mm Scheitel-Steiß-Länge vervollkommnet sich die Form von Femurkondylen und Tibiakopf. Spaltbildungen zwischen Femurkondylen, Zwischenscheiben und Kniescheibe kommen etwas früher als die Spalten zwischen Menisken und Schienbeinkopf. Wahrscheinlich beginnt die Eigenbeweglichkeit der unteren Extremitäten im 3. Embryonalmonat.

Bei Embryonen zwischen 47 und 55 mm Scheitel-Steiß-Länge wird die Gelenkhöhle allmählich umfangreicher. Zu diesem Zeitpunkt ist die Kniegelenkhöhle noch durch ein Septum, welches von der Kniescheibenspitze schräg nach dorsal distal zur Tibia zieht und die Kreuzbänder einhüllt, in einen tibialen und einen fibularen Abschnitt unterteilt. Es bildet sich später zurück. Die in die Gelenkhöhle hineinragenden knorpeligen Epiphysen sind von einer dünnen Schicht kollagene Fasern enthaltenden Bindegewebes überzogen, welches sich aus dem Perichondrium entwickelte. An der Innenseite der Kapsel gelegene Zellen quellen, in ihrem Protoplasma entwickeln sich viele feine Tröpfchen. Schließlich gehen die Zellen zugrunde und das tröpfchenartig umgewandelte Protoplasma gelangt so als organisches Element der Synovia in die Gelenkhöhle (EBERL-ROTHE und SONNENSCHEIN).

Bei Embryonen von 95—110 mm Scheitel-Steiß-Länge gewinnen Sehnen und Muskeln Anschluß an die Gelenkkapsel. In der Folgezeit entwickelt sich die Muskulatur weiter, Fascien erscheinen und es folgen gesetzmäßig ablaufende Form- und Stellungsänderungen der Gelenkkörper. In den letzten Monaten der Schwangerschaft erhalten alle Gebilde nach und nach ihre gewohnte Form und die Diaphysen beginnen zu verknöchern.

III. Anatomische Vorbemerkungen

1. Kniegelenkform

Während der Entwicklung variiert die Gelenkform. Aus den O-Beinen von Neugeborenen und Säuglingen werden bis zum 6. Lebensjahr X-Beine, und erst

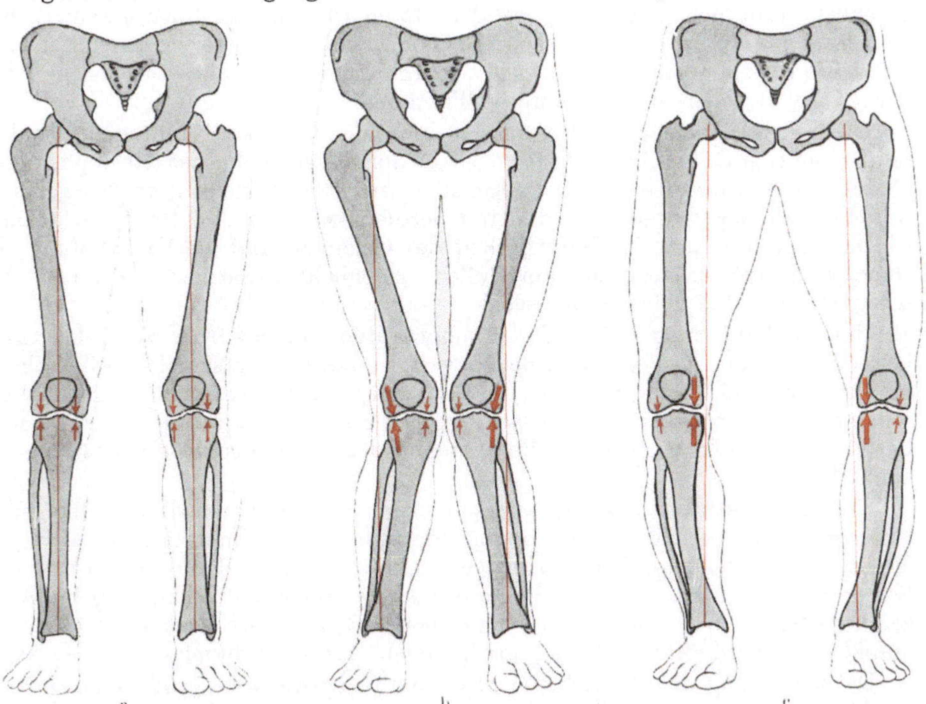

Abb. 1a—c. *Belastungsverteilung in unterschiedlich geformten Kniegelenken.* a *Normales Bein:* Gelenkflächen und Bänder des Kniegelenkes werden annähernd gleichmäßig belastet. b *Genu valgum:* Überlastung der fibularen Schenkelrolle, der fibularen Schienbeinkopfgelenkfläche und des Außenmeniscus. Dehnung des inneren Längsbandes. c *Genu varum:* Überlastung der tibialen Schenkelrolle, des tibialen Schienbeinkopfanteiles und des Innenmeniscus. Dehnung des äußeren Seitenbandes

in der Pubertät erscheint die bleibende Gelenkform. Ursachen dieser regelmäßig wiederkehrenden Formänderungen sind Wachstumsbesonderheiten der distalen Oberschenkel- und proximalen Unterschenkelepiphyse.

Bei einem normal entwickelten Bein eines Erwachsenen geht die Traglinie (Verbindungslinie zwischen Mittelpunkt des Oberschenkelkopfes und Mitte des Sprunggelenkes) durch das Zentrum des Kniegelenkes (Abb. 1a). Die Knorpelflächen von Oberschenkelrollen und Schienbeinkopf werden gleichmäßig belastet, die Bänder sind gleichmäßig gespannt.

Beim X-Bein mit Genu valgum ist die Traglinie fibularwärts verschoben (Abb. 1b). Die Knorpelflächen der fibularen Oberschenkelrolle, der fibularen Gelenkfläche des Schienbeinkopfes und der fibulare Meniscus werden vermehrt belastet, das tibiale Seitenband steht unter erhöhter Zugspannung, es wird im Laufe der Zeit überdehnt.

Beim O-Bein mit Genu varum verläuft die Traglinie tibialwärts verschoben (Abb. 1c). Überlastet sind die Gelenkflächen der tibialen Oberschenkelrolle, des tibialen Schienbeinkopfanteiles und der Innenmeniscus. Überdehnung des fibularen Seitenbandes.

2. Kniegelenk, Articulus genus

Im Kniegelenk sind Ober- und Unterschenkel miteinander beweglich verbunden. Das Wadenbein hat am Kniegelenk keinen Anteil. Durch Bänder alleine ist das Gelenk in voller Streckstellung so arretiert, daß ein amuskuläres Stehen möglich wird. Verschiebungen des Unterschenkels gegen den Oberschenkel in seitlicher Richtung werden durch die Seitenbänder gesperrt, Bewegungen des Unterschenkels gegen den Oberschenkel in dorso-ventralerRichtung lassen die Kreuzbänder nicht zu. Die Verriegelung des Gelenkes durch seine Bänder ist nur in voller Streckstellung vollkommen.

Die Gelenkkörper von Unter- und Oberschenkel laden nach hinten aus, so. daß der Drehungsmittelpunkt des Gelenkes nach dorsal verschoben ist (Retroposition). Dadurch kann dieses Gelenk, im Gegensatz zum Ellbogengelenk, so weit gebeugt werden, daß der Unterschenkel den Oberschenkel berührt. Breit ausladende Gelenkkörper erhöhen die Belastbarkeit des Gelenkes, und die Unterteilung der Oberschenkelgelenkfläche in zwei Rollen ermöglicht Rotationsbewegungen des Unterschenkels bei gebeugtem Gelenk.

Um die Berührungsstellen der inkongruenten Gelenkkörper von Ober- und Unterschenkel herum liegen knorpelige, verformbare und verschiebliche Zwischenscheiben (Menisci). Sie verbreitern die Berührungsflächen zwischen Oberschenkelrollen und Schienbeinkopfgelenkflächen. Der übrige Gelenkraum ist von einem Fettkörper erfüllt, der sich bei Bewegungen den jeweiligen Raumverhältnissen angleicht.

Über dem ventralen Abschnitt der gelenkigen Verbindung zwischen Ober- und Unterschenkel liegt der Streckapparat, der über das Femoropatellargelenk in direkte Beziehung zum Femorotibialgelenk tritt. Während die Bedeutung des Femorotibialgelenkes mit seinen Bändern und Zwischenscheiben bisher gebührend herausgestellt wurde, blieb das Femoropatellargelenk als Ursache zahlreicher krankhafter Veränderungen bis vor wenigen Jahren weitgehend unbeachtet.

Die Bedeutung der Kniescheibe wird durch Begriffe wie „größtes Sesambein des Menschen", „Führungskörper der Quadricepssehne" und „Schutzschild des Kniegelenkes" schlecht beleuchtet. Als echter Gelenkbestandteil spielt sie eine wesentliche Rolle in der Gelenkmechanik und ist Ursache mannigfaltiger Erkrankungen, welche bislang bezüglich ihrer Tragweite unterschätzt wurden.

a) Die Gelenkkörper des Kniegelenkes sind: Die Gelenkrollen des Oberschenkels, der Schienbeinkopf und die Kniescheibe.

α) Die *Gelenkrollen des Oberschenkels* (Condyli femoris) sind das verbreiterte distale Ende des Oberschenkelknochens. In seitlicher Ansicht haben die Oberschenkelrollen keinen walzenförmigen Querschnitt, sondern die Form einer sich nach hinten einrollenden Spirale (Abb. 2). Die Krümmungshalbmesser der Spirale sind ventral größer als dorsal. Die Verbindungslinie zwischen den Krümmungsmittelpunkten heißt Evolute. Infolge der verschieden langen Krümmungshalbmesser wechselt der Spannungszustand der Führungsbänder bei verschiedenen Gelenkstellungen.

Die tibiale Gelenkrolle lädt weiter nach dorsal aus als die fibulare. Die fibulare Rolle, in sich gerade, verjüngt sich in den dorsalen Abschnitten. Die tibiale Rolle ist, bei gleichbleibender Breite, in sich so gekrümmt, daß Innen- und Außenrand fibularwärts konkave Begrenzungslinien haben (Abb. 3). Schenkelrollen und Kniescheibenlager sind von Knorpel überzogen, der an der Grenze zwischen mittlerem und dorsalem Rollenabschnitt mit 5—7 mm Dicke am stärksten ist.

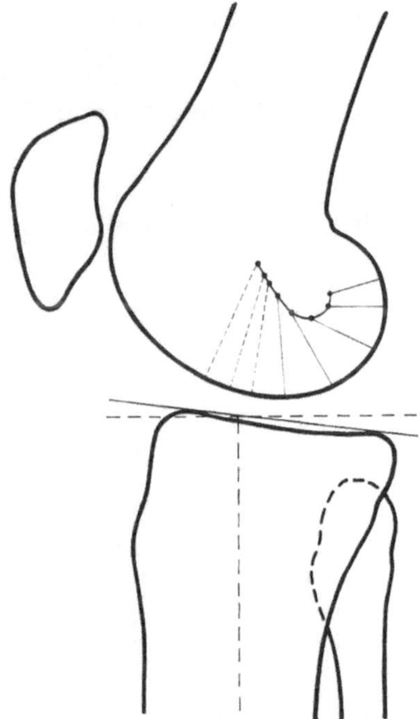

Abb. 2. Die Krümmungshalbmesser sind als Folge der Spiralform der Oberschenkelrollen vorne größer, hinten kleiner. Die gedachte Linie durch die Krümmungsmittelpunkte heißt *Evolute*. Die Schienbeingelenkfläche ist beim Erwachsenen um ungefähr 4° nach dorsal-distal geneigt

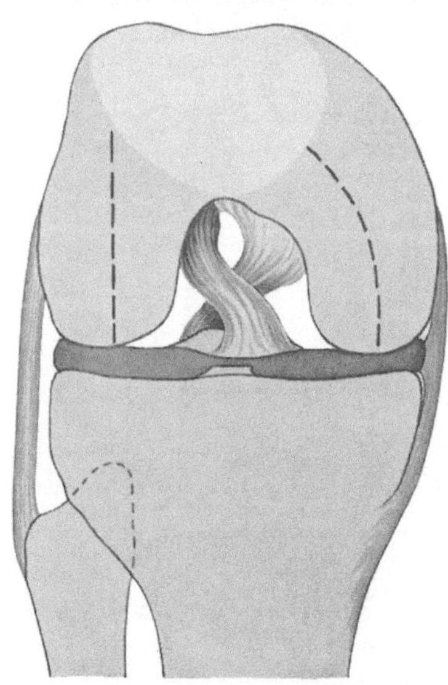

Abb. 3. *Vorderansicht des stark gebeugten Kniegelenkes.* Die fibulare Rolle ist in sich gerade, die tibiale Rolle ist so gekrümmt, daß sie einen gegen die Fibula konkaven Bogen bildet. (Die Kniescheibe ist aus didaktischen Gründen weggelassen.)

Gegen die Ränder und gegen die Fossa intercondylica wird er nach und nach dünner. Seine Schichtdicke ist an der Trennungslinie zwischen Kniescheibenlager und den angrenzenden Rollenabschnitten am geringsten.

β) Die *Gelenkfläche des Schienbeinkopfes* ist in zwei mit Knorpel überzogene, flache, pfannenartige Gelenkflächen (Facies articulares tibiae proximales) unterteilt, auf denen sich die Schenkelrollen abstützen. Dazwischen liegt ein knorpelfreies Mittelfeld (Area intercondylica) mit den Kreuzbandhöckern (Eminentia intercondylica). Entsprechend der weiter nach dorsal ausladenden tibialen Gelenkrolle ist auch die tibiale Gelenkpfanne länger als die fibulare. Die Gelenkfläche des Schienbeinkopfes ist zur Mittelachse des Schienbeines nach hinten versetzt (Retropositio) und im Mittel um 4° nach dorsal-distal geneigt (Retroversio). Die Retroversio ist beim Neugeborenen wesentlich stärker (über 20°) und normalisiert sich im Kindesalter. Wegen der vermehrten Retroversio können Neugeborene und auch Säuglinge die Kniegelenke nicht vollkommen strecken (Abb. 4). Der Knorpelbelag ist in der Mitte der Gelenkpfannen am stärksten (4—5 mm), am

Rande schwächer (etwa 2 mm). Bei normal gebautem Kniegelenk werden tibialer und fibularer Gelenkabschnitt gleichmäßig belastet. Genus valga überlasten den fibularen, Genus vara dagegen den tibialen Gelenkteil. Erhöhter Knorpelverschleiß und Arthrosis deformans sind Folgen solcher Überlastungen.

γ, δ) Anatomische Bemerkungen über *Patella* und *Menisci* sind in den entsprechenden Abschnitten nachzulesen.

b) Die Bänder des Kniegelenkes sind für seine Festigkeit von besonderer Bedeutung. In ihrer stabilisierenden Wirkung werden sie durch Muskelzüge unterstützt (Pes anserinus und M. semimembranaceus an der tibialen Seite, Tractus iliotibialis und M. biceps femoris an der fibularen Seite). Verschiebungen des Unterschenkels in seitlicher Richtung werden durch die Seitenbänder (Ligg. collateralia) gesperrt, Bewegungen in dorso-ventraler Richtung durch die Kreuzbänder (Ligg. decussata).

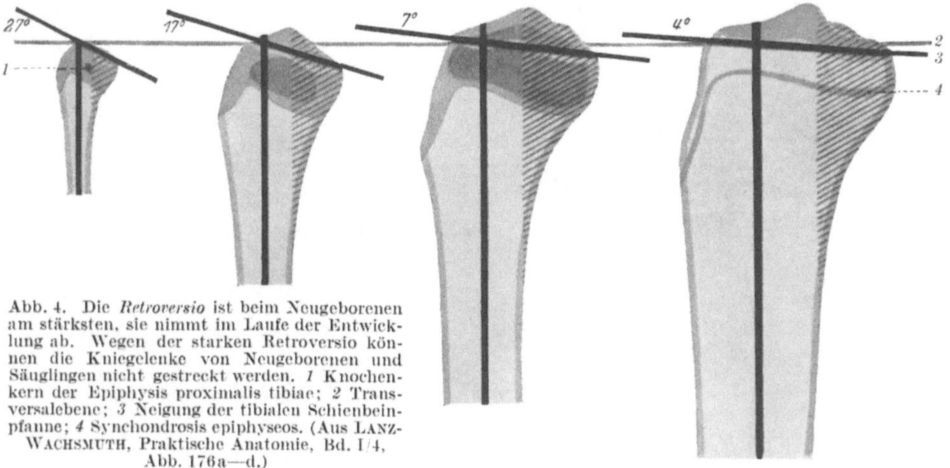

Abb. 4. Die *Retroversio* ist beim Neugeborenen am stärksten, sie nimmt im Laufe der Entwicklung ab. Wegen der starken Retroversio können die Kniegelenke von Neugeborenen und Säuglingen nicht gestreckt werden. *1* Knochenkern der Epiphysis proximalis tibiae; *2* Transversalebene; *3* Neigung der tibialen Schienbeinpfanne; *4* Synchondrosis epiphyseos. (Aus LANZ-WACHSMUTH, Praktische Anatomie, Bd. I/4, Abb. 176a—d.)

α) Das *Ligamentum collaterale tibiale* (Abb. 5) entspringt am Epicondylus tibialis femoris und ist mit der Gelenkkapsel innig verbunden. Mit langen, sich aufsplitternden Fasern zieht es zur Margo tibialis tibiae, kürzere Fasern zweigen knapp oberhalb des inneren Gelenkspaltes nach dorsal ab und setzen an den hinteren seitlichen Abschnitten des Meniscus tibialis an. Über das Lig. collaterale tibiale hinweg zieht der Pes anserinus, zwischen beiden Gebilden ist die Bursa anserina. Unter dem inneren Seitenband liegen die Vasa genus distalia tibialia und der tibiale Ansatz des M. semimembranaceus. Bei voller Streckung des Kniegelenkes ist das ganze entfaltete innere Seitenband gespannt (Abb. 6a). Mit zunehmender Beugung erschlaffen die zur Tibia ziehenden Fasern, die am Meniscus ansetzenden Fasern schieben sich unter die Längsfasern und rollen dadurch das innere Längsband ein (Abb. 6b). Innenkreiselung erhöht den Spannungszustand des ganzen inneren Seitenbandes (Abb. 6c), Außenkreiselung verstärkt die Spannung des zum Meniscus ziehenden Anteiles (Abb. 6d).

β) Das *Ligamentum collaterale fibulare* (Abb. 7) ist ein drehrunder Strang, es zieht vom Epicondylus fibularis femoris zum Capitulum fibulae. Zur Gelenkkapsel hat dieses Band keine Beziehung, es zieht isoliert an ihr vorbei. Zwischen Kapsel und äußerem Seitenband verlaufen die Vasa genus distalia fibularia und die Sehne des M. popliteus. Streckung und auch Innenkreiselung spannen das äußere Seitenband, Beugung und Außenkreiselung entspannen es.

γ) Die *Kreuzbänder* (Abb. 3) ziehen, sich überkreuzend, von der Area intercondylica des Schienbeinkopfes zu den seitlichen Begrenzungen der Fossa intercondylica des Oberschenkels. Das vordere Kreuzband (Lig. decussatum anterius)
zieht von der Fossa intercondylica anterior zur tibialen Seitenwand der fibularen

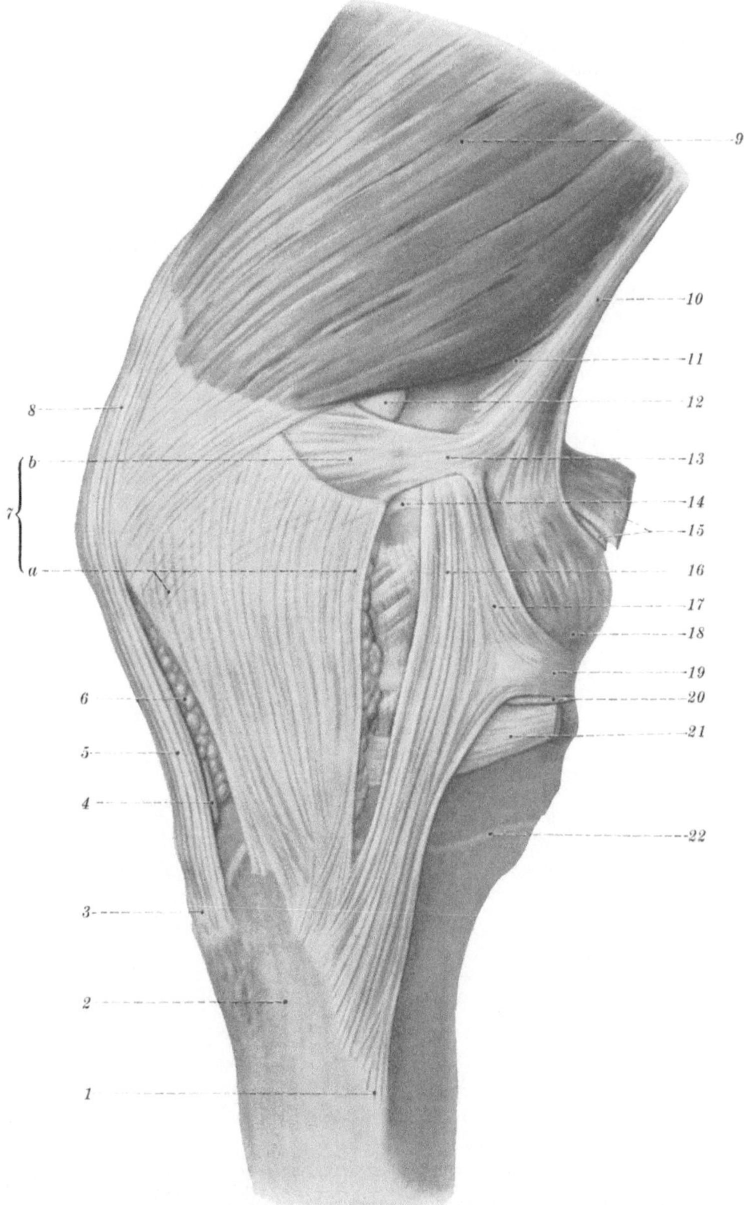

Abb. 5. *Bänder und Kapsel an der tibialen Seite des Kniegelenkes. 1* Margo tibialis tibiae; *2* Facies tibialis tibiae;
3 Tuberositas tibiae; *4* Bursa infrapatellaris profunda; *5* Lig. patellae; *6* Corpus adiposum genus; *7* Retinaculum
tibiale patellae, *a* longitudinale, *b* transversale; *8* Basis patellae; *9* M. vastus tibialis; *10* Tendo epicondylicus
mi. adductoris magni; *11* Septum intermusculare tibiale; *12* Bursa suprapatellaris; *13* Epicondylus tibialis;
14 Synchondrosis epiphyseos; *15* Caput tibiale mi. gastrocnemii et Bursa; *16* Pars tibiae Ligi. collateralis tibialis;
17 Pars menisci Ligi. collateralis tibialis; *18* Articulus menisco-femoralis; *19* Meniscus tibialis; *20* Articulus
menisco-tibialis; *21* Tendo tibialis mi. semimembranacei et Bursa; *22* Synchondrosis epiphyseos.
(Aus LANZ-WACHSMUTH, Praktische Anatomie, Bd. I/4, Abb. 187.)

Oberschenkelrolle. Die vorderen Bandanteile sind bei Streckung, die rückwärts gelegenen Fasern bei Beugung gespannt.

Das hintere Kreuzband (Lig. decussatum posterius), voluminöser als das vordere, entspringt aus der Fossa intercondylica posterior des Schienbeinkopfes und

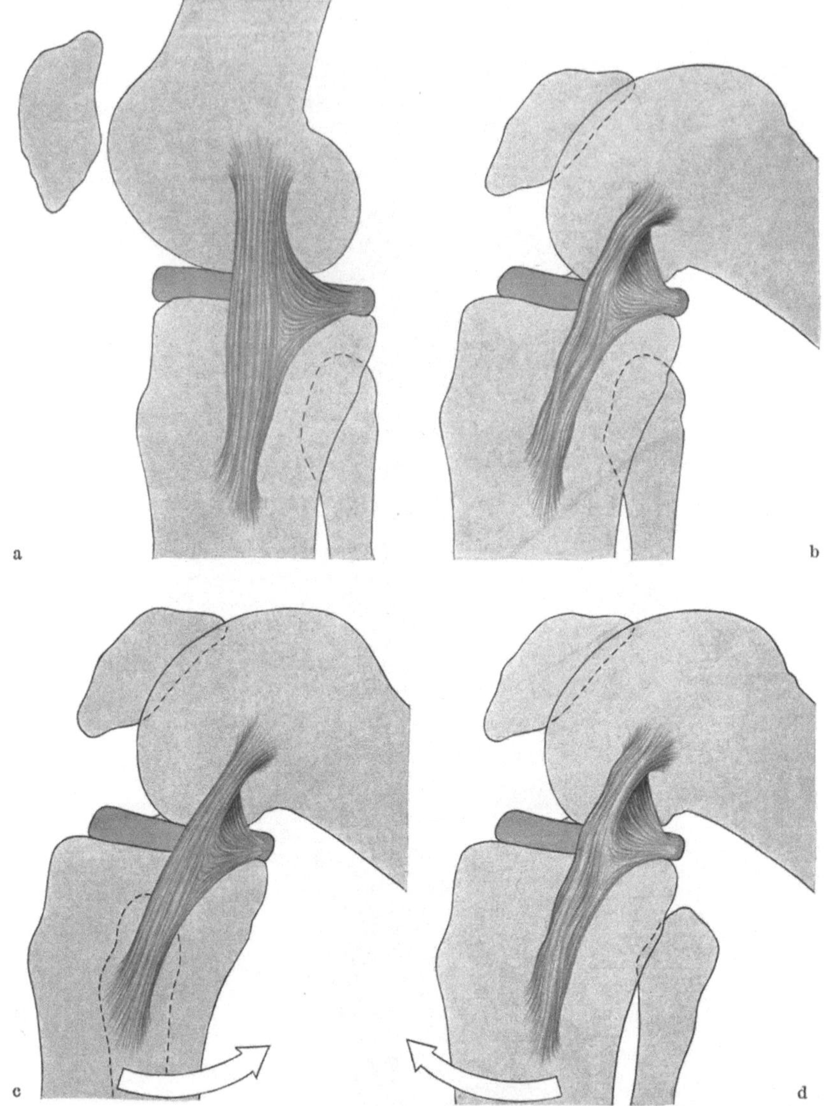

Abb. 6a—d. a *Das innere Seitenband*. Bei gestrecktem Gelenk sind alle Fasern des entfalteten Innenbandes gespannt. b Mit zunehmender Beugung erschlaffen die Längszügel, die zum Meniscus ziehenden Fasern treten gespannt unter die Längsfasern und rollen so das Band ein (Mittelstellung des Unterschenkels zwischen Innen- und Außenkreiselung). c Innenkreiselung spannt das ganze innere Seitenband. d Außenkreiselung spannt die zum Meniscus ziehenden Fasern und entspannt die Längsfasern

zieht zur vorderen fibularen Wand der tibialen Gelenkrolle. In Streckstellung sind die hinteren Anteile dieses Bandes gespannt, bei Beugung die vorderen Abschnitte. Beide Kreuzbänder sind von der Gelenkinnenhaut überzogen.

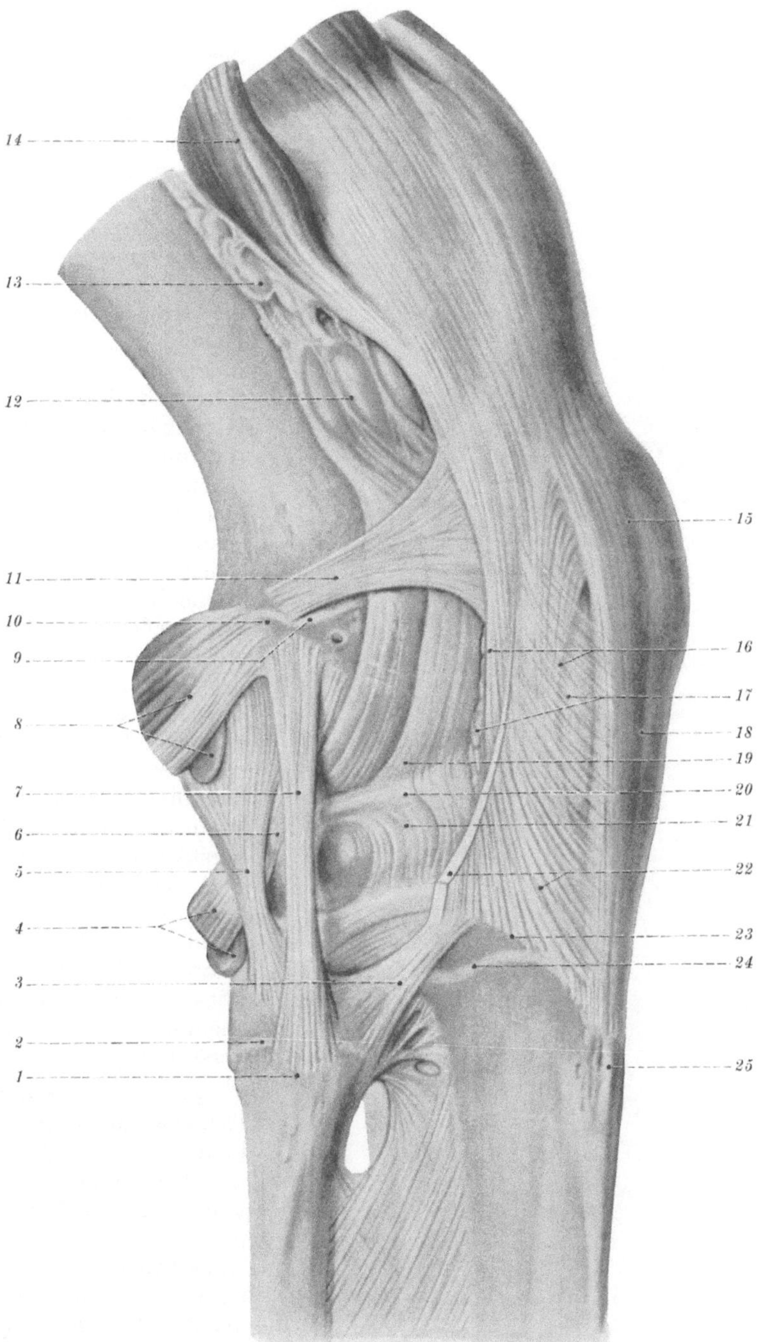

Abb. 7. *Band- und Kapselapparat des Kniegelenkes von fibular.* *1* Capitulum fibulae; *2* Synchondrosis epiphyseos; *3* Lig. capituli fibulae; *4* M. popliteus et Bursa; *5* Lig. arcuatum et Retinaculum; *6* Tendo mi. poplitei; *7* Lig. collaterale fibulare; *8* Caput fibulare mi. gastrocnemii et Bursa (Sonderfall); *9* Synchondrosis epiphyseos; *10* Epicondylus fibularis; *11* Retinaculum transversale fibulare; *12* B. suprapatellaris; *13* Stratum subcrurale; *14* M. vastus fibularis, zurückgeschlagen; *15* Patella; *16* Retinaculum longitudinale fibulare; *17* Corpus adiposum genus; *18* Lig. patellae; *19* Articulus menisco-femoralis; *20* Meniscus fibularis; *21* Articulus menisco-tibialis; *22* Tractus iliotibialis (abgeschnitten); *23* Tuberculum tractus iliotibialis; *24* Synchondrosis epiphyseos; *25* Tuberositas tibiae. (Aus LANZ-WACHSMUTH, Praktische Anatomie, Bd. I/4, Abb. 189.)

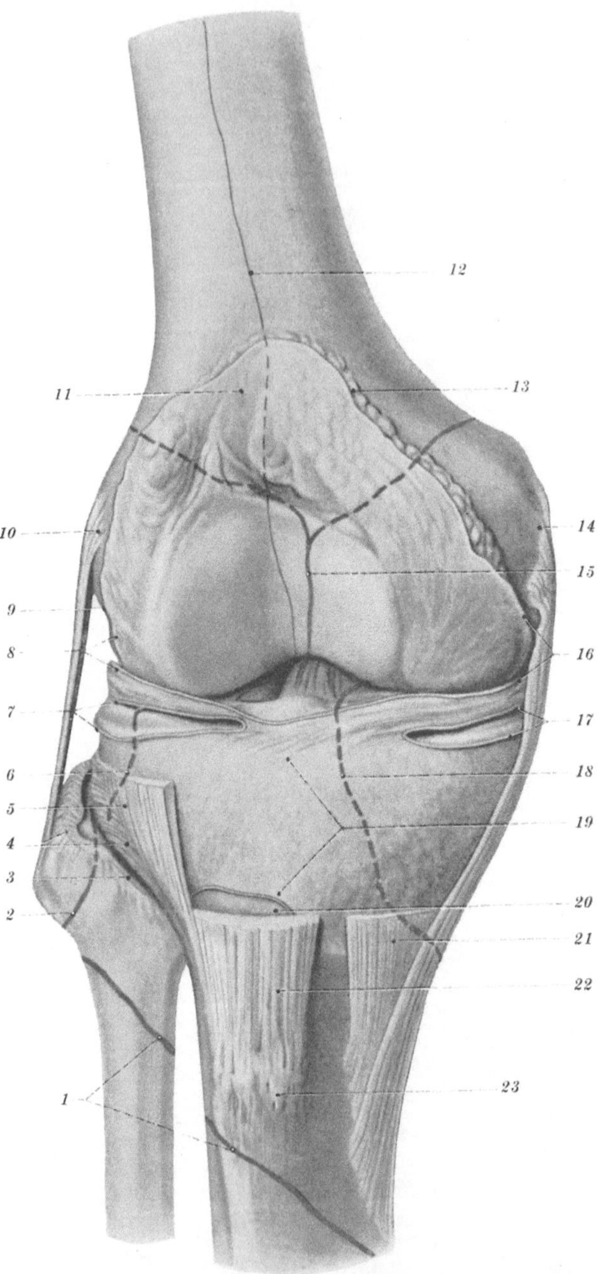

Abb. 8. *Die Kapsel an der Vorderseite des Kniegelenkes, Verhalten der Bruchlinien zu ihr.* *1* Torsionsbruch; *2* Fractura capituli fibulae (Abriß-bruch); *3* Articulus tibio-fibularis; *4* Lig. capituli fibulae; *5* Tuberculum tractus iliotibialis; *6* Fractura condyli (Randbruch); *7* Stratum synoviale articuli menisco-tibialis; *8* Stratum synoviale articuli menisco-femoralis; *9* Sulcus tendinis mi. poplitei; *10* Epicondylus fibularis; *11* B. supra-patellaris; *12* Fissura femoris (Längsfissur, Gelenkfissur); *13* Stratum subcrurale; *14* Epicondylus tibialis; *15* Fractura diacondylica (Y-Bruch); *16* Stratum synoviale articuli menisco-femoralis; *17* Stratum synoviale articuli menisco-tibialis; *18* Fractura condyli; *19* Basis corporis adiposi genus; *20* B. infrapatellaris profunda; *21* Retinaculum tibiale; *22* Lig. patellae; *23* Tuberositas tibiae. (Aus LANZ-WACHSMUTH, Praktische Anatomie, Bd. I/4, Abb. 205.)

c) Die Gelenkkapsel: An der Vorderseite des Gelenkes besteht die Kapsel nur aus der Gelenkinnenhaut. Die sehnigen Ausläufer des M. quadriceps übernehmen hier die Rolle der Faserschicht. An der Rückseite des Gelenkes, bis zu den Seitenbändern reichend, ist die Kapsel zweischichtig. Dabei legt sich die Gelenkinnenhaut in der Fossa intercondylica vorne um Kreuzbänder und Eminentia intercondylica, beide Gebilde vom eigentlichen Gelenkinnenraum ausschließend. Die Faserschicht hingegen zieht flächenhaft von der Rückseite der Oberschenkelrollen zur hinteren Begrenzung des Schienbeinkopfes. Auf diese Weise liegen Kreuzbänder und Eminentia intercondylica zwischen Innenhaut und Faserschicht. Muskelansätze und -ursprünge verstärken die Faserschicht über den rückwärtigen Gelenkabschnitten. Außerdem spannt sich über die Fossa intercondylica das Lig. popliteum obliquum, welches ebenfalls die Faserschicht verstärkt.

An der Vorderseite des Gelenkes ist die Innenhaut knapp oberhalb der Facies patellaris angeheftet und von lockerem Fettgewebe unterpolstert (Abb. 8). Die Anheftungsstelle der Innenhaut liegt damit proximal der distalen Oberschenkelepiphyse. Wie weit die Innenhaut nach oben zieht, hängt von der Ausdehnung der Bursa suprapatellaris ab. Zu beiden Seiten der Gelenkrollen absteigend, erreicht die Innenhautanheftungsstelle noch vor den Seitenbändern die Epiphysenlinie, kreuzt sie und bleibt an der ganzen restlichen Zirkumferenz in unmittelbarer Nähe der Epiphysenlinie. Am Tibiakopf setzt die Innenhaut an der Epiphyse an. Die Eminentia intercondylica, die Ansatzstellen der Kreuzbänder und die Anheftungsstellen der Menisken sind außerhalb der Anheftungslinie. An den Zwischenscheiben setzt die Innenhaut jeweils am Ober- und Unterrand der Basis an. Die Basis der Zwischenscheiben haftet an der Faserschicht der Kapsel. An der Patella umrahmt die Innenhautanheftungsstelle die von Knorpel bedeckte Kniescheibengelenkfläche. Bei gestrecktem Kniegelenk sind die vorderen Kapselanteile entspannt, die rückwärtigen gespannt. Eine gleichmäßige Entspannung aller Kapselanteile tritt bei einer Beugung von 25^{0} ein. Bei starken Ergüssen ist diese leichte Beugung am erträglichsten, weil der Kapseldehnungsschmerz auf ein Mindestmaß reduziert wird. Die für solche Fälle zu empfehlende Lagerung auf Braunscher Schiene entspannt nicht nur die Kapsel, sondern auch Oberschenkel- und Wadenmuskulatur.

Mit der von Gelenkinnenhaut ausgekleideten Gelenkhöhle stehen regelmäßig folgende Schleimbeutel in Verbindung: Bursa suprapatellaris, Vagina tendinis mi. poplitei, Bursa mi. gastrocnemii et mi. semimembranacei und Bursa capitis tibialis mi. gastrocnemii.

3. Kniekehle (Fossa oder Regio poplitea)

Das Kniegelenk, die große bewegliche Verbindung zwischen Ober- und Unterschenkel, erscheint exzentrisch gebaut, weil Vorder- und Seitenteile des Gelenkes nur von dünnen Schichten des Kapsel-, Band- und Streckapparates überzogen sind. Das Weichteilpolster ist an der Rückseite, es bildet hier die Kniekehle.

In diesem von Muskeln und Gelenkrückseite gebildeten Raum verlaufen alle wichtigen Leitungsstränge des Beines: Arteria poplitea, Vena poplitea, N. tibialis, N. fibularis und Lymphgefäße. Die Unterbindung der A. poplitea führt gewöhnlich zum Absterben des Unterschenkels, weil ein nennenswerter Kollateralkreislauf fehlt. Die Bedeutung der A. poplitea für die Ernährung des Unterschenkels ist ähnlich wie die der A. iliaca communis für das Bein. Bei arteriosklerotischen Verschlüssen, die langsam entstehen, kann sich ein Kollateralkreislauf entwickeln (Abb. 9a, b). Er bewahrt den Unterschenkel bei Verschluß der A. poplitea zwar vor Gangrän, die Leistungsfähigkeit der Unterschenkelmuskulatur aber wird stark herabgesetzt. Da die A. poplitea tief in der Kniekehle liegt, sind Verletzungen dieses Gefäßes selten.

Wegen ihrer guten Beweglichkeit werden N. tibialis und N. fibularis in der Kniekehle selten geschädigt. Äußerst leicht verletzlich dagegen ist der N. fibularis knapp distal der Kniekehle, wo er an der Rückseite des Wadenbeinhalses fixiert ist. Gelenkbewegungen fördern den Rückstrom von Blut und Lymphe in den Gefäßen der Kniekehle. Vergrößerte Lymphknoten sind wegen ihrer tiefen Lage in der Kniekehle schlecht zu tasten.

Die Kniekehle hat Rautenform (Abb. 10). Sie wird durch die Beugemuskeln des Kniegelenkes begrenzt. Die laterale obere Begrenzung entspricht dem M. biceps femoris, der vom Oberschenkel kommend zum Wadenbeinköpfchen zieht, die mediale obere Begrenzung den Mm. semitendineus und semimembranaceus. Von ventral medial her ziehen neben den beiden letztgenannten Muskeln noch der M. gracilis und der M. sartorius zum oberflächlichen Gänsefußansatz, ohne aber direkt an der Begrenzung der Kniekehle teilzunehmen.

Gegen die Wade hin begrenzen beide Gastrocnemiusköpfe (Caput fibulare et Caput tibiale mi. gastrocnemii) die Kniekehlenraute, wobei der fibulare Gastrocnemiuskopf durch den darunterliegenden M. plantaris longus verstärkt wird.

Unter der oberflächlichen, eben genannten Muskelschicht liegt eine uneinheitliche Unterlage, bestehend aus knöchernen und muskulären Elementen, sowie aus Bändern und Kapselanteilen (Abb. 11). Bei dieser Unterlage lassen sich drei Stockwerke unterscheiden.

a) Die Unterlage im **proximalen Stockwerk** wird größtenteils vom Planum popliteum gebildet, welches lateral vom Labium fibulare und medial vom Labium

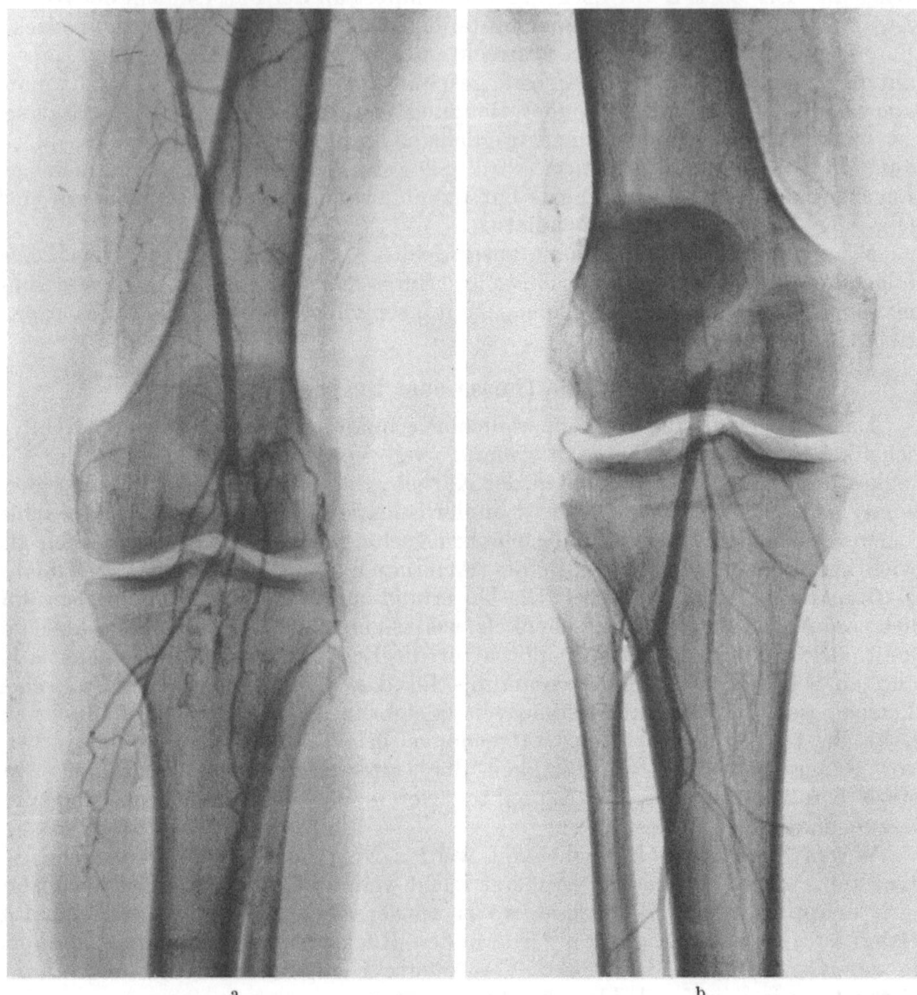

a

b

Abb. 9a u. b. a *Langsam eintretender Verschluß der A. poplitea:* Der Kollateralkreislauf bewahrt den Unterschenkel vor Nekrose (56jähriger Patient).   b Über einen Kollateralkreislauf füllt sich der distale Abschnitt der A. poplitea (28jähriger Patient). (Sammlung der Chirurgischen Klinik, Düsseldorf.)

tibiale der Crista femoris begrenzt wird. Zum Labium tibiale cristae femoris zieht der geteilte Ansatz des M. adductor magnus, den Adductorenschlitz bildend. Am Labium fibulare cristae femoris haftet der M. vastus fibularis mit seinen Verbindungen zum Tractus iliotibialis. Die muskulären Anteile des proximalen Stockwerkes sind vom Septum intermusculare bedeckt.

b) Die Unterlage im **mittleren Stockwerk** der Kniekehle ist der rückwärtige Anteil der Kniegelenkkapsel. Das schrägziehende Ligamentum popliteum überträgt bei gebeugtem Kniegelenk den Zug des M. semimembranaceus auf die Kapsel. An der Innenseite strahlt das innere Seitenband in die Kapsel ein, wogegen das äußere drehrunde Seitenband über die Kapsel hinwegzieht, ohne diese zu berühren. Über den proximalen Abschnitten der Oberschenkelrollen entspringen aus der Kapsel die beiden Köpfe des M. gastrocnemius.

c) Die Unterlage im **distalen Stockwerk** besteht aus dem M. popliteus und aus der ihn teilweise bedeckenden Aponeurose des M. semimembranaceus. Nach distal schließt sich der schrägziehende M. soleus an.

d) Orientierung in der Kniekehle: Operationen in der Kniekehle werden bei gestrecktem Gelenk begonnen, weil die Orientierung in dieser Stellung leicht ist und die Haut in gespanntem Zustand am besten durchtrennt werden kann. Um Narbenkontrakturen auszuschließen, sollen Längsschnitte in der Kniekehle nach Möglichkeit unterbleiben. Durchtrennungen in querer Richtung, besonders als S-förmige Schnitte, sind zu bevorzugen. Beim Vordringen in die tieferen Schichten wird das Gelenk zur Entspannung der Muskulatur etwas gebeugt, Muskel, Nerven und Gefäße sind dann leicht und schonend zur Seite zu drängen.

Zahlreich sind die Anhaltspunkte für die Orientierung: Der fibulare, vom Oberschenkel zum Capitulum fibulae ziehende Randwulst, vom M. biceps femoris gebildet, bedeckt den Ursprung des fibularen Kopfes vom M. gastrocnemius und verläuft lateral des fühlbaren

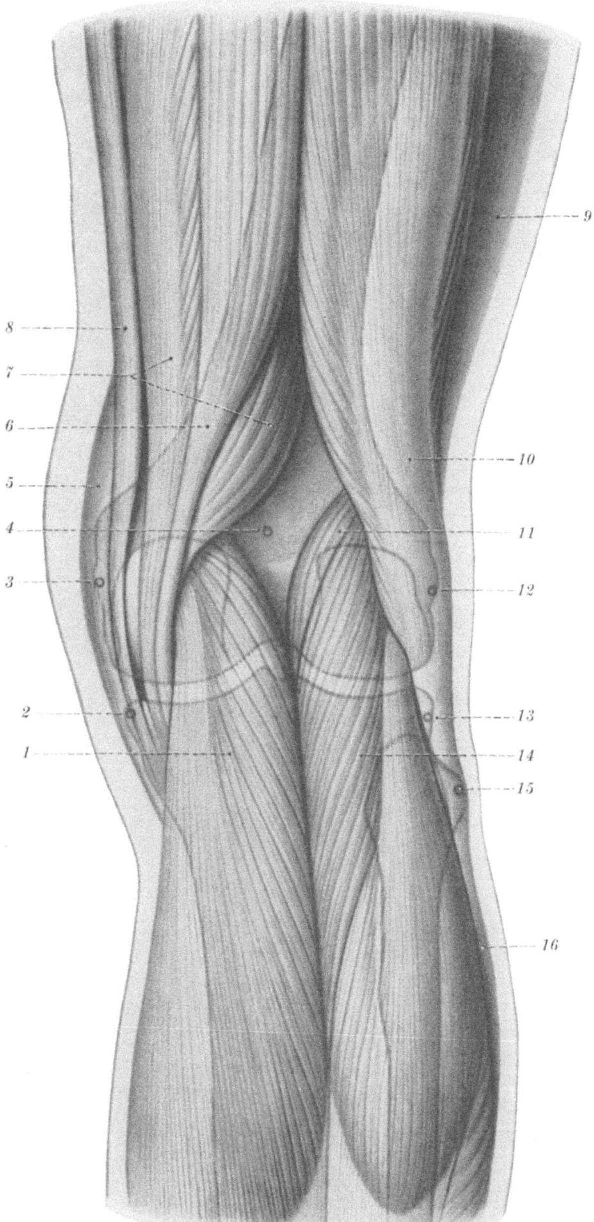

Abb. 10. *Die Kniekehle.* *1* Caput tibiale mi. gastrocnemii; *2* Condylus tibialis tibiae; *3* Epicondylus tibialis femoris; *4* Planum popliteum; *5* M. sartorius; *6* M. semitendineus; *7* M. semimembranaceus; *8* M. gracilis; *9* Tractus iliotibialis et M. vastus fibularis; *10* M. biceps femoris; *11* M. plantaris longus; *12* Epicondylus fibularis femoris; *13* Condylus fibularis tibiae; *14* Caput fibulare mi. gastrocnemii; *15* Capitulum fibulae; *16* M. soleus. (Aus LANZ-WACHSMUTH, Praktische Anatomie, Bd. I/4, Abb. 160.)

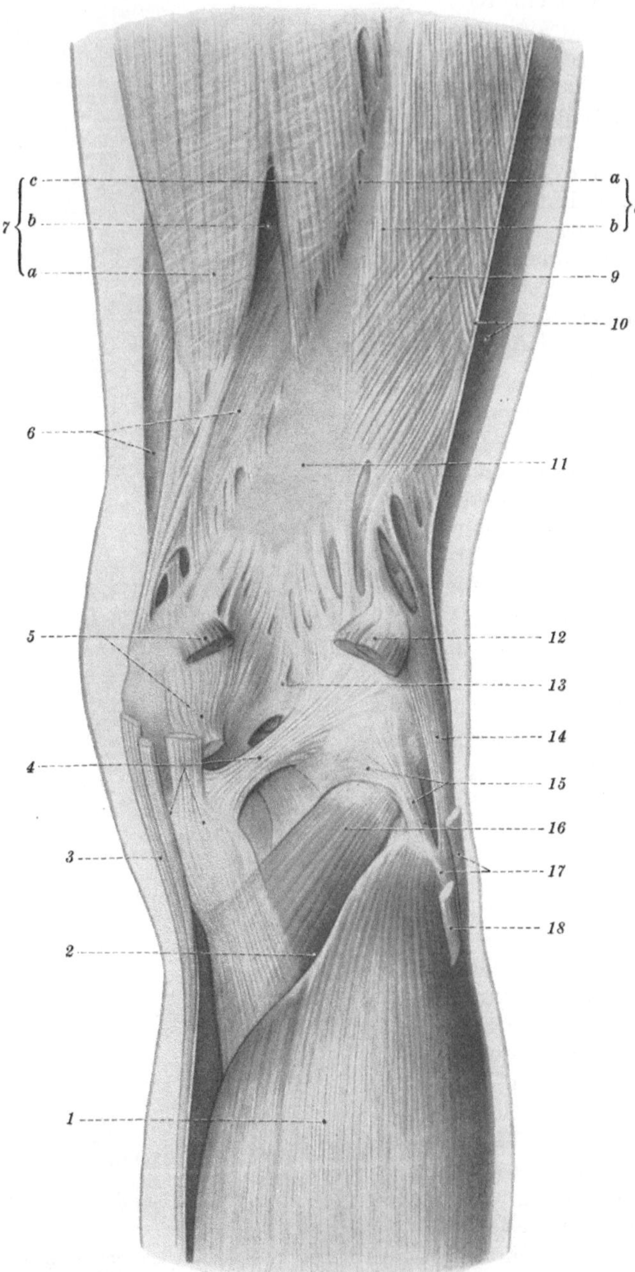

Abb. 11. *Die Unterlage der Kniekehle.* *1* M. soleus; *2* Arcus tendineus mi. solei; *3* Pes anserinus superficialis; *4* Pes anserinus profundus mi. semimembranacei mit Lig. popliteum obliquum, Tendo posterior und Tendo tibialis; *5* Caput tibiale mi. gastrocnemii (abgeschnitten); *6* M. vastus tibialis; *7* Septum intermusculare tibiale, M. adductor magnus bedeckend, *a* Insertio epicondyli, *b* Hiatus canalis adductorii, *c* Insertio cristae; *8 a* Labium tibiale cristae femoris, *b* Labium fibulare cristae femoris; *9* Septum intermusculare fibulare, M. vastus fibularis deckend; *10* Fascia lata (Schnittkante und Tractus iliotibialis); *11* **Planum popliteum = Proximales Stockwerk;** *12* Caput fibulare mi. gastrocnemii; *13* **Capsula articularis = mittleres Stockwerk;** *14* Lig. collaterale fibulare; *15* Lig. arcuatum et Retinaculum lig. arcuati; *16* **M. popliteus = distales Stockwerk;** *17* Capitulum fibulae et M. biceps femoris (abgeschnitten); *18* N. fibularis. (Aus Lanz-Wachsmuth, Praktische Anatomie, Bd. I/4, Abb. 158.)

Condylus fibularis tibiae zum Wadenbeinköpfchen. Unmittelbar distal dieses Ansatzes ist der Stamm des N. fibularis communis gut zu tasten. An der Seitenfläche der Kniegelenksgegend trennt die fibulare Oberschenkelfurche den M. biceps femoris von dem nach vorne zu liegenden M. vastus fibularis, welcher durch das Septum intermusculare fibulare eingescheidet ist.

Fabella (Abb. 12 a—c): Ungefähr bei jedem Zehnten ist in die Sehne des Caput fibulare mi. gastrocnemii ein kleines Sesambein, die Fabella, eingeschaltet. Auf Röntgenaufnahmen im sagittalen Strahlengang liegt die Fabella im Schatten der fibularen Oberschenkelrolle, im Seitenbild bildet sie sich hinter der fibularen Oberschenkelrolle ab. In seltenen Fällen ist die Fabella geteilt.

Im medialen Randwulst tritt bei gebeugtem Kniegelenk am stärksten die Sehne des M. semitendineus vor, sie ist bei Innenkreiselung des Unterschenkels besonders gut zu tasten. Darunter liegt der M. semimembranaceus, der infolge seines breiten Muskelbauches sowohl medial als auch lateral der Sehne des M. semitendineus palpabel ist. Die Sehne des M. semitendineus strahlt distal in den sog. Gänsefuß ein. Dieses an einen Vogelfuß erinnernde Gebilde setzt sich zusammen aus den Endsehnen der drei Muskeln: M. sartorius, M. gracilis und M. semitendineus.

Nach distal wird die Kniekehle fibular durch den M. plantaris longus und den fibularen Kopf des M. gastrocnemius begrenzt, tibial durch den tibialen Kopf des M. gastrocnemius.

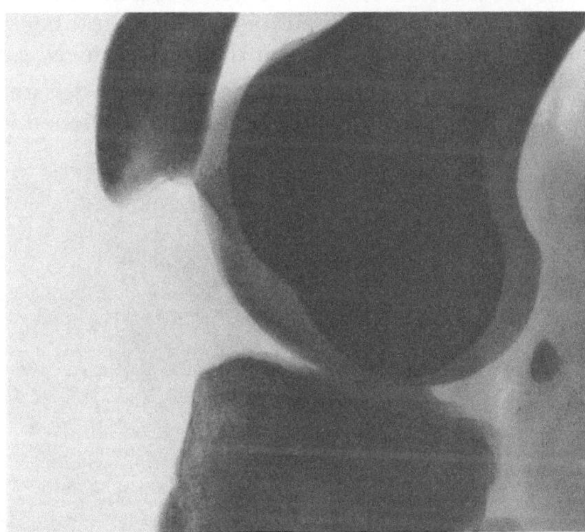

Abb. 12 a. Die *Fabella* ist ein Sesambein im Caput fibulare mi. gastrocnemii, welches hinter der fibularen Oberschenkelrolle liegt. Nebenbefund: Patella alta. (Sammlung der Chirurgischen Klinik, Düsseldorf.)

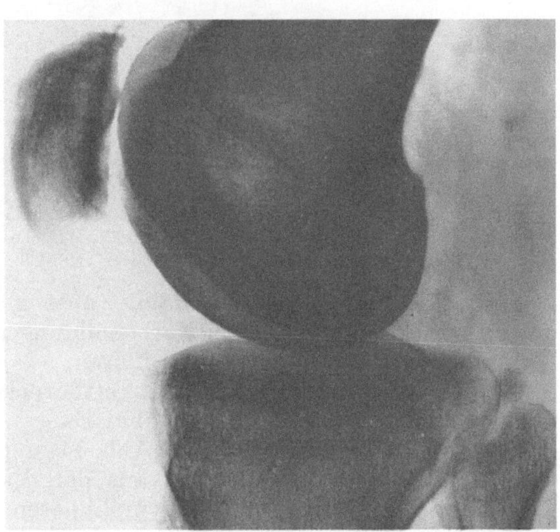

Abb. 12 b. Keine Fabella, sondern ein *freier Gelenkkörper* in einer dorsalen Kapseltasche. (Sammlung der Chirurgischen Klinik, Düsseldorf.)

Zur Palpation der Kniekehle ist das Gelenk leicht zu beugen. Bei mageren Personen sind Arterie und stärker vergrößerte Lymphknoten tastbar, reichliche Fettpolster schließen Feststellungen in der Tiefe der Kniekehle aus.

e) Die Versorgung der Haut in der Kniekehle erfolgt durch kleine Arterien, welche direkt aus der Kniekehlenarterie oder aus benachbarten Muskelästen

stammen. Die Hautvenen sind klein und ohne Bedeutung. Sie führen das Blut
zu benachbarten größeren Venenstämmen (V. saphena magna und V. saphena
parva). Der Lymphstrom fließt über kurze Lymphgefäße in die Tiefe der Kniekehle ab. Die Nervenversorgung des Mittelteiles der Kniekehle stammt segmental
aus der zweiten Sacralwurzel. Fasciculär ziehen entsprechende Äste allseitig zur
Kniekehle, sie stammen aus den Nn. cutaneus femoris dorsalis, suralis, cutaneus
surae fibularis und gelegentlich aus dem N. saphenus.

f) Alle **Leitungsstränge** liegen unter der oberflächlichen Kniekehlenfascie, die
einem Teil der allgemeinen oberflächlichen Gliedmaßenfascie entspricht. Un-

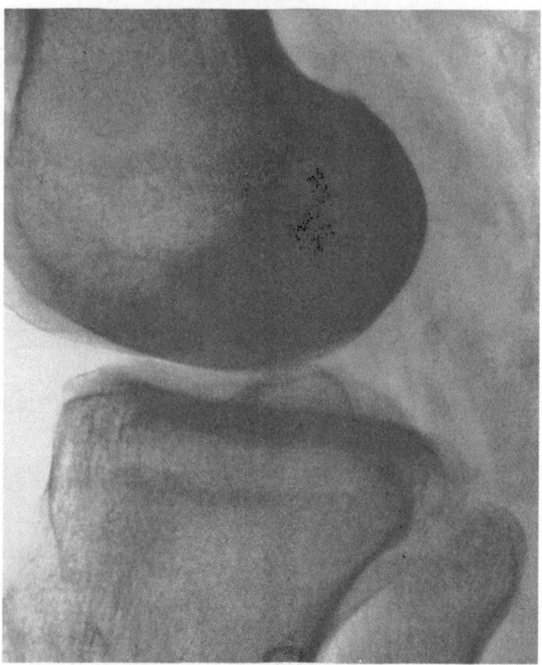

Abb. 12c. Der freie Gelenkkörper in einer dorsalen Kapseltasche (b)
wurde entfernt. (Sammlung der Chirurgischen Klinik, Düsseldorf.)

mittelbar unter dieser Kniekehlenfascie und in der Mulde
zwischen beiden Köpfen des
M. gastrocnemius liegen V. saphena parva, N. suralis und
die Vasa lymphacea super-
ficialia (Abb.13). Die V. saphena parva, bereits am Unterschenkel subfascial verlaufend,
mündet in Höhe der Knie-
kehle in die V. poplitea. Begleitet wird die V. saphena
parva in ihrem Verlauf vom
oberflächlichen Lymphgefäß-
system und vom N. suralis.
Aus dem Stamm des N. fibularis spalten sich in der
Kniekehle die Äste des
N. cutaneus superficialis ab.
Der verbleibende Raum in
der Kniekehle ist vom Corpus
adiposum popliteum erfüllt,
das bei Entzündungen große
Mengen von Eiter enthalten
kann. Solche Sekretansamm-
lungen sind äußerlich wegen
der straffen Fascie oft unauffällig, aber gefährlich, weil sie, abgesehen von
septischen Erscheinungen, zu Narbenbildungen im Kniekehlenfett und später zu
Beugekontrakturen des Gelenkes führen.

In den tieferen Schichten dieses Fettkörpers verlaufen der große Gefäßnervenstrang der Kniekehle und der N. fibularis.

Der *große Gefäß-Nervenstrang* (Abb. 14) in der Kniekehle besteht aus A. poplitea, V. poplitea, N. tibialis und aus den Vasa lymphacea profunda mit ein-
geschalteten tiefen Kniekehlen-Lymphknoten. Der N. tibialis setzt die Verlaufsrichtung des N. ischiadicus fort und zieht genau in der Längsachse durch die Kniekehlenraute. Der N. fibularis dagegen löst sich bereits im proximalen Winkel der
Kniekehle vom N. ischiadicus. Von da an zieht er entlang der tibialen Kante
des M. biceps femoris, immer oberflächlicher verlaufend, zum Wadenbeinköpfchen, umkreist dieses distal, um schließlich in die laterale Vorderseite des
Unterschenkels einzustrahlen.

A. poplitea und V. poplitea treten durch den Adductorenschlitz ins proximale
Stockwerk ein und ziehen von medial kommend an den N. tibialis heran. Im
mittleren Stockwerk liegen die Gefäße ventral des N. tibialis, die Arterie unmittel-

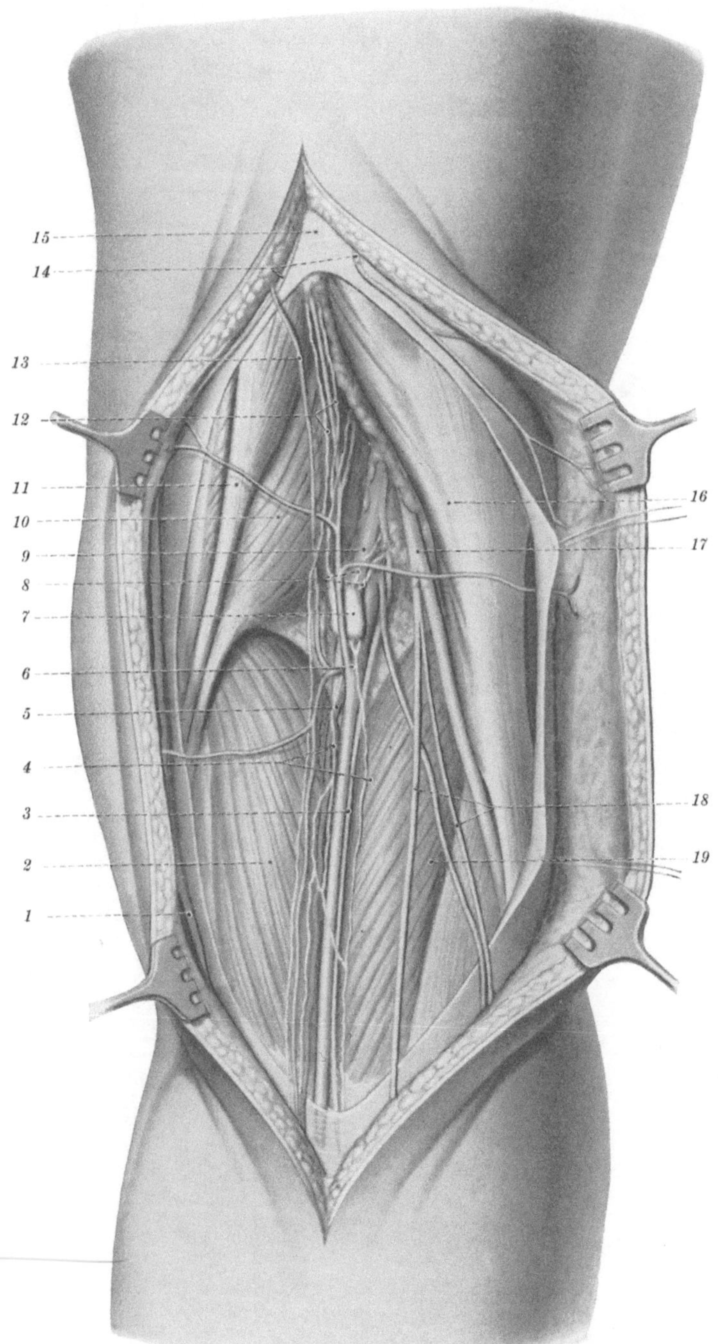

Abb. 13. *Kniekehle: Gefäße und Nerven der oberflächlichen Schicht.* *1* V. saphena magna; *2* Caput tibiale mi.
gastrocnemii; *3* N. suralis; *4* Vasa lymphacea surae superficialia; *5.* A. surae cutanea; *6* V. saphena parva; *7* Lymphonodus popliteus superficialis; *8* Vasa lymphacea poplitea profunda; *9* N. tibialis; *10* M. semimembranaceus;
11 M. semitendineus; *12* Vasa lymphacea femoris dorsalia; *13* V. femoro-poplitea; *14* N. cutaneus femoris dorsalis;
15 Fascia lata; *16* M. biceps femoris; *17* N. fibularis; *18* Nn. cutanei surae fibulares; *19* Caput fibulare mi.
gastrocnemii. (Aus LANZ-WACHSMUTH, Praktische Anatomie, Bd. I/4, Abb. 163.)

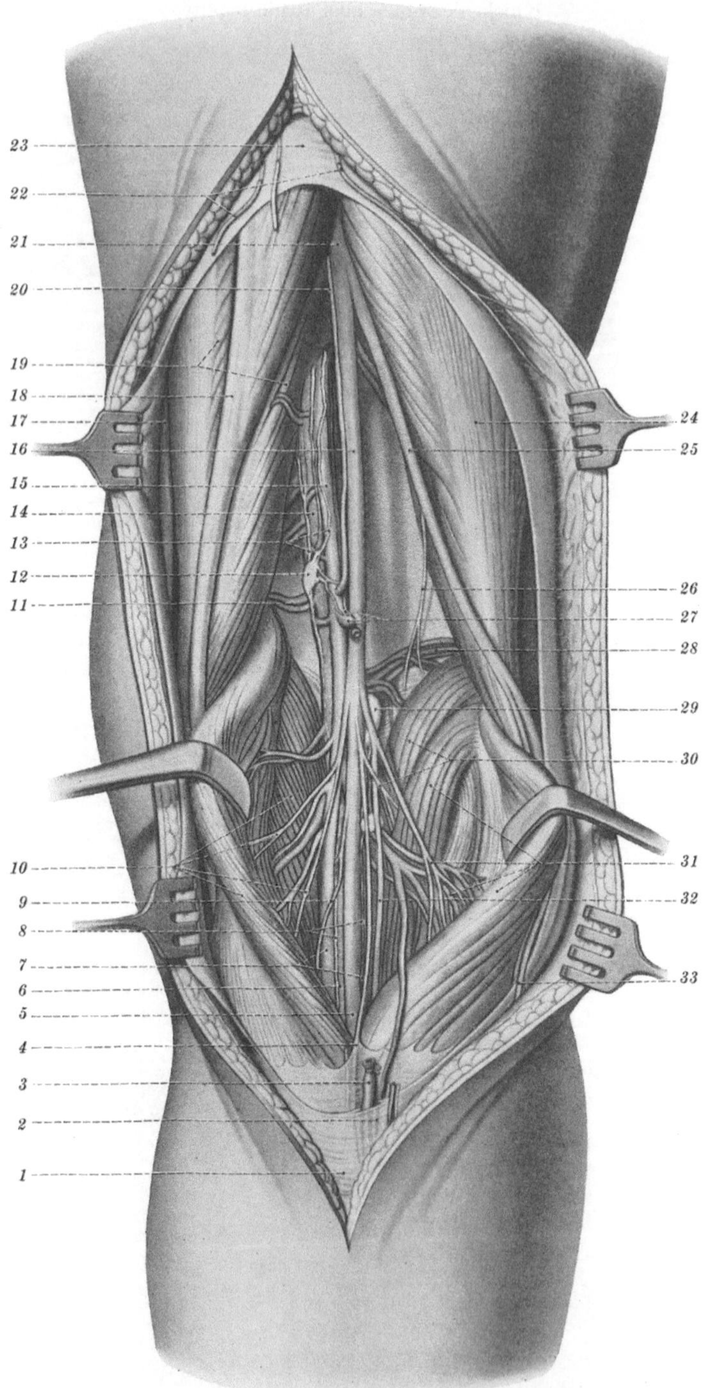

Abb. 14. *Der große Gefäß-Nervenstrang in der Kniekehle.* *1* Fascia cruris superficialis; *2* A. cutanea surae; *3* V. saphena parva; *4* N. suralis; *5* N. tibialis; *6* A. poplitea; *7* Vv. comitantes popliteae; *8* Vasa lymphacea tibialia posteriora; *9* R. mi. poplitei; *10* Caput tibiale mi. gastrocnemii et Ri. musculares; *11* Vasa genus proximalia tibialia; *12* Lymphonodus popliteus profundus; *13* Vasa lymphacea poplitea profunda; *14* A. poplitea; *15* V. poplitea; *16* N. tibialis; *17* M. gracilis; *18* M. semitendineus; *19* M. semimembranaceus; *20* V. femoris dorsalis; *21* N. ischiadicus; *22* N. cutaneus femoris dorsalis; *23* Fascia lata; *24* M. biceps femoris; *25* N. fibularis; *26* R. articularis; *27* V. saphena parva (abgeschnitten) et Vasa lymphacea superficialia (abgeschnitten); *28* Vasa genus proximalia fibularia; *29* Lymphonodus popliteus profundus; *30* M. plantaris longus et R. muscularis; *31* Caput fibulare mi. gastrocnemii et Ri. musculares; *32* R. mi. solei; *33* N. cutaneus surae fibularis.
(Aus LANZ-WACHSMUTH, Praktische Anatomie, Bd. I/4, Abb. 167.)

bar auf der Gelenkkapsel, die Vene zwischen Arterie und Nerv. Wird die Kniekehle von dorsal her eröffnet, so liegt der N. tibialis über der V. poplitea und diese
wiederum über der A. poplitea. Der große Gefäß- und Nervenstrang ist im Kniekehlenfett eingebettet und dadurch verschieblich. Bei gestrecktem Kniegelenk
ist die Arterie über die knöchernen Gelenkanteile gespannt, bei mäßig gebeugtem
Gelenk läßt die Spannung nach, bei stärkster Beugung verlagert sich die Arterie
immer mehr aus der Kniekehle heraus und gegen die Innenseite des Oberschenkels
hin. Außerdem wird der Querschnitt der Arterie bei stärkster Beugung des Kniegelenkes durch den Druck der umgebenden Weichteile verkleinert, die Fußpulse
werden schwächer. Im distalen Stockwerk der Kniekehle rücken Arterie und Vene
nach fibular, so daß der N. tibialis medial von den Gefäßen verläuft. Außerdem
ist die V. poplitea in Höhe des distalen Stockwerkes bereits in zwei gleichkalibrige
Gefäße aufgegliedert. Zwischen M. popliteus und dem Ursprung des M. soleus
tritt der große Gefäßnervenstrang distal aus der Kniekehle aus.

Im proximalen Stockwerk ziehen vom Gefäß-Nervenstrang Äste zur Knie-
kehlenhaut, zu den distalen Abschnitten der Oberschenkelbeuger und zur Gelenkkapsel. Äste aus dem mittleren Stockwerk versorgen beide Köpfe des M. gastrocnemius, die Wadenhaut und die Hinterwand der Gelenkkapsel. Aus dem distalen
Stockwerk ziehen Äste zum M. popliteus und zum M. soleus. Zwei größere Arterien (A. genus distalis tibialis und A. genus distalis fibularis) umkreisen den
Schienbeinkopf und versorgen die Kniegelenkgegend.

g) Lagebeziehungen des N. fibularis (Abb. 13, 14): In Höhe der proximalen
Kniekehlenbegrenzung teilt sich der N. ischiadicus in den N. tibialis und in den
N. fibularis. Während der N. tibialis die Verlaufsrichtung des N. ischiadicus
nach distal beibehält, legt sich der N. fibularis dem tibialen Rand des von seiner
Fascie bedeckten M. biceps femoris an. In den proximalen Abschnitten der Kniekehle, noch teilweise vom M. biceps femoris überlagert, tritt der N. fibularis
weiter distal immer mehr an die Oberfläche, um fußwärts vom Wadenbeinköpfchen bogenförmig um dieses zur Außenseite des proximalen Unterschenkelabschnittes zu ziehen. Während der N. fibularis im Bereich der Kniekehle
dem M. biceps femoris nur locker anliegt, ist er distal des Wadenbeinköpfchens
durch straffe Bindegewebszüge unverrückbar an das Periost des Wadenbeinhalses
geheftet. Auf Grund dieses Festhaftens kann der N. fibularis bei Nagelungen veralteter Oberschenkelbrüche mit einer Dislocatio ad longitudinem cum contractione
während des Ausgleiches der Fehlstellung durch Zug geschädigt werden. Dieselbe
Gefahr besteht bei Korrekturen länger bestehender Kniegelenkskontrakturen.

Im proximalen Stockwerk der Kniekehle ist der N. fibularis noch durch Teile
des M. biceps femoris von der Kniekehlenfascie getrennt, im mittleren Stockwerk
aber liegt er bereits unmittelbar der Kniekehlenfascie an und bleibt es auch bis
in Höhe des Wadenbeinhalses. An dieser Stelle, wo der Nerv unverrückbar am
Wadenbeinhals haftet und nur durch Fascie und Haut bedeckt wird, ist die Gefahr
einer Druckschädigung besonders groß. Unzweckmäßige Lagerungen auf Opera-
tionstischen und Schienen, schnürende Verbände, scharfkantige Gipsränder,
spitze Knochenfragmente von Brüchen der Umgebung können den Nerv binnen
kurzer Zeit, zum Teil irreversibel, schädigen. Besonders hervorgehoben sei die
Gefährdung des N. fibularis bei Lagerung auf Braunscher Schiene nach Nagelungen von Unter- und Oberschenkel ohne entsprechende Polsterung der Kniekehle. Weiterhin muß erwähnt werden, daß elastische Binden zur Fixation des
verletzten Beines auf Braunschen Schienen ungeeignet sind, da sie eine Druckschädigung begünstigen. Bei Extensionsverbänden in Verbindung mit Braunschen
Schienen sind Schmerzangaben der Verletzten im Bereich des lateralen Fuß-
rückens immer darauf verdächtig, daß der N. fibularis unterhalb des Wadenbeinköpfchens gedrückt wird. In solchen Fällen werden bei Betastung der Dorsalseite

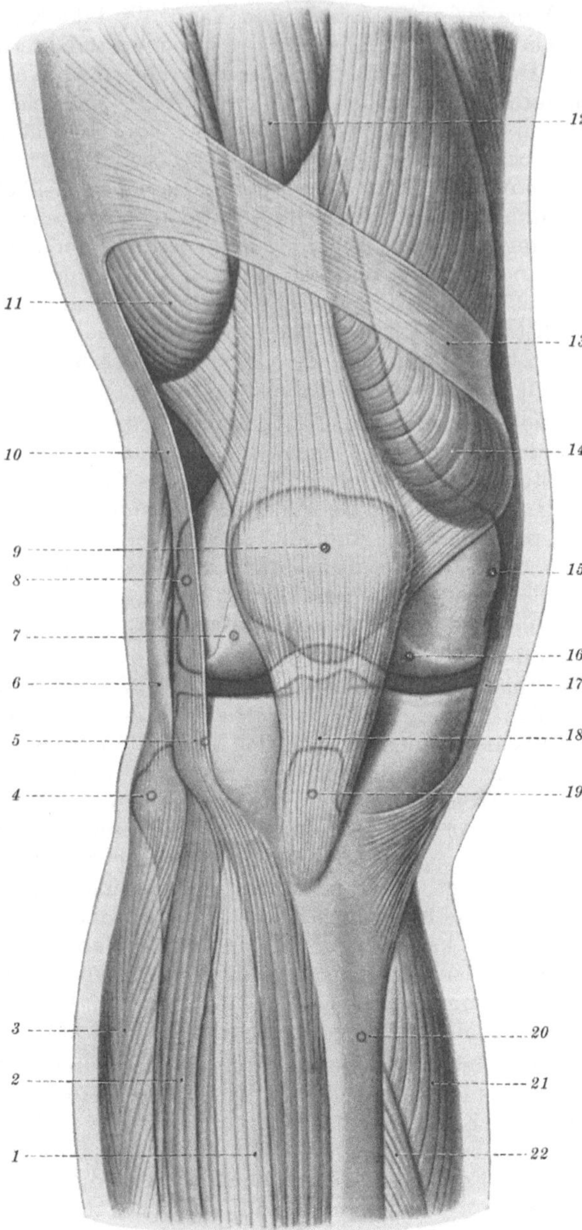

Abb. 15. *Der Streckapparat des Kniegelenkes.* *1* M. tibialis anterior;
2 M. extensor digitorum longus; *3* M. fibularis longus; *4* Capitulum
fibulae; *5* Tuberculum tractus iliotibialis; *6* M. biceps femoris;
7 Condylus fibularis; *8* Epicondylus fibularis; *9* Patella; *10* Tractus
iliotibialis; *11* M. vastus fibularis; *12* M. rectus femoris; *13* Fascia lata;
14 M. vastus tibialis;   *15* Epicondylus tibialis;   *16* Condylus tibialis;
17 M. sartorius; *18* Lig. patellae; *19* Tuberositas tibiae; *20* Facies tibialis
tibiae; *21* Caput tibiale mi. gastrocnemii; *22* M. soleus.
(Aus LANZ-WACHSMUTH, Praktische Anatomie, Bd. I/4, Abb. 227 b.)

des Wadenbeinköpfchens vermehrte Schmerzen angegeben. Nach Polsterung der Kniekehle schwinden solche Beschwerden binnen weniger Stunden.

Die Freilegung des N. fibularis im Bereich von Kniekehle und Wadenbeinköpfchen ist einfach, da er am Innenrand des M. biceps femoris verläuft. Unterhalb des Ansatzes vom M. biceps femoris am Wadenbeinköpfchen zieht er bogenförmig über den Wadenbeinhals nach lateral und liegt deshalb nach Spaltung von Haut und Fascie sofort frei.

4. Der Streckapparat
(Abb. 15)

Der vierköpfige Muskel (M. quadriceps femoris) streckt das Gelenk. Dabei überträgt die Hauptsehne des M. quadriceps femoris, zu der alle Fasern des M. rectus femoris und des M. vastus intermedius, sowie ein Großteil der proximalen Anteile von beiden Mm. vasti ziehen, den größten Teil der Streckleistung auf die Tuberositas tibiae. In die Hauptsehne eingeschaltet ist die Kniescheibe. Sie steigert durch Vergrößerung des virtuellen Hebelarmes die Kraftleistung des Streckmuskels und verringert die Reibung des Streckapparates auf seiner Unterlage entscheidend. Durch ihren First in der Gleitbahn geführt, verhindert die Kniescheibe unter normalen Umständen seitliche Verschiebungen

der Hauptsehne. Die Verbindung von Hauptsehne und Kniescheibe ist zweifach. Ein oberflächlicher Sehnenanteil zieht als Aponeurose an der Vorderfläche der

Kniescheibe nach distal, der restliche tiefe Anteil haftet an der Basis patellae. Von der distalen Begrenzung der Kniescheibe (Apex patellae) zieht das gut abgesetzte, starke Lig. patellae zur Schienbeinrauhigkeit. Zu beiden Seiten der Hauptsehne ziehen die Retinacula patellae als sehnige Fortsetzung der distalen Fasern von M. vastus tibialis und M. vastus fibularis zum Schienbeinkopf. Sie sind zweischichtig. Die oberflächlichen, längsgefaserten Schichten übertragen als Reservestreckapparat die geringe Streckleistung der distalen Abschnitte von M. vastus fibularis und M. vastus tibialis auf den Schienbeinkopf. Diese Wirkung ist nach Kniescheibenbrüchen ohne Zerreißung des Reservestreckapparates gut zu beobachten. Die Verletzten können in Seitenlage, also nach Ausschaltung des Unterschenkelgewichtes, ihr Kniegelenk aktiv strecken. Meist reicht aber die durch den Reservestreckapparat übertragene Kraft nicht aus, um den im Sitzen herabhängenden Unterschenkel anzuheben.

Die tiefen Schichten der Retinacula patellae bestehen aus querverlaufenden, von den Schenkelknorren zu den Seitenrändern der Kniescheibe ziehenden Fasern. Sie führen die Kniescheibe und begrenzen ihre seitliche Beweglichkeit. Patellarluxationen nach einer Seite sind deshalb nur dann möglich, wenn die querverlaufenden Sehnenfasern der Gegenseite zerrissen sind.

In das Retinaculum patellae tibiale strahlen die distalen Fasern des M. vastus tibialis und einige Fasern des M. rectus femoris ein. Es zieht zum tibialen Schienbeinknorrenanteil. Das Retinaculum patellae fibulare nimmt in sich die distalen Fasern des M. vastus fibularis und einige Fasern des M. rectus femoris auf und zieht vereinigt mit dem Tractus iliotibialis zum Tuberculum tractus iliotibialis.

Bei Bewegungen des Kniegelenkes gleitet die Quadricepssehne über dem Oberschenkelknochen. Um ein reibungsarmes Gleiten sicherzustellen, ist zwischen beiden ein lockeres Verschiebegewebe, die subcrurale Gleitschicht, zwischengelagert. Gegen die Gelenkhöhle hin wird die subcrurale Gleitschicht von der Bursa suprapatellaris begrenzt. Narbenbildungen im Gleitgewebe nach Verletzungen und Entzündungen beschränken die Kniegelenkbeweglichkeit, weil die Quadricepssehne sich nicht mehr in ausreichendem Maße verschieben kann.

Die sehnigen Anteile des Streckapparates, ausgenommen die Kniescheibengelenkfläche, sind von einem Fettkörper aus Baufett unterlagert, der mit keilförmigen Falten in die vorderen Gelenkabschnitte reicht (Hoffascher Fettkörper). Bei Bewegungen paßt sich dieser Fettkörper den jeweiligen Raumverhältnissen an. Verwachsungsstränge zu den Kreuzbändern und narbige Verhärtungen nach entzündlichen Vorgängen reduzieren seine Verformbarkeit und sind mitunter Anlaß zu wiederholten Einklemmungen.

5. Gelenkbewegungen

Im Kniegelenk ist der Unterschenkel gegen den Oberschenkel in zwei aufeinander senkrechtstehenden Hauptachsen beweglich, einmal in Form der Beugung, zum anderen in Form der Kreiselung.

Die *Beugung* ist für die Arbeit und für Verrichtungen des täglichen Lebens von großer Bedeutung. Bei jedem Schritt muß das Spielbein, durch eine geringe Beugung im Kniegelenk relativ verkürzt, durchgeschwungen werden, um nicht auf dem Boden zu schleifen. Bei Operationen mit dem Ziele einer Kniegelenkversteifung ist dieser Tatsache dadurch Rechnung zu tragen, daß bei der Resektion der Gelenkflächen das Bein um ungefähr 3 cm verkürzt wird. Ohne Verkürzung versteifte Kniegelenke stören beim Gehen, da während der Spielbeinphase die entsprechende Beckenhälfte stark angehoben werden muß, um das im Kniegelenk versteifte Bein durchschwingen zu können. Anders sind die Verhältnisse beim

Stehen. Ein intakter Bandapparat fixiert das vollgestreckte Kniegelenk so sicher, daß ein amuskuläres Stehen möglich wird. Folgende Bänder hemmen und begrenzen die Streckbewegung: Ligg. collateralia und der dorsale Abschnitt des Lig. decussatum posterius. Die Beugehemmung erfolgt durch die dorsalen Anteile des vorderen und durch die ventralen Anteile des hinteren Kreuzbandes.

Bei Bewegungen des Kniegelenkes ändert sich der Spannungszustand der Seitenbänder, da die Spiralhalbmesser der Oberschenkelrollen mit zunehmender Beugung kleiner werden, die Länge der Seitenbänder aber gleich bleibt. Bei voller Streckung sind beide Seitenbänder maximal gespannt. Das tibiale Seitenband erschlafft mit zunehmender Beugung nicht in all seinen Fasern. Die Längsfasern des Innenbandes bleiben bis zur starken Beugung gespannt und erschlaffen erst in extremer Beugestellung. Die zum Meniscus ziehenden Fasern sind bei Streckstellung des Gelenkes gespannt, bei mittleren Beugestellungen entspannt und bei stärkster Beugung wieder gespannt, wobei sie, nach vorne wandernd, das innere Seitenband einrollen (Abb. 6a—d). Weil das Lig. collaterale tibiale bei allen Gelenkstellungen in einem seiner Anteile gespannt ist, kann sich die tibiale Schenkelrolle nur in geringem Umfange verschieben. Die fibulare Schenkelrolle dagegen ist wesentlich beweglicher, weil das äußere Seitenband, mit der Gelenkkapsel nicht verwachsen, nur in voller Streckstellung gespannt ist und Beugungen (ohne Kreiselung) es entspannen.

Als *Kreiselung* des Unterschenkels werden Drehbewegungen um seine Längsachse bezeichnet. Sie ist zwar für viele Tätigkeiten von großem Vorteil, aber letztlich nicht von solcher Bedeutung wie Beugung und Streckung, da eine fehlende Kreiselungsmöglichkeit im Kniegelenk durch entsprechende Bewegungen im Hüftgelenk teilweise kompensierbar ist.

Die Streckstellung des Kniegelenkes ist die einzige Gelenkstellung, bei der eine Kreiselung nicht möglich ist. Dabei steht der Unterschenkel in einer Außenkreiselung von ungefähr 5°. Eigenheiten des Bandapparates sind die Ursache dafür, daß während der Streckvollendung zwangsläufig eine sog. *Schlußkreiselung* eintritt. Noch bei geringen Beugestellungen kann der Unterschenkel um seine Längsachse gedreht werden. In der letzten Phase der sich vollendenden Streckung nimmt die Bänderspannung, insbesondere die des tibialgelegenen Anteiles vom Lig. decussatum anterius, schnell zu und es bewegen sich die tibiale Gelenkrolle nach hinten, die fibulare nach vorne. Dieser Vorgang wird als Schlußkreiselung bezeichnet. Bei Beugestellungen zwischen 30° und 120° schwankt die Gesamtkreiselung zwischen 40° und 60°, wobei das Ausmaß der Innenkreiselung konstant bleibt (5—10°).

Die Außenkreiselung wird durch Anspannung der Seitenbänder gehemmt, die Innenkreiselung, welche die Seitenbänder entspannt, durch Spannung der Kreuzbänder. Außenrotation verschiebt den tibialen Meniscus nach hinten. Wenn die tibiale Zwischenscheibe bei Beugungen des Kniegelenkes nach dorsal wandert, kann eine forcierte Außenkreiselung die Verlagerung nach hinten so stark steigern, daß der tibiale Meniscus zerreißt (s. auch unter Meniscus).

Muskelzüge bewegen das Gelenk, halten es in verschiedenen Gelenkstellungen und steuern seine Bewegungsausschläge. Eine Ausnahme bildet das amuskuläre Stehen, bei dem die Gelenkverriegelung durch Bänder solange gesichert ist, wie das Lot des Körperschwerpunktes vor der Querachse des Kniegelenkes ist. Verschiebt sich das Lot des Körperschwerpunktes hinter die quere Kniegelenkachse, so sacken die Beine, bei plötzlicher Beugung der Kniegelenke, in sich zusammen. Die Auslösung dieses überraschenden, jedoch nicht ganz harmlosen Vorganges ist ein beliebter Trick der Jugend, welcher beim Stoß gegen die Rückseite gestreckter Kniegelenke nie versagt.

Strecken des Kniegelenkes: Der aufrechte Gang des Menschen bringt es mit sich, daß die Streckmuskulatur stärker entwickelt ist als die Beugemuskulatur. Der M. quadriceps femoris als einziger Streckmuskel übertrifft bezüglich der Kraftleistung die acht Beugemuskeln des Oberschenkels um das Dreifache. Seine Kraft ist bei gestrecktem Hüftgelenk infolge der damit verbundenen Streckung des M. rectus femoris am größten. Auch die Kniescheibe erhöht seine Kraft, da sie den virtuellen Hebelarm der Strecksehne vergrößert (Abb. 16a, b). Kontraktionen des M. quadriceps femoris ziehen die Kniescheibe nach proximal. Bei Beugestellungen des Gelenkes wirken die Züge der einzelnen Köpfe des Oberschenkelstreckers so zusammen, daß schädliche Seitenzugkomponenten nicht auftreten, solange die vier Muskelzüge ausgewogen sind. Bei Knorpelerkrankungen der tibialen Kniescheibenfacette verschleißt vorerst der tibiale

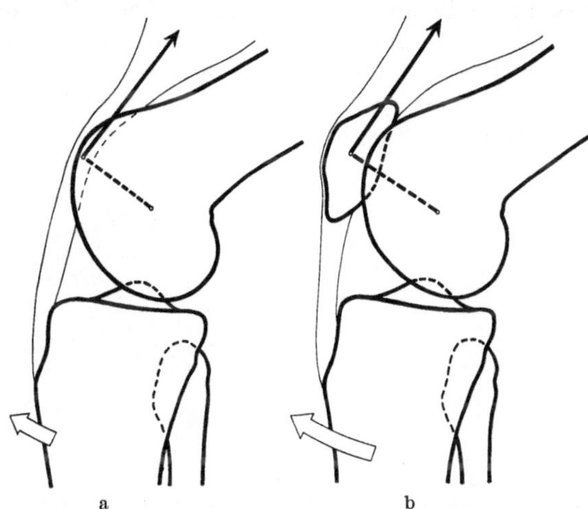

a						b

Abb. 16a u. b. Das *Drehmoment eines Muskels für ein Gelenk* entspricht dem Produkt aus Muskelkraft und virtuellem Hebelarm. Die Kniescheibe vergrößert den virtuellen Hebelarm (senkrechter Abstand zwischen Richtung der Endsehne und Drehungsmittelpunkt) und damit die Streckkraft des M. quadriceps (b)

Anteil des Femoropatellargelenkes. Die begleitende Muskelatrophie betrifft vornehmlich den M. vastus tibialis, weniger die anderen Teile des M. quadriceps femoris. Das Muskelgleichgewicht im Streckapparat wird gestört, die fibulare Seitenzugkomponente überwiegt und zieht die Kniescheibe nach lateral. Als

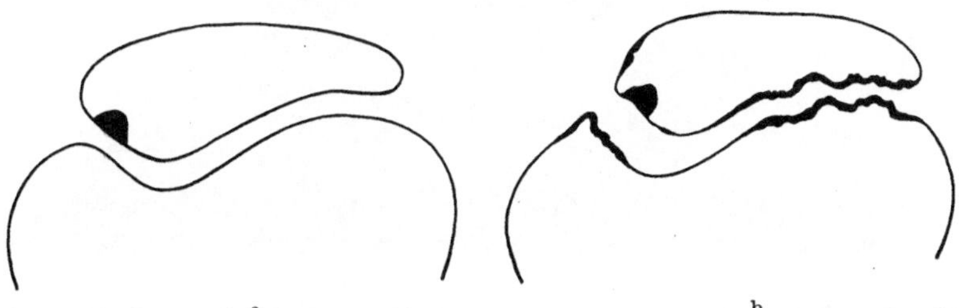

a												b

Abb. 17a u. b. a Primär: *Chondropathia patellae* bei WIBERG III mit Schädigung des tibialen Anteiles vom Femoropatellargelenk. Atrophie der Streckmuskulatur, besonders stark im M. vastus tibialis. b Sekundär: Die fibulare Seitenzugkomponente überwiegt und verzieht die Kniescheibe nach lateral. *Lateralisation der Kniescheibe.* Schneller und starker Verschleiß im fibularen Abschnitt des Femoropatellargelenkes. Schließlich Arthrose des gesamten Kniegelenkes.

Folge der dann einsetzenden Fehlbelastung der fibularen Anteile des Femoropatellargelenkes dauert es nicht lange bis auch dieser Gelenkanteil zerstört ist (Abb. 17a, b; 18a, b) (s. auch Femoropatellargelenk).

Die Streckwirkung des M. tensor fasciae latae im Kniegelenk ist äußerst gering. Neben seiner Beugewirkung im Hüftgelenk ist seine Spannwirkung des Retinaculum longitudinale fibulare von Bedeutung. Die Innervation dieses Muskels erfolgt über den N. glutaeus caudalis, die Innervation des M. quadriceps femoris über den N. femoralis.

Beugen des Kniegelenkes: Die kräftigsten Muskeln der Beugergruppe sind M. semimembranaceus, M. semitendineus und M. biceps. Unterstützend wirken M. sartorius, M. gracilis, in geringerem Umfang auch M. popliteus und M. gastrocnemius. Die Kraft der Beuger steigt vom Beginn der Beugung bis zur rechtwinkeligen Beugung. Bei noch stärkerer Beugung nimmt die Kraft ab und bei einer Gelenkstellung von 50⁰ (Beugung um 130⁰) ist sie praktisch erschöpft. Eine weitere Beugung muß passiv erfolgen.

Innenkreiselung bewirkt hauptsächlich der M. semimembranaceus. Es unterstützen diese Bewegung M. semitendineus, M. gracilis, M. sartorius, M. popliteus

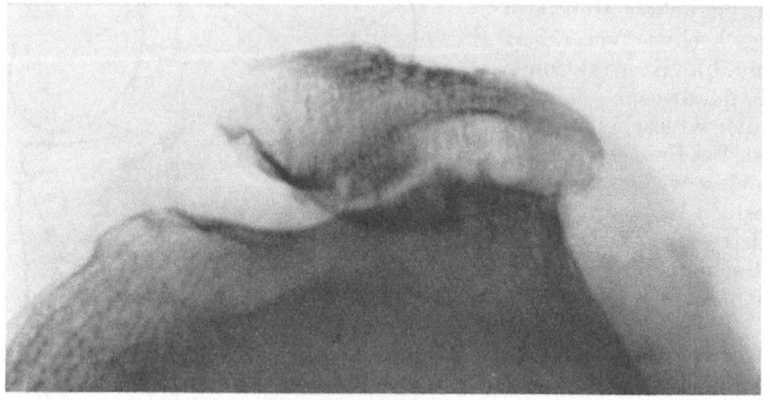

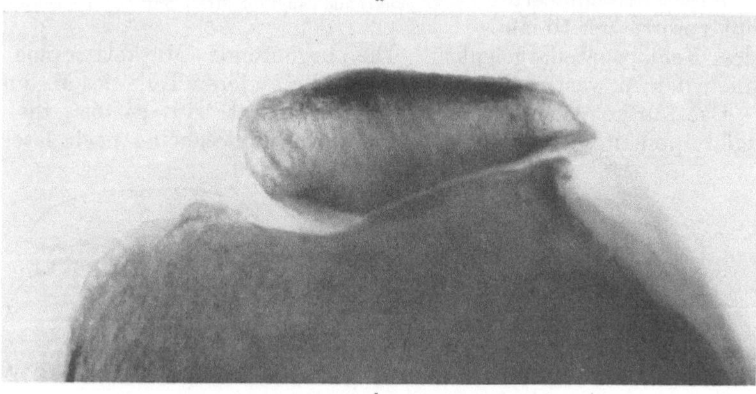

Abb. 18a u. b. Verschieden starke Ausbildung der „*Lateralisation der Kniescheibe*" als Folge einer Hypoplasie der tibialen Oberschenkelrolle. Schneller Verschleiß des Kniegelenkes. (Sammlung der Chirurgischen Klinik, Düsseldorf.)

und der fibulare Kopf des M. gastrocnemius. Da diese Muskeln an einem kurzen Hebelarm ansetzen, die Kreiselachse des Unterschenkels geht durch den medialen Gelenkknorren, ist ihre Wirkung trotz ihrer großen Muskelmasse gering.

Außenkreiselnd wirken M. biceps femoris und mit geringer Kraft auch M. tensor fasciae latae und M. gastrocnemius caput tibiale.

6. Kniegelenkgegend (Regio articularis genus) (Abb. 15)

Vorder- und Seitenflächen des Gelenkes sind nur von Kapsel und Haut bedeckt. Deshalb werden die vorderen und seitlichen Gelenkkonturen vornehmlich durch die Form der Gelenkkörper bestimmt. Da Weichteilpolster vorne und zu beiden Seiten fehlen, ist das Gelenk an diesen Stellen leicht verletzlich.

Die Konturen an der Vorderseite des Gelenkes werden geformt vom Streckapparat mit Kniescheibe, von den Schenkelrollen und vom Schienbeinkopf. Von proximal kommend, setzt die Quadricepssehne so an der Kniescheibe an, daß die vordere Kante der Kniescheibenbasis sichtbar bleibt. An ihrer Vorderfläche ist die Patella von straffen Fasern der Quadricepssehne und von Haut bedeckt. Kniescheibenbrüche und Diastasen der Bruchstücke sind infolgedessen gut sichtbar und tastbar. Kniescheibenbrüche ohne Diastasen dagegen sind in der Regel nur auf Röntgenaufnahmen zu erkennen. Durch Betastung des tibialen Randes der nach tibial gedrückten Patella sind Aussagen über die Form der tibialen Gelenkfacette im Sinne WIBERGs möglich.

Zwischen Kniescheibenspitze und Schienbeinrauhigkeit tritt die Form des Kniescheibenbandes deutlich hervor. Bei Streckung des Kniegelenkes erscheint beiderseits des proximalen Kniescheibenbandabschnittes das Corpus adiposum genus als flache Vorwölbung.

Seitlich und etwas dorsal der Kniescheibe sind die Gelenkrollen bei gestrecktem Gelenk nur wenig sichtbar, weil sie größtenteils vom Fett-

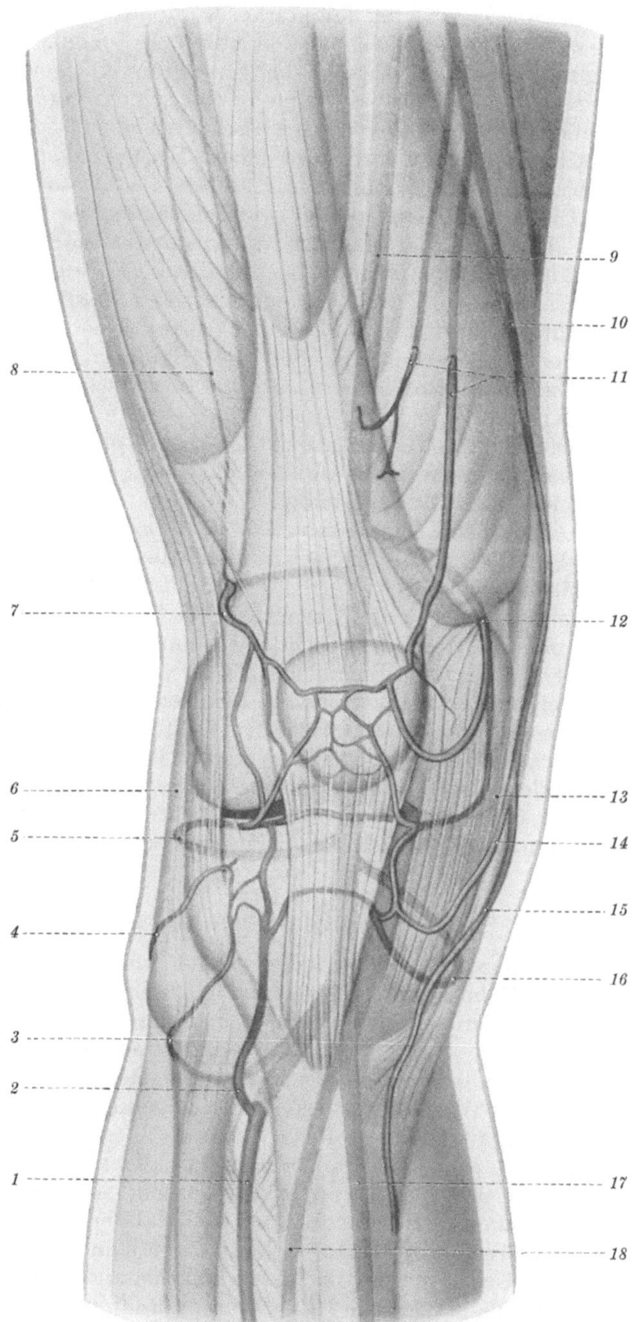

Abb. 19. *Rete articulare genus* (schematisch). *1* A. tibialis anterior; *2* A. recurrens tibialis anterior; *3* R. fibularis; *4* A. recurrens tibialis posterior; *5* A. genus distalis fibularis; *6* Lig. collaterale fibulare; *7* A. genus proximalis fibularis; *8* R. descendens ae. circumflexae femoris fibularis; *9* A. poplitea; *10* A. genus descendens; *11* Ri. musculoarticulares; *12* A. genus proximalis tibialis; *13* Lig. collaterale tibiale; *14* R. articularis; *15* R. saphenus; *16* A. genus distalis tibialis; *17* A. tibialis posterior; *18* A. fibularis.
(Aus LANZ-WACHSMUTH, Praktische Anatomie, Bd. I/4, Abb. 230.)

körper überlagert sind. Mit stärker werdender Beugung treten die Femurkondylen in zunehmendem Maße vor. Unter den Schenkelrollen ist der innere bzw. der äußere Gelenkspalt tastbar, bei gebeugtem Kniegelenk besser als bei gestrecktem. Der äußere Gelenkspalt kann nur in seinem vordersten Anteil getastet werden, weil er weiter dorsal vom freiziehenden Lig. collaterale fibulare und vom Tractus iliotibialis gedeckt wird. Der innere Kniegelenkspalt ist besser beurteilbar, weil er bis zum Vorderrand des Lig. collaterale tibiale betastet werden kann.

Distal der Gelenkspalten sind beiderseits des Lig. patellae die Gelenkknorren der Tibia unter der Haut und unter der Kapsel deutlich fühlbar.

Über den prominenten Gelenkteilen liegen subcutane und subfasciale Schleimbeutel (Abb. 146, 147). Die wichtigsten sind folgende: Die B. praepatellaris subcutanea liegt zwischen Haut und Hautfascie vor der Kniescheibe. Sie ist bei $^9/_{10}$ der Erwachsenen ausgebildet, bei Kindern fehlt sie regelmäßig.

Die B. praepatellaris subfascialis ist zwischen Hautfascie und Sehnenüberzug der Kniescheibe.

Die B. infrapatellaris subcutanea liegt vor der Tuberositas tibiae zwischen den einzelnen Schichten der Hautfascie. Sie ist bei Arbeitern, welche häufig knien, in besonderem Maße ausgebildet.

Gefäß- und Nervenversorgung der Kniegelenkgegend: Die Blutzufuhr an der Vorderseite des Kniegelenkes ist durch das Rete articulare genu mit weitkalibrigen Gefäßen reichlich (Abb. 19). Der Blutzustrom ist über 9 Zustromgefäße sichergestellt, die aus der A. femoralis (2 Gefäße), aus der A. poplitea (4 Gefäße) und aus den Aa. tibiales (3 Gefäße) stammen. Die einzelnen Gefäße verlaufen alle unter den Kniescheibenbändern und versorgen Kniescheibe, Kapsel, Menisken, teilweise auch Schenkelrollen und Schienbeinknorren. Mit den Arterien verlaufen Venen, sie führen das Blut zu den Vv. tibiales und zur V. poplitea. An der Hautinnervation der Kniegelenkgegend sind beteiligt: Proximal: Rami cutanei femoris ventrales, distal: Ramus infrapatellaris ni. sapheni, fibular: N. cutaneus femoris fibularis und tibial: R. cutaneus ni. obturatorii.

Zum Gelenk selbst ziehen Fasern von N. tibialis, N. fibularis und vom N. saphenus.

IV. Die Gelenkflüssigkeit (Synovia)

Die klare, schleimige, fadenziehende und klebrige Flüssigkeit überzieht lückenlos alle Gebilde der Kniegelenkhöhle und verringert die Reibung dadurch, daß zwischen den Gelenkkörpern eine unabreißbare Schicht von kolloidal gelösten Teilchen ist. Unter normalen Verhältnissen ist sie leicht alkalisch (pH 7,2—7,4), bei entzündlichen Prozessen wird die Reaktion schwach sauer. Nach Untersuchungen W. MÜLLERs besteht die Gelenkflüssigkeit zu 948,5⁰/₀₀ aus Wasser und zu 51,5⁰/₀₀ aus festen Stoffen (Albumine, Mucine, Fette). Der Salzgehalt entspricht den Konzentrationen in der Blutflüssigkeit. Die fadenziehende Beschaffenheit geht auf den Gehalt an Mucin zurück, welches ein so großer Komplex aus Proteinen und Polysacchariden ist, daß er nicht durch die Gelenkinnenhaut diffundieren kann. Dadurch bleibt das Mucin dem Gelenk erhalten. Unverändert ist das Gesamtmucin in der Gelenkflüssigkeit nach Verletzungen, obwohl die Synovia dann vermehrt ist. Bei entzündlichen Gelenkveränderungen fand RIMINGTON in der vermehrten Gelenkflüssigkeit verminderten Mucingehalt, bei degenerativen Veränderungen und bei gutartigen Tumoren war der Mucingehalt vermehrt. Dieses Verhalten wird so erklärt, daß Hyaluronsäure, ein Bestandteil des Mucins, bei Entzündungen durch Hyaluronidase hydrolysiert wird. Dadurch wird die Viscosität der Gelenkflüssigkeit geringer. Die Vermehrung von Mucin gehe auf einen beschleunigten Zerfall von Synovialzellen zurück.

Wie die Gelenkflüssigkeit entsteht, ist noch nicht vollkommen geklärt. Vieles spricht dafür, daß die Grundflüssigkeit der Synovia ein Transsudat ist (Bauer, Cajori, Bennet). Der Mucingehalt stammt, soviel bekannt ist, nicht von spezifischen Drüsenzellen in der Gelenkinnenhaut, sondern aus physiologischen Abnützungsprodukten von Gelenkknorpel und Synovialis (Lubosch, Payr). Über die Gelenkflüssigkeit werden Nährstoffe, Gase und Salze ins Gelenk eingeschleust, andererseits Stoffwechselprodukte abtransportiert. Nussbaum fand bei seinen Untersuchungen über die Ernährung des Gelenkknorpels, daß die zur Gelenkhöhle hin liegenden Knorpelschichten von der Synovia ernährt werden, die knochennahen Schichten dagegen vom subchondralen Knochen her.

Wie Lubosch und Payr annehmen, stammt der wichtigste Anteil der Synovia aus den oberflächlichsten, sich immer wieder erneuernden Schichten von Gelenkknorpel und Synovialis. Das heißt, daß so lange genügend gelenkschützende Flüssigkeit gebildet wird, wie die Lebensvorgänge entsprechend vital verlaufen. Mit zunehmendem Alter verlangsamt sich die Erneuerung der oberflächlichen Schichten des Gelenkknorpels und der Synovialis, die Bildung von Mucin läßt nach und die Gelenkkörper verlieren den optimal abgestimmten Schutz einer ausreichend vorhandenen Synovia. Auch Immobilisationen von Kniegelenken über 6 Monate können durch Änderungen der Gelenkflüssigkeit zu Knorpelschäden führen, weil nach diesem Zeitraum in Muskulatur und Kapsel irreparable Schrumpfungsprozesse auftreten, welche zu Sklerosierungen in der Synovialis führen und damit die Synoviabildung hemmen.

B. Angeborene Veränderungen
(mit Ausnahme des Streckapparates)

I. Septum genus

Bei Embryonen mit einer Scheitel-Steiß-Länge von durchschnittlich 50 mm ist die Kniegelenkhöhle regelmäßig durch ein Septum in einen fibularen und in einen tibialen Abschnitt unterteilt. Tritt die sonst übliche Rückbildung nicht oder nur teilweise ein, dann zieht durch das Kniegelenk des Erwachsenen eine breite oder schmälere Falte. Die *Plica synovialis patellaris* ist ein solches schmales Band, welches sich zwischen Kniescheibe und Kreuzbändern findet. Während rechte und linke Gelenkhöhlenhälfte durch die schmale Plica synovialis patellaris nicht in nennenswertem Umfang getrennt werden, ist die Kommunikation zwischen rechts und links durch ein *Septum genus* weitgehend unterbrochen. Das Septum genus ist ein segelförmiges Gebilde, welches zwischen Kniescheibenspitze, Fossa intercondylica femoris, Kreuzbändern, Schienbeinkopfmittelfeld, vorderem Kapselanteil und wiederum Kniescheibenspitze ausgespannt ist. Eine Kommunikation zwischen links und rechts besteht nur noch über einen kleinen Spalt kranial des Septums. Klinisch kaum jemals diagnostizierbar, wird es bei Sektionen hin und wieder gefunden. Die klinische Bedeutung ist gering (s. auch unter „Hoffasche Krankheit“).

II. Fabella
(Abb. 12 a—c, 182)

Sie ist als Rudiment von Fabellen zu werten, welche bei Säugetieren mit schneller Fortbewegung regelmäßig in beiden Gastrocnemiusköpfen zu beobachten sind. Beim Menschen liegt die Fabella, sofern sie vorhanden ist, immer im fibularen Gastrocnemiuskopf, nahe der Kapsel. Das meist bohnengroße Gebilde hat eine Corticalisschale, welche von Spongiosa erfüllt ist. In manchen Fällen artikuliert die Fabella mit den dorsalen Abschnitten der fibularen Oberschenkelrolle. Die der Rolle zugewandte Fläche besitzt dann eine Gelenkfläche. Brüche der Fabella durch gewaltsame Hyperextensionen sind ebenso bekannt wie Verwechslungen mit freien Körpern. Fabellae partitae wurden beobachtet (OTT). Dabei ist die Diagnose einer Fabella nicht schwierig. Die wichtigsten Kriterien sind: Lokalisation dorsal von der fibularen Oberschenkelrolle, glatte Corticalisbegrenzung und Verschieblichkeit bei Kniegelenkbeugungen mit dem fibularen Gastrocnemiuskopf. Gegen freie Gelenkkörper (Abb. 12b, 196c) ist die Fabella in der Regel gut abgrenzbar.

III. Scheibenmeniscus (Meniscus disciformis)

95% dieser Fehlbildungen betreffen den fibularen, 5% den tibialen Meniscus. Die Zwischenscheibenanlagen erscheinen schon bei Embryonen von 29—35 mm Scheitel-Steiß-Länge als Platten zwischen Tibia und Femur. Sie bilden sich aus einer mesenchymalen Gewebszone. Bei Embryonen von 38—45 mm Länge lösen sich die Zwischenscheiben durch Spaltbildungen vorerst vom Oberschenkel, später auch vom Schienbeinkopf. Anfangs als Scheiben angelegt, entwickeln sie sich normalerweise zu den bekannten Ringformen. Bleibt die Entwicklung auf einer frühen Stufe stehen, so resultieren plattenförmige Menisken oder eingedellte Scheibenformen. Diese letzteren sind im Tierreich bei Ratten im tibialen Gelenkanteil, bei Vögeln im fibularen Gelenkanteil normale Befunde. BURMANN und NEUSTADT führen den lateralen Scheibenmeniscus beim Menschen auf eine Fehlentwicklung der fibularen Beinhälfte zurück und weisen auf andere, begleitende Hemmungsmißbildungen hin (Hochstand des Fibulaköpfchens, Fibularissehnenluxation, Formabweichungen des Außenknöchels und Defekte in der Fibularismuskulatur).

Ein Scheibenmeniscus stört die Gelenkfunktion. Er verkleinert die Auflageflächen zwischen Femur und Tibia, die Gelenkbewegungen verlieren infolge schlechter Führung an Sicherheit und häufig ist bei Bewegungen um Gelenkstellungen von 160° ein Schnappen wahrzunehmen. In seltenen Fällen kommen auch Einklemmungen vor. Beschwerden durch Scheibenmenisken pflegen erst in der zweiten Hälfte des Wachstumsalters oder später aufzutreten, weil vor diesem Zeitpunkt Unstimmigkeiten im Gelenk durch die Elastizität anderer Gelenkbestandteile ausgeglichen werden.

Von manchen Patienten werden Traumen als Ursache angegeben. Sie berichten, daß sie erst nach dem „Unfall" das Schnappen bemerkten. Das ist glaubhaft. Vor dem angeschuldigten Ereignis waren die übrigen Gelenkbestandteile so elastisch, daß sie die Störung des Gelenkes kompensieren konnten. Nach dem angeschuldigten Ereignis trat ein gewisser Elastizitätsverlust ein, die Gelenkstörung durch den Scheibenmeniscus konnte nicht mehr voll kompensiert werden und das Schnappen trat erstmalig auf. Röntgenologisch ist der Scheibenmeniscus in ungefähr $^1/_3$ der Fälle an einer Verbreiterung des lateralen Gelenkspaltes zu erkennen. Ein augenfälliger Hochstand des Fibulaköpfchens ist nur selten zu sehen. SCHLÜTER hält eine Abflachung des Tuberculum fibulare eminentiae intercondylicae beim schnappenden Knie für charakteristisch. Luftfüllungsbilder zeigen einen breiten, durchgehenden Füllungsdefekt ohne den normalerweise sichtbaren Keilschatten.

Differentialdiagnostisch sind beim schnappenden Kniegelenk zu erwägen: Meniscuseinklemmungen, Ganglien, freie Gelenkkörper, eine über Knochenvorsprünge schnellende Sehne des M. semitendineus und Schnappgeräusche ohne klinische Bedeutung bei hageren Personen.

Scheibenmenisken sind zu exstirpieren. Partielle Resektionen sind häufig von erneuten Einklemmungen gefolgt. Bei dicken Scheibenmenisken ist postoperativ mit einer Lockerung des lateralen Seitenbandes zu rechnen, weil dieses nach Entfernung des Scheibenmeniscus zu lang ist. Postoperativ ist eine Ruhigstellung für 3 Wochen nötig, danach sollen Übungen zur Stärkung der Muskulatur durchgeführt werden. Eine um das Kniegelenk gewickelte elastische Binde erhöht die Festigkeit des Gelenkes.

IV. Meniscusganglien

Allgemeines: Die erste genaue Beschreibung eines Meniscusganglion gab 1904 EBNER. Vorher beschrieben zwar schon NICAISE (1883) und LEDDERHOSE (1889) Ganglien im Kniegelenk, aber die Aussagen sind so ungenau, daß Meniscusganglien nur vermutet werden können.

Die Veränderung ist gar nicht so selten. Männer sind häufiger betroffen als Frauen, eine Seitenbevorzugung besteht nicht. Bis vor wenigen Jahrzehnten wurde angenommen, daß Ganglien nur im fibularen Meniscus vorkommen (PFAB), in der Zwischenzeit wurden Ganglien auch im tibialen Meniscus angetroffen (MAJER, PELIZAEUS, SCHARITZER u.a.). Das Verhältnis laterale-mediale Lokalisation beträgt 7:1. Erstmalig bemerkt werden diese Gebilde im Alter vom 2. bis zum 6. Lebensjahrzehnt, meist jedoch im 3. oder am Beginn des 4. Lebensjahrzehntes. Zwischen den ersten Beschwerden und einer operativen Behandlung vergehen in der Regel zwei Jahre.

Die Ätiologie ist umstritten. In der letzten Zeit wird die Meinung vertreten, daß die mit Gallerte gefüllten Hohlräume aus Zellkomplexen entstünden, welche ursprünglich für die Entwicklung von Synovialis bestimmt waren und durch eine Entwicklungsstörung in die Meniscusanlage einbezogen werden (SONNENSCHEIN, ALBERT und KELLER). Diese vom Mesenchym abstammenden Zellen würden im Laufe der Zeit schleimig erweichen und Cysten bilden. SONNENSCHEIN ist der Ansicht, daß darüber hinaus auch Traumen und Ernährungsstörungen eine schleimige Degeneration von meniscuseigenem Bindegewebe verursachen könnten, andere Untersucher widersprechen dieser Meinung.

Die Ganglien können para- und intrameniskeal lokalisiert sein, und selbst am inneren freien Rand wurden sie gefunden (MANDL, BÖHLER, DITTRICH). Die Form des betroffenen Meniscus wechselt. Multiple intrameniskeale Cysten erzeugen perlschnurartig aufgetriebene oder verdickte Zwischenscheiben. Ganglien am Außen- oder am Innenrand dagegen verformen den Meniscus selbst nur wenig, auch wenn er von multiplen kleinen Hohlräumen durchsetzt ist. Große Ganglien sind manchmal von bindegewebigen Septen unterteilt.

Histologisch wurden früher die Cystenwände als endothelartig beschrieben. Dadurch entstand der Eindruck von präformierten Höhlen. KING zeigte, daß die Innenschicht der Ganglien nicht einem Endothel entspricht, sondern daß es sich um modifizierte Bindegewebszellen handelt. Neben Cysten mit amorphem Inhalt sind im Meniscus aufgequollene Anteile von Faserknorpel und nekrotische Zellverbände zu sehen. Die so degenerierten Zwischenscheiben können mitunter bei belanglosen Ereignissen reißen.

Symptome: Nach Belastung auftretende Schmerzen führen die Betroffenen zum Arzt. Nur ungefähr die Hälfte der Patienten berichtet über eine fühlbare Geschwulst im Bereich eines Gelenkspaltes. Die Größe des tastbaren Tumors wechselt. Größenzunahmen nach längerem Gehen kommen vor. Zum Fuß ausstrahlende Schmerzen und Parästhesien sind auf Irritationen des N. fibularis zu beziehen. Bewegungseinschränkungen, Einklemmungen, tastbares Schnappen im entsprechenden Gelenkspalt und frühzeitiges Ermüden sind weitere, allerdings uncharakteristische Zeichen. Auch Röntgenuntersuchungen bringen in der Regel keine sicheren Anhaltspunkte, mitunter ist allerdings der entsprechende Gelenkspalt mehr oder weniger verbreitert. Einfach ist die Diagnose dann, wenn im oder neben dem Gelenkspalt ein prallelastischer Tumor unterschiedlicher Größe zu tasten ist. Die Lokalisation neben dem Gelenkspalt spricht nicht gegen ein Ganglion, weil ein solches Kapsel- und Bandapparat gestielt durchsetzen kann und schließlich entfernt von seinem Ursprung fühlbar wird. Ein solches Verhalten wurde bei Ganglien des tibialen Meniscus wiederholt beschrieben. Sie durchbrechen die Gelenkkapsel häufiger vor, seltener hinter dem tibialen Seitenband und manchmal wechselt der Ort ihrer Tastbarkeit mit der jeweiligen Gelenkstellung (WIJNBLADH, THURNER und NIGRISOLI).

Bei mäßiger bis mittelstarker Beugung sind die rundlichen Gebilde am besten zu tasten, bei stärkeren Beugestellungen werden sie von Weichteilen überdeckt. Beweglichkeitseinschränkungen und Reizergüsse sind selten, sie gehören nicht zum klassischen Bild.

Differentialdiagnostisch sind vergrößerte Schleimbeutel, Exostosen und Lappenrisse im Vorderhorn des Innenmeniscus abzugrenzen. Dabei führen vergrößerte Schleimbeutel im Bereich des Pes anserinus in der Regel nicht zu Bewegungseinschränkungen, sie nehmen mit zunehmender Beugung nicht an Größe ab und sie lösen Schmerzen aus. Exostosen sind durch Röntgenuntersuchungen leicht erkennbar. Bei Lappenrissen sprechen Anamnese und Befund im Sinne der Meniscusverletzung. Meniscuslipome (s. dort) sind erst nach der Exstirpation des Meniscus als solche zu erkennen.

Die zweckmäßigste *Behandlung* ist die Exstirpation unter Mitnahme des ganzen Meniscus (BÖHLER, BORG, BÜRKLE DE LA CAMP, BUSSEBAUM, HORISBERGER, MAJER, PELIZAEUS, PFAB, SCHMIDT, WELLER). Nach isolierter Exstirpation des Ganglion folgen in der Regel Rezidive, weil weitere Cystenbildungen den Meniscus durchsetzen. Außerdem ist es schwer, das Ganglion im Gesunden zu entfernen, weil die Grenze zwischen gesundem und krankem Meniscusgewebe makroskopisch nicht zu erkennen ist (OTT). Konservative Behandlungsversuche sind vergeblich. Während der Ruhigstellung klingen die Beschwerden zwar ab, sobald das Kniegelenk jedoch wieder belastet wird, stellen sich die Beschwerden in der ursprünglichen Stärke wieder ein.

V. Angeborene Veränderungen der Kondylen von Femur und Tibia

Wegen der vielfachen Gestaltsänderungen an den Kondylen von Femur und Tibia während der Entwicklung sind Verbildungen dieser Gelenkkörper möglich. Störungen der normalen Ausbildung führen meist zu Verbildungen an beiden Kondylen, es gibt aber auch isolierte Formabweichungen am fibularen, am tibialen, am anterioren oder am posterioren Anteil eines Condylus. Die häufigste Formabweichung am Schienbeinkopf ist eine schräge Abflachung vom anterioren oder vom posterioren Anteil, es gibt aber auch Überhöhungen der genannten Abschnitte. Am Condylus des Oberschenkels kann die tibiale oder die fibulare Rolle unterentwickelt sein, Unregelmäßigkeiten in der Rollenkrümmung sind bekannt. Solche Fehlformen verändern die Gelenkmechanik entscheidend, weil die Berührungsflächen der Gelenkkörper kleiner und unregelmäßig werden. Die intrauterine Entwicklungsstörung betrifft darüber hinaus auch Kapsel, Bänder, Knorpelflächen und führt schließlich auch zu Abweichungen an der Kniescheibe nach Form und Lage. Als Folge der verschiedenartigen und unterschiedlich lokalisierten Abweichungen resultieren Subluxationen, Luxationen und Beweglichkeitseinschränkungen, welche schon beim Neugeborenen zu erkennen sind. Einfache Röntgenaufnahmen zeigen die Defekte nur unvollkommen, da die Kondylen zum größten Teil noch aus Knorpel bestehen. Kontrastuntersuchungen des Gelenkes dagegen bilden das Ausmaß der Schädigung an den Gelenkkörpern genau ab. Veränderungen im Band- und Kapselapparat sind bei der klinischen Untersuchung festzustellen.

Die *Behandlung* versucht vorerst eine Stellungsverbesserung zu erreichen. (Die gebräuchlichen Methoden sind im Kapitel angeborene Luxation der Tibia im Kniegelenk beschrieben.) Danach soll geprüft werden, ob ein korrigierendes Wachstum durch Ruhigstellung der Gelenkkörper in korrigierter Lage zu erreichen ist, andernfalls sollten die Formabweichungen der Gelenkkörper nach Möglichkeit operativ korrigiert werden.

VI. Angeborene Kontrakturen des Kniegelenkes

Bei dieser seltenen Fehlbildung sind die Kniegelenke entweder gestreckt oder gebeugt. Die Beweglichkeit ist hochgradig eingeschränkt und aus der Kontrakturstellung heraus sind nur geringe Wackelbewegungen möglich. Die angeborene Streckkontraktur ist drei- bis viermal so häufig wie die angeborene Beugekontraktur. Verursacht werden angeborene Kontrakturen durch sehr frühzeitig einsetzende Entwicklungsstörungen. Die Keimanlage für das Kniegelenk wird so geschädigt, daß nicht nur ein Gelenkanteil, sondern verschiedene Gewebearten und verschiedene Gelenkbestandteile von der Fehlentwicklung betroffen sind. Angeborene Kontrakturen durch Amnionabschnürungen sind eine Rarität.

Bei der *angeborenen Streckkontraktur* ist das Kniegelenk in einer Gelenkstellung von 180°. Aus dieser Stellung heraus kann das Gelenk um 5—10° überstreckt und um ebenso viele Grade gebeugt werden. Die Streckkontraktur wird durch einen allseitig gleichmäßig geschrumpften Weichteilmantel (Muskulatur, Sehnen, Bänder und Kapsel) verursacht (HAKENBROCH, HNEVKOVSKY und CIBAK, KOPITS). Kombinationen mit anderen Mißbildungen, wie angeborene Veränderungen an den Epiphysen von Ober- und Unterschenkel, angeborene Hüftgelenkveränderungen, Klumpfüße, Kontrakturen an den Ellbogengelenken und Wirbelsäulenmißbildungen sind möglich. Die Streckkontraktur ist manchmal auch beim Status Bonnevie-Ullrich vorhanden. Die Behandlung der angeborenen Streckkontraktur versucht die Gelenkbeweglichkeit zu bessern. Dazu eignen sich vorsichtige, wiederholte Redressements mit nachfolgenden Gipsfixationen. Stärkere Kraftanwendungen sind zu vermeiden, da sie zu Epiphysenlösungen führen können. Reichen konservative Maßnahmen nicht aus, so soll operiert werden. Zur Verlängerung des Streckapparates eignen sich bei angeborenen Kontrakturen dieselben Eingriffe, wie sie bei angeborenen Luxationen beschrieben sind. Wenn möglich, soll der Streckapparat soweit verlängert werden, daß eine Kniegelenkbeugung bis 90° möglich wird. Eine intensive Nachbehandlung mit Gipsverbänden, passiven Bewegungsübungen, Nachtschienen und Elektrisieren ist über mehrere Jahre fortzusetzen, weil die Weichteile solcher Kinder zu erneuten Kontrakturen neigen.

Die *angeborene Beugekontraktur* scheint auf einer gestörten Entwicklung der Beugemuskulatur zu beruhen. Anhaltspunkte dafür, daß es sich um ein Vitium primae formationis handelt, sind Kombinationen mit Deformitäten am Oberschenkel, am Unterschenkel und am Fuß. Das Gewebe, aus dem sich die Beugemuskulatur bilden soll, wird im Verlauf der Entwicklung kontrakt, es zieht den Unterschenkel in eine Flexionsstellung und behindert dadurch auch eine regelrechte Anlage der Streckmuskulatur. Bei der angeborenen Beugekontraktur steht das Kniegelenk in einer Stellung von 80—110°, und es kann aus dieser Stellung heraus nur um wenige Grade bewegt werden.

Kombinationen mit Defekten in den Kondylen von Femur und Tibia sind möglich. HACKENBROCH, ALBERLE, MARQUARDT beschrieben angeborene Beuge-kontrakturen, teilweise mit Deformierungen in den Epiphysen und mit Flughaut-bildungen.

Die Behandlung ist schwierig. Konservative Maßnahmen sind gewöhnlich ohne Erfolg. Bei operativer Behandlung müssen die Weichteile der Kniekehle unter Schonung des Gefäß-Nerven-Stranges durchtrennt werden. Die Sehnen sind zu verlängern, und die Kniegelenkkapsel ist quer zu incidieren. Die Nach-behandlung mit Gipsverbänden, Nachtschienen usw. ist analog wie bei angebo-renen Beugekontrakturen durchzuführen. Verbleiben nach operativer Behandlung von angeborenen Beuge- oder Streckkontrakturen Deformierungen der Knochen, sollen diese durch entsprechende Osteotomien beseitigt werden.

VII. Angeborene Verrenkungen der Tibia im Kniegelenk

Bisher wurden ungefähr 200 Fälle dieses seltenen Leidens mitgeteilt. Die Be-zeichnungen *Genu recurvatum congenitum, Subluxatio genus congenita, Luxatio genus congenita* beschreiben verschieden stark ausgeprägte Bilder derselben Krankheit (DREHMANN, PAIS und LÉVEUF). Angeborene Verrenkungen der Tibia im Knie-gelenk sind in 60% der Fälle mit anderen Fehlbildungen kombiniert (BURNES), so mit Mißbildungen im Hüftgelenk, im Fuß (GIORDANI), im Ellbogen (HACKENBROCH, COURTILLET, LOMBARD), an den Fingern (PERTHES, GIORDANI), mit Spaltbildungen im Gesicht (PAIS und LÉVEUF, McFARLAND) und mit anderen Deformitäten.

Über die Ätiologie gehen die Meinungen auseinander. Als Ursachen werden genannt: Zwangshaltung bei Fruchtwassermangel (MÜLLER und DREHMANN, McFARLAND), allgemeine Bänderschwäche (ZUR VERTH), ,,Vitium primae forma-tionis" (HACKENBROCH, MAYER, RECHMANN, STRACKER), Ausrenkungen während der Geburt (MAUCLAIRE), Gefäßveränderungen im M. quadriceps (PAIS und LÉ-VEUF) u. a. m.

Obwohl angeborene Verrenkungen der Tibia im Kniegelenk bei mehreren Geschwistern wiederholt beschrieben wurden, konnte eine Erblichkeit nicht ein-deutig festgestellt werden.

Formen der angeborenen Verrenkung der Tibia im Kniegelenk: Meist sind beide Kniegelenke betroffen. In der Mehrzahl der Fälle ist die Tibia nach vorne luxiert oder subluxiert, nur selten dagegen nach lateral. Eine Rotationsluxation wurde von PANKRATIEW mitgeteilt.

Die *Behandlung* richtet sich nach der Schwere der Veränderung:

Beim *Genu recurvatum congenitum* genügt im allgemeinen eine achtwöchige Fixation des Kniegelenkes in Beugestellung durch Gipsverbände, am besten in Form von seitlichen Gipsschienen. Danach intermittierende Immobilisation durch Schienen.

Bei *leichteren Subluxationen* ist eine vorsichtige Dehnung des M. quadriceps durch wiederholte und progressive Kniegelenkbeugungen Voraussetzung für die Reposition (SPIERS, CLAYBURGH, GRISWOLD, MATTNER u.a.). NIEBAUER und auch KING haben für resistente Fälle eine Kirschner-Drahtextension durch die Tibia bei Bauchlage des Säuglings empfohlen.

Bei *schweren Formen der Luxation* sind konservative Behandlungsversuche aussichtslos. Die Schrumpfung vom M. quadriceps und vom Kapselapparat ist so groß, daß nur operative Maßnahmen den Zustand bessern können. Zur Ver-längerung des Streckapparates wurden mehrere Wege aufgezeigt, die in einem

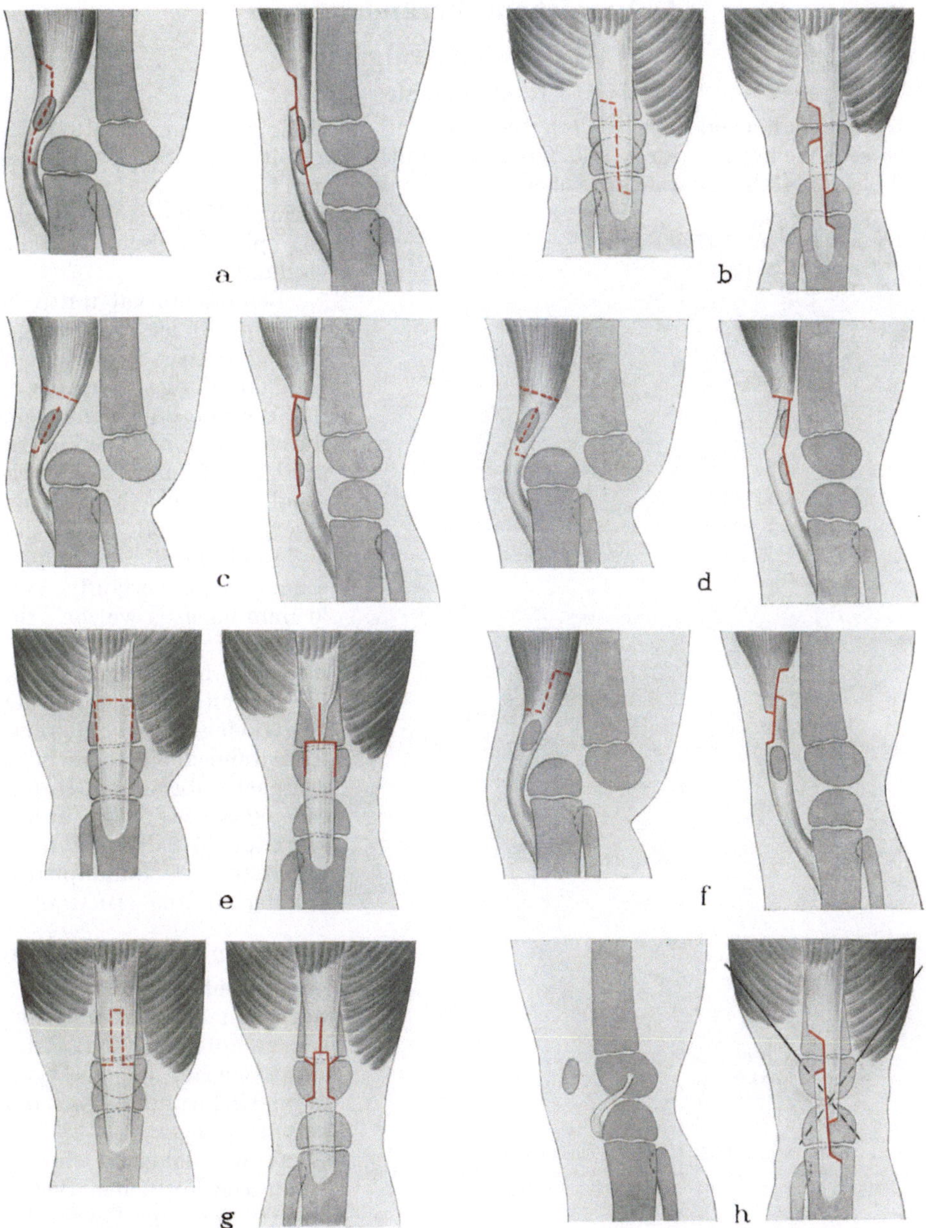

Abb. 20. *Angeborene Luxation* der Tibia im Kniegelenk. Möglichkeiten einer Verlängerung des Streckapparates. *a* Tenotomie des Lig. patellae nach ABERLE; *b* nach MEYER; *c* nach LEVEUF und PAIS; *d* nach OMBREDANNE; *e* Quadricepsplastik nach SPITZY und F. LANGE; *f* Tenotomie und Transposition des Lig. patellae nach WOLF; *g* Quadricepsplastik nach CALANDRA; *h* Cruciatumplastik und gekreuzte Bohrdrahtfixation nach NIEBAUER und KING. (In Anlehnung an FORGON und SZENTPÉTERY.)

Schema von FORGON und SZENTPÉTERY übersichtlich zusammengestellt sind (Abb. 20). Zur Fixation der Reposition empfehlen die letztgenannten Autoren einen bei leicht gebeugtem Kniegelenk durch den Oberschenkel in die Tibia eingebohrten Kirschner-Draht, der 6—8 Wochen später wieder entfernt werden kann.

C. Erworbene Veränderungen

I. Das Genu valgum

1. Allgemeines

In einem normal entwickelten Bein verläuft die Traglinie von der Mitte des Oberschenkelkopfes durch die Kniegelenkmitte zur Mitte des Sprunggelenkes (Abb. 1a). Dabei besteht zwischen Oberschenkel- und Unterschenkelachse eine geringe Valgusstellung, die sog. physiologische X-Beinstellung.

Beim Genu valgum (Abbildung 1b) ist die geringe, normalerweise vorhandene Valgusstellung so vergrößert, daß die Traglinie nicht mehr durch die Kniegelenkmitte, sondern fibularwärts verschoben durch die fibulare Oberschenkelrolle oder sogar außerhalb der fibularen Oberschenkelrolle verläuft. Verkrümmungen, welche die physiologische X-Beinstellung nur in geringem Maße überschreiten, lösen in der Regel keine Beschwerden aus. Erst wenn der Außenwinkel zwischen Ober- und Unterschenkelachse 160° unterschreitet, löst der ungünstig belastete Bandapparat Schmerzen aus (BRAGARD).

2. Formen des Genu valgum

Ursächlich sind beim erworbenen X-Knie drei Formen zu unterscheiden: a) das idiopathische, b) das symptomatische und c) das kompensatorische.

a) Das idiopathische X-Knie: Die Form des Beines ändert sich im Laufe des Lebens. Bei Neugeborenen besteht eine Genu-varum-Stellung (BÖHM). Am Ende des 1. Lebensjahres haben 92% der Kinder O-Beine und nur 8% X-Beine, wie Reihenuntersuchungen BRAGARDs an Knaben bis zu 12 Jahren zeigten. Aus dem O-Bein des Neugeborenen entwickelt sich bis zum Ende des 3. Lebensjahres bei dem größeren Teil der Kinder (66%) ein X-Bein. O-Beine sind zu diesem Zeitpunkt nur bei 21% der Kinder festzustellen. Bis zum 12. Lebensjahr werden aus den O-Beinen der Neugeborenen über die X-Beine der Dreijährigen bei der überwiegenden Zahl der Kinder normale Beinformen. Welche Ursache letztlich die Entwicklung stört und zum X-Bein führt, ist nicht bekannt. Allgemein wird

Abb. 21a u. b.   Sog. „*Bäckerknie*" bei einem 63jährigen. Die Deformität bildet sich während der Pubertät durch berufliche Überlastung. (Sammlung der Chirurgischen Klinik, Düsseldorf.)

angenommen, daß als erstes die Festigkeit des Knochens durch nicht näher bestimmbare Veränderungen abnimmt und daß der so veränderte Knochen erst sekundär durch ungünstige statische Einflüsse in der Wachstumszone verformt wird. LANGE, sowie SCHEDE stellten die ungünstige Belastung beim kindlichen Knickfuß heraus, ED. BURCKHARDT die Osteochondropathie der Metaphysen. Darüber hinaus werden Erblichkeit, Rachitis, hormonelle Störungen, vermehrte Belastung, Sport und sogar psychische Einflüsse diskutiert.

Während der Pubertät ist das Bein nochmals in Gefahr seine normale Form zu verlieren. Lockerung der Kniegelenkbänder während des Längenwachstums, eine noch nicht genügend entwickelte Muskulatur, Überlastung durch Sport und Beruf (Bäckerknie, Abb. 21), sowie ein Knickplattfuß begünstigen in diesem Lebensalter die Entstehung des X-Knies.

Zuletzt kann sich ein idiopathisches X-Knie während und kurz nach dem Klimakterium bilden. In diesem Alter ändert sich die Form des Knochens nicht, die Deformierung ist Ausdruck eines schnellen Verschleißes der fibularen Kniegelenkhälfte.

b) Das symptomatische X-Knie: Entzündungen und Verletzungen sind ebenfalls in der Lage, ein X-Knie zu verursachen. Bei entzündlichen Prozessen kann das X-Bein einmal durch eine Schädigung der fibularen Wachstumszone mit nachfolgendem verringerten Wachstum entstehen, in anderen Fällen verursacht der entzündliche Prozeß ein vermehrtes Wachstum der tibial gelegenen Wachstumszonen. Osteomyelitische Herde in und neben Epiphysenfugen können das Wachstum sowohl in negativem als auch in positivem Sinne beeinflussen. Tuberkulöse Prozesse führen über eine vermehrte Zerstörung des fibularen Gelenkabschnittes zum Genu valgum. Nach Verletzungen entwickelt sich ein X-Bein, wenn eine fibular gelegene, traumatisch geschädigte Wachstumszone sich vorzeitig schließt.

Knochengeschwülste, Enchondrome und Exostosen sind nur selten Ursache eines X-Beines. Ein symptomatisches Genu valgum als Folge einer voll ausgeprägten Rachitis gehört heute ebenfalls zu den Raritäten.

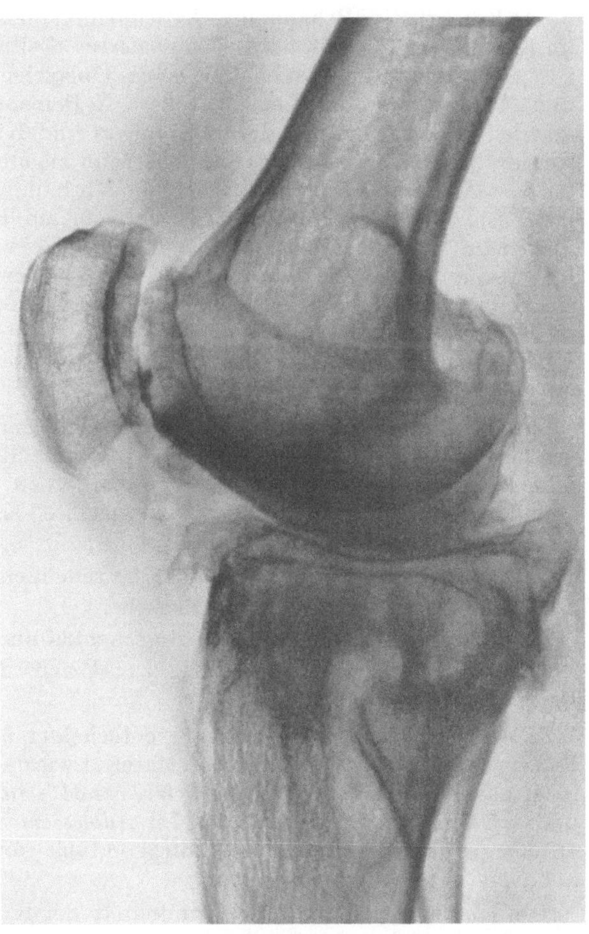

Abb. 21 b

c) Das kompensatorische X-Knie tritt als Folge von Veränderungen in benachbarten Gelenken auf, so bei der Adduktionskontraktur des Hüftgelenkes oder beim Klumpfuß.

3. Die Behandlung des Genu valgum

Physiologische Übergangsformen, d. h. mäßige Genus valga in den ersten Lebensjahren mit stabilen Bandapparaten, brauchen keine Behandlung.

a) Konservative Behandlung: X-Beine mit stark gelockerten Seitenbändern sind im Kindesalter für 3 Monate in korrigierter Stellung durch eine Gipshülle ruhigzustellen. Nach der Gipsabnahme ist die Oberschenkelmuskulatur durch Übungen und Massagen zu kräftigen. Stärkere X-Beinstellungen bei rasch wachsenden grazilen Kindern können durch Übungen und Knickfußeinlagen gut beeinflußt werden. Korrigierende Apparate sollten im allgemeinen nicht empfohlen werden, da ihre Wirkung keineswegs sicher, ihr Vorhandensein für die Kinder aber sehr lästig ist. Wenn konservative Maßnahmen am Ende des fünften Lebensjahres nicht zum Erfolg geführt haben, soll das X-Bein operativ korrigiert werden, da jede starke Verbiegung im Sinne eines X- oder O-Beines infolge ungünstiger Belastungsverteilung arthrotische Veränderungen begünstigt. Aus diesem Grund ist die Operation zur Beseitigung eines Genu valgum keine kosmetische Operation, sondern ein Eingriff zur Beendigung unphysiologischer und schädlicher Belastungsverteilungen im Kniegelenk.

b) Operative Behandlung: Nach den ersten Versuchen, das Genu valgum durch geschlossene (MAYER) oder offene Osteotomie des Schienbeines zu beseitigen (BILLROTH, LANGENBECK), durchtrennte McEVEN 1878 den Oberschenkelknochen suprakondylär. Im Laufe der Zeit entwickelten sich neben vielen anderen Modifikationen einige Standardverfahren:

1. Die subcutane Osteotomie am Oberschenkel,

2. die offene Osteotomie am Oberschenkel,

3. die offene Osteotomie am Unterschenkel und

4. die Blountsche Klammerung zur Wachstumshemmung der tibiaseitigen Knieepiphysen.

Die Lokalisation der Verbiegung entscheidet über die Stelle der Osteotomie. In dem von BRAGARD mitgeteilten Material wurde zur Beseitigung von X-Beinen im *Kindesalter* bei 29% suprakondylär, bei 64% infrakondylär und bei 7% supra- und infrakondylär osteotomiert. Im *Adoleszentenalter* war die Osteotomie bei 58% suprakondylär, bei 40% infrakondylär und bei 2% supra- und infrakondylär.

Im Kindesalter sitzt der Scheitelpunkt der Krümmung demnach meist infrakondylär, im Adoleszentenalter bei $^3/_5$ supra- und bei $^2/_5$ infrakondylär. Obwohl auch auf Grund von klinischen Untersuchungen die Verbiegung lokalisiert werden kann, wird der Operationsplan zweckmäßigerweise erst nach einer Röntgenuntersuchung festgelegt. Bei jeder Korrektur ist zu berücksichtigen, daß der Kniegelenkspalt nach der Korrektur waagrecht eingestellt sein soll (Abb. 22a, b). Zweckmäßigerweise werden die nötigen Korrekturen auf Röntgenaufnahmen, welche das untere Drittel des Oberschenkels und den ganzen Unterschenkel mit Einschluß des Sprunggelenkes abbilden, ausgemessen und eingezeichnet.

Bei Korrekturen stärkerer X-Bein-Verkrümmungen ist die Schonung des N. fibularis besonders zu beachten. Treten Nervenschäden unmittelbar nach der Korrektur auf, muß die Korrekturstellung vermindert werden, um die Nervendehnung auszuschalten.

α) Die subcutane Osteotomie am Oberschenkel zur Beseitigung eines Genu valgum: In der vorantiseptischen Zeit wurden Osteotomien wegen der Infektionsgefahr subcutan durchgeführt. Obwohl die Infektionsgefahr heute auf ein Minimum abgesunken ist, wird die subcutane Osteotomie am Oberschenkel von einigen Autoren noch empfohlen (BADE, ERLACHER, HASS, SPITZY). Die meisten Operateure ziehen allerdings die offene Osteotomie vor (DEBRUNNER, F. LANGE, M. LANGE u. a.).

Technik der subcutanen Osteotomie (ERLACHER, HASS):

Der Patient liegt entweder in Seitenlage auf der gesunden Seite (HASS) oder auf dem Rücken (ERLACHER). Durch einen 2 cm langen, längsgeführten Hautschnitt knapp oberhalb des fibularen Femurcondylus wird ein 15—20 mm breiter Messermeißel, längsgestellt, bis auf den Knochen vorgeschoben. Unter Kontrolle des in die Wunde eingeführten linken Zeigefingers wird der Oberschenkelknochen mit dem um 90⁰ gedrehten Meißel bis auf eine dorsal-tibial gelegene Corticalisbrücke durchtrennt. Anschließend wird die Corticalisbrücke zur Korrektur des X-Beines durchgebrochen. Dies gelingt beim kindlichen Knochen ohne Schwierigkeit; der Knochen des Erwachsenen dagegen wird zweckmäßigerweise über einem, in sterile Tücher gehüllten Holzkeil frakturiert. Nach der Hautnaht wird das Bein in korrigierter Stellung mit einem Becken-Beingipsverband ruhiggestellt, der sofort bis auf die Haut zu spalten ist. Postoperativ werden Röntgenaufnahmen zur Stellungskontrolle angefertigt. Gipswechsel und erneute Röntgenkontrolle 3 Wochen nach der Operation.

β) Die offenen suprakondylären Osteotomien am Oberschenkel zur Beseitigung eines Genu valgum (Abb. 23 a, b): Die offene suprakondyläre Osteotomie kann von tibial oder von fibular her ausgeführt werden. Bei der Operation von fibular wird der Oberschenkelknochen suprakondylär nur quer durchtrennt und anschließend in seiner Stellung korrigiert. Dadurch klafft der Osteotomiespalt (Abb. 23 a). Bei der Operation von tibial wird zur Korrektur ein entsprechender Knochenkeil entfernt, so daß nach Beseitigung der X-Bein-Stellung die Osteotomieflächen wieder gut adaptiert sind (Abb. 23 b). M. LANGE empfiehlt deshalb die Osteotomie von tibial. Sie ist folgendermaßen durchzuführen:

4—5 cm langer Längsschnitt an der Innenseite des Oberschenkels knapp suprakondylär, Spaltung der Fascie in Faserrichtung und Anheben des M. vastus

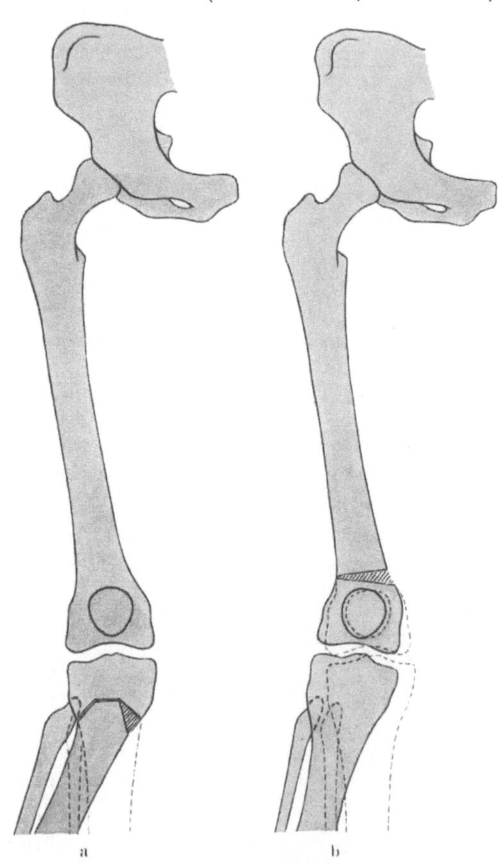

Abb. 22 a u. b. *Die operative Korrektur des Genu valgum.* a Bei jeder Korrektur ist zu berücksichtigen, daß der Kniegelenkspalt nach der Korrektur waagrecht sein soll. Deshalb sind Verbiegungen unter einem waagrechten Kniegelenkspalt infrakondylär zu osteotomieren. b Verbiegungen oberhalb des Kniegelenkes mit Schrägstellung der Oberschenkelrollen sind suprakondylär zu korrigieren

tibialis nach ventral. Abschieben des längsgespaltenen Periostes, Einsetzen von zwei Hohmann-Hebeln und Herausarbeiten eines vorbestimmten Knochenkeiles unter Schonung einer schmalen fibularen Corticalisbrücke. Korrektur des X-Beines

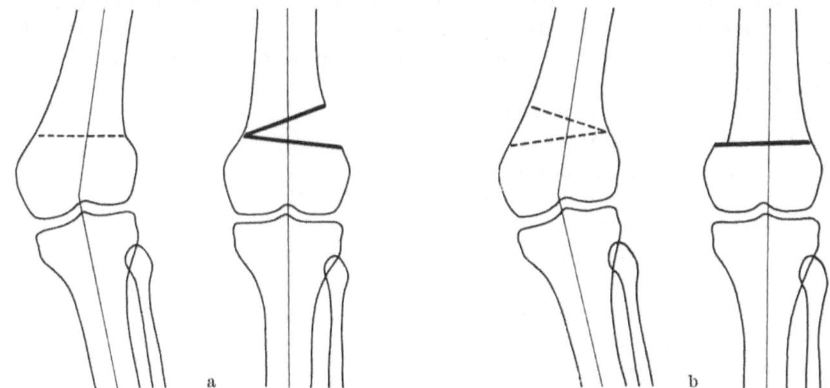

Abb. 23a u. b. *Die offenen suprakondylären Osteotomien am Oberschenkel zur Beseitigung eines Genu valgum.*
a Im Anschluß an die offene Osteotomie von fibular, bei welcher der Oberschenkelknochen nur quer durchtrennt wird, klaffen nach der Korrektur die Osteotomieflächen. b Bei der offenen Osteotomie von tibial wird ein entsprechend großer Knochenkeil entfernt. Nach der Korrektur sind die Osteotomieflächen gut adaptiert

und schichtweiser Wundschluß beenden den Eingriff. Ruhigstellung des Beines in einem Becken-Beingipsverband bis zur knöchernen Heilung. Röntgenkontrollen nach Anlegen des ersten Gipsverbandes und nach dem Gipswechsel 2 Wochen post operationem.

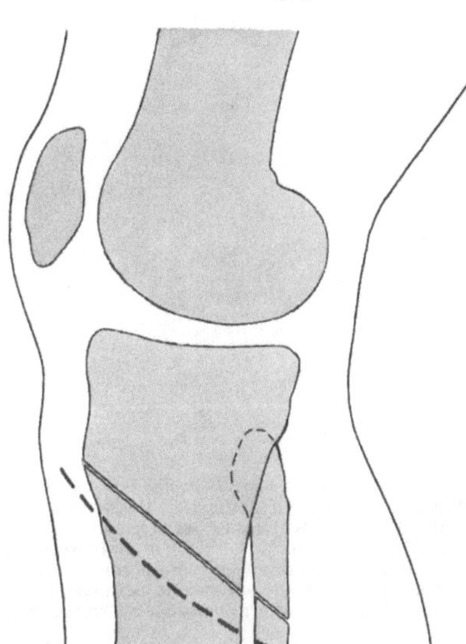

Abb. 24. *Die schräge frontale Osteotomie von Tibia und Fibula* zur Beseitigung eines X-Knies. (Der Hautschnitt ist durch eine dicke gestrichelte Linie angedeutet.)

γ) *Die offenen infrakondylären Osteotomien am Unterschenkel zur Beseitigung eines Genu valgum:* Die älteste infrakondyläre Osteotomie ist die schräge frontale Osteotomie von Tibia und Fibula. Zur Korrektur starker X-Beine bei älteren Patienten gab M. LANGE die sagittale, treppenförmige Osteotomie von Tibia und Fibula an. In den letzten Jahren empfahl M. LANGE die hohe V-förmige „pendelförmige" Osteotomie unter Erhaltung der Periost-Bandansatz-Verbindung an der Tuberositas tibiae.

γ_1) *Die schräge frontale Osteotomie von Tibia und Fibula* (Abb. 24): Zunächst wird die Fibula durch einen kleinen Längsschnitt 3—4 cm unterhalb des Fibulaköpfchens freigelegt. Längsspaltung des Periostes und schräg-frontale Durchtrennung des Wadenbeinhalses mit einem Meißel, wobei die Osteotomieebene von ventral-kranial nach dorsal-caudal gerichtet ist. Schichtweiser Wundschluß. Danach wird an der Innenseite der Tibia die Haut schräg durchtrennt. Der Schnitt beginnt knapp tibial der Tuberositas tibiae und zieht nach dorsal-caudal. Das Periost wird 1 cm dorsal des Hautschnittes durchtrennt, so daß die spätere Osteotomiestelle von gesunder Haut gedeckt ist. Nach Abschieben des Periostes wird das Schienbein mit zwei Hohmann-Hebeln umfaßt. Es folgt die schräge, frontale Durchtrennung des Schienbeines mit einem Meißel. Auch hier ist die Osteotomie-ebene von ventral-kranial nach dorsal-caudal geneigt.

Die Nachbehandlung wird so durchgeführt, wie sie unter „subcutane Osteotomie am Oberschenkel" beschrieben wurde.

γ_2) *Die sagittale, treppenförmige Osteotomie von Tibia und Fibula* (M. LANGE) (Abb. 25a, b): Durch einen 3—4 cm langen Längsschnitt unterhalb des Fibula-köpfchens wird die Fibula nach Längsspaltung und nach Abschieben des Periostes schräg-frontal durchtrennt. Schichtweiser Wundschluß.

Danach Freilegung der Schienbeinkopfvorderfläche durch einen nach distal leicht konvexen und unter der Schienbeinrauhigkeit verlaufenden Hautschnitt.

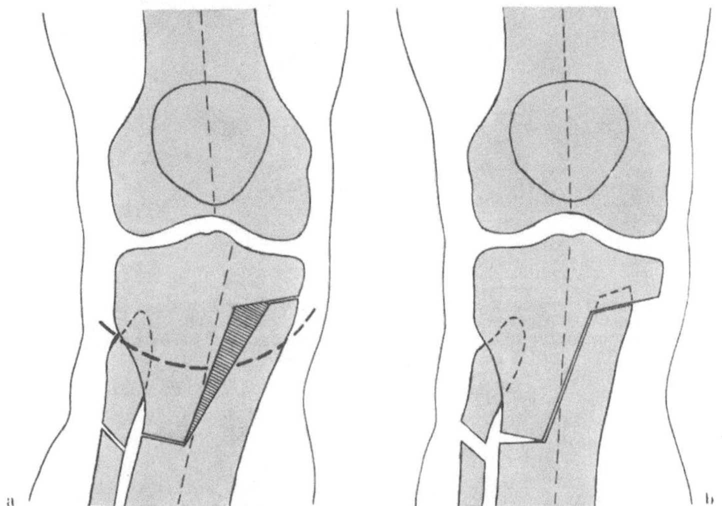

Abb. 25a u. b. *Die sagittale treppenförmige Osteotomie von Tibia und Fibula* (M. LANGE). (Der Hautschnitt ist durch eine dicke gestrichelte Linie angedeutet.) b Nach Korrektur der X-Beinstellung wird die Spitze des distalen Tibiaanteiles im proximalen Schienbeinkopfanteil verankert

Unter dem Schutze von Hohmann-Hebeln wird der Schienbeinkopf nach Ab-schieben des Periostes sagittal, treppenförmig analog der Abb. 25a mit einem Meißel vorsichtig durchtrennt. Die Durchtrennungslinie beginnt tibial knapp unter dem Kapselansatz, zieht 1—1,5 cm quer nach fibular, dann tibial der Schien-beinrauhigkeit nach distal-fibular, um schließlich in querer Richtung die fibulare Tibiakante zu erreichen. Es folgt die Resektion eines keilförmigen dreieckigen Knochenanteiles vom distalen Tibiaanteil. Nach Korrektur der X-Bein-Stellung wird die Kante des distalen Tibiaanteiles in den proximalen Schienbeinkopfteil eingestaucht (Abb. 25b). Schichtweiser Wundschluß.

Postoperative Ruhigstellung in einem gespaltenen Becken-Beingipsverband. 3—4 Wochen nach der Operation Gipswechsel. Ruhigstellung bis zur knöchernen Heilung.

γ_3) *Die hohe V-förmige „pendelförmige" Osteotomie unter Erhaltung der Periost-bandverbindungen an der Tuberositas tibiae* (Abb. 26a, b): Der Vorteil dieser Osteotomieform besteht darin, daß beide Tibiateile über das Ligamentum patellae fest verbunden bleiben, so daß postoperative Verschiebungen nicht vorkommen. Als Folge der guten Adaptation festigt sich die Osteotomiestelle in kurzer Zeit.

Die Osteotomie der Fibula erfolgt so, wie sie bei der schrägen frontalen Osteo-tomie beschrieben wurde. Danach wird die Schienbeinvorderseite durch einen leicht bogenförmigen Hautschnitt fibular der Schienbeinrauhigkeit freigelegt. Umfahren des Schienbeinkopfes mit Hohmann-Hebeln und subperiostale Durchtrennung der Tibia in V-Form. Zuerst erfolgt die Trennung tibial und fibular in sagittaler Richtung, zum Schluß wird der Schienbeinkopf unter dem Ligamentum

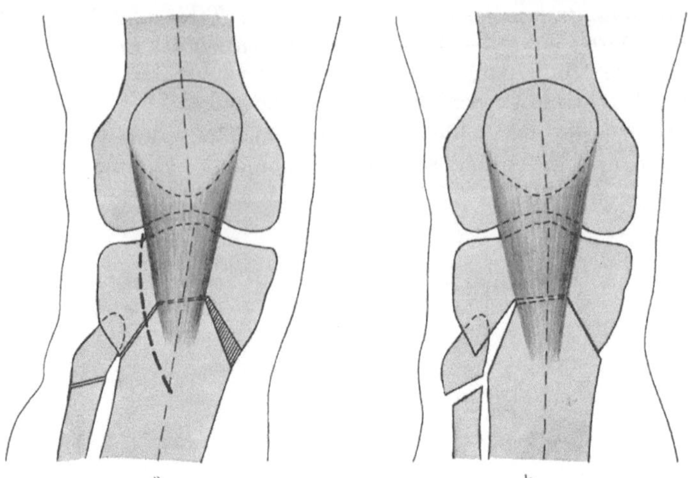

Abb. 26a u. b.　a *Die hohe V-förmige „pendelförmige" Osteotomie* unter Erhaltung der Periostbandverbindung an der Tuberositas tibiae. (Der Hautschnitt ist durch eine dicke gestrichelte Linie angedeutet.)　b Nach der Korrektur bleiben beide Fragmente durch den Streckapparat verbunden. Dislokationen der Fragmente werden dadurch vermieden

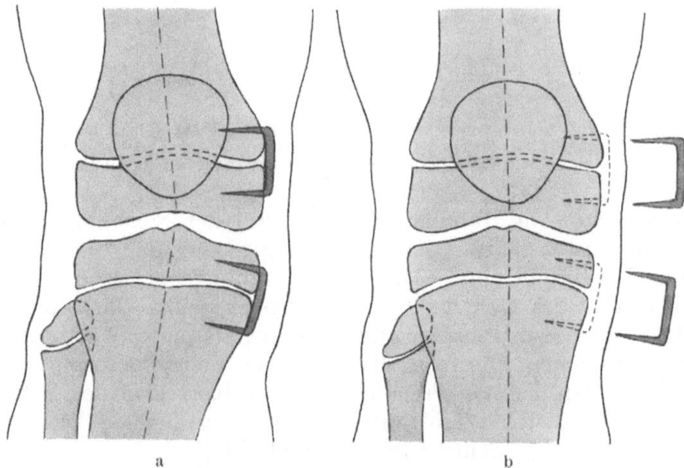

Abb. 27a u. b　a Die *Klammerung der Epiphysenfugen* bremst das Wachstum.　b Nach Erreichen des gewünschten Effektes werden die Klammern entfernt. Sofern die Epiphysenfugen noch nicht geschlossen sind, verläuft das weitere Wachstum wieder normal

patellae so durchtrennt, daß der Kniescheibenbandansatz am distalen Fragment nicht beschädigt wird. Resektion eines Knochenkeiles tibial der Schienbeinrauhigkeit, Korrektur der Fehlstellung und schichtweiser Wundschluß. Ruhigstellung wie bei der schrägen Osteotomie von Fibula und Tibia.

δ) Die Klammerung der Epiphysenfugen (BLOUNT) (Abb. 27a, b): Diese Methode geht auf eine Beobachtung von HAAS zurück, daß das Epiphysenwachstum durch eingeschlagene Stahlklammern gebremst werden kann. Nach Entfernung der Klammern setzt das Wachstum erneut ein, sofern die Epiphysenfuge noch nicht geschlossen ist. Mit diesem Verfahren konnte BLOUNT vor dem Epiphysenfugenschluß X-Bein-Verformungen ausgleichen. Von Klammerkorrekturen in verkürzten Beinen ist abzuraten, weil die Verkürzung noch größer würde.

Zum Einführen der Krampen wird die tibiale Fläche von Tibia und Femur durch einen medialen Schrägschnitt freigelegt. Die Stahlklammern müssen exakt lokalisiert eingeschlagen werden, am besten unter Bildwandlerkontrolle. Drei bis vier Klammern genügen für eine Epiphyse. Nähere Angaben s. bei GILL und ABBOTT. Die Sicherheit dieser Methode wird dadurch erhöht, daß die Klammern nach Erreichen des gewünschten Effektes entfernt werden können, wonach das Wachstum wieder normal abläuft.

II. Genu varum

1. Allgemeines

Das O-Bein ist nicht als einfache Umkehrung des X-Beines aufzufassen. Während nämlich beim X-Bein der Scheitel der X-Biegung im oder in der Nähe des Kniegelenkes ist, bildet das O-Bein meist eine zusammengesetzte Formabweichung aus Coxa vara, Femur varum und aus Crus varum. Das Erscheinungsbild der O-Beine ist allgemein bekannt. Die Oberschenkel, gegen die Mittelachse konkav gebogen, enden in weit auseinanderstehenden Kniegelenken, von denen die ebenfalls verbogenen Unterschenkel, sich einander allmählich nähernd, zu den Füßen sich erstrecken. Bei geringer Verbiegung ist die Traglinie noch im tibialen Abschnitt des Kniegelenkes, bei starker Verbiegung ist das Kniegelenk so weit nach fibular verschoben, daß die Traglinie tibial vom Kniegelenk an diesem vorbeizieht. Bei O-Beinen sind die tibialen Kniegelenkanteile überlastet, und deshalb verschleißen sie schon im jugendlichen Alter. Operationen zur Korrektur von O-Beinen sind keine Schönheitsoperationen, sondern Eingriffe zur Beseitigung eines Zustandes, der zur frühzeitigen Arthrose und oft auch zur Erwerbsunfähigkeit führt.

2. Formen des Genu varum

Beim O-Bein sind, ähnlich wie beim X-Bein, verschiedene Formen gegeneinander abgrenzbar: Das idiopathische O-Bein, das Genu varum atypicum, das symptomatische und das kompensatorische O-Bein.

a) Das idiopathische Genu varum entwickelt sich aus dem physiologischen O-Bein der Neugeborenen dadurch, daß die normalerweise einsetzende Aufrichtung des Kniegelenkes, mit Ausbildung eines physiologischen kindlichen X-Knies, ausbleibt. Die Störungen betreffen die Ossifikation. Wenn Kinder mit ihren physiologischen O-Beinen zu gehen beginnen, werden die tibialen Gelenkabschnitte besonders stark belastet. Widerstandsfähige Wachstumszonen ertragen diese Mehrbelastung schadlos, das Bein richtet sich auf. Bei Ossifikationsstörungen, deren Ursachen im einzelnen noch nicht geklärt sind, führt die Mehrbelastung im tibialen Gelenkabschnitt zu Veränderungen an den tibial gelegenen Metaphysen und Epiphysenfugen. Bereits fertig ausgebildetes Knochengewebe entkalkt wieder, es wird osteoid umgewandelt und die Neubildung von Knochen leidet. Dadurch bleiben die tibialen Abschnitte des Kniegelenkes niedrig, es bildet sich ein O-Knie. Aus dem physiologischen Femur varum und Crus varum des Neugeborenen entstand durch eine Ossifikationsstörung das Genu varum. Das proximale Tibiaende ist im Wachstum wesentlich stärker gestört als das distale

Oberschenkelende. Daß das distale Femurende stärker deformiert ist als das proximale Tibiaende, stellt eine Ausnahme dar, die HACKENBROCH als selbständiges Krankheitsbild, als Genu varum atypicum, beschrieb.

Manchmal tritt die O-Bein-Verbiegung erst später auf, ohne daß ein auffälliger Grund vorhanden wäre. Röntgenologisch sind dann bei fortgeschrittenen Fällen Veränderungen in der tibialen Tibiaepiphyse zu sehen, wie sie LÜLSDORF beschrieb. BLOUNT erkannte die Parallelen zu den Wachstumsstörungen im Sinne der Perthesschen oder Scheuermannschen Erkrankungen.

b) Das symptomatische Genu varum: Viele Ursachen führen zu dieser Art der Verbiegung. Am bekanntesten ist die Rachitis. Beim Kind besteht die Bezeichnung Genu varum rachiticum zu Recht, denn es gibt keinen Zweifel darüber, daß Vitamin D-Mangel über Störungen der enchondralen Osteogenese zu O-Bein-Verbiegungen führen kann. Daneben wurden andere Störungen aus dem früheren Sammelbegriff Rachitis herausgehoben und beschrieben: Die Vitamin-D-resistente Rachitis (FANCONI), die renale Rachitis, die Nephrocalcinose bei Zwergwuchs (Morbus Albright) und Osteopathien bei Störungen der Darmresorption. Alle diese Erkrankungen führen zu Entkalkungen des normalen Knochens oder zur Bildung von wenig belastbarem osteoiden Gewebe.

O-Bein-Verbiegungen können weiterhin Folge sein von Osteodystrophia deformans (PAGET), Ostitis fibrosa cystica, renaler Osteomalacie (ALBRIGHT), Entzündungen (Osteomyelitis, Brodie-Absceß), Nervenleiden (Tabes dorsalis, Poliomyelitis, Syringomyelie), Brüchen der am Kniegelenk beteiligten Knochen, von Looserschen Umbauzonen und schließlich auch von kongenitalen Störungen (chondrodystrophische Zwerge). In der Pubertät kann eine Spätrachitis zu O-Beinen führen.

c) Das kompensatorische Genu varum: Solche Verformungen treten als Folge statischer Fehlbelastungen auf. Sie werden beobachtet bei Versteifungen des Hüftgelenkes in Abduktionsstellung und bei Klumpfußbildungen. Vielleicht hat auch die einseitige Belastung der Kniegelenke bei Berufsreitern einen gewissen Einfluß auf eine O-Bein-Verformung.

3. Die Behandlung des Genu varum

a) Konservative Maßnahmen im Kindesalter richten sich in erster Linie gegen die Rachitis. Neben diätetischen und heliotherapeutischen Maßnahmen ist Vitamin D zu verordnen. Dabei ist die sonst übliche Stoßtherapie nicht günstig, weil die bestehende Knochenverkrümmung fixiert werden könnte. Besser ist es Vitamin D in geringeren Dosen über längere Zeit zu geben, um eine Aufrichtung des Knochens während des Abklingens der Rachitis zu ermöglichen. Um die verformten Beine zu entlasten, soll der Gehbeginn hinausgezögert werden. Schienenbehandlung und die Dehnlagerung nach F. LANGE sind weitere wirkungsvolle Maßnahmen. Die konservative Therapie muß 4—6—8 Monate durchgeführt werden. Formveränderungen sind durch regelmäßige Messungen des Kondylenabstandes zwischen beiden Kniegelenken und durch Röntgenaufnahmen zu objektivieren, sowie prognostisch zu verwerten.

b) Die operative Behandlung: Konservativ nicht mehr korrigierbare O-Bein-Verbiegungen auf rachitischer oder auf konstitutioneller Basis sind häufiger Anlaß zu Osteotomien als O-Beine nach Verletzungen und Entzündungen.

Die Osteotomie im Kleinkindesalter und im Adoleszentenalter

α) Die *unblutige Infraktion* ist im Kleinkindesalter der einfachste Eingriff. Im allgemeinen muß er vor vollendetem 3. Lebensjahr vorgenommen werden, weil später die Festigkeit der Unterschenkelknochen für eine unblutige Infraktion zu groß ist.

β) Die *Osteotomie* wird ab 3.—4. Lebensjahr bis in das Adoleszentenalter gewöhnlich als „offene keilförmige Osteotomie" durchgeführt. Subcutane Osteotomien sind nicht zu empfehlen. Um eine gute Beinform zu erzielen, muß an der richtigen Stelle osteotomiert werden. Zur Bestimmung der Durchtrennungsstelle sitzt der Patient mit rechtwinkelig gebeugten, sich berührenden Kniegelenken auf dem Untersuchungstisch. „Die Stelle, an der sich die Unterschenkel überkreuzen, ist der Ort der Osteotomie" (F. Lange). Es ist eine Erfahrungstatsache, daß es sich in den meisten Fällen um die Grenze zwischen mittlerem und distalem Drittel handelt. Die Durchtrennung des Schienbeines kann in verschiedener Weise erfolgen. Am sichersten tritt eine knöcherne Festigung nach der „frontalen, V-förmigen" Osteotomie ein, weil die Fragmente nicht zum Abrutschen neigen und darüber hinaus durch den Tonus der Unterschenkelmuskulatur breitflächig zusammengehalten werden.

Trotzdem sind Pseudarthrosen bei Kleinkindern nicht immer zu vermeiden. Um den Eingriff bei Kindern von 3—5 Jahren möglichst klein zu gestalten, gab Brandes eine *Bohrosteotomie* an. Durch einen oder zwei Hautschnitte bohrt er die Tibia an entsprechender Stelle mehrmals durch, um sie anschließend zu brechen und zu korrigieren. Die Bruchstücke verheilen infolge der guten Verzahnung schnell.

Die Osteotomie im Erwachsenenalter

Die Gründe für eine operative Behandlung in diesem Lebensalter sind mannigfaltig. Bei jungen Männern werden die geklagten Beschwerden in der Regel durch

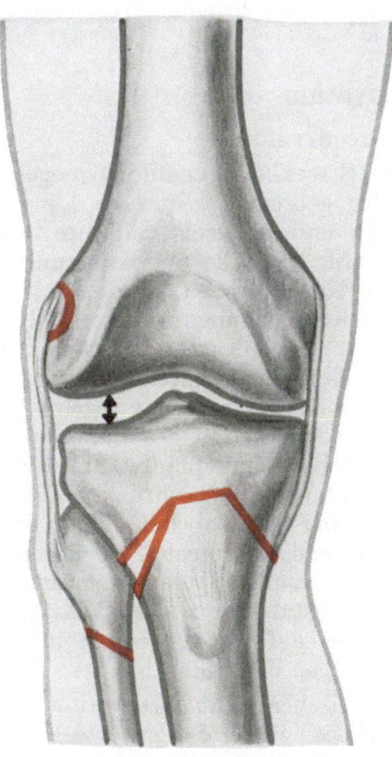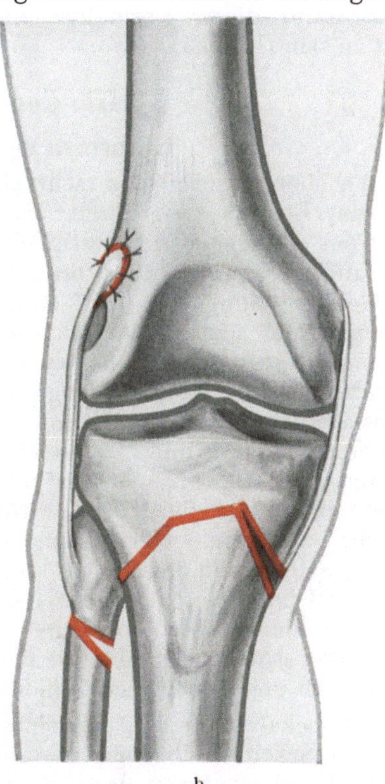

a   b

Abb. 28a u. b. Die *pendelförmige O-Bein-Osteotomie* nach M. Lange. Die Abb. a zeigt die Form der Osteotomie. Um die Stellung der proximalen Fragmente sicher zu korrigieren, wird ein Steinmann-Nagel von fibular her in diese eingeschlagen. Mit dem Nagel wird das proximale Fragment in eine Valgusstellung gedrückt und dabei die Insertionsstelle des fibularen Seitenbandes nach proximal verlagert (Abb. b). (Nach Wachsmuth, Die Operationen an der unteren Extremität.)

berufliche Belastungen ausgelöst oder verstärkt, beim weiblichen Geschlecht sind in der Regel Wünsche bezüglich der Figur entscheidend. Die Verbiegung ist in diesem Alter meist dicht unter dem Schienbeinkopf.

Bislang hatte der Standpunkt Gültigkeit O-Beine nur dann zu korrigieren, wenn sie wegen der ungünstigen Statik stärkere Beschwerden auslösen. Dieser zurückhaltende Standpunkt war begründet durch die Sorge um verzögerte Knochenbruchheilung und Pseudarthrosenbildung.

Heute wird die Indikation zur Korrektur von O-Beinen etwas weiter gestellt, nachdem es M. Lange mit seiner pendelförmigen O-Bein-Osteotomie gelang, die Gefahr von Pseudarthrosen auf ein Minimum herabzusetzen. Die Technik der infrakondylären O-Bein-Osteotomie ist in der Abb. 28a, b schematisch wiedergegeben. Um die korrigierte Stellung zu sichern und um die Gelenkfestigkeit zu erhöhen, wird bei dieser Operation der proximale Ansatz des fibularen Seitenbandes nach proximal verlagert. Wenn der Scheitel der O-Bein-Verbiegung suprakondylär lokalisiert ist, so muß die Osteotomie suprakondylär am Oberschenkel erfolgen.

Es sei bei der Besprechung der operativen Behandlung von O-Beinen abschließend darauf hingewiesen, daß Crura vara congenita eine absolute Kontraindikation für jegliche operative Maßnahmen sind. Gegenüber den meisten O-Bein-Formen ist das Crus varum congenitum dadurch ausgezeichnet, daß es einseitig und meist links lokalisiert ist. In der Regel ist die Tibia im mittleren Drittel insgesamt deutlich verjüngt, die Corticalis jedoch relativ verdickt. Alle Maßnahmen zur Korrektur dieser Formabweichung pflegen von Pseudarthrosenbildungen gefolgt zu sein (Pitzen).

III. Genu recurvatum

1. Formen des Genu recurvatum

a) Das idiopathische Genu recurvatum: Die Streckbewegung des Kniegelenkes wird beim Erwachsenen durch Gelenkbänder gebremst. Normale Länge der Bänder mit entsprechender Festigkeit einerseits und regelrecht geformte Gelenkkörper andererseits sind die Voraussetzung dafür, daß die Streckhemmung bei einer Gelenkstellung von 180° eintritt. Bei Neugeborenen ist diese Art der Streckhemmung noch nicht wirksam. Die leichte Beugung in diesem Alter ist durch eine Retroversio des Schienbeinkopfes bedingt. Nach den ersten Schritten nimmt die Beugestellung langsam ab, das Kniegelenk streckt sich und nach der Ansicht von Böhm, Fick kommt es während der Entwicklung regelmäßig zu einem Genu recurvatum. In dieser, durch Besonderheiten des Bandapparates bedingten Überstreckungsphase ist der vordere Schienbeinkopfanteil am stärksten belastet. Bildet sich die Überstreckbarkeit nicht wie üblich zurück, so kann es durch die andauernde Überlastung zur Hemmung der Knochenbildung in den ventralen Schienbeinkopfanteilen kommen, während die dorsale Schienbeinkopfhälfte ohne Überlastung normal weiterwächst. Es resultiert eine Abschrägung des proximalen Tibiaendes von proximal-dorsal nach distal-ventral. Bei Belastung des Kniegelenkes stützen sich dann die Femurkondylen auf dem vorderen Schienbeinkopfanteil ab und hebeln den Schienbeinkopf gegen die Kniekehle.

b) Das bekannteste Beispiel eines **osteopathischen Genu recurvatum** ist die Überstreckbarkeit des Kniegelenkes nach Rachitis. Wenn die gestörte Entwicklung der Epiphysenfugen dazu führt, daß das Wachstum im vorderen Anteil des Schienbeinkopfes verzögert wird, bildet sich eine Rekurvation. Ähnliche Störungen im Epiphysenwachstum können durch Entzündungen in der Umgebung der Wachstumsfuge (Osteomyelitis, Tuberkulose, Lues) hervorgerufen werden.

c) Die **posttraumatischen Formen** des Genu recurvatum im Wachstumsalter sind Folge von Verletzungen der Wachstumsfuge oder von Bandverletzungen mit Änderung der Kniegelenkstatik. Bei Erwachsenen handelt es sich in der Regel um Zustände nach, in schlechter Stellung verheilten Brüchen des suprakondylären Oberschenkelanteiles oder nach Brüchen des Schienbeinkopfes.

d) Das **kompensatorische Genu recurvatum** ist als Ausgleichsbestrebung bei Veränderungen in benachbarten Gelenken aufzufassen. Allgemein bekannt ist der Gang eines Verletzten mit einem einseitigen Spitzfuß. Da er die Fußsohle des betroffenen Beines nur bei überstrecktem Kniegelenk aufsetzen kann, bildet sich ein Genu recurvatum. Ähnlich enden Ausgleichsbestrebungen eines normalen Beines bei Verkürzung des anderen Beines durch Beugekontraktur im Kniegelenk. Das Kniegelenk der gesunden Seite wird nicht ebenfalls gebeugt, sondern überstreckt. Manche Erkrankungen des Hüftgelenkes führen zu gleichen Veränderungen.

e) Das **neuropathisch bedingte Genu recurvatum** als Folge von Poliomyelitis, Tabes und anderen Nervenerkrankungen ist nicht selten. Da die Beinmuskulatur bei solchen Kranken atrophiert, versuchen sie, die Kraftlosigkeit mit dem Mechanismus des amuskulären Stehens zu kompensieren. Dazu verlagern sie die Schwerelinie des Körpers durch eine leichte Vorwärtsneigung des Rumpfes so weit nach ventral, daß die durch Bänder gehaltene Streckstellung des Kniegelenkes stabil wird. Bänderüberdehnung führt in kurzer Zeit zum Genu recurvatum. Erschwerend kommt hinzu, daß die atrophierten Oberschenkelbeuger und der M. gastrocnemius ihre Schutzwirkung gegen Kniegelenküberstreckung verlieren. Das Kniegelenk wird locker und an den schlecht geführten Gelenkkörpern treten arthrotische Veränderungen auf.

2. Untersuchung

Die Überstreckung des Kniegelenkes ist am besten am stehenden Patienten zu erkennen. Bei liegendem Patienten läßt sich das Ausmaß der Schädigung durch passive Überstreckung des Kniegelenkes feststellen. Die Größe der Überstreckbarkeit ist durch Gradangabe oder durch den Abstand Ferse—Unterlage mitteilbar. Leichte Fälle von idiopathischen Genus recurvata sind um etwa 5^0 überstreckbar, bei schweren Fällen dagegen können die Kniegelenke bis 30^0 oder 40^0 überstreckt werden.

Röntgenaufnahmen sollen bei einer Gelenkstellung von 180^0 und bei möglichst starker Überstreckung angefertigt werden. Sie zeigen, ob das Genu recurvatum durch Bandlockerungen oder durch Knochenveränderungen zustande kam. Folgende Möglichkeiten sind zu differenzieren: Bänderschwäche, Abflachung des vorderen Schienbeinkopfanteiles, Formabweichungen an den Oberschenkelrollen und Deformierungen des Schienbeinschaftes unterhalb des Schienbeinkopfes. Außerdem sind Röntgenaufnahmen zur Erstellung des Behandlungsplanes unerläßlich.

3. Behandlung

Die Behandlung richtet sich nach der Ursache des Genu recurvatum.

Leichte idiopathische Formen sind meist nicht behandlungsbedürftig. Mäßige Beschwerden lassen sich durch Kräftigung der Oberschenkelbeuger und des M. gastrocnemius beheben. Schienenapparate mit Streckanschlag haben im Wachstumsalter ihre Berechtigung, aber sie müssen über mehrere Jahre konsequent angelegt werden. Nur dann begünstigen sie eine Normalisierung des Knochenwachstums, sofern eine solche überhaupt erreichbar ist.

Bei kompensatorischen Formen ist zuerst die auslösende Deformierung (Spitzfuß, Beinverkürzung, Hüftkontraktur) zu behandeln. Danach festigen sich die überdehnten Bänder oft spontan so weit, daß aktive Maßnahmen zur Beseitigung des Genu recurvatum überflüssig werden.

Das neuropathisch bedingte Genu recurvatum sollte im Wachstumsalter konservativ behandelt werden. Bei späteren operativen Maßnahmen ist zu beachten, daß vollkommene Korrekturen der Überstreckbarkeit in solchen Fällen ungünstig sind, weil sie die Sicherheit des amuskulären Stehens mindern.

Posttraumatische Formen des Genu recurvatum und solche nach Wachstumsstörungen sind der häufigste Grund für operative Maßnahmen.

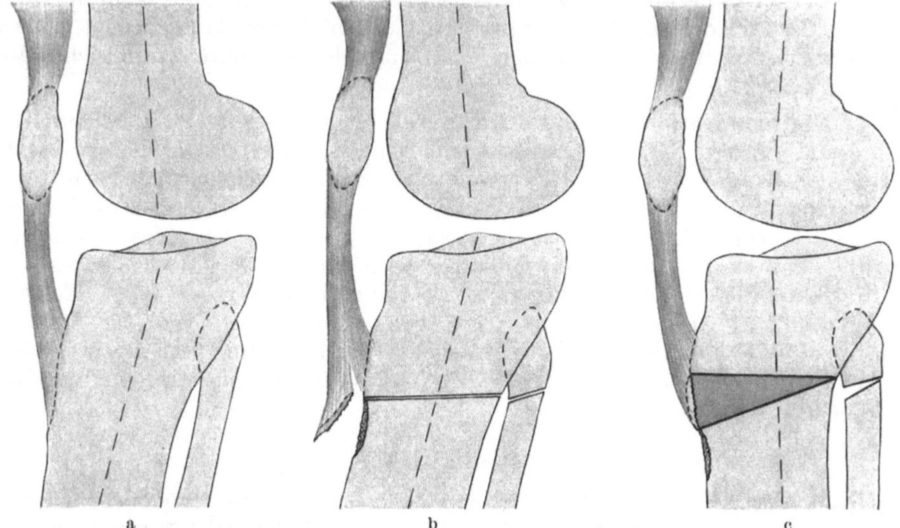

Abb. 29a—c. a Seitenansicht eines Kniegelenkes mit *Rekurvation*. b Die *Operation eines Genu recurvatum* nach LEXER. Osteotomie von Fibula und Tibia. Letztere wird unterhalb des Kapselansatzes quer zur Unterschenkelachse durchgeführt. c Nach Korrektur der Rekurvation Unterfütterung mit widerstandsfähigem Knochenmaterial aus derselben Tibia

Die sicherste *operative Behandlung* des Genu recurvatum ist die Osteotomie im oberen Schienbeinkopfanteil. Raffungen der dorsalen Kapselanteile und WOLLENBERGs Anschlagsperre gelten heute als überholt. Die Osteotomie im oberen Schienbeinkopfanteil geht auf LEXER zurück, eine zweckmäßige Modifikation stammt von M. LANGE.

a) Die Wiederaufrichtung des Tibiakopfes nach LEXER: Sie ist indiziert beim idiopathischen und beim posttraumatischen Genu recurvatum, nicht zu empfehlen dagegen beim neuropathisch bedingten Genu recurvatum, weil bei der letztgenannten Form mit erheblich verzögerter Festigung der Osteotomiestelle zu rechnen ist.

I. Fibulaosteotomie (s. Genu valgum-Operation).

II. Durch einen bogenförmigen Schnitt an der Innenseite der Schienbeinrauhigkeit wird die Schienbeinkopfvorderfläche freigelegt. Die Osteotomie erfolgt knapp unterhalb des Kapselansatzes oder, wenn die Epiphysenfuge noch nicht geschlossen ist, knapp unterhalb der letzteren. Zunächst hebt man den Ansatz des Lig. patellae mit einer dünnen Knochenlamelle von distal her soweit ab, daß die Insertion des oberen Anteiles vom Lig. patellae unberührt bleibt. Unterhalb des intakten Ansatzes erfolgt die zur Längsachse quere Osteotomie, welche $^2/_3$

des Unterschenkelknochens durchtrennt (Abb. 29a, b). Ausgleich der Rekurvation durch Aufbiegen mit einem breiten Meißel und Unterfütterung des Schienbeinkopfes mit widerstandsfähigem Knochen, welcher weiter distal aus dem Schienbein entnommen wird (Abb. 29c). Adaptation des Lig. patellae. Ruhigstellung, vorerst für 3—4 Wochen in einem Beckenbeingipsverband bei geringer Beugung des Kniegelenkes. Nach dieser Zeit genügt ein Oberschenkelliegegips, der 7—8 Wochen nach der Operation durch einen Oberschenkelgehgipsverband ersetzt wird, welcher bis zur endgültigen Festigung der Osteotomiestelle belassen wird.

Gute Ergebnisse wurden wiederholt mitgeteilt (BRETT, LOHE, MAU). Insbesondere wurde die Sicherheit der Aufrichtung und die gute Festigung des

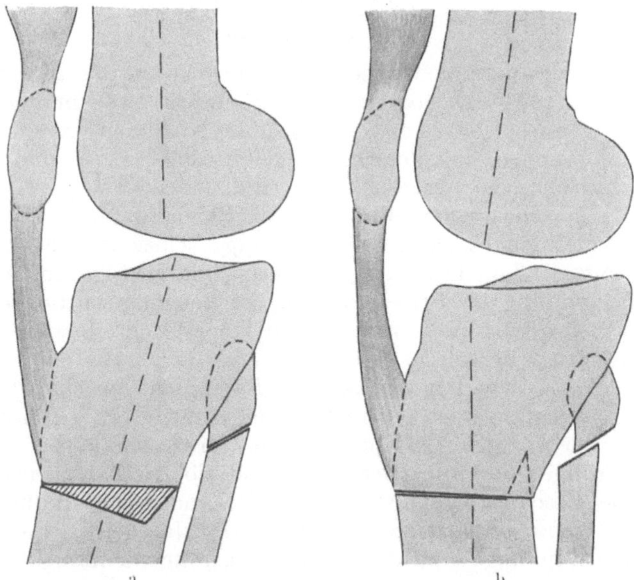

Abb. 30a u. b. *Die Tibiaosteotomie zur Beseitigung eines Genu recurvatum* nach M. LANGE. a Aus der Tibia wird ein Knochenkeil so herausgearbeitet, daß die vordere Corticalis erhalten bleibt und am dorsalen Ende des distalen Anteiles ein Sporn gebildet wird. b Bei der Korrektur drückt sich der Sporn des distalen Fragmentes in die Spongiosa des Schienbeinkopfes und stabilisiert die Osteotomie

Bandapparates betont. Ein Nachteil dieser relativ einfachen Methode, nämlich die späte Belastbarkeit, war der Grund, daß M. LANGE LEXERs Osteotomie im Schienbeinkopf modifizierte.

b) Die Tibiaosteotomie nach M. LANGE: Nach dieser Osteotomieform tritt die knöcherne Heilung in der Regel schneller ein als nach der Lexerschen Osteotomie. Deshalb empfiehlt sie M. LANGE auch bei neuropathischen Formen des Genu recurvatum, insbesondere bei solchen nach Poliomyelitis.

Nach der Fibulaosteotomie (s. Genu valgum) subperiostale Freilegung der tibialen Schienbeinseite durch einen leicht bogenförmigen, die Schienbeinrauhigkeit distal umkreisenden Hautschnitt. Aus dem dorsalen Schienbeinanteil wird knapp unterhalb des Ansatzes vom Lig. patellae ein keilförmiges Knochenstück so entfernt, daß die ventrale Corticalis nicht durchtrennt wird und daß an der dorsalen Begrenzung des distalen Fragmentes ein Sporn verbleibt (Abb. 30a). Danach zieht ein Knochenhaken das proximale Fragment im Sinne der Streckstellung nach ventral proximal, und es folgt die Korrektur durch Rückführen des distalen Fragmentes. Dabei verhakt sich der Sporn des distalen Bruchstückes fest in der Spongiosa des proximalen Schienbeinkopfanteiles (Abb. 30b).

Nachbehandlung wie bei der Lexerschen Osteotomie zur Beseitigung eines Genu recurvatum. Die knöcherne Festigung pflegt in den meisten Fällen schon nach 6—8 Wochen erreicht zu sein.

c) Die Korrektur eines Genu recurvatum nach knöcherner Versteifung ist durch eine Osteotomie möglich, bei der ein Knochenkeil mit dorsaler Basis in Höhe des ehemaligen Kniegelenkes herausgearbeitet wird. Danach können die Fragmente durch gekreuzte Steinmann-Nägel, durch Druckarthrodese oder durch Küntscher-Nagelung fixiert werden.

IV. Genu laxum

1. Allgemeines

Die Stabilität des normalen Kniegelenkes beruht auf der abgestimmten Form seiner knöchernen Gelenkkörper und auf räumlich zweckmäßig angeordneten Bandverbindungen. Die letzteren vereinigen die Kondylen von Ober- und Unterschenkel so vollkommen, daß Verschiebungen zwischen Ober- und Unterschenkel in allen Gelenkstellungen ausgeschlossen sind. Muskelzüge und Streckapparat verstärken die stabilisierende Wirkung des Bandapparates. Der Bewegungsumfang des Kniegelenkes ist durch die Länge seiner Bänder bestimmt. Der dorsale Abschnitt des Lig. decussatum posterius und die Ligg. collateralia beenden durch ihre Anspannung den Streckvorgang, die Beugung wird durch Teile beider Ligg. decussata begrenzt, falls nicht ein dicker Weichteilmantel die Beugebewegung schon vorher hemmt.

Durch eine vermehrte Dehnbarkeit des Bandapparates sind die Kniegelenke bei Kindern und bei Frauen oft nicht vollkommen fest, es besteht bei ihnen eine geringe oder mäßige Verschieblichkeit der Gelenkkörper gegeneinander. Geringe Lockerungen liegen im Bereich der physiologischen Schwankungsbreite, sie lösen keine Beschwerden aus und jede Behandlung ist deshalb überflüssig.

Beim *Genu laxum (Schlotterknie, Wackelknie)* dagegen ist die Festigkeit des Gelenkes so stark herabgesetzt, daß es bei Belastungen einknickt.

2. Formen des Genu laxum

Nach Art der Entstehung lassen sich folgende Formen des Genu laxum unterscheiden:

a) Das idiopathische Schlotterknie: Es ist Ausdruck einer allgemeinen Bindegewebsschwäche. Auch an den übrigen Gelenken ist die Festigkeit herabgesetzt. In besonderem Maße sind die Gelenke der unteren Gliedmaßen betroffen, weil diese am stärksten belastet werden.

b) Das Schlotterknie bei frischen Bandverletzungen: Entstehung, Diagnose und Behandlung sind in den entsprechenden Kapiteln über Bandverletzungen beschrieben. Im Zusammenhang mit dem Schlotterknie ist darauf hinzuweisen, daß die stabilisierende Wirkung der Muskulatur bei frischen Bandzerreißungen besonders gut zum Ausdruck kommt. Es sei daran erinnert, daß es infolge der Gelenkstabilisierung durch die Muskulatur auch nach totaler Durchtrennung eines Seitenbandes noch möglich ist auf ebenem Boden zu gehen.

c) Das Schlotterknie nach Bandzerreißung und bei anderen Bandveränderungen: Bleiben feste narbige Überbrückungen zwischen den Stümpfen zerrissener Bänder aus, so kommt es zum sog. traumatischen Schlotterknie. Begünstigt werden solche Zustände durch unzweckmäßige Behandlungsmaßnahmen im Anschluß an die Verletzung und durch ausgedehnte Bandzerreißungen dann, wenn die Bandstümpfe sich nicht mehr berühren, ins Gelenk hineingeschlagen sind oder durch Interpositionen voneinander getrennt bleiben. Von Bandlockerungen nach Verletzungen abzugrenzen sind Bandschäden durch rezidivierende Ergußbildungen und durch Extensionsbehandlung. Flüssigkeitsansammlungen im Kniegelenk dehnen Band- und Kapselapparat. Nach traumatisch bedingten Blutergüssen, die binnen 1—2 Wochen resorbiert werden, sind Bandlockerungen in der Regel nicht feststellbar. Anders bei rezidivierenden Ergüssen. Langdauernde und wiederholte Banddehnungen führen schließlich zur Bandinsuffizienz. Bei dieser Art des Schlotterknies vergrößert die begleitende Muskelatrophie den durch Bandlockerung bedingten Festigkeitsverlust. Durch die Tuberositas tibiae angelegte Extensionsverbände zur Behandlung von Oberschenkelbrüchen dehnen ebenfalls die Bänder des Kniegelenkes. Solche Verbandanordnungen sind bei frischen Oberschenkelschaftbrüchen aber nicht zu umgehen, weil primäre suprakondyläre Drahtungen wegen der damit verbundenen Infektionsgefahr für das Bruchhämatom kontraindiziert sind. Darüber hinaus stören suprakondyläre Kirschner-Drähte und Steinmann-Nägel bei der Küntscher-Nagelung. Aus diesen Gründen muß bei Schaftbrüchen des Oberschenkels der Streckverband in der ersten Zeit nach dem Unfall durch die Schienbeinrauhigkeit gelegt werden. Um aber bleibende Bandlockerungen zu vermeiden, muß der Extensionsverband 14 Tage nach der Verletzung suprakondylär angelegt werden. Muskelschwäche und große Zuggewichte erhöhen die Gefahr einer Bandlockerung.

d) Das Schlotterknie durch Veränderungen der Gelenkkörper: Überbeanspruchungen der Bänder bei Fehlstellungen im Kniegelenk sind häufig Ursache von Schlottergelenken. So wird beim X-Knie das tibiale, beim O-Bein das fibulare Seitenband überlastet, und beim Genu recurvatum sind die Kreuzbänder besonders gefährdet. In diese Gruppe gehören auch die durch traumatische Gelenkkörperverformung bedingten Schlottergelenke. Schienbeinkopfbrüche und Kondylenbrüche des Oberschenkels pflegen zu Bandlockerungen zu führen, wenn sie sich in ungünstigen Stellungen festigten.

Angeborene Formabweichungen der Gelenkkörper als Ursache von Schlottergelenken kommen vor, sie sind aber selten.

e) Das Schlotterknie bei Lähmungen und bei Muskelveränderungen: Ein fester Gelenkschluß wird normalerweise zum größten Teil durch suffiziente Bänder, zum kleineren Teil durch Muskelzüge bedingt. Obwohl die Bandverbindungen eine große Festigkeit besitzen, halten sie alleine Dauerbelastungen nicht stand, wenn die muskulären Verstrebungen ausfallen. Lähmungen sind besonders ungünstig, weil zu dem Ausfall der Muskulatur auch noch trophische Störungen der Bänder hinzukommen. Die stärksten Schlottergelenke sind bei der Tabes zu beobachten. Bei dieser Erkrankung wirken nämlich mehrere ungünstige Faktoren zusammen: Tonusverlust der Muskulatur, Sensibilitätsstörungen, ataktischer Gang sowie trophische Störungen an Knochen und Bändern.

f) Das Schlottergelenk nach Kniegelenkresektion ist ein seltenes Ereignis. In solchen Fällen blieb die knöcherne Festigung aus. Die Betroffenen sind wegen des Festigkeitsverlustes und wegen der Schmerzhaftigkeit des Zustandes in sehr starkem Maße behindert. Ohne stabilisierende Verbände oder Apparate ist das Gehen für gewöhnlich unmöglich.

3. Beschwerden

Beschwerden, welche durch vergrößerte Kniegelenkbeweglichkeit ausgelöst werden, sind verschieden. Für die Betroffenen ist die Unsicherheit beim Gehen am unangenehmsten, sie stört in unebenem Gelände wesentlich mehr als auf ebenem

Boden. Fehltritte mit Zerrungen des Gelenkes werden immer häufiger, Flüssig-keitsansammlungen im Gelenk treten frühzeitig auf und die folgende Muskel-atrophie verstärkt ihrerseits den Festigkeitsverlust. Die vergrößerte Beweglichkeit der Gelenkkörper überlastet den Gelenkknorpel und begünstigt arthrotische Ver-änderungen.

4. Untersuchung

Die Untersuchung läßt das Ausmaß der Bandschädigung erkennen, darüber hinaus sind Zeichen allgemeiner Reizerscheinungen zu finden: Verdickung und Schmerzhaftigkeit der Kapsel, Druckempfindlichkeit der Seitenbandansätze und gelegentlich Ergußbildungen. Über Formveränderungen der Kondylen geben Röntgenaufnahmen Aufschluß.

5. Behandlung

Die Behandlung des Schlotterknies richtet sich nach Art und Ausmaß des Bänderschadens. Schlottergelenke bei angeborener Bindegewebsschwäche erreichen selten so hohe Grade, daß sie operativ behandelt werden müßten. Größer ist die Zahl der traumatisch entstandenen Schlottergelenke. Leichtere Schäden an Kreuz- und Seitenbändern als Folge vorausgegangener Verletzungen sind gewöhn-lich nicht behandlungsbedürftig. Die anfängliche, spürbare Unsicherheit mäßigen Grades schwindet, sobald sich die Muskulatur des betroffenen Beines wieder gekräftigt hat. Aktive Bewegungsübungen sowie unterstützende heilgymnastische Maßnahmen sind zu empfehlen und genügend lange fortzusetzen. Zweckmäßig sind auch einseitige Erhöhungen der Schuhsohlen. So wird bei Lockerung des tibialen Seitenbandes der Innenrand des Schuhes erhöht, bei Lockerung des fibularen Seitenbandes der Außenrand. Es sollte immer versucht werden, mit diesen Mitteln einen erträglichen Zustand zu erreichen, denn das Tragen von orthopädischen Apparaten ist unbequem, und Operationen zur Festigung des Gelenkes führen auch nicht immer zum gewünschten Ergebnis.

Verbleiben trotz intensiver und genügend langer Behandlung stärkere Band-lockerungen mit deutlicher Verschieblichkeit der Gelenkkörper bei normalem Gang, so sollte dieser Zustand durch weitere Maßnahmen gebessert werden, weil ansonsten mit einer frühzeitigen Arthrosis deformans zu rechnen ist. Operationen mit plastischem Bandersatz und orthopädische Apparate sind die zur Verfügung stehenden Methoden. Bei älteren Verletzten wird, falls es sich nicht umgehen läßt, der orthopädische Apparat vorzuziehen sein, bei jüngeren Patienten mit starken Bandlockerungen ist der plastische Bandersatz angezeigt.

Die gebräuchlichen Methoden sind in den Kapiteln über Verletzungen von Seitenbändern und Kreuzbändern besprochen. Kniegelenkversteifungen sollten nur in Sonderfällen durchgeführt werden.

Beim Schlotterknie nach Kniegelenkresektion sind erneute Resektionen nicht zu empfehlen, weil eine knöcherne Konsolidierung auch nach der zweiten Operation ausbleiben kann. Sicherer ist es bei solchen Fällen eine Spanverriegelung vor-zunehmen.

V. Lähmungen im Kniebereich

1. Allgemeines

Lähmungen von kniebewegenden Muskelgruppen sind schwere funktionelle Einbußen, die unbehandelt oder ungenügend behandelt meist zur Kontraktur führen. Lähmungen werden durch zentrale oder periphere Veränderungen ver-ursacht. Zentrale Veränderungen sind Apoplex, Verletzungsfolgen, Poliomyelitis anterior, Tumoren und multiple Sklerose. Als periphere Veränderungen kommen toxische Neuritiden und Verletzungen in Betracht. Darüber hinaus können auch Muskelerkrankungen (Dystrophia musculorum progressiva, Myasthenia gravis) Bewegungsschwächen verursachen.

Bezüglich der Lähmungen sind schlaffe und spastische zu trennen.

Der Umfang der Lähmung wechselt. In wenigen Fällen fallen die Beuger aus, in den meisten Fällen die Strecker oder alle das Kniegelenk bewegenden Muskeln.

2. Der Ausfall der Beugemuskulatur

Der Ausfall der Beugemuskulatur ist am besten zu ertragen, weil die Stützfunktion des Beines beim Gehen durch den funktionstüchtigen Streckapparat voll erhalten ist. Lediglich während der Spielbeinphase ist der Ablauf wegen der fehlenden aktiven Beugung unharmonisch. In dieser Phase erfolgt die Beugung im Kniegelenk dadurch, daß der Unterschenkel, der Schwerkraft folgend, schlaff herunterhängt.

3. Der Ausfall der Streckmuskulatur

Der Ausfall der Streckmuskulatur ist eine schwerwiegende Funktionsminderung. Die Betroffenen kompensieren diesen Schaden in wechselndem Umfang dadurch, daß beim Gehen der Mechanismus des amuskulären Stehens angewandt wird. Das erkrankte Bein wird als Spielbein nach vorne geschleudert und außengedreht aufgesetzt. Bei der folgenden Belastung wird der Körper nach vorne geneigt, um die Schwerelinie vor die Kniegelenkachse zu bringen. Manche Patienten sichern die Streckstellung des Kniegelenkes durch einen Druck mit der Hand gegen den Oberschenkel, andere haben es gelernt, diesen sichernden Druck auf den Oberschenkel mit einem gleichseitig geführten Stock auszuüben. Diese letztgenannte Methode ist unauffällig und wirksam.

Alle Ausgleichsmöglichkeiten versagen, sobald eine Beugekontraktur den Mechanismus des amuskulären Stehens ausschaltet, das Kniegelenk knickt dann bei jedem Schritte ein.

4. Der Ausfall aller Muskeln

Der Ausfall aller Muskeln vermindert die Gehfähigkeit in äußerst starkem Maße. Zwar ist durch Übung eine Gehfähigkeit zu erreichen, aber im Laufe der Zeit kommt es zur Überstreckbarkeit des Kniegelenkes. Bei bettlägerigen Patienten besteht die Gefahr der Beugekontraktur.

5. Die Behandlung

Die Behandlung jeder Lähmung beginnt mit einer Bestandsaufnahme der noch funktionsfähigen Muskelgruppen und mit der Aufstellung eines Behandlungsplanes in Zusammenarbeit mit einem Neurologen. In manchen Fällen können geeignete Maßnahmen Teile der Muskulatur wieder funktionstüchtig werden lassen, in anderen Fällen muß man sich damit begnügen, die noch funktionsfähigen Muskeln durch entsprechende Behandlungen zu stärken. Während der, am Beginn der Erkrankung nötigen Bettruhe ist durch passive Bewegungsübungen und durch Schienen einer Kontraktur vorzubeugen. Um die Gebrauchsfähigkeit nach Möglichkeit zu steigern, eignen sich frühzeitige Aufstehübungen besser als spezielle und differenzierte gymnastische Behandlungsmethoden. Kontrakturen werden auf diese Weise vermieden.

a) Orthopädische Apparate zur weiteren Behandlung sind nicht gut, weil sie eine Atrophie der noch funktionstüchtigen Muskeln begünstigen. Außerdem sind sie schwer anzulegen, kostspielig und für die Träger ein weithin sichtbares Zeichen ihres Gebrechens.

b) Deshalb wurden Versuche zur **operativen Behandlung** der Quadricepslähmung schon frühzeitig unternommen. Die ehemals geübten Sehnenverpflanzungen wurden so beliebt, daß sie kritiklos angewandt wurden. Mißerfolge waren deshalb nicht alleine dem Operationsverfahren zur Last zu legen. Die Art des Eingriffes wird durch den Umfang der Lähmung bestimmt. Isolierte Lähmungen des M. quadriceps sind anders zu behandeln wie Lähmungen der gesamten kniebewegenden Muskulatur. Im einzelnen sind folgende drei große Gruppen zu trennen:

α) *Lähmungen des M. quadriceps bei funktionstüchtigen Beugern:* Zur Besserung des Zustandes eignen sich Operationsmethoden mit Verpflanzung des M. biceps und des M. semitendineus bzw. des M. gracilis, wenn der M. semitendineus funktionsuntüchtig ist. Der Patient ist von vornherein dahingehend aufzuklären, daß es sich um eine Operation zur Besserung des bestehenden Zustandes handelt und daß eine „Heilung" auf keinen Fall zu erwarten ist. Die Operation soll nur nach strenger Indikationsstellung ausgeführt werden. Folgende Voraussetzungen müssen erfüllt sein:

1. Eine evtl. vorhandene Beugekontraktur des Kniegelenkes muß durch eine Voroperation ausgeglichen sein. Wegen der langen Ruhigstellung nach der dazu nötigen suprakondylären Osteotomie ist diese Operation genügend lange vor der eigentlichen Sehnenverpflanzung vorzunehmen.

2. Der M. glutaeus maximus muß funktionstüchtig sein, d.h. er muß so stark sein, daß er das Bein des auf dem Bauche liegenden Patienten erheben kann.

3. Die Beugemuskulatur darf nicht atrophisch sein, weil sich sonst postoperativ Rekurvationen entwickeln.

4. Es ist wünschenswert, daß die Wadenmuskulatur erhalten ist. Fehlt diese, dann ist die Dorsalbewegung des oberen Sprunggelenkes durch Arthrodese oder Arthrorise zu hemmen.

5. Der Eingriff soll nicht vor Abschluß der Pubertät erfolgen.

6. Stets sind zwei Muskeln zu verpflanzen, um Seitenzugkomponenten an der Kniescheibe zu vermeiden. Wenn nur ein Muskel verpflanzt wird, treten Seitenabweichungen in den Kniescheibenbewegungen auf, die Arthrosen begünstigen (s. unter Lateralisation der Kniescheibe).

Die Technik der Verpflanzung des M. biceps und des M. semitendineus bzw. des M. gracilis. Verfahren nach Gocht (Abb. 31—33).

I. Akt: Freilegung des M. biceps durch einen Längsschnitt an der fibularen Begrenzung der Kniekehle, Isolierung des am Innenrand ziehenden N. fibularis und Darstellung des Muskels bis in die Mitte des Oberschenkels, wo Nerven und Gefäße in den Muskelbauch eintreten.

II. Akt: Freilegung des M. semitendineus am tibialen Rand der Kniekehle und Abtrennung seiner Insertion am Pes anserinus. Darstellung bis zum mittleren Oberschenkeldrittel. (Bei Verwendung des M. gracilis wird dessen Ansatz vom Pes anserinus gelöst).

III. Akt: Leicht bogenförmiger Schnitt knapp oberhalb der Kniescheibenspitze. Die mit Seidenfäden armierten Sehnen der Mm. biceps und semitendineus werden mit einer Kornzange subcutan zur Kniescheibe geführt und an ihr fixiert. Dabei sollen die Sehnen entsprechend ihrer Zugrichtung entweder subperiostal eingenäht oder, durch Knochenkanäle gezogen, fixiert werden. Die subcutanen Kanäle für die verpflanzten Muskeln sollen genügend weit sein, um Beweglichkeitseinschränkungen der verpflanzten Muskeln auszuschalten. Bei Verwendung des M. gracilis ist seine Sehne unter dem M. sartorius zur Kniescheibe zu verlagern.

Nachbehandlung im Beckengips, der 14 Tage nach der Operation geschalt wird und nach weiteren 14 Tagen entfernt werden kann. Anschließend Schienenlagerung bis zum Beginn von aktiven Bewegungsübungen, 6 Wochen nach der Operation.

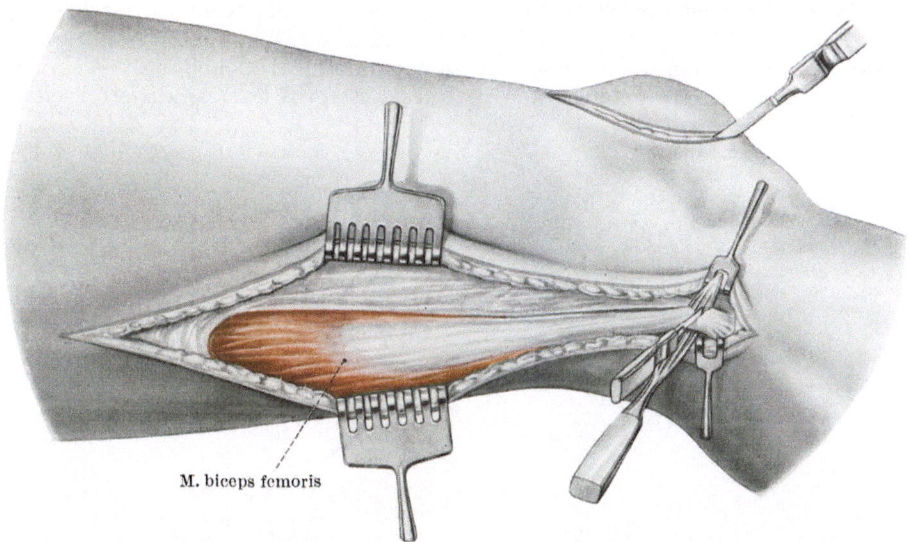

Abb. 31. *Quadricepslähmung:* Verpflanzung des M. biceps und des M. semitendineus. Durch einen Hautschnitt an der fibularen Seite der Kniekehle wird der M. biceps bis zur Mitte des Oberschenkels dargestellt, vom N. fibularis getrennt und distal durchtrennt. (Nach WACHSMUTH, Die Operationen an der unteren Extremität.)

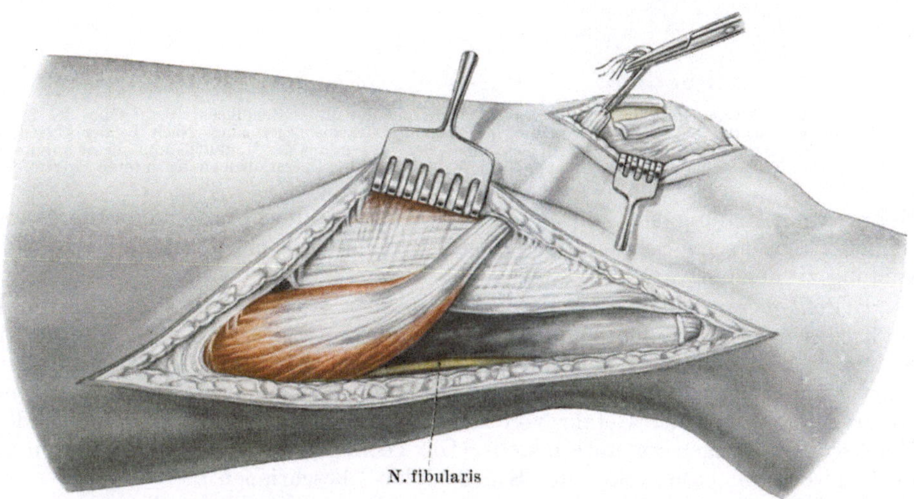

Abb. 32. *Quadricepslähmung:* Verpflanzung des M. biceps und des M. semitendineus. Durch einen genügend weiten subcutanen Kanal wird die Bicepssehne zur Kniescheibe gezogen und an dieser verankert.
(Nach WACHSMUTH, Die Operationen an der unteren Extremität.)

Untersuchungen über Ergebnisse der Quadricepsplastik bei 134 Fällen wurden von SCHWARTMANN und CREGO veröffentlicht. Der Arbeit ist zu entnehmen, daß diese Operationsmethode eine wertvolle Bereicherung bei der Behandlung von poliomyelitischen Lähmungen darstellt.

Die Operation bei Quadricepslähmung wurde von Biesalski-Mayer modifiziert. Diese Autoren verlagern die Sehnen nicht subcutan, sondern durch besondere Tunnelierungen.

β) Lähmung des M. quadriceps bei ungenügender Funktion der Beuger: Lorenz und Hass empfehlen für solche Fälle bei Frauen und bei Kindern durch suprakondyläre Femurosteotomie eine Rekurvation herbeizuführen. Dadurch kommt es zur automatischen Sicherung der amuskulären Streckstellung. Wenn die Beuger vollkommen ausgefallen sind, ist dieser Eingriff kontraindiziert, weil die

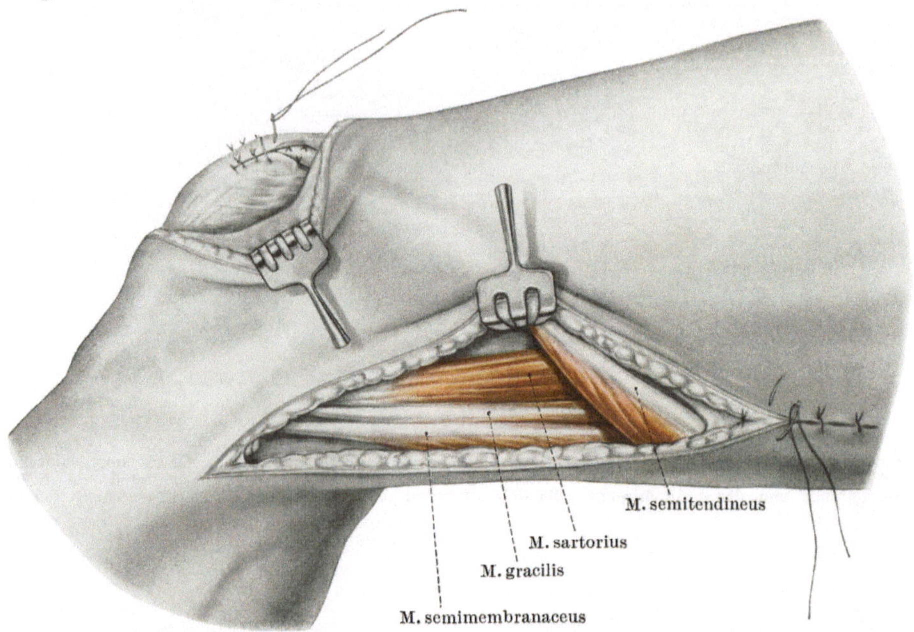

Abb. 33. *Quadricepslähmung:* Verpflanzung des M. biceps und des M. semitendineus. Darstellung der Sehne des M. semitendineus durch einen Hautschnitt an der tibialen Kniekehlenbegrenzung. Nach distaler Abtragung subcutane Verlagerung und Fixation an der Kniescheibe. Bei Verwendung des M. gracilis muß dieser unter dem M. sartorius zur Kniescheibe verlagert werden. (Nach Wachsmuth, Die Operationen an der unteren Extremität.)

Rekurvationsstellung sich durch die folgende Bandlockerung vergrößert und schließlich ihrerseits Schmerzen auslöst. Bei Männern ist primär an eine Versteifung zu denken.

γ) Vollkommene Lähmungen der kniebewegenden Muskeln sind am besten durch Arthrodesen zu behandeln. Danach kann das betroffene Bein wenigstens als Stütze wieder verwendet werden. Die Betroffenen können arbeiten, sind allerdings beim Sitzen durch die Kniegelenkversteifung behindert. Bei Kindern sind Arthrodesen wegen der Gefahr von Epiphysenschädigungen mit nachfolgenden Wachstumsstörungen zu unterlassen. (Die Technik der Kniegelenkresektion ist im Kapitel „Die Tuberkulose des Kniegelenkes" beschrieben.)

Die früher empfohlene Fixation der Patella an der Tibia, als vordere Anschlagsperre (Wollenberg), ist heute zugunsten der Arthrodese verlassen.

δ) Spastische Lähmungen, die gewöhnlich mit einer Kontraktur kombiniert sind, sollen vorerst genügend lange konservativ behandelt werden. Die Patienten üben willkürliche Entspannungen und Spannungen der Muskulatur. Mit besonderer Sorgfalt müssen dabei die Strecker gestärkt werden. In den Übungspausen immobilisieren Schienen die Kniegelenke in möglichst starker Streckung. Schwere Kontrakturen sind in manchen Fällen durch Quengelverbände zu bessern.

Die konservative Behandlung kann durch Redressionen und durch Apparate-behandlung intensiviert werden.

Bei schweren Kontrakturen mit fibröser Schrumpfung löst EGGERS die An-sätze der ischio-cruralen Muskulatur vom Unterschenkel und fixiert sie an den Femurkondylen. In den letzten Jahren wird das Desinsertionsverfahren von NILS SILVERSKIÖLD immer häufiger angewandt. Er löst die am Sitzbein ent-springenden Beuger (Caput longum mi. bicipitis, M. semitendineus, M. semi-membranaceus) und heftet sie auf die Crista femoris. Dadurch werden die zwei-gelenkigen Muskeln zu eingelenkigen. Das Verfahren kann mit Verlängerungen der distalen Sehnen kombiniert werden. Bei hoher Spastizität sind die ent-sprechenden motorischen Nerven unterhalb der Gesäßfalte zu durchtrennen (STOFFEL).

Die Nachbehandlung nach solchen Operationen verlangt besondere Sorgfalt und genaue Überwachung. Nur so kann das Operationsergebnis zu einem Dauer-ergebnis werden.

VI. Das „schnellende Kniegelenk"

1. Allgemeines

Wenn der kontinuierliche Bewegungsablauf im Kniegelenk bei einer bestimm-ten Gelenkstellung durch eine Besonderheit des Gelenkes gebremst wird und erst nach Vermehrung der Muskelkraft weitergeführt werden kann, entsteht eine charakteristische Bewegung, die als schnellendes Kniegelenk (genou à ressort, snapping knee joint, schnappendes Knie) bezeichnet wurde. Ursachen sind intra- und extraartikuläre Veränderungen.

2. Intraartikuläre Veränderungen

Von intraartikulären Veränderungen sind Besonderheiten der Zwischen-scheiben die häufigste Ursache. Meniscusganglien (s. dort) und Scheibenmeniscus (s. dort), als anlagemäßig bedingte Veränderungen, sind erworbenen Meniscus-rissen gegenüberzustellen. Kreuzbandverdickungen als Ursache des schnellenden Kniegelenkes sind selten. Die Verdickung eines oder beider Kreuzbänder ist meist eine Verletzungsfolge. Sie hemmt, je nach ihrem Sitz, bei einer bestimmten Gelenkstellung das Aneinander-Vorbeigleiten der Bänder und wird dadurch Ur-sache der ungleich ablaufenden Bewegung. Ähnlich sind die Verhältnisse, wenn ein Seitenband beim Gleiten über den Kondylenrand von einer Randwulstbildung vorübergehend gebremst wird. Allgemein bekannt sind Einklemmungen von freien Gelenkkörpern, und schließlich können auch Abweichungen an Gelenk-kapsel und Gelenkinnenhaut das Schnellen bedingen.

3. Extraartikuläre Veränderungen

Extraartikuläre Veränderungen entsprechen fast immer Abweichungen an den Sehnen der kniebewegenden Muskeln, manchmal in Form von fibrinösen Auf-lagerungen, manchmal in Form umschriebener Sehnenverdickungen.

Auch wenn die Ursachen des schnellenden Kniegelenkes angeboren sind, tritt das Schnellen erst am Ende der Wachstumsperiode auf. Das hat folgenden Grund: In der Jugend wird die Unregelmäßigkeit eines Gelenkkörpers durch die hohe Elastizität des übrigen Gelenkes kompensiert. Erst wenn diese Ausgleichs-möglichkeit mit abnehmender Elastizität schwindet, tritt das Schnellen auf. Das Kniegelenkschnellen im frühen Kindesalter ist selten (DREHMANN, SONNEN-SCHEIN).

Das Schnellen ist ein lästiger Zustand, der die Sicherheit des Ganges beeinträchtigt. In manchen Fällen bleibt das Schnellen ein seltenes, unangenehmes, aber erträgliches Ereignis, in den meisten Fällen aber häufen sich die abnormen Bewegungsabläufe und führen mitunter auch zu Stürzen.

Die Patienten versuchen, durch Änderung ihres Ganges das Schnellen zu verhindern; auf die Dauer aber wird der Zustand unerträglich.

4. Untersuchung

Die Untersuchung hat die Ursachen zu klären. Intraartikuläre Veränderungen, soweit sie überhaupt fühlbar werden, sind bei der klinischen Untersuchung in oder neben den Gelenkspalten wahrzunehmen. Das Schnappen eines abgetrennten Meniscusstückes, Knochenauflagerung mit Störung der Seitenbandbeweglichkeit und Meniscuscysten sind in der Regel leicht erkennbar. Über die klinisch nicht faßbaren Veränderungen im Gelenk geben Röntgenaufnahmen Aufschluß. Freie Gelenkkörper sind direkt und Veränderungen an Kreuzbändern oder an ihren Ansätzen durch evtl. vorhandene Verkalkungen zu erkennen. Extraartikuläre Ursachen (Sehnenverdickungen, Schleimbeutelerkrankungen) sind in der Regel gut zu differenzieren.

5. Behandlung

Die als Ursache des Schnellens erkannte Veränderug ist operativ zu beseitigen.

VII. Extensions- und Flexionskontrakturen

1. Allgemeines

PAYRs Begriff der kinetischen Kette besagt, daß die funktionelle Einheit eines Gelenkes wesentlich größer ist als seine morphologische Erscheinungsform. Der Begriff der kinetischen Kette umfaßt nicht nur die zusammenstoßenden, von einer Kapsel umhüllten und von Bändern zusammengehaltenen knöchernen Gelenkkörper, sondern darüber hinaus auch die benachbarten Knochenabschnitte, die bewegenden Muskeln, sowie die zum Gelenk ziehenden Nerven und Gefäße. Störungen eines Abschnittes beeinträchtigen die gesamte funktionelle Einheit, und im Rahmen der gestörten Gesamtheit vergrößert sich der primäre Schaden. So können umschriebene Veränderungen, z.B. einfache Querbrüche der Kniescheibe, zu Verklebungen mit der Unterlage führen. Dieser primäre Schaden verändert in der Folgezeit die ganze funktionelle Einheit. Die Muskulatur atrophiert und wandelt sich in fibröse Stränge um, der Band- und Kapselapparat paßt sich, schrumpfend, den unbeweglichen knöchernen Gelenkkörpern an und auch Knochen und Knorpel ändern sich infolge der Ruhigstellung. Da jede Störung, auch eine umschriebene, das ganze Gelenk schädigen kann, sind die Ursachen für Kontrakturen des Kniegelenkes außerordentlich zahlreich.

2. Die Extensionskontraktur oder die Strecksteife

a) Allgemeines und Ursachen: Die seltenere *Extensionskontraktur oder Strecksteife* ist meist Folge langdauernder Ruhigstellungen bei Behandlung von Verletzungen, Entzündungen und von degenerativen Vorgängen. Allerdings ist die Ruhigstellung alleine nicht das Entscheidende, weil viele Gelenke, auch nach monatelanger Immobilisation, wieder voll beweglich werden. Bei der Kontrakturentstehung scheinen die Auswirkungen lokaler Schädigungen im Gelenk eine bedeutende Rolle zu spielen (BOPPE, KORTZEBORN, A. W. MEYER). Nach Verklebung der Gleitflächen für den M. vastus intermedius und für die Kniescheibe atrophiert die Streckmuskulatur, sie wird kürzer und wandelt sich teilweise fibrös um. Der Recessus suprapatellaris verödet, Kapsel und Bänder schrumpfen, die Gelenkinnenhaut verliert ihre glatte Oberfläche und nur der Knorpel behält noch längere Zeit sein normales Aussehen, bis schließlich auch er degeneriert. Je nach Art des primären Schadens, Alter des Patienten und Zweckmäßigkeit der Behandlung variiert der oben schematisch skizzierte Ablauf bezüglich Intensität, Lokalisation und Umfang. So zieht sich der zur Versteifung führende Vorgang bei degenerativen Veränderungen z.B. über Jahre hin, bei Entzündungen dagegen läuft er in wenigen Wochen ab. Während am Ort der primären Schädigung die Schwere der späteren Veränderungen in grober Annäherung der Größe des primären Schadens entspricht, sind die übrigen Auswirkungen im Rahmen des Gesamtgelenkes bei den einzelnen Fällen weitgehend gleich.

Die Streckkontraktur beeinträchtigt die Patienten mehr, als bei alleiniger Beurteilung des funktionellen Ausfalles zu erwarten wäre. Die Gründe dafür sind verständlich. Beim Gehen und beim Stehen stört der Zustand des in Streckstellung versteiften Kniegelenkes, noch mehr aber beim Sitzen.

b) Die klinische **Untersuchung** gibt Aufschluß über den Umfang des Beweglichkeitsverlustes, über den Zustand der Muskulatur und über die Festigkeit der Bandverbindungen. Noch nicht vollkommen abgeklungene Entzündungen zeigen sich durch Blutbildveränderungen. Durch Röntgenuntersuchungen sind Beschaffenheit der Gelenkspalten, Zustand der knöchernen Gelenkkörper, Verkalkungen in den Weichteilen und evtl. vorhandene knöcherne Verbindungen zwischen den einzelnen Gelenkkörpern zu erkennen.

c) Die **konservative Behandlung:** Im allgemeinen dürfte es leichter sein, Strecksteifen zu verhüten, als ausgebildete zu korrigieren (DEBRUNNER). Die Prophylaxe beginnt mit aktiven und passiven Bewegungen zur Erhaltung des sog. Patellarspiels (Quer- und Längsbeweglichkeit der Kniescheibe), welches für die Kniegelenkbeweglichkeit von großer Bedeutung ist. Darauf hat schon PAYR hingewiesen. Die Forderung nach frühzeitiger Bewegung der im Gipsverband nicht ruhiggestellten Gelenke ist ebenfalls eine zweckmäßige prophylaktische Behandlung. Bei Verletzungen mit erhöhter Gefahr der Strecksteife empfiehlt es sich, die Gipsverbände zu fenstern, um die Kniescheibe passiv bewegen zu können und um die aktive Beweglichkeit zu kontrollieren.

Nach der Gipsabnahme beginnen die Verletzten, den über den Rand eines Bettes oder eines Tisches hinausragenden Unterschenkel zu senken und zu heben. Auf den Fuß aufgelegte Sandsäcke unterschiedlichen Gewichtes gestatten eine individuelle Dosierung dieser Übung. Weitere einfache Möglichkeiten die Beweglichkeit des Gelenkes zu vergrößern sind das Hochziehen des Gelenkes mit einer Lasche, deren Zug über eine oberhalb angebrachte Rolle läuft, und aktive Beugeübungen bei Bauchlage. Auch der Bergsteige-Apparat BÖHLERs leistet gute Dienste.

Kam es trotz dieser Prophylaxe zur Strecksteife, so ist die *operative Behandlung* auf die jeweilige Kontrakturform (Quadricepskontraktur, fibröse Kniesteife, teilweise oder völlige knöcherne Ankylose) abzustimmen. Unblutige Lösungen durch schonende Redressements oder sogar durch Brisements forcés sind unbefriedigende Behandlungsmethoden. Sie können zu Knochenbrüchen führen.

d) Die **operative Behandlung der Quadricepskontraktur** mit oder ohne fibröse **Knieversteifung** (E. PAYR): Die reine Quadricepskontraktur ist eine *extraartikuläre* fibröse Strecksteife, entstanden durch Schrumpfung des M. quadriceps und durch Verklebung des M. vastus intermedius mit dem Oberschenkel ohne intraartikuläre Verlötungen. Deshalb zeigen Röntgenbilder des Gelenkes keine

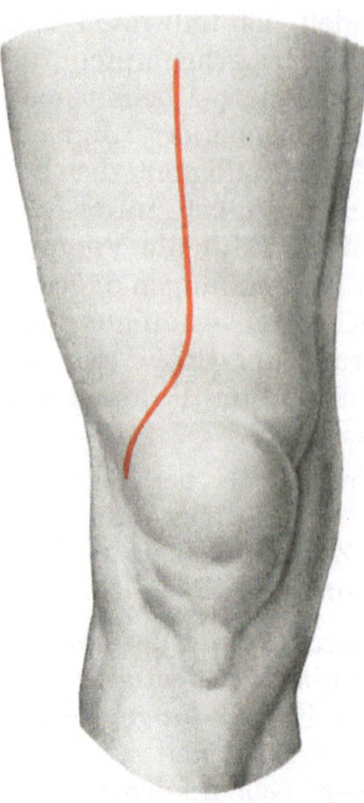

Abb. 34. Schnittführung zur *Operation bei Quadricepskontrakturen.* (Nach WACHSMUTH, Die Operationen an der unteren Extremität.)

von der Norm abweichenden Befunde. Gelenkflächen und Gelenkspalten sind normal, nur die Kniescheibe ist mitunter höher getreten.

Bei fibrösen Knieversteifungen, die mit Quadricepskontrakturen kombiniert sind, bestehen bindegewebige Verwachsungen zwischen den Gelenkkörpern. Röntgenologisch zeigen solche Fälle Verschmälerungen der Gelenkspalten und Arrosionen der Gelenkflächen.

Die Operation ist bei richtiger Indikation erfolgsicher.

10—15 cm langer Hautschnitt, welcher den oberen Kniescheibenpol fibular umkreist und dann am Oberschenkel nach kranial zieht (Abb. 34). Zwischen Rectussehne und beiden seitlichen Mm. vasti sind in der Tiefe die Verklebungen zwischen Vastus intermedius und Vorderfläche des Oberschenkelknochens teils stumpf, teils scharf zu lösen (Abb. 35). Fehlen intraartikuläre Verwachsungen und ist die Verkürzung des M. quadriceps nur gering, so läßt sich das Kniegelenk bereits nach diesen einfachen Maßnahmen (extraartikuläre Kniemobilisierung durch Lösen der Verwachsungen des Streckapparates) genügend beugen. Bleibt die Beugefähigkeit gering, so ist entweder die Kniescheibe auf der Unterlage adhärent, oder es besteht eine hochgradige Quadricepsschrumpfung.

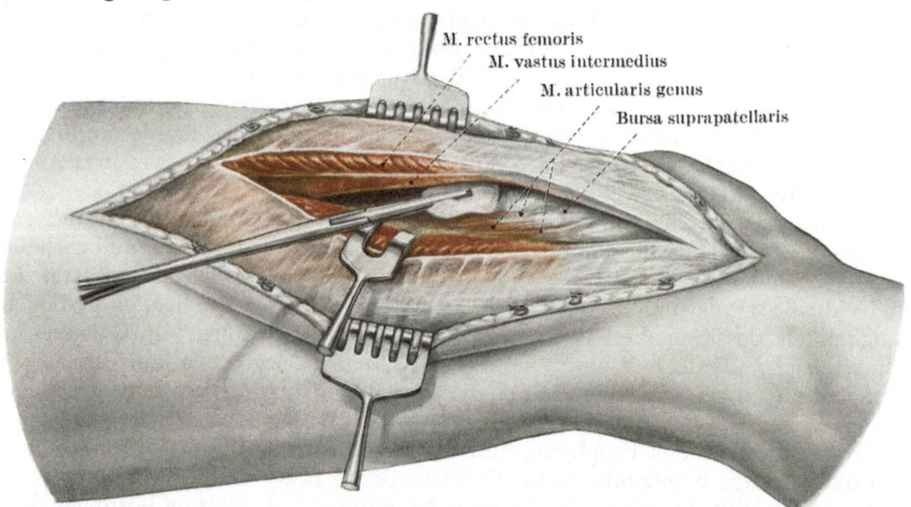

Abb. 35. Nach scharfer Trennung der Quadricepssehne von den seitlichen Mm. vasti sind die Verklebungen zwischen M. vastus intermedius und Vorderfläche des Oberschenkelknochens teils stumpf, teils scharf zu lösen. (Nach WACHSMUTH, Die Operationen an der unteren Extremität.)

Hochgradige Schrumpfungen des M. quadriceps lassen sich durch eine Z-Plastik der Quadricepssehne beseitigen. (Extraartikuläre Kniemobilisierung mit Lösung der Verwachsungen des Streckapparates und mit plastischer Verlängerung der Quadricepssehne.) Nach Lösung der Quadricepssehne von der Unterlage sind zwei Kocher-Sonden unter die Sehne einzuführen. Z-förmige Durchschneidung in der Frontalebene über eine Distanz von mindestens 10 cm (Abb. 36). Einkerben

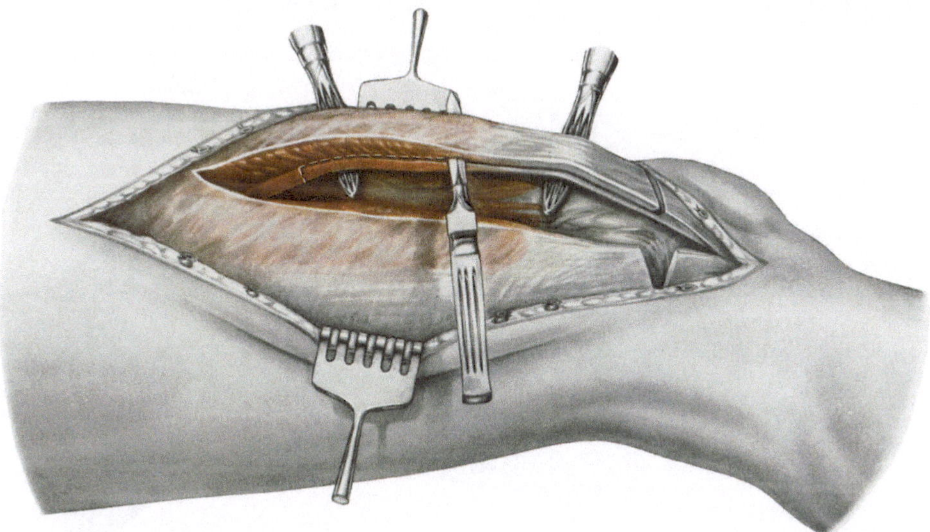

Abb. 36. Die Z-förmige Verlängerung der Quadricepssehne in frontaler Ebene beseitigt eine Quadricepskontraktur. (Nach WACHSMUTH, Die Operationen an der unteren Extremität.)

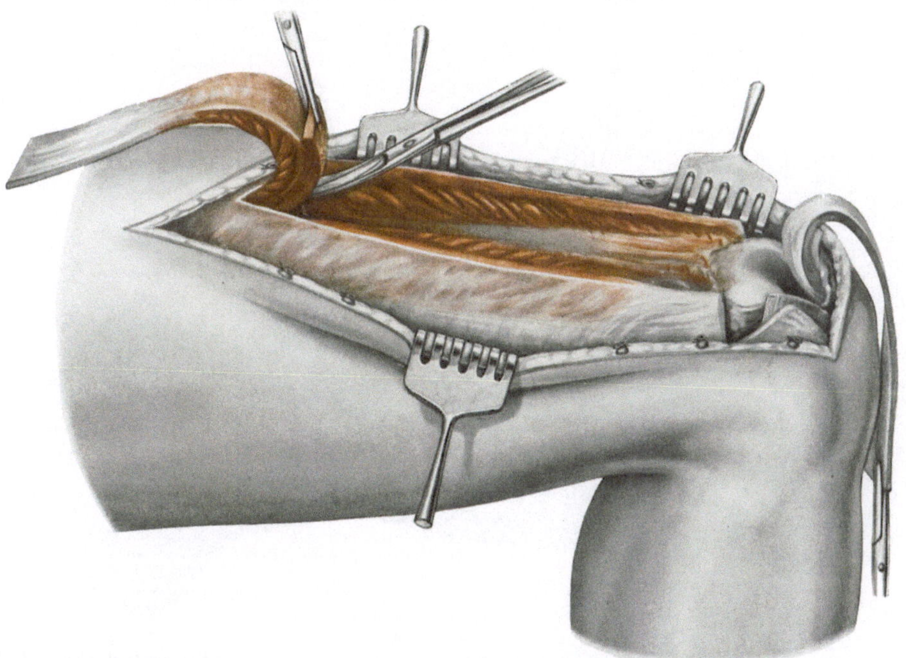

Abb. 37. Nach Z-förmiger Durchtrennung der Quadricepssehne sperren meist noch die Ansätze der Mm. vasti fibularis et tibialis. Sie sind einzukerben, bevor das Gelenk vorsichtig gebeugt wird. (Nach WACHSMUTH, Die Operationen an der unteren Extremität.)

der Ansätze vom M. vastus fibularis und vom M. vastus tibialis (Abb. 37). Vorsichtige und langsame Beugung des Kniegelenkes bis zum rechten Winkel. Dies

gelingt nicht, wenn außerdem noch Verwachsungen zwischen Kniescheibe und
Oberschenkel bestehen. Sie müssen gesondert gelöst werden (Arthrolyse in Verbindung mit der Operation zur Beseitigung der Quadricepskontraktur). Dazu

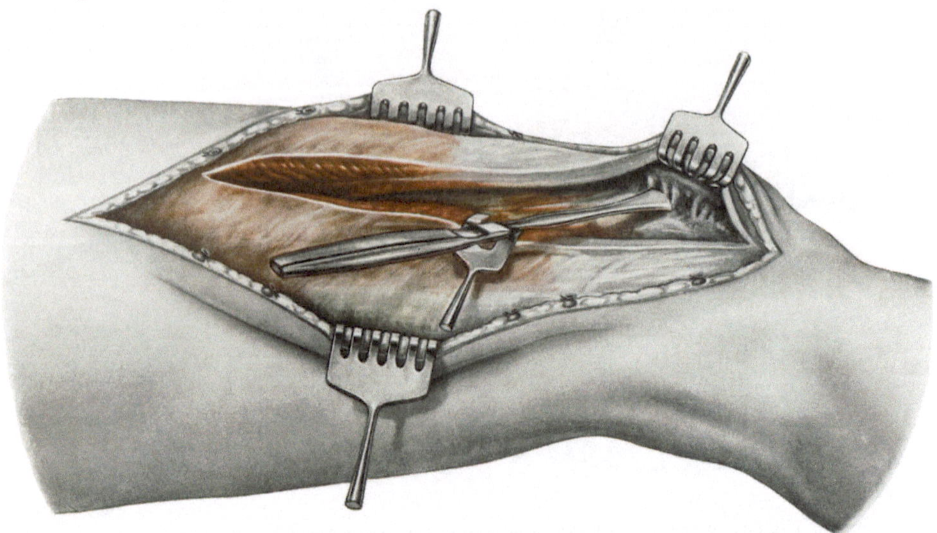

Abb. 38. Lösen der Verwachsungen zwischen Kniescheibe und Oberschenkel nach Eröffnung des oberen Recessus.
(Nach WACHSMUTH, Die Operationen an der unteren Extremität.)

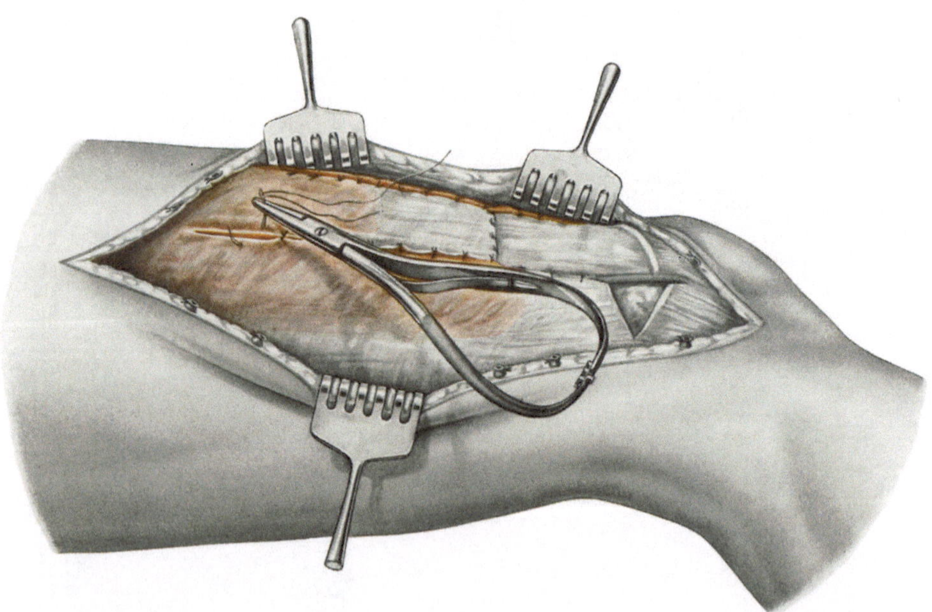

Abb. 39. Vereinigung der Quadricepssehnenstümpfe und der Ansätze beider seitlicher Mm. vasti bei einer Gelenkstellung von 120°. Die Einkerbungen der Vastusansätze werden nicht vernäht. (Nach WACHSMUTH,
Die Operationen an der unteren Extremität.)

wird der obere Recessus eröffnet. Lösen der Verklebungen an der Dorsalseite der
Kniescheibe (Abb. 38). Wenn knöcherne Verbindungen zwischen Kniescheibe und
Oberschenkel gelöst werden, muß die Dorsalseite der Kniescheibe mit einem

Fascien- oder mit einem Synovialislappen gedeckt werden (M. LANGE, HAKENBROCH). Um den distalen Streckapparatanteil zur Inspektion des Gelenkraumes nach distal umklappen zu können, ist die Kniegelenkkapsel beiderseits der Kniescheibe einzukerben. Dann ist die Inspektion des Femorotibialgelenkes möglich. Excision von Verwachsungen unter Schonung des Bandapparates. In die Verwachsung miteinbezogene Zwischenscheiben sind zu entfernen. Es folgen die Vereinigung der Quadricepssehnenstümpfe bei einer Gelenkstellung von 120° (Abb. 39) und das Anheften der Ansätze beider Mm. vasti an die Strecksehne, ohne die seitlichen Einkerbungen zu vernähen. Drainage und Hautnaht beenden den Eingriff. Postoperative Immobilisation bei einer Gelenkstellung von 120° in einem Oberschenkelgipsverband oder durch Lagerung auf modifizierter Braunscher Schiene. Wenn die Haut bei dieser Stellung im Nahtbereich anämisch ist, muß die Beugung des Kniegelenkes verringert werden. 14 Tage nach der Operation können die Patienten mit Bewegungsübungen ohne Belastung beginnen, Gehversuche sollen erst 5 Wochen nach der Operation unternommen werden.

3. Die Flexionskontraktur oder die Beugesteife

a) Allgemeines: Sie ist viel häufiger als die Strecksteife, weil die Schmerzen bei jeder Erkrankung mit Gelenkerguß, insbesondere aber bei Entzündungen am erträglichsten sind, wenn das Kniegelenk zur Kapselentspannung in leichter Beugestellung gelagert wird. Dauert dieser Zustand längere Zeit an, so verkürzt sich die Beugemuskulatur. Die in der Zwischenzeit atrophierte Streckmuskulatur ist zu kraftlos, um die Kontraktion der Beugemuskulatur aufzuheben. Durch eine teilweise fibröse Umwandlung der Beugemuskeln wird die Beugestellung muskulär fixiert. Schrumpfung der hinteren Kapselwand und der Seitenbänder, Infiltration und Schwielenbildung in den periartikulären Weichteilen, dorsale Subluxation der Tibia infolge Schrumpfung der ischiocruralen Beuger und des vorderen Kreuzbandes vollenden die artikuläre Fixation der Kontraktur.

b) Als Ursachen kommen intraartikuläre Veränderungen (Entzündungen, Tumoren, degenerative Vorgänge) oder extraartikuläre Leiden (Poliomyelitis, Syringomyelie, multiple Sklerose, Apoplex, spastische Lähmungen, Narbenbildungen) in Betracht.

c) Klinisches: Beugesteifen sind beim Gehen und beim Stehen hinderlicher als Strecksteifen. Die kontrakturbedingte Beinverkürzung ist nur durch einen Spitzfuß ausgleichbar, der aber erst dann belastet werden kann, wenn das Hüftgelenk beim Gehen gebeugt ist. Bei stärkeren Flexionskontrakturen genügt diese Kompensationsmöglichkeit alleine nicht mehr. Zum Ausgleich der stärkeren Beinverkürzung muß beim Gehen die entsprechende Beckenhälfte abgesenkt werden. Dieser Vorgang bedingt eine Verbiegung der Wirbelsäule, die dann ihrerseits ebenfalls Schmerzen auslöst. Genu-recurvatum-Bildung auf der gesunden Seite.

Beugesteifen im Kindesalter führen durch diese Fehlhaltungen zu Störungen des Wachstums im Sinne von Verbiegungen des Skelettes.

Wie bei Strecksteifen sind auch hier prophylaktische Übungen zur Vermeidung von Beugesteifen besser als operative Maßnahmen zur Beseitigung ausgebildeter Kontrakturen. In der Praxis sollen deshalb verletzte und erkrankte Kniegelenke gestreckt ruhiggestellt werden, sofern die Krankheit es erlaubt und länger dauert. Als Beispiel sei an die konservative Behandlung von Unterschenkeldrehbrüchen erinnert. Diese sollen, um Verkürzungen zu vermeiden, vorerst in einem Extensionsverband ruhiggestellt werden, wozu das verletzte Bein auf eine Braunsche Schiene zu lagern ist. Um die Beugestellung im Kniegelenk nicht unnötig lange beizubehalten, wird das verletzte Bein, sobald der Bruch abgebunden hat, in einem Oberschenkelgipsverband ruhiggestellt, bei einer Kniegelenkstellung von ungefähr 175°.

In analoger Weise kann auch bei anderen Gelenkverletzungen und -erkrankungen verfahren werden. Kurzzeitige Ruhigstellungen in mäßiger Beugestellung, z. B. bei traumatischen blutigen Gelenkergüssen, sind in der Regel ohne Gefahr. Bei länger dauernden Immobilisationen dagegen sind Beugestellungen des Kniegelenkes sobald wie möglich durch Streckstellungen abzulösen.

d) Konservative Behandlung der Beugekontraktur: Entstand trotz aller Sorgfalt eine mäßige Beugekontraktur, so ist diese in manchen Fällen durch konservative Behandlung mit Manschettenextensionen, Quengel-Verbänden oder mit Sektorenschienen von BRAATZ zu beheben. Bei lähmungsbedingten Kontrakturen bewährten sich DEBRUNNERs konsequent getragene Schienenhülsenapparate mit ventralen Schlägerklingen. Redressements oder gar Brisements forcés sind auch bei Beugesteifen gefährliche und ungeeignete Behandlungsmethoden. In vielen Fällen bleiben konservative Behandlungsversuche ohne Erfolg, die Beugesteife muß dann operativ beseitigt werden.

e) Operative Behandlung der Beugekontraktur: Die durchzuführende Maßnahme ist abhängig von der jeweiligen Kontrakturform. Beugekontrakturen durch Weichteilverkürzungen ohne und mit Kapselschrumpfungen lassen sich durch offene Tenotomien beseitigen, arthrogene oder knöchern bedingte Beugekontrakturen verlangen die Osteotomie (suprakondylär oder supra-infrakondylär, intraartikulär nur bei knöchern fixierten Kontrakturen).

Bei Korrekturen hochgradiger Beugesteifen sind die dorsal gelegenen Nerven und Gefäße durch Überdehnung gefährdet, besonders wenn bei den Osteotomien zu kleine Knochenstücke entfernt wurden. Die Stellungskorrektur ist langsam und schonend durchzuführen. Postoperativ sind Innervation und Durchblutung sorgfältig zu kontrollieren.

α) Die offene Tenotomie (M. LANGE): Zu durchtrennen sind die Sehne des M. biceps auf der fibularen Seite und tibial die Sehnen der Mm. semitendineus, semimembranaceus und mitunter auch die Sehne des M. gracilis. Durch einen Längsschnitt wird zuerst die gut tastbare Sehne des M. biceps dargestellt, vom N. fibularis isoliert, mit Kocher-Sonden unterfahren und Z-förmig durchtrennt. Analoges Vorgehen auf der tibialen Seite mit schräger Durchtrennung des M. semitendineus und Z-förmiger Durchtrennung des M. semimembranaceus. Es folgen Korrektur der Kontraktur und Wiedervernähung der Sehnen mit Seideneinzelnähten. Es werden wiedervereinigt die Sehnen der Mm. biceps und semimembranaceus, nicht aber die Sehne des M. semitendineus. Nach dem Wundschluß wird das Bein für 6 Wochen in einem Beckenbeingipsverband ruhiggestellt. Der Gipsabnahme folgt eine sorgfältige Übungsbehandlung.

β) Die typische V-förmige suprakondyläre Oberschenkelosteotomie nach F. LANGE: Tibialer Längsschnitt, Durchtrennung der Fascie und Abdrängen des M. vastus tibialis nach ventral. Längsspaltung des Periostes proximal der zirkulär angeordneten Epiphysengefäße und subperiostales Einführen von zwei Hohmann-Hebeln. Anreißen des zu entfernenden Knochenstückes mit einem scharfen Meißel und völlige Durchtrennung des Knochens nach dem in der Abb. 40 wiedergegebenen Schema. Die Vorderkante des zentralen Bruchstückes wird etwas gekürzt und anschließend kann das distale Bruchstück in die V-förmige Osteotomiestelle des proximalen Fragmentes eingestellt werden. Sorgfältige Periostnaht und schichtweiser Wundschluß. Ruhigstellung in einem Beckenbeingipsverband. 6 Wochen nach der Operation kann der Beckenbeingipsverband bis zur vollständigen Festigung der Osteomiestelle durch einen Oberschenkelgehgips ersetzt werden.

Bei Kindern empfiehlt M. Lange nach Entfernung des Gipsverbandes eine Beinlederhülse, um einer erneuten Beugekontraktur vorzubeugen.

Eine ähnliche Osteotomie gab Albee an.

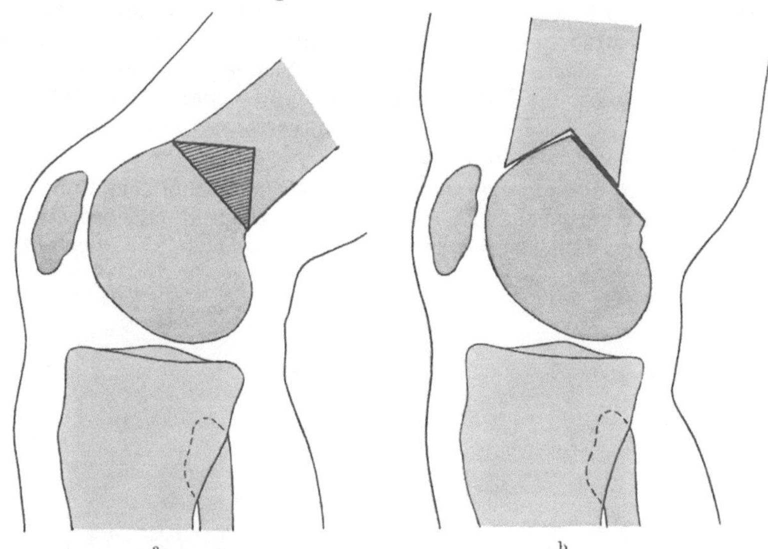

Abb. 40a u. b. a Bei der *V-förmigen Osteotomie nach* F. Lange ist die horizontale Meißelfläche im zentralen Bruchstück V-förmig, im distalen Fragment plan. b Verhältnisse nach der Korrektur

γ) Die doppelte paraartikuläre Osteotomie zur Beseitigung einer Kniebeugekontraktur nach Hass (Abb. 41a—c): Sie gliedert sich in die Tenotomie der Kniebeuger, in die infraartikuläre Osteotomie der Tibia und in die suprakondyläre

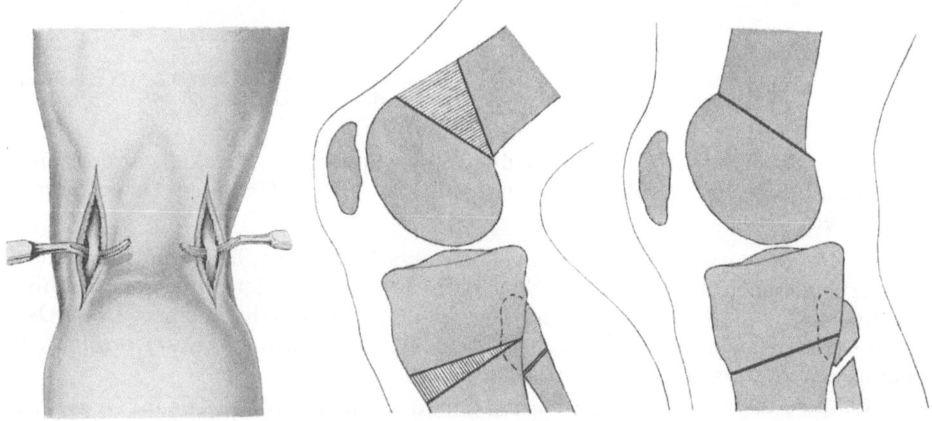

Abb. 41a—c. *Die doppelte parartikuläre Osteotomie zur Beseitigung einer Kniebeugekontraktur nach* Hass gliedert sich in die offene Tenotomie der Kniebeuger (a), in die infraartikuläre Osteotomie der Tibia (b) und in die suprakondyläre Osteotomie des Femur (b). c Zustand nach der Korrektur

Osteotomie des Femur. Das etwas umfangreiche Verfahren hat den Vorteil, daß Länge und Form des Beines nur wenig geändert werden.

Die offene Tenotomie der Kniebeuger erfolgt durch zwei kleine über den Sehnen der Beugemuskeln liegende Hautschnitte. Die Sehnen der Mm. biceps,

semitendineus und des M. semimembranaceus werden lediglich schräg durchtrennt (Abb. 41a).

Es folgt die infraartikuläre Osteotomie der Tibia durch einen Längsschnitt
tibial der vorderen Schienbeinkante. Unter dem Schutz von subperiostal liegenden
Hohmann-Hebeln wird aus dem Schienbein unterhalb der Schienbeinrauhigkeit
ein Knochenkeil so entfernt, daß die dorsale Schienbeinkante erhalten bleibt
(Abb. 41b). Diese wird mit Hilfe des langen Femurschaftes als Hebel nur ein-
gebrochen. Da zum Einbrechen der Tibia ein unversehrter Oberschenkel nötig ist,
muß die Tibia zuerst osteotomiert werden.

Die folgende suprakondyläre Osteotomie des Oberschenkels führt Hass als
subcutane Osteotomie durch. Erst nach dieser zweiten Osteotomie läßt sich
die Beugekontraktur vollkommen korrigieren (Abb. 41c). Die Korrektur selbst

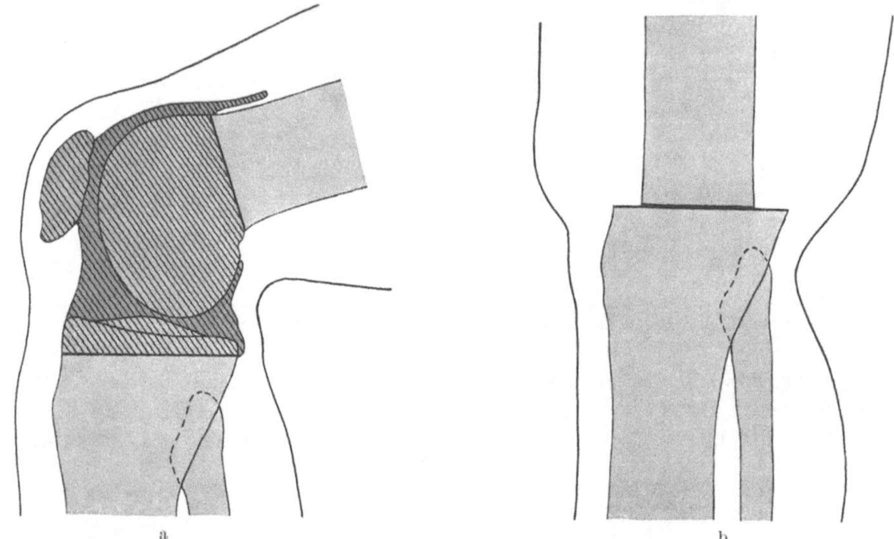

Abb. 42a u. b. *Die intraartikuläre Resektions-Osteotomie* entspricht einer Keilresektion, bei der ein trapezförmiger
Teil entfernt wird. Nach der Korrektur ist das Bein erheblich verkürzt

wird bei Bauchlage des Patienten über einem stumpfen Holzkeil vorgenommen.
Ruhigstellung und Nachbehandlung sind bei der V-förmigen Osteotomie beschrieben.

δ) Die intraartikuläre Resektions-Osteotomie (Abb. 42a, b) ist nötig, wenn das
Kniegelenk nach ausgedehnten Entzündungen verödet ist und wenn damit zu
rechnen ist, daß die Weichteile der Kniekehle nicht zu dehnen sind. Diese Osteotomie kann bogenförmig (HELFERICH) oder trapezförmig (HASS) erfolgen und
entspricht praktisch einer Keilresektion.

Längsovaler Schnitt an der Vorderseite des Kniegelenkes. Die im Oval befindliche Haut bleibt auf der Kniescheibe. Ovaläre Incision der Gelenkkapsel zu
beiden Seiten der Kniescheibe. Vorsichtiges Umfahren von Femur und Tibia mit
Hohmann-Hebeln und Entfernung eines in Abb. 42 gezeigten Knochenkeiles.
Korrektur der Kontraktur, schichtweiser Wundschluß. Ruhigstellung in einem
Beckenbeingipsverband oder Osteosynthese mit einem langen, bis in den Unterschenkel reichenden Oberschenkel-Küntscher-Nagel, wie bei dem gezeigten Beispiel, bei dem es nach einer Resektion zu einer Fraktur kam (s. Abb. 43a—d,
158d, e).

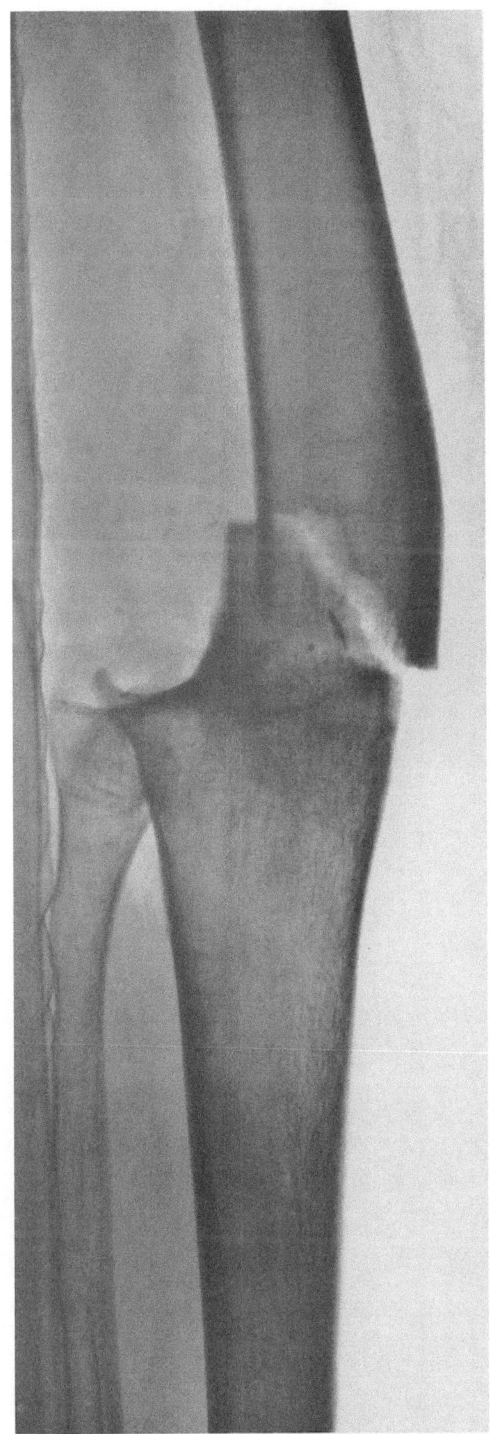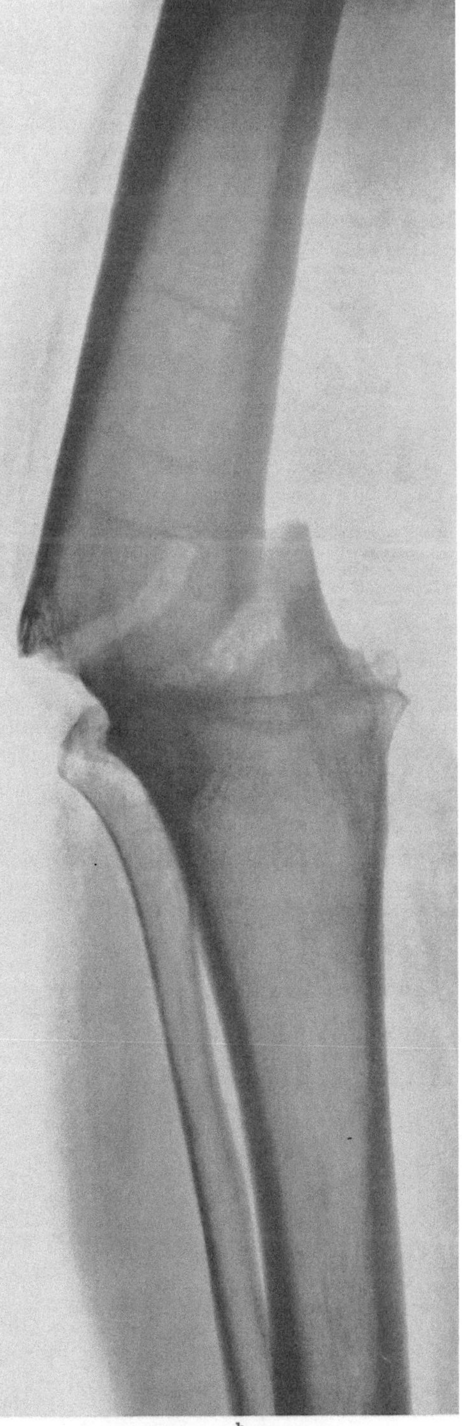

Abb. 43a u. b.   *Bruch einer knöchernen Ankylosierung* des rechten Kniegelenkes bei einem 35jährigen nach Verwundung

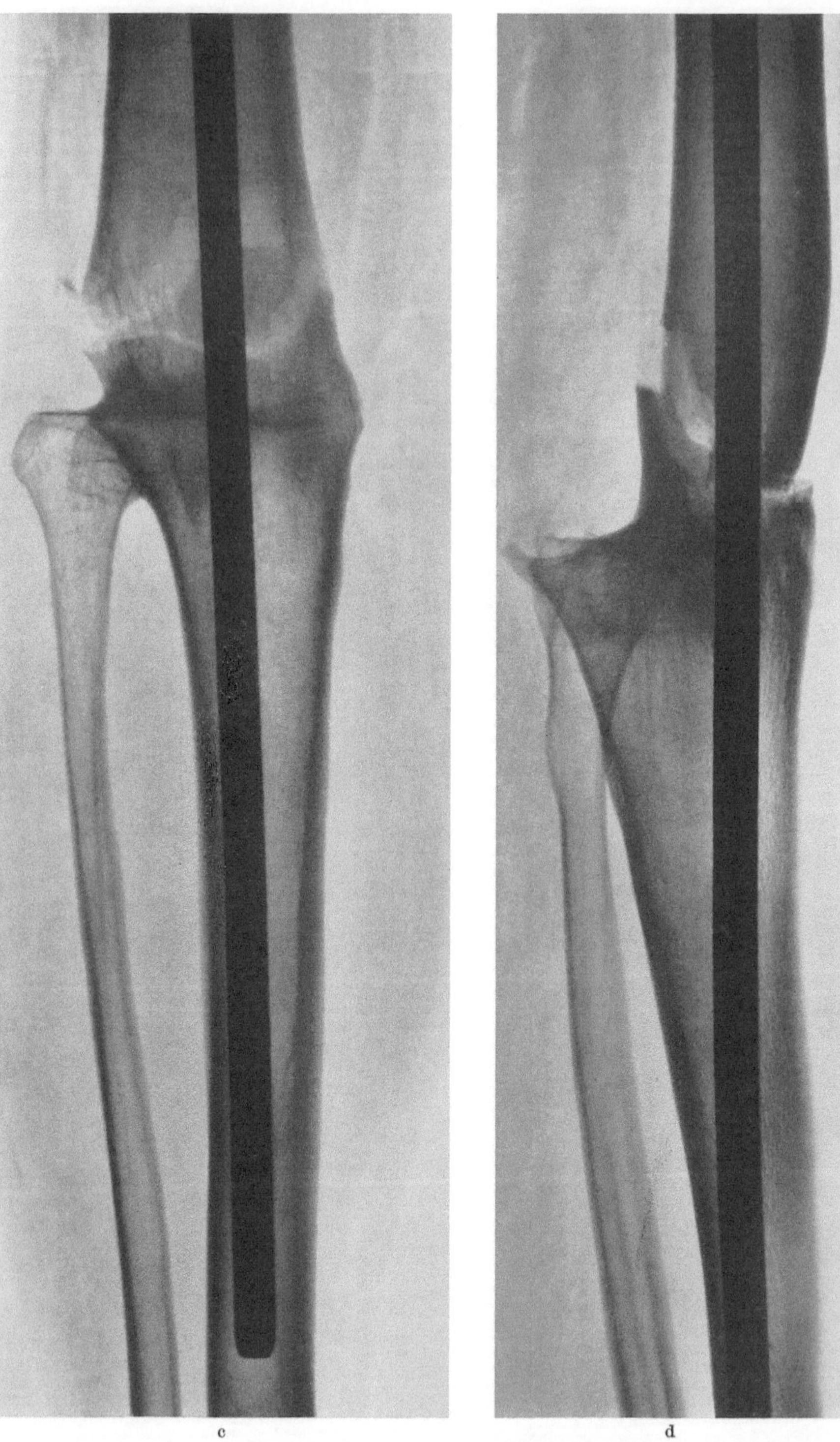

Abb. 43 c u. d. Zustand nach Küntschernagelung. (Sammlung der Chirurgischen Klinik, Düsseldorf.)

VIII. Die Ankylosen des Kniegelenkes

Ankylose heißt vollkommene Versteifung eines Gelenkes. PAYR bezeichnete diesen Zustand seinerzeit als Verlötungssteife. Fibröse Ankylosen heißen Weichlotsteifen, ossäre Ankylosen dagegen Hartlotsteifen.

Bei der Ankylosenbildung laufen ähnliche Prozesse ab wie bei der Kontrakturentstehung, allerdings ist die der Ankylose vorausgehende Knorpelschädigung wesentlich stärker. Gegen diese Knorpelschäden hin wächst ein von der Synovialis ausgehendes Granulationsgewebe und erfüllt den ganzen Gelenkraum. Dadurch verödet der Gelenkspalt. Solche Veränderungen treten nach Entzündungen und nach Verletzungen auf. Die primär fibröse Verödung kann sekundär verknöchern. Andere Ursachen für knöcherne Ankylosierungen sind intraartikulär sich berührende Knochenfragmente von Ober- und Unterschenkel, welche im Rahmen der Bruchheilung knöchern überbrückt werden, Resektionen u. a.

In Streckstellung ankylosierte Kniegelenke sind beim Arbeiten schmerzfrei belastbar, allerdings stören sie beim Sitzen, bei manchen Verrichtungen des Alltages und bei sportlicher Betätigung. Sie stellen einen Zustand dar, der nicht korrekturbedürftig ist. Der Wunsch, das Gelenk durch eine Plastik wieder beweglich zu machen, ist verständlich, aber nach Abwägung aller Umstände ärztlicherseits nicht zu unterstützen, weil die Ergebnisse nach solchen Operationen zu unsicher sind.

Dagegen sollen Ankylosen mit ungünstigen Kniegelenkstellungen (stärkere Beugung, laterale Abweichungen, starke Rekurvationen und Rotationsverschiebungen) korrigiert werden. Solche Eingriffe entsprechen der intraartikulären Resektions-Osteotomie, die im Kapitel über Beugesteifen beschrieben wurde. Bei seitlichen Verbiegungen und bei Rotationsverschiebungen sind während des Eingriffes entsprechende Korrekturen hinzuzufügen.

Ob ein Ersatz ankylosierter Gelenke durch Kunststoffprothesen jemals möglich sein wird, muß dahingestellt bleiben. Die bisherigen Versuche sind mit Zurückhaltung zu beurteilen (WALLDIUS).

Frakturen knöchern ankylosierter Kniegelenke kommen vor. Die beste Behandlung ist eine Nagelung mit einem entsprechend langen Küntscher-Nagel (Abb. 43 a—d).

D. Veränderungen des Kniegelenkes bei Systemerkrankungen des Organismus

I. Veränderungen des Kniegelenkes bei Stoffwechselstörungen

1. Gicht

a) **Allgemeines:** Erhöhter Harnsäuregehalt des Blutes führt zur Ablagerung kristallinischer harnsaurer Salze (Natrium- und Calciumurat) an verschiedenen Stellen des menschlichen Körpers, vorzugsweise in den Gelenken, und zu anfallsweise auftretenden heftigen Gelenkschmerzen. Ätiologie und Pathogenese der Gicht sind trotz subtilster Untersuchungen auch heute noch nicht geklärt. „Les dieux seuls connaissent la cause de la goutte" (LÖFFLER und KOLLER). Sehr gute pathologisch-anatomische Darstellungen der Gelenkgicht gaben BROGSITTER, POMMER und LANG.

Die Ablagerung kristallinischer harnsaurer Salze erfolgt hauptsächlich in gefäßlosen oder gefäßarmen Geweben (Knorpel, Sehnen, Fascien, Schleimbeutel). Eine den Niederschlägen vorausgehende Nekrose dieser Gewebe ist nicht obligat. Degenerative Veränderungen in uratinfiltrierten Geweben sind gichtbedingt.

Die Gelenkflächen von Gichtgelenken sind mit kreideweißen Ablagerungen unterschiedlicher Größe überzogen (Abb. 44), die von Uratkristallen im Knorpel herrühren (Abb. 45). In der Synovialis sind solche Ablagerungen seltener. Während eines Gichtanfalles ist die Gelenkinnenhaut gerötet und geschwollen (LÖFFLER und KOLLER). In der trüben Gelenkflüssigkeit sind Uratkristalle, teilweise in Drusenform, und polynucleäre Leukocyten. In fortgeschrittenen Fällen finden sich Uratkristalle auch im Band- und Kapselapparat, sowie im Periost. Größere Uratgebilde heißen Gichtknoten oder Tophi, sie sind neben den Anfällen für das Leiden pathognomonisch.

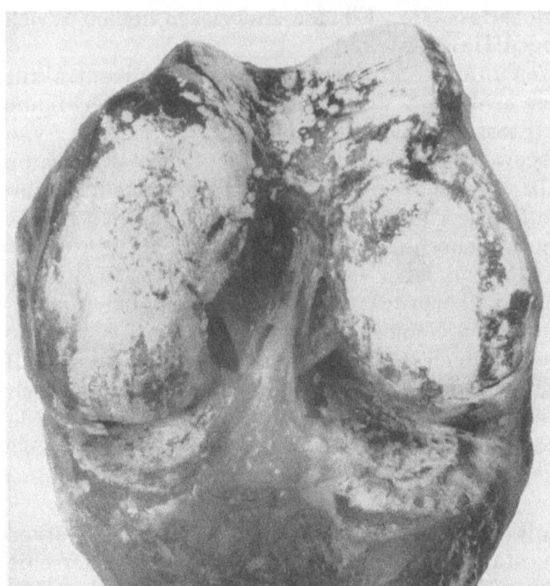

Abb. 44. Die Gelenkflächen im *Gichtgelenk* sind von kreideweißen Ablagerungen unterschiedlicher Größe überzogen. Auf der Synovialis sind diese Ablagerungen seltener. (Nach LÖFFLER und KOLLER, in Handbuch der inneren Medizin.)

b) Histologisch sind die senkrecht zur Gelenkfläche angeordneten Uratablagerungen meist in den oberflächlichsten, seltener in tiefen Knorpelschichten zu sehen. POMMER schließt daraus, daß die Uratinkrustation des Knorpels über die Gelenkflüssigkeit erfolgt und nicht aus dem subchondralen Raum heraus. Eine feine Membran („Überwachungsmembran" POMMER) überzieht oft den Knorpel und entspricht wahrscheinlich einer pannusartigen Ausbreitung der Synovialis. Synovialisfortsätze wuchern manchmal in den Knorpel ein, unterminieren ihn und bilden eine fibröse Ankylose. Gelenkkapsel und Periost bleiben lange frei von Uratablagerungen, dagegen ist die Knorpelknochengrenze neben Knochenmarkstophi stark inkrustiert. Daß bei dieser Erkrankung vom subchondralen Raume stammende Knochenmarks- und Knochenwucherungen fehlen, unterscheidet die Gicht eindeutig von der Arthrosis deformans. Es trifft nicht zu, daß die Gicht Wegbereiter einer Arthrosis deformans ist, in Gichtgelenken fehlen gewöhnlich arthrotische Veränderungen (POMMER).

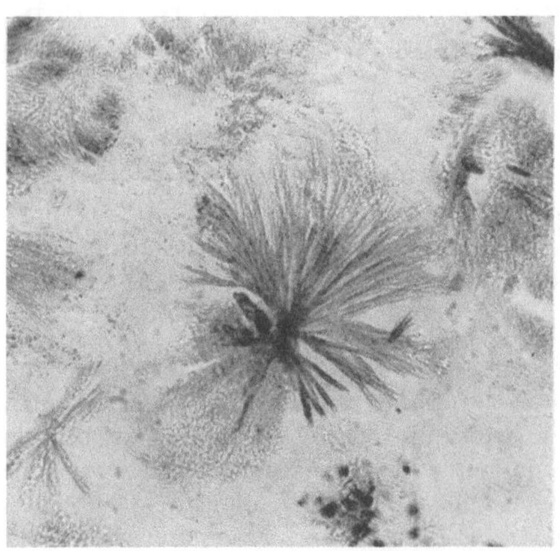

Abb. 45. Radiär angeordnete Uratkristalle im Gelenkknorpel bei Gicht. (Nach LÖFFLER und KOLLER, in Handbuch der inneren Medizin.)

c) Klinik: Das betroffene Kniegelenk ist, besonders am Beginn eines Anfalles, stark gerötet. Die Rötung ist gegen die Umgebung unscharf begrenzt. Die starke

Schwellung ist Ausdruck einer serösen Durchtränkung periartikulärer Weichteile und Folge eines Gelenkergusses. In späten Stadien durchbrechen weißliche Massen die Haut. Sie enthalten neben einigen Leukocyten massenhaft Uratnadeln, die mit der Murexid-Probe leicht zu identifizieren sind. Während des Gichtanfalles klagen die Patienten über quälende Schmerzen und über ein unerträgliches Hitzegefühl im betroffenen Kniegelenk. Nächtliche Verschlimmerungen der Schmerzen sind für Gicht charakteristisch. Normalerweise klingen die Schmerzen des Anfalles nach einigen Tagen wieder ab.

Im Ablauf der Gicht unterscheidet HENCH die *akut rezidivierende Gicht* und die *chronische Gichtarthritis*.

Die *akut rezidivierende Gicht* läßt sich in zwei Stadien unterteilen:

Das erste Stadium ist charakterisiert durch frühe, weniger schwere und monartikuläre Anfälle ohne Tophi. Hyperurikämie kann vorhanden sein.

Das zweite Stadium umfaßt spätere, schwerere, länger dauernde Anfälle mit Fieber und ausgesprochener Hyperurikämie. In diesem Stadium sind weitgehende Remissionen noch möglich. Tophi sind bei einem Drittel der Patienten zu finden.

Die *chronische Gichtarthritis* ist in zwei Stadien zu unterteilen:

Im ersten Stadium mit bereits chronisch gewordenen Gelenkveränderungen treten akute Anfälle auf. Die Hyperurikämie ist konstant; subcutane und äußere Tophi sind fast regelmäßig vorhanden und oft durch die Haut durchgebrochen.

Im zweiten Stadium der chronischen Gichtarthritis, welches das Endstadium ist, sind immer Tophi zu tasten, und die Gelenke zeigen die Zeichen einer voll ausgeprägten Gichtarthritis.

d) Die Diagnose „Gicht" ist außerordentlich leicht, wenn man daran denkt. Tophi und Anfälle bei Männern sind charakteristische Zeichen (95% der Gichtkranken sind Männer). Die Feststellung der Hyperurikämie bestätigt nur dann die Diagnose, wenn Tophi und Anfälle ebenfalls vorhanden sind, weil es auch eine Hyperurikämie ohne Gicht gibt. Nebenbei sei an die Mitteilung von HENCH erinnert, wonach die Gicht am Beginn der Erkrankung auch ohne Hyperurikämie sein kann.

e) Röntgenaufnahmen zeigen nur in fortgeschrittenen Fällen bedeutsame Gelenkveränderungen. Die gelenknahen Knochenteile werden von röntgenologisch sichtbaren Veränderungen besonders stark betroffen. Zu sehen sind cystenartige, homogene Aufhellungen in den Epiphysen, welche durch Knochenverdichtungen von der Umgebung nicht in nennenswertem Maße abgesetzt sind. Da Osteophyten bei der Gicht praktisch nicht vorkommen, ist eine Trennung gegenüber der Arthrosis deformans röntgenologisch möglich. Immer muß der Röntgenbefund im Rahmen des klinischen Bildes gesehen werden.

f) Differentialdiagnostisch sind traumatische Gelenkveränderungen, rheumatische und tuberkulöse Prozesse, eitrige Gelenkentzündungen, Phlegmonen, gonorrhoische Gelenkentzündungen, postdysenterische Gelenkentzündung (mit Conjunctivitis und Urethritis — Reitersche Trias) sowie degenerative Veränderungen zu berücksichtigen.

g) Die Behandlung kann eine Heilung nicht erreichen. Der akute Gichtanfall ist im Prodromalstadium oft durch Colchicin oder Butazolidin noch zu coupieren. Im voll ausgebildeten Anfall ist eine rasche Therapie nötig. Ruhigstellung des Gelenkes, Colchicintabletten oder -injektionen, ACTH und Cortison sowie Irgapyrin und Butazolidin sind heute gebräuchlich. Zwischen den Anfällen ist der Gichtkranke diätetisch einzustellen und mit urikosurischen Medikamenten (Atophan, Salicylpräparate) zu behandeln.

Eine chirurgische Behandlung kann zur Beseitigung besonders störender Tophi in Frage kommen. Sie werden schonend exstirpiert. Da jede Operation in den ersten 8 Tagen nach dem Eingriff einen Gichtanfall auslösen kann, sollte eine Prophylaxe mit Colchicin durchgeführt werden (2 Tabletten täglich vom 2. präoperativen Tag bis zum 6. Tag nach der Operation).

2. Alkaptonurie (Ochronose)

a) Allgemeines: Diese Stoffwechselstörung mit recessivem Erbgang wird durch das genbedingte Fehlen der Homogentisinase ausgelöst (WOLKOW und BAUMANN). Dabei werden alle Tyrosylkörper als Homogentisinsäure ausgeschieden. Der Harn nimmt durch Kondensation der Homogentisinsäuremoleküle zu Alkapton, unter Sauerstoffbeteiligung, braune bis braunschwarze Farbtönungen an. Die Stärke der Alkaptonurie wird bestimmt durch die Zufuhr von Phenylalanin und Tyrosin mit der Nahrung und durch den endogenen Eiweißumsatz.

Dunkelgefärbter Harn ist gewöhnlich das erste Zeichen der Erkrankung. Die übrigen klinischen Merkmale beginnen am Ende des zweiten Lebensjahrzehntes. Braunfleckige Verfärbungen der Skleren, Braunverfärbung des Knorpels (in Gelenken, Nase und Ohren), der Sehnen, der Nägel und manchmal auch des Cerumens sind begleitet von schmerzhaften Gelenkschwellungen, starken degenerativen Gelenkveränderungen, Wirbelsäulenversteifungen und von Störungen des Kreislaufsystems.

Der Knorpel des Kniegelenkes ist braun oder braunschwarz, seine sonst glatte Oberfläche ist aufgefasert und stellenweise durch Knorpelabsprengungen defekt. Mitunter reichen die Knorpeldefekte bis zum Knochen und werden zur Ursache von ausgedehnten Schliffurchen. Die braunschwarz verfärbte Synovialis ist verdickt und zottig.

b) Histologisch erscheint der Knorpel aufgefasert, die Zwischensubstanz ist zugrunde gegangen. Unter Knorpeldefekten wuchern subchondrale Gefäße. In den Knochen eingesprengte Knorpelinseln wachsen. In Knorpel und Synovialis sind ochronotische Pigmente eingelagert.

c) Klinik: Makroskopisch ist das Kniegelenk leicht geschwollen und in der Umgebung der Kniescheibe druckschmerzhaft. Ein Gelenkerguß fehlt für gewöhnlich. Bei normaler oder eingeschränkter Beweglichkeit sind Gelenkgeräusche meist fühlbar. Nach stärkeren Belastungen treten Schmerzen auf. Röntgenuntersuchungen lassen erst in fortgeschrittenen Stadien Veränderungen erkennen. Sie gleichen den Veränderungen der Arthrosis deformans, zeigen aber daneben charakteristische subchondrale, rundliche, scharf begrenzte und oft konfluierende Aufhellungsherde.

d) Die Behandlung beschränkt sich auf diätetische Maßnahmen. Tyrosinhaltige Nahrungsmittel (Milch, Eier, Quark, Käse, innere Organe) sind zu meiden. Alle Versuche einer spezifischen Therapie waren bisher vergeblich.

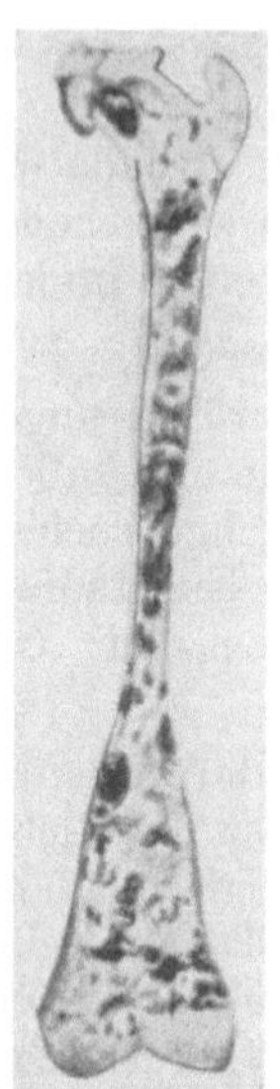

Abb.46. *Oberschenkel bei Gaucherscher Krankheit.* Das distale Ende ist kolbig aufgetrieben. (Nach SCHETTLER, in Handbuch der inneren Medizin.)

3. Gauchersche Krankheit (Cerebrosidose)

Es ist eine sehr seltene, familiäre, konstitutionelle Krankheit. Dabei wird ein Cerebrosid, das Kerasin, vorwiegend in den Zellen des reticuloendothelialen Systems abgelagert. Im Rahmen dieser Erkrankung kommt es im Knochen und damit manchmal auch im Kniegelenk zu charakteristischen Veränderungen. Eine groblöcherig destruierte und verschmälerte Compacta umschließt eine porotische Spongiosa, und die distalen Röhrenknochenabschnitte sind Erlenmeyer-Kolben-artig aufgetrieben (Abb. 46). Der Markraum ist von weißlichen, halbtransparenten Knötchen erfüllt, und in der Nähe der Epiphysen kommen Cystenbildungen vor. Der degenerierte Knorpel ist teilweise nekrotisch.

Röntgenuntersuchungen im Anfangsstadium zeigen neben der kolbigen Auftreibung des distalen Femurendes Porose der Compacta und Sklerosierungen der Spongiosa. Infolge der destruierten Compacta brechen Epiphysenanteile ein und erscheinen deshalb im Röntgenbild unregelmäßig begrenzt. Starke arthrotische Veränderungen sind die Folge.

Bezüglich Diagnose, Therapie und Prognose wird auf entsprechende Abhandlungen verwiesen (SCHETTLER).

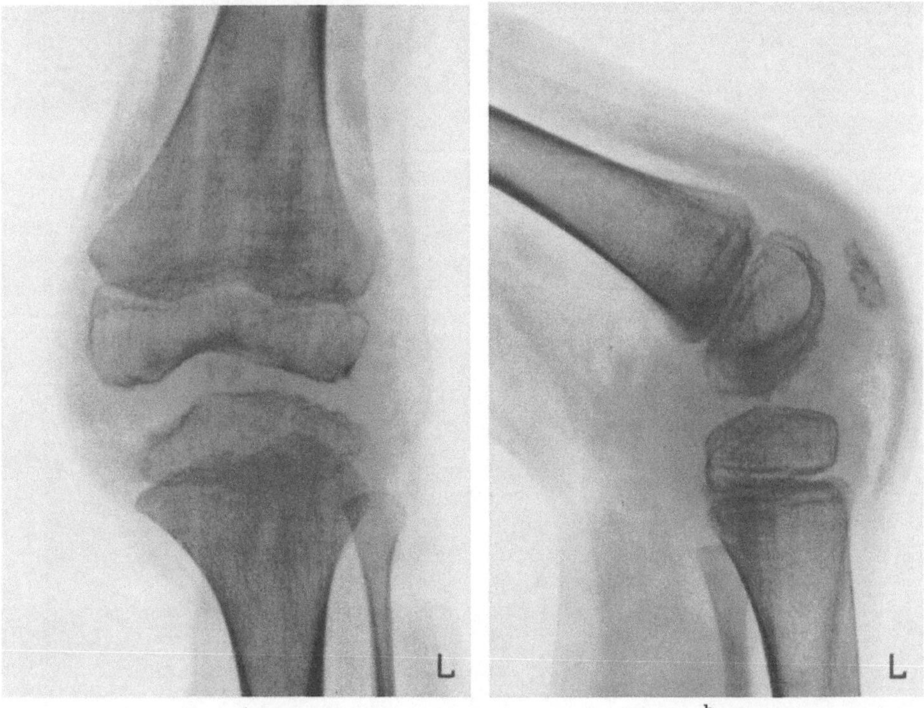

Abb. 47a u. b. „*Blutergelenk*" bei einem Siebenjährigen. Der Bluterguß im Gelenk vergrößert den Weichteilschatten. Bereits in diesem Alter sind die Gelenkkörper unregelmäßig begrenzt. Als Ausdruck des Knorpelschwundes durch verminderte Knorpelwiderstandsfähigkeit und als Ausdruck des X-Knies ist der fibulare Gelenkspalt erheblich verschmälert. (Sammlung der Chirurgischen Klinik, Düsseldorf.)

II. Veränderungen des Kniegelenkes bei Hautkrankheiten

1. Psoriasis

Ob es eine „Arthritis psoriatica" tatsächlich gibt, wie BAUER, FREUND, NOBL und REMENOWSKY annehmen, ist nicht genügend geklärt. Möglicherweise handelt es sich um ein zufälliges Zusammentreffen (STRAUSS). Wahrscheinlich ist ferner, daß es sich dabei nicht um „Entzündungen", sondern um chronisch deformierende Veränderungen handelt, die ohne Psoriasis ebenfalls aufgetreten wären. Ohne Reihenuntersuchungen, mit Berücksichtigung des Femoropatellargelenkes, sind bindende Aussagen nicht zu machen.

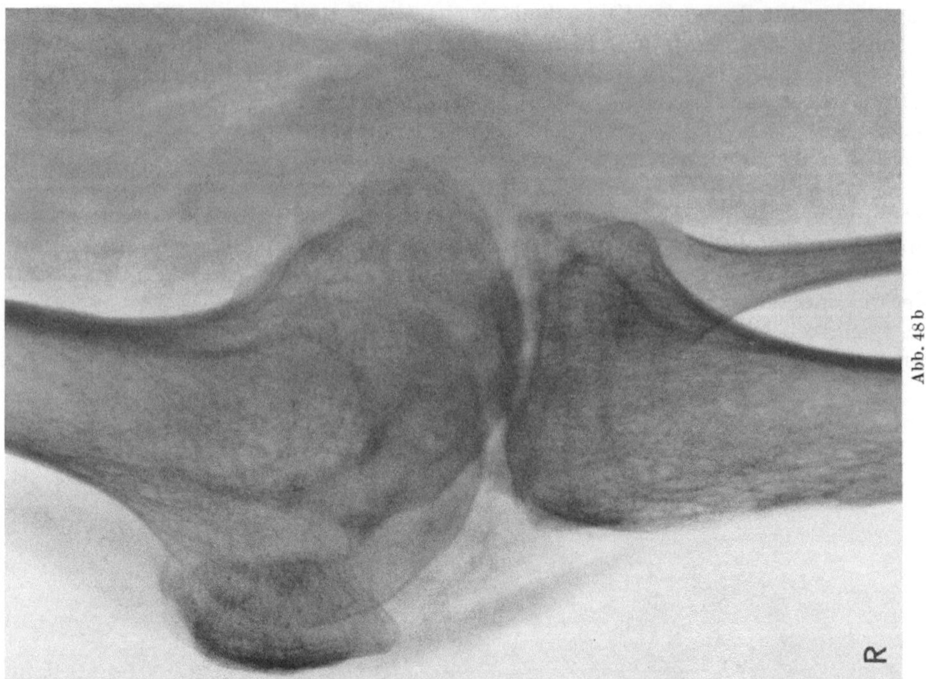

Abb. 48 b

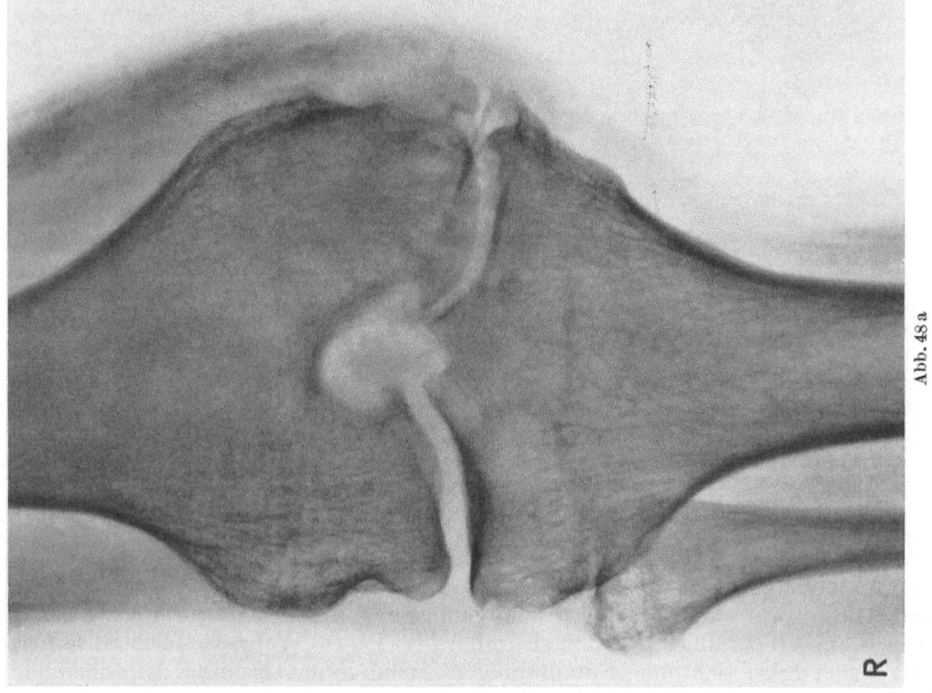

Abb. 48 a

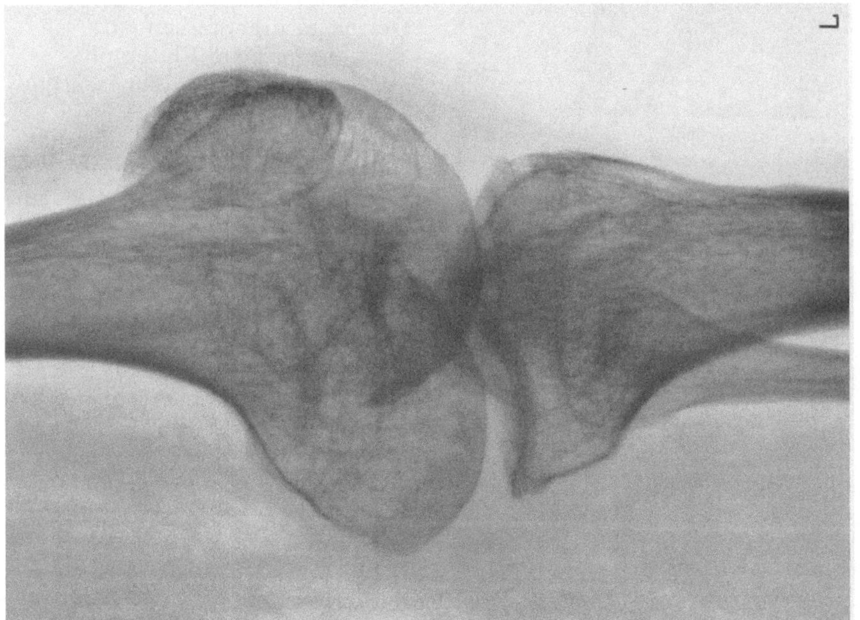

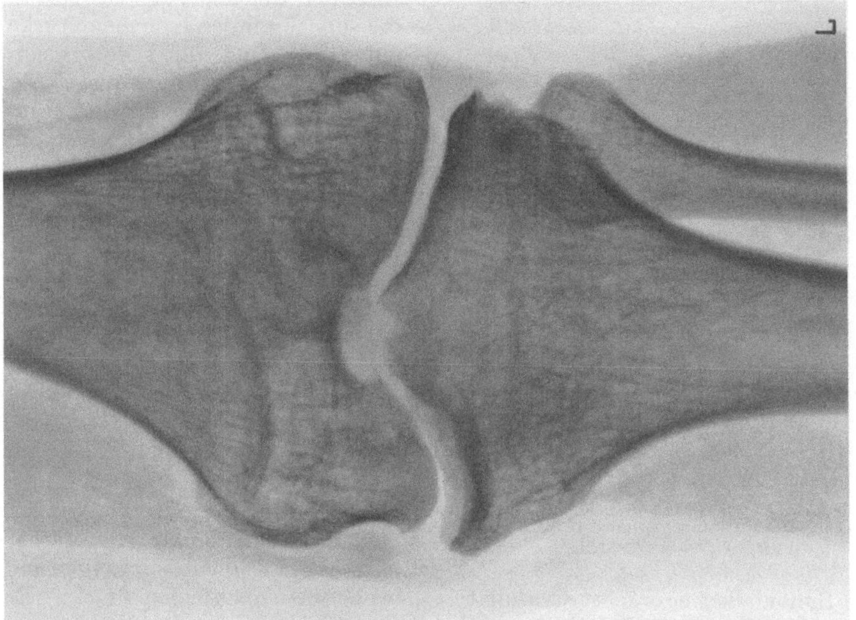

Abb. 48a—d. Bei dem 28jährigen Bluter sind beide Kniegelenke stark verändert. Hinzuweisen ist auf die eigenartige Verbreiterung der Fossa intercondylica und auf die cystenartigen Aufhellungen in Femur und Tibia des rechten Beines (a). Im linken Kniegelenk sind sie weniger deutlich (c). (Sammlung der Chirurgischen Klinik, Düsseldorf.)

III. Veränderungen des Kniegelenkes bei Hämophilie
(Abb. 47a, b; 48a—d)

Im Rahmen dieses recessiv geschlechtsgebunden vererbten Leidens kommt es in Gelenken, besonders häufig im Kniegelenk, zu schweren degenerativen Veränderungen.

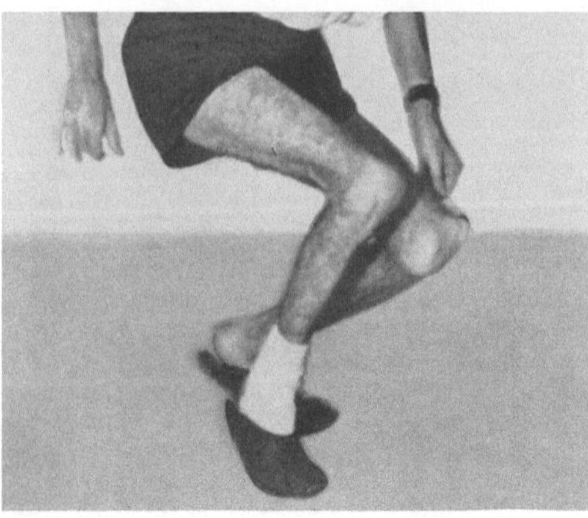

a

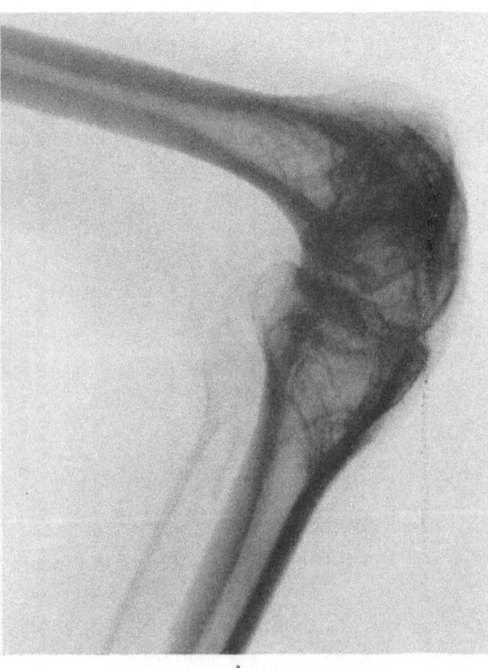

b

Abb. 49a u. b.   a *Hochgradige Beugekontraktur* des linken Kniegelenkes bei Hämophilie (24jähriger Patient). b Das linke Kniegelenk vor der Korrektur

König teilt die Vorgänge im Gelenk in drei Stadien ein:

1. der primäre Bluterguß,
2. die reaktive Entzündung und Panarthritis,
3. die regressiven Veränderungen.

Ausgangspunkt ist meist ein Trauma mit Hämarthros. Während der erste Bluterguß noch resorbiert werden kann, vermindert sich die Möglichkeit einer Resorption mit jedem folgenden Bluterguß. Bereits bei der zweiten Blutung ins Gelenk schlägt sich Fibrin auf der Synovialis nieder und erschwert das Aufsaugen des Blutes aus der Gelenkhöhle. Zunehmende Synovialisverdickung, Kapselsklerose und unter Druck stehender Bluterguß verändern den Knorpel. Er degeneriert und zerreißt. Durch die entstehenden Spalten und Lücken wird der Gelenkerguß teilweise in die subchondralen Knochenbezirke eingepreßt und führt dort ebenfalls zu regressiven Vorgängen. Abweichend davon nimmt Cocci an, daß Veränderungen vorerst in knorpelfreien Bezirken beginnen, im Kniegelenk am Übergang von der Fossa intercondylica zur Gelenkfläche. An dieser Stelle würde die Gelenkfläche durch den unter hohem Drucke stehenden Gelenkerguß unterhöhlt und zur Bildung von Pseudorandwülsten angeregt. Dadurch käme es zu der eigenartigen, bei Blutern obligaten Verbreiterung der Fossa intercondylica. Im weiteren Verlauf bilden sich Schliffurchen. Durch Wucherung des subchondralen Markes entstehen Randwulstbildungen und von der Synovialis her wächst Granulationsgewebe in den Gelenkspalt ein. Es verbindet manchmal die Gelenkkörper durch fibröses Gewebe. Darüber hinaus können in den Epiphysen cystenartige Aufhellungen erscheinen, und schließlich sind sogar Subluxationen und Kontrakturen möglich.

Konservative Maßnahmen bei Blutergüssen im Gelenk sind die beste Therapie. Bei Lagerung auf Braunscher Schiene mit Schaumgummikompressionsverband ist die Resorption des Blutergusses ohne Punktion abzuwarten. Danach muß versucht werden mit wohldosierten Bewegungsübungen und mit Bänderanwendungen die Gelenkbeweglichkeit zu normalisieren. Beginnende Kontrakturen können durch Extensionsverbände und durch redressierende Verbände gebessert werden. Daß in Sonderfällen Beugekontrakturen bei Hämophilie ausnahmsweise auch einmal operativ beseitigt werden können, teilten BUCHNER und SAILER mit (Abb. 49a—d). Über das große Operationsrisiko informierte ACHENBACH.

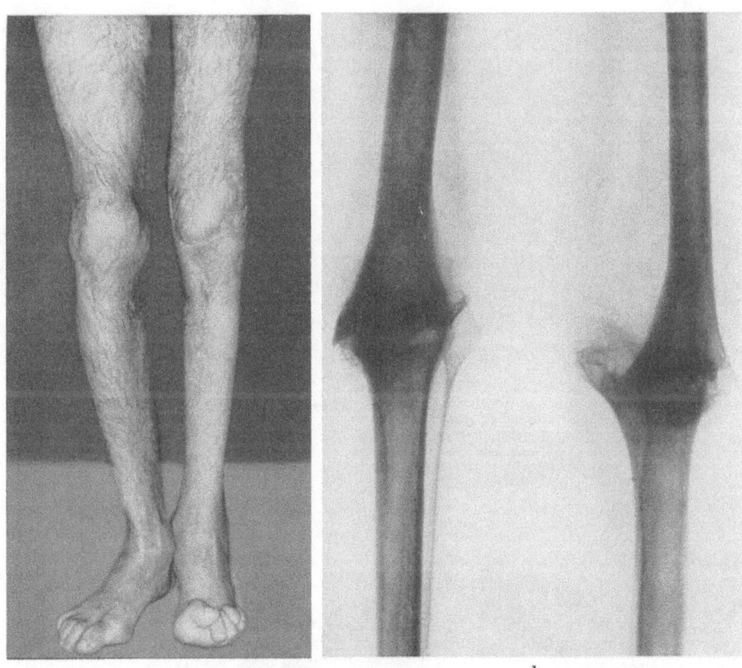

c   d

Abb. 49c u. d.   c Zustand nach operativer Korrektur der Beugekontraktur im linken Kniegelenk bei Hämophilie. d Röntgenaufnahmen des linken Kniegelenkes nach operativer Korrektur. (Nach BUCHNER und SAILER.)

IV. Veränderungen des Kniegelenkes bei Erkrankungen des Nervensystems

1. Tabes (Hinterstrangsklerose, Rückenmarkschwindsucht)

Das schwere, tödlich endende Leiden ist Folge einer Degeneration der sensiblen Fasern, welche als hintere Wurzeln in das Rückenmark eintreten, teilweise in die Hinterhörner ziehen und teilweise als Hinterstränge nach proximal verlaufen. An diesem Leiden erkranken nur 2,5% aller Syphilitiker. $^{1}/_{4}$ aller Tabiker wiederum bekommen Gelenkveränderungen, wobei das Kniegelenk am häufigsten betroffen ist.

Als Ursachen der meist erst im höheren Lebensalter auftretenden beidseitigen tabischen Gelenkveränderungen gelten trophische Störungen und exzessive Überbelastung durch den ataktischen Gang. Trophische Störungen, als Folge gestörter Innervation, führen zu regressiven Veränderungen in Knochen, Bändern, Kapseln und in der Muskulatur. Da die Festigkeit eines Gelenkes aber weitgehend von einer funktionstüchtigen Muskulatur abhängt, neigen die Gelenke von Tabikern, wegen der trophisch bedingten Muskelatrophie, zum Gelenkschlottern. Die so gelockerten und in ihrer Widerstandsfähigkeit verminderten Gelenke werden nunmehr durch den stampfenden ataktischen Gang regelrecht zerschlagen, wobei die Unterbrechung der Gelenkempfindlichkeit jede reflektorische Sperre über-

mäßiger Beanspruchungen beseitigt. Ohne Schmerzen zu verspüren, zertrümmert
der Tabiker mit stampfendem ataktischen Gang seine trophisch gestörten, widerstandslosen und schlotternden Gelenke (Abb. 50a, b).

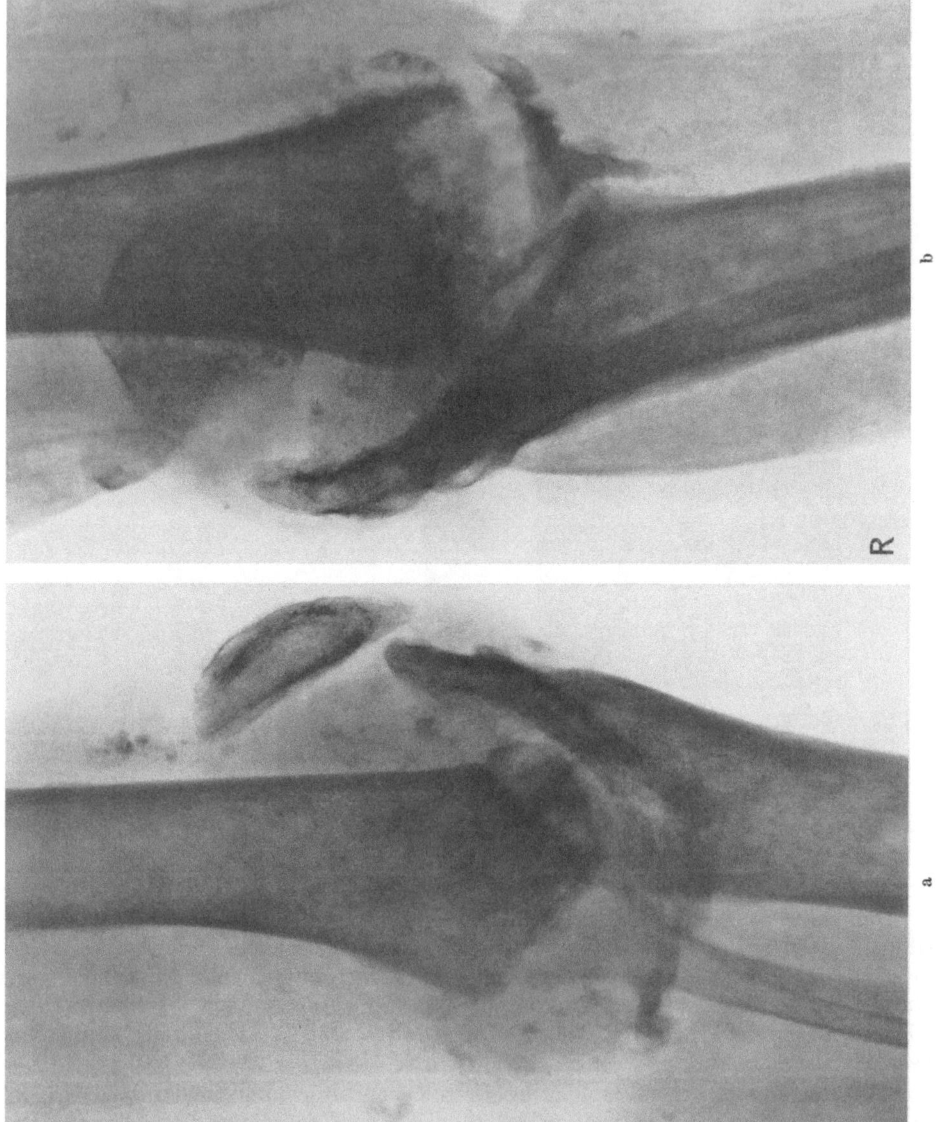

Abb. 50a u. b. *Tabische Arthropathie* bei einer 54jährigen. Ohne Schmerzen zu verspüren, zertrümmert der Tabiker mit stampfendem ataktischen Gang seine trophisch gestörten, widerstandslosen und schlotternden Gelenke. (Sammlung der Chirurgischen Klinik, Düsseldorf.)

    In solchen Gelenken sind Knorpel und Knochen schnell zerstört. Durch die
Oberschenkelrollen ziehen schrägverlaufende, bindegewebig überbrückte Bruchlinien, die an periostbedeckten Stellen durch mächtige Callusbildungen abgeschlossen sind (Abb. 51a—e). An hervorstehenden Kanten schleifen sich die
Gelenkkörper unter Bildung freier Körper ab. Der Bandapparat lockert sich

mehr und mehr; bei starken Veränderungen ist er völlig zerrieben. Das histologische Bild zeigt Einzelheiten der grandiosen Zerstörung: Knorpelauffaserung und Knorpelnekrose, Auflösung noch vorhandener Knorpelpartien durch Granulationsgewebe von der Gelenkhöhle her und durch Gefäßsprossen aus dem sub-

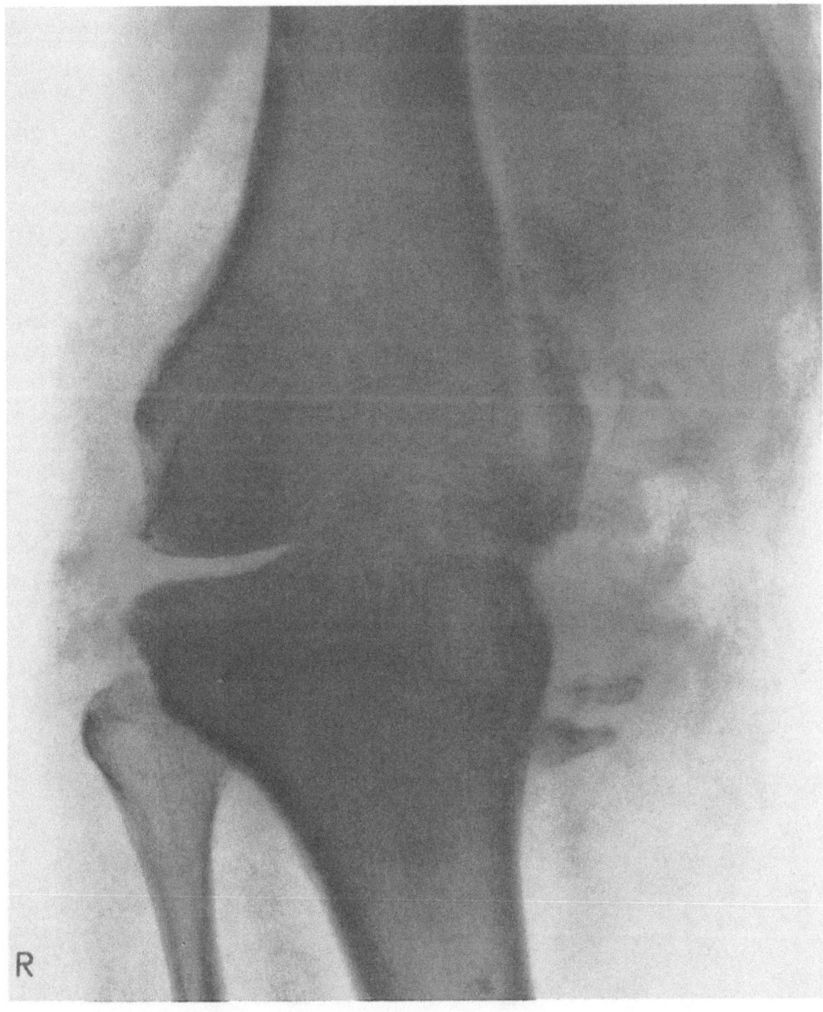

Abb. 51a—e. *Tabische Arthropathie* bei einer 59jährigen. (Sammlung der Chirurgischen Klinik, Düsseldorf.) a Das Leiden begann rechts mit einer Fraktur der tibialen Oberschenkelrolle. In der Regel ist der Bruchspalt unscharf begrenzt, an der periostbedeckten Stelle von starker Callusbildung abgeschlossen, und der abgetrennte Rollenanteil ist unregelmäßig aufgehellt. (Rechtes Kniegelenk ap)

chondralen Raum; durch sklerosierte Corticalisbezirke begrenzte Knochenzerstörungen, Blutungen, Auflockerung des Knochengefüges und mächtige Randwulstbildungen.

Manche Fälle sind vorwiegend hypertrophisch, andere wiederum atrophisch (Abb. 52a, b), die einen beginnen als schleichende Arthropathie, die übrigen als Gelenkfrakturen (Abb. 53a—d). Brüche heilen auch bei Tabikern, wenn sie mindestens doppelt solange ruhiggestellt werden wie bei Gesunden.

Differentialdiagnostisch ist bei beginnenden, leichten tabischen Gelenkveränderungen die Syringomyelie abzugrenzen. Der serologische Nachweis einer früheren Syphilis erleichtert die Differenzierung. Schmerzlose Gelenkfrakturen in einer der Oberschenkelrollen sprechen für Arthropathien bei Nerven

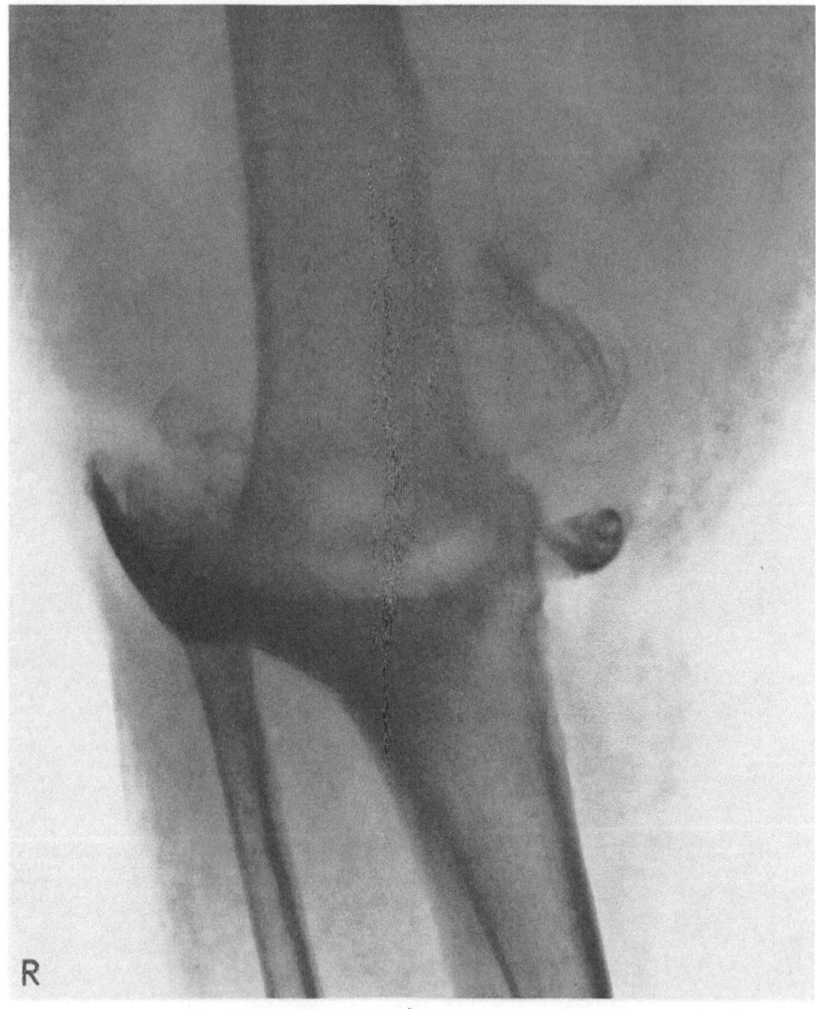

Abb. 51 b u. c. 4 Jahre später ist dasselbe rechte Kniegelenk von a in dieser Weise verändert.
(Rechtes Kniegelenk in 2 E)

krankheiten. Je stärker die Gelenkveränderungen werden, um so einfacher ist die Diagnose.

Die Behandlung versucht die ausfahrenden Bewegungen mit orthopädischen Apparaten zu bremsen, um den Gelenkverschleiß hinauszuzögern. Arthrodesen führen in vielen Fällen nicht zur knöchernen Überbrückung und sind deshalb nicht zu empfehlen. Die Ursachen tabischer Arthropathien sind durch antiluische Kuren nicht zu bessern.

2. Syringomyelie

Die Genese der dieser Erkrankung zugrunde liegenden Höhlenbildungen im Rückenmark ist noch nicht vollkommen geklärt. Klinisch finden sich bei der Syringomyelie Sensibilitätsstörungen, besonders der Temperaturempfindung, und

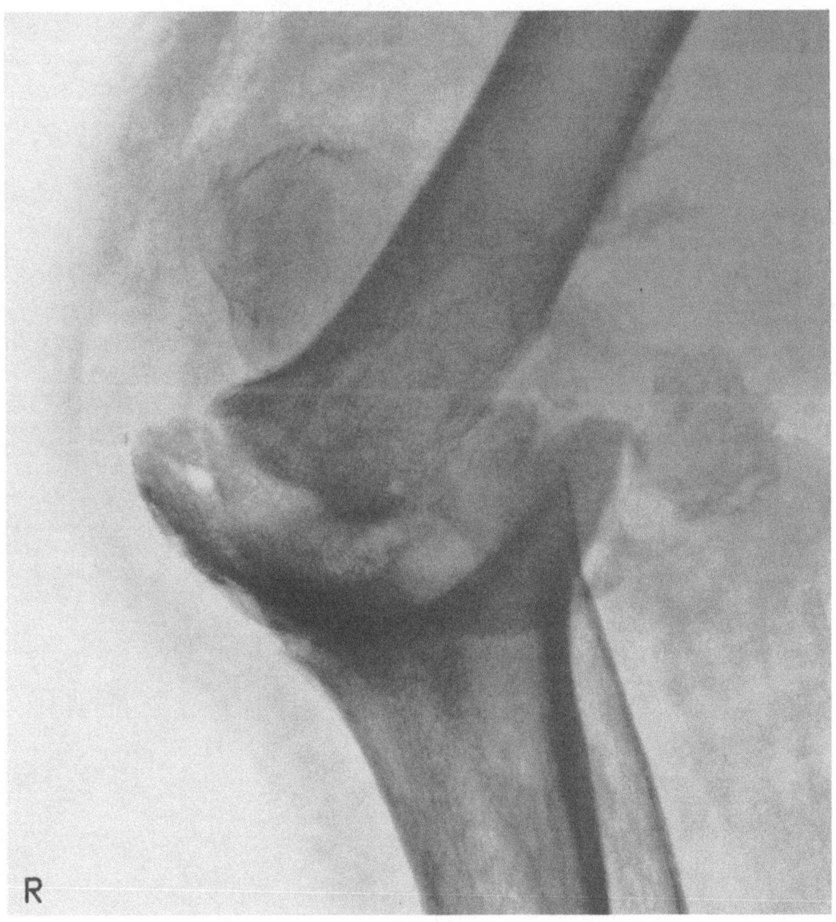

Abb. 51 c

Muskelatrophie. In $^1/_4$ der Fälle kommen Gelenkveränderungen vor. Während bei Tabes vorwiegend die Kniegelenke erkranken, sind Veränderungen bei Syringomyelie hauptsächlich in Gelenken der oberen Gliedmaßen lokalisiert. Die hypertrophische Form ist häufiger als die atrophische. Trophische Störungen, Fistelbildungen und Mischinfektionen können den Verlauf ungünstig beeinflussen.

Bei beginnenden Veränderungen ist eine Abgrenzung gegen tabische Arthropathien röntgenologisch allein nicht möglich. Im weiteren Verlauf erreichen die Veränderungen bei Syringomyelie jedoch nicht die Intensität tabischer Verstümmelungen. Der Ablauf des Leidens läßt sich durch Entlastung mit orthopädischen Apparaten so beeinflussen, daß die Gelenkzerstörung hinausgezögert wird.

3. Andere Erkrankungen des Rückenmarkes

Andere Erkrankungen des Rückenmarkes, wie angeborene Dysplasie des Rückenmarkes und Querschnittslähmungen nach Verletzungen, können ähnliche Gelenkveränderungen wie die Syringomyelie verursachen.

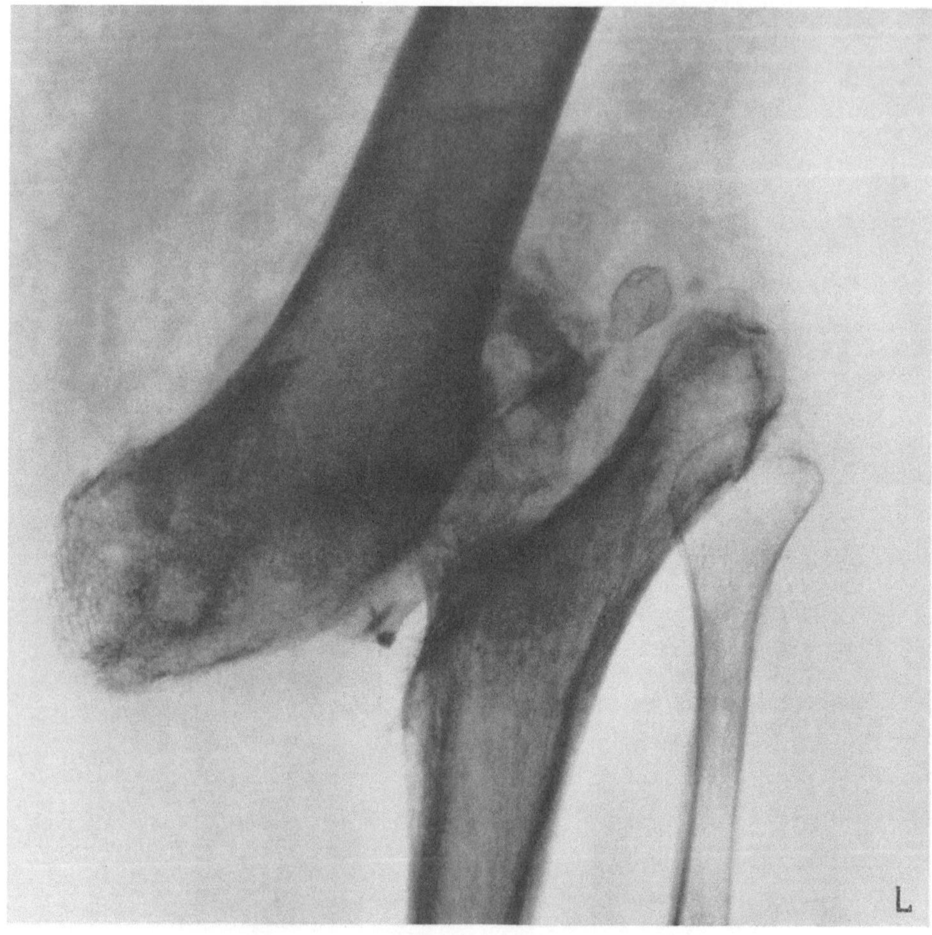

Abb. 51 d u. e. Die Veränderungen im linken Kniegelenk derselben Patientin sind noch stärker. Die kaum noch als solche zu erkennenden Gelenkkörper sind luxiert. (Linkes Kniegelenk in 2 E)

V. Veränderungen des Kniegelenkes bei endokrinen Störungen
Die chronische Form des primären Hyperparathyreoidismus

Die akute Form kann binnen weniger Tage zum Tode führen. In diesem Zusammenhang hat sie keine Bedeutung. Die chronische Form der auf ein Adenom oder auf eine Hypertrophie der Parathyreoidea zurückzuführende Krankheit verursacht folgende charakteristische Veränderungen im Knochensystem: Eine generalisierte Kalkverarmung, Cysten, sog. braune Tumoren und Brüche im Bereich von Cysten und braunen Tumoren. Diese Knochenveränderungen heißen Osteodystrophia generalisata cystica (v. Recklinghausensche Krankheit).

Durch vermehrte Ausschüttung von Parathormon werden die Osteoclasten zur dissezierenden Fibroosteoklasie angeregt. Da die Osteoblasten den vermehrten Abbau nicht ausgleichen können, resultiert ein starker Abbau von Knochengewebe mit erheblicher Hypercalcämie. An stark beanspruchten Stellen des Knochens erscheinen von fibrösem Mark begrenzte Cysten mit fibrinreicher Flüssigkeit.

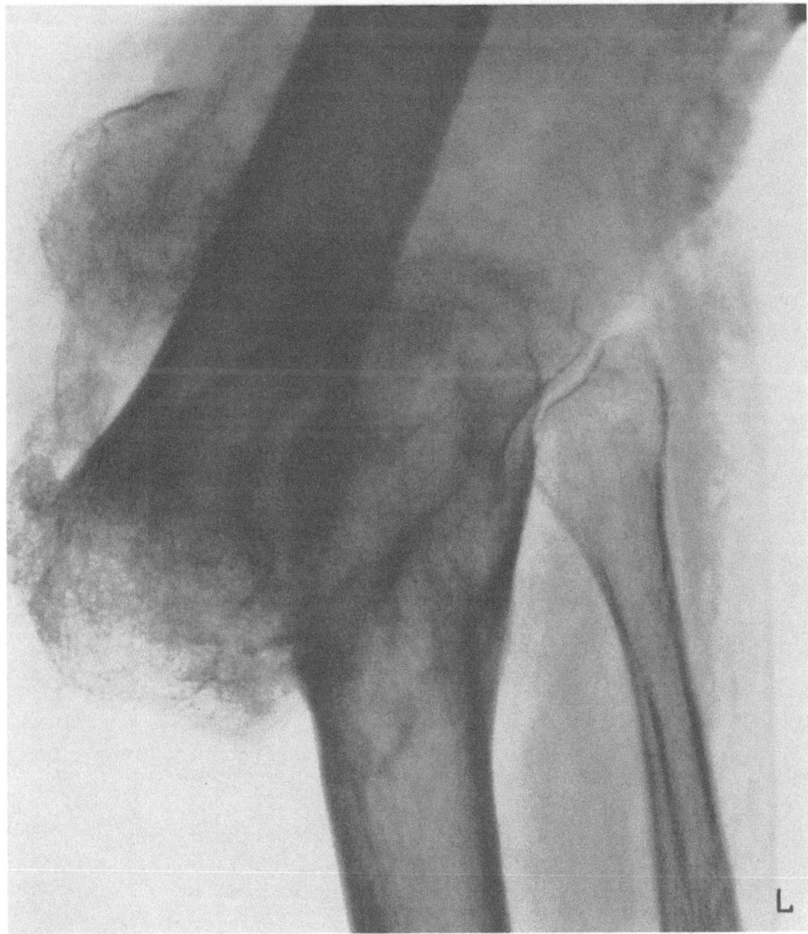

Abb. 51e

Im Knochenmark treten Blutungen und geschwulstartige Zellherde aus Riesenzellen und aus hämosiderinhaltigen Bindegewebszellen auf, die als „braune Tumoren" bezeichnet werden. Infolge der starken Knochenveränderungen kommt es zu Deformitäten und zu Spontanfrakturen (Abb. 54a, b). Röntgenologisch sprechen folgende Befunde für Osteodystrophia generalisata cystica: Arrosionen und Aufsplitterungen der Corticalis (dissezierende Fibroosteoklasie) sowie multiple, teils zentrale, teils corticale Cysten.

Für das Kniegelenk ist die Osteodystrophia generalisata cystica aus zwei Gründen von Bedeutung. Erstens können Deformierungen und Spontanfrakturen entstehen (Abb. 54a, b) und zweitens können als Folge des erhöhten Calciumspiegels im Blut Kalkablagerungen in den periartikulären Weichteilen auftreten.

Ergänzend sei noch erwähnt, daß es auch eine *sekundäre Form des Hyperparathyreoidismus* gibt. Physiologischerweise tritt diese während der Schwanger

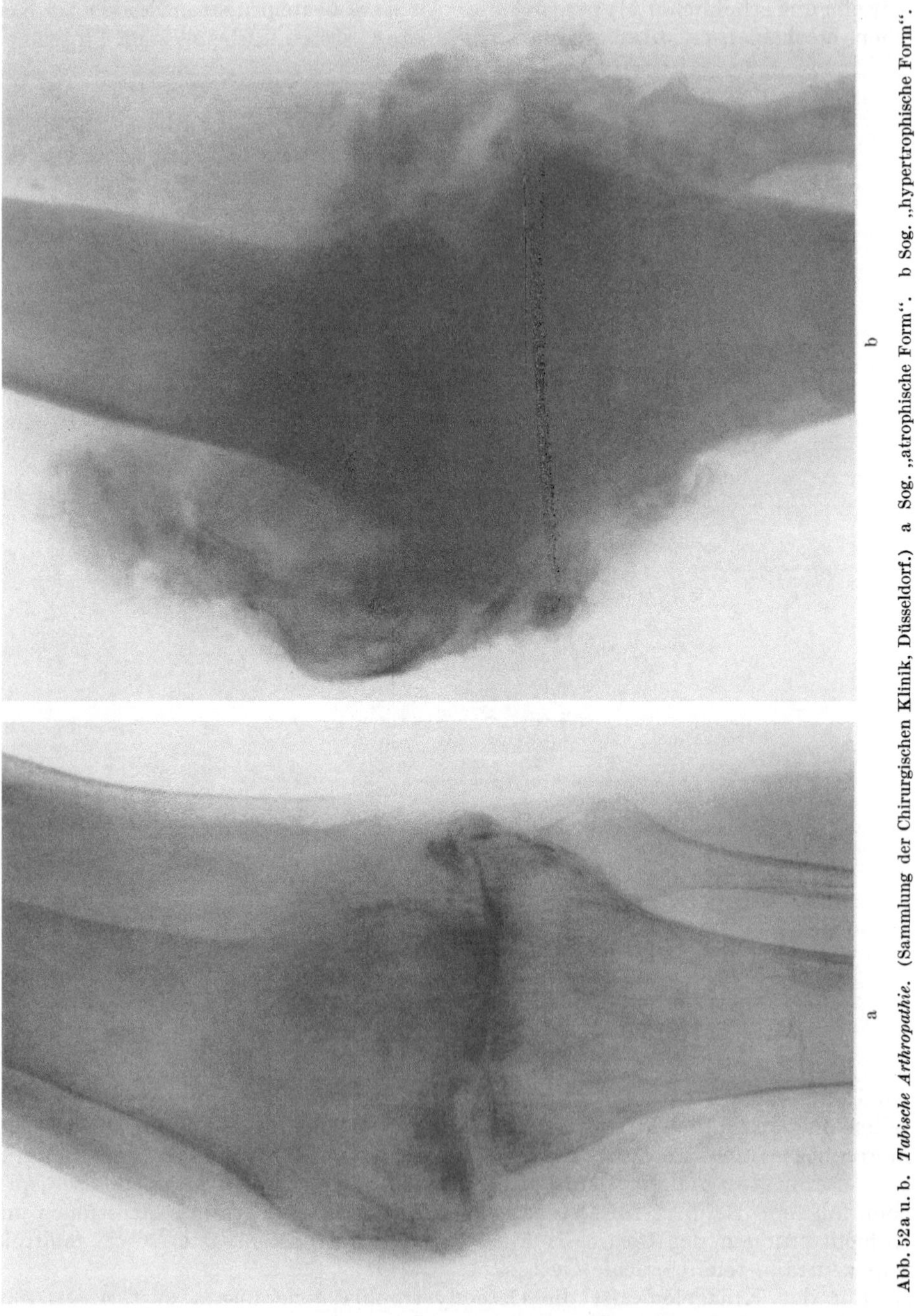

Abb. 52a u. b. *Tabische Arthropathie.* (Sammlung der Chirurgischen Klinik, Düsseldorf.) a Sog. „atrophische Form". b Sog. „hypertrophische Form".

schaft und in der Lactationsperiode auf. Als pathologischer Zustand wird sie
bei Rachitis, Osteomalacie und chronischer Nephritis beobachtet. Auch die

sekundäre Form des Hyperparathyreoidismus kann Verbiegungen der Gliedmaßen, besonders der unteren, auslösen (Abb. 55). (Hypercalcämien können

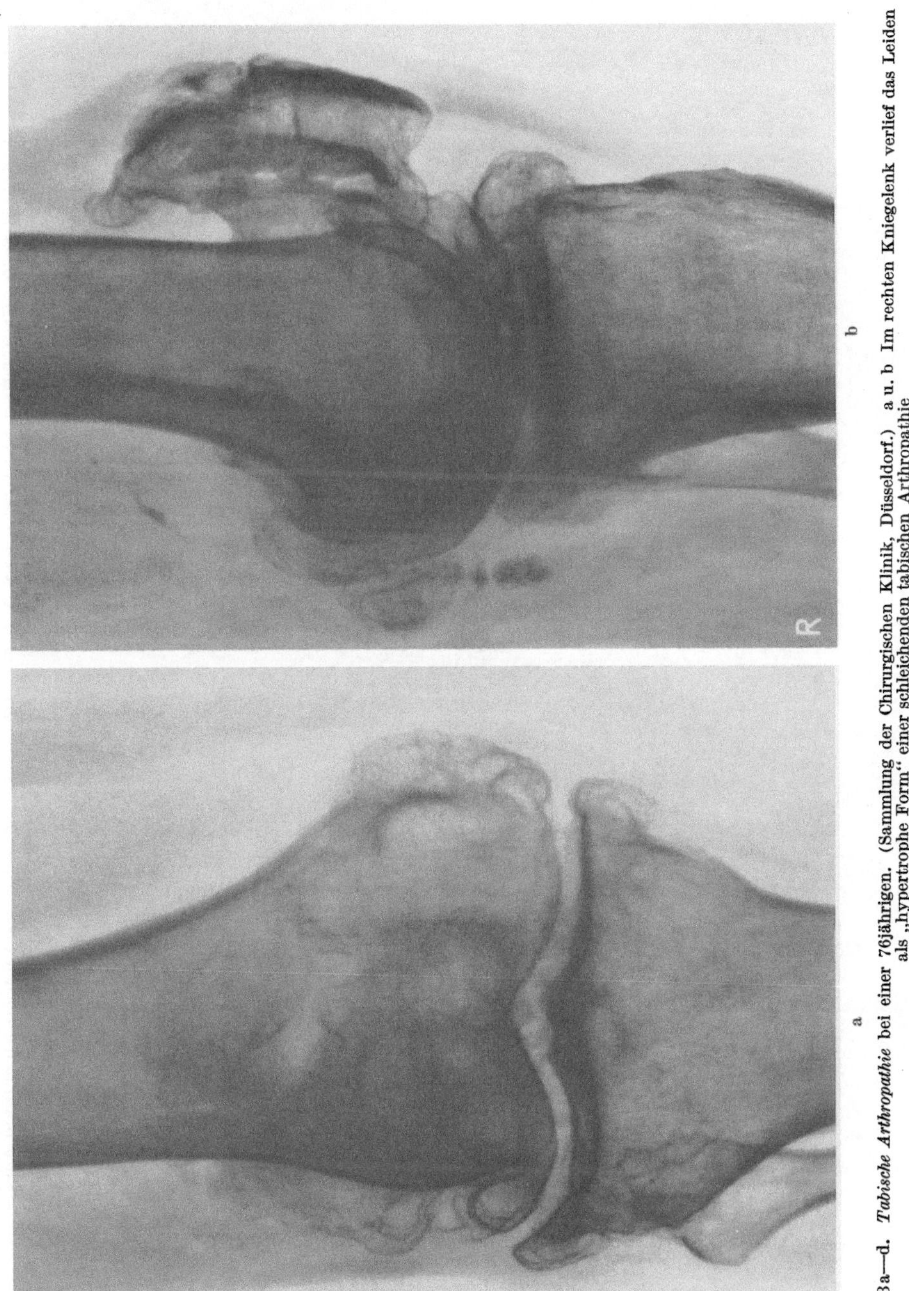

Abb. 53a—d. *Tabische Arthropathie* bei einer 76jährigen. (Sammlung der Chirurgischen Klinik, Düsseldorf.) a u. b Im rechten Kniegelenk verlief das Leiden als „hypertrophe Form" einer schleichenden tabischen Arthropathie

auch bei chronischer D-Hypervitaminose auftreten. Siehe chronische D-Hypervitaminose.)

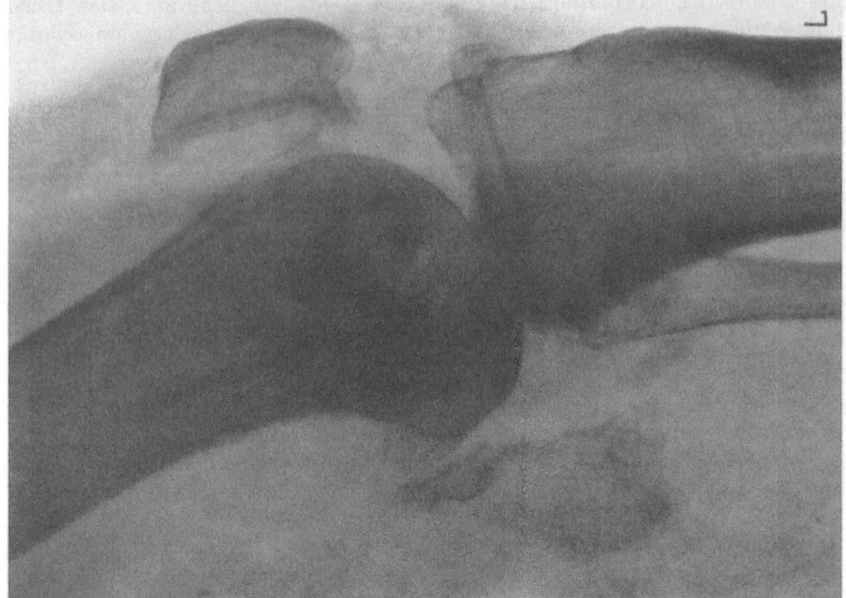

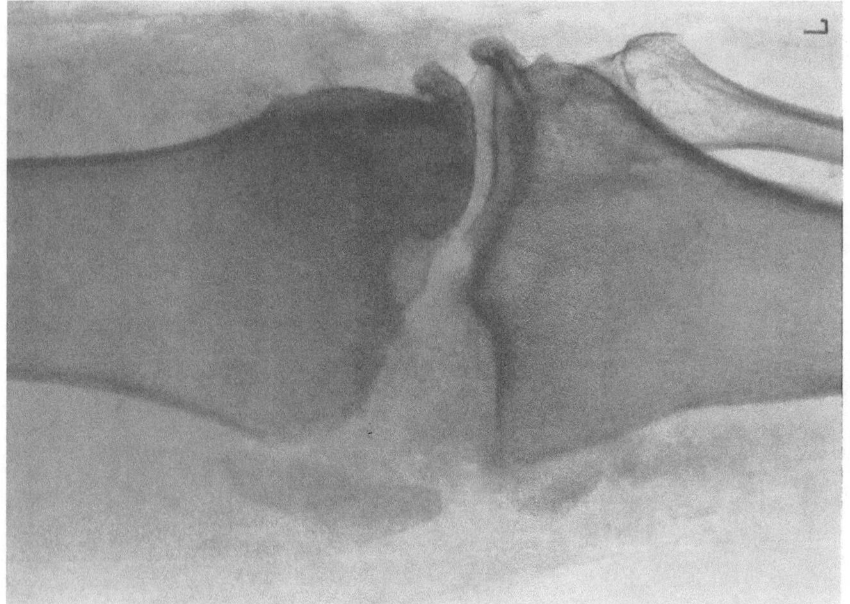

Abb. 53c u. d. Im linken Kniegelenk wurde die anfängliche Verlaufsform der „hypertrophen Form" einer schleichenden tabischen Arthropathie durch einen Bruch in der tibialen Oberschenkelrolle schwerwiegend geändert. Nach einem solchen Ereignis ist das Gelenk in wenigen Jahren bis zur Unkenntlichkeit verstümmelt (s. Abb. 51a bis e), wenn es nicht über lange Zeit ruhiggestellt wird. *Frakturen heilen auch beim Tabiker, wenn sie mindestens doppelt so lange ruhiggestellt werden als bei Gesunden.* Wegen der Schmerzlosigkeit ihrer Gelenkveränderungen suchen Tabiker erst spät den Arzt auf

VI. Veränderungen des Kniegelenkes bei Störungen des Vitaminhaushaltes

Die normale Knochenentwicklung wird von zahlreichen Faktoren gesteuert. Die am besten überschaubaren sind Erbanlage, Hormone, Vitamine u. a. Hier sollen Schäden, welche durch Über- oder Unterangebot von Vitaminen entstehen, kurz erwähnt werden; sie treten beim wachsenden Knochen früher auf als nach

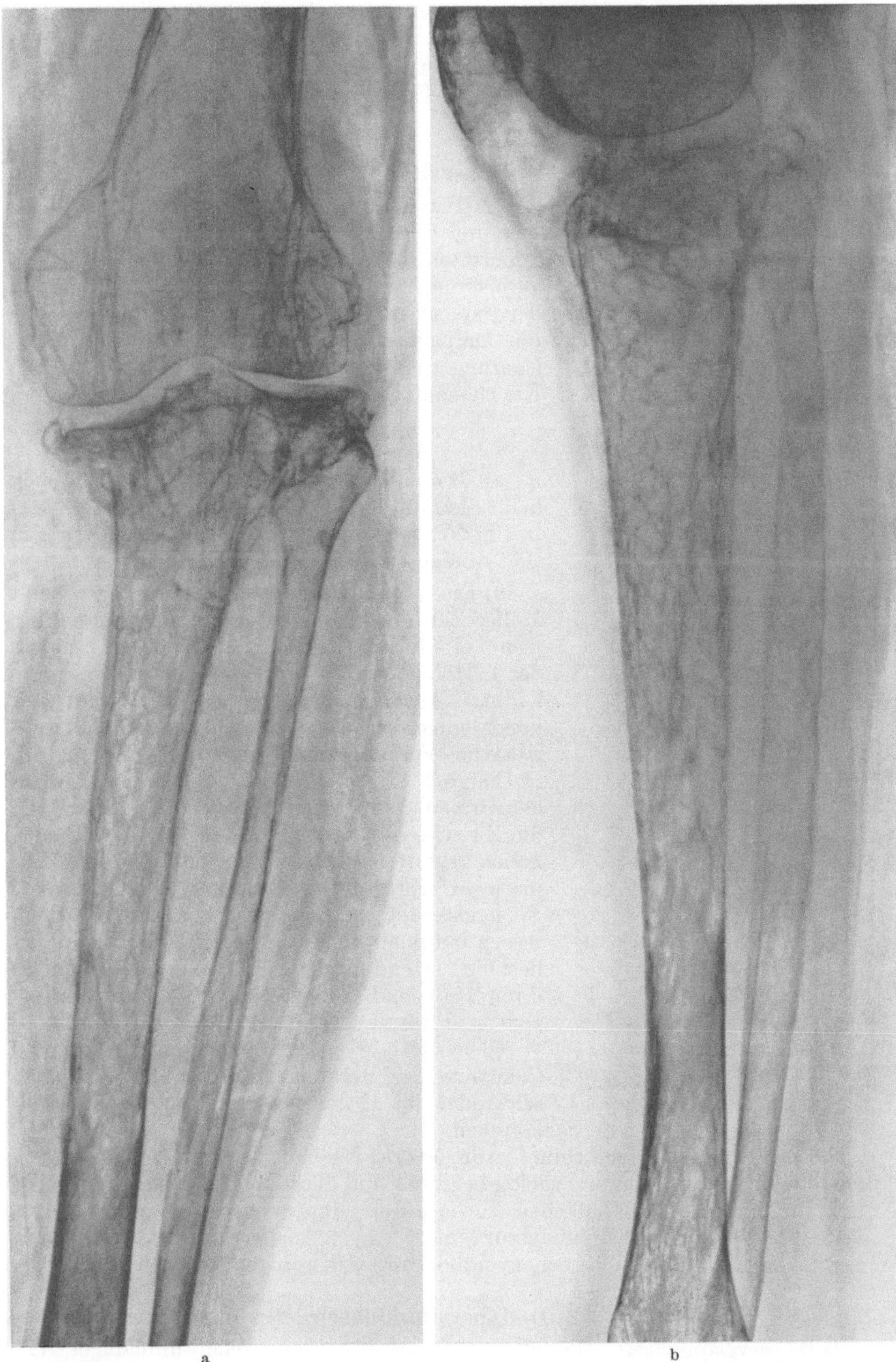

Abb. 54a u. b. (56jährige Patientin.) *Chronische Form des Hyperparathyreoidismus (v. Recklinghausensche Krankheit):* Gut zu erkennen sind Arrosionen und Aufsplitterungen der Corticalis, sowie multiple, teils zentrale, teils corticale Cysten. Zustand nach früherer, mit Fehlstellung verheilter Spontanfraktur im linken Schienbeinkopf. (Sammlung der Chirurgischen Klinik, Düsseldorf.)

Abschluß des Wachstums. Es kommen in Frage: A-Hypervitaminose, C-Hypovitaminose, D-Hypervitaminose und D-Hypovitaminose, daneben auch noch Mangelosteopathien und Sprue.

1. A-Hypervitaminose

A-Hypervitaminose: Während A-Hypovitaminosen durch Nachtblindheit, Xerophthalmie oder Keratomalacie und durch Haut-Schleimhautveränderungen ausgezeichnet sind, führen A-Hypervitaminosen bei Kindern, neben Gewichtsverlust und Hauterscheinungen, durch Aktivierung der Osteoclasten und des Periostes zu osteoclastären Compacta-Osteolysen und zu periostalen Auflagerungen. Diese letzteren dürfen mit luischen Knochenauflagerungen nicht verwechselt werden.

2. C-Hypovitaminose

a) Die C-Hypovitaminose der Erwachsenen heißt **Skorbut.** Allgemeinerscheinungen stehen dabei im Vordergrund, die Knochenveränderungen sind weniger bedeutungsvoll.

b) Die C-Hypovitaminose bei Säuglingen heißt **Möller-Barlowsche Erkrankung.** Sie ist am häufigsten bei Kindern in der 2. Hälfte des 1. und in der 1. Hälfte des 2. Lebensjahres. Neben den bekannten Allgemeinsymptomen, auf die hier nicht näher eingegangen werden soll, treten charakteristische Veränderungen in den Knochen auf. Es handelt sich um Abweichungen bei der enchondralen Ossifikation, die darauf beruhen, daß die Zwischensubstanzbildung der mesenchymalen Zellen gestört ist. Durch Umwandlung von Zellmark in fibröses Gerüstmark werden zu wenig Spongiosabälkchen gebildet, und die Knochenresorption geht ungestört weiter. Dadurch verliert die Verbindung der Epiphyse mit der Diaphyse ihren Halt und bricht leicht ein (Trümmerfeldzone — Fraenkel.)

Gleichzeitig werden Spongiosabälkchen und Compacta der Metaphyse dünner. Die Compacta schwindet im Gegensatz zur Rachitis nie vollkommen.

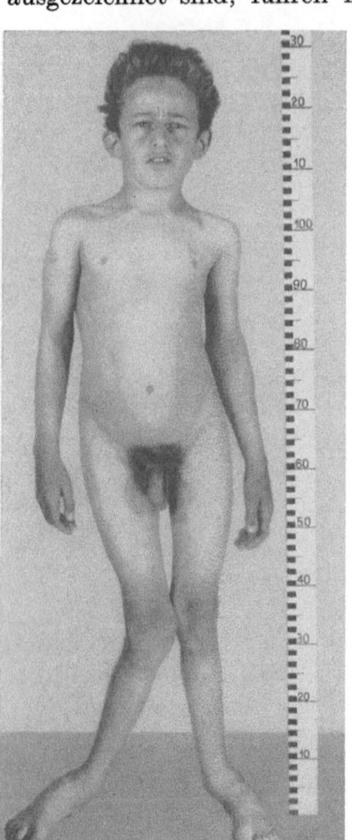

Abb. 55. Verbiegungen an den unteren Gliedmaßen bei der *sekundären Form der Hyperparathyreoidose.* (Nach Fanconi, in Handbuch der inneren Medizin.)

Bei der Röntgenuntersuchung (Abb. 56a) erscheinen verbreiterte Epiphysenlinien, welche inhomogen und zackig begrenzt sind (Trümmerfeldzone), verdünnte Corticalis und Spongiosabälkchen, sowie durch subperiostale Hämatome verursachte periostale Knochenauflagerungen. Nach Normalisierung des Vitamin C-Haushaltes schwinden die Knochenveränderungen in wenigen Monaten (Abb. 56b).

3. D-Hypervitaminosen

D-Hypervitaminosen: Die *akute D-Hypervitaminose* nach unmäßiger Vitamin D-Zufuhr mit toxischer Schädigung der parenchymatösen Organe, Verfettung von Myokard und Leber, sowie mit Mikrolithenbildungen in den Nieren führt gewöhnlich zum Tode.

Die *chronische D-Hypervitaminose* führt über eine vermehrte Calciumresorption im Darm zur Hypercalcämie. Der Organismus versucht eine Kompensation durch vermehrte Ablagerung in die Knochen und durch vermehrte Ausscheidung. Daneben treten Verkalkungen in Nieren, Lungen, Magen und in Gefäßwänden auf. Am wachsenden Knochen ist die primäre Spongiosa kalkdichter als normal, und die präparatorischen Verkalkungslinien sind verbreitert. (Hypercalcämien beim Hyperparathyreoidismus sind im entsprechenden Kapitel besprochen.)

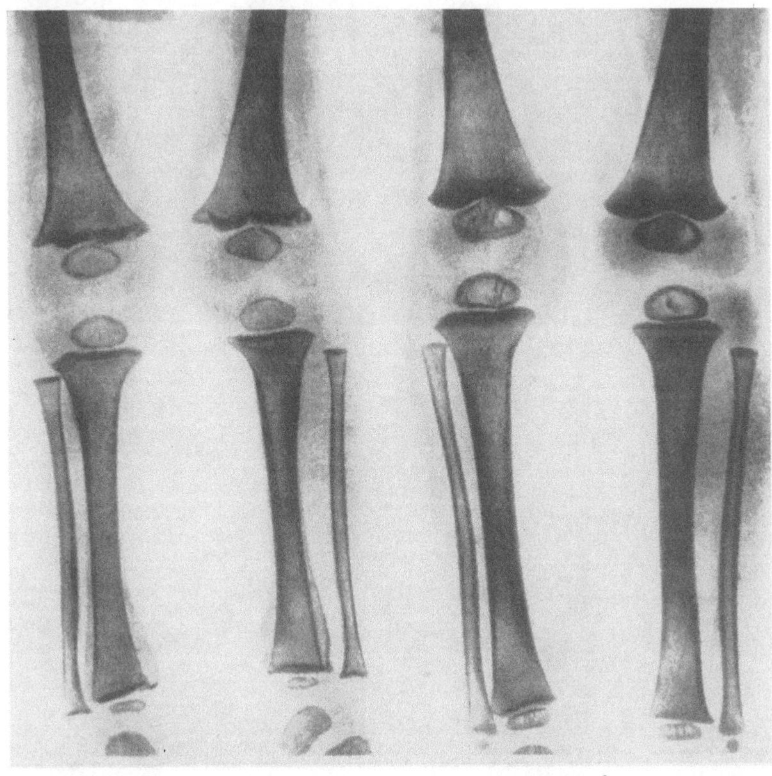

a   b

Abb. 56a u. b. a *Möller-Barlowsche Krankheit* bei einem 9 Monate alten Mädchen. Verbreiterte, inhomogen und zackig begrenzte Epiphysenlinien (Trümmerfeldzonen), Schwund von Spongiosa und Compacta. Durch subperiostale Hämatome verursachte periostale Auflagerungen. Schattensäume an den Epiphysenkernen. b Dasselbe Kind 6 Monate später, geheilt. (Aus SCHINZ-BAENSCH-FRIEDL-UEHLINGER, Lehrbuch der Röntgendiagnostik.)

4. D-Hypovitaminosen

D-Hypovitaminosen: Die Haltekraft des Blutplasmas („Holding power") für Phosphor und für Calcium ist herabgesetzt. Dadurch leidet die präparatorische Verkalkung des Knorpels in der Epiphyse. Der zwar gewucherte, aber präparatorisch nicht verkalkte Knorpel bleibt unverändert und führt zu Auftreibungen. Außerdem ist die Kalksalzeinlagerung in das Osteoid ungenügend, die osteoiden Säume werden immer breiter. Am Beginn der Erkrankung sinkt zuerst der Phosphorspiegel im Blute ab, später auch der Calciumspiegel. Nach Normalisierung des Vitamin D-Haushaltes steigt zunächst der Phosphorspiegel, später erst der Calciumspiegel. Dadurch können tetanische Krämpfe auftreten. Die Veränderungen hängen davon ab, in welchem Alter die Rachitis auftritt. Deshalb ist eine Einteilung in Frührachitis, Spätrachitis, Rachitischen Zwergwuchs, Osteomalacie und Milkman-Syndrom zweckmäßig (SCHINZ).

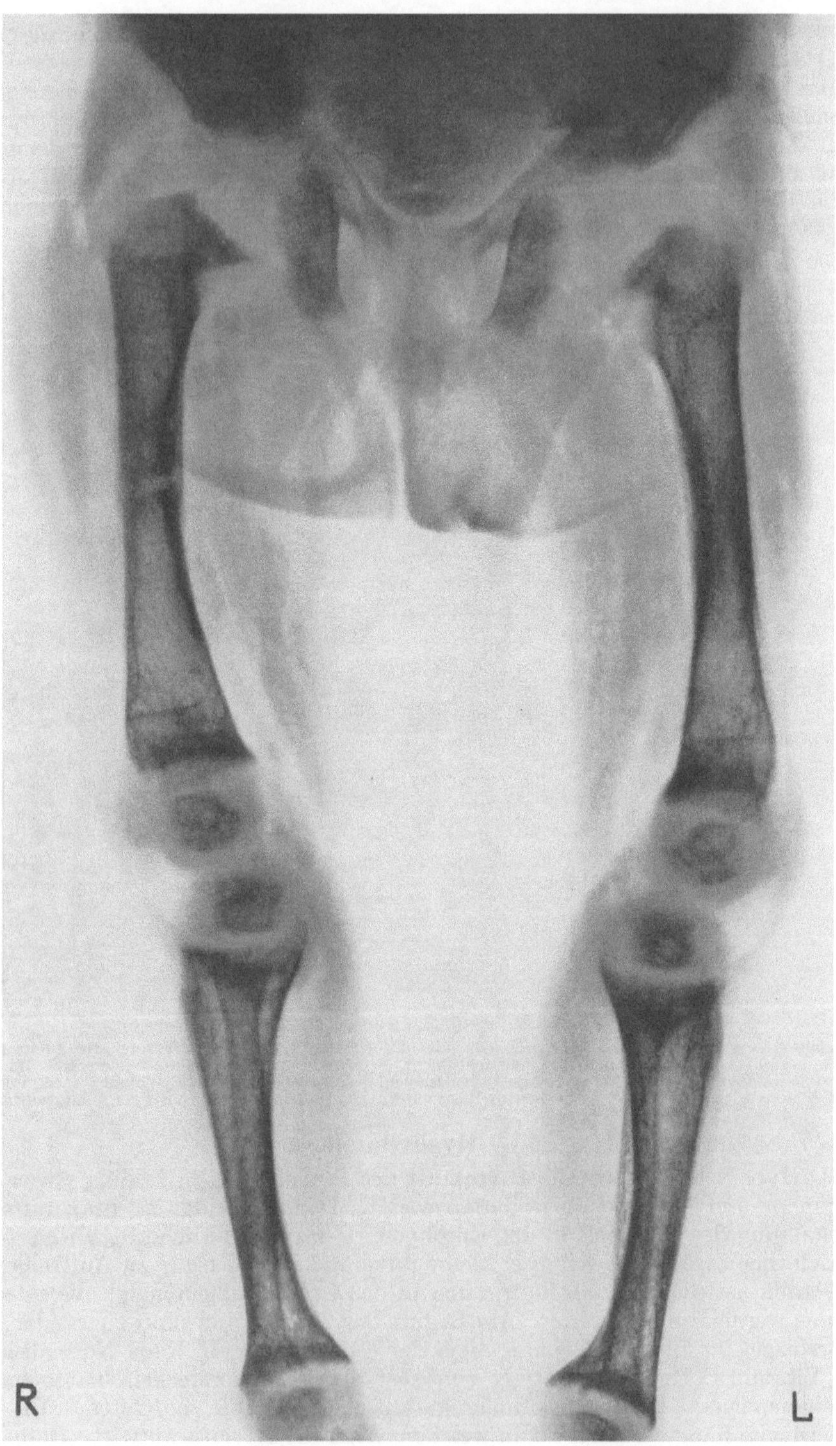

Abb. 57. *Schwere floride Rachitis* bei einem Dreijährigen. Becherförmige Metaphysenbegrenzungen, unscharfe Epiphysenkerne, Rarifizierung von Spongiosa und Corticalis, sowie eine Umbauzone im rechten Oberschenkel sind deutlich zu erkennen

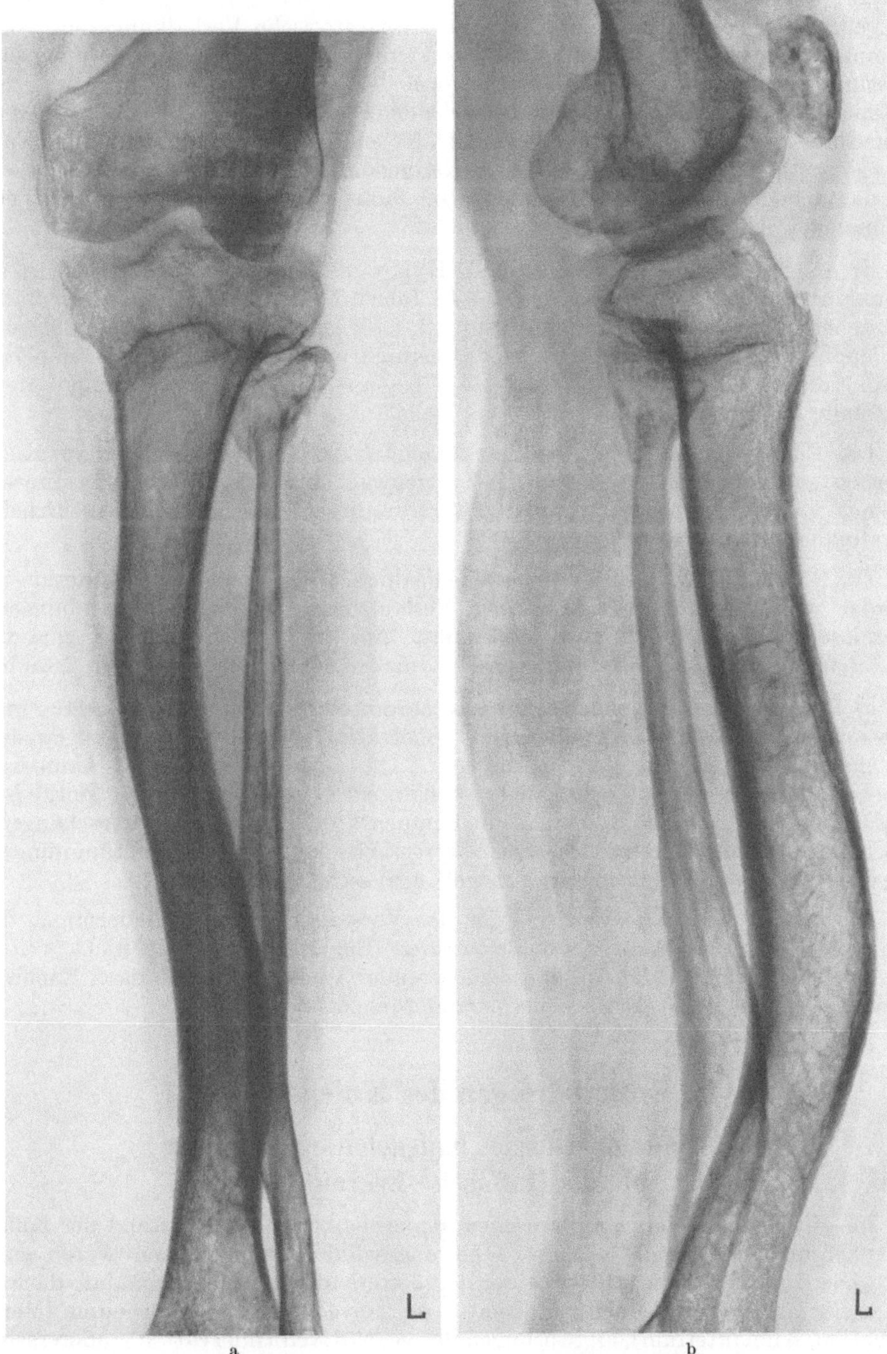

Abb. 58a u. b. Starke *Verkrümmungen nach Spätrachitis.* Für das Kniegelenk sind solche Verbiegungen wegen der unphysiologischen Belastung ungünstig (68jährige Patientin)

a) Bei der **Frührachitis** sind neben den charakteristischen klinischen Allgemein-symptomen folgende röntgenologische Veränderungen zu sehen: Am Anfang sind die präparatorischen Verkalkungszonen erweitert, unregelmäßig und unscharf begrenzt. Bei schweren Fällen fehlt die präparatorische Verkalkungszone vollkommen. Je nach Beschaffenheit des zur Epiphyse hin gelegenen Metaphysenabschnittes läßt sich eine sog. „Becherform der Metaphyse" von der „passiven Form der Rachitis" WIMBERGERs unterscheiden, bei welcher die Becherform fehlt. Der Epiphysenkern ist unscharf begrenzt. Neben den Abweichungen an der Epiphyse und an der Metaphyse bestehen röntgenologisch sichtbare Veränderungen an der Spongiosa und an der Corticalis im Sinne von Auflockerungen und Verdünnungen (Abb. 57).

b) Als **Spätrachitis** werden durch D-Hypovitaminosen verursachte Ossifikationsstörungen im Pubertätsalter (12—18 Jahre) bezeichnet. Die meisten Fälle entstehen dadurch, daß die Rachitis vom 2. Lebensjahr an bis zur Pubertät verschleppt wurde und erst dann infolge des vermehrten Wachstums wieder manifest wird (verschleppte Rachitis). Nur selten beginnt die Rachitis in diesem Alter erstmalig (eigentliche Spätrachitis).

Das Bild der Spätrachitis wird hauptsächlich durch Veränderungen am Knochensystem bestimmt: Ungenügendes Längenwachstum, Belastungsdeformitäten (Genus valga, Kyphoskoliose, Plattfüße), Verdickung der Epiphysen, Druckempfindlichkeit der Knochen.

Die Röntgenbefunde sind sehr unterschiedlich. Die jeweiligen Veränderungen werden von Schwere der Erkrankung, Verlaufsform, Ausheilungsbestrebungen, Rezidiven und von Remissionen bestimmt. Am Ende der Erkrankung sind die Knochen, besonders die der unteren Gliedmaßen, stark verformt (Abb. 58a, b).

c) Rachitischer Zwergwuchs: Nur die chronisch rezidivierende Rachitis, insbesondere die chronisch rezidivierende Spätrachitis, erzeugt Hemmungen des Wachstums mit starken Verkrümmungen. Die normal verlaufende, einmalige Rachitis dagegen hemmt das Längenwachstum nur so lange, wie sie florid ist. Nach Abheilung der Rachitis erscheint kompensatorisch ein vermehrtes Längenwachstum. Auch beim rachitischen Zwergwuchs können Beinverkrümmungen Ursache für Beschwerden in den Kniegelenken sein.

Die übrigen Rachitisformen sind für das Verständnis von Veränderungen im Kniegelenk von untergeordneter Bedeutung. Sie werden deshalb nicht weiter besprochen. Über die Behandlung resultierender Verkrümmungen nach Rachitis wird im Kapitel über „Erworbene Veränderungen" berichtet.

E. Entzündungen des Kniegelenkes

I. Die idiopathische Kniegelenkentzündung und die Hoffasche Erkrankung

Im Mittelpunkt der idiopathischen Kniegelenkentzündung stand der Kniegelenkerguß unbekannter Genese. Die angeschuldigten Ursachen waren entsprechend der Unklarheit des Leidens außerordentlich zahlreich. Man dachte einerseits an konstitutionelle Momente, an hormonelle Besonderheiten (Menstruation, Klimakterium), an Störungen der vegetativen Innervation, andererseits an lokale Dispositionen und an anderes mehr. Je differenzierter die Untersuchungen zur Klärung dieses Leidens wurden, um so größer waren die Gegensätze der Ergebnisse, solange konstitutionelle Momente, hormonelle Besonderheiten oder lokale Dispositionen im Mittelpunkt der Forschung standen.

Das Studium des Femoropatellargelenkes war der entscheidende Schritt auf
dem Wege zur Klärung des idiopathischen Gelenkergusses. Nachdem es möglich
geworden war, Kniegelenkergüsse bei fehlenden entzündlichen oder degenerativen
Veränderungen als Überlastungsfolge besonders geformter Femoropatellargelenke
zu charakterisieren, löste sich der Begriff der idiopathischen Kniegelenkentzündung weitgehend auf. (Selbstverständlich müssen auch weiterhin alle bis dahin
bekannten, einen Erguß auslösenden Erkrankungen und Veränderungen berücksichtigt werden.) Nach Klärung der Besonderheiten des Femoropatellargelenkes
wurde es z. B. möglich, rezidivierende Ergüsse im Zusammenhang mit Men-
struationen richtig zu deuten. Eingehende Befragungen zeigten nämlich, daß
nicht das Ende der Menstruation, sondern die jeweilige Bettruhe den Erguß
schwinden ließ. Nach Wiederaufnahme der gewohnten Tätigkeit stellte sich
der Erguß wieder ein und dauerte bis zur nächsten Entlastung durch Bettruhe. In ähnlicher Weise werden rezidivierende Ergüsse nach dem Klimakterium
erklärbar. Nicht die hormonelle Umstellung als solche, sondern die dadurch
bedingte Gewichtszunahme ist bei minderbelastbaren Femoropatellargelenken
Ursache des Ergusses.

Aus dem Gesagten geht hervor, daß bei jeder Kniegelenkuntersuchung die
Ursachen der geklagten Beschwerden exakt bestimmt werden sollen. Die Diagnose einer idiopathischen Gelenkentzündung dagegen sollte der Vergangenheit
angehören.

Die sog. ,,Hoffasche Krankheit":
Nachdem HOFFA die Vergrößerung des aus Baufett bestehenden Fettkörpers
caudal der Kniescheibe beschrieben hatte, ging die Veränderung als ,,Hoffasche
Krankheit" in das Schrifttum ein. In der Folgezeit wurde dann der unveränderte
Fettkörper als ,,Hoffascher Fettkörper" bezeichnet. Vergrößerungen wurden
ätiologisch unterschiedlich gedeutet. Die jeweils gebräuchliche Indikation zur
Arthrotomie bei den einzelnen Autoren entschied darüber, welchen Kniegelenkveränderungen das ,,Hoffasche Leiden" zugeschrieben wurde. BIRCHER fand
es bei 50% der Meniscuszerreißungen, DIAMANT-BERGER und SICARD nach Verletzungen, andere Autoren bei Entzündungen und anderen Veränderungen.

Heute ist der Standpunkt einzunehmen, daß das ,,Hoffasche Leiden" jeweils
nur Teilerscheinung einer Kniegelenkerkrankung ist. Mit Schwinden der Grund-
krankheit geht auch die Schwellung des Fettkörpers zurück. Deshalb sind
Exstirpationen im allgemeinen überflüssig. Nach operativen Verkleinerungen des
Fettkörpers beobachtete Besserungen sind auf die postoperative Ruhigstellung
und auf die dadurch bedingte Gelenkentlastung zu beziehen. In seltenen Fällen
kann es allerdings zu Einklemmungen des Fettkörpers kommen, wenn nämlich
Briden kleine Fettbürzel gegen die Kreuzbänder hin fixieren. Ähnlich können
die Beschwerden bei Septumresten sein (LAARMANN).

II. Die allergische Entzündung des Kniegelenkes

Artfremdes Eiweiß, parenteral verabreicht, führt bei manchen Personen
innerhalb der ersten 10 Tage zur sog. Serumkrankheit. Am häufigsten wird sie
nach passiver Tetanusprophylaxe mit Pferde-, Rinder- oder Hammelserum
beobachtet.

Die allergische Reaktion beginnt im Kniegelenk mit Rötung, Schwellung,
Schmerzhaftigkeit und mit lokaler Temperaturerhöhung. Histologisch erscheint
die Synovialis verquollen, mitunter sind sogar perivasculäre Leukocytenansamm-
lungen zu erkennen. Ein geringer seröser Erguß erfüllt das Gelenk. Röntgen-

untersuchungen zeigen vollkommen normale Befunde, sie sind aber trotzdem zum Ausschluß von anderen Erkrankungen anzufertigen.

Die Erscheinungen klingen mit oder ohne Therapie in wenigen Tagen ab. Zur Schmerzlinderung ist das betroffene Bein auf eine Volkmann-Schiene zu lagern, außerdem sind Analgetica zu verordnen. Zehnprozentige Calcium-Lösungen, i.v. verabreicht, und Antihistaminica in Tablettenform sind zweckmäßige Medikamente. Aktive Bewegungsübungen nach Schwinden der Schwellung normalisieren binnen weniger Tage die Beweglichkeit des Gelenkes. Weitere Maßnahmen erübrigen sich.

III. Die unspezifischen Entzündungen des Kniegelenkes

1. Entzündungen des Kniegelenkes durch bakterielle Infektionen beim Erwachsenen

a) Die Kniegelenkinfektion mit Staphylokokken oder mit Streptokokken.

α) *Allgemeines und Ätiologie.* Sie war früher eine gefürchtete Erkrankung, die nicht nur das Bein, sondern darüber hinaus auch das Leben des Patienten gefährdete. Es scheint, daß diese Erkrankung in den letzten Jahrzehnten seltener wurde und daß die Verlaufsformen dank der Antibiotica leichter waren. Eitrige Gelenkentzündungen entstehen nach Verletzungen, durch Einbrüche benachbarter Knochenherde (meist osteomyelitischer Herde), durch eitrige, von der Nachbarschaft auf das Gelenk übergreifende Entzündungen und durch hämatogene Metastasierung bei Anginen, Pneumonien, Scharlach, Typhus, Ruhr und beim Erysipel.

Die Einteilung PAYRs in Empyem, Kapselphlegmone und purulente Panarthritis ist auch heute-noch gebräuchlich. Sie berücksichtigt nicht nur pathologisch-anatomische Gesichtspunkte, sondern gibt auch klinische, therapeutische und prognostische Hinweise.

β) *Das Empyem* beginnt mit heftigen Schmerzen, Schüttelfrost, Fieberanstieg und schlechtem Allgemeinbefinden. Durch toxische Schäden leidet der Kreislauf, und der Patient verfällt rasch in einen septischen Zustand. Blutuntersuchungen zeigen alle Zeichen einer schweren, toxischen Entzündung. Das geschwollene, gerötete Kniegelenk mit verstrichenen Konturen und erhöhter Hauttemperatur ist in hohem Maße druck- und bewegungsempfindlich. Fuß und Unterschenkel schwellen infolge Abflußbehinderung durch die Kniegelenkschwellung. Ein mehr oder weniger getrübter seröser Erguß erfüllt in den ersten Stunden die Gelenkhöhle, er wird in kurzer Zeit eitrig oder eitrig-blutig. Das eiweißreiche Punktat enthält vorwiegend polymorphkernige Leukocyten, Erythrocyten und Erreger. Aus dem Punktat lassen sich gewöhnlich, von besonderen Fällen abgesehen, Staphylococcus pyogenes aureus oder Streptococcus viridans züchten.

Die Synovialis ist gerötet, geschwollen und von polymorphkernigen Leukocyten infiltriert. Auf ihrer teilweise zerstörten Oberfläche sind Ablagerungen von Fibrin, Erythrocyten und von Bakterien. Die periartikulären Gewebe schwellen ödematös. Der Knorpel ist teilweise schon zerfallen, andere Bezirke sind aufgehellt, wenig färbbar oder schleimig degeneriert. Bei leichteren Entzündungen entkalken die subchondralen Knochenschichten; schwere eitrige Entzündungen zerstören die unter dem Knorpel liegenden Knochenabschnitte.

Klingt die Entzündung ab, so erfüllen Synovialispannus oder Narbengewebe die gesamte Gelenkhöhle. Einsprießende Gefäße und Osteoplasten können die fibröse in eine ossäre Ankylose überführen.

γ) Die Kapselphlegmone ist anatomisch-pathologisch dadurch charakterisiert, daß die Entzündung die Synovialis durchbrach und auf die Kapsel übergriff. Der septische Zustand verschlimmert sich rapid, weil die Resorptionsflächen für

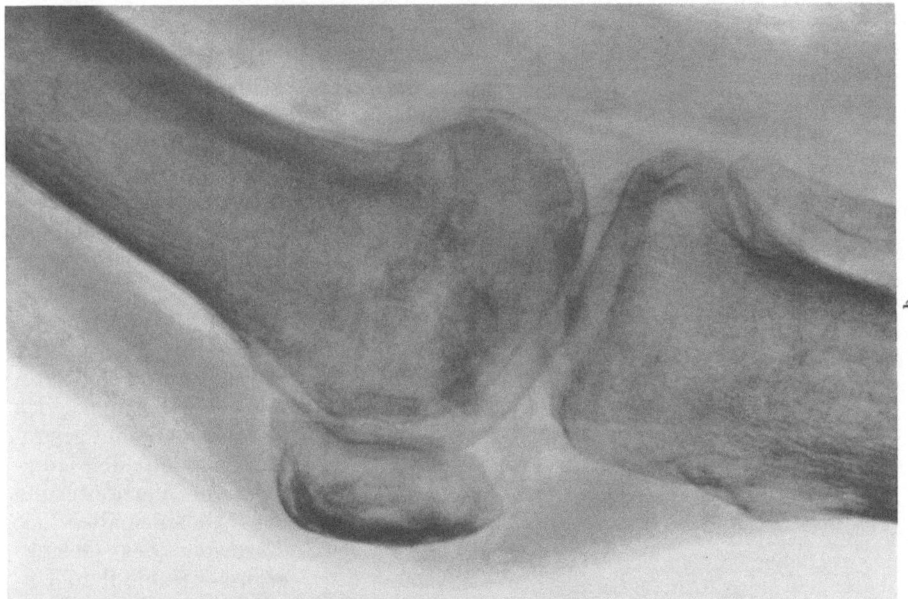

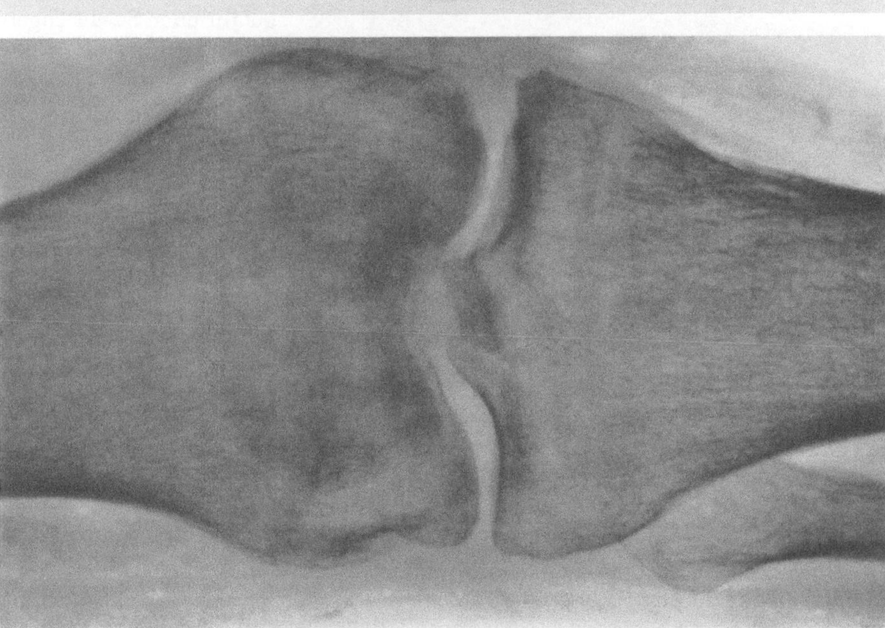

Abb. 59a u. b. *Akute eitrige Kniegelenkentzündung.* Die subchondralen Knochenbezirke sind entkalkt (Trauerrand), und in den Gelenkflächen erscheinen Defekte als Ausdruck des geschwürigen Zerfalles von Knorpel und Knochen. Verschmälerung des Gelenkspaltes, besonders fibular (25jähriger Patient). (Sammlung der Chirurgischen Klinik, Düsseldorf.)

toxische Substanzen größer wurden. Die eitrige Entzündung breitet sich durch die Lücken der zerstörten Gelenkkapsel entlang des großen Gefäßnervenstranges weiter aus, nach proximal zur Innenseite des Oberschenkels, nach distal zur Dorsalseite des Unterschenkels.

Während beim Empyem die vorderen und seitlichen Kniegelenkpartien am stärksten druckempfindlich sind, besteht bei der Kapselphlegmone eine exzessive Druckempfindlichkeit der Kniekehle.

δ) Bei der *purulenten Panarthritis* sind außer der Kapsel auch alle anderen periartikulären Weichteile von der eitrigen Entzündung ergriffen, es kommt in den meisten Fällen zum Durchbruch durch die Haut mit nachfolgenden Fistelbildungen.

Die Diagnose ist nicht schwierig, wenn die oben beschriebenen Symptome festgestellt werden können. Die Punktion, auch in solchen Fällen unter Berücksichtigung der Asepsis, beseitigt Zweifel. Über Art der Erreger und über deren Empfindlichkeit gibt das Antibiogramm Aufschluß.

ε) *Röntgenologisch* fehlen am Beginn der Erkrankung charakteristische Zeichen. Im Vergleich mit der gesunden Seite läßt sich lediglich eine Verbreiterung des Gelenkspaltes als Ausdruck des Gelenkergusses feststellen. Ungefähr nach 8—14 Tagen entkalken die subchondralen Knochenschichten (Trauerrand). In der Folgezeit nehmen die Entkalkungszonen an Ausdehnung zu, und es erscheinen in den Gelenkflächen unregelmäßige Defektbildungen als Ausdruck des geschwürigen Zerfalles von Knorpel und Knochen. Der Gelenkspalt wird

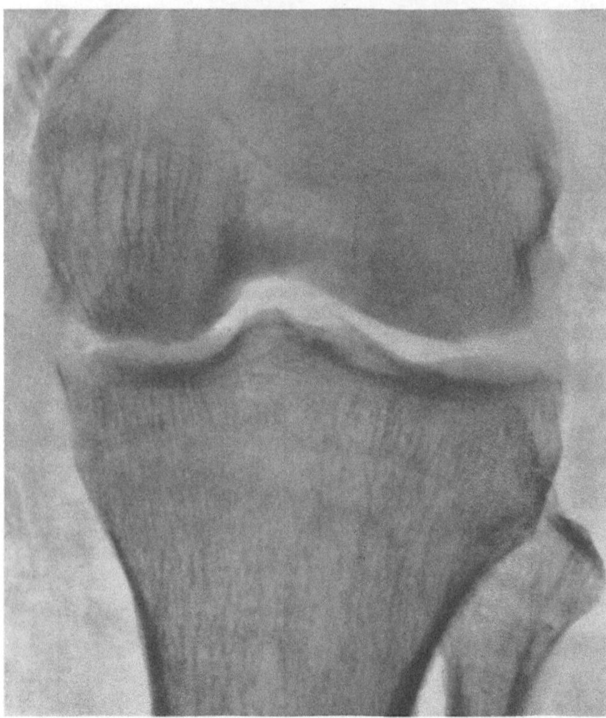

Abb. 60. *Akute eitrige Kniegelenkentzündung.* Defektbildungen in den Gelenkflächen und Verschmälerung des tibialen Gelenkspaltes. Die milde Verlaufsform dieses Falles führte nicht zu größeren subchondralen Entkalkungen, der Knorpel ist trotzdem weitgehend zerstört (39jähriger Patient) (Sammlung der Chirurgischen Klinik, Düsseldorf.)

schmäler (Abb. 59 a, b; 60). Ausgedehnte Zerstörungen der Gelenkkörper sind Ursache von Subluxationen (Abb. 61). Bei leichteren Formen sind subchondrale Entkalkung und primäre Knorpelschädigung geringer. Trotzdem ist die Widerstandskraft so herabgesetzt, daß der Knorpel den folgenden Belastungen nicht standhält und sekundär zerfällt. Dieser Vorgang leitet zur Arthrosis deformans über.

ζ) *Differentialdiagnostisch* sind Gonorrhoe, Gicht, Typhus, Tuberkulose und degenerative Erkrankungen, besonders solche des Femoropatellargelenkes (Chondropathia patellae), zu beachten. Gonorrhoe, Tuberkulose und Typhus sind durch bakteriologische Untersuchungen des Punktates unschwer zu diagnostizieren und für Gicht sprechen typische anamnestische Angaben als auch anderweitig lokalisierte Tophi. Im übrigen fehlt bei allen differentialdiagnostisch zu erwägenden Erkrankungen der schwere septische Zustand des Empyems oder der Kapselphlegmone.

η) Die *Behandlung* der Kniegelenkinfektion ist im Kapitel „Offene Kniegelenkverletzungen" besprochen.

ϑ) Prognose: Bezüglich der Erhaltung des betroffenen Beines ist die Voraussage heute wesentlich besser als in der vorantibiotischen Zeit, obwohl Amputationen mitunter noch nötig sind.

Auf die verbleibende Funktion bezogen, ist die Prognose auch heute noch ungünstig. Schwere eitrige Entzündungen enden meist mit knöcherner Versteifung des Gelenkes. Das Bein ist später zwar wieder gut und schmerzfrei zu belasten, aber die Versteifung im Kniegelenk stört bei vielen täglichen Verrichtungen.

Solchen Endzuständen gegenüberzustellen sind die wenigen Fälle, bei denen durch frühzeitige glückliche Behandlung Knorpelschäden nicht auftreten und die deshalb mit guten funktionellen Ergebnissen ausheilen.

Zwischen der ersten und der zweiten Gruppe ist der größte Teil der Patienten mit abgelaufenen eitrigen Kniegelenkentzündungen einzureihen. Die Gelenkflächen sind in geringerem oder in stärkerem Ausmaß zerstört, die Beweglichkeit ist entsprechend eingeschränkt und die Belastungsfähigkeit des Beines ist als Folge der bald auftretenden Arthrosis deformans wegen Schmerzen vermindert. Manchmal bestehen daneben auch noch Fisteln. Einige dieser Patienten sind in ihrer Leistungsfähigkeit wesentlich mehr beeinträchtigt als solche, deren Kniegelenkempyem zu einer knöchernen Ankylose führte.

b) Die gonorrhoische Entzündung des Kniegelenkes:

α) Allgemeines: Der Gonococcus neisseri gedeiht in der Regel nur auf Schleimhäuten des Genitaltraktes. Der Übertritt von Gonokokken in das Blut ist selten. Die so entstandene Bakteriämie kann zur Absiedelung in entfernten Organen führen. Hämatogene Streuung in Gelenke, vorwiegend in Knie- und Handgelenk, kamen früher bei 2% aller Gonorrhoe-

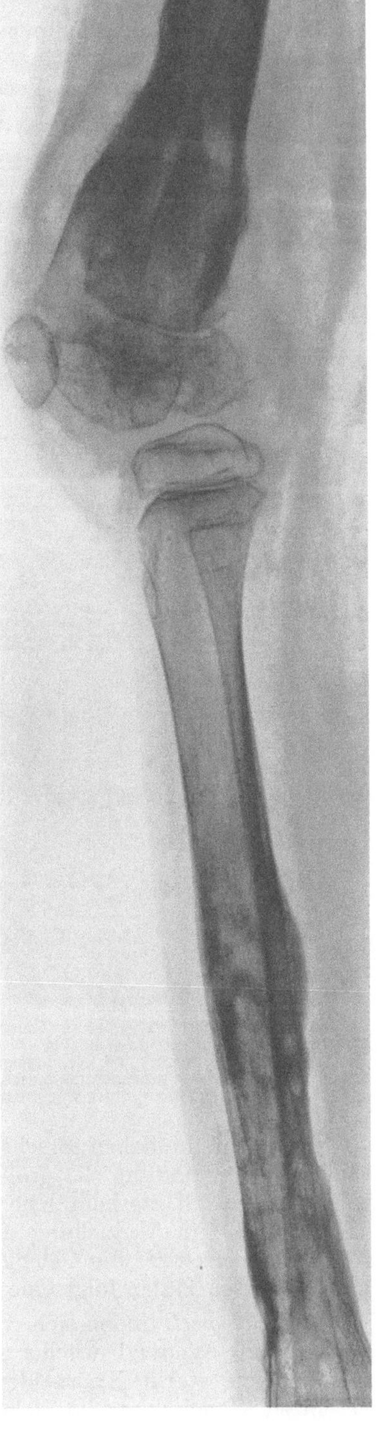

Abb. 61. *Ältere eitrige Kniegelenkentzündung im Kindesalter* von einer Osteomyelitis der distalen Oberschenkelmetaphyse ausgehend. Die Gelenkflächen sind unregelmäßig begrenzt. Subluxation der Tibia im Kniegelenk. Außerdem war ein osteomyelitischer Herd auch im Unterschenkel (sechsjähriges Mädchen) (Sammlung der Chirurgischen Klinik, Düsseldorf.)

Erkrankungen vor. Dabei war das Kniegelenk häufiger betroffen als das Handgelenk. In den letzten Jahrzehnten sind gonorrhoische Entzündungen des Kniegelenkes selten geworden.

Die hämatogene Absiedlung erfolgt meist in der dritten Woche nach der Infektion, ausnahmsweise später.

Beginn und stürmischer Verlauf sind für den Patienten wegen der Stärke der Erscheinungen erschreckend. Die plötzlich beginnende Entzündung läßt das Kniegelenk in wenigen Stunden besonders stark anschwellen, die damit verbundenen Schmerzen werden als unerträglich und zermürbend geschildert. Bei der Untersuchung ist das ödematöse, geschwollene Gelenk glänzend gerötet, heiß und äußerst schmerzhaft bei Berührungen sowie bei Bewegungen. Hohe Temperaturen, Blutbildveränderungen, Absinken des Allgemeinzustandes gehören zwar zum Bild der gonorrhoischen Gelenkinfektion, sie erreichen aber nicht die Stärke wie bei der akut eitrigen Entzündung.

Die akute gonorrhoische Entzündung geht nach mehreren Tagen oder nach wenigen Wochen in das chronische Stadium über. Polyarthritisähnlich ablaufende Formen sind selten. Dabei wechselt die mildverlaufende Entzündung von Gelenk zu Gelenk, um plötzlich in einem Gelenk als typische akute gonorrhoische Entzündung abzulaufen.

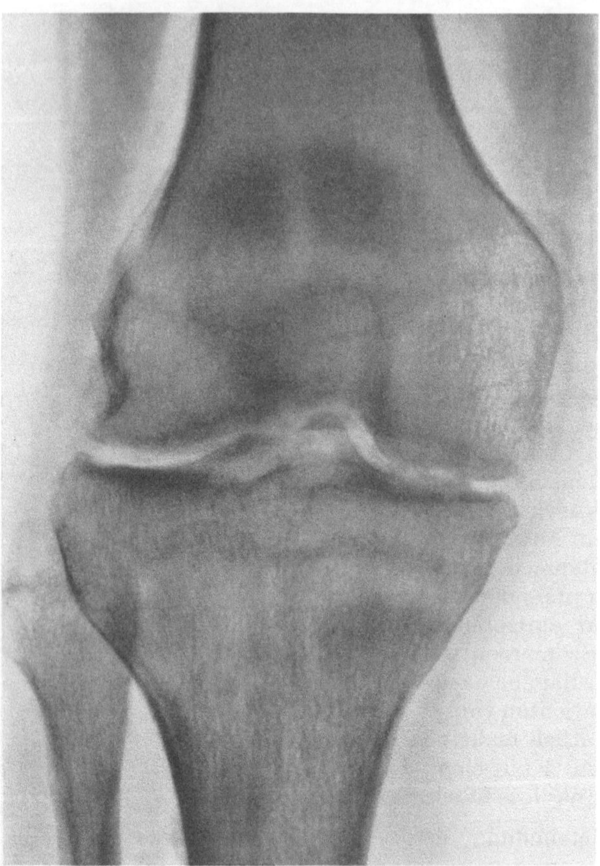

Abb. 62. *Gonorrhoische Entzündung* des Kniegelenkes. „Glasige Knochenatrophie“ der Epiphysen, unregelmäßige Begrenzung der Gelenkflächen durch umschriebene Defekte und Verschmälerung der Gelenkspalten sind gut zu erkennen (28jähriger Patient). (Sammlung der Chirurgischen Klinik, Düsseldorf.)

Neben entzündlichen Erscheinungen an der Synovialis fällt bei der gonorrhoischen Entzündung die große Neigung zu Granulationsbildung, Pannusentwicklung und zu raschem Knorpelzerfall auf. Unbehandelt setzt eine Kapselschrumpfung mit Verziehung der Gelenkkörper ein, so daß bei der folgenden fibrösen Gelenksteife die Gelenkkörper oft in Fehlstellungen fixiert werden. Bei unbehandelten Fällen folgt eine knöcherne Ankylose.

β) Histologisch finden sich Synovialisödem mit Infiltration von neutrophilen Leukocyten, Synovialiswucherungen, rasch einsetzende großflächige Knorpelzerstörungen, starke Knorpeldegenerationen, umfangreiche Pannusbildung und vereinzelt Gonokokken im Gelenkraum.

γ) Die *Diagnose* ist nicht ganz einfach, denn im eitrigen, leukocytenhaltigen Punktat sind Gonokokken nur selten zu finden, und die Kultur bleibt in der Regel negativ. Die gewöhnlich positive Müller-Oppenheim-Reaktion des Punktates, die Vorgeschichte und der Nachweis der Primärinfektion erlauben aber schließlich, eine eindeutige Diagnose zu stellen.

δ) Röntgenologisch ist eine in der 3. Krankheitswoche auftretende „glasige Knochenatrophie" der Epiphysen recht bezeichnend, welche an den Verkalkungsstreifen der ehemaligen Wachstumsfugen scharf abgesetzt ist. Die Gelenkflächen sind unregelmäßig begrenzt, haben umschriebene Defekte, und die Gelenkspalten sind verschmälert (Abb. 62). Später, im Stadium der beginnenden knöchernen Ankylose, treten im atrophischen Knochen der Epiphysen einige Bälkchenzüge deutlicher hervor. Sie wurden wegen ihres an einen Regen erinnernden optischen Eindruckes als „Regenguß-Ankylose" bezeichnet. Unbehandelt ist auch bei der genorrhoischen Kniegelenkentzündung die röntgenologisch ohne weiteres zu erkennende knöcherne Ankylose das Endstadium.

ε) Die *Behandlung* mit hohen Dosen Penicillin ist einfach, schonend und erfolgsicher, aber trotzdem stationär durchzuführen. Die Schmerzen des erkrankten Gelenkes mit seiner gespannten und infiltrierten Kapsel klingen am schnellsten bei Lagerung auf Braunscher Schiene und Analgeticagaben ab. Je früher diese Therapie einsetzt, um so größer ist die Aussicht die volle Funktion des Gelenkes zu erhalten. Gleichermaßen wichtig ist, daß nach Abklingen der Entzündung die verordneten aktiven Bewegungsübungen vom Patienten sorgfältig und willig ausgeführt werden. Jeder Tag, der ohne antibiotische Behandlung vergeht, vermindert diese günstige Prognose.

Wenn das Röntgenbild ausgedehnte Zerstörungen in den Gelenkflächen und Verschmälerungen des Gelenkspaltes aufdeckt, ist mit einer späteren, knöchernen Ankylose zu rechnen. In solchen Fällen ist die Versteifung in günstiger Stellung (Gelenkstellung 175°) durch entsprechende ruhigstellende Verbände, am einfachsten durch Gipshülsen, abzuwarten.

2. Entzündungen des Kniegelenkes durch bakterielle Infektionen beim Kind und im Wachstumsalter

a) Ursachen: Ätiologie, Verlauf und Prognose dieser Erkrankung im Säuglings- und Kleinkindesalter sind anders als im Erwachsenenalter.

Die akute eitrige Entzündung beginnt bei Kleinkindern und bei Säuglingen meist nicht primär in der Gelenkhöhle, sondern erst sekundär durch Übergreifen eines osteomyelitischen Metaphysenherdes. Daneben kann das Empyem in seltenen Fällen auch durch hämatogene Streuung in die Gelenkhöhle, durch Fortschreiten einer Eiterung aus den benachbarten Weichteilen oder nach Verletzungen entstehen.

Hämatogene Streuung in die Gelenkhöhle oder eine benachbarte Osteomyelitis können im Verlauf von zahlreichen Erkrankungen auftreten, wie Furunkel, Pusteln, Angina, Tracheitis, Bronchitis, Pneumonie, Meningitis, Typhus, Ruhr u.a. Den primären Erkrankungen entsprechend sind im Punktat Staphylokokken, Streptokokken, Pneumokokken, Meningokokken oder Erreger von Typhus und Ruhr.

Der osteomyelitische Herd, der sekundär in das Gelenk durchbrechen kann, beginnt in der Metaphyse als Markabsceß oder als Markphlegmone. Wenn der eitrige Prozeß die Wachstumsfuge überschritten hat und sich in der Epiphyse weiter ausbreitet, kann er schließlich in die Gelenkhöhle einbrechen. Dieser Ablauf kommt bei Säuglingen und Kleinkindern häufiger vor als die hämatogene Besiedelung der Gelenkhöhle.

Nach Angehen der Infektion im Kniegelenk kommt es auch in diesem Lebensalter zu Schmerzen, hohem Fieber, starker Störung des Allgemeinbefindens, toxischer Kreislaufschädigung und zu entsprechenden Blutbildveränderungen. Die Kniegelenke der kleinen Patienten sind geschwollen, gerötet, druck- und bewegungsempfindlich und stehen zur Entlastung der gespannten Gelenkkapsel in mäßiger Beugestellung. Die Einteilung in Empyem, Kapselphlegmone und purulente Panarthritis hat auch hier ihre Gültigkeit.

b) Die **Diagnose** ist auf Grund der oben angeführten Symptome mit großer Wahrscheinlichkeit zu stellen; letzte Zweifel können durch Punktion mit nachfolgender bakteriologischer Untersuchung des Punktates beseitigt werden.

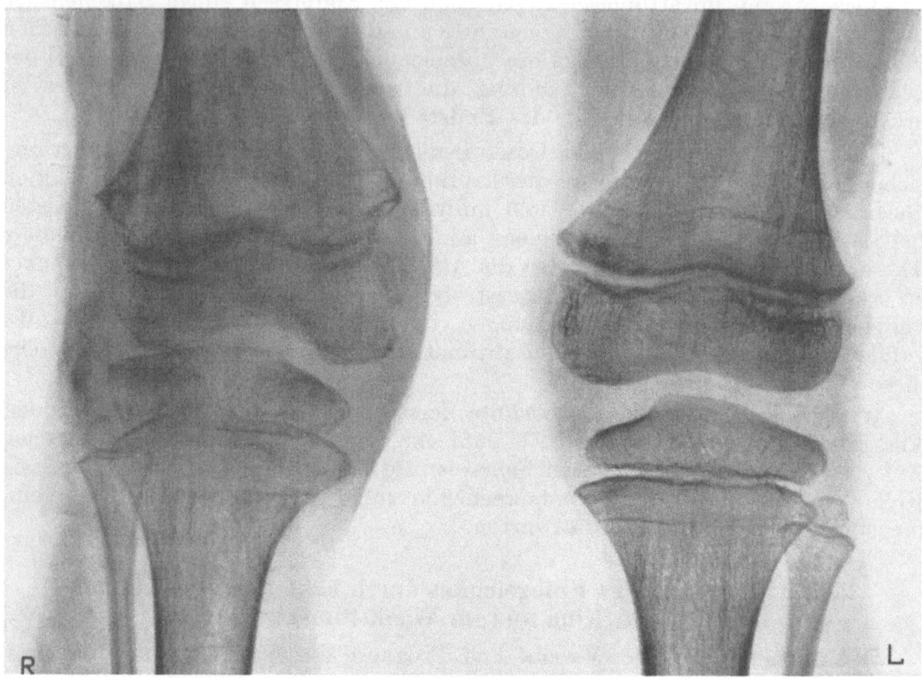

Abb. 63. *Eitrige Kniegelenkentzündung im Kindesalter.* Einzeitige Vergleichsaufnahme beider Kniegelenke. Empyem des rechten Kniegelenkes von einer Osteomyelitis des distalen, fibularen Metaphysenabschnittes vom Oberschenkel ausgehend. Leichter „Trauerrand", unregelmäßig begrenzte Gelenkflächen, Verschmälerung des Gelenkspaltes und Subluxation der Tibia im Kniegelenk (siebenjähriger Junge). (Sammlung der Chirurgischen Klinik, Düsseldorf)

c) Röntgenologisch sind, sofern das Empyem von einem osteomyelitischen Metaphysenherd ausging, entsprechende Knochenveränderungen neben der Wachstumsfuge zu erkennen (Abb. 61 und 63). Auch beim kindlichen Empyem erscheinen „Trauerrand", Defekte in den Gelenkflächen, Gelenkspaltverschmälerung und manchmal auch Subluxationen.

d) Differentialdiagnostisch ist in diesem Lebensalter praktisch nur die Tuberkulose zu berücksichtigen, und zwar erst nach dem 4. und 5. Lebensjahr. Tuberkulöse Entzündungen sind in der Regel leicht abzugrenzen, weil bei ihnen akuter Beginn, septischer Zustand, hohe Temperaturen und schneller Krankheitsablauf für gewöhnlich fehlen.

e) Die Behandlung ist in gleicher Weise wie bei Erwachsenen durchzuführen. Wenn die Punktionsbehandlung mit Ruhigstellung, in Verbindung mit lokaler und allgemeiner Antibioticatherapie, nicht binnen 24—48 Std. eine deutliche

Besserung ergibt, ist das Gelenk durch parapatellare Längsschnitte zu eröffnen, zu drainieren und ruhigzustellen. Reicht auch diese Behandlung nicht aus, müssen die dorsalen Kapseltaschen ebenfalls eröffnet werden. Die entsprechenden Eingriffe sind im Kapitel „offene Kniegelenkverletzungen" beschrieben.

Kniegelenkresektionen im Kindesalter sind zu unterlassen, da in den meisten Fällen durch Verletzungen der Wachstumsfugen schwere Verbiegungen resultieren.

Insgesamt gesehen neigen die Empyeme des Kindesalters zu milderen Verlaufsformen, eine zweckmäßige Behandlung vorausgesetzt. Durch Antibioticaanwendung lassen sich grobe Zerstörungen in den Epiphysen meist vermeiden, so daß am Ende der Erkrankung die Gelenkfunktion nur mittelstark, mäßig oder gar nicht behindert ist. In wenigen Fällen ist das Endresultat weniger günstig: Zerstörungen in Wachstumsfugen und in Epiphysen führen zu knöchern bedingten Fehlstellungen, Schrumpfungen der Weichteile oder zu fibrösen Kniesteifen. Während nach Zerstörungen von Epiphysen und Wachstumsfugen prophylaktische Maßnahmen ohne Einfluß auf spätere Verbiegungen bleiben, können fibröse Kniesteifen durch aktive und passive Bewegungsübungen, Nachtschienen, Bäderanwendungen, sowie durch orthopädische Apparate günstig beeinflußt werden.

3. Das Reitersche Syndrom

Urethritis, Conjunctivitis und Polyarthritis kennzeichnet dieses Leiden, das REITER 1916 beschrieb und das fast nur bei Männern zwischen dem 20. und 50. Lebensjahr auftritt. Im Rahmen dieser Erkrankung treten Entzündungen in verschiedenen Gelenken auf, besonders häufig in den Kniegelenken. Die Synovialis ist gerötet und geschwollen, Kapsel und periartikuläre Gewebe sind lymphocytär infiltriert und im serös-trüben Exsudat sind polymorphkernige Leukocyten. Diese Erscheinungen gehen mit Temperatursteigerungen bis 39° und mit Beschleunigung der Blutkörperchen-Senkungsgeschwindigkeit einher.

Die Ätiologie ist noch nicht geklärt. Meist tritt das Leiden als Nachkrankheit im Anschluß an Darminfektionen, nach venerischen und nicht venerischen Entzündungen der Harnwege, nach Tracheitiden, nach Anginen oder nach anderen Entzündungen auf.

Der Röntgenbefund ist uncharakteristisch. Bei manchen Fällen sind die Befunde völlig normal, bei anderen sind die betroffenen Gelenke auffallend porotisch. Degenerative Veränderungen fehlen im allgemeinen. Die Behandlung ist schwierig, weil das Leiden weitgehend therapieresistent ist.

4. Seltene unspezifische Entzündungen des Kniegelenkes

Sie können durch Pneumokokken, Meningokokken, Bacterium coli und durch Typhuserreger hervorgerufen werden.

IV. Die spezifischen Entzündungen des Kniegelenkes
1. Die rheumatische Kniegelenkentzündung

a) Allgemeines: Ohne auf Ätiologie und auf pathologisch-anatomische Veränderungen im einzelnen einzugehen, sei der Besprechung dieser Erkrankung kurz vorangestellt, daß dem Ausbruch des Rheumatismus meist eine Pharyngitis oder eine Tonsillitis vorausgeht. Charakteristisch für die Erkrankung sind Knötchen mit lockerer Infiltration durch histiocytäre Zellen in verschiedenen Organen, so in Herzmuskel, Herzklappen, Gelenken, Sehnen, Haut und im Gehirn (Aschoffsche Knötchen). In der Haut werden diese Knötchen so groß, daß sie gut tastbar sind. In den inneren Organen dagegen bleiben sie in der Regel mikroskopisch klein. In den Knötchen tritt eine eigenartige Nekrose mit fibrinoider Verquellung der kollagenen Fasern auf. Später setzt eine starke Zellvermehrung ein. Die rheumatischen Granulome heilen schließlich narbig aus.

b) Die Ursache des Rheumatismus ist nach wie vor ungeklärt. Ätiologisch wichtig scheint die Beobachtung KLINGES zu sein, daß die eigentümliche fibrinoide Nekrose bei Tieren nach wiederholten Injektionen artfremden Serums auftritt. Das legt den Gedanken nahe, daß der Rheumatismus eine allergische Reaktion ist. Da weiterhin aus dem Blut von Rheumatikern Streptococcus haemolyticus gezüchtet werden konnte (SWIFT, COBURN, GREEN u.a.), schien der Schluß berechtigt, daß der Rheumatismus eine allergische Reaktion auf Toxine des Streptococcus haemolyticus sei. Daneben sollen Prädisposition, Anfälligkeit nach Erkältungen und Abkühlung, sowie eine besondere Reaktionsart des Bindegewebes eine Rolle spielen. SELYE fügte diesen Ursachen schließlich noch die „Adaptationskrankheit" hinzu.

Pathologisch-anatomisch ist die akut-rheumatische Gelenkentzündung von der chronisch-rheumatischen Gelenkentzündung zu unterscheiden, eine exakte Trennung ist aber nicht immer möglich.

c) Die akute rheumatische Kniegelenkentzündung.

α) Klinisches: Auf die Gesamtzahl der Kniegelenkerkrankungen bezogen, spielen rheumatische Entzündungen dieses Gelenkes nur eine geringe Rolle. Im Rahmen der rheumatischen Allgemeinerkrankung treten Zeichen der spezifischen Entzündung im Kniegelenk schon frühzeitig auf und oft sind diese die ersten Symptome der rheumatischen Erkrankung. Neben den Hauptzeichen des Rheumatismus, Karditis, Polyarthritis, Hautveränderungen, Chorea minor, sind Fieber, Schmerzen und Gelenkschwellungen durch Infiltration von Kapsel und periartikulärem Gewebe typisch. Große seröse Ergüsse fehlen selten. Manchmal ist die Entzündung nicht in der Kniegelenkhöhle, auch nicht im Band- und Kapselapparat, sondern in den periartikulären Schleimbeuteln. Durch rheumatische Veränderungen in den Weichteilen des Kniegelenkes treten schon frühzeitige Beweglichkeitseinschränkungen auf.

β) Histologisch gesehen beginnt diese Entzündung der Gelenkhöhle mit Hyperämie und Auflockerung der Synovialis. Es folgt eine Exsudation von Albuminen, Globulinen und später auch von Fibrinogen. Die Synovialis ist durch Leukocyten, Lymphocyten und durch Bindegewebszellen infiltriert. Es erscheinen die Aschoffschen Knötchen. Der Knorpel ist vorerst unversehrt.

Aschoffsche Knötchen können auch in Fascien, im Periost und in der Haut gefunden werden.

γ) Die *Diagnose* bereitet bei klassischen Fällen keine großen Schwierigkeiten. Sie ist einfach, wenn das rheumatische Fieber als zweite Krankheit nach Streptokokkeninfektionen auftritt. Neben Fieber, Schmerzen, Gelenkerguß, Schwellung der periartikulären Weichteile ist die Blutkörperchen-Senkungsgeschwindigkeit meist beschleunigt und mitunter gibt die begleitende Endokarditis den entscheidenden Hinweis. Zur Sicherung der Diagnose kann auch heute noch die Erhöhung des Antihyaluronidasetiters herangezogen werden. Daneben ist der Antistreptolysintiter erhöht und das Elektrophoresediagramm zeigt eine starke Vermehrung der α_2- und γ-Globuline auf Kosten der Albumine. Die Veränderungen des Elektrophoresediagramms sind unspezifisch, sie weisen nur auf die entzündliche Natur des Leidens hin.

Zur Zeit sind für die Diagnose einer rheumatischen Erkrankung folgende drei Methoden gebräuchlich:

1. Der *Latex-Rheumatest.* Er ist praktisch spezifisch und ergibt entweder positive oder negative Ergebnisse.

2. *Serum-Fibrinogen-Bestimmungen.* Werte über 280 mg-% sprechen für rheumatische Entzündungen.

3. Die *CRP-Bestimmung* (einfach, doppelt oder dreifach positiv).

Serumfibrinogen-Bestimmung und CRP-Bestimmung können auch bei anderen Entzündungen positiv sein; in solchen Fällen ist dann der Latex-Rheumatest negativ.

δ) *Röntgenbilder* zeigen während der akuten Phase keine von der Norm abweichenden Befunde.

ε) Die *Behandlung* während der akuten Phase erfordert vor allen anderen Maßnahmen Bettruhe für die Dauer von 8—10 Wochen. Körperliche Anstrengungen sind wegen der Gefahr einer Herzschädigung zu vermeiden. Wegen der Schmerzhaftigkeit ist das betroffene Bein am einfachsten vorerst auf einer Braunschen Schiene, später auf einer Volkmann-Schiene ruhigzustellen.

Medikamentös leisten Salicylate auch heute noch wertvolle Dienste. Delta-Butazolidin wird empfohlen. In letzten Jahren gewann die Behandlung mit Cortison und ACTH viele Anhänger. Zweifellos kann sie Vorzügliches leisten. Eine „Heilung" des Rheumatismus wird in den meisten Fällen nicht erreicht, die Patienten bekommen im Laufe der Zeit erneut Beschwerden. Eine endgültige Beurteilung von Cortison und ACTH bei der Behandlung des akuten Rheumatismus im Kniegelenk ist heute noch nicht möglich.

Nach Abklingen der akuten Erscheinung soll eine individuell dosierte Übungsbehandlung zur Normalisierung der Beweglichkeit folgen.

d) Die chronische rheumatische Kniegelenkentzündung.

α) *Klinisches:* So wenig die Entstehung der akuten rheumatischen Entzündung geklärt ist, so gering sind auch die Kenntnisse darüber, warum ein chronisches Stadium beginnt, warum das Leiden nicht ausheilt und warum es die Neigung zur Ausbreitung hat.

Möglicherweise besteht die Annahme zu Recht, daß das durch Allergie auf Toxine des Streptococcus haemolyticus veränderte Bindegewebe als Autoantigen wirkt und eine erneute Hyperergie des Bindegewebes auslöst.

Nach der Exsudation des akuten Stadiums tritt im chronischen Stadium die Proliferation des Bindegewebes in den Vordergrund. Die Synovialzotten werden größer und der bis dahin nicht oder nur wenig veränderte Knorpel degeneriert. In weißlich bis grauweißlich verfärbten Bezirken sind die Knorpelfasern, nach Untergang der Grundsubstanz, entblößt oder von Fibrin bedeckt. Die entzündlich gewucherte Synovialis schiebt sich in den Gelenkraum vor, organisiert Fibrinbeläge, durchwächst den degenerierten Knorpel und stellt an vielen Stellen Verbindungen zu dem in der Zwischenzeit fibrös umgewandelten Knochenmark her. Die so entstandene Gelenksteife ist fibrös (fibröse Lötsteife) und nur in seltenen Fällen kommt es durch Osteoblastentätigkeit zur Verknöcherung der fibrösen Verbindungen (knöcherne Ankylose oder ossäre Lötsteife).

Im chronischen Stadium überwiegen im histologischen Bild Proliferation und Degeneration. In der Synovialis beginnen proliferative Vorgänge. Synovialer Pannus schiebt sich gegen die degenerierten, ödematös gequollenen und blasig aufgetriebenen Knorpelbezirke vor und löst sie auf. Granulationsgewebe durchsetzt den degenerierten Knorpel und erfüllt in zunehmendem Maße den Gelenkraum. Durch Lücken hindurch vereinigt sich das Granulationsgewebe des Gelenkraumes mit dem Granulationsgewebe des subchondralen Knochens.

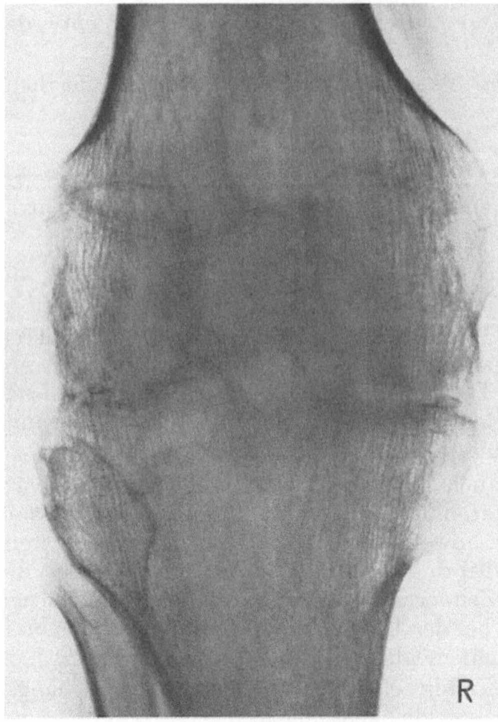

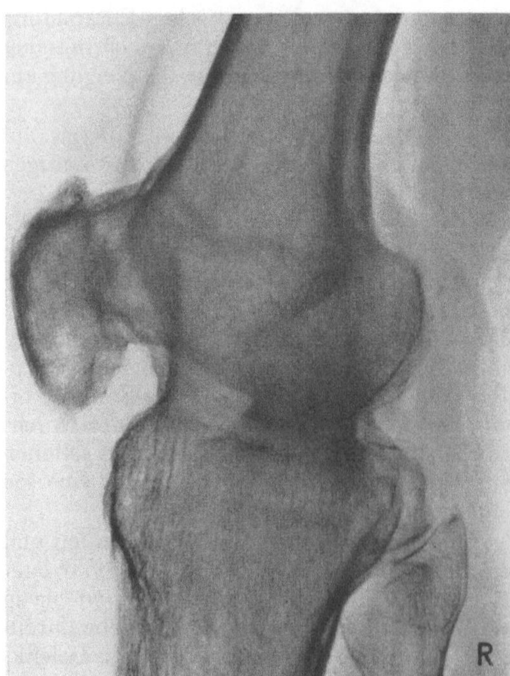

Klinisch beginnt die chronische Entzündung, nach unbestimmten Schmerzen eines kurzen Prodromalstadiums, mit einer allmählich stärker werdenden Schwellung. Das Gelenk ist wärmer, aber nicht gerötet. Mit zunehmender Weichteilinfiltration verringert sich der Bewegungsumfang des Gelenkes und die Muskulatur atrophiert, wobei die Strecker in stärkerem Maße schwinden als die Beuger. Wenn die Veränderungen in diesem Zustand zum Stillstand kommen, resultiert ein Gelenk mit eingeschränkter Beweglichkeit, in dem binnen kurzer Zeit arthrotische Veränderungen auftreten.

Oft geht der Prozeß weiter. Infolge Schrumpfens der Beuger und wegen der bestehenden Schmerzen treten unterschiedlich starke Beugekontrakturen auf, die manchmal mit Subluxationen der Tibia kombiniert sind. Während des chronischen Stadiums ist der Allgemeinzustand der für gewöhnlich blaß aussehenden Patienten erheblich verändert. Die Temperatur ist inkonstant. Manchmal bis über 38,5° erhöht, kann sie später wieder normal werden. Der periphere Kreislauf ist irritiert, vergrößerte Lymphknoten sind in der Kniekehle und in der Leiste tastbar und die Blutbefunde sind verändert (hypochrome Anämie, Leukocytose, Erhöhung der Blutkörperchen-Senkungsgeschwindigkeit).

Im gelblich serösen, sterilen Gelenkpunktat sind wenig Zellen, meist Lymphocyten und mitunter Fibrinflocken.

Abb. 64a—g. *Alte rheumatische Kniegelenksentzündung beiderseits bei einem 54jährigen.* Die rheumatische Kniegelenkentzündung führte im rechten Kniegelenk zu einer knöchernen Ankylosierung (Abb. a—c), im linken Kniegelenk dagegen zu einer fibrösen Lötsteife (Abb. d—f). Die Oberschenkelmuskulatur ist beiderseits atrophiert (Abb. 64g). (Sammlung der Chirurgischen Klinik Düsseldorf)

β) Das *Röntgenbild* ist gegenüber der Norm in unspezifischer Weise verändert. In den Anfangsstadien fällt eine toxisch bedingte Osteoporose mit Rarifizierung der Spongiosastruktur auf, die Gelenkflächen sind noch scharf begrenzt, allerdings ist die Corticalis schon verdünnt. Nach Erscheinen des synovialen Granulationsgewebes wird die Grenze der Gelenkflächen in zunehmendem Maße unregelmäßig, Defekte treten auf und als Ausdruck der Knorpelzerstörung verschmälern sich die Gelenkspalten. Das Ende der Entwicklung sind fibröse und in seltenen Fällen knöcherne Ankylosen (Abb. 64a—g).

γ) Diagnose und Differentialdiagnose sind schwierig, wenn das Leiden schleichend beginnt und die sog. „Nebenzeichen" überwiegen. Das sind Fieber, Leukocytose, Beschleunigung der Blutkörperchen-Senkungsgeschwindigkeit und uncharakteristische Befunde am Herzen. Am Kniegelenk selbst können objektiv nachweisbare Befunde trotz Schmerzen fehlen. Ein guter Hinweis dafür, daß es sich um eine rheumatische Erkrankung handelt, ist das Ansprechen des Prozesses auf Medikation von Salicylaten.

Differentialdiagnostisch zu erwägen sind Erkrankungen des Femoropatellargelenkes (Überlastungsschäden, Chondropathia-patellae u.a.m.), Tuberkulose, Lues, Gonorrhoe, metastatische eitrige Kniegelenkentzündungen, Gicht und posttraumatische Veränderungen.

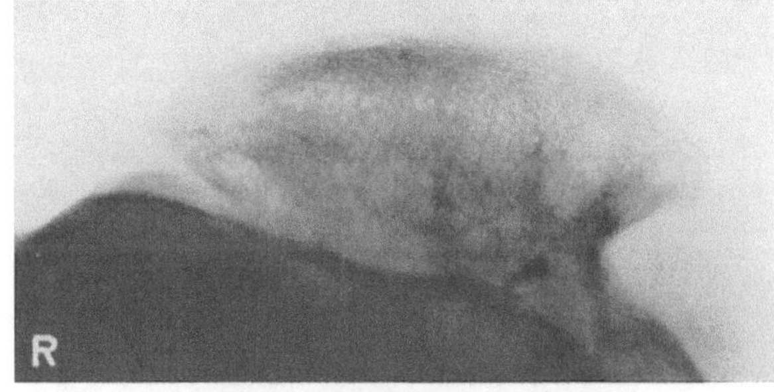

Abb. 64 c

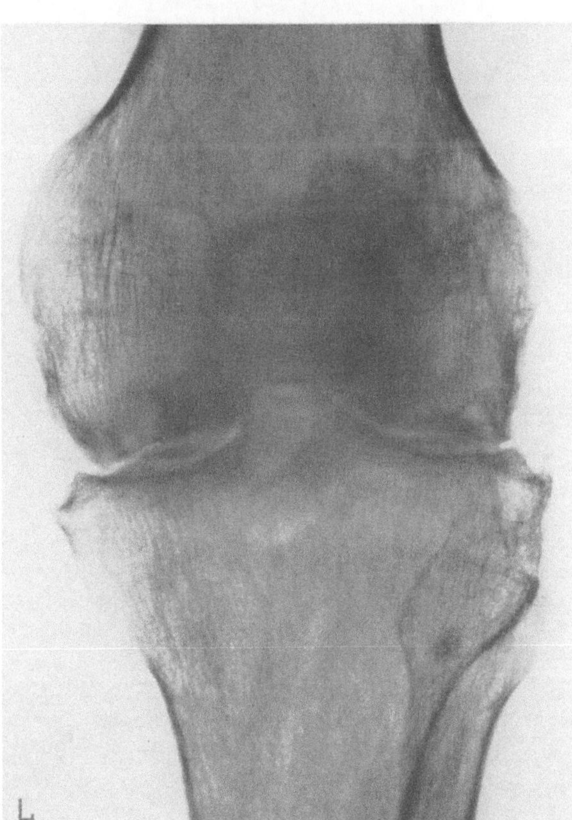

Abb. 64 d

δ) Behandlung: Auch bei der chronischen Form des Rheumatismus sind die quälenden Schmerzen mit Cortison und ACTH gut beeinflußbar. Darüber hinaus klingt unter der Wirkung dieser Medikamente die Schwellung schnell ab, die Beweglichkeit bessert sich, das lymphatische Gewebe wird reduziert, die Antikörperbildung

wird gehemmt, die Granulationen werden geringer u.a.m. Trotz dieser eingreifen-
den Wirkungen ist der Dauererfolg ungenügend. Bei 80% der so Behandelten
kommt es innerhalb eines Jahres, manchmal auch schon wesentlich früher, zum
Wiederauftreten der Be-
schwerden und der Gelenk-
veränderungen (HENCH u.a.,
MARGOLIS und CAPLAN).

Von den übrigen zahl-
reichen Präparaten (Gold-
präparate, Delta-Butazolidin, Salicylate u.a.), die zur
Behandlung des chronischen
Rheumatismus empfohlen
werden, gilt Ähnliches wie
von Cortison und ACTH.
Das Leiden kann zwar ge-
bessert werden, aber meist
treten die Beschwerden
später wieder auf.

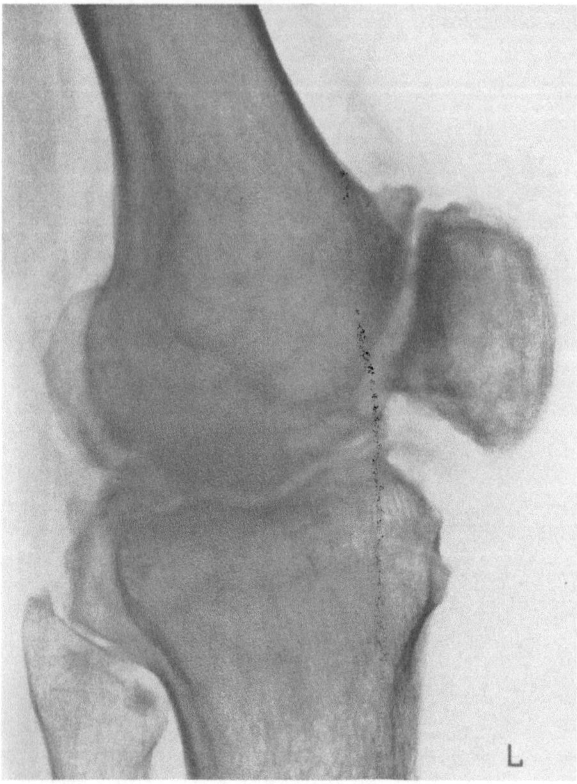

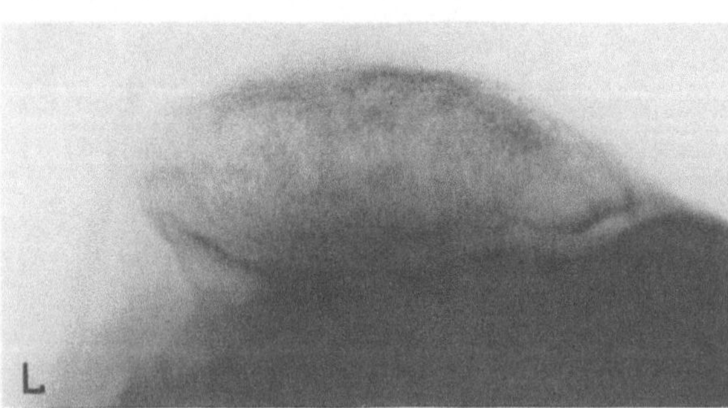

Abb. 64e

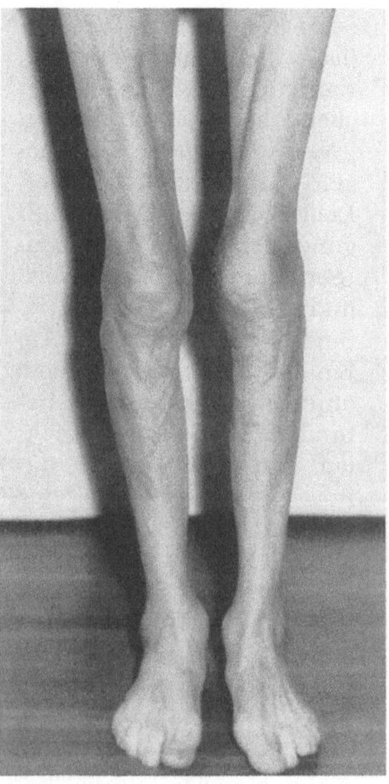

Abb. 64f

Abb. 64g

Auch während der chronischen Phase ist das betroffene Bein auf Schienen oder
in einem Gipsverband ruhigzustellen. Nach Abklingen der entzündlichen Erscheinungen sind Maßnahmen zur Besserung der Beweglichkeit und zur Beseitigung chronischer Schwellungszustände anzuordnen. Dazu eignen sich aktive
Bewegungsübungen, Wärmeanwendungen, Schlammpackungen, Bäder, Kurz-

wellen- und auch Röntgenbestrahlungen. Die Behandlung von konservativ nicht beeinflußbaren Kontrakturen ist in entsprechenden Kapiteln besprochen.

e) Das Stillsche Syndrom: Es handelt sich um eine, in großen oder kleinen Gelenken beginnende, chronische Polyarthritis bei Kindern mit Vergrößerung von Milz und Lymphknoten. In der Regel erkranken beide Kniegelenke gleichzeitig. Periartikuläre Weichteile sowie fibröse Kapsel sind ödematös geschwollen und schmerzhaft. Ein Gelenkerguß ist nicht immer vorhanden. Infolge der frühzeitigen Muskelatrophie fällt die spindelige Gelenkschwellung besonders auf. Anfängliche Temperaturen klingen langsam ab, die Blutkörperchen-Senkungsgeschwindigkeit ist beschleunigt und es besteht eine Anämie.

Beim voll ausgeprägten Krankheitsbild bestehen beiderseitige Beugesteifen der Kniegelenke sowie Vergrößerung von Milz und Lymphknoten.

Histologisch sind Synovialis und fibröse Kapsel von Infiltraten mit Monocyten, Lymphocyten und von Bindegewebszellen durchsetzt, und die Synovialisoberfläche ist mit Fibrin bedeckt. In den nur mäßig veränderten Knorpel mit stellenweisen Wucherungen, blasigen Auftreibungen und streifiger Auffaserung kann Pannus einwachsen. Im Gegensatz zum chronischen Rheumatismus des Erwachsenen kommt es beim Stillschen Syndrom weder zur Auffüllung des Gelenkspaltes mit Granulationsgewebe, noch zu fibrösen Gelenksteifen.

Bei der *Röntgenuntersuchung* ist eine gleichmäßige Entkalkung der gesamten Epiphyse zu erkennen, welche infolge von Stimulierungen durch die entzündlichen Prozesse zu vermehrtem Wachstum neigt. In späteren Stadien wird die Epiphysenbegrenzung gegen den Gelenkspalt unregelmäßig, einzelne kleine Arrosionen werden erkennbar.

Differentialdiagnose: Wichtig ist die nicht immer einfache Abgrenzung gegenüber tuberkulösen Prozessen. Für Tuberkulose sprechen in diesem Falle positive Tuberkulinprobe, langsames Ansteigen der Blutkörperchen-Senkungsgeschwindigkeit bis zu höchsten Werten, Erregernachweis im Punktat durch Kultur und Tierversuch, sowie evtl. vorhandene Lungenveränderungen. (Solche können bei der Kniegelenktuberkulose fehlen, wenn die Erstinfektion im Darmtrakt oder an einer anderen Stelle erfolgte.)

Für ein Stillsches Syndrom sprechen das Befallensein mehrerer Gelenke, Vergrößerungen von Milz und Lymphknoten als auch kardiale und pulmonale Komplikationen.

Das Stillsche Syndrom unterscheidet sich vom Rheumatismus des Erwachsenen durch besonders langwierigen Verlauf, geringe Progredienz, Ausbleiben einer Strecksteife und durch Fehlen von Milz- und Lymphknotenvergrößerungen.

Die *Behandlung* dieses prognostisch nicht günstigen Leidens erfolgt bei strenger Bettruhe. Schienenlagerung der Beine zur Schmerzlinderung und zur Vermeidung von Kontrakturen, radikale Sanierung von Eiterherden und medikamentöse Behandlung (Salicyl oder Pyramidon oder Cortison — ACTH sind zu empfehlen). Nach Abklingen der entzündlichen Erscheinungen sollen aktive Bewegungsübungen mit unterstützenden physiotherapeutischen Maßnahmen, bei Kontrakturen Manschettenextensionen verordnet werden.

f) Das Felty-Syndrom, oft Stillsche Krankheit des Erwachsenen genannt, ist gekennzeichnet durch schubweisen Verlauf über mehrere Jahre, Leukopenie, Anämie, Schwellung von Milz und Lymphknoten und durch graubraune bis gelbbraune Hautpigmentation. Es erkranken erst die kleinen, später dann die großen Gelenke; sie schwellen an und es tritt eine zunehmende Kapselschrumpfung auf, die zur Subluxation führen kann. Die Ätiologie ist unbekannt, möglicherweise handelt es sich um eine Infektionskrankheit, bei der die Abwehrreaktion des Organismus im Vordergrund steht.

2. Die Tuberkulose des Kniegelenkes

a) Allgemeines: Die Gelenktuberkulose des Menschen wird durch den Typus humanus des Tuberkelbacteriums viermal so häufig hervorgerufen als durch den Typus bovinus. Das klinische Bild ist bei beiden Erregern gleich.

Bei tuberkulösen Gelenkerkrankungen spielt die Impftuberkulose, d.h. das Eindringen von Bakterien durch Verletzungen, praktisch keine Rolle. Die Infektion des Gelenkes erfolgt in der Regel hämatogen, ausgehend von einem Primärherd, seltener von fortgeschrittenen Organtuberkulosen her. Bei Lokalisation im Nasenrachenraum oder im Darm ist der Primärherd oft nicht zu erkennen. Aus diesem Grund können Kniegelenktuberkulosen auch ohne röntgenologisch sichtbare Lungenveränderungen vorkommen.

Auf den gesetzmäßigen Ablauf einer Tuberkuloseerkrankung soll hier nicht näher eingegangen werden. Zu betonen ist dagegen, daß die Gelenktuberkulose immer nur einen schmalen Sektor der tuberkulösen Allgemeinerkrankung des Organismus darstellt. Nach heutigen Vorstellungen beginnt die Skelettuberkulose in Miliartuberkeln des Knochenmarkes, der Gelenkinnenhaut oder des Periostes. Dabei sind tuberkulöse Ostitiden initial häufiger als tuberkulöse Periostitiden. Von den tuberkulösen Skeletterkrankungen steht die Kniegelenktuberkulose an erster Stelle, sie ist im Kindesalter häufiger als bei Erwachsenen.

b) Formen der Kniegelenktuberkulose: Die Tuberkulose des Kniegelenkes tritt in drei Formen auf: Als *Hydrops*, als *granulierende oder käsig-eitrige intraartikuläre Tuberkulose* und als *extracapsulärer Epiphysen- oder Metaphysenherd*.

α) Der Hydrops: 1—3 Monate nach einer Streuung beginnt in der Gelenkinnenhaut eine exsudative Tuberkulose. Ähnlich wie an der Pleura fängt die Erkrankung akut, manchmal mit Fieber an und läuft verhältnismäßig schnell ab. Nach entsprechender Behandlung kann der Hydrops ohne weitere Herdbildung so abheilen, daß eine funktionelle Behinderung des Gelenkes ausbleibt. In anderen Fällen schränken Verklebungen der Gelenkinnenhaut Beweglichkeit und Belastbarkeit in wechselnder Stärke ein. Dieser günstige Ausgang ist leider nicht die Regel, häufiger entwickeln sich aus den primären Streuherden nach entsprechendem Intervall käsig-eitrige oder granulierende Formen der intraartikulären Tuberkulose.

Das klinische Bild des tuberkulösen Hydrops:

Ohne äußere Ursachen und ohne stärkere Schmerzen entwickeln sich in kurzer Zeit Kapselschwellung und Gelenkerguß. Sie schränken die Beweglichkeit des Gelenkes in verschieden starkem Ausmaß ein. Die sog. Reiskörper sind keine charakteristischen Befunde bei Tuberkulose. Röntgenbefunde des beginnenden Hydrops sind uncharakteristisch. Gelenkspaltverbreiterungen und Abhebungen der Patella sind zwar in vielen Fällen zu sehen, aber sie können ebenso durch unspezifische, mit Ergußbildungen einhergehende Veränderungen hervorgerufen sein. Gleiches gilt für beginnende subchondrale Entkalkungen, über denen die Corticalis wie mit einem spitzen Bleistift nachgezogen erscheint oder zum Teil überhaupt nicht mehr zu sehen ist. Verschmälerungen der Gelenkspalten als Ausdruck von Knorpelzerstörungen sind im Kindesalter diagnostisch bedeutsam, bei Erwachsenen uncharakteristisch. Gelenkspaltverschmälerungen erscheinen aber erst in späteren Stadien der tuberkulösen Erkrankung.

Entscheidend für die Diagnose ist der Nachweis von Tuberkelbakterien. Da das meist klare, seröse Punktat nur wenig Erreger enthält, gelingt der Nachweis im gefärbten Ausstrich praktisch nie. Kulturen ergeben in 70—90% der Fälle positive Ergebnisse.

Das sicherste Verfahren ist der Tierversuch. Er hat allerdings zwei Nachteile: Die Kosten und die lange Untersuchungsdauer von 6—8 Wochen. Trotzdem sind in jedem Falle beide Untersuchungsmethoden, nämlich Kultur und Tierversuch, durchzuführen. Bei negativen Ergebnissen von Kultur und Tierversuch wurden zur Klärung eines tuberkulösen Hydrops verschiedentlich histologische Untersuchungen von Probeexcisionen empfohlen. Dieses Vorgehen ist unzweckmäßig und gefährlich. Bei Probeausschneidungen wird nämlich nur gelegentlich ein tuberkulöser Herd mitexcidiert, so daß von vornherein in der Mehrzahl mit negativen Ergebnissen zu rechnen ist. Die Gefahren von Mischinfektion, Fistelbildung und Reaktivierung durch Probeexcisionen aus der Gelenkkapsel sind dagegen nicht zu unterschätzen.

Tuberkulin-Hautreaktionen sind von geringem Wert, weil sie nur den Nachweis einer tuberkulösen Allgemeinerkrankung ermöglichen und vor allem vom Alter der Patienten abhängen. Herdreaktionen sind unsicher und außerdem gefährlich, weil latente meningitische Herde ebenfalls aktiviert werden können.

Aus dem Gesagten geht hervor, daß die Diagnose eines Hydrops im Frühstadium diffizil, bisweilen unmöglich ist.

Differentialdiagnostisch sind zu erwägen:

1. Erkrankungen des Femoropatellargelenkes als häufigste Ursache von chronisch-rezidivierenden Ergüssen. Da sie in ihrer Mannigfaltigkeit bislang wenig bekannt waren, wurden sie als chronischer Reizzustand, chronische Synovitis und posttraumatische Synovitis verkannt und nicht selten als Tuberkulose des Kniegelenkes angesprochen. Auf das entsprechende Kapitel wird verwiesen.

2. Posttraumatische Binnenschäden: Meniscusläsionen verschiedener Formen, Bandschäden, Zustände nach Verletzung der am Kniegelenk beteiligten Knochen und nach Kapselzerreißungen, Sudecksches Syndrom.

3. Osteochondrosis dissecans, Osteopathia patellae und aseptische Epiphysennekrosen.

4. Unspezifische und spezifische Entzündungen des Gelenkes.

5. Neuropathische Gelenkerkrankungen.

6. Blutergelenk.

7. Tumoren.

8. Morbus Paget.

Bei der Differentialdiagnose zwischen Tuberkulose und unspezifischen Erkrankungen sind Anamnese, leichte Senkungsbeschleunigungen der Blutkörperchen und Blutbildveränderungen kaum zu verwerten, weil sie zu uncharakteristisch sind. Auch zellgewebliche Untersuchungen des Punktates bei Hydrops sind unsicher, weil neben Lymphocyten auch polynucleäre Zellformen erscheinen (CALVE).

Wenn bei Verdacht auf Tuberkulose die Diagnose im Stadium des Hydrops nicht einwandfrei gestellt werden kann, so ist das Gelenk für 6 Wochen in einer Gipshülse ruhigzustellen. Belastungen sollen unterbleiben. Eine erneute Untersuchung nach diesem Zeitraum läßt die Diagnose in der Regel sicher stellen. Das Röntgenbild wird charakteristischer (Verschmälerung des Gelenkspaltes, stärkere diffuse Entkalkung, Verdünnung der Compacta benachbarter Diaphysen) und die klinischen Erscheinungen werden deutlicher.

Therapie: Ruhigstellung für 6—8 Wochen in einer Gipshülse, Bettruhe, Allgemeinbehandlung, Chemotherapeutica (INH-Isoniazid und PAS = p-Aminosalicylsäure) in Kombination mit Streptomycin. Wenn Kontrollen nach 6—8 Wochen ergeben, daß die Tuberkulose nicht fortschreitet, kann das Kniegelenk bei strenger Bettruhe vorsichtig bewegt werden. Mit der Ausheilung ist nach einer

Behandlungsdauer von 6—8 Monaten zu rechnen, wenn wiederholte Röntgenaufnahmen ein Fortschreiten des Prozesses ausschließen lassen.

β) Granulierende und käsig-eitrige intraartikuläre Tuberkulose des Kniegelenkes (Fungus, Pyarthros): Wenn die tuberkulöse Erkrankung des Kniegelenkes, die vorerst zum Hydrops führte, nicht ausheilt, sondern fortschreitet, entwickelt sich entweder ein *Fungus* (granulierende Form) oder ein *Pyarthros* (käsig-eitrige Tuberkulose nach Durchbruch von primär-ossalen, gelenknahen Herden ins Gelenk).

In der Praxis sind beide Formen oft nicht zu trennen, da sie als Mischformen ineinander übergehen.

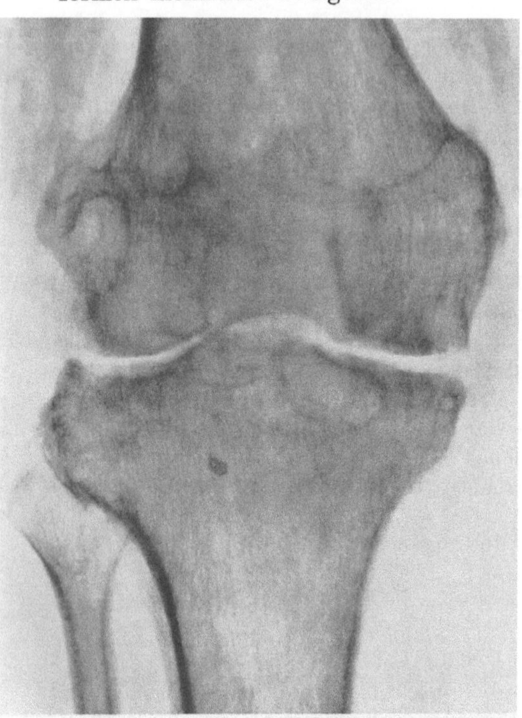
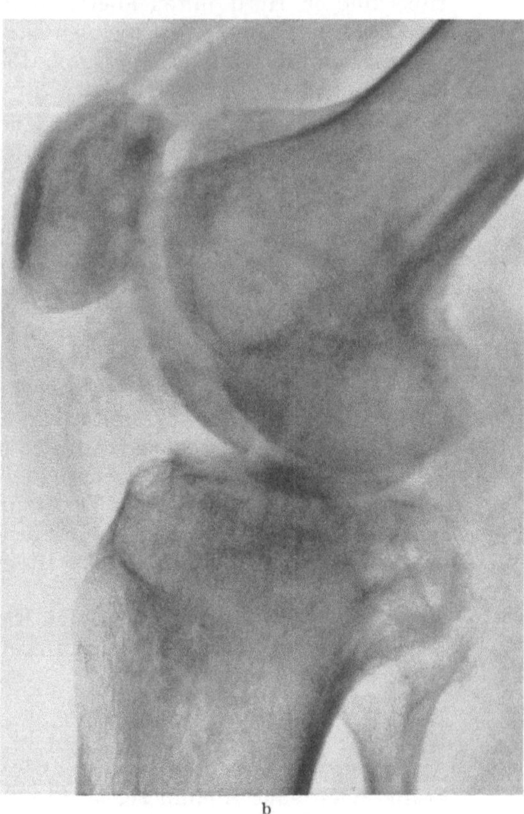

a   b

Abb. 65 a u. b. *Vorwiegend fungöse Form der Kniegelenktuberkulose:* Von der Gelenkinnenhaut greift die Erkrankung auf die Gelenkflächen über und zerstört sie. Die Lieblingslokalisation der entstehenden Knochendefekte ist in den Kapseltaschen an den Oberschenkelrollen und am Schienbeinkopf (33jähriger Patient).
(Sammlung der Chirurgischen Klinik, Düsseldorf.)

Der Fungus: Die Tuberkulose breitet sich diffus über die Synovialmembran aus, welche durch Granulationen stark verdickt wird. Die so entstehende Spindelform des Gelenkes fällt bei der obligaten Muskelatrophie besonders auf. Von der Gelenkinnenhaut greift der Prozeß auf die Gelenkflächen über und zerstört den Knorpel nach Arrosion und Unterminierung. Es entstehen Knochendefekte mit Lieblingslokalisation in den Kapseltaschen und an den Vorderrändern von Oberschenkelrollen und Schienbeinkopf (Abb. 65a, b). Bei schweren Fällen tritt eine Kontraktur schon frühzeitig auf. Mit zunehmender Kapselschrumpfung wird die Kontraktur immer fester und unbeweglicher. Gleichzeitig subluxiert die Tibia nach hinten.

Pyarthros: Gelenknahe, primär ossale Herde brechen ins Gelenk ein und infizieren die Gelenkhöhle. Die am Kniegelenk beteiligten Knochen werden mehr oder weniger zerstört, wodurch Fehlstellungen (Genu valgum, seltener Genu varum) oder Subluxationen entstehen (Abb. 66a, b). Die Eiteransammlung im Kniegelenk dickt gewöhnlich nach und nach ein. Der Durchbruch durch die Gelenkkapsel mit Fistelbildung ist seltener. Hingewiesen sei auf kalte Abscesse in der

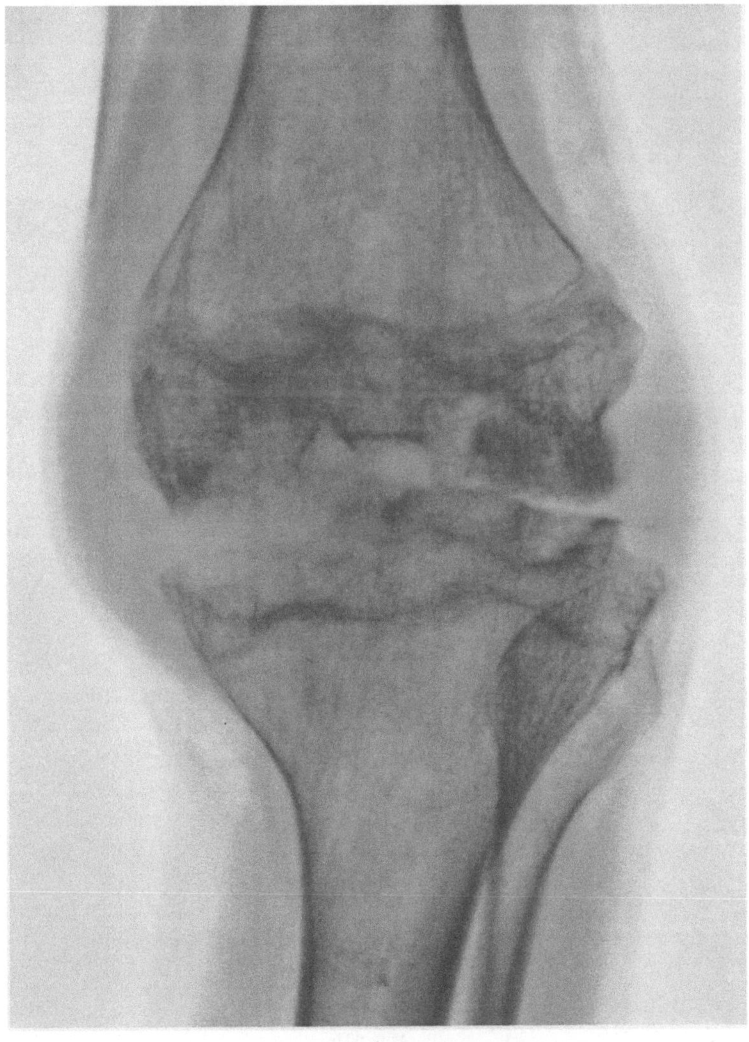

a

Abb. 66a u. b. *Pyarthros:* Primäre, gelenknahe, ossale Herde brechen ins Gelenk ein. Die am Kniegelenk beteiligten Knochen werden in wechselnder Ausdehnung zerstört. Es folgen Fehlstellungen und Subluxationen (18jähriger Patient). (Sammlung der Chirurgischen Klinik, Düsseldorf.)

Kniekehle, die in der Annahme, es handle sich um Ganglien, mitunter bei Operationen eröffnet werden. Trotz ausgiebiger Zerstörungen von Knorpel und Knochen kommt es, einige Fälle im Kindesalter ausgenommen, nicht zur knöchernen Ankylose des Gelenkes. Die verbleibende, geringe Beweglichkeit ist einer der Gründe, daß in dem sehr protrahierten Krankheitsverlauf immer wieder Reaktivierungen folgen können.

Das Befinden der Betroffenen ist verschieden. Manche Patienten humpeln bei geringen Schmerzen vorerst monatelang herum, bis sie endlich einen Arzt aufsuchen, andere wieder sind wegen beträchtlicher Schmerzen schon frühzeitig ans Bett gefesselt. Das Allgemeinbefinden ist gestört, das Gewicht nimmt ab und

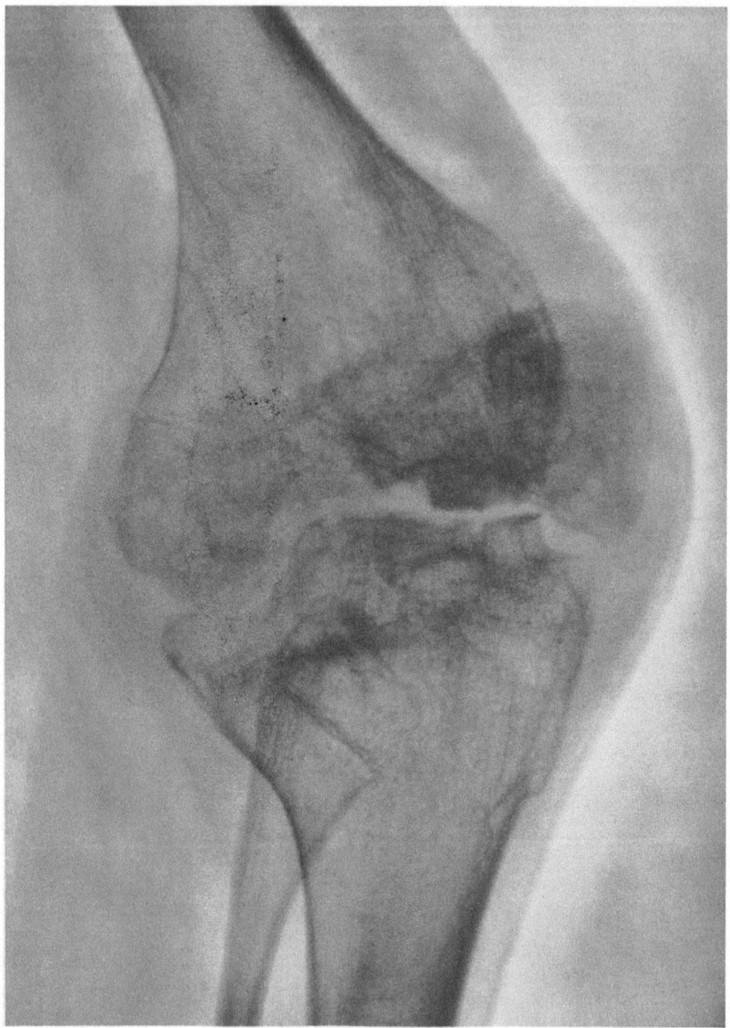

Abb. 66b

meist ist mäßiges Fieber vorhanden. Die Blutsenkung ist besonders bei frischen Fällen erhöht. Kapseldurchbrüche mit anschließenden paraartikulären Eiterungen erhöhen das Fieber. Fisteln mit Mischinfektionen belasten den Allgemeinzustand stark.

Diagnose: Anamnestische Angaben über vorausgegangene Ergußbildungen im Sinne eines Hydrops fehlen kaum jemals. Bei uncharakteristischen und meist mäßigen Beschwerden bildet sich langsam die typische spindelförmige Gelenkschwellung. Wegen paraartikulärer Infiltrationen ist die Schwellung auffallend blaß (Tumor albus). Die Haut ist gespannt. Die immer wieder geschilderte Müdigkeit des Beines ist eine Folge der Muskelatrophie. Röntgenaufnahmen in diesem Stadium sind aufschlußreicher als während des Hydrops. (Zur besseren Vergleichsmöglichkeit sollen beide Kniegelenke einzeitig auf einem Röntgenfilm abgebildet werden.) Mit zunehmender Knorpelzerstörung wird der Gelenkspalt schmäler. Die diffuse Entkalkung schreitet fort. Oft sind Vergrößerungen der kindlichen Epiphysen und andere Abweichungen vom normalen Wachstum die ersten Anzeichen einer Tuberkulose. Primäre ossale Herde werden erst später sichtbar und trotz eines evtl. Durchbruches ins Gelenk bleibt der Gelenkspalt schmäler als normal. Abscesse mit starken Granulationen bilden sich als wolkige Schatten ab. Handelt es sich um synoviale Formen, kann die Knochenzeichnung lange erhalten bleiben, bis schließlich Defektbildungen in Schienbeinkopf und Femurkondylen das Übergreifen von der Gelenkinnenhaut auf den Knochen anzeigen. In fortgeschrittenen Stadien schwerer Erkrankungen sind die Gelenkflächen unregelmäßig begrenzt. Wenn der Prozeß durch Narbenfibrose ein vorläufiges Endstadium erreicht, erholt sich der lebensfähige Knochen allmählich, seine Zeichnung und sein Kalkgehalt normalisieren sich. Zur Sicherung der Diagnose ist der mit dem Punktat angesetzte Tierversuch am aussichtsreichsten. In diesem Stadium kann auch der histologische Nachweis in einer Probeexcision versucht werden. Die Gefahr der Fistelbildung nach Probeausschneidung, die nach wie vor gegeben ist, kann durch Chemotherapeutica gemindert werden.

Die Differentialdiagnose wurde beim Hydrops besprochen.

c) Therapie: Ohne Behandlung dauert die Kniegelenktuberkulose viele Jahre. Der bestmögliche, spontan zu erreichende Endzustand einer knöchernen Ankylose ist nur bei Erkrankungen im Kindesalter möglich. Bei allen anderen Fällen bleibt eine kleinere oder größere Gelenkbeweglichkeit. Im allgemeinen erreicht die Gewebszerstörung ein Jahr nach dem Erscheinen des Hydrops ihren Höhepunkt. In den folgenden Jahren vernarben die tuberkulösen Herde nur teilweise, einzelne Zerfallsherde bleiben in der Regel bestehen. Solche Gelenke mit schmerzhaften Beweglichkeitseinschränkungen sind für die Betroffenen hinderlich. Da das erkrankte Kniegelenk beim Gehen nicht genügend gebeugt werden kann und somit relativ zu lang ist, muß die Beckenhälfte der erkrankten Seite bei jedem Schritt gehoben werden. Die vermehrte und anomale Belastung schädigt ein gesundes Hüftgelenk. Darüber hinaus treten in den erkrankten, aber nicht knöchern ankylosierten Kniegelenken immer wieder Reaktivierungen der tuberkulösen Entzündung auf.

Der Wunsch, diese sich über Jahrzehnte hinziehende Erkrankung abzukürzen, führte zur Kniegelenkresektion. LOSSEN folgend, resezierte FILKIN in England bereits 1762 ein tuberkulöses Kniegelenk. Diese Behandlungsart bürgerte sich in England nur sehr zögernd ein, in Deutschland dagegen erfreute sie sich nach ihrer ersten Ausführung durch JAEGER (1830) bald allgemeiner Beliebtheit und war ab 1850 ein Routineeingriff. Die Ergebnisse bei Erwachsenen waren überzeugend, bei Kindern dagegen allgemein schlecht. Durch Verletzungen der Epiphysenlinien während der Operation folgten schwere Wachstumsstörungen und Verbiegungen der Knochen. Die Forderung v. LANGENBECKs (1868), innerhalb der Epiphysenlinien zu resezieren, erbrachte keine grundsätzliche Änderung.

Es ist deshalb verständlich, daß die Resektion in den folgenden Jahrzehnten durch rein konservativ-orthopädische Maßnahmen in Verbindung mit Helio- und Klimatotherapie abgelöst wurde (BIER, LORENZ, ROLLIER).

Vergleichende Untersuchungen über die Ergebnisse beider Behandlungsmethoden ergaben:

Bei *Kindern* führen rein konservative Maßnahmen zu guten Erfolgen. Bereits in der Zeit ohne Antibiotica und ohne Tuberkulostatica heilte die Hälfte der Fälle mit voller Gelenkversteifung. Bewegliche Gelenke resultierten allerdings selten, bei dem Rest war die Gelenkbeweglichkeit mehr oder weniger eingeschränkt (M. LANGE und BECKER, JOHANSSON).

Bei *Jugendlichen* und *Erwachsenen* sind die Ergebnisse rein konservativer Maßnahmen viel schlechter. Knöcherne Ankylosen sind praktisch nie zu erreichen. In den meisten Fällen ist durch rein konservative Maßnahmen, auch nach jahrelanger Behandlung, nur eine scheinbare Heilung zu erzielen. Reaktivierungen in den folgenden Jahren sind fast regelmäßig.

In der Zwischenzeit wurden nach Einführung von Antibiotica und Tuberkulostatika folgende Behandlungsgrundsätze aufgestellt:

α) *Im Kindesalter* sind konservative Maßnahmen die beste Behandlung. Durch Ruhigstellung in Gipshülsen, Antibiotica, Tuberkulostatika, Helio- und Klimatotherapie gelingt es in der Mehrzahl der Fälle, die Tuberkulose zur Abheilung zu bringen. Dabei bleibt das Gelenk weitgehend beweglich oder es tritt eine knöcherne Versteifung ein.

Bei den restlichen Fällen kindlicher Kniegelenktuberkulose bleibt die knöcherne Ankylose aus und eine Heilung tritt nicht ein. Solche Fälle sind nach entsprechend langer Vorbehandlung und nach Abklingen der entzündlichen Erscheinungen vorsichtig und sehr sparsam zu resezieren.

β) Kniegelenktuberkulosen *bei Jugendlichen unter 17 Jahren* werden zuerst ebenfalls konservativ behandelt. Tritt eine Heilung nicht ein, dann ist die Resektion nach Schluß der Epiphysenfugen die Methode der Wahl.

γ) *Bei Erwachsenen* ist durch konservative Maßnahmen meist nur eine scheinbare Heilung zu erreichen. Rezidive folgen fast immer. Bei beginnendem Fungus und bei älteren Prozessen, die auf Gelenkkapsel und paraartikuläre Weichteile beschränkt sind, kann eine konservative Therapie versucht werden. Die Heilungsaussichten sind aber fraglich. Die Resektion dagegen führt schnell und relativ sicher zur Ausheilung der Tuberkulose. Sie ist deshalb die Methode der Wahl.

Für gut abgegrenzte gelenknahe Herde empfiehlt ERLACHER die paraartikuläre Ausräumung nach Vorbereitung mit Antibiotica und Tuberkulostatica. Die entstehenden Höhlen sollen mit in Streptomycin getränkter Spongiosa aufgefüllt werden.

δ) *Die Indikation zur Resektion* ist bei allen klassischen Formen des Fungus im Erwachsenenalter (nach Schluß der Epiphysenfugen) gegeben. Sie beseitigt den tuberkulösen Herd vollständig und führt zur knöchernen Ankylose. Bis zum Abklingen akut entzündlicher Erscheinungen soll konservativ behandelt werden (Ruhigstellung durch Gipshülse und medikamentöse Behandlung).

Schwere floride Kniegelenktuberkulosen bei Jugendlichen um 17 Jahre, die trotz konservativer Maßnahmen fortschreiten, können frühzeitig reseziert werden. In solchen Fällen ist mitunter eine sog. ,,große Resektion'' nötig.

Im Kindesalter ist eine vorsichtige und sparsame Resektion nur dann angezeigt, wenn eine Heilung auch durch lange durchgeführte konservative Maßnahmen nicht zu erreichen ist.

Vorbedingungen für die Resektion sind günstiger Allgemeinzustand und nach entsprechenden konservativen Maßnahmen abgeklungene akut entzündliche Prozesse. Floride Tuberkulosen mit starkem Kalksalzschwund im Knochen sollen erst reseziert werden, wenn durch konservative Behandlung eine Wendung zur Besserung erreicht wurde.

Kontraindikationen für die Resektion sind ausgedehnte Fisteln, tuberkulöse Abscesse und höheres Alter (ungefähr ab 55—60 Jahre). In solchen Fällen ist die Amputation ebenso angezeigt wie bei floriden Prozessen des Erwachsenenalters, die auf konservative Maßnahmen nicht ansprechen.

ε) *Die konservativen Maßnahmen* umfassen Ruhigstellung in Gipsverbänden, Helio-Klimatotherapie, entsprechende Ernährung (gemüse- und obstreich, fleisch- und kochsalzarm) und medikamentöse Behandlung. Bei der letzteren

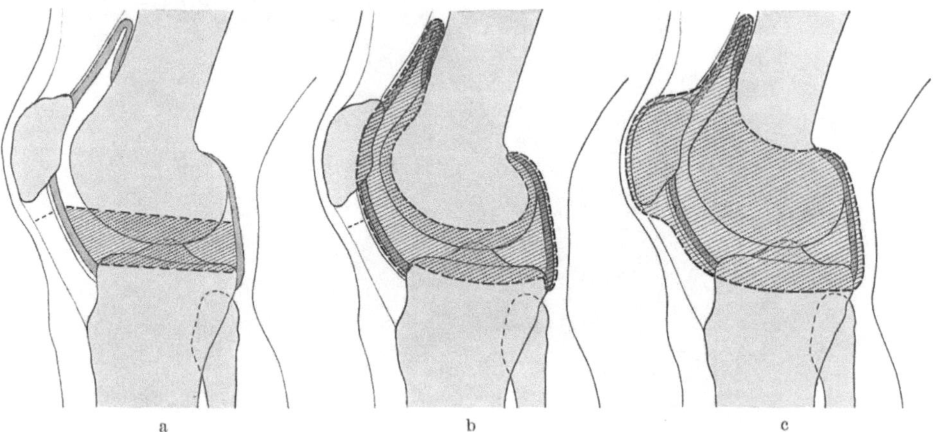

Abb. 67. Schematische Darstellung der *sparsamen* (a), der *typischen* (b) und der *großen Resektion* (c)

sind je zwei der folgenden Präparate zu kombinieren: INH (Isonicotinsäure-hydrazid) 200—300 mg pro Tag, Streptomycin 1,0 g zweimal wöchentlich, PAS 12—20 g pro Tag. Am erfolgreichsten ist die Kombination von INH und PAS. Bei Verabreichung von Streptomycin ist auf Nebenwirkungen, insbesondere auf Schädigungen des Nervus statoacusticus zu achten.

Ist die Kniegelenktuberkulose Teil einer akuten Miliartuberkulose oder ist sie kompliziert durch eine tuberkulöse Meningitis, besteht die Indikation zur Anwendung von Glucocorticosteroiden.

ζ) *Begutachtung:* Die Tuberkulose von Knochen und Gelenken ist in der Regel keine Unfallfolge. In äußerst seltenen Fällen aber kann eine derartige, schon bestehende Tuberkulose durch einen Unfall verschlimmert werden. Bei solchen Fällen muß ein erwiesenes, heftiges Trauma den Ort der schon bestehenden Erkrankung betroffen haben und zwischen Unfall und Verschlimmerung des Lokalbefundes müssen Brückensymptome in Form von vermehrten Schmerzen, Temperaturerhöhung u. a. bestanden haben.

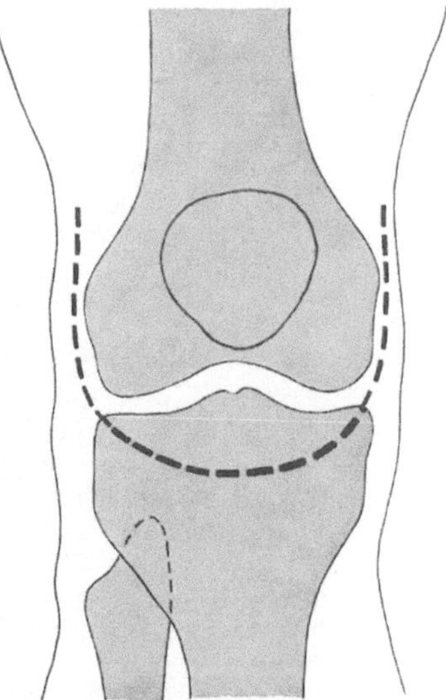

Abb. 68. Textorscher Bogenschnitt zur „sparsamen" und „typischen" Kniegelenkresektion

η) *Technik der Kniegelenkresektionen:* Es sind zu unterscheiden die *sparsame,* die *typische* und die *große Resektion* (Abb. 67 a—c). Art und Stadium der Erkrankung sowie das Alter entscheiden über die Operationsmethode. Je jünger der Patient, desto sparsamer die Resektion. Bei Erwachsenen ist gewöhnlich die typische Resektion die Methode der Wahl. Große Resektionen sind nur ausnahmsweise indiziert wenn, floride, durch konservative Maßnahmen unbeeinflußbare Tuberkulosen operiert werden müssen. Die große Resektion hat dann

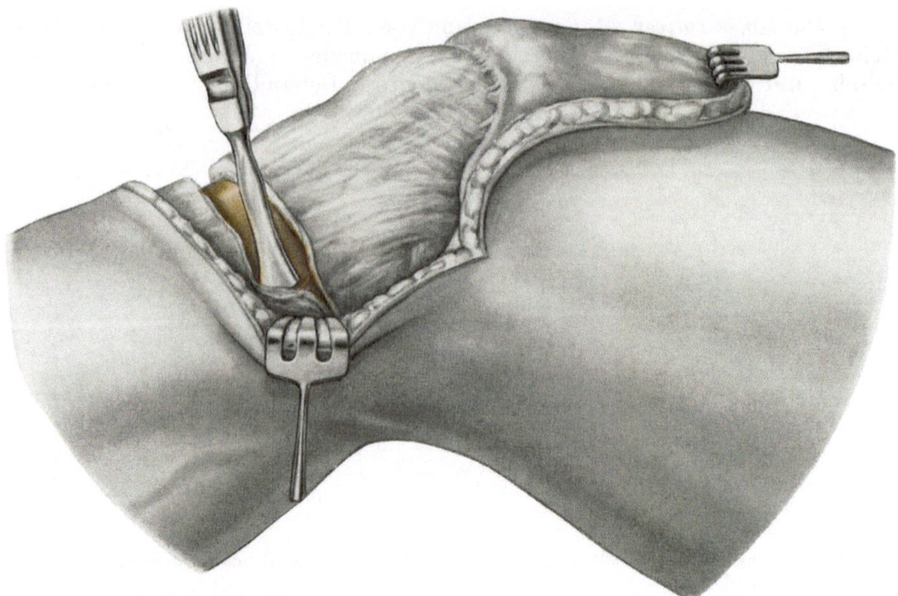

Abb. 69. *Die sparsame Kniegelenkresektion* (WESTHUES). Ein Textorscher Bogenschnitt durchtrennt Haut und Subcutangewebe. Diese Gebilde werden nach proximal zurückgeschlagen. 5—7 mm distal des Gelenkspaltes wird der Schienbeinkopf mit einem Raspatorium von Weichteilen befreit. (Nach WACHSMUTH, Die Operationen an der unteren Extremität.)

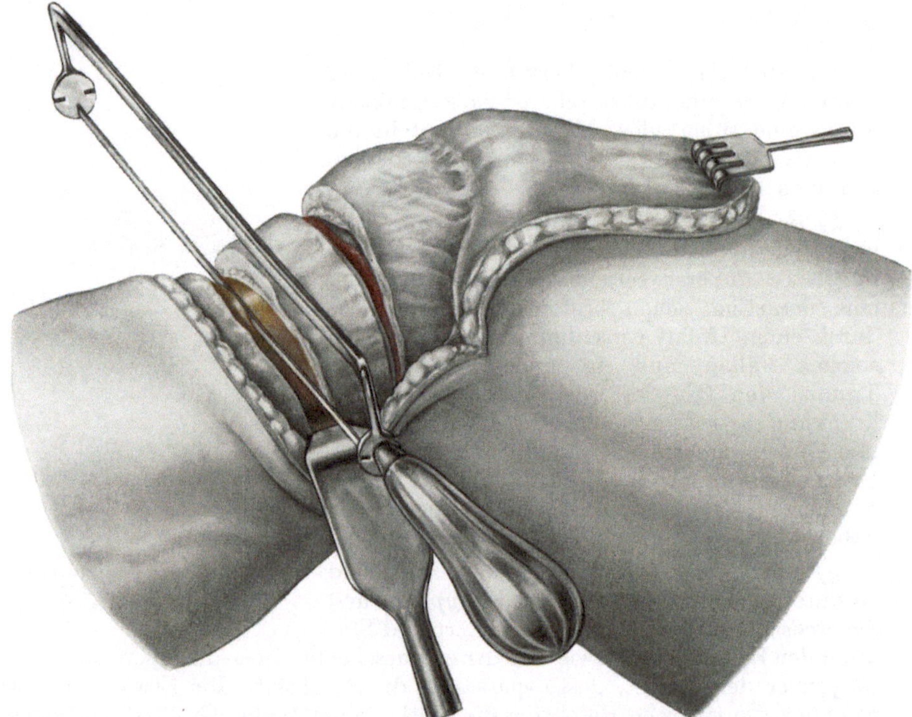

Abb. 70. Durchtrennung der Weichteile knapp proximal des Gelenkspaltes. Durchsägen des Knochens proximal und distal des Gelenkspaltes bis zur Hälfte seines Durchmessers. (Nach WACHSMUTH, Die Operationen an der unteren Extremität.)

den Vorteil, daß das Gelenk bei regelrechtem Operationsablauf uneröffnet im Gesunden, ohne Infektion der Operationswunde entfernt wird. Diesem Vorteil stehen ernste Nachteile gegenüber. Die große Resektion ist ein belastender Eingriff und die resultierende Verkürzung ist störend.

η_1) *Die sparsame Kniegelenkresektion* (WESTHUES) (Abb. 68, 69, 70, 71): Ein Textorscher Bogenschnitt durchtrennt Haut, Subcutangewebe und Ligamentum patellae knapp oberhalb des Kniescheibenbandansatzes. Der proximal gestielte

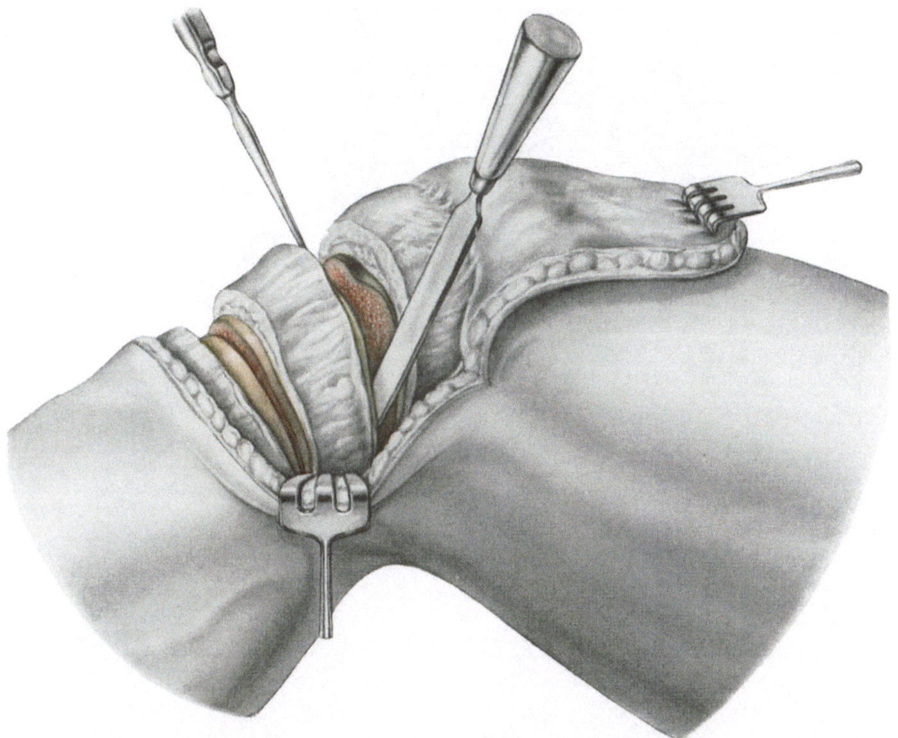

Abb. 71. Völliges Durchtrennen des Oberschenkelknochens mit einem Meißel, Verlagerung des Schienbeines nach vorne, Lösung der dorsal anliegenden Weichteile und völliges Durchtrennen des Schienbeinkopfes mit einem Meißel. (Nach WACHSMUTH, Die Operationen an der unteren Extremität.)

Hautlappen wird von der Unterlage gelöst, und 5—7 mm distal des Gelenkspaltes wird der Tibiakopf mittels eines Raspatoriums von Band- und Kapselansätzen befreit. Es folgt die quere Durchtrennung von Band- und Kapselapparat knapp proximal des Gelenkspaltes, aber unterhalb der Kniescheibenspitze. Dabei wird der obere Recessus in der Regel nicht eröffnet, weil Kniescheibe und Kapsel mit der Unterlage verklebt sind. Zum Schutz der an der Hinterseite des Gelenkes verlaufenden Nerven und Gefäße werden dorsal von Schienbeinkopf und Oberschenkelrollen schmale Spatel oder gebogene Raspatorien herumgeführt. Die Knochendurchtrennung ist am einfachsten, wenn vorerst Oberschenkelrollen und Schienbeinkopf bis zur Hälfte ihrer Dicke eingesägt werden. Mit einem Messermeißel wird dann zuerst der Oberschenkelknochen, unter Schonung der dorsal verlaufenden Nerven und Gefäße, vorsichtig durchtrennt. Es gelingt jetzt, den Schienbeinkopf mit den abgetrennten Rollenanteilen nach vorne zu verlagern, so daß der zu resezierende Abschnitt dorsal mit der Schere gelöst werden kann. Danach wird, wiederum mit einem Meißel, der Schienbeinkopfanteil vollends abgetragen. Der resezierte Gelenkanteil soll eine Breite von 15—20 mm haben. Zu achten ist darauf, daß die Durchtrennungsebenen im Schienbeinkopf und im Rollenbereich bei achsengerechter Streckstellung zwischen Ober- und Unterschenkel planparallel sind. Anrauhen der Resektionsflächen der Knochen und schichtweiser Wundschluß mit Drainage für 24 Std. beenden die Operation. Am sichersten sind die

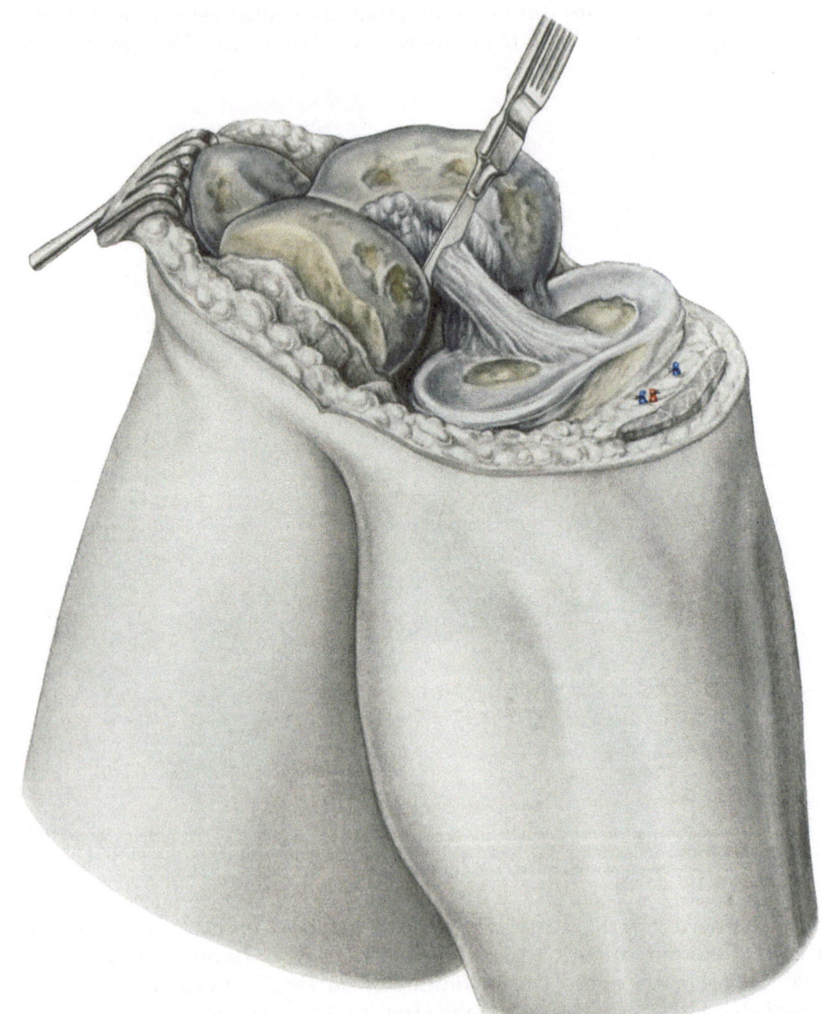

Abb. 72. *Die typische Kniegelenkresektion.* Textorscher Bogenschnitt mit Durchtrennung von Weichteilen und Lig. patellae, welche nach proximal gezogen werden. Durchtrennung der Seitenbänder und der Kreuzbänder. (Nach WACHSMUTH, Die Operationen an der unteren Extremität.)

Knochenflächen durch Druckarthrodese in guter Stellung zu halten. Eine Fixation kann aber auch durch Steinmann-Nägel erreicht werden. Nach der Operation wird ein Beckenbeingips für 4 Wochen angelegt. Sofortige Röntgenkontrollen in zwei Ebenen zur Kontrolle der Stellung sind unerläßlich. Vier Wochen nach der Operation werden Beckengips und Druckarthrodese bzw. die eingeschlagenen Steinmann-Nägel entfernt, die weitere Ruhigstellung erfolgt durch einen ungepolsterten Ober-Unterschenkelgipsverband. Bei komplikationslosem Verlauf können die Patienten 4—6 Wochen nach der Operation mit Gehübungen beginnen.

η_2) *Die typische Kniegelenkresektion* (Abb. 72, 73, 74): Durch einen Textor-
schen Bogenschnitt werden alle Weichteile, auch das Ligamentum patellae, bis
ins Gelenk hinein durchtrennt. Ein scharfer Haken zieht den proximal gestielten
Hautlappen mit Kniescheibe, Band- und Kapselanteilen nach oben. Das Gelenk

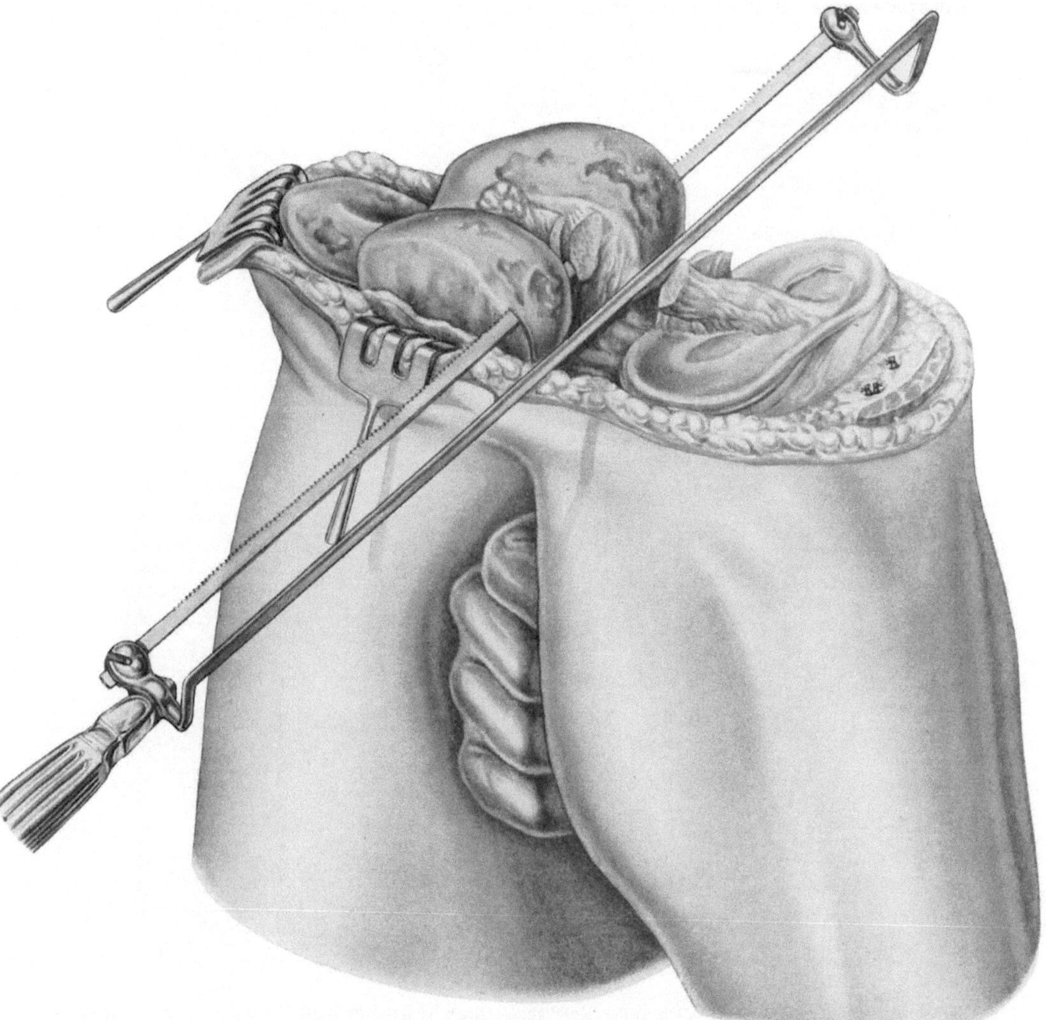

Abb. 73. Nach Einlegen einer Faust in die Kniekehle bogenförmiges Absetzen der Gelenkflächen von Oberschenkel,
Tibiakopf und Kniescheibe. Die Sägeflächen sollen so verlaufen, daß sich die Knochen breitflächig berühren.
(Nach WACHSMUTH, Die Operationen an der unteren Extremität.)

wird soweit wie möglich gebeugt, die Seitenbänder werden durchtrennt. Danach
gelingt es, das Kniegelenk noch weiter zu beugen und die Fossa intercondylica
darzustellen. Mit einem kurzen, gegen die Fossa intercondylica gerichteten Resek-
tionsmesser werden die Kreuzbänder nahe ihren Anheftungsstellen am Oberschenkel durchschnitten. Ein Assistent drückt jetzt seine Faust in die Kniekehle
und hält mit der anderen Hand den Unterschenkel gegen den Oberschenkel. Da
breite Berührungsflächen zwischen reseziertem Ober- und Unterschenkel die
erstrebte knöcherne Ankylosierung begünstigen, werden die Gelenkteile bogen-

förmig und fugengerecht abgesetzt. Die Resektion der Knochen beginnt zweckmäßigerweise am Schienbeinkopf, der dazu nach vorne oben gedrückt wird.
Schmale Spatel halten die Weichteile der Kniekehle beiseite. Es folgt die Exstirpation der Kapselanteile in der Kniekehle und nötigenfalls auch der Bursa
suprapatellaris. Zerstörte Kniescheiben sind zu entfernen, andernfalls werden

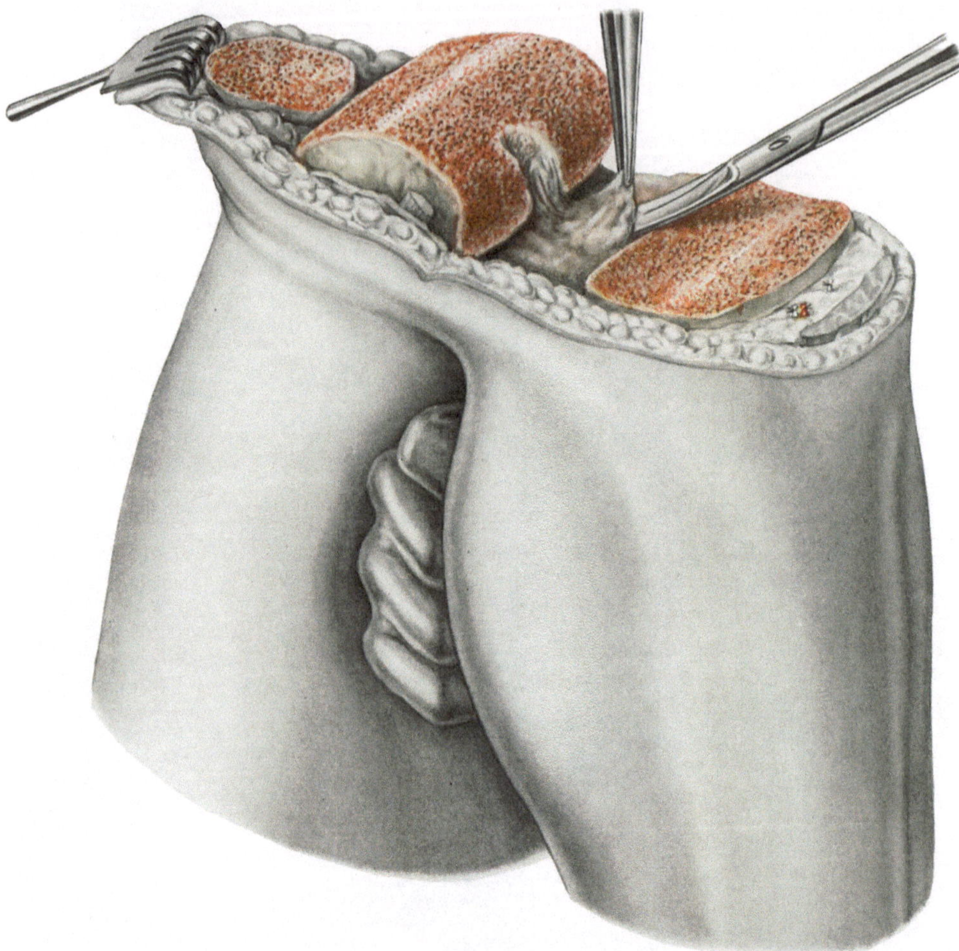

Abb. 74. Abtragen von Kapselanteilen in der Kniekehle. (Nach WACHSMUTH, Die Operationen an der unteren
Extremität.)

die Knorpelflächen tangential abgetragen. Das kosmetische Ergebnis ist besser,
wenn die Kniescheibe nicht entfernt wird, und außerdem verstärkt sie die knöcherne Ankylose. Schichtweiser Wundschluß und Drainage für 24—48 Std
beenden die Operation. Bezüglich Fixation, Ruhigstellung, Röntgenkontrollen
und Nachbehandlung s. unter „Sparsame Kniegelenkresektion".

η_3) *Die große Kniegelenkresektion* (BARDENHEUER) (Abb. 67c, 75): Querschnitt über der Kniescheibenmitte mit zusätzlichen beiderseitigen Längs-
schnitten ungefähr in Höhe der Seitenbänder. Durchtrennung der Quadricepssehne oberhalb der Kniescheibe und Präparation des oberen Recessus, der anschließend nach unten abgedrängt wird. Oberhalb des Kapselansatzes wird der

Femur durchsägt. Der Schienbeinkopf wird nach Durchtrennung des Kniescheibenbandansatzes am Unterschenkel unterhalb der Kapselansätze durchtrennt. Es folgt der schwierigste Teil, die Lösung des Gelenkes von den Weichteilen der Kniekehle. Dazu wird das bereits teilweise gelöste Gelenkresektum nach vorne gezogen und Schritt für Schritt vorsichtig gelöst. Gelenkeröffnungen sind wegen Infektion der Operationswunde gefährlich. Eventuelle Kapselverletzungen sind deshalb sofort durch geeignete Maßnahmen zu schließen. Schichtweiser Wundschluß und Drainagen für 48 Std beenden den Eingriff. Fixation, Ruhigstellung, Röntgenkontrollen und Nachbehandlung wurden im Abschnitt „*Sparsame Resektion*" besprochen.

3. Kniegelenkveränderungen bei Syphilis

a) Bei angeborener Syphilis sind Gelenkveränderungen im Säuglingsalter absolut selten. In diesem Alter sind entzündliche Gelenkveränderungen in der Regel durch bakterielle Sekundärinfektionen bedingt. Auch im 2. Lebensjahr sind luische Gelenkveränderungen nicht oft zu beobachten. In der Spätperiode (Lues congenita tarda) dagegen sind syphilitische Gelenkveränderungen häufig. Nach der Lokalisation unterscheidet HOCHSINGER:

1. Gelenkaffektionen ohne Mitbeteiligung von Knochen und Knorpel als

a) einfacher Hydrops („Clutton's joint"),

b) Synovitis hyperplastica.

2. Gelenkaffektionen mit Auftreibungen der knöchernen Gelenkbestandteile als

a) Auftreibung der am Gelenk beteiligten Knochen mit Hydarthros,

b) Tumor-albus-ähnliche Zustände.

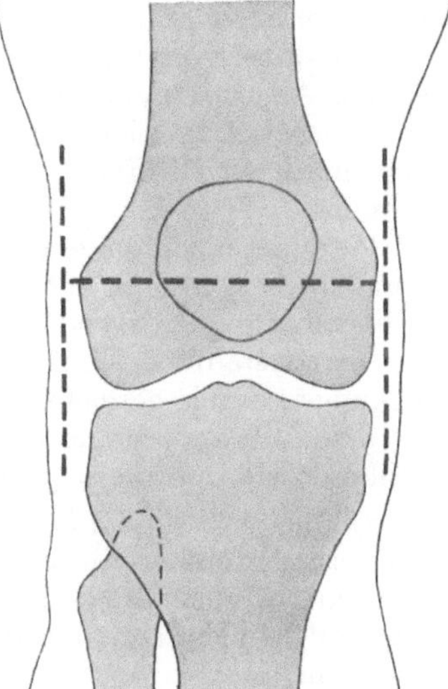

Abb. 75. *Schnitt nach* BARDENHEUER für die „große" Resektion

Die Erkrankung kann akut, rheumaähnlich oder chronisch-deformierend ablaufen. Von rheumatischen Zuständen ist die syphilitische Gelenkerkrankung dadurch abgrenzbar, daß Hautrötungen, stärkere Temperaturerhöhungen und Schmerzhaftigkeit für gewöhnlich bei der letzteren fehlen.

Luische Gelenkaffektionen sind bei Kindern über 2 Jahre mit Lues congenita nicht selten, die Häufigkeit wird zwischen 10—20% angegeben (NABARRO, REYN, PASHKOV). Meist beginnen sie jedoch erst zwischen dem 5. und 10. Lebensjahr, können aber auch später in jedem Lebensalter auftreten. Das doppelseitige Vorkommen ist häufiger als das einseitige. Bei doppelseitigen Gelenkaffektionen können die Erscheinungen einseitig beginnen, die Erkrankung der anderen Seite kann später auftreten. Der dazwischen liegende Zeitraum schwankt zwischen wenigen Wochen und mehreren Jahren.

Die Temperatursteigerungen während der syphilitischen Gelenkerkrankung sind meist nur unbedeutend. Die Betroffenen geben in der Regel nur geringe Beschwerden an. Die Diagnose ist schwierig. Beim einfachen Hydrops sind Röntgenbefunde atypisch. Über den Wert der Wassermannschen Reaktion gehen die Meinungen auseinander. SUNDT teilt mit, daß sie meist, aber nicht immer, positiv ist, JACOBOVICI und MARIAN dagegen glauben, daß die Wassermannsche Reaktion in 70% der Fälle negativ ist. Der positive Ausfall der Wassermannschen Reaktion in der Gelenkflüssigkeit gilt allgemein diagnostisch als beweisend. Nach

Sundt spricht für eine luische Affektion, wenn die Wassermannsche Reaktion im Gelenkpunktat stärker ausfällt als im Serum. Wichtige Hinweise für die Diagnose sind anderweitige luische Erscheinungen, insbesondere die Keratitis parenchymatosa.

Entsprechend diffizil sind differentialdiagnostische Erwägungen bezüglich der Abgrenzung gegen Chondropathia patellae, Erguß bei Überlastungen, tuberkulöse und rheumatische Prozesse.

In seltenen Fällen können Gelenkveränderungen bei Lues congenita auch durch tabische Arthropathien entstehen (s. entsprechendes Kapitel).

b) Bei erworbener Syphilis kommen Gelenkveränderungen fast nur bei unbehandelten oder bei nicht ausreichend behandelten Patienten vor. Gummen werden dabei vorwiegend im Knochen beobachtet. Nach Kuhns und Feldmann ist die Arthritis syphilitica ein seltenes Ereignis. Sie konnten bei 1154 Fällen chronischer Arthritiden nur 13mal (= 1,04%) eine Syphilis beobachten und bei keinem dieser 13 Fälle konnte eine Arthritis syphilitica sicher nachgewiesen werden.

Veränderungen an den am Gelenk beteiligten Knochen treten im 2. und 3. Stadium der Erkrankung auf. Im 2. Stadium handelt es sich meist um entzündliche, schmerzhafte Periostverdickungen mit kollateralen Schwellungen (Abb. 76a, b), im Tertiärstadium sind Gummen häufiger. Daneben kommen Knochenverdickungen durch periostale oder endostale Wucherungen vor.

Gelenkveränderungen bei erworbener Lues sind monartikulär oder polyartikulär, sie treten als synoviale oder als ossale Formen auf.

α) *Die ossale Form* (der erworbenen Syphilis) geht im allgemeinen mit größeren Zerstörungen einher, die durch zerfallende Gummen entstehen. Gummöse Prozesse brechen nur ausnahmsweise nach außen durch, deshalb sind Fistelbildungen und Superinfektionen selten. Gelegentlich bricht der gummöse Herd in die Gelenkhöhle ein.

β) *Die synoviale Form* (der erworbenen Syphilis) kann akut, subakut oder chronisch verlaufen. Die Synovialis ist gerötet, von ihr kann die Entzündung auf die fibröse Kapsel übergreifen. Wenn der Erreger sich direkt in der Kapsel einnistet, werden die Synovialiszotten vermehrt und größer, sie erwecken dann den Eindruck eines zottigen Pelzes. In der fibrösen Kapsel und in der Synovialis können multiple Knoten auftreten, welche graurötlichem Granulationsgewebe mit Neigung zu zentraler Verkäsung entsprechen. Durch Toxinwirkung degeneriert und zerfällt der Knorpel, scharfbegrenzte Defekte bildend. Später werden diese Defekte von Bindegewebe aufgefüllt und zu strahligen Narben umgewandelt. Die Gummen der Gelenkkapsel können narbig ausheilen oder manchmal auch nach außen durchbrechen und langdauernde Fisteln bilden.

γ) *Histologisch* ist die synoviale Form durch Gefäßerweiterungen, Rundzellinfiltrate und vergrößerte Zotten mit verdickten oberflächlichen Schichten gekennzeichnet. Daneben bestehen intensiv färbbare Granulationsgewebsinseln mit Rundzellen, Spindelzellen, Epitheloidzellen und Riesenzellen.

δ) *Klinisch* zeichnet sich das luische Kniegelenk durch schmerzarme Schwellung ohne Rötung und ohne Temperaturerhöhung aus. Der am Beginn der Erkrankung nachweisbare Erguß schwindet allmählich und die stärker werdende Kapselinfiltration leitet zum „Tumor albus lueticus" über. Im gelblich-grünen Punktat sind Fibrinfasern, Plasmazellen und Lymphocyten, aber nur wenig polymorphkernige Leukocyten. Der Erreger ist beim Tumor albus lueticus manchmal darstellbar, bei Hydropsformen dagegen nicht. Das Verhalten der Serumreaktionen wurde oben beschrieben.

ε) Röntgenologisch sind Veränderungen erst in fortgeschrittenen Stadien zu erkennen: Verschattung des Gelenkspaltes, unregelmäßige Begrenzung der Knochenabschnitte neben den Gelenkflächen durch periostale Wucherungen, Sklerose des Knochens mit periostalen Auflagerungen und im Spätstadium Verschmälerung des Gelenkspaltes sowie Arthrosis-deformans-ähnliche Bilder.

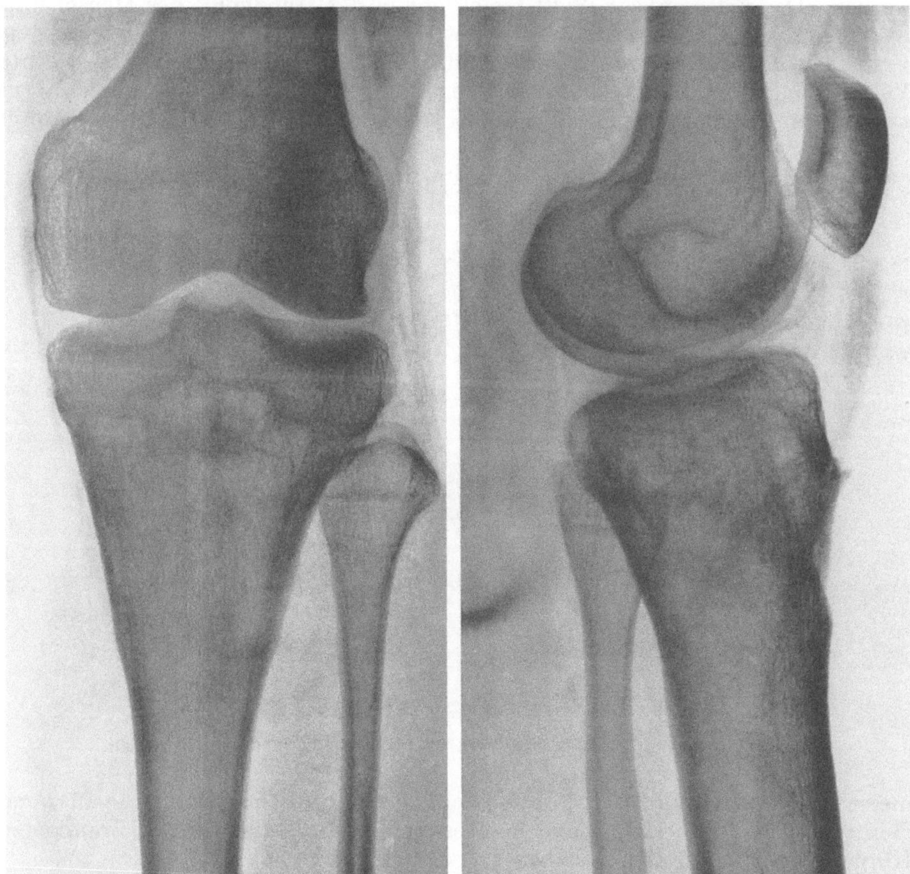

Abb. 76a u. b. *Periostale Knochenauflagerungen am Schienbeinkopf syphilitischer Genese.* Möglicherweise bestand im Schienbeinkopf auch eine syphilitische Osteomyelitis mäßigen Grades. (Sammlung der Chirurgischen Klinik, Düsseldorf.)

ζ) Die Abgrenzung gegen Tuberkulose, Gonorrhoe und Rheumatismus ist nicht einfach. Die Tuberkulose unterscheidet sich durch frühzeitige Muskelatrophie und Osteoporose. Die Gonorrhoe ist durch größere Schmerzhaftigkeit und durch den akuten Verlauf gekennzeichnet und gegenüber Rheumatismus ist die therapeutische Wirkung von Salicylpräparaten differentialdiagnostisch verwertbar.

η) Die *Behandlung* wird heute mit Penicillin durchgeführt (täglich 400000 E über 20 Tage). Herxheimer-Reaktionen können gemildert werden, wenn vor der Penicillinkur an 4 Tagen Bismugenol verabreicht wird.

4. Seltene spezifische Entzündungen

a) Aktinomykose: Der Erreger ist ein Strahlenpilz mit Mittelstellung zwischen Bakterien und echten Pilzen. LANGENBECK isolierte 1845 aus einem dünnen, übelriechenden Eiter gelblich aussehende Körper von Mohnsamengröße, BOLLINGER

erkannte die ursächliche Bedeutung dieser Körper und WOLFF-ISRAEL berichtete
etwas später über Actinomyces hominis. Unter den 150 Arten des Strahlenpilzes
sind für den Menschen die anaeroben Actinomyces Wolff-Israel und Actinomyces
bovis pathogen. Der anaerobe Nocardia kommt selten und nur in der Lunge vor.
Die durch ihn hervorgerufenen Erkrankungen sollen als Nocardiosen bezeichnet
werden. Der Actinomyces Wolff-Israel lebt in der Mundhöhle des Menschen als
Saprophyt. Erst im Gewebe wird er pathogen. Er kommt in zwei Formen vor:
Erstens als ein Faden von $1\,\mu$ Dicke und von einer Länge bis zu $50\,\mu$, mit echten
Verzweigungen und mit kolbigen Auftreibungen am Ende (myceliale Form),
zweitens als uncharakteristisches diphtheroides Stäbchen von etwa $1\,\mu$ Durch-

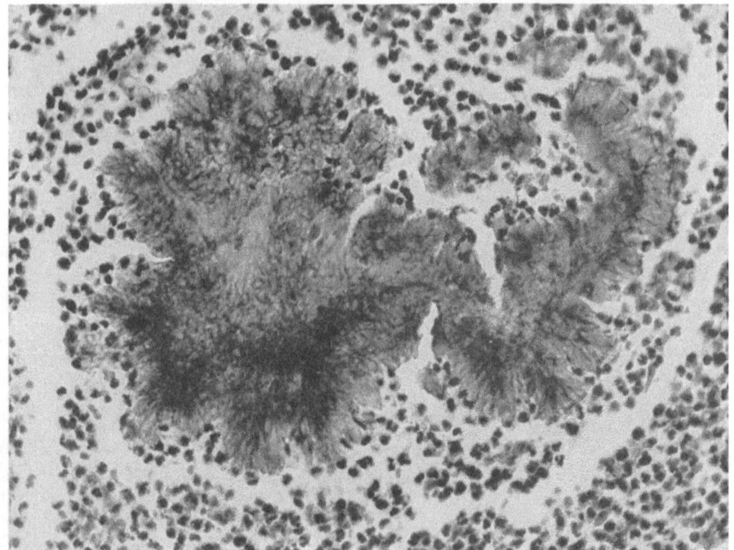

Abb. 77. *Aktinomycesdruse in Absceßeiter*. (Aus HAMPERL, Lehrbuch der Pathologie.)

messer (bakterielle Form). Im Gewebe bilden sich typische Drusen, die aus einem
Gewirr von Fäden bestehen und makroskopisch das Aussehen von braungelben
Körnchen in Hanfkorngröße haben.

Die Aktinomykose ist nach heutiger Auffassung eine endogene Mykose, deren
Angehen von Faktoren des Wirtsorganismus abhängt. Sie soll auf eine Begleitflora von aeroben und anaeroben Keimen angewiesen sein. Die Einnistung hängt
von der Verschiebung des im Gewebe normalerweise positiven Oxydations-Reduk-
tions-Potentiales ins Negative ab. Das kann nach Verletzungen der Fall sein,
bei denen die Durchblutung und damit die Sauerstoffversorgung des eröffneten
Zwischengewebes gestört oder aufgehoben ist. Der Erreger gelangt mit Eiter-
erregern in die Tiefe und beginnt dann erst, im anaeroben Milieu, sein charakteri-
stisches Wachstum. Eintrittspforten sind Fremdkörper in der Mundschleimhaut
(Knochensplitter, Borsten von Zahnbürsten, Getreidegrannen usw.), Verletzungen
mit Gewebszertrümmerung, Infektionen von wurzelbehandelten Zähnen und Zahn-
fleischtaschen. Danach entwickelt sich eine akute oder chronische unspezifische
eitrige Entzündung, auf deren Boden sich die Strahlenpilzerkrankung anbahnt.
Wenn ein solcher Herd in die Blutbahn einbricht und eine Absiedelung im Kniegelenk erfolgt, dann kommt es zu dem seltenen Bild einer Actinomyces-
Erkrankung des Kniegelenkes (LEWISON und JACKSON).

Das klinische Bild der Aktinomykose ist auch im Kniegelenk durch außerordentlich derbe beetartige oder knotige Infiltrate ausgezeichnet, die in der Kapsel lokalisiert sind. Im weiteren Verlauf kommt es zu Fistelbildungen und zur Beugekontraktur. In der geschwollenen und graugelb verfärbten Synovialis sind Infiltrate von polymorphkernigen Leukocyten und Monocyten. In diese Infiltration eingelagert ist Granulationsgewebe mit Leukocyten, Lymphocyten, Fibroblasten, Epitheloidzellen und Riesenzellen. Der nekrotische Kern ist von Actinomyces-Drusen erfüllt (BEITZKE).

Die Diagnose ist am Beginn der Erkrankung schwierig, da charakteristische Veränderungen fehlen. Die anfänglichen Befunde (Erguß, Schwellung, Schmerzen, Beweglichkeitseinschränkung) können auch bei vielen anderen Erkrankungen vorkommen. Sobald die derben Infiltrate fühlbar werden, liegt der Verdacht auf eine Strahlenpilzerkrankung nahe, der durch den Nachweis des Erregers im Punktat zu erhärten ist (Abb. 77). Das Röntgenbild zeigt in fortgeschrittenen Fällen Defekte von wechselnder Größe in den Gelenkkörpern.

Differentialdiagnostisch sind tuberkulöse und luische Prozesse zu erwägen.

Eine für die Strahlenpilzerkrankung spezifische Behandlung gibt es nicht. Als beste Behandlungsmethode gilt heute eine hochdosierte, allgemeine Antibiotica-Therapie. Sie wirkt nicht direkt auf den Actinomyces, sondern entzieht diesem durch Beseitigung der Begleitflora, die Voraussetzung zum Leben. Die Therapie ist über mehrere Monate fortzusetzen. Bei Fistelbildungen muß das Antibioticum lokal an den Krankheitsherd herangebracht werden. Die Voraussage für die Gelenkfunktion ist ungünstig.

b) Bangsche Krankheit: Gewöhnlich gelangt das kleine Bacterium, Brucella abortus, von erkrankten, seuchenhaft verwerfenden Tieren (Kuh, Ziege, Schwein) mit der Milch in den Verdauungstrakt der Menschen. Eine direkte Infektion ist nur bei Tierärzten und Tierpflegepersonal möglich, die dem erkrankten Tiere bei der Geburt helfen. Die Erkrankung ist im Mittelmeergebiet (Maltafieber, Mediterranfieber) verbreitet. Das Bacterium gelangt nach der Infektion ins Blut und erzeugt wellenförmiges Fieber, außerdem Milz-, Leber- und Lymphdrüsenschwellungen sowie unscharf begrenzte Granulome der Leber. In 20% der Erkrankungen siedelt sich der Erreger auch im Kniegelenk an.

Die Erkrankung des Kniegelenkes beginnt mit einer schmerzhaften Schwellung der Synovialis. Seröse Ergußbildungen im Gelenk sind nicht obligat. Knorpel und fibröse Kapsel bleiben unverändert.

Für die Diagnose geben Anamnese, Milz-, Leber-, Lymphdrüsenschwellungen und welliger Fieberverlauf wertvolle Hinweise. Eine Bestätigung ist durch den Erregernachweis im Stuhl und im Harn, sowie durch eine Agglutinationsprobe zu erreichen.

V. Die toxisch bedingte Arthritis des Kniegelenkes

a) Allgemeines: Es ist eine alte Erfahrungstatsache, daß es im Verlauf von eitrigen, außerhalb von Gelenken lokalisierten Entzündungen zu Schmerzen im Kniegelenk kommen kann. Im letzteren spielt sich bei diesen Vorgängen nicht eine bakterielle Entzündung ab, sondern die Schmerzen sind Folge eines toxischen Geschehens. Das kann so gering sein, daß Gelenkbefunde manchmal übersehen, in anderen Fällen überhaupt nicht zu objektivieren sind.

Als Toxinquelle kommen Streptokokken, Staphylokokken und andere Erreger in Frage. Die primäre Entzündung kann sich in Abscessen, in Furunkeln, in Tonsillen, in Nebenhöhlen oder in Empyemen abspielen. Ob Zahngranulome eine Infektarthritis auslösen, ist noch nicht endgültig geklärt; die in vielen Fällen zu beobachtende Schmerzfreiheit nach Zahnsanierung spricht jedenfalls dafür.

Der Begriff der sog. „Infektarthritis", der von manchen Autoren für die toxisch bedingte Arthritis oder für ähnliche Zustände verwendet wird, ist zu unbestimmt. Teils wird er für monartikuläre chronische Arthritiden ohne Bakterienbefund im Gelenk benützt (HELLNER), teils wird bei der „Infektarthritis" der Nachweis von Bakterien im Gelenk verlangt (SCHINZ, BAENSCH, FRIEDL).

b) Klinisches: Die toxisch bedingte Arthritis beginnt plötzlich mit unbestimmten Schmerzen. Die Gelenkbefunde sind uncharakteristisch: Druckempfindlichkeit der mitunter stellenweise geschwollenen Gelenkkapsel, schmerzhafte endgradige Bewegungseinschränkungen und in seltenen Fällen kleine Ergußbildungen.

Die Synovialis kann gerötet und geschwollen sein, geringe zellige Infiltrationen sind möglich. Diese Erscheinungen klingen schnell ab. Tiefergreifende Schädigungen oder gar Knorpelnekrosen gehören nicht zum Bild dieser Erkrankung. Im Röntgenbild fehlen in der Regel besondere Befunde, allenfalls kann eine umschriebene, geringe Kalkverarmung auftreten. Der Allgemeinzustand wird möglicherweise durch die primäre Eiterung, nicht aber durch die Vorgänge im Kniegelenk beeinträchtigt.

c) Die Diagnose ist nicht einfach. Sie stützt sich einerseits auf den Nachweis von außerhalb des Kniegelenkes lokalisierten eitrigen Entzündungen, andererseits auf den Ausschluß ähnlich ablaufender Erkrankungen und degenerativer Prozesse, wie z.B. rheumatische Kniegelenkentzündungen und Veränderungen des Femoropatellargelenkes.

d) Differentialdiagnose: Besonders delikat sind Differenzierungen zwischen der toxisch bedingten Arthritis und degenerativen Vorgängen im Femoropatellargelenk bei ungünstig geformter tibialer Kniescheibenfacette, hochstehender Patella oder bei Hypoplasie der tibialen Oberschenkelrolle in ihrem ventralen kranialen Abschnitt u.a.m. Dabei wird eine exakte Diagnose in manchen Fällen primär nicht zu stellen sein, weil die Schmerzen sowohl durch ein toxisches Geschehen als auch durch ein minder belastbares Femoropatellargelenk hervorgerufen sein können. Geringe, schnell abklingende und nicht rezidivierende Gelenkbefunde bei nachgewiesenen Eiterherden sprechen für toxische Vorgänge, ungünstig geformte Femoropatellargelenke, rezidivierende Erscheinungen oder Zeichen von Knorpelnekrosen (s. Chondropathia patellae) dagegen für degenerative Vorgänge.

e) Die Behandlung erstrebt eine Sanierung des Eiterherdes. Am Kniegelenk selbst genügen symptomatische Maßnahmen, die zweckmäßigerweise erst nach der Sanierung begonnen werden.

F. Geschlossene Verletzungen des Kniegelenkes (ausgenommen der Streckapparat)

I. Allgemeines

Jedes Gelenk stellt eine funktionelle Einheit dar. In gesunden und widerstandsfähigen Gelenken sind die Einzelteile so aufeinander abgestimmt, daß Bewegungen innerhalb physiologischer Grenzen störungsfrei und ohne Überlastung für das ganze Gelenk oder für die einzelnen Gelenkbestandteile ablaufen.

Durch unfallmäßige Gewalteinwirkungen wird das Gelenk geschädigt. Dabei hängt die Größe des Schadens nicht nur von der Intensität des Traumas, sondern auch von der Bedeutung des verletzten Gelenkbestandteiles ab. So heilen z.B.

Hautschäden, wenn sie nicht ausnahmsweise einmal zu einer Narbenkontraktur führen, für gewöhnlich ohne nennenswerte Beeinträchtigung der Gelenkfunktion ab. Bei Bandschädigungen dagegen ist die Prognose wesentlich ernster. Dauerschäden in Form von Bandlockerungen sind nicht selten, sie mindern den Gebrauchswert des Gelenkes ganz beträchtlich.

Die Größe des Dauerschadens hängt einerseits von der Intensität des Traumas und andererseits von der spezifischen Aufgabe des geschädigten Gelenkanteiles im Rahmen des Gesamtgelenkes ab.

Aber auch harmlose Verletzungen, wie mäßige Prellungen oder kleinere Verstauchungen, können in minder belastbaren Gelenken zu Dauerschäden führen, wenn sie durch geringfügige Änderungen an einem Gelenkkörper die Belastungsgrenze des Gesamtgelenkes herabsetzen. Solche Zusammenhangsfragen waren früher häufig Ursache für langdauernde Auseinandersetzungen, die letzten Endes unentschieden blieben. Es gab keine befriedigende Erklärung dafür, warum ein Teil der Prellungen folgenlos abheilt, der andere Teil dagegen zu rezidivierenden Ergüssen und sogar zu Dauerschäden führt. Erst die Analyse des Femoropatellargelenkes zeigte, daß minder belastbare Gelenke zwischen Kniescheibe und Oberschenkelrollen (Wiberg III, Hypoplasie der medialen Oberschenkelrolle, Patella alta usw.) schon durch geringfügige Änderungen (Bluterguß mit Störung der Knorpelernährung, Entkalkung durch Ruhigstellung u. a. m.) in ihrer Belastbarkeit so stark vermindert werden können, daß irreparable Schäden entstehen. An Stellen von Belastungsspitzen stirbt der Knorpel ab, die aseptische Knorpelnekrose verursacht rezidivierende Ergüsse und sogar Arthrosen.

Es ist deshalb ratsam, bei jeder Kniegelenkuntersuchung die Beschaffenheit des Femoropatellargelenkes bezüglich Belastbarkeit und evtl. vorhandener Schäden von Anfang an in der Gesamtbeurteilung entsprechend zu würdigen.

1. Synovialis

Die geschmeidige Innenauskleidung der Gelenkhöhle produziert und resorbiert Gelenkflüssigkeit. Normalerweise besteht ein Gleichgewicht zwischen Produktion und Resorption. Dieser Flüssigkeitsstrom ist für die Ernährung gefäßloser Gelenkanteile wichtig, weil er diesen Nährstoffe zuführt und Stoffwechselschlacken abtransportiert. Viele Vorgänge können das Gleichgewicht zwischen Produktion und Resorption der Gelenkflüssigkeit stören. Genannt seien aseptische Entzündungen von Knorpel und Kapsel, septische Entzündungen der Umgebung mit sympathischen Gelenkergüssen, Allgemeinerkrankungen, Infektionen u. a. m. Die Mehrproduktion überwiegt dabei die ebenfalls erhöhte Resorption. Untersuchungen über die Zusammensetzung der Gelenkflüssigkeit sind zur Zeit im Gange (SCHÜRCH, VIOLLIER u. Mitarb.). Da der Gelenkknorpel zu einem Teil über die Gelenkflüssigkeit ernährt wird, sind interessante Ergebnisse bezüglich der Frage Knorpelernährung und Knorpelresistenz zu erwarten. Wie sehr Lebensfähigkeit und Widerstandskraft des Knorpels von der Beschaffenheit der Gelenkflüssigkeit abhängen, zeigt der schnelle Knorpelschwund bei eitrigen Prozessen in der Gelenkhöhle.

Bei Unfällen, insbesondere bei Stößen gegen das Kniegelenk, wird die zarte Innenhaut leicht verletzt, weil sie in großer Ausdehnung direkt über knöchernen Gelenkanteilen liegt. Sie reißt ein und kleine oder größere Gefäße bluten in die Gelenkhöhle (Hämarthros). Während kleinere Blutergüsse im Gelenk bei entsprechender Ruhigstellung schnell schwinden, überdehnen große Blutansammlungen die Kapsel. Der dadurch verursachte Kapseldehnungsschmerz zwingt die Verletzten, das Kniegelenk mäßig zu beugen. Dadurch werden alle Kapselabschnitte soweit wie möglich entspannt und der Schmerz wird erträglicher. Zur Entlastung ist in solchen Fällen die Punktion mit nachfolgendem Druckverband angezeigt. Blutansammlungen im Gelenk steigern die Tätigkeit der Synovialis. Der Erguß wird durch Gelenkflüssigkeit verdünnt und später resorbiert.

In das Gelenk reichende Knochenbrüche sind Ursache für Fettbeimengungen in der Gelenkflüssigkeit. In manchen Fällen erleichtern solche Fettbeimengungen die Diagnose einer intraartikulären Fraktur, in anderen Fällen lenken sie die Aufmerksamkeit auf eine vorhandene, aber nicht vermutete Knochenverletzung. Fettbeimengungen in der Gelenkflüssigkeit sind nach Zentrifugieren des Punktates besonders gut zu erkennen.

Die Regenerationsfähigkeit der Gelenkinnenhaut ist so gut, daß auch größere Defekte schnell und ohne nennenswerte Narbenbildung heilen.

2. Knorpel

Die Gelenkflächen sind mit hyalinem Knorpel überzogen, die Zwischenscheiben bestehen aus Faserknorpel. Beide Knorpelarten zeichnen sich dadurch aus, daß sie Stöße elastisch aufnehmen und den Reibungswiderstand bei Gelenkbewegungen entscheidend herabsetzen. Das Knorpelgewebe ist im Verband des Gelenkes bemerkenswert widerstandsfähig und verteilt punktförmige Belastungen auf breitere Flächen. Durch starke Gewalteinwirkungen wird der Knorpel geschädigt, es entstehen vielgestaltige, teils oberflächliche, teils tiefere Rißlinien.

Die traumatischen Knorpelrisse wurden 1908 von Büdinger ausführlich dargestellt. Er teilte sie folgendermaßen ein:

Knorpelrisse im Anschluß an Frakturen benachbarter Knochen. Wenn ein Bruchspalt das Gelenk erreicht, dann setzt er sich häufig durch den Knorpel hindurch fort. Die Trennungslinie ist so scharf, wie wenn sie mit einem Messer gezogen wäre. Außer diesen glatten Knorpelrissen gibt es solche, bei denen der Knorpel in geringer Ausdehnung um diesen Riß herum vom Knochen abgehoben ist. Neben dem Hauptriß können auch noch Nebenrisse den Knorpel durchsetzen. Schräg verlaufende Bruchspalten erzeugen zackige Knorpelrisse und heben den Knorpel vom Bruchrand ab. Der Knorpel kann in der Umgebung des Risses zerklüftet oder über intakten Knochenanteilen verschoben sein. Manchmal ist der Knorpel zwischen zwei Rissen so zusammengestaucht, daß er als Falte ins Gelenk vorspringt. Bei stärkerer Dislokation der Bruchstücke und bei mehrfachen Brüchen sind Knorpelrisse meist mit größeren Abhebungen kombiniert.

Intraartikuläre Abreißungen und Impressionen. Bei Aussprengungen der Eminentia intercondylica werden oft angrenzende Knochen- und Knorpelstücke mit herausgerissen. Knorpelzerreißungen sind bei Impressionsbrüchen des Schienbeinkopfes immer vorhanden.

Kratzeffekte. Sie sind nach Brüchen zu beobachten, wenn scharfe Knochenkanten auf der Oberfläche des Knorpels reiben und parallel verlaufende Furchen erzeugen. Die Oberfläche erscheint insgesamt aufgerauht und pelzig. Die Schleifspuren können den ganzen Knorpel durchsetzen und sogar noch in den darunterliegenden Knochen reichen.

Loslösung von Knorpelscheiben. Intraartikuläre, isolierte Knorpelabsprengungen konnte Büdinger bei Leichen Verletzter nicht beobachten. Lappenförmige Scheiben mit einem seitlichen oder basalen Stiel waren häufig.

Isolierte Sprünge des Gelenkknorpels. Bei Leichen Frischverletzter sind sie häufig auf der Kuppe der Kondylen des Femurs, in der Mittellinie der Patella oder in der Nähe ihres Firstes zu sehen. Die Risse sind scharf begrenzt, gezackt, 1—2 cm lang, sie durchsetzen die ganze Dicke des Knorpels und werden im frischen

Zustand von einem erhöhten Wall umgeben. Der Hauptspalt kann von feineren Rissen gekreuzt werden, Nebenrisse können auch parallel zum Hauptriß ziehen.

Isolierte Kantenfrakturen der Gelenkkörper. Bei Gelenkkantenabbrüchen kann der darüberliegende Knorpel ebenfalls mitverletzt werden.

Die Diagnose ist sehr schwer zu stellen, eigentlich nur bei Gelenkeröffnung. Röntgenuntersuchungen lassen auch bei Anwendung des Doppelkontrastverfahrens meist im Stich. Wunden im hyalinen Knorpel heilen wegen des bradytrophen Gewebes nur sehr langsam unter Bildung von faserknorpeligen Narben (BENNINGHOFF). Allseitig von Knorpel umgebene Knorpeldefekte werden durch regenerative Vorgänge nicht aufgefüllt. An die Synovialis angrenzende Knorpellücken werden in die reparativen Vorgänge der Gelenkinnenhaut mit einbezogen und durch bindegewebige Narben geschlossen (HÄBLER).

3. Kapsel- und Bandapparat, Stieda-Pellegrini-Schatten

Schädigungen entstehen zumeist durch indirekte, seltener durch direkte Gewalteinwirkungen. Dabei werden Bänder entweder an umschriebener Stelle geschädigt oder vollkommen zerrissen. Bei Teilschädigungen quellen die verletzten Abschnitte, es treten Schwellungen, Schmerzen und Beweglichkeitseinschränkungen auf. Bei Totalzerreißungen steht der Stabilitätsverlust im Vordergrund, daneben sind aber auch erhebliche Schmerzen und starke Beweglichkeitseinschränkungen vorhanden. Als Folge der starken Gewalteinwirkung, die nötig ist, um den Bandapparat an einer oder an mehreren Stellen zu zerstören, werden gewöhnlich auch weitere Gewebe, wie Synovialis, Unterhautzellgewebe, Meniscusansätze u.a.m. verletzt. Die resultierenden Hämatome durchtränken alle benachbarten Schichten, am stärksten das Subcutangewebe. Durch Kapselzerreißungen sickert Blut aus dem Gelenkraum in die bedeckenden Weichteile, so daß größere Blutansammlungen im Gelenk dann nicht festzustellen sind. Die Endresultate sind verschieden. Bei gut adaptierten Rißrändern heilen auch ausgedehnte Bandzerreißungen ohne größeren Stabilitätsverlust. Sind die Rißränder eingerollt, dann verwachsen die durchtrennten Fasern nicht miteinander, die Festigkeitsminderung bleibt groß.

Die Heilung zerrissener Bänder beginnt mit einer Auffüllung der Lücken durch Exsudat. Ungefähr nach 7 Tagen sprießt Bindegewebe in den Defekt ein, welches von Capillaren durchzogen wird. Das aus Bindegewebe und Capillaren bestehende Blastem (BENNINGHOFF) wandelt sich, immer neue Fibrillen bildend, zur Narbe um. Während der nachfolgenden Belastung ordnen sich die Faserelemente der Narbe, so daß am Ende der reparativen Phase wiederum ein zugfestes Band entsteht.

Als Folge von Zerrungen und Prellungen an der tibialen Seite des Kniegelenkes tritt in manchen Fällen ein *Stieda-Pellegrini-Schatten* (Abb. 78a, b) auf.

Es handelt sich um schmale, streifenförmige oder umfangreiche, unregelmäßig begrenzte Knochenneubildungen am Oberrand des tibialen Femurkondylen. Es sind nicht, wie STIEDA meinte, Knochenabrisse, sondern parossale und periostale Knochenneubildungen (PELLEGRINI). Nur einige von diesen sind mit dem Oberschenkelknochen in unmittelbarem Zusammenhang, die meisten dagegen sind vom Knochen durch eine Weichteilschicht getrennt. ANDREESEN nimmt an, daß die vom Knochen durch eine Weichteilschicht abgesetzten Gebilde *parossale* Knochenbildungen in den Ansatzsehnen der Mm. adductores magni sind, die frühestens 4—6 Wochen nach adäquaten, also heftigen Traumen in Erscheinung treten. Die mit dem Knochen unmittelbar zusammenhängenden Knochenschalen dagegen entsprächen *periostalen* Neubildungen nach stärkeren Gewalteinwirkungen. Immer entstehen die Verknöcherungen erst Wochen nach dem Unfall. Direkte und indirekte Gewalteinwirkungen sind die Ursache. Die indirekten Traumen wirken von fibular auf das gestreckte Kniegelenk ein und schädigen so die tibial gelegenen Weichteile durch Überdehnung. Es kommt zu umschriebenen Abrissen oder zu Einrissen in der Ansatzsehne des M. adductor magnus.

Histologisch ist spongiöser, von osteoiden Säumen umgebener Knochen in zellreichem Bindegewebe eingebaut. Die inneren Anteile bestehen aus fibrösem

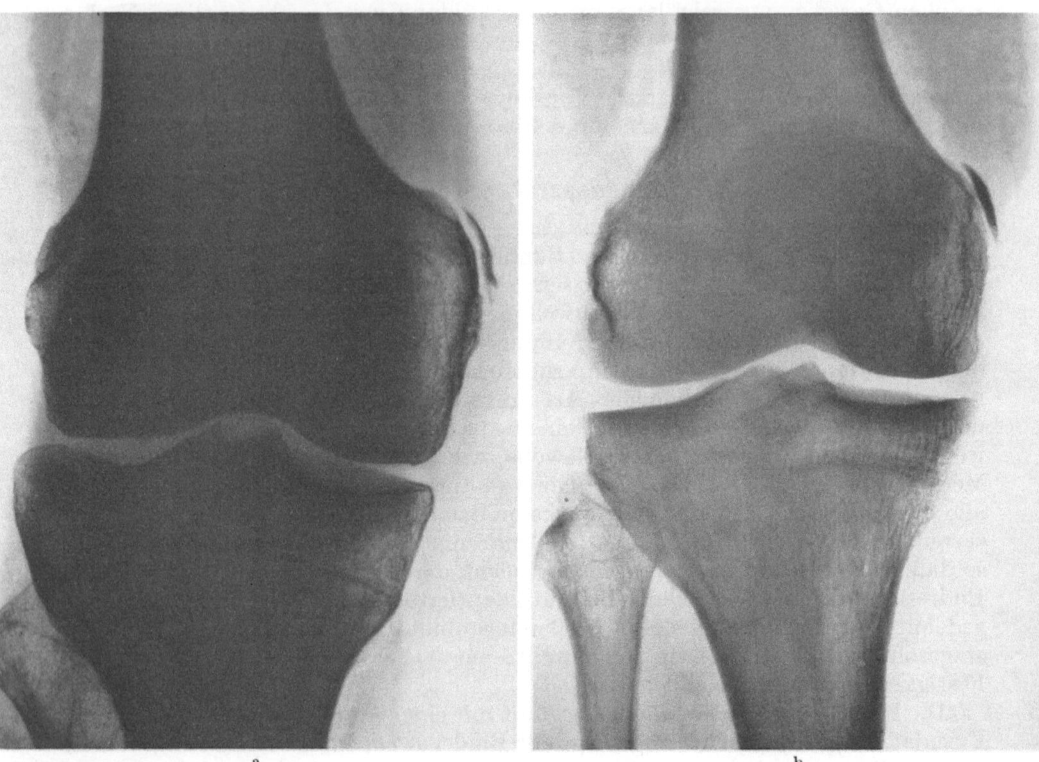

a   b

Abb. 78a u. b. *Stieda-Pellegrini-Schatten.* Infolge von Zerrungen und Quetschungen treten am oberen Rand des tibialen Condylus parossale oder periostale Verknöcherungen auf. Der Zeitraum zwischen Unfall und Auftreten der Verknöcherung beträgt mindestens 4 Wochen. (Sammlung der Chirurgischen Klinik, Düsseldorf.)

Knochen, der von lamellärem Knochen umgeben ist. Stellenweise sind Metaplasien des Bindegewebes in Knorpel zu sehen.

Im allgemeinen bereiten die Knocheneinlagerungen, abgesehen von den Schmerzen unmittelbar nach den auslösenden Traumen, keine Beschwerden. Wenn die im Anschluß an den Unfall vorhandenen Beschwerden nicht abklingen, können Röntgenbestrahlungen von Nutzen sein. Massagen sind ungünstig, aktive Bewegungsübungen dagegen zu empfehlen. Bei späteren Unfällen kann der Stieda-Pellegrini-Schatten brechen (D'ANGELO, FREIXEEDAS).

4. Muskulatur

Jede Gelenkverletzung führt zur Atrophie der zugehörigen Muskulatur. Dabei sind zwei Phasen zu unterscheiden. Die anfängliche, schnell einsetzende und schon nach wenigen Tagen nachweisbare Muskelminderung wurde als *Reflexatrophie* bezeichnet (PAGET, CHARCOT und COHEN). Dabei ist der Muskeltonus vermindert und die Erregbarkeit herabgesetzt. Später geht die Reflexatrophie, nicht scharf abgrenzbar, in die *Inaktivitätsatrophie* über. Kurzzeitige isometrische Muskelkontraktionen während der Gelenkimmobilisation sind in der Lage, die Inaktivitätsatrophie zu verringern. Muskelminderungen bei Ruhigstellungen bis zu einem halben Jahr sind reversibel. Dauert die Immobilisation länger, können irreparable degenerative Prozesse auftreten.

II. Prellungen und Quetschungen des Kniegelenkes (Contusio genus)

In der Mehrzahl der Fälle handelt es sich um leichtere Verletzungen, die dadurch entstehen, daß Traumen in Form von Schlägen auf das Gelenk einwirken. Bezüglich der Schädigung ist es gleichgültig, ob ein Gegenstand gegen das Gelenk geschleudert wird oder ob das Kniegelenk auf ein Hindernis stößt. Bei leichten Fällen sind nur Weichteile verletzt. Starke Gewalteinwirkungen können aber auch Knochen und Knorpel schädigen. Deshalb ist es wichtig, bei entsprechenden Verletzungen den Zustand der Bänder zu untersuchen und Knochenverletzungen durch Röntgenaufnahmen auszuschließen.

Weichteilschäden betreffen Haut und Subcutangewebe sowie Band- und Kapselapparat. Kleinere und mittlere Gewalteinwirkungen hinterlassen an der Haut deutlich sichtbare Zeichen in Form von Schürfwunden und Prellmarken. Tangential einwirkende Kräfte zerreißen das Unterhautzellgewebe. Als Folge solcher Decollements können Hautnekrosen entstehen.

Mäßige bis mittelgradige Gewalteinwirkungen führen in der Regel nicht zu Zerreißungen des Bandapparates, weil dessen Widerstandsfähigkeit groß ist. Dagegen werden Synovialisbezirke relativ häufig verletzt. Aus zerrissenen Gefäßen blutet es in die Gelenkhöhle. Blutansammlungen im Gelenk (Hämarthros) nach Prellungen und Quetschungen sind keine Seltenheit.

Die Feststellung der einzelnen Schädigungen:

Veränderungen in der Haut sind sichtbar, Zerreißungen im Subcutangewebe tastbar. Blutansammlungen im Gelenk führen zum Symptom der „tanzenden Kniescheibe". Die Lokalisation einer Synovialiszerreißung gelingt meist durch Palpation unter Berücksichtigung der größten Druckschmerzhaftigkeit. Festigkeitsverluste weisen auf Bänderschädigungen hin. Die speziellen Untersuchungsmethoden sind im Kapitel über die Bänderschäden zusammengestellt. Schließlich können evtl. vorhandene Knochenläsionen durch Röntgenaufnahmen diagnostiziert werden.

Die Behandlung richtet sich nach dem Ausmaß der Schädigung. Einfache Schürfwunden, Prellmarken und kleine Synovialisverletzungen heilen in der Regel folgenlos ab, wenn das verletzte Gelenk einige Tage ruhiggestellt wird und der Verletzte anschließend für 2—3 Wochen eine elastische Binde trägt.

Prellungen und Quetschungen mit stärkeren und starken Blutansammlungen in der Gelenkhöhle verlangen eine intensivere Behandlung. Das verletzte Bein ist auf eine Braunsche Schiene zu lagern. Dadurch wird die Kapsel entspannt und die Schmerzhaftigkeit läßt nach. Besonders soll darauf hingewiesen werden, daß von einem Bluterguß im Gelenk nur dann gesprochen werden darf, wenn dieser durch eine Probepunktion nachgewiesen wurde. Große Blutergüsse im Gelenk mit starkem Kapseldehnungsschmerz sind durch Punktion zu entleeren. Instillationen von Antibiotica und Hydrocortisonpräparaten sind dabei nicht nur überflüssig, sondern auch kontraindiziert. Nach der Punktion soll ein Druckverband mit Schaumgummikissen angewickelt werden, da er das Wiederauftreten des Blutergusses erschwert. Die Ruhigstellung auf einer Braunschen Schiene ist 8—10 Tage lang fortzusetzen. Erst nach Schwinden des Gelenkergusses beginnt der Verletzte mit Bewegungsübungen und Gehversuchen. Elastische Binden um das Kniegelenk werden als angenehm empfunden, weil sie die Gelenkfestigkeit erhöhen.

Die Behandlung von Hautschäden ist unterschiedlich. Prellmarken und oberflächliche Schürfungen sind nach ihrer Desinfektion mit sterilen Verbänden zu bedecken. Hautwunden werden nach den Regeln FRIEDRICHs ausgeschnitten. Bei Stürzen auf sandigen Wegen werden größere und kleinere Fremdkörper tief in die Haut eingetrieben. Wenn sie nicht entfernt werden, sind sie Ursache von länger dauernden Sekretionen und entzündlichen Vorgängen. Um solche Komplikationen zu vermeiden, sollen Fremdkörpereinsprengungen in geeigneter Anaesthesie beseitigt werden. In manchen Fällen gelingt dies durch Bürsten mit antiseptischen Lösungen (z.B. $1^0/_{00}$ Chloraminlösung), in anderen Fällen können die Einsprengungen besser mit einem Skalpell herausgeschabt werden. Decollements, insbesondere solche mit nachfolgenden Hautnekrosen, benötigen zur Abheilung viele Wochen. Um den Heilverlauf abzukürzen und um Narbenkontrakturen zu vermeiden, sind ausgedehnte Hautdefekte mit frei transplantierten Hautstücken zu decken.

Bei Prellungen und Quetschungen mit Bänder- und Knochenläsionen ist die Dauer der Ruhigstellung nach der schwersten Verletzung zu bemessen. Einzelheiten über die Dauer der Immobilisation sind in den entsprechenden Abschnitten nachzulesen.

Abschließend sei folgendes nochmals herausgestellt:
Kniegelenke, die auf Grund einer zweckmäßigen Gelenkarchitektonik normal belastungsfähig sind, überdauern einfache Prellungen und Quetschungen in der Regel ohne Dauerschaden. Minder belastbare Kniegelenke (mit Kniescheiben vom Typ Wiberg III, mit höchstehenden Kniescheiben, mit Hypoplasien der medialen Oberschenkelrolle usw.) können bereits durch gewöhnliche Prellungen so verändert werden, daß infolge der dadurch bedingten Insuffizienz eines Gelenkbestandteiles Dauerschäden entstehen (s. Verletzungen — Allgemeines und Femoropatellargelenk).

III. Zerrungen des Kniegelenkes (Distorsio genus)

Unter dieser Bezeichnung werden alle Verletzungen des Kniegelenkes zusammengefaßt, bei denen es durch direkte oder indirekte Gewalteinwirkung zum Überschreiten physiologischer Bewegungsumfänge kam. Da Gelenkbewegungen in erster Linie durch Bänder begrenzt werden (s. anatomische Vorbemerkungen), schädigen gewaltsame, unphysiologische Bewegungen hauptsächlich den Bandapparat. Darüber hinaus werden aber auch andere Gelenkbestandteile gefährdet, nämlich die Menisken und die Knorpelüberzüge der Gelenkflächen. Das Ausmaß der resultierenden Verletzung hängt ab von der Intensität der Gewalt und von der Widerstandsfähigkeit der Gewebe. Da jugendliche Gewebe sich durch besondere Elastizität auszeichnen, sind Zerrungen im Kindesalter selten. Je unelastischer mit zunehmendem Alter die Bänder werden, um so anfälliger werden die Gelenke gegen verwindende Kräfte.

IV. Frische Verletzungen des tibialen Seitenbandes

Als Folge der leichten physiologischen Valgusstellung im Kniegelenk ist das innere Seitenband stärker belastet als das äußere. Verletzungen des inneren Seitenbandes sind deshalb wesentlich häufiger als solche des äußeren Seitenbandes. Viele Gewalteinwirkungen vergrößern die physiologische Valgusstellung so weit, daß die Festigkeit des tibialen Seitenbandes überschritten wird. Bei solchen Schädigungen spielen auch Verdrehungen des Gelenkes eine Rolle.

Die häufigste Ursache für Verletzungen des tibialen Seitenbandes sind Außenrotation und Abduktion des Unterschenkels bei gebeugtem Kniegelenk (indirektes Trauma), sowie Stöße gegen die Außenseite des Kniegelenkes (direktes Trauma).

Nach dem Ausmaß der Schädigung unterscheidet L. BÖHLER 4 Schweregrade:

1. Die Zerrung des tibialen Seitenbandes.
2. Die Dehnung des tibialen Seitenbandes.
3. Die Zerreißung des tibialen Seitenbandes.
4. Die Zerreißung des tibialen Seitenbandes mit gleichzeitiger Zerreißung eines oder beider Kreuzbänder und des hinteren Kapselanteiles mit seinen Verstärkungsbändern.

1. Die Zerrung des tibialen Seitenbandes

Die Zerrung des tibialen Seitenbandes ist dadurch charakterisiert, daß einige Fasern des Bandes gedehnt werden, ohne daß eine Zerreißung eintritt. Die Betroffenen merken im Moment des Unfalles einen plötzlichen, stechenden Schmerz an der Innenseite des Kniegelenkes. Am Ende der Gewalteinwirkung schwindet der Schmerz vorerst weitgehend. Die Verletzten sind gewöhnlich noch in der Lage ihre Tätigkeit bei mäßigen Beschwerden einige Zeit fortzusetzen. Nach und nach nimmt die Schmerzhaftigkeit wieder zu und zwingt zur Ruhigstellung des Gelenkes. In diesem Stadium kann das gestreckte Kniegelenk noch belastet werden, jede Beugung dagegen ist mit Schmerzen verbunden.

Da keine Fasern des Bandes zerrissen sind, ergibt die *klinische Untersuchung* ein stabiles Gelenk ohne Festigkeitsverlust. Hinweise für die erlittene Zerrung im tibialen Seitenband sind der Abduktionsschmerz knapp oberhalb des inneren Gelenkspaltes und eine exzessive Druckempfindlichkeit gleicher Lokalisation. Im Schrifttum wird dieser umschriebene Druckschmerz im proximalen Anteil des tibialen Seitenbandes allgemein als „Skipunkt" bezeichnet. Schwellungen im Bereich des Seitenbandes fehlen für gewöhnlich.

Röntgenaufnahmen sind in jedem Falle anzufertigen. Bei reinen Zerrungen des tibialen Seitenbandes sind röntgenologisch sichtbare Veränderungen allerdings nicht zu erwarten. Knochenausrisse an den Ansatzstellen der Bänder gehören nicht zum Bild der Bänderzerrung. Da bei Zerrungen keine Fasern zerrissen sind, ergeben auch *Röntgenbilder bei gehaltener Abduktion* keine Abweichungen gegenüber der gesunden Seite.

Technik und Aufgabe von Röntgenuntersuchungen bei gehaltener Abduktion: Auf normalen Übersichtsaufnahmen bleiben Bänderschäden in der Regel unerkannt, weil der Festigkeitsverlust durch Bandzerreißung während der Röntgenuntersuchung durch Muskelzug kompensiert wird. Erst wenn das zerrissene Seitenband durch Ab- bzw. Adduktion unter Zugbelastung kommt, weichen die Bandstümpfe auseinander und der entsprechende Gelenkabschnitt klafft (Abb. 79a, b). Durch das Auseinanderziehen der Bandstümpfe werden Schmerzen erzeugt, die ihrerseits kompensierende Muskelkontraktionen auslösen, welche den vorhandenen Bandschaden kleiner erscheinen lassen als er in Wirklichkeit ist. Aus diesen Gründen ist vor Röntgenaufnahmen bei gehaltener Ab- oder Adduktion eine Lokalanaesthesie des geschädigten Bandabschnittes unerläßlich. Grundsätzlich sollen solche Untersuchungen nur am Tage der Verletzung erfolgen. Später sind sie kontraindiziert, weil sie beginnende Verklebungen in den Rißstellen lösen.

Röntgenbilder bei gehaltener Ab- bzw. Adduktion werden, beide Seiten vergleichend, ausgewertet. Das setzt voraus, daß beide Kniegelenke unter gleichen

Bedingungen geröntgt werden müssen. L. Böhler empfiehlt die Aufnahmen im antero-posterioren Strahlengang bei einer Gelenkstellung von 160—170° anzufertigen. Um vergleichbare Aufnahmen zu erzielen, legt er eine Lindenholzunterlage unter das Kniegelenk und stellt den Zentralstrahl in einem Winkel von 5—10°, mit der Richtung von ventral-kranial nach dorsal-caudal, ein (Abb. 80).

Die *Behandlung von Zerrungen des tibialen Seitenbandes* ist einfach. Stärkere Schmerzen klingen am schnellsten bei Bettruhe ab. Dabei ist eine Schienen-

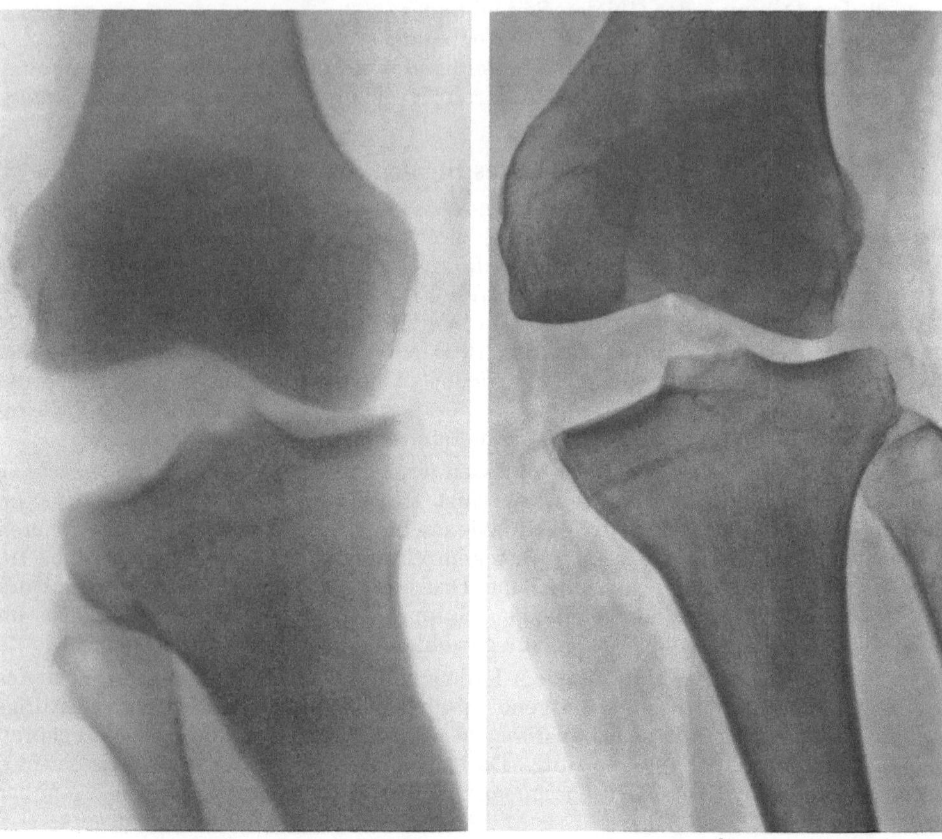

a   b

Abb. 79a u. b. a *Zerreißung des fibularen Seitenbandes* mit starker Aufklappbarkeit des fibularen Gelenkabschnittes bei der „gehaltenen Röntgenaufnahme" (32jähriger). b *Zerreißung des tibialen Seitenbandes mit Kreuzbandschaden.* Der tibiale Gelenkabschnitt ist weit aufklappbar, und von der Eminentia intercondylica ist die fibulare Knochenspitze abgerissen (32jähriger). (Sammlung der Chirurgischen Klinik, Düsseldorf.)

lagerung für gewöhnlich nicht notwendig, jedoch wird eine Unterpolsterung des verletzten Kniegelenkes mit einem kleinen Kissen als angenehm empfunden. Sobald die Schmerzen abgeklungen sind, beginnen die Verletzten mit aktiven Bewegungsübungen, vorerst ohne Belastung, später bei allmählich steigender Belastung. Wenn die Verletzten aufzustehen beginnen, wird zweckmäßigerweise ein Unterschenkelzinkleimverband angelegt, und um das Kniegelenk wird eine elastische Binde gewickelt.

Viele Seitenbandzerrungen sind so harmlos, daß selbst eine kurzzeitige Bettruhe nicht nötig ist. Solche Verletzungen sind mit einem Unterschenkelzinkleimverband in Verbindung mit einer elastischen Binde um das Kniegelenk ausreichend versorgt. Die meist vorhandene mäßige Bewegungseinschränkung, insbesondere bei der Streckung, schwindet in 1—2 Wochen. Nach 3—4 Wochen ist der Schaden behoben. Die Festigkeit des Gelenkes ist nach wie vor vollkommen und die Beweglichkeit erreicht den Umfang, den sie vor der Verletzung hatte.

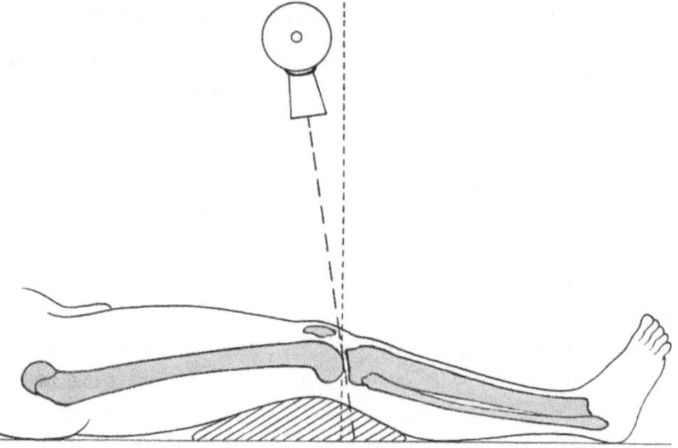

Abb. 80. *Die Röntgenuntersuchung bei gehaltener Ab- bzw. Adduktion* erfolgt bei einer Gelenkstellung von 160 bis 170°. Unter das Kniegelenk wird eine etwa 4,5 cm hohe Lindenholzunterlage geschoben, und der Zentralstrahl ist gegenüber der Senkrechten um 5—10° von ventral-cranial nach dorsal-caudal geneigt. Beide Kniegelenke werden unter gleichen Bedingungen geröntgt. Die Auswertung erfolgt bei Vergleich der Röntgenaufnahmen beider Seiten. (In Anlehnung an L. Böhler.)

2. Die Dehnung des tibialen Seitenbandes

Die Dehnung eines Seitenbandes ist eine etwas schwerere Verletzung als die einfache Seitenbandzerrung. Einzelne Fasern des Bandes werden überdehnt und manche sogar zerrissen. Da der größere Bandquerschnitt unverletzt bleibt, ist der Festigkeitsverlust gering. Bei gestrecktem Kniegelenk ist eine Lockerung nicht nachzuweisen, bei einer Gelenkstellung von 170° beginnt eine vergrößerte Aufklappbarkeit des entsprechenden Gelenkspaltes gegenüber der gesunden Seite eben objektivierbar zu werden. Infolge der Kontinuitätstrennung einzelner Bandfasern tritt am Orte der Verletzung eine Schwellung auf, ein blutiger Gelenkerguß kann folgen.

Zu den Zeichen der Bänderzerrung (Abduktionsschmerz in der Gegend des inneren Seitenbandes und Druckschmerz der verletzten Seitenbandpartie) kommen bei der Seitenbanddehnung noch folgende Symptome hinzu:

Schwellungen der verletzten Bandstelle durch Blutung, Exsudation sowie Hämarthros. Röntgenuntersuchungen bei gehaltener Abduktion sind bei Seitenbanddehnungen in der Regel negativ. Infolge der stärkeren Beeinträchtigung des Bandes ist auch die Beweglichkeit in höherem Maße eingeschränkt.

Die Therapie ist grundsätzlich die gleiche wie bei Seitenbandzerrungen, allerdings ist bei allen Fällen von Seitenbanddehnung eine 4—8tägige Bettruhe anzuordnen. Verletzungen mit Blutansammlung im Gelenk sollen auf Braunschen Schienen ruhiggestellt werden. Kühle, feuchte Kompressen lindern dabei das Spannungsgefühl im Kniegelenk während der ersten Tage. Sie sind aber nur dann angezeigt, wenn Hautverletzungen in Form von Schürfungen oder kleinen Rißwunden nicht vorhanden sind. Die stets zu beobachtende Beweglichkeitseinschränkung schwindet bei zweckmäßiger Behandlung von selbst. Mobilisationen in Narkose und forcierte Bewegungsübungen sind deshalb kontraindiziert. Wenn die Verletzten nach 6—10 Tagen aufstehen können, leisten Zinkleimverbände und elastische Binden gute Dienste.

Bis zur völligen Wiederherstellung vergehen bei Seitenbanddehnungen 6 bis 8 Wochen. In der Regel resultiert ein Festigkeitsverlust ebensowenig wie bei der Seitenbandzerrung.

3. Die Zerreißung des tibialen Seitenbandes

Diese Verletzung erfolgt durch gewaltsame Abspreizung und Außendrehung des Unterschenkels bei leicht gebeugtem Kniegelenk. Die Betroffenen spüren im Moment der Verletzung einen gewaltigen Schmerz. Nach der Gewalteinwirkung klingt der Schmerz relativ schnell ab, wenn das verletzte Kniegelenk ruhiggehalten wird. Belastungsversuche auf ebenem und glattem Boden gelingen oft noch ohne besondere Ereignisse. In anderen Fällen spürt der Verletzte bereits beim Gehen auf ebenen, glatten Wegen den Festigkeitsverlust. Die Belastbarkeit des verletzten Kniegelenkes schwindet sofort und vollkommen, wenn der Boden uneben wird, der Verletzte sackt zusammen.

Das tibiale Seitenband kann im proximalen, im mittleren und im distalen Drittel reißen (Abb. 81a). Verletzungen im proximalen und im distalen Drittel bluten gewöhnlich nur wenig, weil diese Bandbezirke wenig Gefäße enthalten. Diese allgemeine Aussage verliert ihre Gültigkeit, wenn außer dem Band auch Kapselanteile zerrissen wurden. Verletzungen im mittleren Drittel des Seitenbandes sind von stärkeren Blutungen begleitet, weil die Anheftungsstelle des medialen Meniscus mit den darin verlaufenden Gefäßen in der Regel mit beschädigt ist.

Zerreißungen des inneren Seitenbandes sind häufig mit anderen Verletzungen kombiniert: Mit dem Bandansatz kann die proximale Insertion des medialen Meniscus gelöst werden (Abb. 81b), in anderen Fällen wird der proximale Bandansatz mit einer Knochenlamelle herausgerissen (Abb. 81c). Bei Dehnungen des tibialen Seitenbandes ist mitunter die Kontinuität des Seitenbandes noch erhalten, wogegen eine Meniscusanheftungsstelle bereits gelöst sein kann (Abb. 81d). In anderen Fällen sind unter dem gedehnten Seitenband beide Anheftungen des Meniscus zerrissen (Abb. 81e). Bei Zerreißungen im distalen Drittel des Seitenbandes ist meist auch eine Anheftungsstelle der Zwischenscheibe am Seitenband zerrissen (Abb. 81f). Bei manchen Fällen ist das distal gelöste Seitenband in das Gelenk hineingezogen (Abb. 81g).

Das führende Symptom der tibialen Seitenbandzerreißung ist der Festigkeitsverlust. Der Unterschenkel läßt sich bei gestrecktem Kniegelenk geringgradig, in stärkerem Maße bei leicht gebeugtem Gelenk abduzieren. Dabei öffnet sich der mediale Gelenkspalt bei gestrecktem Gelenk nur um wenige Millimeter, bei leicht gebeugtem Gelenk um etwas mehr. Eine starke Aufklappbarkeit des inneren Gelenkspaltes bei Streckstellung ist nur dann möglich, wenn außer dem tibialen Seitenband ein Kreuzband zerrissen ist. Röntgenaufnahmen bei gehaltener Abduktion zeigen bei vollständiger Zerreißung meist den ganzen Umfang der Aufklappbarkeit. Manchmal aber treten reflektorische Muskelkontraktionen auf. Diese sind durch Infiltration eines Localanaesthetikums zu beseitigen, um den ganzen Umfang der Schädigung bei gehaltener Abduktion röntgenologisch objektivieren zu können.

Neben der Aufklappbarkeit des Gelenkes wird über der verletzten Bandstelle eine deutliche bis starke Druckempfindlichkeit angegeben, und durch die Abduktion des Unterschenkels sind Schmerzen im Verlauf des inneren Seitenbandes in wechselnder Stärke auslösbar.

So eindeutig der Festigkeitsverlust als Zeichen der Seitenbandzerreißung zu diagnostizieren ist, so ungenügend sind unsere Untersuchungsmethoden, um die sehr variablen

Nebenverletzungen zu bestimmen. Die übliche Regel, daß Abduktionsschmerzen in der Gegend des inneren Gelenkspaltes für Bandverletzungen sprechen, Adduktionsschmerzen dagegen für Meniscusschädigungen, ist zu unsicher, um bei Zerreißungen des tibialen Seitenbandes zur Diagnose von Nebenverletzungen der Menisken herangezogen werden zu können.

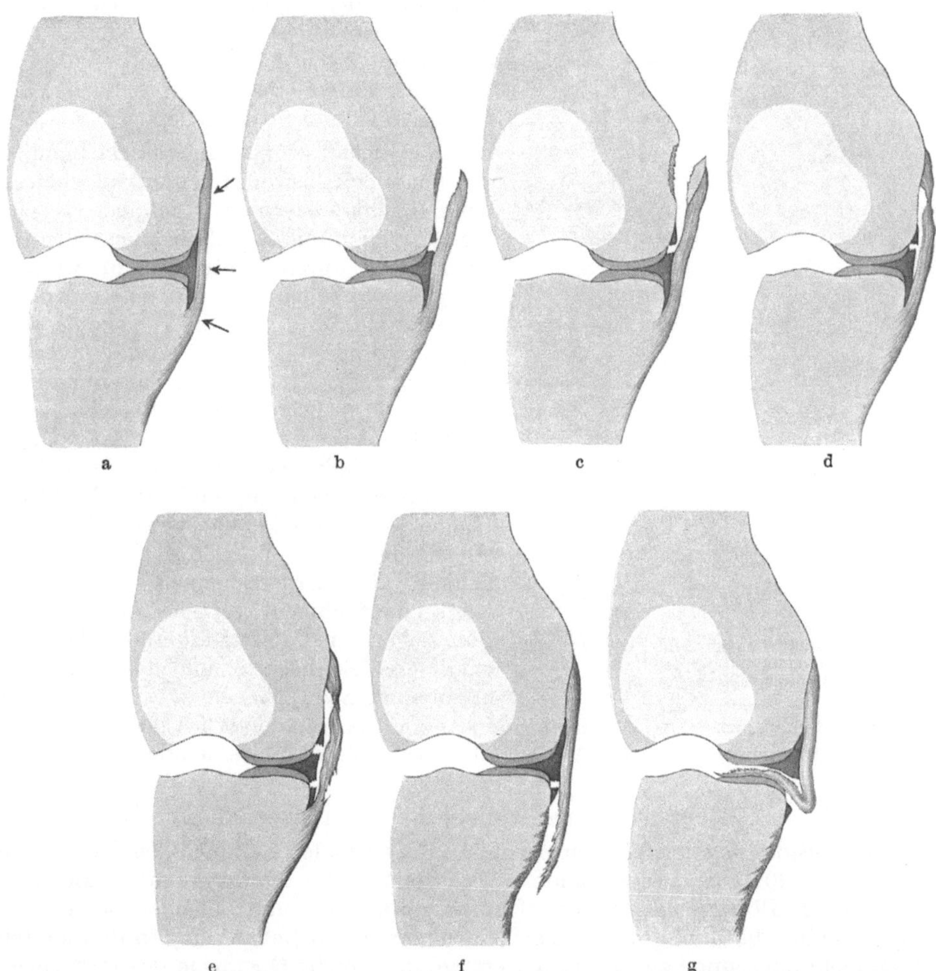

Abb. 81a—g. *Verletzungen des tibialen Seitenbandes.* a Das tibiale Seitenband kann im proximalen, im mittleren und im distalen Drittel reißen. b Der proximale Bandansatz und die proximale Anheftungsstelle des Meniscus sind gelöst. c Mit dem Bandansatz kann eine Knochenlamelle ausreißen. Der proximale Meniscusansatz kann gelöst sein. d Das tibiale Seitenband ist gedehnt, aber noch nicht zerrissen. Die darunterliegende Meniscusanheftung ist bereits gelöst. e Unter dem gedehnten tibialen Seitenband ist der Meniscus an seiner proximalen und distalen unteren Anheftungsstelle gelöst. f Zerreißungen des distalen Bandanteiles sind meist mit Entwurzelung der Zwischenscheibe kombiniert. g Das distal gelöste Band wurde während der Gewalteinwirkung in das Gelenk verlagert. Der distale Meniscusansatz ist zerrissen

Röntgenuntersuchungen in zwei Ebenen (neben den Aufnahmen bei gehaltener Abduktion) lassen zwar Knochenläsionen ausschließen bzw. erkennen, Hinweise für andere Nebenverletzungen können aber auch sie nicht geben.

Die Behandlung der frischen Zerreißung vom tibialen Seitenband wird im nächsten Abschnitt „Zerreißung des inneren Seitenbandes mit gleichzeitiger Verletzung von Kreuzbändern und Kapselanteilen" besprochen.

4. Die Zerreißung des tibialen Seitenbandes mit gleichzeitiger Zerreißung eines oder beider Kreuzbänder und des dorsalen Kapselanteiles mit seinen Verstärkungsbändern (Abb. 82)

L. BÖHLER bezeichnet diese umfangreiche Zerstörung als vierten Grad der Verletzung. Mit Nebenverletzungen ist zu rechnen, in erster Linie mit breiten Abrissen der Zwischenscheiben, meist medial, aber auch lateral. Wiederum sind die diagnostischen Hilfsmittel nicht ausreichend, um die Nebenverletzungen ohne Gelenkeröffnung festzustellen.

Die Verletzten geben sehr starke Schmerzen an, die Belastungsfähigkeit des betroffenen Gelenkes ist völlig aufgehoben. Infolge der ausgedehnten Zerreißungen ist die Gelenkgegend durch Blutungen in Gelenkhöhle und Weichteile stark geschwollen. Die mediale Seite und die Kniekehle sind druckempfindlich. Der Festigkeitsverlust ist noch größer als bei reiner Seitenbandzerreißung. Das Gelenk kann in Streckstellung aufgeklappt werden, infolge der Kreuzbandschädigung läßt sich der Unterschenkel bei gebeugtem Gelenk in sagittaler Richtung gegen den Oberschenkel verschieben und oft ist sogar eine anomale seitliche Beweglichkeit des Unterschenkels feststellbar. Röntgenaufnahmen bei gehaltener Abduktion zeigen eine weite Aufklappbarkeit des medialen Gelenkspaltes und Übersichtsaufnahmen in zwei Ebenen evtl. vorhandene

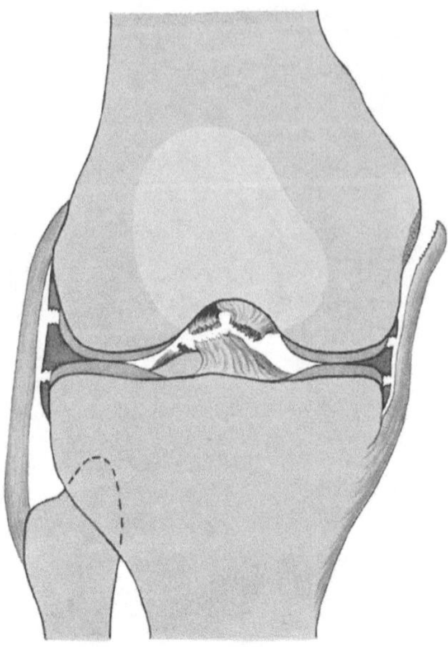

Abb. 82. Beim vierten Grad der *Seitenbandverletzung* (Einteilung L. BÖHLER) sind die Zerstörungen besonders stark. Neben dem tibialen Seitenband sind ein oder beide Kreuzbänder zerrissen und häufig sind die Menisken von ihrer Anheftungsstelle abgetrennt

Knochenverletzungen, z.B. Lösung der Eminentia intercondylica oder Knochenausrisse an der proximalen Ansatzstelle des tibialen Seitenbandes.

5. Behandlung der tibialen Seitenbandzerreißung

Die *Behandlung* der frischen Zerreißung des tibialen Seitenbandes hat sich in den letzten 30 Jahren sehr geändert. Während früher die konservative Behandlung von L. BÖHLER und seinen Schülern propagiert und allgemein anerkannt wurde, nahm die Zahl der Anhänger einer operativen Behandlung in den letzten 3 Jahrzehnten schnell zu. Einer der ersten, der für die Operation des zerrissenen Seitenbandes eintrat, war BIRCHER in seinem Hauptreferat am Deutschen Chirurgen-Kongreß 1933. OBERHOLZER, PALMER, MERKE, EHALT, SMILLIE, SAEGESSER, M. LANGE, O'DONOGHUE, DE PALMA, RÜTTNER, JELINEK u.a.m. setzten sich in der Folgezeit teils uneingeschränkt, teils mit gewissen Einschränkungen für die operative Behandlung ein.

a) Die konservative Behandlung *der Seitenbandzerreißung mit oder ohne Zerreißung von Kreuzbändern* setzt eine ununterbrochene Ruhigstellung des verletzten Gelenkes über genügend lange Zeit voraus. Die Dauer der Ruhigstellung wird, dem Vorschlag L. BÖHLERs folgend, nach der Größe der Aufklappbarkeit des medialen Gelenkspaltes bestimmt. Dazu sind Röntgenaufnahmen bei gehaltener Abduktion anzufertigen. Reflektorische Muskelkontraktionen bei der Abduktion sind durch Lokalanaesthesie auszuschalten. Röntgenaufnahmen bei gehaltener

Abduktion sollen nur in den ersten 2 Tagen nach dem Unfall angefertigt werden, später würden beginnende Verklebungen der Bandstümpfe gelöst. Auf normalen Röntgenaufnahmen im sagittalen Strahlengang hat der innere Kniegelenkspalt eine Breite von 4—6 mm. Die Stärke der Aufklappbarkeit bestimmt über Art und Dauer der Behandlung. L. BÖHLER empfiehlt:

Aufklappbarkeit des inneren Gelenkspaltes auf 7—8 mm —
nur Zinkleimverband
Aufklappbarkeit des inneren Gelenkspaltes auf 9—10 mm —
Gipshülse für 6—8 Wochen
Aufklappbarkeit des inneren Gelenkspaltes auf 10—15 mm —
Gipshülse für 9—10 Wochen
Aufklappbarkeit des inneren Gelenkspaltes auf 16—20 mm —
Gipshülse für 12 Wochen
Aufklappbarkeit des inneren Gelenkspaltes über 20 mm —
Gipshülse für 16 Wochen
Bei Zerreißungen des inneren Seitenbandes und der Kreuzbänder —
Gipshülse für 16 Wochen.

Ist der proximale Bandansatz mit einer Knochenlamelle ausgerissen, und ist das ausgerissene Knochenstück gut adaptiert, genügt eine Ruhigstellung in einer Gipshülse für 8 Wochen.

Die Gipshülse für die konservative Behandlung wird 1—2 Tage nach dem Unfall über einem Unterschenkelzinkleimverband angelegt. Je früher die Ruhigstellung beginnt, um so besser sind die Chancen für eine gute Wiederherstellung. Die Gelenkstellung muß im Gipsverband 170° betragen. Volle Streckung des Kniegelenkes während der Immobilisation ist schlecht, weil das Seitenband nach der Festigung zu lang wäre. Durch die Ruhigstellung tritt gewöhnlich eine mäßige Minderung der Oberschenkelmuskulatur ein. Dadurch wird die Gipshülse zu weit, sie ist dann durch eine neue zu ersetzen. Beim Gipswechsel sind unnötige Bewegungen des Kniegelenkes zu vermeiden. Festigkeitsprüfungen sind kontraindiziert, weil sie beginnende Bandfestigungen lösen. Nach Abnahme der letzten Gipshülse wird ein neuer Zinkleimverband angewickelt, und mit einer elastischen Binde um das Kniegelenk beginnt der Verletzte mit aktiven Bewegungsübungen.

b) Die primäre operative Versorgung *von Zerreißungen des tibialen Seitenbandes mit oder ohne Kreuzbandverletzungen:* Nach konservativer Behandlung tibialer Seitenbandzerreißungen gab es und wird es immer Fälle geben, bei denen eine Lockerung des Gelenkes resultiert. Trotz zweckmäßiger und ausreichend langer Ruhigstellung wird eine genügende Festigung des zerrissenen Bandes nicht eintreten, wenn die Bandstümpfe sich nicht berühren oder, wie die Abb. 81g zeigt, ins Gelenk hineingeschlagen sind. Weiter ist zu berücksichtigen, daß komplizierende Verletzungen mit den üblichen Untersuchungen ohne Gelenkeröffnung nicht feststellbar sind. Es werden demnach bei konservativer Einstellung Fälle behandelt, die von vornherein zu Mißerfolgen führen müssen, weil die Zerstörung so groß ist, daß sie aus verschiedenen Gründen ohne operative Korrektur niemals zu einem brauchbaren Endergebnis führen können.

Auf solchen und ähnlichen Überlegungen aufbauend, begannen die ersten Versuche einer primären operativen Versorgung von zerrissenen tibialen Seitenbändern. Die mitgeteilten Ergebnisse berechtigen zu dem Schluß, daß eine operative Behandlung manche Vorteile bietet. Neben der Zerreißung des tibialen Seitenbandes sind jetzt Nebenverletzungen diagnostizierbar, welche bei konservativer Behandlung nicht nur unerkannt geblieben wären, sondern darüber hinaus in manchen Fällen eine ordnungsgemäße Heilung verhindert hätten.

Die Operation soll nach Möglichkeit in den ersten Tagen nach der Verletzung durchgeführt werden. Spätere Operationen sind schwieriger, weil in Organisation befindliche Hämatome die Bandstümpfe überziehen und die Übersicht erschweren.

Die Operationsindikation ist gegeben, wenn eines der folgenden Symptome objektivierbar ist:

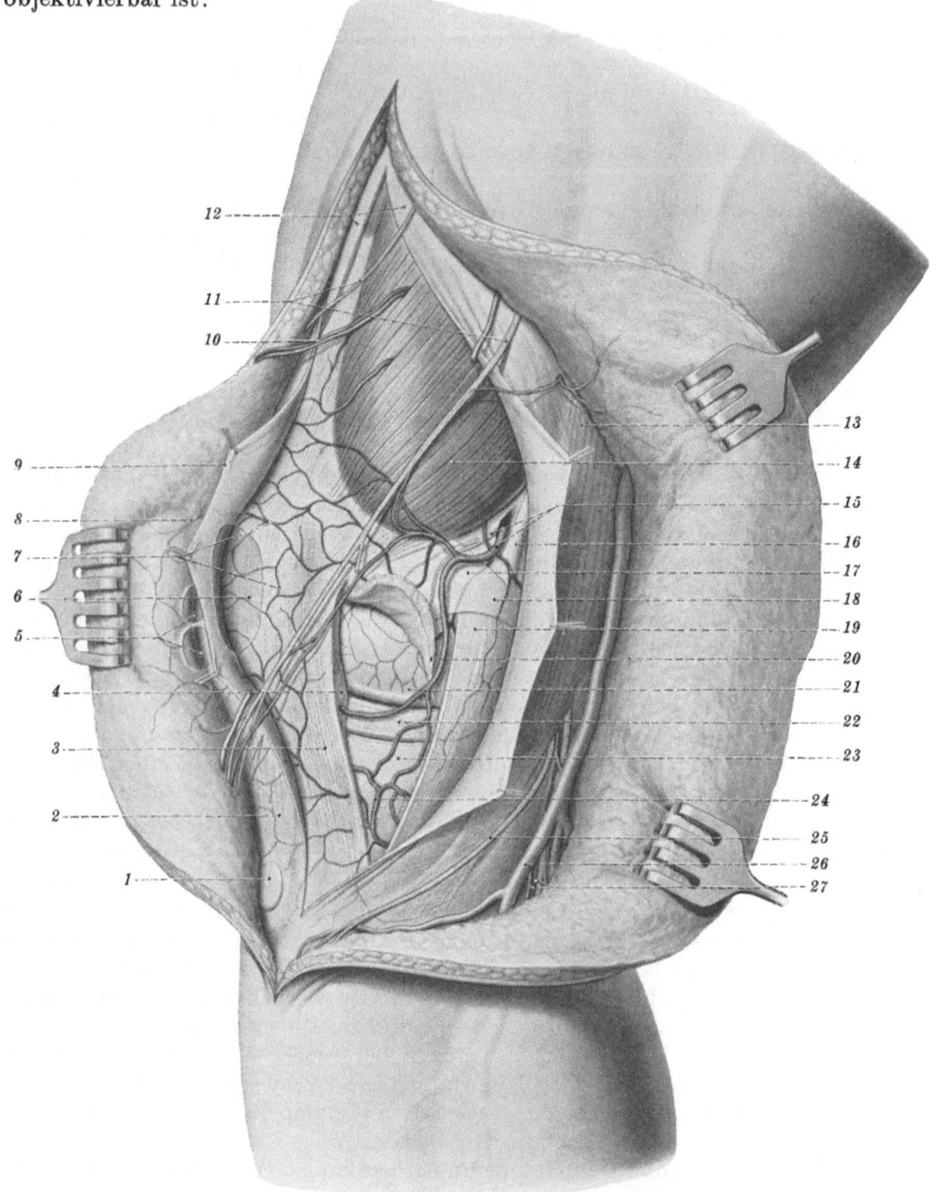

Abb. 83. *Lagebeziehungen des tibialen Seitenbandes.* *1* B. infrapatellaris subcutanea; *2* Lig. patellae; *3* Retinaculum patellae longitudinale tibiale; *4* Plica alaris; *5* B. praepatellaris subcutanea (Sonderfall abgekammert); *6* B. praepatellaris subfascialis; *7* Rete patellae subfasciale; *8* Rete patellae subcutaneum; *9* Fascia subcutanea; *10* Ri. musculo-articulares; *11* Ri. cutanei femoris ventrales; *12* Fascia lata (gespalten); *13* M. sartorius in Fascia lata eingescheidet; *14* M. vastus tibialis; *15* A. genus proximalis tibialis et N. articularis tibialis (Sonderfall Rüdinger); *16* Tendo epicondylicus mi. adductoris magni; *17* Retinaculum transversale patellae tibiale; *18* Epicondylus tibialis femoris; *19* Lig. collaterale tibiale; *20* Capsula articularis (zurückgeschlagen); *21* Stratum synoviale condyli femoris; *22* Meniscus tibialis; *23* Condylus tibialis tibiae; *24* A. genus distalis tibialis; *25* R.infrapatellaris; *26* V. saphena magna; *27* N. (et A.) saphenus. (Nach Lanz-Wachsmuth, Praktische Anatomie, Bd. I/4, Abb. 232.)

1. Eine tastbare Dellenbildung im Verlauf des tibialen Seitenbandes, welche neben einer entsprechenden Aufklappbarkeit dafür spricht, daß die Bandstümpfe sich nicht genügend berühren.

2. Wenn auf Röntgenaufnahmen bei gehaltener Abduktion die Breite des inneren Kniegelenkspaltes 10 mm überschreitet und gleichzeitig Zeichen von Kreuzbandzerreißungen feststellbar sind.

3. Irreponible Subluxationen als Folge verlagerter Kapsel- und Bandanteile.

4. Starke Weichteilschwellungen bei fehlendem Gelenkerguß als Hinweis für breite Kapselzerreißungen neben den üblichen Zeichen einer schweren Seitenbandzerreißung.

M. LANGE stand 1957 bezüglich der Operationsindikation auf folgendem Standpunkt:

In der Regel sollen frische Seitenbandverletzungen konservativ behandelt werden. Eine operative Behandlung ist bei frischen Seitenbandzerreißungen nur dann indiziert, wenn sich der entsprechende Gelenkspalt um mehr als 2,5 cm aufklappen läßt. Die operative Versorgung des frischen Seitenbandrisses bezeichnet M. LANGE als „Frühest"-Operation.

Eine „Früh"-Operation empfiehlt er, wenn das Gelenk nach einer 8wöchigen, konsequenten Ruhigstellung noch frei aufklappbar ist. Wurde dagegen durch die vorausgegangene konservative Behandlung bereits eine deutliche Festigkeit des Gelenkes erreicht, so soll die konservative Behandlung fortgesetzt werden.

Bei veralteten Seitenbandverletzungen mit Funktionsausfällen im Gelenk, erheblicher Lockerung und mit Aufklappbarkeit von mehr als 1,5 cm sind plastische Operationen angezeigt.

Der Meinung von JONASCH, daß chronisch-deformierende Veränderungen nach konservativer Behandlung nicht aufträten, nach operativen Korrekturen dagegen häufig zu beobachten sind, halten M. LANGE und PALMER entgegen, daß Arthrosis deformans nicht ohne weiteres der Operation zur Last gelegt werden kann. Darüber hinaus beobachteten M. LANGE und PALMER, daß gerade Frühestoperationen, sofern sie indiziert waren, chronisch-deformierende Veränderungen verhüten können, weil durch solche Operationen eine gute Festigung des Gelenkes erreicht wird.

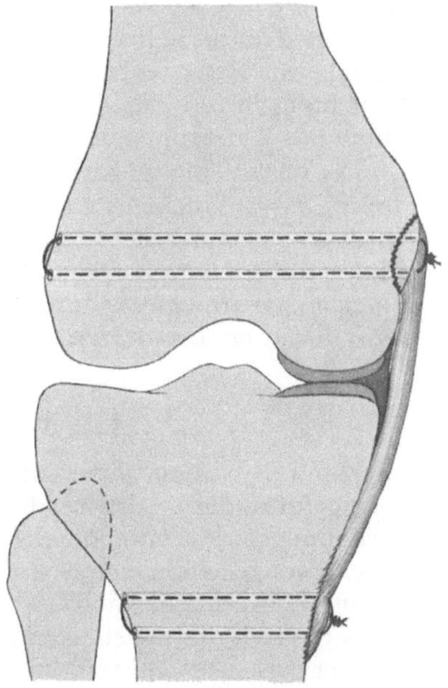

Abb. 84. PALMER empfiehlt Bandabrisse mit dünnem Draht zu fixieren. Dazu wird der Draht durch quere Bohrkanäle geführt. (Knorpel und Meniscus sind nur im tibialen Gelenkabschnitt gezeichnet.)

Operationstechnik: Allgemeinbetäubung und Blutleere sind dringend anzuraten. Leicht S-förmiger Schnitt am Vorderrand des tibialen Seitenbandes. Dabei sind im proximalen Wundwinkel der R. cutaneus Ni. femoris ventralis, im distalen Wundbereich der N. saphenus und der Ramus infrapatellaris zu schonen (Abb. 83). Wenn die oberflächliche Schicht der Kapsel unverletzt ist, wird sie über dem Seitenband in Längsrichtung gespalten. Anschließend wird das Gelenkinnere inspiziert. Meniscusanheftungen, Zwischenscheiben und Kreuzbänder werden geprüft. Zur Kontrolle des Gelenkinnern läßt sich das Gelenk bei zerrissenem Seitenband ausreichend und ohne Schwierigkeiten aufklappen. Zerrissene Zwischenscheiben sind zu entfernen, gelöste Anheftungsstellen der Menisken werden durch feinste Seidennähte adaptiert.

Die Art der Versorgung von Kreuzbandzerreißungen hängt von der Lokalisation der Verletzung ab. Die in Frage kommenden Eingriffe sind im Abschnitt über die Kreuzbandverletzungen zusammengestellt.

Eingeschlagene Band- und Kapselanteile werden aus dem Gelenk entfernt und an die Abrißstellen geheftet. Mit dem Bandansatz gelöste Knochenlamellen können verschiedenartig fixiert werden, mit Nägeln, Schrauben, Klammern oder nach den sehr zweckmäßigen Empfehlungen PALMERs (Abb. 84). Durchtrennungen des Seitenbandes in den mittleren Partien sind mit feinsten Seidenknopfnähten zu vereinigen. Nicht der mit dicken Nähten erreichte Festigkeitsgewinn ist wichtig, sondern die anatomisch gerechte, möglichst atraumatische Vereinigung der Bandstümpfe.

Über dem Seitenband sind die äußere Schicht der Gelenkkapsel und zerrissene Anteile der Retinacula patellae sorgfältig, evtl. unter Doppelung der einzelnen Schichten, zu vereinigen. M. v. MURRAY glaubt, die Naht des tibialen Seitenbandes durch das Aufsteppen der Semitendineussehne verstärken zu müssen.

Die postoperative Ruhigstellung durch eine Gipshülse bei 170° Gelenkstellung dauert 8—10 Wochen. 14 Tage nach der Operation können die Betroffenen im Gipsverband aufstehen. Nach Abnahme des Gipsverbandes beginnen die Verletzten mit aktiven Bewegungsübungen, die durch vorsichtige passive Bewegungsübungen, Wärmeanwendungen und durch leichte Massagen der Oberschenkelmuskulatur ergänzt werden können.

V. Alte Risse des tibialen Seitenbandes

Wenn Seitenbandzerreißungen nicht mit einem festen, belastungsfähigen Band heilen, führt die resultierende Bandlockerung zum Knieschlottergelenk. Neben Zerreißungen des Seitenbandes als Ursache für Knieschlottergelenke spielen auch angeborene Schäden eine Rolle, z. B. Minderwertigkeit von Band- und Kapselapparat und Lockerungen nach erworbenen Erkrankungen (Poliomyelitis und Rachitis). Früher waren die meisten Knieschlottergelenke Folge von angeborenen Schäden oder erworbenen Erkrankungen, heute ist die traumatische Genese häufiger.

Nicht jede Bandlockerung muß operiert werden. Bei relativ frischen Fällen ist es zweckmäßig, die Größe des Festigkeitsverlustes nach Kräftigung der Oberschenkelmuskulatur erneut zu überprüfen, denn oft werden mäßige bis mittelstarke Knieschlottergelenke nach Schwinden der Muskelatrophie am Oberschenkel ausreichend stabil. Wenn konservative Versuche ergebnislos bleiben, kann die Indikation zur Operation gestellt werden, sofern die Verletzten nicht über 50 Jahre alt sind. Vor der Operation ist die Festigkeit beider Seitenbänder durch Röntgenaufnahmen bei gehaltener Ab- und Adduktion zu überprüfen. Zur Besserung der Gelenkstabilität können defekte Bänder plastisch ersetzt oder durch geeignete Methoden verstärkt werden.

Zum *plastischen Ersatz* eignen sich Seidenfäden (F. LANGE) und Fascienlappen (KIRSCHNER).

Zur *Bandverstärkung* wurden Verlagerung des Bandansatzes, Raffnaht, Verlagerung der Semitendineussehne (PAYR) und die Verlagerung eines Muskelansatzes (HOHMANN, SCHULTZE) empfohlen.

1. Operationen zum plastischen Ersatz des tibialen Seitenbandes

a) Die Seitenbandplastik mit dicker Seide nach FRITZ LANGE (Abb. 85, 86) wird heute nicht mehr empfohlen, da das Schicksal der eingelegten Seide während der mechanischen Dauerbelastung unsicher ist. Die Seide wird nicht immer von

Bindegewebe und Narbengewebe eingehüllt. In vielen Fällen reißt sie, bevor körpereigenes Gewebe die künstlichen Bänder verstärken konnte. Bei Kleinkindern und Jugendlichen sind solche Plastiken schlecht, weil die Seidenfäden nicht mitwachsen und dadurch zu Kontrakturen der operierten Gelenke führen.

b) Die Seitenbandplastik mit dicker Seide und Fascienlappen nach M. LANGE: Obwohl es mit dicken Seidenfäden alleine (F. LANGE) manchmal gelang, die Festigkeit des Kniegelenkes zu bessern, empfiehlt M. LANGE diese Operationsmethode mit einer Fascienlappenplastik zu kombinieren, weil die Ergebnisse besser und gleichmäßiger sind.

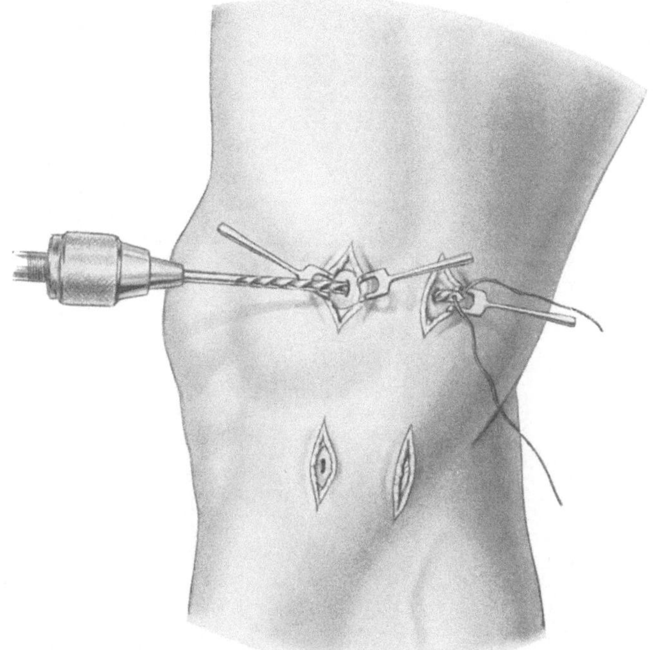

Abb. 85. *Seitenbandplastik mit dicken Seidenfäden nach* F. LANGE. I. Durch vier kleine Längsschnitte an der Innenseite des Kniegelenkes werden tibialer Oberschenkelkondyl und tibialer Schienbeinkopfkondyl durchbohrt. (Nach WACHSMUTH, Die Operationen an der unteren Extremität.)

Technik: Freilegung der tibialen Kondylen von Oberschenkel und Schienbeinkopf durch einen medialen, nach hinten konvexen Längsschnitt, um die Seitenbandplastik durch gesunde Haut decken zu können. Durch Ober- und Unterschenkel werden je zwei V-förmig angeordnete, tangentiale, gut geglättete Bohrkanäle gelegt und vier dicke Seidenfäden nach der in Abb. 87a wiedergegebenen Art durchgezogen. Anspannen und Knoten der vorgedehnten Seidenfäden bei einer Gelenkstellung von 170⁰ und bei maximaler Unterschenkeladduktion.

Aus der Fascia lata wird ein 10×3 cm großer Lappen entnommen und über die Seidenfäden ausgespannt (Abb. 87b). Fixieren des Fascientransplantates am umgebenden Periost durch feine Seideneinzelnähte.

c) Die Seitenbandplastik mit Fascie: Sie geht letztlich auf KIRSCHNER zurück. Zur Verstärkung des geschädigten Bandes kann Fascie ähnlich wie ein Seidenfaden verwendet werden. Abb. 88 zeigt, wie WACHSMUTH einen gerollten Fascienstreifen durch Bohrlöcher in den Kondylen von Ober- und Unterschenkel befestigt. Von anderen Autoren wurden Fascienstreifen zur Verstärkung von Bandraffungen benutzt und M. LANGE sichert damit die Verlagerung von Bandansätzen (Abb. 89a—c).

Weitere Vorschläge für plastische Ersatzoperationen von zerrissenen Seitenbändern stammen von CAMPBELL, BÄTZNER u. a.

d) Die Nachbehandlung nach Operationen zum plastischen Ersatz des tibialen Seitenbandes erstrebt als erstes eine gute Festigkeit des Gelenkes. Nach Erreichung dieses Zieles

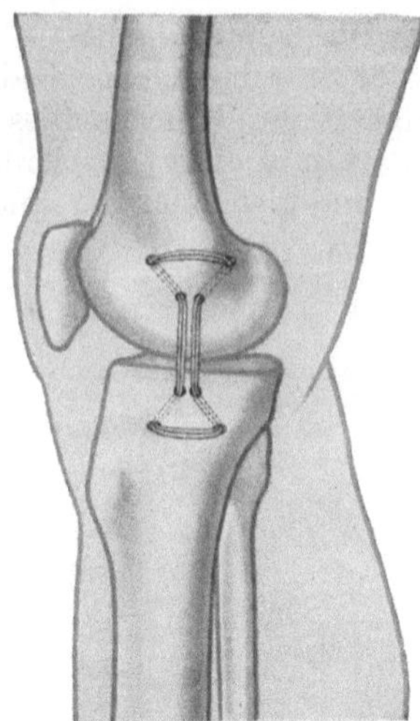

Abb. 87a

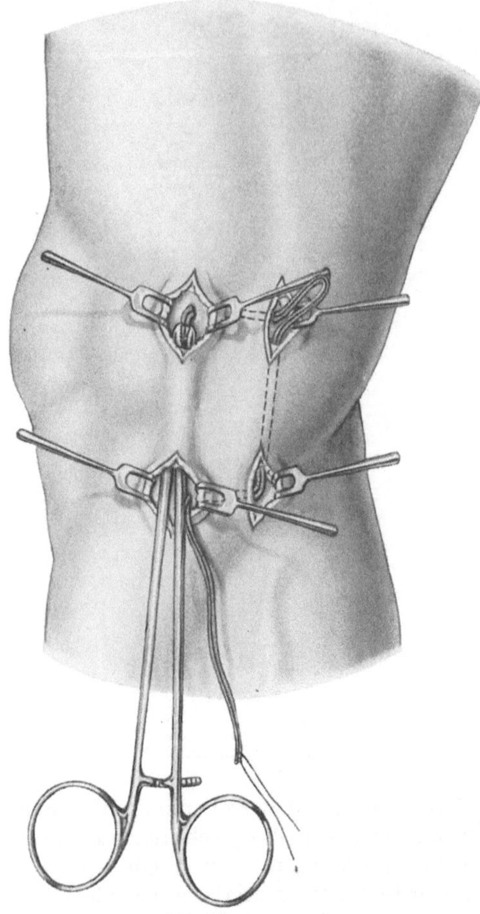

Abb. 86

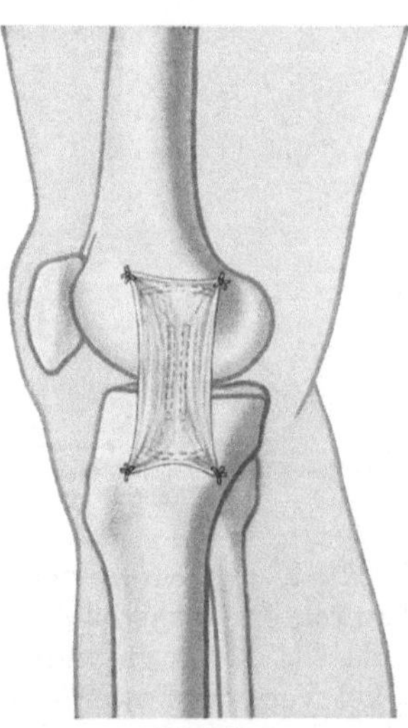

Abb. 87b

Abb. 86. *Seitenbandplastik mit dicken Seidenfäden nach* F. LANGE. II. Durch die Bohrkanäle wird ein dicker Seidenfaden eingezogen, bei einer Gelenkstellung von 170° gespannt und geknüpft. (Nach WACHSMUTH, Die Operationen an der unteren Extremität.)

Abb. 87a u. b. *Seitenbandplastik mit Seidenfäden und Fascienlappen nach* M. LANGE. a Durch V-förmig angeordnete Bohrkanäle im Ober- und Unterschenkel werden Seidenfäden eingezogen, angespannt und geknüpft. b Die Seidenfadenplastik wird durch einen Fascienlappen aus der Fascia lata gedeckt. (Nach WACHSMUTH, Die Operationen an der unteren Extremität.)

soll die Beweglichkeit des Kniegelenkes nach Möglichkeit wieder hergestellt werden. Die Forderung nach einem Festigkeitsgewinn steht im Vordergrund, mäßige bis mittelstarke Beweglichkeitseinschränkungen müssen mitunter in Kauf genommen werden.

Nach der Operation wird das Kniegelenk für 4 Wochen in einem Oberschenkelliegegips ruhiggestellt. Nach dieser Zeit wird der erste Gipsverband abgenommen und durch einen Oberschenkelgehgipsverband ersetzt. 8 Wochen nach der Operation beginnt der Operierte, nach Abnahme des Gipsverbandes, mit vorsichtigen Bewegungsübungen ohne Belastung. 10 Wochen nach der Operation kann er mit Gehübungen anfangen. Bei Innenbandschäden sollen Schuhe mit erhöhtem Innenrand getragen werden.

2. Operationen zur Bandverstärkung mit gestielt verpflanzten Sehnen oder mit verlagerten Muskelansätzen

Grundsätzlich sollen nur solche Sehnen verwendet werden, welche den Zug ihrer unversehrten Muskulatur auf das zu festigende Band übertragen können.

a) Semitendineusplastik nach PAYR. Längsschnitt über dem tibialen Seitenband, Darstellung der Sehne des M. semitendineus und Durchtrennung dieser Sehne an ihrem distalen Ansatz (Abb. 90, 91). Spaltung der

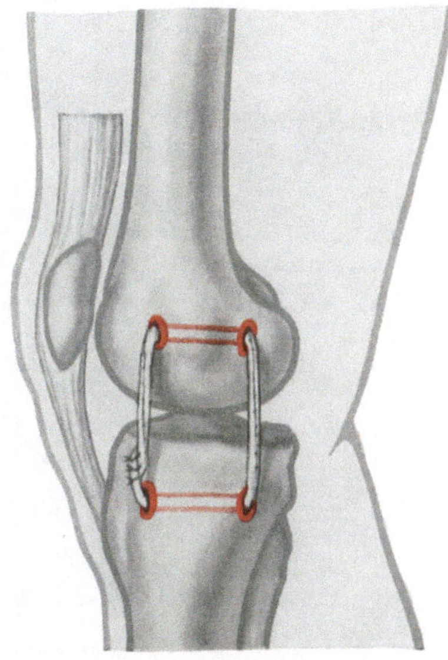

Abb. 88. *Seitenbandersatz durch einen gerollten Fascienstreifen nach* WACHSMUTH. Durch Bohrkanäle in den Kondylen von Oberschenkel und Schienbeinkopf wird ein Fascienstreifen gezogen, dessen Enden, nach entsprechend starker Anspannung, durch Seidenknopfnähte vereinigt werden. (Nach WACHSMUTH, Die Operationen an der unteren Extremität.)

Fascie in Faserrichtung und Herausmeißeln einer Knochenrinne im Gebiet der Seitenbandanheftungsstelle am Schienbeinkopf. Die nach distal gespannte und in die Knochenrinne verlagerte Semitendineussehne wird mit feinen Seidenknopf-

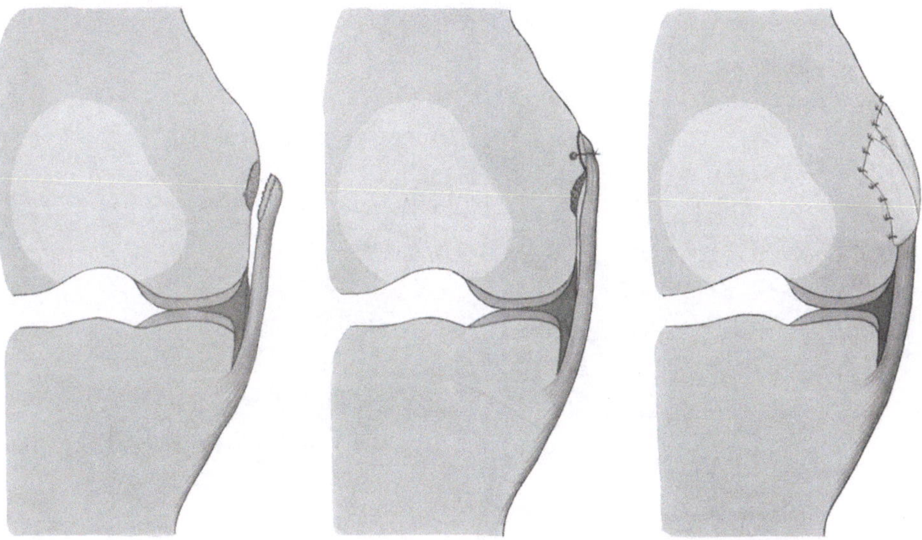

a b c

Abb. 89a—c. *Verlagerung des Bandansatzes nach* M. LANGE. a Das tibiale Seitenband wird mit einer Knochenlamelle an seiner Ansatzstelle abgehoben. b Die Ansatzstelle ist nach proximal verlagert und mit einer kräftigen, durch den Knochen geführten Seidennaht befestigt. c Über den verlagerten Bandansatz wird ein V-förmiger Fascienstreifen genäht

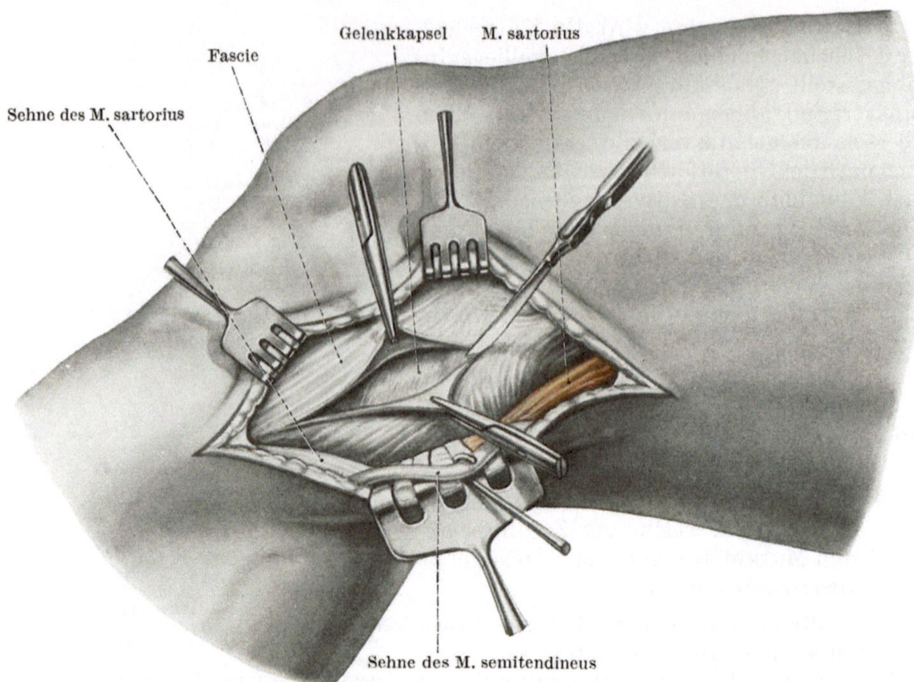

Abb. 90. *Semitendineusplastik nach* PAYR: Längsschnitt über dem tibialen Seitenband, periphere Durchtrennung der Sehne des M. semitendineus und Spaltung der Fascie in Faserrichtung. (Nach WACHSMUTH, Die Operationen an der unteren Extremität.)

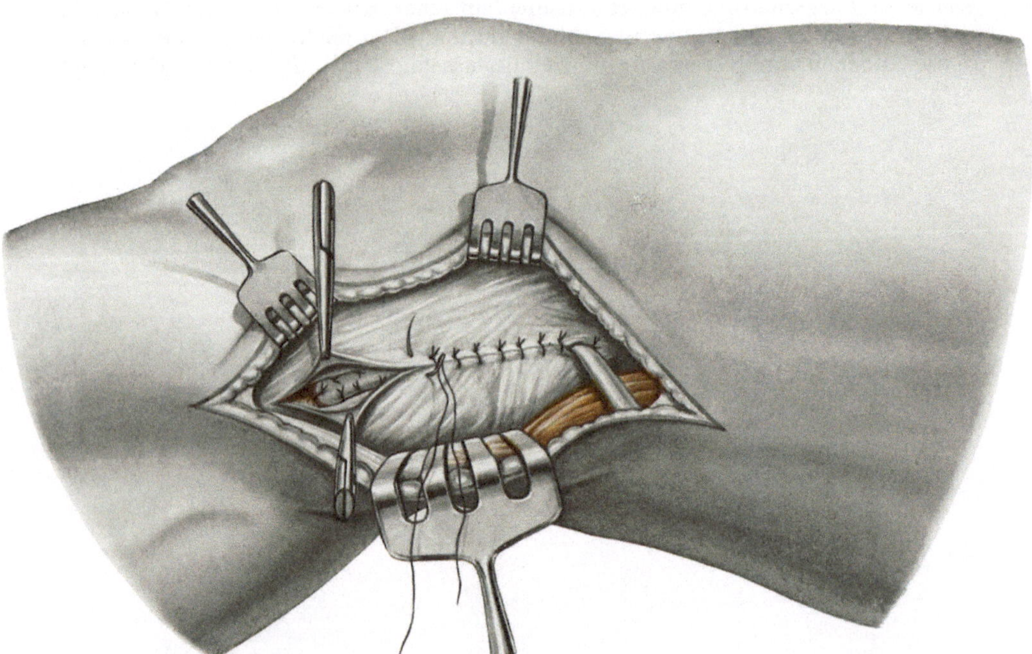

Abb. 91. *Semitendineusplastik nach* PAYR: Mit einem Hohlmeißel wird aus dem Schienbeinkopf im distalen Bereich des tibialen Seitenbandes ein Knochenspan herausgehoben, und zwar in Richtung der nach distal gespannten Semitendineussehne. Befestigung der angespannten Sehne in der Knochenrinne mit Einzelseidennähten. Schichtweiser Wundschluß. (Nach WACHSMUTH, Die Operationen an der unteren Extremität.)

nähten am umgebenden Periost befestigt. Schichtweiser Wundschluß. Die Nachbehandlung wird nach den oben genannten Richtlinien durchgeführt.

b) Die Festigung des Kniegelenkes durch Verlagerung von Muskelansätzen. Solche Eingriffe werden zur Unterstützung einer Bandplastik durchgeführt, um dem Gelenk durch aktiven Muskelzug noch mehr Festigkeit zu geben. Bei tibialen Seitenbandschäden eignen sich Verlagerungen des M. vastus tibialis (HOHMANN, SCHULTZE).

Weitere Vorschläge zur Festigung geschädigter Seitenbänder durch Verlagerung von Sehnenansätzen stammen von EDWARDS.

VI. Frische und alte Verletzungen des fibularen Seitenbandes

a) Frische Verletzungen. Das fibulare Seitenband zieht als drehrunder Strang mit parallelen Fasern vom fibularen Oberschenkelepicondylen zum Wadenbeinköpfchen. Es liegt der Kniegelenkkapsel nicht unmittelbar an, zwischen ihm und der Kapsel sind Fett und die Sehne des M. popliteus (Abb. 7). Das fibulare Seitenband wird ungefähr 15mal seltener verletzt als das tibiale. Die Verletzung erfolgt durch eine gewaltsame Adduktion des Unterschenkels mit oder ohne Rotation des Unterschenkels. Dabei können auch das Wadenbeinköpfchen und der N. fibularis mit verletzt werden. Durch den Zug des fibularen Seitenbandes reißt die Spitze des Wadenbeinköpfchens ab, das Gelenk wird nach fibular aufgeklappt und durch Dehnung des am Wadenbeinhals fixierten N. fibularis wird dieser geschädigt.

Die *Diagnose* des fibularen Seitenbandschadens wird in analoger Weise gestellt wie beim tibialen Seitenbandschaden, und auch die *Behandlung* ist grundsätzlich gleich. Bei Zerrungen und Dehnungen genügen konservative Maßnahmen. Bei starker Aufklappbarkeit des Gelenkspaltes ist die Indikation zur operativen Behandlung gegeben. Die Bandstümpfe adaptieren sich bei konservativer Behandlung oft ungenügend, so daß auch nach genügend langer Ruhigstellung Festigkeitsverluste bestehen bleiben. Bei der Operation sind die Bandstümpfe durch dünne Seidenknopfnähte zu adaptieren. Nicht der bei der Operation erzielte Festigkeitsgewinn durch dicke Seidenfäden ist wichtig, sondern die gute, möglichst atraumatische Adaptation der Bandstümpfe. Um dieses letzte Ziel zu erreichen, genügen feine Seidennähte. Die Festigung des Bandes vollzieht sich während der nachfolgenden Ruhigstellung, die ebenso lange wie beim tibialen Seitenbandschaden zu bemessen ist.

Ist bei der Lösung des fibularen Seitenbandes an seinem distalen Ansatz auch eine Knochenlamelle herausgerissen, so muß diese mit einer Drahtnaht an ihrer Ursprungsstelle befestigt werden (L. BÖHLER). Ohne diese Fixation ist mit einer erheblichen, bleibenden Lockerung zu rechnen. Nach der Operation ist das Kniegelenk für 8 Wochen in einer Gipshülse ruhigzustellen, die über einem Unterschenkelzinkleimverband angewickelt wird. Die Gelenkstellung soll während der Immobilisation 170° betragen. Wenn die Gipshülse infolge des Muskelschwundes zu weit wird, ist sie umgehend durch eine neue zu ersetzen.

b) Alte Verletzungen des fibularen Seitenbandes mit Festigkeitsverlust werden durch Fascienplastiken stabilisiert. Die Technik ist ähnlich wie bei Innenbandplastiken.

VII. Verletzungen der Kreuzbänder

Kreuzbänder und Seitenbänder sind die wichtigsten Stabilisatoren des Kniegelenkes, deren Funktionen sich überschneiden und ergänzen (BRANTIGAN und VOSHELL). Neben anderen Funktionen verhindert das vordere Kreuzband eine

Verschiebung des Unterschenkels gegenüber den Oberschenkelrollen nach vorne, das hintere Kreuzband eine Verschiebung des Unterschenkels bei gebeugtem Kniegelenk nach hinten. Das vordere Kreuzband zieht von der Fossa intercondylica anterior des Schienbeinkopfes zur tibialen Wand der fibularen Gelenkrolle, das hintere Kreuzband von der Fossa intercondylica posterior des Schienbeinkopfes zum vorderen Anteil der fibularen Wand der tibialen Gelenkrolle (Abb. 3). Obwohl beide Kreuzbänder im Zentrum des Femorotibialgelenkes liegen, sind sie durch die sie überziehende synoviale Schicht der Gelenkkapsel von der Gelenkhöhle abgegrenzt. Sie liegen zwischen der sie ventral überziehenden

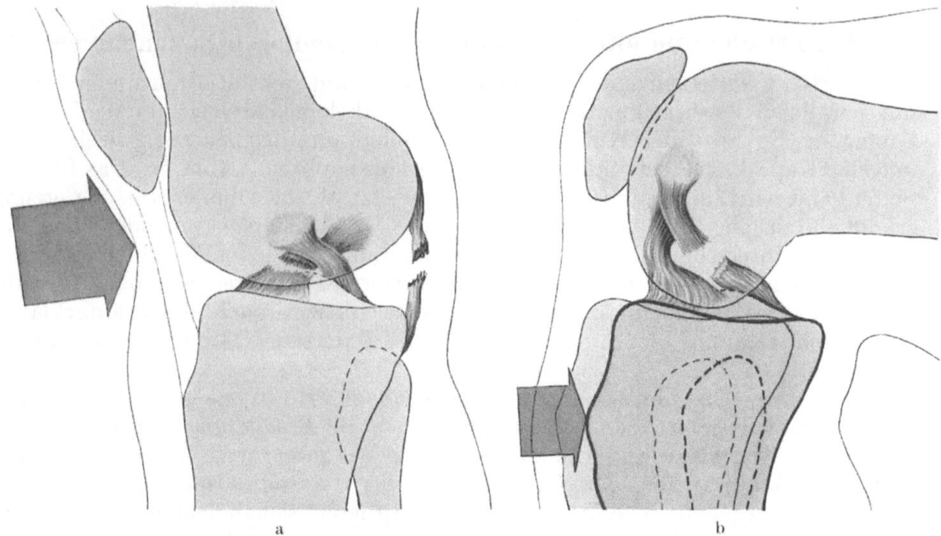

a   b

Abb. 92a u. b. a *Überstreckungen des Kniegelenkes* durch von vorne einwirkende Gewalten schädigen das vordere Kreuzband und die fibröse Kapsel an der Rückseite des Gelenkes. Auch Zerreißungen der A. poplitea sind dabei möglich. b *Stöße gegen das proximale Unterschenkelende bei gebeugtem Kniegelenk* schädigen das hintere Kreuzband

Synovialis und der dorsal von ihnen verlaufenden Faserschicht der Kapsel. Dadurch sind die Kreuzbänder von gefäßhaltigem Gewebe umgeben. Dies ist ein Grund dafür, daß Kreuzbandverletzungen, sofern sie nicht zu schwer sind, eine gute Heiltendenz haben.

1. Entstehung: Bei Luxationen des Unterschenkels im Kniegelenk sind die Kreuzbänder *immer* zerrissen, bei Seitenbandzerreißungen *häufig* und isolierte Verletzungen der Kreuzbänder sind *seltener.*

Überstreckungen des Kniegelenkes durch von vorne einwirkende Gewalten zerreißen das vordere Kreuzband und schädigen die fibröse Kapsel an der dorsalen Gelenkseite (Abb. 92a). Isolierte Verletzungen des hinteren Kreuzbandes sind die Folge eines Stoßes gegen die obere Hälfte des Unterschenkels ,bei rechtwinkelig gebeugtem Kniegelenk (Abb. 92b).

Die Kreuzbandverletzungen sind gewöhnlich an einer der folgenden Stellen lokalisiert:

1. Lösung am tibialen Ansatz mit oder ohne Knochenausriß.
2. Lösung am femoralen Ansatz, meist ohne Knochenausriß.
3. Durchtrennungen wechselnden Umfanges in den mittleren Partien.

2. Erkennung: Durchtrennungen des vorderen Kreuzbandes sind daran zu erkennen, daß der Unterschenkel im rechtwinkelig gebeugten Kniegelenk nach vorne verschoben werden kann (,,*vordere Schublade*", Abb. 93b). Bei Zerreißungen des hinteren Kreuzbandes besteht eine abnorme Verschieblichkeit des Unterschenkels im gebeugten Kniegelenk nach hinten („*hintere Schublade*", Abb. 93 c). Sind beide Kreuzbänder durchtrennt, läßt sich der Unterschenkel im gebeugten Kniegelenk nach vorne und nach hinten verschieben („vordere und hintere Schublade", Abb. 93 d). Die Verschieblichkeit des Unterschenkels im gebeugten Kniegelenk in sagittaler Richtung ist immer nur im Vergleich mit der gesunden Seite zu bewerten, da eine gewisse Beweglichkeit in sagittaler Richtung auch ohne Verletzung infolge einer angeborenen oder erworbenen Bänderschwäche bestehen kann. Streckhemmungen werden meist dadurch hervorgerufen, daß das vordere Kreuzband mit einem Kreuzbandhöcker ausgerissen und mit dem abgerissenen Knochenanteil ins Gelenk hinein verschoben ist. Überstreckbarkeit des Gelenkes besteht nach Lösung des tibialen Ansatzes vom vorderen Kreuzband ohne Knochenausriß. Bei gleichzeitigen Seitenbandzerreißungen treten Aufklappbarkeit und vermehrter Rotationsumfang zu den Symptomen der Kreuzbandzerreißung hinzu.

Bei allen Kreuzbandzerreißungen kommt es

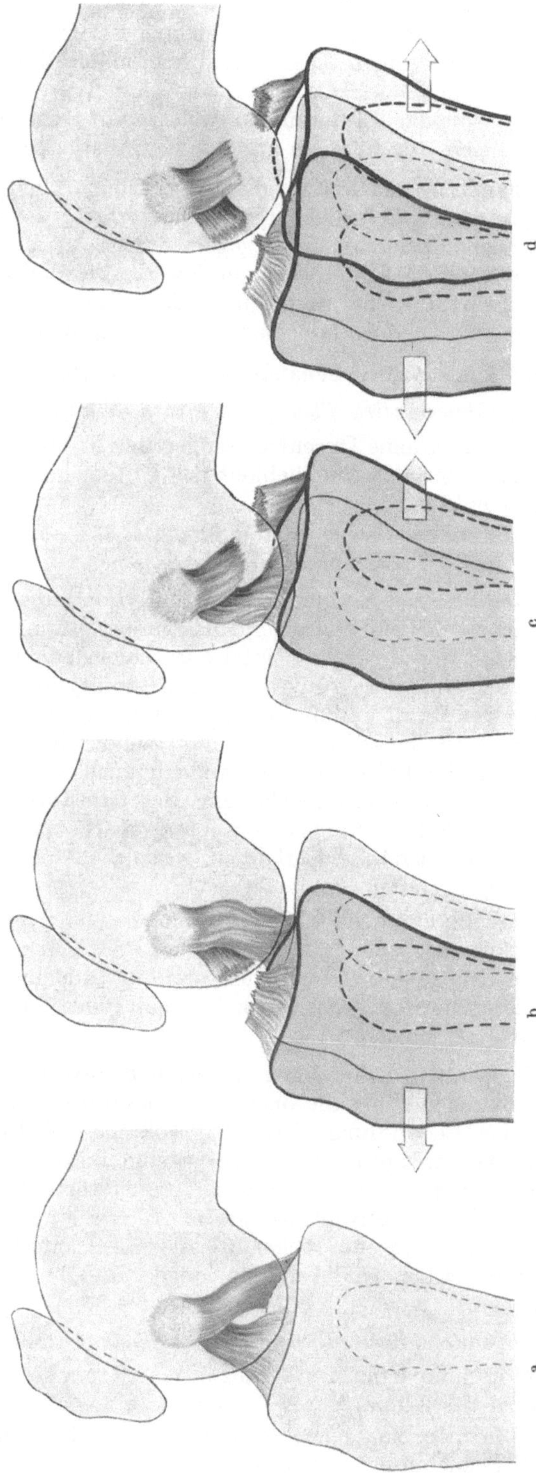

Abb. 93 a—d. *Die Prüfung der Kreuzbänder.* a Neben anderen, weniger wichtigen Funktionen verhindern die Kreuzbänder Verschiebungen des Unterschenkels im gebeugten Kniegelenk in sagittaler Richtung. b Bei Durchtrennung des vorderen Kreuzbandes läßt sich der Unterschenkel im gebeugten Kniegelenk nach ventral verschieben = „*vordere Schublade*". c Bei Durchtrennung des hinteren Kreuzbandes läßt sich der Unterschenkel im gebeugten Kniegelenk nach dorsal verschieben = „*hintere Schublade*". d Sind beide Kreuzbänder durchtrennt, läßt sich der Unterschenkel im gebeugten Kniegelenk nach ventral und nach dorsal verschieben = „*vordere und hintere Schublade*"

zu Blutungen ins Gelenk, sowohl bei isolierten Kreuzbandverletzungen als auch bei Kreuzbandverletzungen mit Nebenverletzungen, wie Knochenausrissen und Seitenbandzerreißungen. Die dabei auftretenden Blutungen stammen aus den mitverletzten umgebenden Geweben, das sind Synovialis und Bindegewebe. Fetttropfen in solchen Blutergüssen weisen auf Knochenverletzungen hin, meist handelt es sich um Ausrisse aus der Eminentia intercondylica.

3. Behandlung: Viele Kreuzbandverletzungen heilen durch konservative Maßnahmen, so daß wesentliche Festigkeitsverluste des Gelenkes nicht resultieren. Bei manchen Verletzungen dagegen sollte operiert werden. Allgemeingültige Richtlinien für die Indikation der jeweils erforderlichen Therapie gibt es bisher nicht. Auf Grund von Angaben in der Literatur und auf Grund persönlicher Erfahrung können folgende Maßnahmen empfohlen werden:

a) Die konservative Behandlung von Kreuzbandverletzungen.

Für die konservative Therapie eignen sich folgende Verletzungen:

1. Unvollkommene Durchtrennungen der Kreuzbänder mit geringer bis mittelstarker sagittaler Verschieblichkeit des Unterschenkels im rechtwinkelig gebeugten Kniegelenk.

2. Verletzungen des vorderen Kreuzbandes mit konservativ gut reponiblen Ausrissen aus der Eminentia intercondylica.

Ausrisse aus der Eminentia intercondylica lassen sich am sichersten in Allgemeinnarkose bei vollständiger Muskelentspannung durch Überstreckung reponieren. Nach der Reposition wird das Kniegelenk bei einer Gelenkstellung von 180⁰ in einer Gipshülse ruhiggestellt, die sofort bis auf die Haut zu spalten ist. Die Dauer der Ruhigstellung beträgt 8 Wochen. 8—10 Tage nach der Verletzung wird der erste Tutor entfernt und ein zweiter, ungespaltener Tutor über einem Unterschenkelzinkleimverband angewickelt. 8 Wochen nach dem Unfall beginnt der Verletzte nach Abnahme der Gipshülse mit Übungen zur Stärkung der Oberschenkelstreckmuskulatur und später mit Belastungsversuchen. Die letzteren sind erst dann zu erlauben, wenn die Atrophie der Streckmuskulatur in Rückbildung begriffen ist.

Bei unvollkommenen Durchtrennungen der Kreuzbänder mit geringer bis mittelstarker sagittaler Verschieblichkeit des Unterschenkels im rechtwinkelig gebeugten Kniegelenk ist die Ruhigstellung in gleicher Weise durchzuführen wie bei Ausrissen aus der Eminentia intercondylica. Die Dauer der Ruhigstellung beträgt 10—12 Wochen.

b) Die operative Behandlung von Kreuzbandverletzungen: Bei manchen Kreuzbandverletzungen führt die operative Therapie zu besseren Ergebnissen als eine konservative Behandlung. Trotzdem sollte die Indikation zur operativen Therapie nur bei Anlegung eines sehr strengen Maßstabes gestellt werden. Denn Operationen zum plastischen Ersatz von zerstörten Kreuzbändern sind in *keiner* Klinik täglich geübte Routineeingriffe. Sie verlangen spezielle Kenntnisse in der Gelenkchirurgie und eine lückenlose Asepsis. Todesfälle durch Infektionen nach Kreuzbandplastiken sind bekannt, mögen diese bisher mitgeteilten Fälle die einzigen bleiben.

Eine operative Behandlung ist bei folgenden Verletzungen angezeigt:

1. Bei kombinierten Verletzungen von Kreuzbändern und einem Seitenband mit großem Festigkeitsverlust.

2. Bei irreponiblen Knochenausrissen aus der Eminentia intercondylica mit starker Verschiebung des gelösten Knochenstückes.

3. Bei vollkommener Zerreißung eines oder beider Kreuzbänder mit maximaler sagittaler Verschieblichkeit des Unterschenkels im rechtwinkelig gebeugten Kniegelenk.

4. Bei veralteten Kreuzbandzerreißungen mit Knieschlottergelenken.

Nach Eröffnung des Kniegelenkes steht der Operateur in der Regel vor einem der zwei folgenden Probleme:

1. Reinsertion gelöster Bandansätze.

2. Plastischer Ersatz eines zerstörten Kreuzbandes.

α) Reinsertion gelöster Bandansätze: Die Eröffnung des Kniegelenkes erfolgt am besten durch einen medialen S-Schnitt nach PAYR.

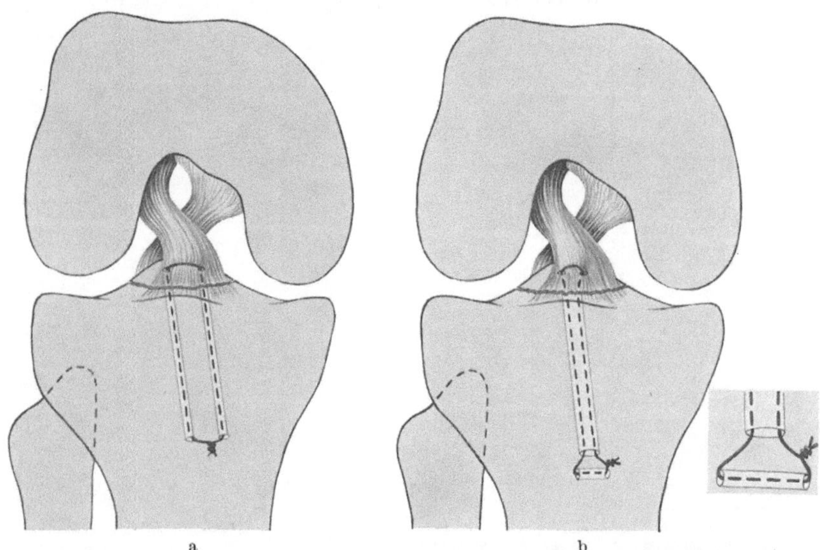

Abb. 94a u. b. *Fixation eines Knochenausrisses aus der Eminentia intercondylica.* a *Operation nach* LEE (modifiziert). Armieren der Knochenlamelle mit einer U-Naht aus Stahldraht, welche durch zwei Bohrkanäle zur medialen Seite der Schienbeinrauhigkeit geführt wird. Nach Adaptation des Knochenausrisses Spannen und Knüpfen der U-Naht. b Modifikation nach M. LANGE: Die U-Naht wird durch *einen* Bohrkanal nach distal geführt und nach Verankerung in einem zweiten Knochenkanal geknüpft

Konservativ irreponible Knochenausrisse aus der Eminentia intercondylica mit starker Dislokation und Streckhemmung sind nach Eröffnung des Gelenkes leicht zu reponieren. Die Fixation der gelösten Knochenlamelle ist verhältnismäßig einfach. Sie wird mit einer U-Naht aus Stahldraht ($7 \times 0{,}08$) armiert (Abb. 94a). LEE, auf den dieses Verfahren zurückgeht, verwendete seinerzeit zur Fixation einen dicken Seidenfaden. Von der tibialen Seite der Schienbeinrauhigkeit werden zwei dünne Kanäle so durch den Schienbeinkopf gebohrt, daß sie im Bett des Knochenausrisses münden. Durch die Bohrkanäle werden die Enden der U-Naht nach distal geleitet, gespannt und geknüpft. M. LANGE modifizierte diese Naht dahingehend, daß er nur einen Knochenkanal zwischen Kreuzbandhöcker und Innenseite der Tuberositas tibiae bohrt. Die Fixation der durch diesen Bohrkanal nach distal geleiteten U-Naht erfolgt in einem zweiten, senkrecht zum ersten verlaufenden kurzen Knochenkanal (Abb. 94b). Postoperative Ruhigstellung in einer Gipshülse für 8 Wochen. 14 Tage nach der Operation wird die Gipshülse gewechselt. Dabei werden die Fäden entfernt. Die Verletzten können danach aufstehen.

Abrisse der Kreuzbänder an ihren Ansätzen in der Fossa intercondylica des Oberschenkels sind in der Regel reine Bandabrisse ohne Knochenausrisse. Ihre

Befestigung geschieht in ähnlicher Weise wie bei Ausrissen an der Eminentia intercondylica. Abb. 95a, b zeigen die Befestigung der gelösten Bandansätze nach den Vorschlägen PALMERs. Die Operation beginnt mit der Eröffnung des Gelenkes durch einen medialen S-Schnitt nach PAYR. Die Enden des durch den gelösten Bandansatz gestochenen Stahldrahtes (7 × 0,08) werden durch schräge Bohrkanäle zur proximalen äußeren Begrenzung des Femurcondylen geführt, gespannt und geknotet. Auch bei diesem Eingriff ist die Modifikation M. LANGEs mit einem Bohrkanal möglich. Die Knochenkanäle werden von außen nach innen gebohrt. Postoperative Ruhigstellung wie bei operativer Fixation irreponibler Knochenausrisse aus der Eminentia intercondylica.

Abb. 95a u. b. *Befestigung der Kreuzbänder bei Abrissen am Femuransatz* (PALMER). a Armierung des Bandstumpfes mit einer U-Naht aus Stahldraht, die durch Bohrkanäle zur proximalen, äußeren Begrenzung des Femurcondylus geführt und hier geknüpft wird. b Die Knochenkanäle werden durch eine kleine Hautincision hindurch von außen nach innen gebohrt

β) Plastischer Ersatz zerstörter Kreuzbänder: Als Material für plastischen Kreuzbandersatz wurden empfohlen: Gestielte Fascienlappen, freie Fascientransplantate, verlagerte Sehnen, Meniscus und Seide. Am besten haben sich gestielte Fascienlappen und verlagerte Sehnen bewährt. Gestielte Fascienlappen (GROVES) sind freien Fascientransplantaten (PERTHES-LUDLOFF, PAYR) überlegen, weil gestielte Fascienlappen zentral nicht befestigt werden müssen und die distale Verankerung mit der erforderlichen Sicherheit gelingt.

Das Material des Meniscus hat sich für den totalen Kreuzbandersatz trotz wiederholter Empfehlungen (GEBHARDT, NIEDERECKER) nicht durchsetzen können, wahrscheinlich weil die Festigkeit nicht entsprechend ist. Wie jedes Fremdmaterial hat auch der Seidenfaden seine Nachteile. Er wird manchmal abgestoßen, in anderen Fällen hält er die Belastung nicht aus und reißt.

Bei *totalem Kreuzbandersatz* wird in der Regel nur ein Kreuzband plastisch ersetzt. Die dadurch erreichbare Festigkeit ist in der Regel ausreichend, weil das zweite, evtl. teilgeschädigte Kreuzband sich während der postoperativen Ruhigstellung spontan wieder festigt.

Gestielte Fascienplastik bei vollständigem Kreuzbandabriß nach GROVES
(Abb. 96a, b). Gelenkeröffnung durch Payrschen S-Schnitt. Großer Längsschnitt

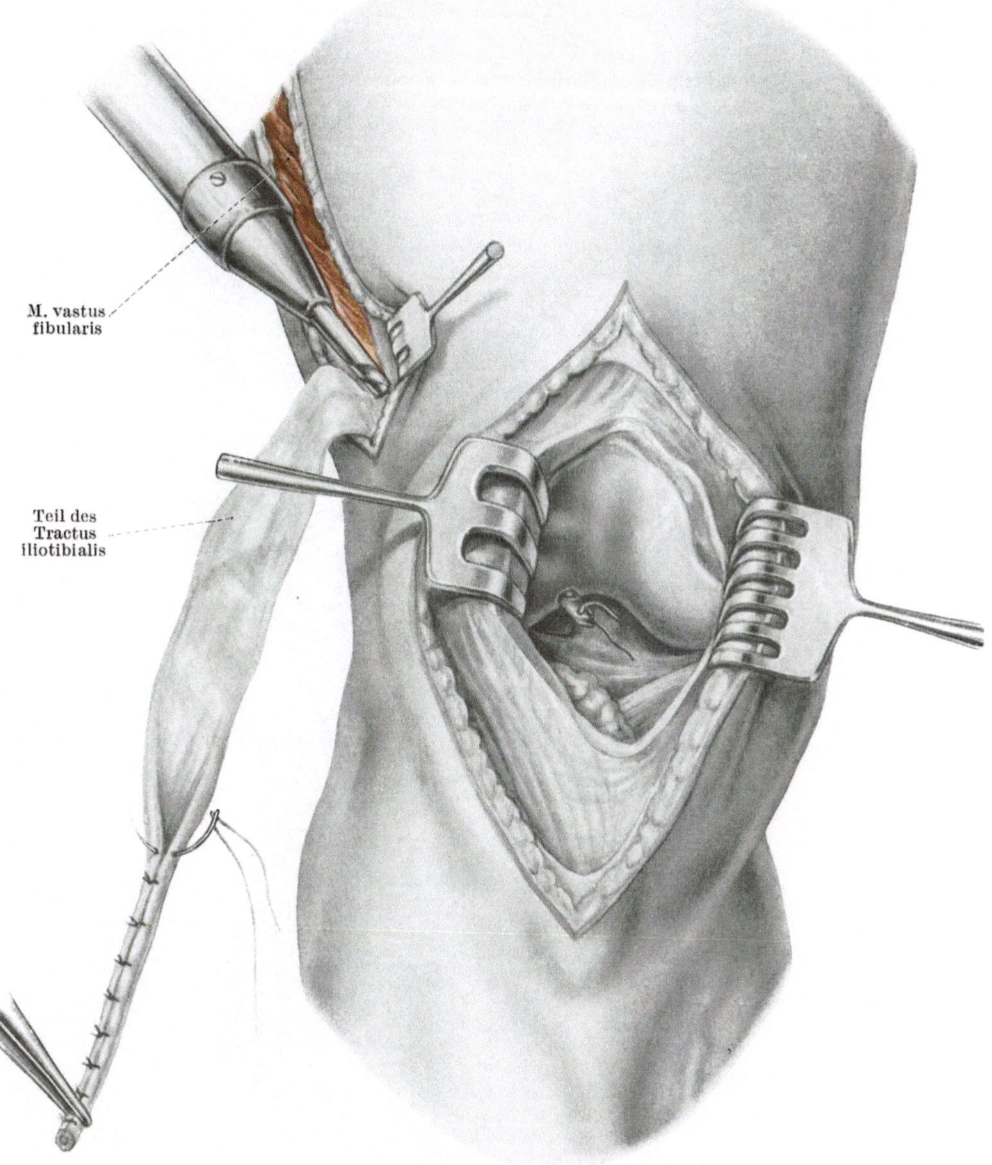

Abb. 96a u. b. *Gestielte Fascienplastik bei vollständigem Kreuzbandabriß nach* GROVES. a Medialer Payrscher
S-Schnitt, großer Längsschnitt über der Fascia lata, Entnahme eines 20 × 2—3 cm großen, gestielten Fascien-
streifens, welcher durch Seidenknopfnähte eingerollt wird. Durch einen von außen nach innen gebohrten
Kanal wird der gestielte Fascienstreifen ins Gelenk gezogen

an der Außenseite des Oberschenkels zur Entnahme eines 20 × 3—4 cm großen
gestielten Fascienstreifens. Verschluß der Entnahmestelle in der Fascie. Der
gestielte Fascienstreifen wird durch Seideneinzelnähte zu einem drehrunden Band

eingerollt und anschließend durch einen Bohrkanal ins Gelenk hineingezogen. Durch einen zweiten Bohrkanal im Schienbeinkopf wird der gestielte Fascien-

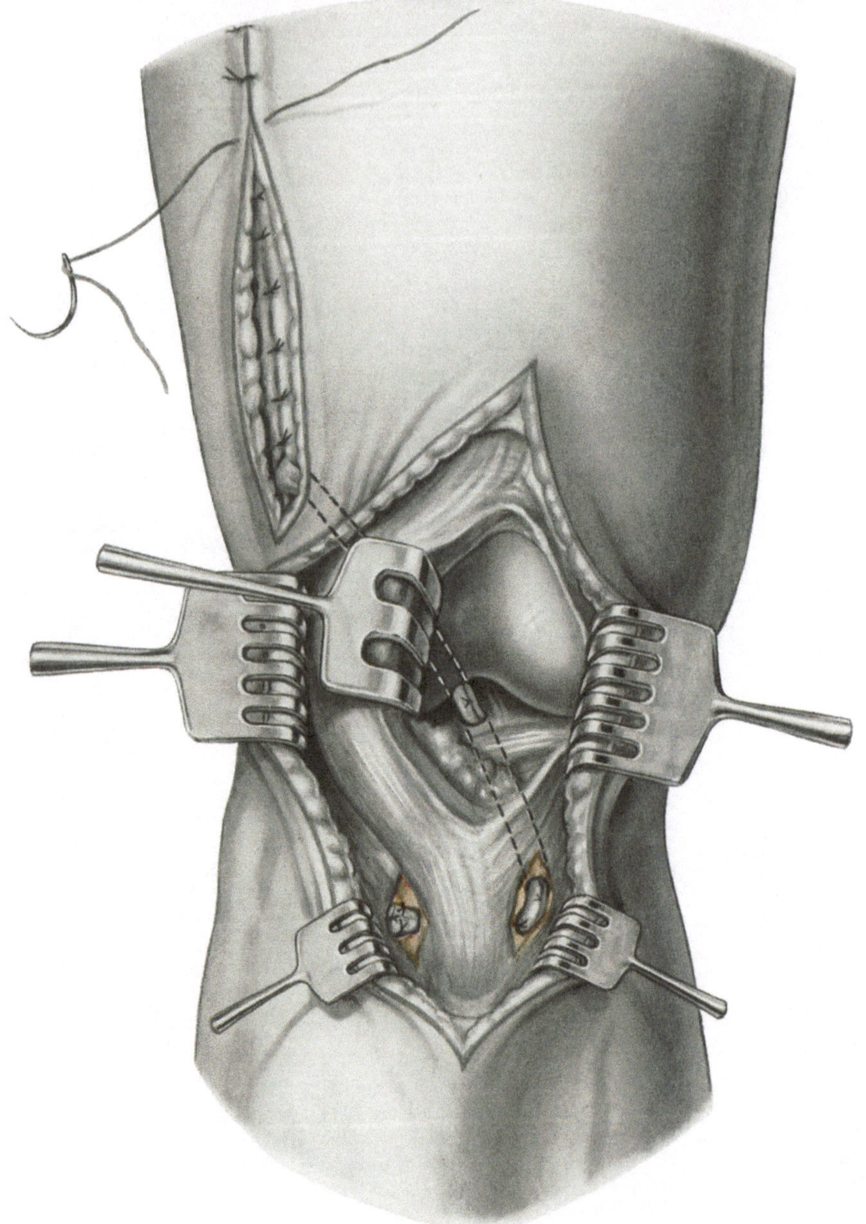

Abb. 96b. Durch einen zweiten Bohrkanal von der Kreuzbandhöckergegend zur Innenseite der Tuberositas tibiae wird der Fascienstreifen nach distal gezogen, bei gestrecktem Gelenk maximal gespannt und durch Seideneinzelnähte am Periost fixiert. (Nach WACHSMUTH, Die Operationen an der unteren Extremität.)

streifen zur tibialen Seite der Tuberositas tibiae geleitet, bei Streckstellung des Gelenkes gespannt und mit Seideneinzelnähten am umgebenden Periost ver-ankert.

Eventuelle Schäden des tibialen Seitenbandes sind in gleicher Sitzung zu versorgen. Postoperative Ruhigstellung in einem Beckenbeingipsverband für 4 Wochen. Danach kann der Verletzte mit einem Oberschenkelgehgipsverband, der weitere 4 Wochen liegenbleibt, aufstehen. Bei der Nachbehandlung ist die Muskelstärkung das wichtigste. Die Mobilisation des Gelenkes soll langsam erfolgen.

Plastischer Ersatz des vorderen Kreuzbandes durch die Sehne des M. gracilis nach LINDEMANN (Abb. 97 a, b). Nach Eröffnung des Kniegelenkes durch einen Bogenschnitt entlang des medialen Randes der Patella und nach Inspektion des Kreuzbandschadens werden Sehne und distaler Anteil des M. gracilis durch einen etwa 25 cm langen, über der Sehne verlaufenden Schnitt freigelegt. Abtragen der Sehne des M. gracilis von ihrem distalen Ansatz und Mobilisierung der Sehne bis ungefähr 25 cm oberhalb ihres distalen Endes.

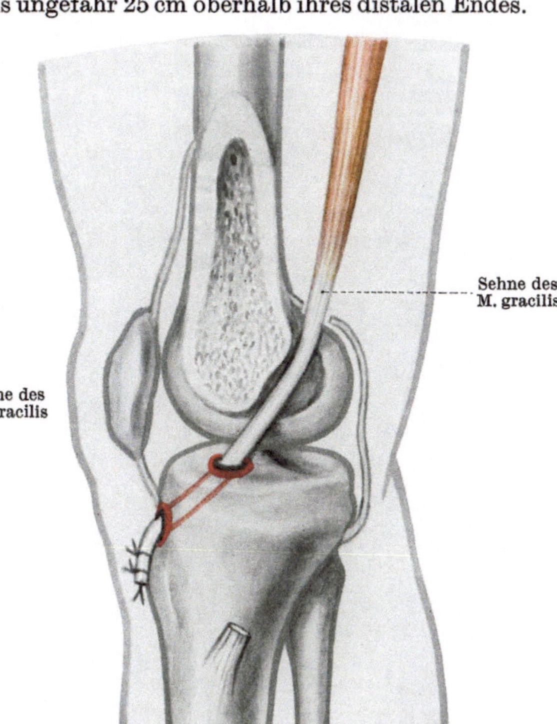

Abb. 97a u. b. *Plastischer Ersatz des vorderen Kreuzbandes durch die Sehne des M. gracilis nach* LINDEMANN: I. Eröffnung des Kniegelenkes durch einen Bogenschnitt am medialen Patellarrand. II. Isolierung und Abtragung der Sehne des M. gracilis durch einen über der Sehne liegenden großen Längsschnitt. III. Freilegung der Gelenkrückseite durch einen Längsschnitt in der Kniekehle. Spaltung der hinteren Kapseltasche an der tibialen Seite der fibularen Gelenkrolle und Verlagerung der Gracilissehne in den vorderen Gelenkabschnitt. IV. Längsschnitt an der tibialen Seite der Tuberositas tibiae, von wo ein Kanal zur Fossa intercondylica anterior gebohrt wird. Durch diesen wird die Sehne nach distal gezogen, bei einer Gelenkstellung von 160° mittelstark gespannt und am Lig. patellae befestigt. (Nach WACHSMUTH, Die Operationen an der unteren Extremität.)

Zur Sehnenverlagerung muß die Rückseite des Kniegelenkes durch einen ungefähr 10 cm langen Längsschnitt in der Kniekehle freigelegt werden. Spaltung der hinteren Kapseltasche am tibialen Rand der fibularen Gelenkrolle und Verlagerung der mit einem Seidenfaden armierten Gracilissehne durch diesen Spalt hindurch in die vorderen Gelenkabschnitte.

Kleiner Längsschnitt an der tibialen Seite der Tuberositas tibiae. Von dieser Stelle aus wird ein Knochenkanal in Richtung zur Fossa intercondylica anterior gebohrt. Dadurch wird die Sehne des M. gracilis nach distal geführt, bei einer Gelenkstellung von 160—170° mittelstark angespannt und durch Seideneinzelnähte am Lig. patellae befestigt.

Postoperative Ruhigstellung in einem Oberschenkelliegegips bei einer Gelenkstellung von 160° für 4 Wochen. Nach Abnahme des Gips-

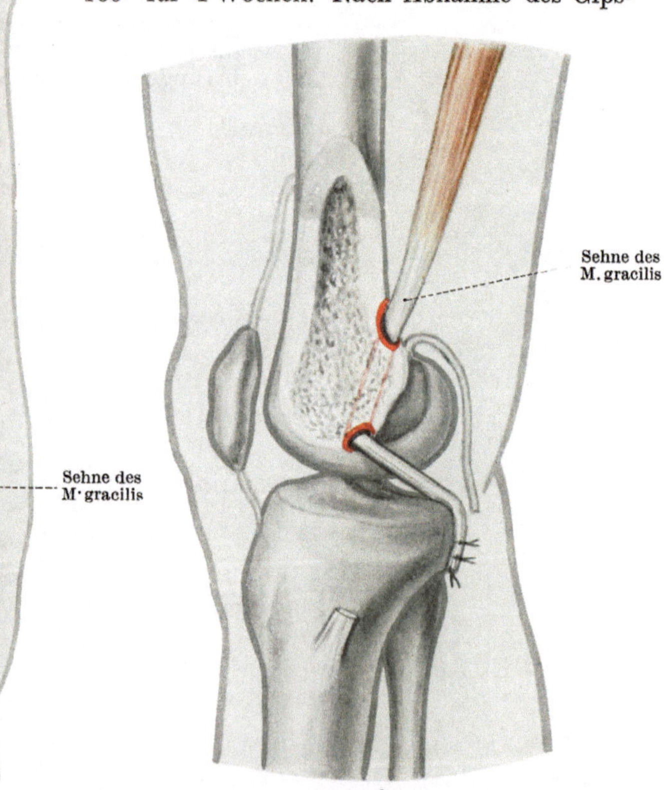

Abb. 98a u. b. *Plastischer Ersatz des hinteren Kreuzbandes durch die Sehne des M. gracilis nach* LINDEMANN. Eröffnung des Gelenkes und Mobilisierung der Sehne des M. gracilis. Durch einen Bohrkanal in der tibialen Rolle wird die Sehne ins Gelenk gezogen und von hier, nach Freilegung der Gelenkrückseite, zum distalen Ansatz des hinteren Kreuzbandes an der Rückseite des Schienbeinkopfes geführt. Anspannen der Sehne bei leichter Beugestellung des Gelenkes und subperiostale Fixation an der Rückseite des Schienbeinkopfes in der Gegend des distalen Ansatzes vom hinteren Kreuzband. (Nach WACHSMUTH, Die Operationen an der unteren Extremität.)

verbandes aktive Bewegungsübungen bei Bettruhe. 6 Wochen nach der Operation darf der Verletzte mit vorsichtigen, sehr langsam gesteigerten Belastungsversuchen beginnen. Bei der Nachbehandlung ist in erster Linie auf die Festigkeit des Gelenkes zu achten, die Mobilisation dagegen ist ein Problem zweiter Ordnung.

Plastischer Ersatz des hinteren Kreuzbandes durch die Sehne des M. gracilis nach LINDEMANN (Abb. 98). Eröffnung des Kniegelenkes durch einen Bogenschnitt am medialen Rand der Patella. Nach Inspektion des Gelenkes Mobilisierung und Abtragung der Sehne des M. gracilis durch einen über der Sehne liegenden großen Längsschnitt. Durch einen Bohrkanal, welcher oberhalb des Kapselansatzes am fibularen Rand der tibialen Gelenkrolle beginnt und zur Fossa intercondylica zieht, wird die mit einem Seidenfaden armierte Gracilissehne ins Gelenk hineingezogen. Es folgt die Freilegung der Kniegelenkrückseite durch einen Längsschnitt in der Kniekehle. Darstellung des distalen Ansatzes vom hinteren Kreuzband an der Rückseite des Schienbeinkopfes. Die Sehne des M. gracilis wird aus dem vorderen Gelenkabschnitt nach dorsal durchgezogen, bei geringer Beugestellung gespannt und an der Rückseite des Schienbeinkopfes subperiostal durch Seidenknopfnähte befestigt.

Die Nachbehandlung ist so durchzuführen, wie sie in dem Abschnitt über den plastischen Ersatz des vorderen Kreuzbandes durch die Sehne des M. gracilis beschrieben wurde.

VIII. Verletzungen der Zwischenscheiben

1. Einleitung

Schmerzen im Kniegelenk, nach einem Unfall oder spontan aufgetreten, werden oft zu Unrecht auf Veränderungen der Zwischenscheiben bezogen. Die große Anzahl von Veröffentlichungen über Meniscusschäden in den letzten Jahrzehnten hatte zur Folge, daß die Diagnose einer Meniscusverletzung allzu schnell gestellt wurde. Die Druckempfindlichkeit eines Gelenkspaltes und seiner Umgebung oder ein Rotationsschmerz in den ersten Tagen nach dem angeschuldigten Ereignis sind nicht spezifische Zeichen einer Meniscusverletzung, sondern diese Symptome finden sich auch bei Verletzungen von Bändern, Kapselanteilen und von anderen Gelenkabschnitten. Nach einer Seitenbandzerreißung z.B. sind die wichtigsten Kriterien der Dehnungsschmerz des betrof-

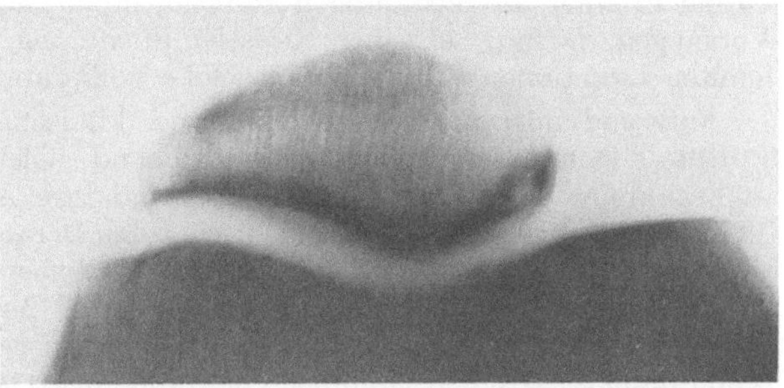

Abb. 99. „Trotz" Entfernung des Meniscus blieben die Schmerzen im Kniegelenk bestehen. Sie wurden nicht durch einen „schlotternden Meniscus", sondern durch eine Chondropathia patellae ausgelöst (39jährige Patientin). (Sammlung der Chirurgischen Klinik, Düsseldorf.)

fenen Bandes und die Aufklappbarkeit des entsprechenden Gelenkabschnittes. Nebenbei lassen sich in der Regel Druckschmerzen in der Umgebung des Gelenkspaltes und Rotationsschmerzen auslösen. Werden solche unspezifischen Schmerzerscheinungen überbewertet, so entsteht nach einer oberflächlichen und unsachgemäßen Untersuchung leicht der Eindruck, es handle sich um eine Meniscusverletzung. Es unterliegt keinem Zweifel, daß in der Vergangenheit die Indikation zu Operationen am Meniscus allzu freudig gestellt wurde. Der Begriff des „hinkenden Boten" spricht für sich. Auch der Hinweis PAYRs, daß Meniscusverletzungen besonders häufig bei abnorm kleinen Kniescheiben gefunden wurden, stimmt nachdenklich. Die Patella parva ist kein begünstigender Faktor für eine Meniscusverletzung, wohl aber ein Grund zu Veränderungen im Femoropatellargelenk. Inwieweit Erkrankungen dieses Gelenkes Meniscusläsionen vortäuschen, läßt sich ohne speziell darauf gerichtete Untersuchungen auch nicht annähernd bestimmen. Unveränderte Schmerzen nach einer Meniscusoperation sind in der Regel ein Zeichen dafür, daß der Eingriff am Meniscus nicht indiziert war, da die Beschwerden primär durch eine andere Kniegelenkserkrankung ausgelöst wurden. Die Abb. 99 läßt Veränderungen in der tibialen Gelenkfacette der Kniescheibe erkennen, die für eine abgelaufene Chondropathia patellae typisch sind. Trotz der Entfernung eines ‚schlotternden Meniscus‘‘ in einem auswärtigen Krankenhaus blieben die ursprünglichen Beschwerden unverändert bestehen. Sie wurden in diesem Falle primär nicht durch den „schlotternden Meniscus‘‘, sondern durch die Chondropathia patellae bedingt.

Solche Beispiele zeigen, daß die Indikation zu Eingriffen am Meniscus nur nach kritischer Würdigung aller Untersuchungsergebnisse gestellt werden sollte. Es ist den Autoren beizustimmen, die in Zweifelsfällen eine abwartende Haltung empfehlen. Manchmal kommen Meniscusverletzungen und Chondropathia patellae gemeinsam vor (LANNIN).

2. Geschichtliches

Nachdem BASS 1731 zum erstenmal die Luxation des Meniscus beschrieben hatte, erwähnte auch BROMFIELD 1773 dieses Ereignis. 1803 prägte HEY den Begriff des *Dérangement interne*. Dieser Ausdruck wurde in der Folgezeit zum Schlagwort, das allerdings nicht geeignet war, die Binnenverletzungen des Kniegelenkes zu differenzieren. Die erste autoptische Beobachtung eines Meniscusrisses stammt von REID aus dem Jahre 1834.

Die Ansichten über Verletzungsart und Entstehungsursache wechselten in den folgenden Zeiten stark. BONNET, DUBREUIL und MARTEILLÈRE sahen 1852 den Grund in einer unvollständigen Rotationsluxation, VERNEUIL in entzündlichen Vorgängen, DÉPRES in einer Kapseleinklemmung, PITHA und HÜTER dagegen lehnten Luxationen der Zwischenscheibe vollkommen ab.

Aufgrund autoptischer Befunde und klinischer Beobachtungen beschrieb P. BRUNS 1892 das Krankheitsbild eingehend. Gleichzeitig teilten BRAQUEHAYE in Frankreich und ALLINGHAM in England ihre Ansichten mit. Nachdem die Meniscusverletzungen aus dem Komplex des Dérangement interne gelöst waren, interessierten in erster Linie diagnostische und therapeutische Probleme. Bereits in den ersten Veröffentlichungen fiel auf, daß Meniscusschäden sowohl durch erhebliche Traumen als auch durch banale Ereignisse entstehen. PAYR unterschied schon damals zwischen traumatischen und nichttraumatischen Schäden.

1929 brachte SOMMER eine zusammenfassende Darstellung mit besonderer Berücksichtigung der konservativen Therapie. In der Folgezeit interessierten vornehmlich Entstehungsweise und gehäuftes Auftreten in bestimmten Gegenden, sowie bei bestimmten Berufen. Diesen Fragekomplex behandelte 1937 ANDREE-SEN und 1954 schuf GROH die heute allgemein anerkannte Einteilung: Frischer Unfallriß, Spätschaden des Meniscus nach Unfallriß (sekundäre Degeneration), Spätschaden des Meniscus beim Schlotterknie (pseudoprimäre Degeneration) und Spontanlösung (primäre Degeneration).

3. Anatomische Vorbemerkungen

Das Femorotibialgelenk entspricht einem Scharniergelenk ohne knöcherne Führung und ohne knöchernen Anschlag. Die Gelenkflächen sind die größten des menschlichen Körpers. Ihre Inkongruenz wird durch faserknorpelige Zwischenscheiben gemindert. Sie verteilen den jeweiligen Kraftfluß durch Form,

Verschieblichkeit und Verformbarkeit breitflächig auf die Gelenkflächen. Darüber hinaus sichern sie den Gelenkschluß und verhindern Kapseleinklemmungen.

a) Form der Menisken: Medial und lateral der Area intercondylica sind zwei faserknorpelige Zwischenscheiben, die mit ihren Enden in der knorpelfreien Mittelzone des Schienbeinkopfes wurzeln (Abb. 100). Ihr Querschnitt ist keilförmig. Der breite äußere Rand ist mit der Gelenkkapsel verwachsen, entlang der Anheftungsstelle ist eine deutliche Rille. Gegen das Gelenkinnere verjüngt sich der Meniscus und endet schließlich mit einem freien dünnen Rand. Trotz der Verankerungen sind die Zwischenscheiben bei Gelenkbewegungen verschieblich und verformbar. Dabei ist die Beweglichkeit des Innenmeniscus kleiner als die des Außenmeniscus.

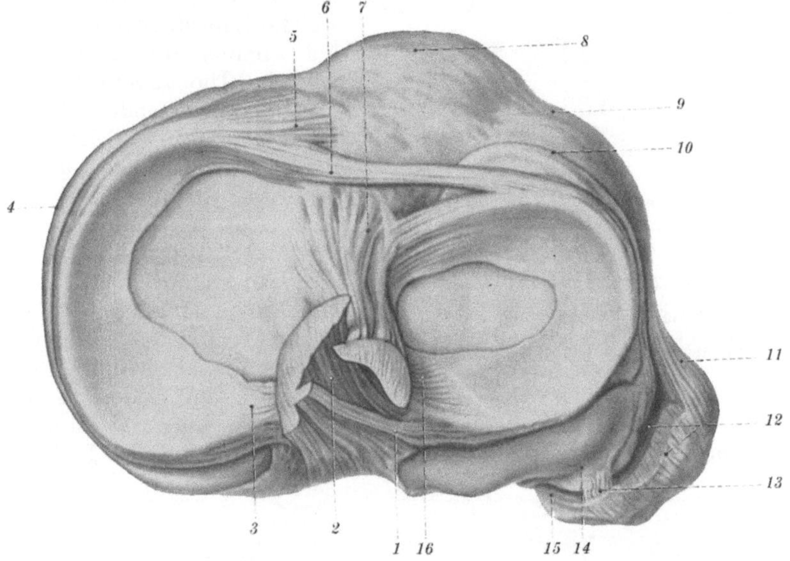

Abb. 100. *Zwischenscheiben, Meniscusbänder und Kreuzbandansätze.* *1* Lig. menisci fibularis; *2* Lig. decussatum posterius; *3* Crus posterius menisci tibialis; *4* Margo glenoidalis; *5* Crus anterius menisci tibialis; *6* Lig. transversum genus; *7* Lig. decussatum anterius; *8* Tuberositas tibiae; *9* Tuberculum tractus iliotibialis; *10* Margo glenoidalis; *11* Lig. capituli fibulae; *12* Articulus tibio-fibularis geöffnet; *13* Lig. capituli fibulae; *14* Sulcus mi. poplitei; *15* Verbindung zur B. mi. poplitei; *16* Crus posterius menisci fibularis. (Aus LANZ-WACHSMUTH, Praktische Anatomie, Bd. I/4, Abb. 182.)

Diese Tatsache hat mehrere Gründe: Der Innenmeniscus hat Halbmondform, seine Insertionsstellen am Schienbeinkopf liegen weiter auseinander als beim Außenmeniscus, der sich fast völlig zu einem Ring schließt. Der in einer C-Form befestigte Innenmeniscus steht bei Verformungen unter einer höheren inneren Spannung als der Außenmeniscus.

b) Verankerung: Der innere Meniscus ist mit der Gelenkkapsel inniger verbunden als die laterale Zwischenscheibe. Während der innere Meniscus fest am inneren Längsband haftet, zieht das äußere Längsband ohne Beziehung zum Außenmeniscus an der Gelenkkapsel vorbei. Die Beweglichkeit des Innenmeniscus wird auch dadurch gehemmt, daß das innere Längsband bei Beugungen des Kniegelenkes weniger erschlafft als das äußere.

Neben diesen Verankerungen sind meist noch zwei zusätzliche Meniscusbänder anzutreffen. Das *Lig. transversum genus* zieht von der vorderen Anheftungsstelle des Innenmeniscus zum Vorderrand des Außenmeniscus. Das *Lig. menisci fibularis* zieht von der fibularen Kante des hinteren Kreuzbandes zum hinteren Rand des Außenmeniscus (Abb. 100).

Die wichtigsten Fehlbildungen der Zwischenscheiben sind:

1. Der fibulare Meniscus ist nicht vollkommen ausgebildet. Von den Anheftungsstellen ziehen nur kleine Rudimente in Richtung des normalen Verlaufes.

2. Der Außenmeniscus ist zum Ring geschlossen.

3. Anstelle von Außen- und Innenmeniscus ist eine durchgehende Scheibe, der sog. Discus articularis, anzutreffen.

c) Histologischer Aufbau: Die Zwischenscheiben des Erwachsenen bestehen aus Faserknorpel. Er wird aus einem fest verschlungenen Netz von quer- und längsverlaufenden Bündeln gebildet (DIJKSTRA). Die querverlaufenden Fasern bilden ovale und längliche Maschen, durch welche Längsfasern hindurchziehen. Dabei scheinen die Längsfasern zu überwiegen. Die äußere Form wird durch die querverlaufenden Bündel gesichert. Im vorderen Anteil des Innenmeniscus liegen die rundlichen Bündel der Längsfasern in straffen Maschen der Querfasern, in den hinteren Abschnitten ist die Maschenstruktur aufgelockert und die Längsbündel sind hier abgeflacht. Im Außenmeniscus ist der Aufbau in allen Abschnitten gleichmäßig. In gesunden Zwischenscheiben fand ANDREESEN bis zum Ende des 3. Lebensjahrzehnts neben vielen kollagenen Fibrillen auch kurze elastische Fasern. In höherem Lebensalter schwinden die elastischen Bestandteile. Die länglichen Zell-

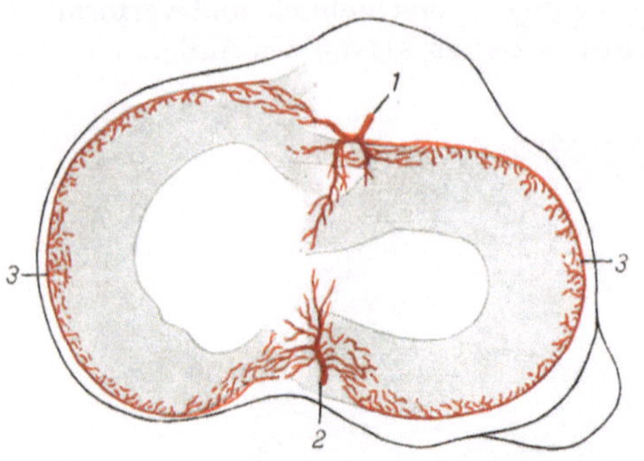

Abb. 101. *Die Blutversorgung der Bandscheiben* (schematisch in Anlehnung an die Darstellung von KÖSTLER). *1* Am Vorderhorn einmündende Arterie. *2* Am Hinterhorn einmündende Arterie. *3* Parameniskale Grundbahn mit in den Knorpel einstrahlenden Gefäßen

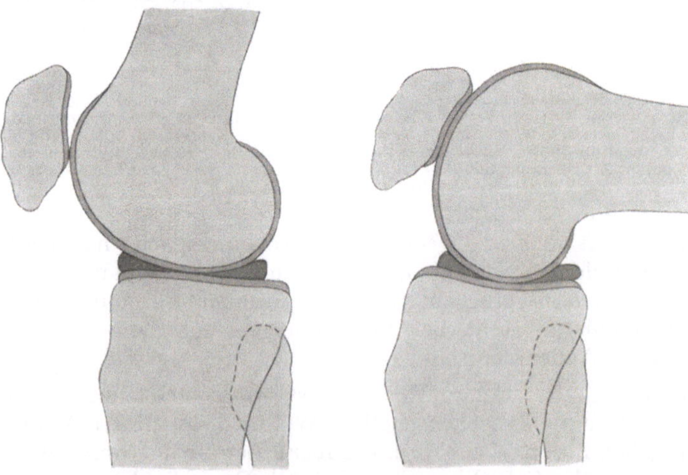

Abb. 102. Infolge der Spiralform der Oberschenkelrollen werden die Menisci mit zunehmender Beugung nach hinten verlagert

kerne erscheinen im Vorderhorn des Innenmeniscus wegen der starken Bündelung der Längsfasern vermehrt. Im Außenmeniscus ist der Zellgehalt gleichmäßig.

d) Ernährung der Zwischenscheiben: Bei Jugendlichen überzieht eine oberflächliche Endothelschicht der Synovialis den ganzen Meniscus (FISCHER). Dieser Gefäße und Nerven enthaltende Überzug verschwindet später. Beim Erwachsenen erfolgt die Ernährung über mehrere Wege. Nach Injektionspräparaten von KÖSTLER, die in Abb. 101 schematisiert wiedergegeben sind, ziehen Gefäße am Vorder- und am Hinterhorn in die Randbezirke der Zwischenscheiben. Sie versorgen auch die Kreuzbänder. Am Außenrand der Faserknorpel zieht die parameniskale Grundbahn um den Meniscus. Von ihr sprossen kleine Gefäße in die Außenbezirke des Knorpels. Der größere, gefäßlose Anteil wird durch den Säftestrom innerhalb der Lymphspalten und durch den Austausch der Stoffwechselprodukte über die Synovia versorgt. Welcher Weg für die Ernährung am wichtigsten ist, läßt sich nicht eindeutig beantworten. ANDREESEN, REGENSBURGER, SCHAER u. a. nehmen an, daß der Säftestrom in den Lymphspalten entscheidend sei. KÖSTLER stellte bei Hunden nach Unterbrechung der zuführenden Gefäße schwere degenerative Veränderungen in den Bandscheiben fest. Daraus ist der Schluß zu ziehen, daß die Ernährung der Bandscheibe nur dann optimal ist, wenn arterielle Versorgung und Zirkulation des Säftestromes ungestört sind.

e) Verformung der Zwischenscheiben bei Bewegungen des Kniegelenkes: Beugung und Rotation verändern die auf dem Schienbeinkopf gleitenden Zwischenscheiben nach Lage und Form. Mit zunehmender Beugung nähern sich die Auflagepunkte der Oberschenkelrollen infolge ihrer Spiralform der hinteren Begrenzung des Schienbeinkopfes. Dabei rollen die Femurkondylen zwischen den Menisken auf der Gelenkfläche des Schienbeinkopfes ab und führen die Zwischenscheiben durch den jeweiligen Auflagepunkt (Abb. 102). Die Faserknorpel verschieben sich in einem Ausmaß von ungefähr 10 mm. Die Verschieblichkeit des Innenmeniscus ist geringer als die des Außenmeniscus, weil der Innenmeniscus

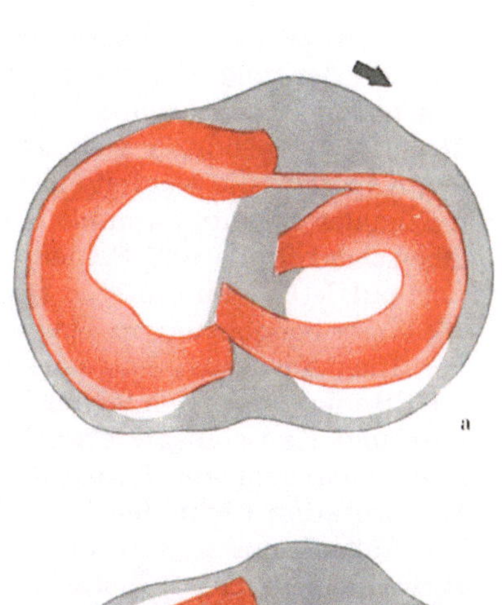
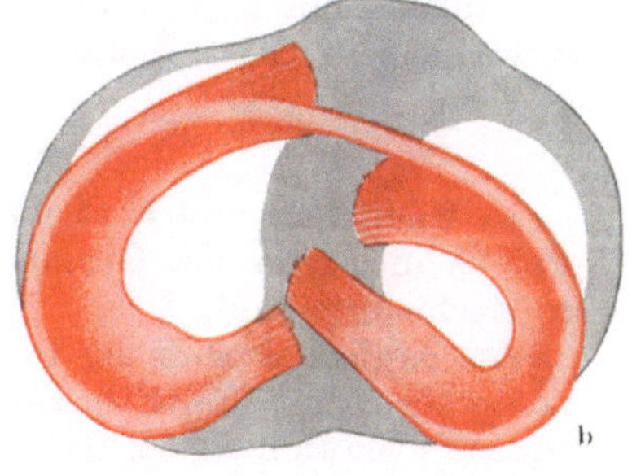
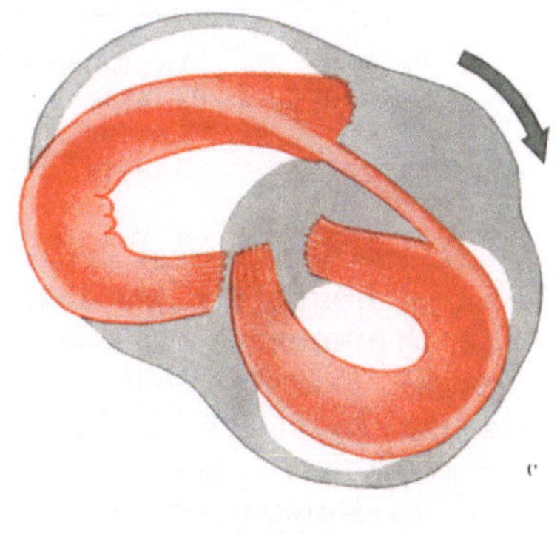
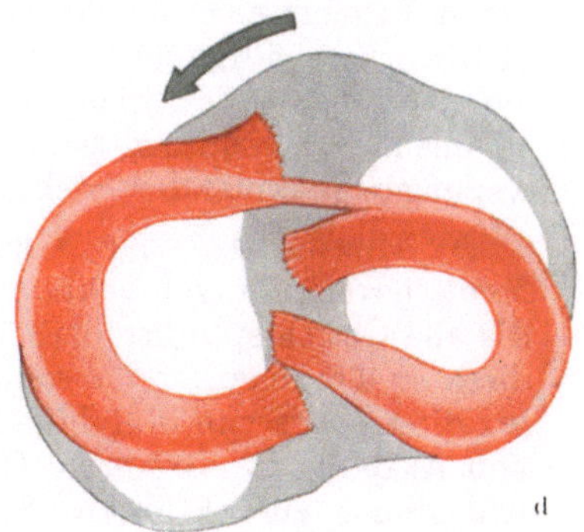

Abb. 103a—d. *Verformungen der Zwischenscheiben bei Bewegungen im Kniegelenk.* a Die Lage der Zwischenscheiben bei gestrecktem Kniegelenk und Außenkreiselung von 5°. b Bei starker Beugung werden beide Zwischenscheiben nach hinten verlagert, die vordere Anheftungsstelle des Innenmeniscus und die vorderen Kapselanteile stehen unter Zugspannung. c Bei starker Beugung mit Außenrotation ist die Verformung des Innenmeniscus noch stärker und der freie Rand zwischen mittlerem und hinterem Drittel wird wellig. d Bei starker Beugung und Innenrotation wird der Innenmeniscus entlastet. Er rückt etwas nach vorne. Der Außenmeniscus ist nach hinten verlagert, aber infolge seiner größeren Beweglichkeit wird sein Knorpel dabei nur wenig belastet

mit der Kapsel inniger verwachsen ist und am inneren Seitenband festhaftet, das bei der Beugung nur wenig erschlafft. Beugungen verändern die C-Form des Innenmeniscus. Das vordere und mittlere Drittel werden durch die Wanderung des Meniscus nach hinten gestreckt. Die mit den vorderen Abschnitten verbundenen Kapselanteile werden ebenso gespannt wie die vordere Anheftungsstelle. Bei maximaler Beugung kommt eine Druckbelastung des hinteren Drittels zwischen Oberschenkelrolle und Schienbeinkopf dazu. Der freie Innenrand am Übergang vom mittleren zum hinteren Drittel beginnt sich wellig zu verformen (Abb. 103b).

Wenn bei gebeugtem Kniegelenk der Unterschenkel nach außen rotiert, wird der Innenmeniscus am stärksten verlagert und gezogen. Die vorderen Abschnitte wandern noch weiter ins Gelenkinnere und die Zugbelastung von Vorderhorn und Kapselansatz erreicht ihren Höhepunkt. Die wellige Begrenzung zwischen mittlerem und hinterem Drittel nimmt zu (Abb. 103c). Bei Beugung und Innenrotation rückt der Innenmeniscus nach vorn und wird dadurch entlastet. Der Außenmeniscus wird dabei nach hinten verlagert, aber infolge seiner größeren Beweglichkeit tritt eine stärkere Belastung seines Knorpels nicht auf (Abb. 103d).

4. Die Meniscusschäden

a) Häufigkeit und Entstehung: Allgemeingültiges über *den* Meniscusschaden gibt es nicht, da die Gründe, die letzten Endes zu Meniscusschäden führen, unterschiedlich sind.

Am häufigsten wird der Innenmeniscus verletzt und bei diesem wiederum das Vorderhorn. Die Verhältniszahlen zwischen Verletzungen des Innen- und Außenmeniscus schwanken bei den einzelnen Autoren.

Autor	Zahl der Fälle	Innen-/Außenmeniscus
ANDREESEN.	731	27 :1
GOETJES . .	215	20,4:1
KRÖMER . .	293	9 :1
MARTIN . .	400	12,3:1

Männer sind bezüglich der frischen Unfallrisse viermal häufiger betroffen als Frauen (BÖHLER). Über Meniscusverletzungen im Kindesalter berichten VIRENQUE, SPRINGORUM. Mehrfache Läsionen eines Meniscus sind bekannt (SPRINGORUM). Frische Unfallrisse, die vorwiegend dem Sport zur Last zu legen sind, erfolgen hauptsächlich bei Fußballspielen, Tennissport, Sprüngen aus großer Höhe, Stolpern und Ausrutschen (BÖHLER, DEMMER, MANDL). ANDREESEN, der das Material der Klinik *Bergmannsheil-Bochum* auswertete, kam zu anderen Ergebnissen, da vorwiegend Bergleute betroffen waren. Er sah bei 236 Meniscusbeschädigungen nur in 5,9% einen frischen Unfallriß, in 45,7% konnte ein „Unfallereignis" nicht angegeben werden und in 48,3% erfolgte die Zusammenhangstrennung beim Aufrichten aus kniender Stellung und bei Bewegungen in kniender Stellung.

b) Allgemeines über Einteilung von Meniscusschäden. Ebenso lange wie Meniscusverletzungen bekannt sind wurde versucht eine Einteilung zu schaffen, die alle Gesichtspunkte berücksichtigt. SOMMER sprach 1929 von indirekten und direkten Traumen, von chronischen Traumen mit der Möglichkeit einer Spontanluxation, sowie von individuellen und pathologischen Ursachen. Die Einteilungen von ANDREESEN, BIRCHER, CEELEN und PAYR lassen sich auf drei Formen der Entstehung zurückführen: Spontanlösung, Zerreißung durch einen Unfall und die spontan-traumatische Verletzung als Mischform. All diese Einteilungen befriedigten nicht, weil sie zu sehr schematisierten, das histologische Bild stark betonten und das Alter des Schadens nicht genügend würdigten. Es fehlte ihnen außerdem eine klare Definition für die Gruppe der spontan-traumatischen Entstehung. Die heute allgemein anerkannte, bisher zweckmäßigste Einteilung gab 1954 GROH. Er unterscheidet vier Formen der Meniscusschäden:

1. *Die Spontanlösung* (Primäre Degeneration).
2. *Der frische Unfallriß.*
3. *Der Spätschaden nach Unfallriß* (Sekundäre Degeneration).
4. *Der Spätschaden beim Schlotterknie* (Pseudoprimäre Degeneration).

In dieser Einteilung wird nicht zu stark schematisiert. Der erste und evtl. folgende Unfälle werden genügend berücksichtigt, der zeitliche Ablauf des Geschehens, der Funktionszustand des Bandapparates werden bei der Beurteilung entsprechend gewürdigt und eine Überbewertung des histologischen Befundes unterbleibt, weil dieser nur unter Berücksichtigung aller Gegebenheiten verwertet wird.

c) Die Einteilung nach GROH:

c_1) *Die Spontanlösung (Primäre Degeneration).*

α) Die *Vorgeschichte* ist bezeichnend. Beim Hinknien, beim Aufrichten oder bei Arbeiten in kniender Stellung tritt ohne Gewalteinwirkung und ohne Dramatik eine Gelenksperre auf. HENSCHEN berichtet über einen Patienten, bei dem es nach Entfernung des linken Innenmeniscus durch das Umbetten zu einer Zerreißung des rechten Innenmeniscus kam.

β) Die *klinischen Erscheinungen* sind gering. Als Ausdruck der minimalen Traumatisierung bleibt das Gelenk weitgehend reaktionslos. Meistens sind seröse Ergüsse, seltener blutige oder blutigseröse vorhanden. Blutansammlungen im Gelenk treten nach der Spontanlösung dann auf, wenn der Riß gefäßhaltige Bezirke eröffnete, z. B. den Kapselansatz oder eine Anheftungsstelle. Weitere Kennzeichen des sog. „Bergmannsknie" sind gelblich verfärbte, weiche, schlaffe, verquollene und saftreiche Zwischenscheiben. Die Risse ziehen durch die degenerierten Abschnitte, ihre Größe wechselt zwischen kleinen Einrissen und durchgehenden Längsrissen.

γ) Das *histologische Bild* ist durch starke degenerative Veränderungen bestimmt. Der Faserknorpel ist von diffusen fein- bis grobkörnigen Verfettungen durchsetzt und herdförmige oder streifige Erweichungen des Fasersystems wechseln mit Hohlraumbildungen unterschiedlicher Größe ab. Aus den Faserknorpelzellen wurden Knorpelzellen und vereinzelte Knorpelriesenzellen. Einige verödete Capillaren sind von perivasculären Infiltraten und Kapselwucherungen umgeben.

δ) Der von solchen Veränderungen *betroffene Personenkreis*, hauptsächlich Bergleute, Gärtner und Maurer, arbeitet vorwiegend in kniender oder hockender Stellung. Dabei sind die Kniegelenke extrem gebeugt, die Unterschenkel nach außen oder innen rotiert und das Gesäß ruht auf den Fersen.

ε) Die *Theorien über die Ursachen der primären Degeneration* wechselten mit dem jeweiligen Stand der Erkenntnis. Anfangs wurde die *angeborene Disposition* in den Vordergrund gestellt. BRUNS sprach von der „individuellen Disposition", PAYR von „Gelenkschwächlingen" und englische Autoren beschrieben eine „abnorm mobility". HENSCHEN und BIRCHER rückten mit dem „Hoch- und Tieflandknie" regionäre Unterschiede in den Mittelpunkt ihrer Betrachtungen. All diese Stimmen blieben ohne nachhaltige Reaktion. Ein Grund dafür mag die Tatsache gewesen sein, daß bei Begutachtungen wegen des Begriffes der angeborenen Disposition immer wieder Schwierigkeiten auftraten, denn alle Bergleute waren gegen auftretende Schäden versichert, sowohl diejenigen mit widerstandsfähigen Gelenken als auch jene mit einer angeborenen Gewebsminderwertigkeit.

BÜRKLE DE LA CAMP stellte neben die individuelle Disposition die durch berufliche und sportliche Tätigkeit *erworbene Disposition*. Sie besagt, daß unphysiologische Beanspruchung der Zwischenscheiben bei Bergleuten (ANDREESEN, BÜRKLE DE LA CAMP, MAGNUS) oder übertriebene sportliche Leistungen (BAETZNER) zur Degeneration führen. Bei Bergleuten ist nicht das häufige „in die Knie gehen" oder „in die Hocke gehen" entscheidend (miner knee), sondern das langdauernde Verbleiben in stärkster Beugestellung der Kniegelenke (ANDREESEN). Die Menisken rücken dabei nach hinten. Der Außenmeniscus wird infolge seiner größeren Beweglichkeit weniger belastet als der straff geführte Innenmeniscus, der die halbmondförmige Gestalt verliert und eine ellipsenähnliche Form annimmt. Die vorderen zwei Drittel stehen unter Zugspannung, der Übergang vom mittleren zum hinteren Drittel wird wellig verformt und das hintere Drittel steht unter starker Druckeinwirkung. Die langdauernde Verlagerung drosselt die Durchblutung der Randzonen und den Säftestrom in den Lymphspalten. Auftretende Schäden sind als Berufskrankheit zu werten. Der Zeitfaktor wird in der V. Berufskrankheiten-Verordnung vom 26. 7. 1952 folgendermaßen bestimmt: ...„Meniscusschäden bei Bergleuten nach mindestens 3jähriger regelmäßiger Tätigkeit unter Tage". BÜRKLE DE LA CAMP stellte wiederholt heraus, daß die 3jährige Tätigkeit ein Mindestmaß sein sollte. Während dieser Zeitspanne muß „eigentliche bergmännische Arbeit" verrichtet worden sein, bei längeren Arbeitszeiten unter Tage können neben „eigentlicher bergmännischer Arbeit" auch Arbeiten unter erschwerten Bedingungen berücksichtigt werden.

Die zur primären Degeneration führenden Vorgänge wurden verschieden gedeutet:

1. *Die Dauerdrucktheorie von* ANDREESEN. Der Meniscus wird durch die Zugspannung im Vorderhorn, durch die Schubspannung mit Fältelung im hinteren Bogen und durch die Pressung des hinteren Bandscheibenanteiles gefährdet und geschädigt. Daneben treten an der Synovialhaut infolge der Kapselspannung bindegewebige Umwandlungen und quere Faltenbildungen auf.

2. *Die Schwingungstheorie von* HENSCHEN legt das Hauptgewicht auf das Überschreiten der Arbeits- oder Betriebselastizität und der Dauerbeanspruchungsgrenze, wobei die submikroskopischen Gewebestrukturen mit Metallen verglichen werden. Ähnlich wie in kristallinen Werkstoffen führe die Überschreitung der Elastizitäts- und Dauerbeanspruchungsgrenze zum Bruch des Meniscusgewebes. Gegenüber der toten Materie sind bei den Zwischenscheiben die individuell verschiedene Güte, die Beeinflußbarkeit durch die Umgebung, die Anpassungs- und Regenerationsfähigkeit der lebenden Substanz zu berücksichtigen.

3. *Die Funktionsschaden-Theorie von* BAETZNER widerspricht der Meinung, daß die Anpassungsfähigkeit bei dosiert gesteigerter Leistung praktisch unbegrenzt sei. Er geht davon aus, daß die Gewebe des menschlichen Körpers eine individuell verschiedene Schwankungsbreite bezüglich ihrer Belastungsfähigkeit haben. Innerhalb dieser Schwankungsbreite ist eine Anpassung möglich. Überschreiten die Anforderungen die vorhandenen Möglichkeiten, so kommt es zur „Pathologie der Funktion". Die durch Überlastung gesetzten Gewebsveränderungen führen nicht mehr zu einer Anpassung, sondern zu einem krankhaften Umbau mit Abnahme der spezifischen Leistungsfähigkeit („vorzeitige örtliche Vergreisung" mit einem immer größer werdenden Aufbrauchschaden).

Diese Darlegungen sind wichtig bei der Begründung von Schäden, die durch einen übertriebenen Leistungssport verursacht wurden.

4. GROH betont die ursächliche Bedeutung bakterieller *Entzündungen* für degenerative Veränderungen im Meniscus, lehnt aber die „Meniscitis traumatica chronica" (ROUX) kompromißlos ab. Beobachtungen von Degenerationen im Meniscus bei Allgemeininfektionen, Gonorrhoe, Gicht, Urämie und Leukämie unterstreichen diese Ansicht von GROH (CEELEN, ISHIDO).

Von der primären Degeneration ist die *physiologische Degeneration* streng zu unterscheiden. Sie ist charakterisiert durch eine stellenweise Homogenisierung mit herabgesetzter Färbbarkeit der Kerne, feintröpfige Verfettung und durch kleine Substanzdefekte. Im Gegensatz zur primären Degeneration bleibt bei der physiologischen Degeneration die Gewebestruktur erhalten. Reaktionen des Gefäßbindegewebes fehlen in der Regel. Die physiologische Degeneration tritt nach dem 25.—30. Lebensjahre auf (CEELEN, ISHIDO, NIESSEN, M. B. SCHMIDT, SIEGMUND, TOBLER). SLANY untersuchte bei 200 Obduktionen die Zwischenscheiben und fand unter dem 30. Lebensjahr keine Degenerationen. Im 4. Lebensjahrzehnt waren 16%, im 5. 23%, im 6. 39% und nach dem 6. Lebensjahrzehnt 53% degenerativ verändert.

Ob es sich bei einem gegebenen Fall um eine Spontanlösung oder um einen Unfallriß bei bereits bestehenden degenerativen Veränderungen handelt, ist in Grenzfällen schwierig zu entscheiden. Das Gesetz besagt auf Grund des heutigen Standes der wissenschaftlichen Erkenntnis, daß eine Spontanlösung dann angenommen werden darf, wenn die „Berstung" (nicht aber eine traumatische Zerreißung) nach mindestens 3jähriger, regelmäßiger Tätigkeit unter Tage auftrat. Der Betroffene muß während dieser 3 Jahre „eigentliche" bergmännische Arbeit verrichtet haben, d.h. er muß in niederen Flözen kniend oder hockend tätig gewesen sein. Für die Anerkennung als Berufskrankheit sind im Meniscus Zeichen primärer Degeneration zu fordern, und das Berufsbild des Betroffenen muß für die primäre Degeneration geeignet gewesen sein. Auszuschließen sind Fälle mit einer unfallmäßigen Zerreißung der Zwischenscheibe vor Beginn der bergmännischen Arbeit. Spontanlösungen dagegen nach einer genügend langen bergmännischen Beschäftigung sind auch dann noch anzuerkennen, wenn die Lösung erst später, d.h. nach Beendigung der bergmännischen Tätigkeit, bei einer für einen Unfallriß ungeeigneten Gelegenheit eintrat.

Unfallrisse bei bestehenden physiologischen Degenerationen sind von Spontanlösungen bei primärer Degeneration streng zu trennen. (Näheres s. unter Begutachtung von Meniscusschäden.)

c_2) *Der frische Unfallriß.*

Für den Betroffenen ist ein solches Ereignis dramatisch. Besonders eindringlich sind Fälle mit nachfolgender Einklemmung.

α) Ursachen: Zerreißungen gesunder Menisken entstehen in der Regel durch indirekte Gewalteinwirkung. Zusammenhangstrennungen durch *direkte unmittelbare Verletzungen* sind bekannt, aber äußerst selten, da perforierende Gegenstände die Zwischenscheiben in ihrer geschützten Lage nur ausnahmsweise treffen.

Die meisten Zerreißungen werden durch eine *indirekt einwirkende Gewalt* hervorgerufen, bei Fußballspielen, Diskuswerfen, Skischwüngen, Fluchtversuchen aus hockender Stellung, bei Bergleuten, Hammerwürfen und bei anderen sportlichen Betätigungen. Das Gemeinsame der Entstehungsursache ist eine Verwindung des gebeugten Kniegelenkes. Bei starken Beugungen ist der Innenmeniscus nach hinten gerückt und der vordere Anteil ins Gelenk verlagert. Kapselansatz und vordere Anheftungsstelle stehen unter Zugspannung. Eine Außenrotation des Unterschenkels verstärkt den Zug in den vorderen Anteilen und die Verlagerung ins Gelenkinnere erreicht ihren Höhepunkt. Eine folgende

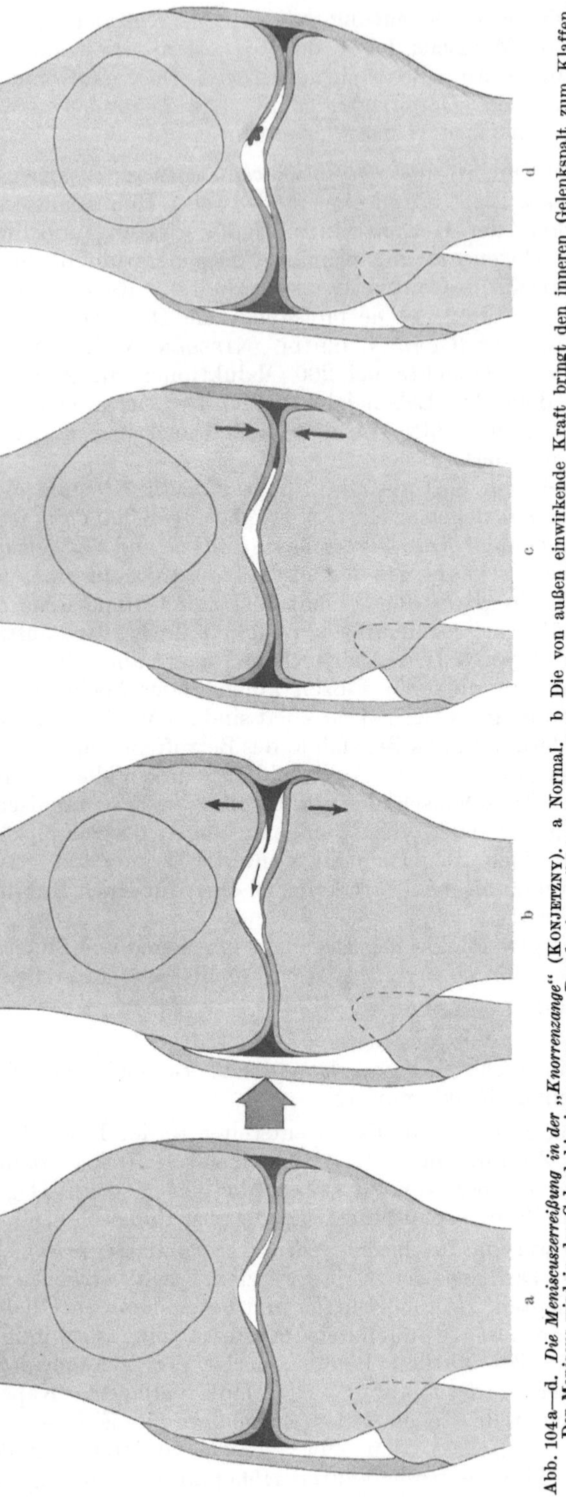

Abb. 104a—d. *Die Meniscuszerreißung in der „Knorrenzange"* (KONJETZNY). a Normal. b Die von außen einwirkende Kraft bringt den inneren Gelenkspalt zum Klaffen. Der Meniscus wird in das Gelenk hineingezogen. c Durch eine reflektorische Muskelkontraktion schlägt die „Knorrenzange" zu und zerreißt die Zwischenscheibe. d Das abgetrennte Stück der Zwischenscheibe ist in das Gelenk hineinverlagert

plötzliche Bewegung, meist im Sinne einer Streckung, zermalmt schließlich den Meniscus zwischen Oberschenkelrolle und Schienbeinkopf.

BRUNS und HENKE studierten die Verlagerung der Zwischenscheiben bei bestimmten Bewegungen an Leichen. Ihre Befunde bestätigen den skizzierten Bewegungsablauf. Auch Untersuchungen von KONJETZNY führten grundsätzlich zu gleichen Ergebnissen. Darüber hinaus ergaben sie Anhaltspunkte für die Abrisse von der Kapselansatzstelle: Bei Beugung und Außenrotation wandert der vordere Anteil des Innenmeniscus weit ins Gelenk hinein und zieht die Kapsel nach. Eine folgende Quadricepskontraktion, die neben der Streckkomponente auch eine Anspannung der Kapsel zur Folge hat, kann so stark werden, daß die Kapsel vom Vorderhorn abgerissen wird. Zum Studium des Bewegungsablaufes von Zwischenscheiben, ihrer Verformung und Belastung waren Leichenversuche gut geeignet, jedoch konnte bei solchen Untersuchungen niemals eine echte Meniscuszerreißung erzeugt werden, da plötzliche Muskelkontraktionen, die letzten Endes entscheidend mitbeteiligt sind, nicht reproduziert werden konnten.

Verwindung des Unterschenkels bei gebeugtem Kniegelenk ist nicht die einzige Entstehungsursache. KONJETZNY gab eine plausible Erklärung der Meniscuszerreißung bei sog. Preßschlägen: Eine von außen einwirkende Gewalt bringt den inneren Gelenkspalt zum Klaffen (Abb. 104a—d). Der Innenmeniscus wird ins Gelenk hineingezogen. Durch eine nachfolgende reflektorische Muskelkontraktion schlägt die „Knorrenzange" zu und zerreißt die Zwischenscheibe. Das abgetrennte Stück des Faserknorpels wird in das Gelenkinnere verlagert.

Neben diesen beschriebenen, allgemein anerkannten und in der Praxis am häufigsten vorkommenden Ursachen gibt es noch weitere Möglichkeiten, die der Vollständigkeit halber kurz erwähnt seien:

MOLLIER diskutiert folgenden Vorgang (Abb. 105): Der Oberschenkel ist im Hüftgelenk weit abgespreizt, das Kniegelenk rechtwinkelig gebeugt und der Unterschenkel ist in einer starken Außenrotation durch den Fuß auf der Unterlage fixiert. Wird aus dieser Stellung das Kniegelenk nach innen geschlagen, kann der Innenmeniscus von seinem vorderen oder hinteren Ansatz gelöst werden, eine gleichzeitige Schädigung des inneren Seitenbandes ist möglich.

Der jeweilige Spannungszustand der Muskulatur spielt eine sehr große Rolle. PAYR wertet eine gute Gelenkführung durch eine kräftige Muskulatur bei trainierten Sportlern als zuverlässigen Schutz der Zwischenscheiben. Ein gestörtes Muskelgleichgewicht gefährde die Faserknorpel. KALLIUS unterstreicht die Sicherheit von Menisken bei koordiniert ablaufenden Muskelkontraktionen und ihre Gefährdung durch unkoordinierte Bewegungsabläufe bei plötzlichen, unerwarteten Ereignissen.

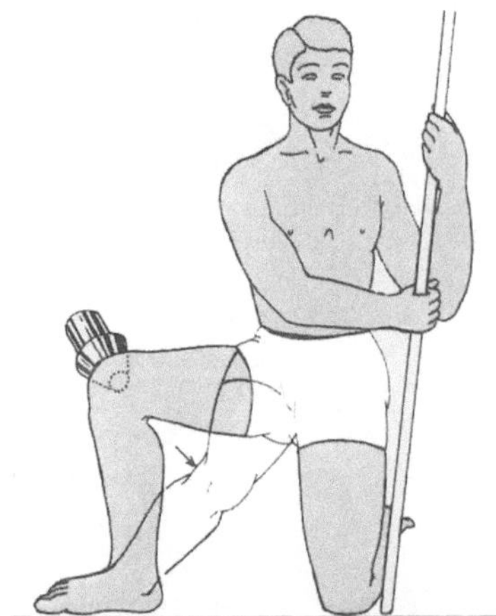

Abb. 105. *Eine weitere Möglichkeit der Meniscuszerreißung* (MOLLIER). Der Oberschenkel ist im Hüftgelenk abduziert, das Kniegelenk rechtwinkelig gebeugt und der außenrotierte Unterschenkel durch den Fuß fixiert. Wird das Kniegelenk in dieser Stellung nach innen geschlagen, kann der Innenmeniscus zerrissen werden

WALTON und KÖNIG halten die extreme Streckung bei ungebremsten Tritten in die Luft für gefährlich. Tibia und Femur nähern sich unter stärkster Anspannung des Bandapparates, die Schlußkreiselung zermalme den Meniscus und die folgende, reflektorisch bedingte Beugung klemmt den abgerissenen Knorpelanteil ein. FOUCHÉ nimmt an, daß die Vorwärtsverschiebung des Schienbeinkopfes gegenüber den Oberschenkelknorren infolge einer Quadricepskontraktion beim Stürzen geeignet sei, einen gesunden Meniscus zu zerreißen, sofern der Unterschenkel im Moment des Geschehens rotiert war. STEINMANN folgte diesen Gedankengängen, rückte aber die Quetschwirkung der Femurkondylen in den Vordergrund.

Der Zustand des Bandapparates wurde unterschiedlich beurteilt. Heute herrscht die Meinung vor, daß Bandlockerungen Meniscuszerreißungen begünstigen. MANDL dagegen glaubte seinerzeit auf Grund seiner Untersuchungen an Leichen, daß die Gefährdung der Zwischenscheiben mit zunehmender Bandlockerung absinke.

β) Die Größe der Gewalteinwirkung: Die Regel, daß ein *gesunder* Meniscus nur durch erhebliche Gewalteinwirkungen zerrissen werden kann, besteht nach wie vor. Erklärungsversuche, die bei Verletzungen von Zwischenscheiben endogene Momente in den Vordergrund ihrer Betrachtungen rückten, fanden nicht das erwartete Echo.

Stark degenerierte Zwischenscheiben können durch geringere Kräfte zerlegt werden. Dabei ist die Spontanlösung das Ende einer Entwicklung, bei der die Kontinuität des Faserknorpels durch minimale Gewalten, die noch innerhalb der physiologischen Belastbarkeit liegen, unterbrochen wird. Zwischenscheiben, die im Sinne der physiologischen Degeneration geringgradig bis mittelstark verändert sind, werden in der Regel nur durch stärkere und geeignete Traumen zerlegt.

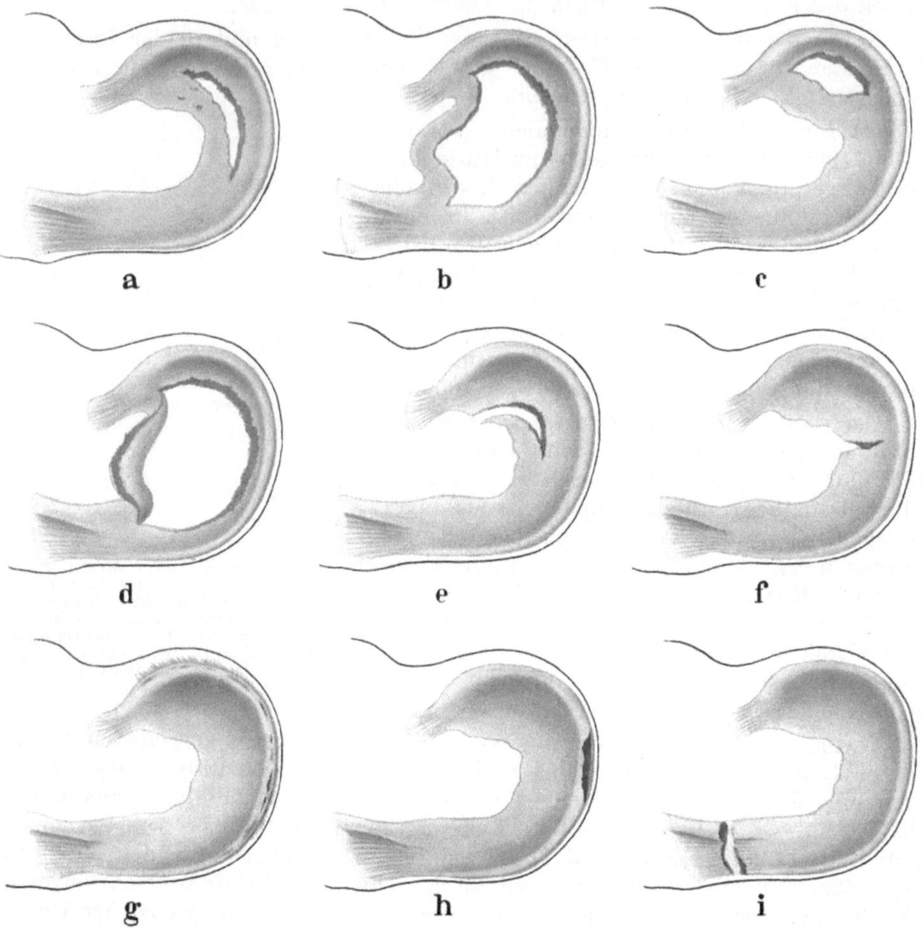

Abb. 106a—i. *Verschiedene Formen der Meniscuszerreißung.* a Längsriß. b Vollständiger Korbhenkelriß. c Hinterer Korbhenkelriß. d Gedrehter Korbhenkelriß. e Zungenförmiger Riß. f Reiner Querriß. g Der „schlotternde Meniscus" (er ist aus der Kapselfassung herausgerissen). h Kapselabriß. i Entwurzelung eines Hornes

γ) *Formen der Zusammenhangstrennung* (Abb. 106a—i): Die häufigste Riß-form ist der vollständige oder teilweise *Längsriß.* Wenn der durch den Längsriß abgetrennte Anteil in das Gelenk geschlagen ist, handelt es sich um eine sog. *Korbhenkelform.* Es können vollständige, hintere und gedrehte Korbhenkelrisse unterschieden werden. *Zungenförmige Risse* sind in den hinteren Abschnitten häufiger als in den vorderen. Reine *Querrisse* sind selten. Gesunde, aus ihren Kapselfassungen herausgerissene Zwischenscheiben werden als *schlotternde Menisken* bezeichnet. Mitunter sind reine *Kapselrisse* oder *Entwurzelungen* eines Hornes anzutreffen. Mehrfache Verletzungen in einem Meniscus beschrieb SPRINGORUM.

Die Angaben über die Häufigkeit der Rißformen schwanken. KRÖMER beschreibt folgende Verteilung:

Korbhenkelformen. 44%
Längsrisse 22%
Zungenförmige Abrisse 10%
Querrisse. 4%
Verschiedene, z.T. kombinierte Formen 20%

Bei den sog. *inframeniskalen Seitenbandzerreißungen* (Abb. 107) bleibt der faserknorpelige Anteil der Zwischenscheibe unverletzt, Schädigungen im Bereich der Kapselanheftung sind möglich. Da der Faserknorpel unverletzt ist, heilt diese Art der Zerreißung bei entsprechender Ruhigstellung (s. auch Zerreißungen des tibialen Seitenbandes).

c₃) Der Spätschaden der Zwischenscheibe nach Unfallriß (Sekundäre Degeneration).

α) Ursache: Der Riß in einer gesunden Zwischenscheibe führt durch die Irritation der nachfolgenden Belastung zur Degeneration. Diese Degeneration wird in der Einteilung von GROH als Spätschaden nach Unfallriß oder sekundäre Degeneration bezeichnet.

Zusammenhangstrennungen des Faserknorpels lösen reparative Vorgänge aus. Diese sind in den gefäßlosen Anteilen des Faserknorpels als gering zu veranschlagen. Unter entsprechend langer, sachgemäßer Ruhigstellung *kann* aber ein kleiner Riß in einer ansonsten gesunden Bandscheibe ausheilen. In den gefäßhaltigen Abschnitten des Meniscus und im Bereich der Kapselansatzstelle sind die Heilungsaussichten wesentlich besser. Unterbleibt eine Ruhigstellung nach einem Unfallriß, dann wird der gelöste Teil wiederholt eingeklemmt. Während solcher Ein-

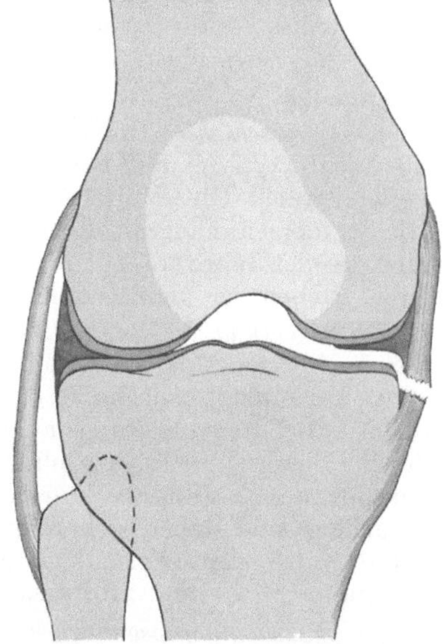

Abb. 107. *Die sog. inframeniskale Seitenbandzerreißung.* Der faserknorpelige Anteil der Zwischenscheibe bleibt unverletzt, eine Verletzung im Bereich der Anheftungszone an der Kapsel ist möglich. In der Regel heilt diese Verletzung bei entsprechender Ruhigstellung ab

klemmungen sind Knorpelanteile einer erhöhten Druckbelastung ausgesetzt, der Säftestrom innerhalb des Faserknorpels versiegt und Drucknekrosen folgen. Sie sind bei Dauereinklemmungen schon nach kurzer Zeit nachzuweisen, nach vorübergehenden, wiederholten Einklemmungen erst später. Neben der Druckschädigung spielen bei der sekundären Degeneration auch Durchblutungsstörungen eine Rolle, wenn Gefäße in den Randbezirken beim Unfall mitverletzt wurden.

β) Das klinische Bild des Spätschadens nach einem Unfallriß wird beherrscht durch wiederholte Einklemmungserscheinungen. Die Betroffenen werden mit der Zeit gegenüber den sich wiederholenden Einklemmungen zunehmend gleichgültig. Sie lernen es, solche Ereignisse selbst zu beheben oder durch Helfer beheben zu lassen. Durch Schütteln, Beugen, Strecken und Drehen in wechselnder Reihenfolge lassen sich federnde Fixationen fast immer lösen und die damit verbundenen Schmerzen werden von Einklemmung zu Einklemmung ebenso geringer wie die Reizerscheinungen und Ergußbildungen im Gelenk.

Der Spätschaden der Zwischenscheiben nach Unfallriß prägt charakteristische Formen der Zusammenhangstrennung. Korbhenkelformen mit ausgewalzten Rändern sind häufig. In das Gelenk hineingeschlagene Teile lösen sich weitgehend von den Anheftungsstellen und bilden große flottierende Körper, die sich bei geringen Anlässen verklemmen. Daneben sind totale Kapselabrisse, durchgehende Längsrisse und große Lippenbildungen zu finden.

γ) Der *histologische Befund* ändert sich entsprechend dem Zeitraum zwischen Unfallriß und Meniscusoperation. 8 Tage nach dem Unfallereignis beginnen die Fasern zu verquellen, die Struktur lockert sich auf und eine zunehmende Verfettung setzt ein. Nach 4—6 Wochen treten Knorpelzellwucherungen und Verflüssigungsnekrosen auf. Noch später, wenn das Bild der sekundären Degeneration voll ausgeprägt ist, kann die Abgrenzung gegen eine primäre Degeneration nicht mehr sicher gezogen werden, da jede Degeneration die unspezifische Folge von Ernährungsstörung und Überlastung ist.

c_4) *Der Spätschaden der Bandscheibe beim Schlotterknie (Pseudoprimäre Degeneration).*

α) *Vorgeschichte:* In der Anamnese von pseudoprimären Degenerationen ist die Angabe typisch, daß bereits vor Monaten oder Jahren ,,das Kniegelenk einmal verletzt war". Die Art der Verletzung kann dabei nicht näher bestimmt werden. Die Schmerzen seien mit der Zeit wieder abgeklungen und ,,dann ging es wieder". Monate oder Jahre später führten zunehmende Beschwerden den Betroffenen zum Arzt. Neben der Meniscusschädigung sind gelockerte Bänder festzustellen.

β) *Bedeutung des Bandschadens:* Als Folge von Bandlockerungen atrophieren die zugehörigen Muskelgruppen, bei Innenbandschäden hauptsächlich die Innenzügel, bei Außenbandschäden vorwiegend die Außenzügel. Der M. rectus femoris bleibt in der Regel leistungsfähig. Bei starken Bandlockerungen mit einem deutlichen Gelenkschlottern atrophiert auch er in kurzer Zeit. Zunehmende motorische Ausfälle des N. fibularis durch Überdehnung in der Gegend des Wadenbeinköpfchens sind dabei nicht selten. Kniegelenkkapsel und Fascien werden überdehnt und in dem schlecht geführten Gelenk treten rezidivierende Ergüsse auf. Gelenkinnenhaut und Hoffascher Fettkörper schwellen.

γ) *Ursachen der pseudo-primären Degeneration:* Unter der schlechten Gelenkführung leiden die Menisken, die Belastung überschreitet ihre Festigkeit und in relativ kurzer Zeit degenerieren sie. Schlotterbewegungen lösen kleine Teile des Faserknorpels ab, die als sog. Reiskörner in der Gelenkflüssigkeit schwimmen. Wurden beim Unfall neben den Bändern auch die Blutgefäße der Menisken geschädigt, dann treten degenerative Veränderungen in den Zwischenscheiben durch Ernährungsstörungen um so früher auf. Belanglose Anlässe genügen schließlich, um die rißbereiten Knorpelscheiben zu zerlegen. Die entfernten Menisken sind gelb, weich und saftreich, die abgerissenen Randpartien sind in sich nochmals zerfasert.

Das histologische Bild der pseudoprimären Degeneration deckt sich mit dem der primären Degeneration. Die Grundsubstanz ist homogenisiert, die gerichtete Faserstruktur ist aufgelockert und Zonen von Verflüssigungsnekrosen durchsetzen den Knorpel. Die lippenförmigen Abrisse sind am stärksten verändert. Reparative Vorgänge spielen eine untergeordnete Rolle, da sie sich bei der ständigen Traumatisierung nicht ausbilden konnten. Die freien Ränder sind zerfasert.

c_5) *Die Diagnose von Meniscusschäden:*

α) Die *Vorgeschichte* spielt bei der Diagnose von Verletzungen und Erkrankungen der Zwischenscheiben eine ausschlaggebende Rolle. Es ist zweckmäßig sich durch orientierende Fragen vorerst einen Überblick über den Verlauf des Leidens zu verschaffen. Unfälle, Verletzungen oder allmählicher Beginn der Beschwerden, Art und Lokalisation der Schmerzen, Einklemmungserscheinungen Dauerschmerz oder intermittierende Beschwerden, Aussehen des Gelenkes, Dauer der evtl. vorhandenen Schwellungen und ihre Form, Fieberschübe oder örtliche Temperaturerhöhungen, Verfärbungen des Gelenkes, Gelenkgeräusche und Allgemeinerkrankungen sind richtungweisende erste Anhaltspunkte.

Nach dieser vorläufigen Befragung sollen Einzelheiten eingehend erörtert werden. Hat das Leiden ohne äußere Ursache begonnen, trat es im Anschluß an einen Unfall auf, oder war die Beschäftigung des Betroffenen geeignet eine Berufserkrankung auszulösen. Werden Unfälle ursächlich angeschuldigt, so genügt eine ungenaue Schilderung des Unfallherganges nicht, sondern das angeschuldigte Ereignis muß soweit wie möglich rekonstruiert werden. Dabei sind Bewegungsabläufe auf die Ausgangsstellung zu beziehen und nach Geschwindigkeit, Richtung und Körperbelastung zu definieren. Erwähnenswert ist auch die Beschaffenheit des Bodens, auf dem sich der Unfall ereignete. Nur eine umfassende Beschreibung des Unfallherganges ermöglicht Rückschlüsse auf Bewegungsabläufe und Kraftverteilung im Gelenk. Verwindende Gewalten im gebeugten Kniegelenk sind immer verdächtig auf eine unfallmäßige Zerreißung eines bis dahin gesunden Meniscus, wenn sie eine entsprechende Intensität hatten. Die Angabe, daß beim Herüberheben eines Gegenstandes von wenigen Kilogramm bei mehr oder weniger gebeugten Kniegelenken erstmals Schmerzen auftraten, deutet dagegen nicht auf einen Unfallriß hin, da die einwirkende Kraft als zu gering zu veranschlagen ist. Wuchtige Stürze mit Rotationsbewegungen des Unterschenkels bei gebeugtem Kniegelenk oder Preßschläge beim Fußballspielen dagegen besitzen die nötige Gewalt, um gesunde Zwischenscheiben zu zerreißen.

Die Verletzten können meist angeben ob der Schmerz im Moment der Verwindung einsetzte und ob dabei ein krachendes Geräusch zu hören war. Es ist zu beachten, daß nicht jede Schmerzäußerung nach einem Unfall auf eine Meniscuszerreißung hindeutet. Manchmal beginnen Schmerzen erst in dem Moment, wenn das Gelenk nach einem Stolpern auf einen harten Gegenstand aufschlägt. Dieser Prellungsschmerz ist von Schmerzen durch Meniscuszerreißungen sorgfältig zu trennen. Meniscuszerreißungen bedingen meist ein Verrenkungsgefühl im Kniegelenk. Die Betroffenen versuchen vorerst, dieses bis dahin unbekannte Gefühl durch eine Ruhigstellung auszuschalten. Wenn nach einer gewissen Zeit vorsichtige Bewegungen versucht werden, tritt das unangenehme Gefühl sofort wieder auf. Schließlich versucht der Verletzte selbst eine „Einrenkung" herbeizuführen. Im Falle des Mißlingens wird die Hilfe von Mitarbeitern gerne in Anspruch genommen. Manchmal gelingt es die Einklemmung zu beseitigen, oft bleiben solche Versuche erfolglos. Eindeutige Einklemmungen sind charakteristische Zeichen von Meniscusverletzungen, wenn freie Körper im Gelenk ausgeschlossen werden können. Es ist eine allgemeine Erfahrung, daß die Frage, ob nach dem Unfall eine Einklemmung bestanden hat, aus der Sicht des Laien in der Regel falsch beantwortet wird, da die Verletzten schmerzhafte Bewegungseinschränkungen als Einklemmung werten. Eine kurze Aufklärung der Betroffenen über Einklemmungen ist deshalb angezeigt.

Wurde durch den Unfall die Zwischenscheibe zwar zerrissen, aber nicht eingeklemmt, so kann die *Funktion des Gelenkes* so weit erhalten bleiben, daß ein Weitergehen noch möglich ist. Die Angabe, daß die Betroffenen nach dem Unfall noch eine Zeitlang gehen konnten, ist nicht selten. In der Regel jedoch folgt dem Riß das Gefühl der schweren Gelenkschädigung und die Arbeit wird entweder sofort oder bereits nach kurzer Zeit unterbrochen.

Schwellungszustände des Kniegelenkes sind nicht typisch, sie treten auch nach Verletzungen der am Kniegelenk beteiligten Knochen und Weichteile auf.

Nach *Gelenkergüssen* ist immer zu fragen, da sie für die Diagnose von Bedeutung sind. War ein Erguß im Gelenk, so ist zunächst zu klären, ob punktiert wurde. Die Differenzierung zwischen serösem, blutig-serösem und blutigem Erguß ist wichtig, allerdings nicht entscheidend. Die Art der Gelenkflüssigkeit hängt einerseits von der Lokalisation des Risses, andererseits vom Zustand der Zwischenscheibe ab. Unfallmäßige Zerreißungen bis dahin gesunder Zwischenscheiben sind oft von einem deutlichen bis starken Bluterguß gefolgt. Der Riß zieht dabei durch gefäßhaltige Anteile des Meniscus oder durch den Kapselansatz. Als Bluterguß darf der Gelenkerguß aber nur dann gekennzeichnet werden, wenn er durch eine Probepunktion als solcher erkannt wurde. Zerstörte das Trauma nur gefäßlose Bezirke des Knorpels, so ist ein Erguß in den ersten Stunden nach dem Unfall nicht zu erwarten. Er tritt in solchen Fällen als Antwort des Gelenkes auf den bestehenden Reizzustand erst nach Tagen in Erscheinung.

Der *Zustand der Muskulatur* gibt wertvolle Hinweise. Bei Unfallrissen, die nach Stunden oder nach wenigen Tagen zur Untersuchung kommen, ist die Muskulatur seitengleich ausgebildet. Atrophien einzelner Muskelgruppen sind als Zeichen zu werten, daß das Gelenk bereits vor dem Unfall erkrankt oder verletzt war. Sind zwischen Unfall und Erstuntersuchung Wochen verstrichen, so wird eine Muskelverschmächtigung immer festzustellen sein. Auf zwischenzeitlich erhobene Untersuchungsbefunde kann nur dann Bezug genommen werden, wenn Umfangsmasse von den Voruntersuchern schriftlich fixiert wurden.

β) Untersuchungsmethoden: Von den gebräuchlichen Untersuchungsmethoden ist leider keine absolut sicher. Die Wahrscheinlichkeit, eine Meniscusverletzung mit den klassischen Untersuchungsmethoden zu diagnostizieren, hängt bis zu einem gewissen Grad von den angewandten Untersuchungsarten, zum größten Teil jedoch von der Erfahrung des Untersuchenden ab. Die Wahrscheinlichkeit, daß ein geübter Untersucher bei Berücksichtigung von mehreren Untersuchungsmethoden eine richtige Diagnose stellt, liegt um 90%.

Einklemmungen nach dem Unfall sind charakteristisch für Meniscusverletzungen. Die Stellung des Gelenkes während der Einklemmung ist davon abhängig, wo der eingeklemmte Anteil sitzt. Wenn es sich um einen Korbhenkelriß handelt, bei dem der gelöste Anteil ins Gelenk hineinverlagert ist, so ist das Kniegelenk in einer Stellung von 140—150° federnd fixiert. Der Versuch, das Kniegelenk zu strecken, löst *Streckschmerzen* aus, die vom Patienten als „tief im Gelenk" lokalisiert empfunden werden.

Abgerissene Anteile des Vorderhornes, die sich beim Strecken zwischen Oberschenkelrolle und Schienbeinkopf verklemmen, bedingen einen Streckausfall von 15—20°. Beugehemmungen sind oft die einzigen Zeichen von Abrissen aus dem Hinterhorn.

Die Bedeutung von *Gelenkergüssen* wurde oben bereits besprochen.

Die *Druckschmerzhaftigkeit im Gelenkspalt* ist ein konstantes Zeichen. Bei Verletzungen des Innenmeniscus ist der innere, bei Verletzungen des Außenmeniscus der äußere Gelenkspalt druckempfindlich. Die Schmerzhaftigkeit ist streng auf den Gelenkspalt beschränkt. Druckschmerzen, die auch in der Umgebung des Gelenkspaltes auszulösen sind, sprechen für andere Verletzungen und Erkrankungen. Nach Schädigungen des inneren Längsbandes z.B. ist nicht nur der innere Gelenkspalt druckempfindlich, sondern die Druckschmerzhaftigkeit erstreckt sich darüber hinaus auch auf Teile des Seitenbandes. Ähnlich sind die Verhältnisse bei Erkrankungen des Femoropatellargelenkes mit Kapselschwellung und Druckempfindlichkeit der veränderten Kapselanteile. Wiederum besteht neben diffuser Druckempfindlichkeit auch eine solche des inneren bzw. des äußeren Gelenkspaltes. Der Ort der maximalen Druckempfindlichkeit bei

Meniscusrissen hängt von der jeweiligen Lage des Meniscus und diese wieder von der jeweiligen Gelenkstellung ab. Auf dieser Tatsache beruhen folgende Prüfungsmöglichkeiten:

STEINMANN I: Schnelle und ausgiebige Rotationen des Unterschenkels bei gebeugtem Kniegelenk verlagern und verformen den Meniscus. Durch Verformung und Verlagerung der Zwischenscheiben mit Zug an der Kapselanheftungsstelle werden Schmerzen im betroffenen Gelenkabschnitt ausgelöst. Diese Untersuchung ist bei wechselnden Beugestellungen durchzuführen.

BRAGARD: Daumen und Zeigefinger palpieren den inneren und äußeren Gelenkspalt. Durch Druck tritt ein Schmerz im verletzten Gelenkabschnitt auf. Eine jetzt folgende Innenrotation des Unterschenkels schiebt den Innenmeniscus nach vorne und nähert ihn dem tastenden Finger. Dadurch wird bei einer Verletzung des Innenmeniscus die Druckschmerzhaftigkeit im inneren Gelenkspalt bei Innenrotation des Unterschenkels vermehrt. Bei verletztem Außenmeniscus werden die Schmerzen im äußeren Gelenkspalt durch Außenrotation vermehrt.

STEINMANN II: Mit zunehmender Beugung des Kniegelenkes wandert die Druckempfindlichkeit des Gelenkspaltes nach hinten.

BÖHLER: Die Druckbelastung des verletzten Meniscus erzeugt Schmerzen. Das heißt: Bei Verletzung des Innenmeniscus ist die Adduktion des Unterschenkels schmerzhaft, bei Verletzung des Außenmeniscus die Abduktion. Der Pressungsschmerz ist dann am größten, wenn die verletzte Stelle genau zwischen Oberschenkelrolle und Schienbeinkopf liegt. Um die verletzte Stelle in diese Lage zu bringen, muß die Prüfung in verschiedenen Beugestellungen erfolgen.

KRÖMER variierte die von BÖHLER angegebene Methode dahingehend, daß er bei gehaltener Ab- bzw. Adduktion das Kniegelenk bewegt. Die dabei auftretende Schmerzhaftigkeit wird dann am größten, wenn die verletzte Meniscuspartie zwischen Oberschenkelrolle und Schienbeinkopf gleitet.

Merke: Das Kniegelenk ist bei aufrechtem Stand mäßig gebeugt und trägt die volle Körperlast. Durch mahlende Bewegungen treten Schmerzen im verletzten Gelenkabschnitt auf.

PAYR beobachtete, daß der Schneidersitz bei Verletzungen des Innenmeniscus schmerzhaft ist, weil der innere Gelenkspalt verengt wird. Durch wippende Bewegungen verstärkt sich der Schmerz.

Ein *Schnappen* des verletzten Meniscus ist in manchen Fällen zu fühlen, wenn die Gelenkspalten mit Daumen und Zeigefinger palpiert werden und wenn gleichzeitig das Gelenk bewegt wird.

Die *Auskultation des Kniegelenkes* schlug BIRCHER vor. Er empfiehlt dazu ein Schlauchstethoskop mit kleinem Aufsatztrichter. Es ist zu beachten, daß schnappende, krachende und knirschende Geräusche auch von anderen Stellen ausgehen können. Eine Differenzierung ist in der Regel durch sorgfältige Palpation möglich.

γ) Röntgenkontrastdarstellung des Kniegelenkes: Meniscuszerreißungen sind in der überwiegenden Zahl der Fälle durch klinische Untersuchungsmethoden zu diagnostizieren. In den meisten Fällen erübrigt sich deshalb eine Kontrastdarstellung des Gelenkes, deren diagnostische Sicherheit nicht genügend groß ist. Sie ist zwar ohne technische Schwierigkeiten, aber nicht ganz harmlos. Die Deutung der Röntgenbilder ist das Schwierigste bei dieser Untersuchungsmethode und selbst Autoren, die anfangs außerordentlich für sie eingetreten waren, bekannten später: „Aber wir und andere sind diesbezüglich zu weit gegangen, wenn wir glaubten, jede anatomische Läsion mit dem Röntgenbild genau präzisieren zu können" (OBERHOLZER).

Die Röntgenkontrastdarstellung ist auf dreierlei Weise möglich:

a) Als Kontrastmittel wird eine schattengebende Flüssigkeit ins Gelenk injiziert (z.B. *Perabrodil*). Größere Mengen reizen die Gelenkinnenhaut, 2—4 cm³ werden in der Regel gut vertragen.

b) Das Gelenk wird mit Luft, Stickstoff oder Sauerstoff gefüllt. Das eingeblasene Gas wird nach der Röntgenuntersuchung durch die eingestochene Kanüle, welche liegenblieb, abgesaugt.

c) Zur „Doppelkontrastmethode" wird das Gelenk mit schattengebender Flüssigkeit und mit Gas gefüllt.

Bezüglich der technischen Einzelheiten wird auf entsprechende Veröffentlichungen verwiesen.

Das sog. Raubersche Zeichen ist für Meniscusverletzungen nicht charakteristisch (BARUCHA).

c₆) Die Begutachtung von Meniscusschäden.

α) Aufgaben der Begutachtung: Die Begutachtung eines Meniscusrisses soll mit der Feststellung enden, ob dieser Riß durch einen Unfall entstanden ist (frischer Unfallriß), ob die Zerreißung das letzte Glied einer Kette war, die über eine Degeneration zur Rißbereitschaft führte (pseudoprimäre und sekundäre Degeneration), oder ob der Meniscusschaden als Berufserkrankung anzuerkennen ist (primäre Degeneration). Mitunter wird eine richtunggebende oder vorübergehende Verschlimmerung festzustellen sein.

Grundlage jeder Begutachtung sind die im folgenden zusammengestellten und diskutierten Punkte, welche aus Anamnese und objektiven Befunden vor der Beurteilung herausgeschält werden müssen. (Zustand der Zwischenscheiben vor dem schädigenden Ereignis, Intensität und Qualität des Traumas, Schmerzen, Arbeitseinstellung und Erguß, Operationsbefund und histologischer Befund.)

β) Zustand der Zwischenscheiben: Es ist davon auszugehen, daß der gesunde Faserknorpel normale Beanspruchungen in einem *gesunden* Gelenk ein Leben lang erträgt. Dabei treten unter dem 30. Lebensjahr degenerative Veränderungen nicht auf, im 4. Lebensjahrzehnt zeigen 16% der Zwischenscheiben degenerative Veränderungen, im 5. Lebensjahrzehnt 23%, im 6. 39% und nach dem 6. Lebensjahrzehnt sind 53% der Meniscen von Degenerationen durchsetzt (SLANY). Mikroskopisch nachgewiesene Degenerationen besagen aber noch nicht, daß ein Riß ursächlich auf diese zurückzuführen ist. Je weniger die Zwischenscheibe von degenerativen Veränderungen durchsetzt ist, desto intensiver muß die unfallmäßig einwirkende Kraft sein, um einen Riß zu erzeugen. Mit zunehmender Degeneration reichen bereits geringere Traumen aus, teils noch im Sinne eines Unfalles, teils aber schon im Sinne einer Gelegenheitsursache (Abb. 108).

Für den Augenblick der Rißentstehung sind zwei Faktoren zu prüfen: Die jeweilige Festigkeit der Zwischenscheibe und die Intensität der einwirkenden Gewalt.

In den ersten 3 Lebensjahrzehnten ist der Faserknorpel normalerweise elastisch, von genügender Zerreißfestigkeit und ohne Zeichen einer Degeneration. Er übersteht Belastungen des täglichen Lebens ebenso schadlos wie vermehrte Beanspruchungen bei vernünftig betriebenem Sport. Nur erhebliche Gewalteinwirkungen bei geeigneten Unfällen überschreiten die Festigkeitsgrenze des gesunden Faserknorpels und zerreißen ihn. Die Widerstandsfähigkeit des Meniscus kann aber durch verschiedene Ursachen verringert werden:

1. Sportliche Betätigungen sind in der Lage die Widerstandsfähigkeit der Gewebe des menschlichen Organismus zu steigern, sofern sich die Steigerung im Rahmen der individuellen Schwankungsbreite bewegt. Überschreitet eine Belastung diese Schwankungsbreite, so führt sie zum krankhaften Umbau auch dann,

wenn die Überlastung während eines „dosierten Intervalltrainings" erfolgte (BAETZNER). Durch sportliche Überlastung entstehen kleine Schäden im Meniscus, seine Festigkeit nimmt ab. Solche Zwischenscheiben reißen zwar leichter, trotzdem wird die dazu nötige Kraft in der Regel nur während eines Unfalles erreicht werden.

2. War der Meniscus schon früher bei einem Unfall zerrissen worden, so folgt eine sekundäre Degeneration (GROH). Die Zwischenscheibe kann schließlich so stark von degenerativen Veränderungen durchsetzt sein, daß ein erneuter Riß bereits durch eine Kraft verursacht wird, die ein gesunder Meniscus ohne Schaden überdauert hätte. Ein „Unfallriß" ist in solchen Fällen abzulehnen. Überstieg die bei dem Ereignis einwirkende Kraft die Belastung des täglichen Lebens, so würde eine richtungweisende Verschlimmerung zu diskutieren sein.

3. In einem Schlotterknie ist der Verschleiß des Faserknorpels besonders hoch und degenerative Veränderungen in ihm entwickeln sich schnell. Sie sind in wenigen Jahren so ausgeprägt, daß eine Gelegenheitsursache genügt, den Meniscus zu zerlegen.

4. Nach der V. Verordnung über Ausdehnung der Unfallversicherung auf Berufskrankheiten sind „Meniscusschäden bei Bergleuten nach mindestens 3jähriger regelmäßiger Tätigkeit

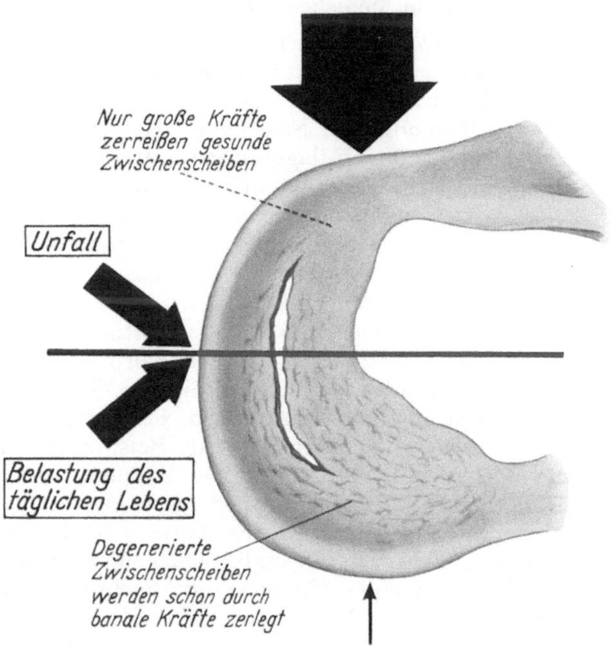

Abb. 108. *Zustand der Zwischenscheiben und Intensität der Gewalteinwirkung bei Meniscusverletzungen.* Je weniger die Zwischenscheibe von degenerativen Veränderungen durchsetzt ist, desto intensiver muß die einwirkende Kraft sein, um den Meniscus zu zerreißen. Mit zunehmender Degeneration sinkt die Widerstandsfähigkeit des Knorpels. Es genügen geringe Kräfte, schließlich banale Belastungen, um die Zwischenscheibe zu zerlegen

unter Tage" als Berufskrankheit anzuerkennen. Diese primäre Degeneration (GROH) ist eine Folge der besonderen Körperhaltung während der bergmännischen Arbeit in niederen Flözen. Die Widerstandsfähigkeit des Faserknorpels sinkt durch die degenerativen Vorgänge so weit ab, daß z.B. bereits ein Aufrichten aus der Hocke genügt, um die rißbereite Zwischenscheibe zu zerlegen. Die dreijährige Arbeit unter Tage bei eigentlichen bergmännischen Tätigkeiten ist die unterste Grenze. Treten Meniscusschäden bei einem Bergmann bereits nach zweijähriger Tätigkeit unter Tage auf, so können sie nicht als Berufskrankheit anerkannt werden. Bei längeren Arbeitszeiten unter Tage können auch Tätigkeiten angerechnet werden, die nicht der eigentlichen bergmännischen Arbeit entsprechen, aber unter erschwerenden Bedingungen erledigt wurden.

Ein entschädigungspflichtiger Meniscusschaden ist auch dann anzunehmen, wenn die Spontanlösung erst mehrere Jahre nach der zur Anerkennung notwendigen Arbeitszeit auftrat und in der Zwischenzeit bergmännische Arbeit nicht mehr verrichtet wurde.

5. Die Festigkeit der Zwischenscheiben kann schließlich durch toxische und eitrige Prozesse sinken. Beherdete Zähne und Tonsillen sowie eitrige Gelenkentzündungen sind bei der Begutachtung deshalb ebenfalls entsprechend zu würdigen.

Histologisch nachgewiesene Degenerationen der Knorpelscheiben berechtigen nicht dazu, von vornherein eine Spontanlösung anzunehmen. Solche, in ihrer Widerstandsfähigkeit herabgesetzte Zwischenscheiben können nämlich durch schwere geeignete Traumen zerlegt worden sein, die auch imstande gewesen wären, gesunde Menisken zu zerreißen.

γ) Intensität und Qualität des Traumas: Nicht jede Gewalteinwirkung auf das Kniegelenk ist geeignet einen gesunden Meniscus zu zerreißen. Stöße in der Längsachse des gestreckten Beines belasten die Zwischenscheiben ebensowenig wie isolierte Beugung und Streckung. Kraftvolle Stöße gegen die Außenseite des Kniegelenkes können dagegen gesunde Knorpelscheiben zerreißen (KONJETZNY, Abb. 104). Bei dieser Art der Gewalteinwirkung ist auch eine Zerreißung des Seitenbandes möglich, wobei die Zwischenscheibe selbst unverletzt bleibt. (Inframeniskale Seitenbandzerreißung, s. Abb. 107.)

Am häufigsten entstehen Meniscuszerreißungen durch unvorhergesehene Rotationen des Unterschenkels bei gebeugtem Kniegelenk. Dabei muß die Rotationsbewegung im Ablauf eines Unfalles heftig sein. Banale Ereignisse, wie Treppensteigen, Aufrichten aus der Hocke, Körperwendungen im Stehen, Herüberheben eines Gegenstandes, einfaches Stolpern, Vertreten oder Umdrehen im Bett, sind von „Unfällen" rigoros zu trennen, sie besitzen nicht die Intensität eine gesunde Zwischenscheibe zu zerreißen. Als Beispiel geeigneter Traumen seien genannt: Ausrutschen mit Verdrehung des Körpers beim nachfolgenden schweren Fall, Fluchtversuche aus hockender oder kniender Stellung, Stürze von sich bewegenden Fahrzeugen mit Rotation des Körpers über dem fixierten Fuß, heftige Tritte ins Leere, Fehltritte in unbemerkte Vertiefungen, Stürze aus großer Höhe, Hängenbleiben einer Skispitze mit nachfolgender Verwindung des betroffenen Beines.

Mitteilungen im Schrifttum über nicht näher beschriebene „Meniscusläsionen" und „Lockerungen der Kapselfassung" ohne wesentliche Gewalteinwirkungen sind mit Skepsis aufzunehmen, da bekannt ist, daß nach ungeeigneten Traumen gesunde Zwischenscheiben entfernt wurden, obwohl es sich letztlich um Erkrankungen des Femoropatellargelenkes handelte. Entsprechende Operationsberichte spiegeln in der Regel die Unsicherheit des Operateurs wider.

δ) Schmerzen, Arbeitseinstellung und Erguß nach Meniscusverletzungen: Die Intensität des Schmerzes schwankt in weiten Grenzen und ist von verschiedenen Faktoren abhängig. Absolut sichere Regeln gibt es nicht, aber aus der Praxis lassen sich Erfahrungen ableiten, die für die Mehrzahl der Fälle zutreffen.

„Unfallrisse" verursachen heftige Schmerzen, und die Betroffenen sind durch die plötzliche Funktionsuntüchtigkeit des Gelenkes außergewöhnlich stark beeindruckt. Weitergehen ist oft unmöglich und sofern der Unfall während der Arbeit eintrat, wird diese sofort oder bald nach dem Unfall eingestellt. Bei Korbhenkelrissen ist das Erlebnis der schmerzhaften Funktionsuntüchtigkeit besonders nachhaltig. Auch wenn es gelingt, durch Zug, Schütteln oder sonstige Manöver die (nicht nach jeder Meniscuszerreißung folgende) Einklemmung zu beheben, bleibt das Gefühl des Außerordentlichen lebhaft in Erinnerung. Je kleiner der abgetrennte Anteil ist, um so geringer sind die dadurch bedingten Schmerzen. Kleinere Abrisse mit evtl. nachfolgender, vom Verletzten selbst lösbarer Einklemmung, sind weniger dramatisch. Nach einer kurzen Pause ist die Gehfähigkeit wiederhergestellt und die Arbeit kann fortgesetzt werden, bis sekundär auftretende Reizergüsse die Patienten zum Arzt führen. Spontanlösungen primär degenerierter Zwischenscheiben ohne nachfolgende Einklemmung verursachen in den meisten Fällen nur mäßige Schmerzen. Oft wird die Arbeit nicht sofort, sondern erst Stunden später eingestellt. Einklemmungen erhöhen hier, ebenso wie bei anderen Rißarten, die Intensität der Beschwerden.

Die Forderung, daß nach jedem Meniscusriß ein Bluterguß folgen muß, ist nicht stichhaltig. Vom Sitz der Verletzung hängt es ab, ob sich das Gelenk sofort mit Blut zu füllen beginnt, oder ob seröse Flüssigkeitsansammlungen erst Stunden oder Tage später die normale Gelenkkontur verwischen. Blutergüsse fehlen bei Rissen in gefäßlosen Bezirken des Knorpels. Der durch Probepunktion zu erbringende Nachweis einer Blutansammlung im Gelenk läßt den Schluß zu, daß die Meniscusverletzung auch gefäßhaltige Anteile des Knorpels mitbetraf. Es kann aber auch sein, daß neben dem Riß im Meniscus ein solcher in der Kapsel zur Blutung führte. Notwendig erscheint der Hinweis, daß nicht der Bluterguß, sondern die sichere Diagnose der Meniscusverletzung wichtig ist. Seröse Ergüsse treten nach Meniscuszerreißungen als Folge der Gelenkirritation gewöhnlich wenige Tage nach dem Unfall auf, um nach kürzerer oder längerer Zeit langsam wieder abzuklingen.

ε) Histologische Befunde: Nach Unfallrissen treten bestimmte Veränderungen in den Zwischenscheiben auf, die CEELEN folgendermaßen beschrieb:

Die ersten Änderungen sind nach 12 Tagen zu erkennen, sie bestehen in einer leichten Aufquellung und Homogenisierung der Grundsubstanz mit Ausbildung von mehrkernigen Knorpelzellen. 13, 14 oder 15 Tage nach dem Riß erscheinen Gefäß- und Zellproliferationen im Kapselgebiet. An der Oberfläche der gelösten Anteile sind gelegentlich herdförmige, fibrinoide Auflagerungen, jedoch keine Entartungserscheinungen oder reparatorische Vorgänge. 24 Tage nach dem Unfall beginnen reparatorische Vorgänge: Vom Kapselgewebe wachsen Gefäßsprossen und Spindelzellwucherungen vor. Teilweise breiten sich Spindel- und Rundzellen in den fibrinoiden Eiweißauflagerungen der Rißränder aus. Degenerative Veränderungen fehlen auch zu diesem Zeitpunkt noch.

5 Wochen nach der Verletzung sind regelmäßig regeneratorische Wucherungen in verschiedenen Formen zu beobachten. An Kapselabschnitten erscheinen polsterartige Bildungen von gefäßhaltigem Bindegewebe, an Rißrändern pannusartige Spindelzellwucherungen in fibrinoiden Auflagerungen.

3—5 Monate nach dem Riß wandeln sich die pannusartigen, zellreichen Beläge an den Rändern der Verletzung allmählich in Bindegewebe um, wobei sich das neugebildete Bindegewebe noch deutlich vom Meniscusgewebe abgrenzen läßt.

1 Jahr nach der Zerreißung sind die Grenzen zwischen Neubildung und ursprünglichem Meniscusgewebe verwaschen, die Meniscusoberfläche im Rißbereich wandelt sich in narbiges Bindegewebe um.

Nach Unfallrissen treten in den nichtgelösten Bezirken nur unbedeutende degenerative Veränderungen des Zwischenscheibengewebes auf (ANDREESEN, CEELEN, M. B. SCHMIDT, TOBLER, RASZEJA). Sie bestehen in einem unwesentlichen Aufquellen der Grundsubstanz. Regelrechte Erweichungsherde in nichtgelösten Abschnitten sprechen nach Unfallrissen mit großer Wahrscheinlichkeit dafür, daß der Meniscus schon vor dem Unfall von degenerativen Veränderungen durchsetzt war. In gelösten Anteilen kommen mäßige Entartungserscheinungen nach einer gewissen Zeit vor, auch dann, wenn der Meniscus zum Zeitpunkt des Risses noch gesund war. Tiefgreifende Entartungen in gelösten und ungelösten Anteilen sind als Zeichen dafür zu werten, daß die Zwischenscheibe zum Zeitpunkt des Risses bereits degenerativ verändert war. Einen weiteren Anhaltspunkt dafür, ob ein Meniscus schon zum Zeitpunkt der Zerreißung von Degenerationen durchsetzt war, glaubt TOBLER durch die Beobachtung geben zu können, daß fibrinoide Auflagerungen als Ausdruck regenerativer Vorgänge nur über gesunden Zwischenscheiben erscheinen. An Rißstellen degenerierter Menisken seien sie nicht zu sehen.

c_7) *Die Behandlung von Meniscusrissen.*

α) *Allgemeines:* Die Operation eines zerrissenen Meniscus ergibt gute Resultate. Gelenkeröffnungen bei ungenügend geklärten Zuständen ohne eindeutige Zielsetzung führen zu schlechten Ergebnissen. Die Operierten haben nach nicht indizierten Eingriffen die gleichen Beschwerden wie vor der Operation und sie pflegen diesen Umstand bei häufigen Konsultationen dem Operateur immer wieder vorzutragen. Ungünstige Ergebnisse sind vermeidbar, wenn der Operation eine eingehende Untersuchung vorausgeht, die auf Grund einer ausführlichen Anamnese mit nachfolgenden klinischen und röntgenologischen Untersuchungen eine klare Diagnose ermöglicht.

Es ist ratsam frische Gelenkverletzungen, bei denen der Verdacht auf eine Meniscusläsion besteht, zunächst für 4—8 Tage auf einer Schiene ruhigzustellen, um nach dieser Zeit den Befund nochmals zu kontrollieren. Eine sichere Diagnose wird allerdings am Ende der 1. Woche nur bei wenigen Fällen zu stellen sein. Meist sind die Meniscuszeichen noch durch Schmerzen überlagert, die vom Band- und

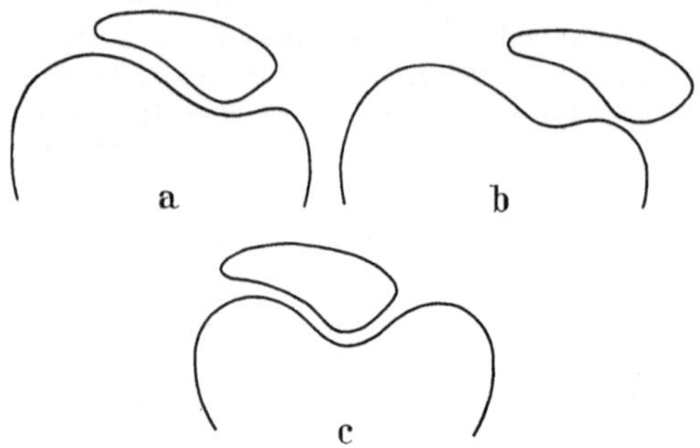

Abb. 109a—c. *Hypoplasie der tibialen Oberschenkelrolle.* a Hypoplasie der tibialen Oberschenkelrolle mit regelrechter Lage der Kniescheibe. b Subluxation der Kniescheibe nach medial bei unkoordinierten Bewegungen des gering gebeugten Kniegelenkes infolge mangelhafter Stabilisierung durch den First. c Bei stärkerer Beugung springt der First wieder zwischen die Oberschenkelrollen und führt die Kniescheibe zuverlässig (vgl. auch Abb. 18a u. b)

Kapselapparat ausgehen. Je mehr diese letzteren abklingen, um so deutlicher werden die Zeichen einer Meniscusverletzung, sofern eine solche vorliegt.

Differentialdiagnostisch kommen in erster Linie Erkrankungen und architektonische Besonderheiten des Femoropatellargelenkes in Betracht. Überlastungen dieses Gelenkes sind bei Sportlern häufig und nur die Kenntnis solcher Zustände schützt vor nicht indizierten Eingriffen.

Nicht so einfach zu diagnostizieren sind Schmerzzustände durch Hypoplasie der tibialen Oberschenkelrolle. Durch sie verursachte Beschwerden sind oft von typischen Meniscussymptomen nur schwer zu trennen. Es sei daran erinnert, daß bei Hypoplasie der tibialen Oberschenkelrolle Subluxationen der Kniescheibe bei unkoordinierten Bewegungen des gering gebeugten Kniegelenkes infolge mangelhafter Stabilisierung durch den First vorkommen. Solche Subluxationen werden durch die folgende reflektorische Quadricepsanspannung mit vernehmlichem Knacken spontan reponiert. Das akustische Phänomen beschreiben die Betroffenen in der Regel mit einem „Herausspringen des Meniscus". Verwechslungen mit echtem „Meniscusschnappen" sind deshalb möglich. Bei der Differentialdiagnose helfen in solchen Fällen folgende Tatsachen weiter:

Das Leiden begann ohne geeignetes Trauma. Im medialen Gelenkspalt fehlen typische Meniscuszeichen und axiale Kniescheibenaufnahmen bei gering gebeugtem Kniegelenk (um 30⁰ gebeugt) lassen den Umfang der Hypoplasie erkennen (Abb. 109). Während der klinischen Untersuchung gelingt es meist, den Kniescheibenfirst bei schwacher Beugung des Kniegelenkes und bei entspannter Streckmuskulatur über die hypoplastische Rolle nach tibial hinüberzuschieben.

Die so subluxierte Kniescheibe springt bei stärkeren Beugestellungen mit einem hörbaren Knacken zurück. Die Patienten erkennen dieses mit Schmerzen verbundene und von ihnen als „Herausspringen des Meniscus" beschriebene Geräusch sofort wieder.

Ein Meniscusriß soll operiert werden. Ist nach differentialdiagnostischen Erwägungen auch ein anderes Kniegelenkleiden als Ursache der Beschwerden möglich, so soll die Operation aufgeschoben und der Verlauf während der folgenden Wochen genau verfolgt werden. In der Zwischenzeit ist eine konservative Therapie, z. B. mit einem Gipstutor, zu empfehlen.

β) Die Reposition eines eingeklemmten Meniscusanteiles gelingt in der Mehrzahl der Fälle ohne Narkose durch schüttelnde Bewegungen, Vergrößerung oder Verkleinerung der Beugung, Schütteln des herabhängenden Beines, Ab- und Adduktion des Unterschenkels, sowie durch Rotationsbewegungen im Kniegelenk. Nur in wenigen Fällen ist zur Einrichtung eine Allgemeinbetäubung nötig.

γ) Indikationsstellung und Operation: Die Operation soll bei eindeutigem Befund nicht lange hinausgeschoben werden, da bei evtl. nachfolgenden Einklemmungen der Gelenkknorpel unnötig traumatisiert wird. Eiterungen am Kniegelenk selbst oder am übrigen Körper (Furunkel, Abscesse, Panaritien, Eiterpusteln, Anginen) sind absolute Kontraindikationen. Am Vortag der Operation ist das Kniegelenk nach einem Reinigungsbad von Oberschenkelmitte bis Unterschenkelmitte zu rasieren. Alkoholumschläge um das Gelenk am Vorabend der Operation haben sich bewährt.

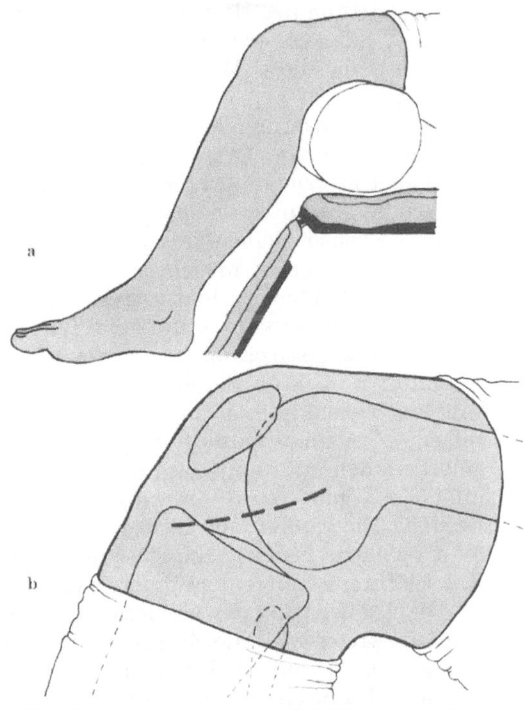

Abb. 110a u. b.   a *Lagerung bei Meniscusoperationen.* b *Schnittführung bei Operationen am Innenmeniscus*

Ich operierte früher wie die meisten Autoren in Allgemeinnarkose und Blutleere (BÖHLER, BÜRKLE DE LA CAMP, GROH, SCHAER u. a.). Jetzt führe ich die Operation ohne Blutleere durch, da bei exakter elektrochirurgischer Blutstillung die postoperativ auftretenden Gelenkergüsse geringer sind. Da bei hängendem, frei beweglichem Unterschenkel operiert wird, muß die Haut zirkulär desinfiziert und anschließend entsprechend abgedeckt werden (Abb. 110a).

Der heute am meisten geübte kleine Schrägschnitt in Richtung tibialer Oberschenkelcondylus — Schienbeinrauhigkeit von 5—6 cm Länge wird so gelegt, daß er den inneren Gelenkspalt nur um 1 cm nach distalwärts überragt (Abb. 110b). Er durchtrennt in einem Zug Haut und Subcutangewebe bis zur fibrösen Kapsel. Nach Abdeckung der Hautränder wird das bisher benützte Instrumentarium wie üblich abgeworfen. Nach Durchtrennung der fibrösen Kapsel im Faserverlauf muß die Gelenkinnenhaut oberhalb der Meniscusanheftungsstelle eröffnet werden, eine Verletzung der Kapselansatzstelle ist dabei zu vermeiden. Die Eröffnung der Gelenkinnenhaut muß oben nahe dem inneren Oberschenkelepicondylus beginnen und soll vorne unten den Hoffaschen Fettkörper wegen seiner stärkeren Vascularisation nicht erreichen. Nach Absaugen oder Austupfen der oft vermehrten Gelenkflüssigkeit ist der Meniscus bei wechselnden Beugestellungen mit verschiedener Rotation gut zu überblicken. Die Wundränder sind mit kleinen scharfen Haken auseinanderzuhalten, im Gelenk selbst sind Haken unnötig, sie gefährden nur den Knorpel. Soll der Meniscus zur besseren Inspektion gezogen, gehoben oder sonst bewegt werden, so ist ein stumpfes Einzinkerhäkchen zu verwenden.

BÖHLER, STRELI, KRÖMER, PAZZI u. a. resezieren nur die abgerissenen Teile unter Glättung des Rißrandes. Wie ANDREESEN, BRANDT, BÜRKLE DE LA CAMP, FROSCH, SCHAER, WACHSMUTH u. a. entferne auch ich grundsätzlich den ganzen Meniscus, da diese Methode bezüglich späterer Komplikationen der sicherste Weg ist.

Bei Teilentfernungen muß vorausgesetzt werden, daß der verbleibende Meniscusrest frei von Degenerationen ist. Diese Feststellung aber ist ohne histologische Untersuchung nicht sicher zu treffen. M. B. SCHMIDT stellte fest, daß auch äußerlich unveränderte Zwischenscheiben in tieferen Schichten degeneriert waren. Ebenso bleiben traumatische Schädigungen an der Unterseite des nicht entfernten Meniscus unsichtbar. Daß darüber hinaus Rearthrotomien zur Entfernung verbliebener Meniscusreste keine Seltenheit sind, bestätigen Veröffentlichungen von MANDL, SCHULZE, STUMPFEGGER.

Zur Totalexstirpation reicht der beschriebene Schnitt mitunter nicht aus, er muß hinten oben im Bereich der Kapsel erweitert werden. Oft genügt eine Spaltung der Gelenkkapsel innerhalb der Seitenbandfasern ohne Durchtrennung derselben. Manchmal muß die Kapsel vom Epicondylus des Oberschenkels teilweise gelöst werden und wenn das immer noch nicht reicht, kann das innere Seitenband im oberen, hinteren Wundwinkel schräg eingekerbt (aber nicht durchtrennt!) werden. Die Einkerbung heilt, gut genäht, ohne Festigkeitsverlust innerhalb von 3—4 Wochen. Einen guten Überblick über das Hinterhorn des Meniscus ergibt die Kapselöffnung hinter dem inneren Längsband.

Die Exstirpation des Meniscus beginnt am Vorderhorn. Knapp innerhalb des Kapselansatzes wird die Zwischenscheibe mit einem schmalen Messer abgetrennt. Der gelöste Anteil wird mit einer speziellen Meniscusklemme gefaßt und vorgezogen. Dadurch ist die weitere Lösung wesentlich erleichtert. Die Ausrottung des Hinterhornes gelingt in der Regel mit einem leicht gebogenen Meniscusmesser. Winkelmesser sind nur ausnahmsweise nötig. Glatte Schnitte sind anzustreben und Fransenbildungen auf alle Fälle zu vermeiden. Mit einer abschließenden Inspektion der Abtragungsstelle, der Kreuzbänder und des Hoffaschen Fettkörpers ist der Eingriff im Gelenk beendet. Stark vergrößerte Zotten des Hoffaschen Fettkörpers sollen reseziert werden. Ist das vordere Kreuzband insuffizient (vordere Schublade), soll die Festigkeit des Gelenkes dadurch erhöht werden können, daß die fibröse Kapsel in einer Breite von 5—10 mm übereinander gedoppelt wird (BÖHLER).

Der Verschluß des Gelenkes beginnt mit der Naht der fibrösen Kapsel durch Seidenknopfnähte. Die Fäden werden so gelegt, daß sie das Gelenkinnere nicht berühren. Wurde das Seitenband eingekerbt, so ist es mit besonderer Sorgfalt zu nähen. Nach Adaptation des subcutanen Fettgewebes mit feinsten Seidennähten folgt die Hautnaht.

δ) Postoperative Maßnahmen: Nach der Operation wird die Wunde wie üblich verbunden. Darüber werden Schaumgummipolster mit Mullbinden so befestigt, daß ein Druckverband entsteht. Er soll die Nachblutung auf ein Mindestmaß beschränken, aber er darf nicht so fest angewickelt werden, daß er Stauungen erzeugt. Schließlich wird die Blutleere entfernt und das betreffende Bein auf einer Volkmann-Schiene mit erhöhtem Fußende ruhiggestellt. Der Druckverband wird nach 3 Tagen entfernt, die Fäden werden nach 8—10 Tagen gezogen. Danach beginnen aktive Bewegungsübungen im Bett. Der Verletzte darf mit einem Unterschenkelzinkleimverband und mit elastischen Binden um das Kniegelenk aufstehen, wenn er bis 90⁰ beugen kann. Das ist in der Regel 14 Tage nach der Operation der Fall. Wegen der anfangs bestehenden Unsicherheit beim Gehen sollte dem Operierten für einige Tage ein Stock empfohlen werden. Nach weiteren 3—4 Tagen kann der Patient die Klinik verlassen. Wurde das innere Seitenband eingekerbt, erhöht sich die Dauer der Ruhigstellung auf 3—4 Wochen.

Zur Entfernung des Außenmeniscus reicht der angegebene Schrägschnitt ebenfalls aus, nur ist die Eröffnung des Gelenkes wegen der Fascienverbindungen zwischen Kniescheibe und Tractus ilio-tibialis etwas schwieriger.

ε) Im Operationsbericht sollen neben den üblichen Angaben folgende Punkte beschrieben werden:

1. Beschaffenheit der Gelenkflüssigkeit (Menge, Farbe, Konsistenz, Blutbeimengungen, Transparenz).

2. Sitz der Meniscusläsion, Zustand der Rißränder und des übrigen Meniscus.

3. Schilderung des Eingriffes am Meniscus.

4. Zustand von Gelenkinnenhaut, Hoffaschem Fettkörper, Gelenkflächen und Kreuzbändern.

Der entfernte Meniscus wird mit ausreichenden klinischen Angaben zur histologischen Untersuchung eingeschickt.

Der Vollständigkeit halber sei darauf hingewiesen, daß ein unverletzter Meniscus nicht entfernt werden darf. Die Operation ist in solchen Fällen nach besonders gründlicher Inspektion von Meniscus, Gelenkflächen und Gelenkhöhle als Probearthrotomie zu beenden.

ζ) Nachbehandlung: Aktive Übungen ohne Überlastung des operierten Gelenkes sind die besten Maßnahmen. Auftretende Beschwerden, Schwellungen und Ergüsse sind Zeichen dafür, daß die Belastung zu groß war. Sie klingen nach kurzer Bettruhe von selbst wieder ab. (Lang anhaltende Ergüsse dagegen sprechen für anderweitige Gelenkerkrankungen.) Massagen des Gelenkes und forcierte passive Bewegungsübungen sind kontraindiziert. Sehr zu empfehlen sind wöchentliche Kontrollen. Bei solchen Vorstellungen ist der Patient über den Zustand des Gelenkes aufzuklären. Anweisungen über das weitere Verhalten nimmt er dankbar an. Bei komplikationslosem Verlauf kann die vor dem Unfall ausgeübte Tätigkeit 4 Wochen nach der Operation wieder aufgenommen werden. Zu warnen ist vor übertriebener „Schonung", die dem Patienten nur das Gefühl eines für immer geschwächten Kniegelenkes suggeriert. Sportliche Betätigungen sollen für 6 Monate unterbleiben.

c₈) Das sog. Meniscusregenerat.

Nach Totalexstirpationen von Zwischenscheiben bilden sich im Laufe der folgenden Monate an den Abtrennungsstellen schmale Randleisten, welche bei makroskopischer Betrachtung eine entfernte Ähnlichkeit mit Menisken haben. Sie sind allerdings schmäler und dünner als normale Zwischenscheiben. Histologisch bestehen diese sehnenartigen Gebilde aus Bindegewebszellen, welche gelegentlich sternzellige Formen haben, und aus zahlreichen Gefäßen. Falls Knorpelzellen vorhanden sind, so stammen diese von Geweberesten einer nicht vollständig entfernten Zwischenscheibe. Degenerative Veränderungen kommen in Meniscusregeneraten praktisch nicht vor und Verletzungen dieser neugebildeten Randleisten sind absolute Raritäten. Für die Begutachtung gibt BLUMENSAAT folgenden Hinweis: Das Meniscusregenerat ist Folge einer Meniscusexstirpation.

Es ist ein Ersatzversuch der Natur. Bis zu einem gewissen Grad kann das neugebildete Gewebe die Funktion einer normalen Zwischenscheibe imitieren. Seine Widerstandsfähigkeit gegen Traumen und gegen Abnutzung ist größer als die eines normalen Meniscus. Deshalb gibt es am Meniscusregenerat keine Veränderungen im Sinne der Berufskrankheit Nr. 26. Meniscusregenerate bedingen keine Erwerbsminderung. Rearthrotomien wegen Zerreißungen primär nicht vollständig entfernter Zwischenscheiben haben mit Meniscusregeneraten nichts gemeinsam. In solchen Fällen besteht die Berufskrankheit Nr. 26 im Meniscusrest.

IX. Traumatische Luxation der Tibia im Kniegelenk

1. Definition

Der Vorschlag MALGAIGNEs, in der Mitte des vorigen Jahrhunderts, bei Verrenkungen den distalen Gelenkanteil als luxiert zu bezeichnen, wurde allgemein anerkannt. Danach wäre der heute übliche, aber unbestimmte Begriff „Kniegelenkluxation" durch die Bezeichnung *Luxation der Tibia im Kniegelenk* zu ersetzen. Bei der klassischen Luxation ist der distale Gelenkanteil um mindestens eine volle Schaftbreite verschoben. Verletzungen mit geringerer Dislokation heißen Subluxationen. Schließlich sind geschlossene und offene Verrenkungen zu unterscheiden.

2. Häufigkeit und Lebensalter der Betroffenen

Die Verletzung ist selten und ihre Häufigkeit schwankt zwischen 1% und 3% aller Verrenkungen (KRÖNLEIN 1%, ROCHOLL 3%). MALGAIGNE übersah einschließlich der im Schrifttum mitgeteilten Fälle im Jahre 1856 78 solcher Verrenkungen, CRAMER (1895) 270, OTTO (1907) 358 und GIRARD, MARCHANT, CONTIADES berichteten 1934 über 400 Fälle.

Die Verletzung ist in jedem Lebensalter möglich. Bevorzugt sind die mittleren Lebensalter, aber auch bei Kleinkindern wurde sie beschrieben (EHRHARDT, 9 Monate altes Kind).

3. Entstehung

Direkte und indirekte starke Gewalten wirken in der Regel zusammen, jedoch sind Luxationen der Tibia im Kniegelenk auch durch reine direkte oder reine indirekte Kräfte möglich. Nur ausnahmsweise führt ein einfaches Einknicken zu dieser Verletzung. Indirekte Gewalten in Form von Hebelwirkungen treten bei Stürzen mit hoher Schleuderwirkung auf, direkte Gewalten bei Aufschlagen schwerer Gegenstände, Verschüttungen, Verkehrsunfällen und bei Haspelseilumschlingungen.

4. Die Formen der Verschiebung

Teilverrenkungen sind häufiger als vollständige Luxationen. Dislokationen der Tibia im Kniegelenk sind möglich nach medial, lateral, ventral und nach dorsal. Auch Verdrehungen kommen vor.

Reine Verschiebungen in einer Richtung sind selten, meist bestehen gemischte Verschiebungen, z.B. nach außen-vorne, nach außen-hinten usw. Oft ist neben der Seitenverschiebung auch eine Dislocatio ad axim erkennbar. Verschiebungen nach außen-hinten pflegen mit einer Varusstellung im Kniegelenk einherzugehen, Verschiebungen nach außen-vorne dagegen mit einer Valgusstellung.

5. Verletzungen des Band- und Kapselapparates bei Luxationen

Verrenkungen des Schienbeines im Kniegelenk sind nur möglich, wenn Bänder und Kapsel geschädigt sind. Nach den seltenen Zerreißungen aller Bandverbindungen zwischen Ober- und Unterschenkel kann der Schienbeinkopf gegen den Oberschenkel in allen Richtungen verschoben werden, der Zusammenhang wird nur noch durch Muskeln, Sehnen, Gefäß-Nerven-Strang und Haut gewahrt. In der Mehrzahl der Fälle wird der luxierte Gelenkanteil durch die Spannung von unverletzten Bandanteilen in abnormer Stellung gehalten. Die Lokalisation der Bandschäden wechselt. In manchen Fällen ist ein Band zerrissen, in anderen Fällen ist ein Band mit einer Knochenlamelle aus seiner Insertionsstelle herausgerissen.

Bei Luxationen nach lateral sind inneres Seitenband und in wechselndem Ausmaß auch die Kreuzbänder zerrissen. Bei solchen Verrenkungen können inneres

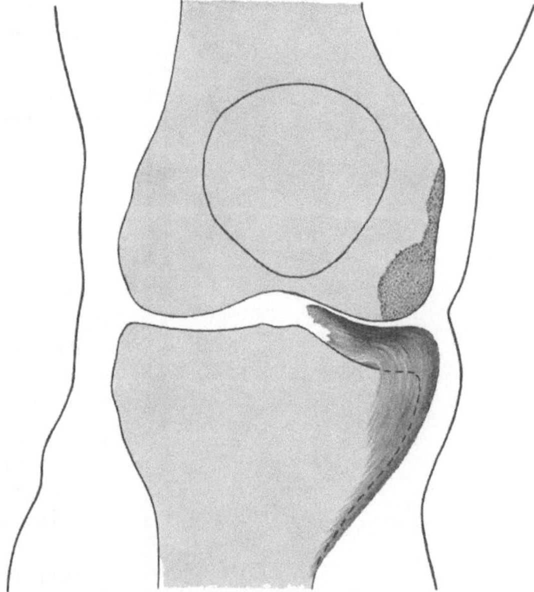

Abb. 111. Bei der *Verrenkung nach hinten seitlich* löst sich manchmal der tibiale Kapsel- und Bandapparat vom tibialen Oberschenkelknorren und schlägt sich in den tibialen Anteil des Gelenkspaltes hinein. Dadurch wird eine vollkommene Reposition verhindert. Die eingeschlagenen Kapselanteile müssen operativ reponiert werden

Seitenband und Kapselapparat von ihrer Insertionsstelle am Condylus tibialis des Oberschenkels abreißen und ins Gelenk hineingeschlagen werden, wo sie die Gelenkfläche der tibialen Rolle kappenartig überziehen (Abb. 111). Solche Verletzungen sind bereits bei der Inspektion an einer in den tibialen Gelenkspalt hineingezogenen Hautfalte zu erkennen. Da die eingeschlagenen Band- und Kapselanteile durch unblutige Einrichtungsversuche nicht zu lösen sind, ist die Indikation zur blutigen Reposition gegeben.

Bei der lateralen Luxation kann der M. vastus tibialis durch die tibiale Oberschenkelrolle zerrissen werden.

Eine weitere Komplikationsmöglichkeit bei der lateralen Verrenkung ist die Verklemmung der Sehnen des Pes anserinus (Sehnen von M. semitendineus, M. semimembranosus, M. gracilis und M. sartorius) in der Fossa intercondylica bei gestrecktem Kniegelenk. Die Luxation ist bei gestrecktem Kniegelenk deshalb irreponibel. Bei rechtwinkeliger Beugung treten die Sehnen aus der Fossa intercondylica in die Kniekehle über und die Reposition wird möglich (Abb. 112).

6. Nebenverletzungen

Die erheblichen Gewalteinwirkungen führen in vielen Fällen zu Schockzuständen. Hautwunden sind wegen der Infektionsgefahr gefürchtet. Zerreißungen oder Thrombosierungen der A. poplitea gefährden in hohem Maße die Ernährung von Unterschenkel und Fuß. Mitunter sind Lig. patellae und Zwischenscheiben mitverletzt, und die Kniescheibe kann ebenfalls luxiert sein. Von knöchernen Nebenverletzungen sind zu nennen: Brüche der Patella, der Oberschenkelrollen, des Schienbeinkopfes, der Kreuzbandhöcker, des Oberschenkelschaftes und des Beckens.

Gefäß- und Nervenschädigungen sind von besonderer Bedeutung. Sie kommen bei Luxationen nach hinten häufiger vor als bei solchen nach vorne. Die A. poplitea kann zerrissen, thrombosiert oder spastisch verengt sein (RAFFENSBERGER und HINKAMP, MOURGUES u. Mitarb., GUILLEMINET u. Mitarb., GAUTIER u. Mitarb.). Je länger die Luxation besteht, um so größer ist die Gefahr einer Thrombosierung auf dem Boden einer Intimaschädigung. Weil bei jeder Luxation der Tibia im Kniegelenk arterielle Durchblutungsstörungen vorkommen können, sind Prüfungen der Fußpulse vor und nach der Reposition unbedingt nötig.

Bei der Luxation nach tibial wird der N. fibularis häufig durch Druck geschädigt. Zerreißungen sind selten.

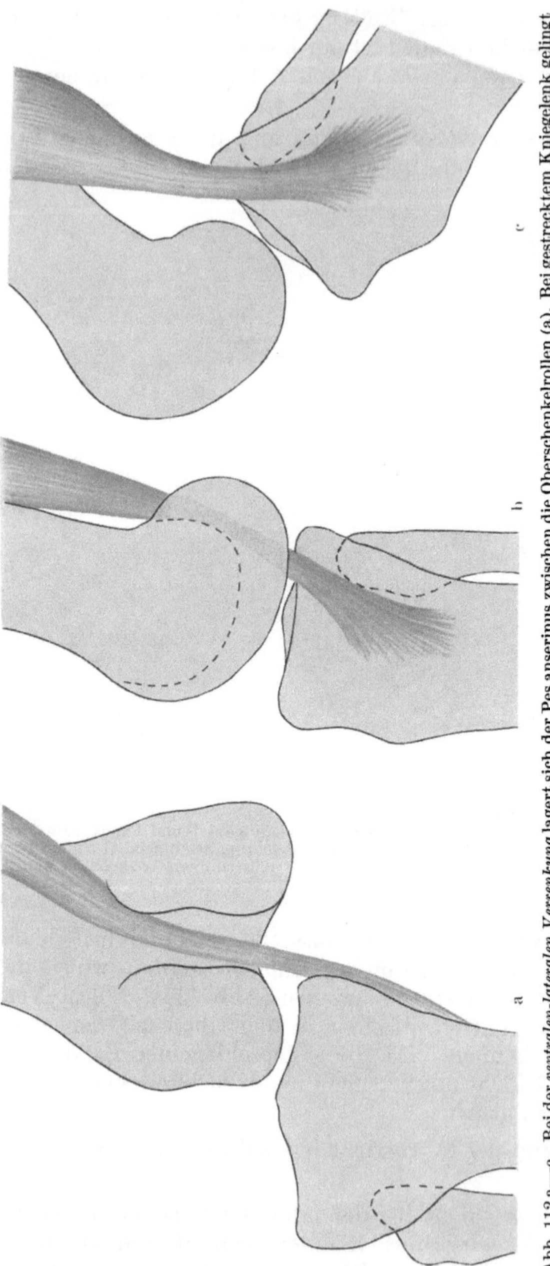

Abb. 112 a—c. Bei der *ventralen-lateralen Verrenkung* lagert sich der Pes anserinus zwischen die Oberschenkelrollen (a). Bei gestrecktem Kniegelenk gelingt deshalb die Einrenkung nicht (b). Bei gebeugtem Kniegelenk löst sich der Pes anserinus aus der Fossa intercondylica, die Einrichtung wird möglich (c)

7. Diagnose

Wegen der auffälligen Fehlstellung ist das klinische Bild so eindeutig, daß Fehldiagnosen kaum vorkommen. Irrtümer durch Verwechslungen mit Kondylenbrüchen, Lösungen der distalen Femurepiphyse und mit suprakondylären Oberschenkelfrakturen sind durch Röntgenuntersuchungen in zwei

Ebenen sicher zu vermeiden (Abb. 113a, b). Zirkulationsverhältnisse und nervöse Versorgung des Unterschenkels sind genau zu untersuchen, um evtl. Schäden bereits vor der Einrichtung zu erkennen. Eine eingezogene Falte über dem inneren Gelenkspalt spricht für eine Lösung des Band- und Kapselapparates vom tibialen Condylus mit Verlagerung ins Gelenkinnere. Durchbohrte der tibiale Condylus den M. vastus tibialis, so ist die innere Oberschenkelrolle unmittelbar unter der Haut zu tasten.

8. Therapie

Allgemeinbetäubung in Verbindung mit Muskelrelaxantien schaffen die besten Voraussetzungen für eine atraumatische Reposition, weil Bänder, Kapsel und Gelenkflächen bei entspannter Muskulatur am wenigsten geschädigt werden. Luxationen mit Zerreißung aller Bandverbindungen zwischen Ober- und Unterschenkel sind am leichtesten einzurenken, aber am schwersten in guter Stellung zu fixieren.

Die früher mitunter empfohlene Methode, bei gestrecktem Knie durch Zug am Unterschenkel zu reponieren, wurde in den letzten Jahrzehnten ausnahmslos verworfen, weil Gefäße, Nerven und Bänder überdehnt und nicht selten auch zerrissen wurden. Außerdem bilden in die Fossa intercondylica verlagerte Sehnen des Pes anserinus ein Repositionshindernis, wenn Einrichtungsversuche bei gestrecktem Kniegelenk unternommen werden.

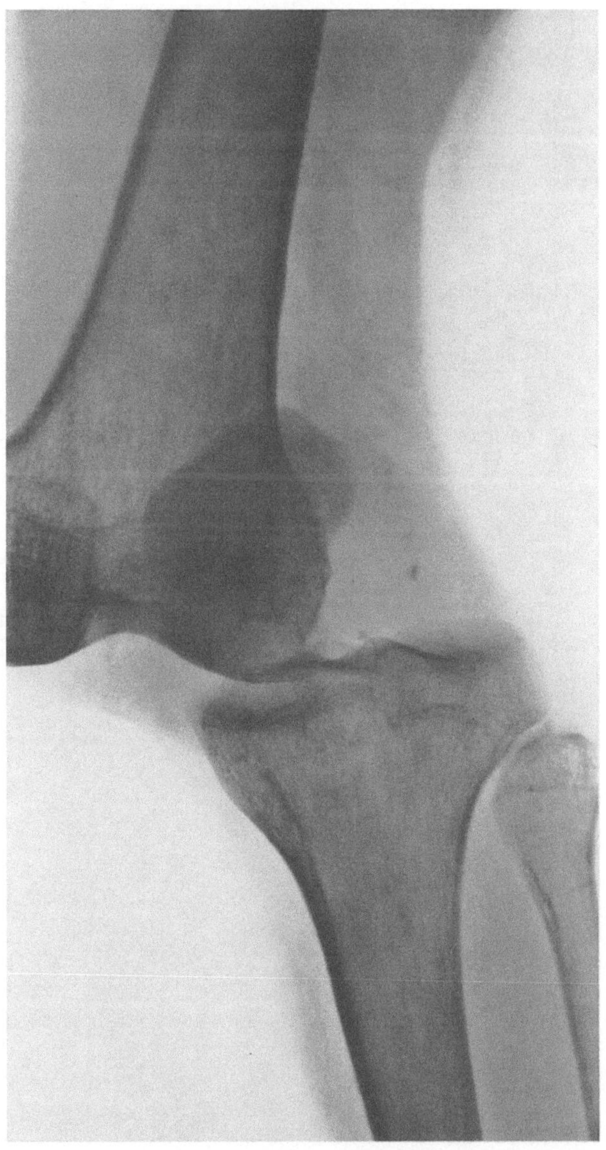

a

Abb. 113a u. b. *Luxation der Tibia im Kniegelenk.* Bei einer Röntgenuntersuchung in zwei Ebenen ist die Luxation der Tibia im Kniegelenk nicht zu verkennen. Es handelt sich um eine Luxation der Tibia im Kniegelenk nach fibular. Die Reposition bei gebeugtem Kniegelenk ist die schonendste. (Sammlung der Chirurgischen Klinik, Düsseldorf.)

Am schonendsten ist die Einrichtung bei rechtwinkelig gebeugtem Kniegelenk. Die Verkürzung wird durch Zug am Unterschenkel ausgeglichen, anschließend wird die Tibia in ihre normale Lage gedrückt. Nach der Reposition müssen die Schäden an Seiten- und Kreuzbändern bestimmt werden. Wichtig ist eine abschließende Kontrolle der Durchblutung des betreffenden Unterschenkels.

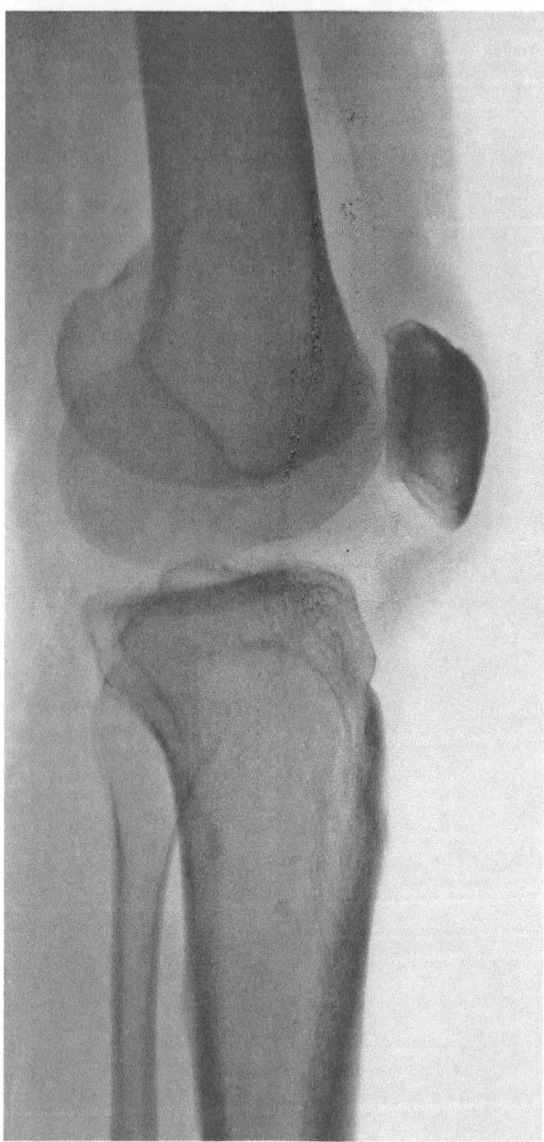

Abb. 113 b

Sind die Fußpulse 10 min nach der Reposition nicht tastbar, sollte arteriographiert werden, um die Ursache (Zerreißung, Thrombose oder Spasmus der A. poplitea) festzustellen. Ist die A. poplitea zerrissen, wird sie in der Kniekehle freigelegt und durch End-zu-End-Vereinigung der Gefäßstümpfe versorgt. Die Amputationsrate während des 2. Weltkrieges konnte durch zweckmäßige restaurierende Maßnahmen an der A. poplitea von 72% auf 21% gesenkt werden (KREMER). Auch WERTHEIMER, SAUTOT, DESCOTES und POULAT berichteten über gute Ergebnisse, wenn die Arterie durch einfache Naht vereinigt werden konnte. Weniger gut sind die Resultate nach Überbrückung des Defektes mit Venentransplantaten. Kunststoffprothesen zur Überbrückung von Defekten der A. poplitea führen im allgemeinen zu schlechten Ergebnissen.

Der Wert von Thrombendarteriektomien bei Thrombosen der A. poplitea wird unterschiedlich beurteilt. Oft kommt es nach der Operation wiederum zu Thrombosen. Distal der A. poplitea ist diese Operation in der Regel zwecklos.

Nach Gefäßnähten und Thrombendarteriektomien ist eine sofortige Antikoagulantientherapie wegen der Gefahr von Nachblutungen problematisch. Da sie andererseits den weiteren Verlauf günstig beeinflußt, empfiehlt es sich Antikoagulantien erst ab 2.—3. Tag p. op. zu verordnen.

9. Repositionshindernisse

Es sind die in die Fossa intercondylica verlagerten Sehnen des Pes anserinus und der von der inneren Oberschenkelrolle gelöste und ins Gelenk hinein-

geschlagene Band- und Kapselapparat. Bei einem Einrichtungsversuch in Streckstellung sperren die Sehnen des Pes anserinus. Die Reposition am gebeugten
Kniegelenk gelingt immer. Der ins Gelenk hineingeschlagene Band- und Kapselapparat dagegen kann nur operativ reponiert werden. Dazu wird das Kniegelenk
durch einen Payrschen Längsschnitt eröffnet, und mit einem Elevatorium werden
die eingeschlagenen Anteile über
die innere Oberschenkelrolle vorsichtig in ihre normale Lage ge-
hebelt.

10. Ruhigstellung

Nachdem Röntgenkontrollen
eine vollkommene Einrichtung
beweisen, wird das betroffene
Bein in einer Gipshülse bei einer
Gelenkstellung von 170° ruhiggestellt. Es ist darauf zu achten,
daß Abduktion, Adduktion und
Rotation vermieden werden. Die
Gipshülse muß sofort gespalten
werden. Erst wenn *nochmalige
Röntgenkontrollen* eine einwandfreie Artikulation zeigen, wird
der Verletzte ins Bett gelegt und
das verletzte Bein auf einer
schiefen Ebene gelagert. Nach
10—14 Tagen, wenn das Kniegelenk abgeschwollen ist, wird
eine zweite, nicht gespaltene
Gipshülse, wiederum bei einer
Gelenkstellung von 170° angelegt.
Der Verletzte beginnt anschließend mit Gehübungen, ungefähr
viermal 10—15 min täglich. Dazwischen hält er Bettruhe ein und
macht aktive Bewegungsübungen
des Hüftgelenkes und der Zehen.

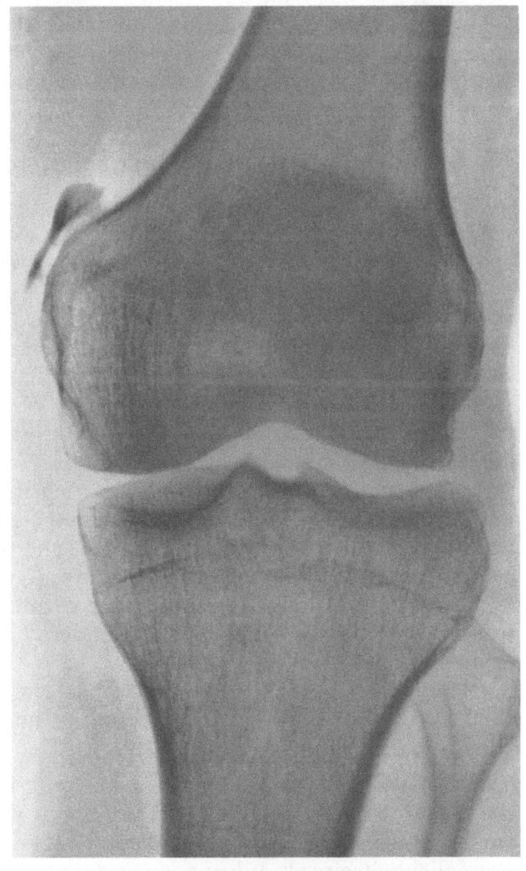

Abb. 114. *Stieda-Pellegrini-Schatten.* (Sammlung der
Chirurgischen Klinik, Düsseldorf.)

Die Dauer der Ruhigstellung
soll nicht kürzer und nicht länger
sein als 16 Wochen (BÖHLER). Nach ungenügender Ruhigstellung ist die Festigung des Bandapparates nicht ausreichend, es resultiert ein Wackelknie.

Beschädigte Gipshülsen sind unverzüglich durch neue zu ersetzen. Nach Abnahme des Gipsverbandes ist die Festigkeit der Bänder vorsichtig zu prüfen.
Röntgenaufnahmen lassen Verknöcherungen oder Verkalkungen in den geschädigten Ansatzstellen von Bändern und Kapsel erkennen (Stieda-Pellegrini-Schatten,
Abb. 114).

11. Ungünstige Behandlungsmethoden

sind Streckverbände, weil sie nur ungenügend ruhigstellen und eine ausreichende
Festigung geschädigter Bänder nicht zulassen. Ebenso zu verwerfen sind frühzeitige Massagen und Bewegungstherapie.

12. Nachbehandlung

Nach Abnahme des Gipsverbandes sind Zinkleimverbände für den Unterschenkel in Verbindung mit elastischen Binden um das Kniegelenk bei langsam steigender Belastung die zweckmäßigsten Maßnahmen. Auf Überlastungsschäden fehlgeformter Femoropatellargelenke mit rezidivierenden Ergüssen ist während der Entkalkungsphase besonders zu achten. Bewegungsschmerzen, starke Kapselschwellungen und Gelenkerguß sind Hinweise dafür, daß das Gelenk überlastet wurde. Von Massagen des Kniegelenkes ist dringend abzuraten, da sie Kapselschwellungen und Beweglichkeitseinschränkungen provozieren. Forcierte Bewegungsübungen und gewaltsame Mobilisationen sind schädlich.

13. Offene traumatische Luxationen der Tibia im Kniegelenk

Sie entstehen in der Regel bei Verkehrsunfällen, wenn Motorradfahrer mit gebeugtem Kniegelenk aufprallen, oder wenn Autofahrer beim Zusammenstoß gegen Armaturenbretter geschleudert werden. Die Nebenverletzungen sind entsprechend schwer; oft ist die Kniescheibe zertrümmert oder der Schienbeinkopf in viele Fragmente zerlegt. Ist auch noch die Arteria poplitea zerrissen, wird die Prognose äußerst ungünstig; primäre und frühzeitige sekundäre Amputationen sind in solchen Fällen oft nicht zu umgehen.

Die Weiterbehandlung nach primärer Wundausschneidung und Naht ist so wie bei geschlossenen Luxationen. Bei der primären operativen Wundversorgung werden zerrissene Nerven und Gefäße genäht. Vollständig zertrümmerte Kniescheiben werden entfernt, um einer Infektion vorzubeugen. Um möglichst wenig Fremdmaterial in die Tiefe zu versenken, unterbleiben Nähte an Fascien, Muskeln und am Bandapparat. Zerrissene Zwischenscheiben sind zu exstirpieren, an der Basis gelöste Menisken können angeheftet werden. Eine Drainage leitet in den ersten 24 oder 48 Std Wundsekrete ab und vermindert dadurch die Spannung im Gewebe. Die Infektionsgefahr ist besonders hoch, Antibiotica sind deshalb zu verordnen.

14. Die Behandlungsergebnisse

Die Endergebnisse sind unterschiedlich. Das Ziel der Behandlung, nach Erhaltung des Unterschenkels ein festes, gut bewegliches Kniegelenk zu erreichen, ist wegen der primären Schäden im Band- und Kapselapparat oft nicht möglich. Im allgemeinen führen grobe Zerstörungen der Kapsel und der Weichteile zur Beweglichkeitseinschränkung, ausgedehnte Bandzerreißungen dagegen zu Wackelgelenken. Luxationen mit Brüchen der am Kniegelenk beteiligten Knochen heilen in der Regel mit stärkerer Bewegungsbehinderung. Bei geringeren Schäden sind die Endergebnisse gut, wie Nachuntersuchungen von ENDER, KRÖMER und NIKOLEI zeigen.

X. Frakturen im Bereich des distalen Oberschenkelendes

1. Im Kindes- und im Wachstumsalter

a) Allgemeines: Die häufigste Verletzung des distalen Oberschenkelendes in diesem Alter ist die Lösung der distalen Femurepiphyse (Abb. 115). Suprakondyläre Oberschenkelbrüche, T-Brüche der Femurkondylen und Schrägbrüche in Höhe der distalen Femurepiphyse sind seltener.

b) Die Epiphysenlösung wird durch gewaltsame Überstreckung oder durch direkt auf die Epiphyse einwirkende Kräfte verursacht. Schmerzen, Unmöglichkeit der Belastung, Fehlstellung und abnorme Beweglichkeit lenken die Aufmerksamkeit des Untersuchers auf diese Verletzung. Die begleitende Schwellung ist mäßig. Die Fragmente sind in manchen Fällen nur so geringgradig verschoben, daß die Lösung auf Röntgenaufnahmen nicht ohne weiteres zu erkennen ist. In der Regel jedoch bestehen Seitenverschiebungen von einer halben bis zu einer ganzen Schaftbreite. Zur Kniekehle hin verschobene proximale Fragmente können die A. poplitea komprimieren. Frische Epiphysenlösungen sind leicht zu reponieren, veraltete Lösungen dagegen schwer. Die Indikation zur blutigen Reposition ist selten gegeben, manchmal bei Komplikationen seitens der A. poplitea. Nach gelungener Reposition ist das verletzte Bein in einem gespaltenen Ober-Unterschenkelgipsverband, bei einer Kniegelenkstellung von 150°, ruhigzustellen. Lagerung des Gipsverbandes auf Braunscher Schiene. Gipswechsel nach Abschwellen des Beines. Bei adipösen Kindern und bei Neigung zu erneuten Verschiebungen im Anschluß an die Reposition ist ein Beckenbeingips anzulegen. Dabei sind Hüft- und Kniegelenk um je 30° gebeugt. Die Dauer der Ruhigstellung beträgt im Kindesalter 3—4 Wochen, im Wachstumsalter 5—6 Wochen.

Die Prognose bei Epiphysenlösungen ist im allgemeinen gut, jedoch gibt es mitunter auch unfallbedingte Wachstumsstörungen. Wenn Wachstumsfugen sich nach Verletzungen früher schließen, ist das nicht tragisch, weil der dadurch bedingte Längenunterschied nur gering ist. Sollte ausnahmsweise eine größere Verkürzung des verletzten Oberschenkels zu erwarten sein, weil die Epiphysenschädigung lange Zeit vor dem Wachstumsfugenschluß eintrat, so ist das Wachstum des gesunden Oberschenkels durch eine frühzeitige Klammerung zu verzögern, wenn das Kind über 8 Jahre alt ist. Vor diesem Alter ist die Klammerung nicht empfehlens-

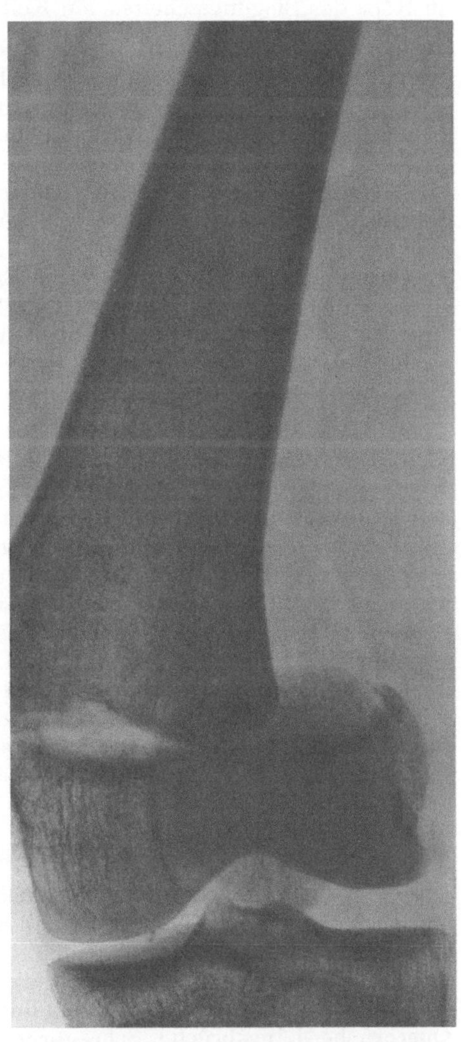

Abb. 115. Die häufigste Verletzung des distalen Oberschenkelendes im Kindes- und im Wachstumsalter ist die *Lösung der distalen Femurepiphyse*. (Sammlung der Chirurgischen Klinik, Düsseldorf.)

wert. Nähere Angaben finden sich im Kapitel „Genu valgum". In verkürzten Oberschenkeln sollen Klammerungen zur Beseitigung von Winkeldeformierungen nicht vorgenommen werden (BLOUNT). Besser ist es in solchen Fällen, die Fehlstellungen nach Abschluß des Wachstums durch Osteotomien zu korrigieren; das X-Bein durch eine „offene suprakondyläre Oberschenkelosteotomie" von tibial her. Die Technik ist im Kapitel „Genu valgum" beschrieben. Dieselbe Technik wird bei O-Beinstellung angewandt, nur wird in diesem Falle der Knochenkeil auf der fibularen Seite herausgenommen. Besonders wichtig sind Korrekturen von Rekurvationen im unteren Oberschenkeldrittel, weil sie bei längerem Bestehen durch Ausweitungen der hinteren Kapselabschnitte und durch Abflachung der Oberschenkelrollen, infolge Fehlbelastung, zu Genus recurvata führen. Bei der Osteotomie zur Beseitigung dieser Fehlstellung wird aus dem Oberschenkelknochen in Höhe des Biegungsscheitels ein Keil mit dorsaler Basis herausgenommen.

c) Der suprakondyläre Oberschenkelbruch ist im Kindesalter eine seltene Verletzung, die durch Fall auf das im Kniegelenk gebeugte Bein entsteht. Die Symptomatologie des suprakondylären Oberschenkelbruches im Kindesalter ist so wie bei Erwachsenen. Auch die Behandlung wird in analoger Weise durchgeführt. Bei Kindern über 6—7 Jahre erfolgt der Zug am Oberschenkel mittels einer Drahtextension durch den Schienbeinkopf ohne Verletzung der Apophyse. Der Draht muß deshalb distal der Apophyse durch die Crista tibiae gebohrt werden. Bei kleineren Kindern wird mittels einer Unterschenkel-Heftpflaster-Extension gezogen. Ebenso wie bei Erwachsenen sind auch im Kindesalter bei dieser Bruchform Durchblutung und Innervation sorgfältig und wiederholt zu prüfen. Sollte sich ein Bruch in ungünstiger Stellung festigen, so ist die Fehlstellung durch Osteotomie zu beseitigen. Indikation und Technik wurden bei den Epiphysenlösungen besprochen.

d) Monokondyläre, bikondyläre Brüche des distalen Oberschenkelendes und *Kondylenschrägbrüche* sind im Kindesalter selten. Sie entstehen, wie bei Erwachsenen, durch direkte und indirekte Gewalteinwirkungen. Schon bei der klinischen Untersuchung sind sie daran zu erkennen, daß neben den typischen Frakturzeichen ein starker Bluterguß im Gelenk nachzuweisen ist. Die primäre Verschiebung der Bruchstücke ist nicht sehr groß. Die Fragmente frischer Verletzungen lassen sich gut reponieren, bei veralteten Brüchen ist eine gute Stellung manchmal nicht mehr zu erzielen, weil die Bruchspalten von in Organisation befindlichen Hämatomen erfüllt sind. Die meisten Fälle monokondylärer und manche Fälle bikondylärer Brüche sind nach der Reposition in einem Oberunterschenkelgipsverband genügend ruhiggestellt. Verschieben sich die Fragmente, so empfiehlt es sich einen Streckverband anzulegen (s. „Suprakondyläre Oberschenkelbrüche"). Nach 4—6 Wochen sind diese Brüche im allgemeinen genügend gefestigt.

2. Im Erwachsenenalter

a) Der suprakondyläre Oberschenkelbruch. $^1/_5$ bis $^1/_8$ aller Oberschenkelbrüche bei Erwachsenen sind knapp über den Kondylen lokalisiert. Diese sog. *suprakondylären Oberschenkelbrüche* entstehen durch Längsstauchungen bei Autounfällen, durch Stürze aus größerer Höhe, durch Aufprallen auf Hindernisse, durch Aufschlagen schwerer Gegenstände und durch ähnliche Gewalteinwirkungen. Es gibt Querbrüche, Längsbrüche, Schrägbrüche und selten Drehbrüche. Splitterbrüche sind nach Auffahrunfällen häufig zu sehen. Die Diagnose ist einfach. Neben sicheren Frakturzeichen (Deformität, abnorme Beweglichkeit und Knochenreiben) lenken Schmerzen, Schwellung, Verkürzung und gestörte Funktion das Augenmerk auf diese Verletzung. Die typische Verschiebung des distalen Fragmentes mit Rekurvation kommt durch Zug des M. gastrocnemius zustande. Die meist vorhandene Verkürzung ist Folge des Zuges aller Oberschenkelmuskeln. Antekurvationen der Bruchstücke kommen nur bei starker Muskelatrophie durch alte Nerven- und Muskelleiden vor. Die suprakondylären Oberschenkelbrüche können durch Verletzungen von Haut, Nerven, Gefäßen und durch Eröffnung des oberen Recessus kompliziert sein. Bei der Erstuntersuchung sind deshalb Durchblutung und Innervation des Unterschenkels sorgfältig zu prüfen. Die schwerste Kompli-

kation ist die unfallbedingte Unterbrechung der arteriellen Strombahn in
Höhe der A. poplitea. Sie kann durch das nach dorsal verschobene, distale Bruchstück abgedrückt oder zerrissen sein. Gefäßkompressionen sind durch die Einrichtung zu beheben, Durchblutungsstörungen nach Gefäßverletzungen dagegen nicht.
Prognostisch am günstigsten sind glatte Durchtrennungen, weil die Gefäßstümpfe
durch eine einfache, aber in hohem Grade erfolgsichere Gefäßnaht zu vereinigen
sind. Größere Defekte, ausgedehnte Intimaschädigungen und Zerreißungen distal
der Teilungsstelle haben eine wesentlich schlechtere Vorhersage. Neben trau-

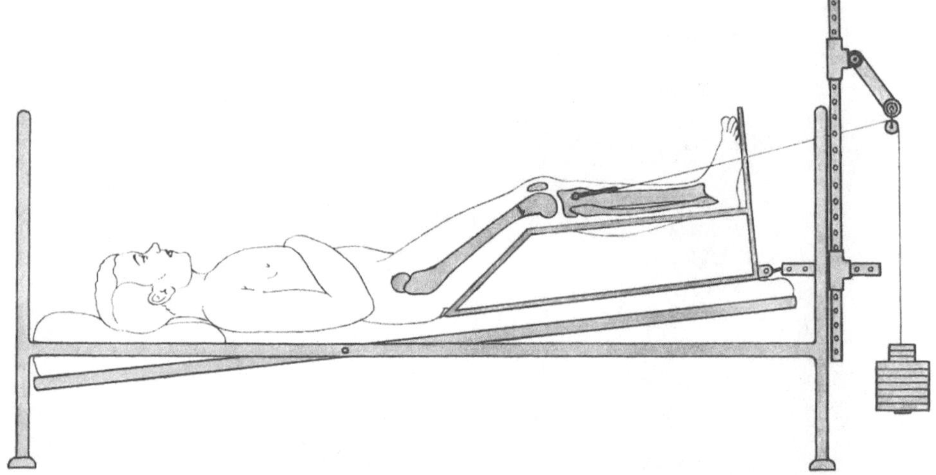

Abb. 116. *Verbandsanordnung bei suprakondylären Oberschenkelbrüchen.* Das Knie der Braunschen Schiene ist
genau unter dem Bruch, die Zugrichtung der an der Schienbeinrauhigkeit angreifenden Drahtextension ist
distal gesenkt, das ganze verletzte Bein ist abduziert, und der Verletzte befindet sich in einer Schräglage mit
erhöhtem Fußende. Belastung $^1/_7$ bis $^1/_{10}$ des Körpergewichtes. (In Anlehnung an L. BÖHLER.)

matisch bedingten Durchblutungsstörungen gibt es auch solche, die erst nach
unvollkommener Einrichtung oder nach schlechter Lagerung im Anschluß an die
Einrichtung auftreten.

Die suprakondyläre Fraktur des Oberschenkels im Erwachsenenalter läßt sich
am einfachsten in einem Streckverband behandeln. Das verletzte Bein wird auf
eine Braunsche Schiene gelagert, deren Oberschenkel- und Knieteil besonders
straff gewickelt sind. Das Knie der Schiene, genau unter dem Bruch eingestellt,
drückt von dorsal gegen die Fragmente und beseitigt so die Rekurvation. Der
Schienendruck von dorsal gegen die Bruchstücke läßt sich dadurch verstärken,
daß der an der Schienbeinrauhigkeit angreifende Zug distal möglichst stark abgesenkt wird (Abb. 116). Abduktion des verletzten Beines entspannt die Oberschenkelmuskulatur. Das Bett des Patienten wird schräggestellt; das Fußende
ist um 15—20 cm höher als das Kopfende. Es ist weiter darauf zu achten, daß der
Kopfteil des Bettes, außer beim Essen, nicht hochgestellt wird, weil sonst die
Extension nicht genügend wirksam ist. Der Patient rutscht infolge des hoch-
gestellten Kopfteiles auf der Braunschen Schiene nach distal und schwächt dadurch die Wirkung des Zugverbandes ab. Der Zug am Streckverband soll bei
muskelkräftigen Verletzten $^1/_7$, bei muskelschwachen Patienten $^1/_{10}$ des Körpergewichtes betragen. Am besten wird die Reposition in Lokalanaesthesie oder in
Vollnarkose erst nach Abschluß dieser Lagerung vorgenommen. Manchmal
muß dabei das distale Fragment um das proximale Bruchstück herumgeführt
werden. Verbleibt nach der Reposition noch eine Rekurvation, so können die
Fragmente durch ein zusätzliches, auf das Knie der Braunschen Schiene befestigtes

Kissen weiter angehoben werden. Adduktionsstellungen des proximalen Oberschenkelfragmentes gehen gewöhnlich auf einen erhöhten Adductorenzug infolge Beckenschiefstandes zurück. Entweder wird dann das proximale Fragment durch ein Kissen oder durch eine Pelotte nach fibular gedrängt (Abb. 117b), oder es wird der Beckenschiefstand durch einen Manschettenzug am gesunden Fuß beseitigt (Abb. 117c). Die Extension durch die Schienbeinrauhigkeit bleibt 4 Wochen, danach wird sie zur Entlastung der Bänder des Kniegelenkes suprakondylär angelegt. Durch regelmäßige Röntgenkontrollen sind die Fragmentstellungen zu

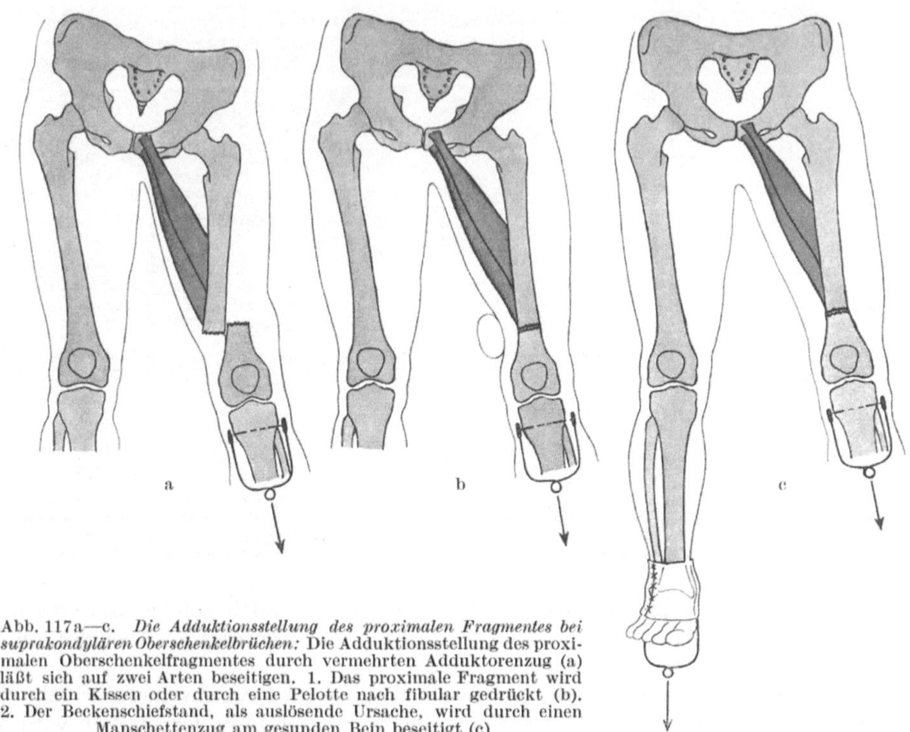

Abb. 117a—c. *Die Adduktionsstellung des proximalen Fragmentes bei suprakondylären Oberschenkelbrüchen:* Die Adduktionsstellung des proximalen Oberschenkelfragmentes durch vermehrten Adduktorenzug (a) läßt sich auf zwei Arten beseitigen. 1. Das proximale Fragment wird durch ein Kissen oder durch eine Pelotte nach fibular gedrückt (b). 2. Der Beckenschiefstand, als auslösende Ursache, wird durch einen Manschettenzug am gesunden Bein beseitigt (c)

kontrollieren. Distraktionen sind schädlich. Ein suprakondylärer Oberschenkelbruch ist im allgemeinen nach 8—10 Wochen gefestigt.

Von anderen Behandlungsarten ist die Rush-Nagelung zu erwähnen. Dabei werden 2 Rush-Nägel von den Kondylen her nach proximal eingeschlagen (Abb. 118a, b). Die Operation ist nur zu empfehlen, wenn die nötigen technischen Voraussetzungen und spezielle Erfahrungen für diese Methode vorhanden sind. In Sonderfällen ist die Rush-Nagelung eine . wertvolle Bereicherung der therapeutischen Möglichkeiten.

Küntscher-Nagelungen sind zur Behandlung suprakondylärer Oberschenkelbrüche ungeeignet, weil die Nägel das distale Fragment nicht genügend stabilisieren.

b) Brüche der Oberschenkelkondylen.

α) *Allgemeines:* Alle Kondylenbrüche sind Gelenkbrüche, da die Bruchspalten bis in die Gelenkhöhle reichen. Verschiebungen der knöchernen Gelenkkörper haben zur Folge, daß Deformierungen im Sinne von X- und O-Beinen entstehen. Darüber hinaus können durch Änderungen der Abstimmung Gelenkkörper-

Bandapparat Festigkeitsverluste auftreten. Blutergüsse im Gelenk, mitunter abnorme Stellung, abnorme Beweglichkeit, Schmerzen und Funktionsbeeinträchtigung weisen auf diese Brüche hin. Entsprechend dem Verlauf der Bruchlinien sind monokondyläre, bikondyläre und dorsale Rollenbrüche zu unterstreichen.

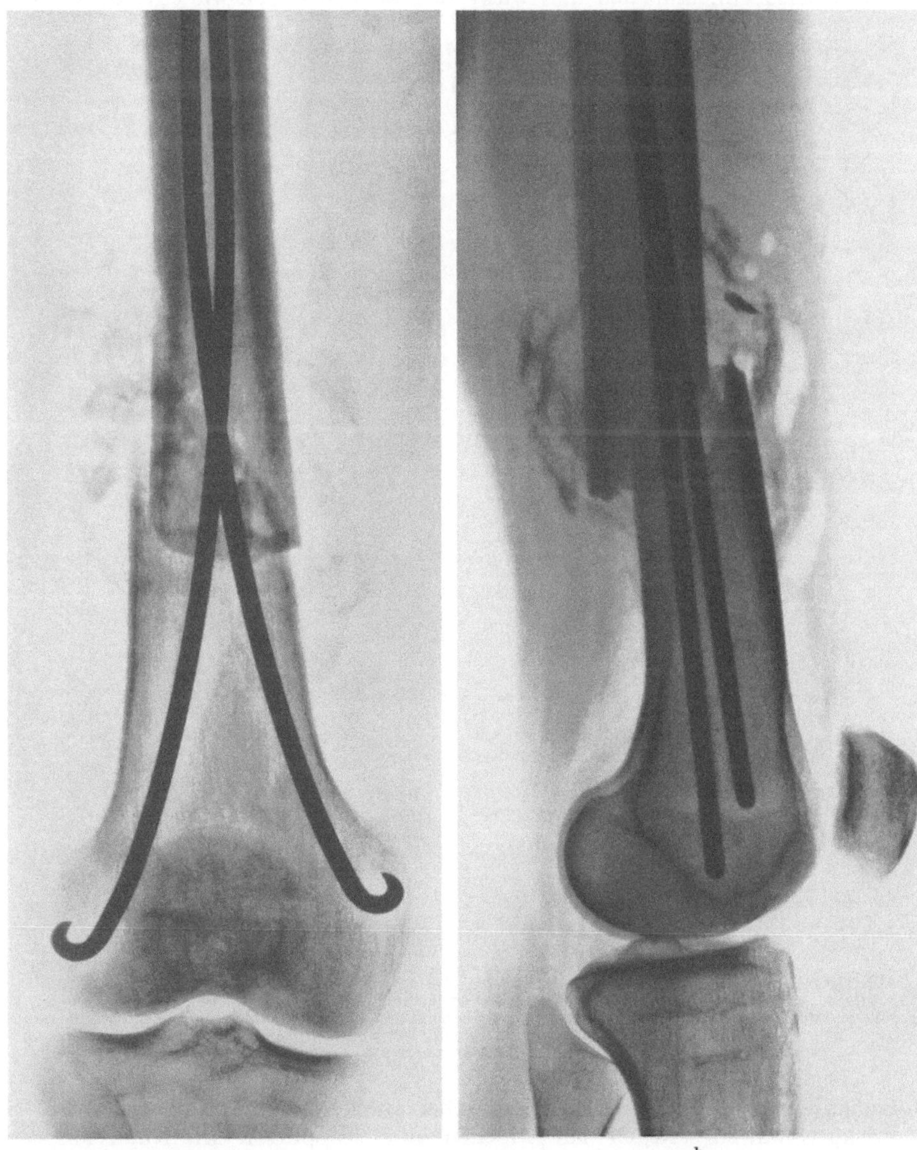

a   b

Abb. 118a u. b. *Stabilisierung eines suprakondylären Oberschenkelbruches* durch zwei von distal nach proximal eingeschlagene Rush-Nägel (29jähriger Verletzter, 6 Monate nach dem Eingriff). (Sammlung der Chirurgischen Klinik, Düsseldorf.)

β) Bikondyläre Oberschenkelbrüche entstehen durch Gewalteinwirkungen gegen die Vorderseite des gebeugten Kniegelenkes bei Stürzen auf das gebeugte Kniegelenk, Längsstauchungen des Beines, Anprall des gebeugten Gelenkes gegen Hindernisse usw. Bei geringer Gewalteinwirkung resultieren sog. Spaltbrüche.

Das sind knöcherne Verletzungen mit ganz feinen Fissuren ohne Verschiebung der einzelnen Fragmente. In den meisten Fällen ist die Gewalt so stark, daß die Gelenkknorren auseinandergeschlagen und mehr oder weniger verschoben werden. Bei Gewalteinwirkung von vorn überträgt die Kniescheibe den Druck auf den Oberschenkelknochen und wirkt in manchen Fällen wie ein Meißel, der die

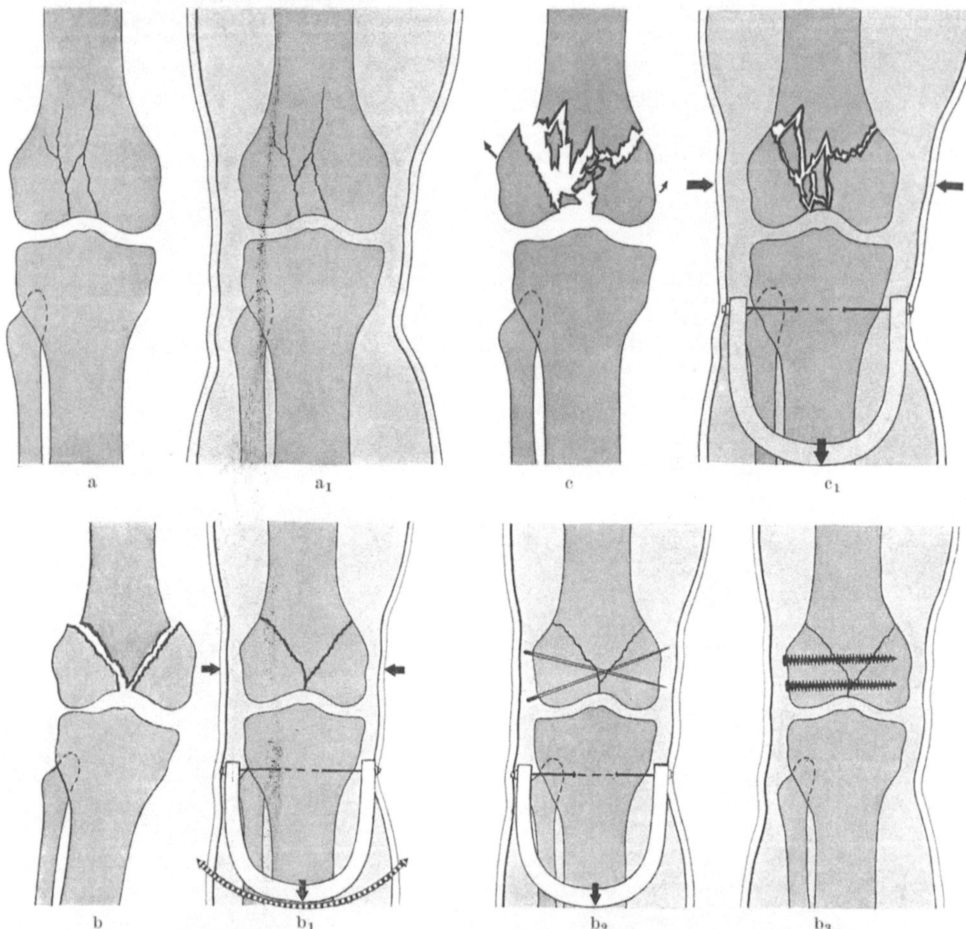

Abb. 119a—c. *Schematische Darstellung der einzelnen Formen von bikondylären Oberschenkelbrüchen und ihrer Behandlung.* a a₁ Fissuren oder Spaltbrüche ohne Verschiebung. Behandlung mit Gipsverband. b b₁, b₂, b₃ Bikondyläre Oberschenkelbrüche mit Verschiebung. Behandlung mit Extension, Kompression, Kirschner-Drähten, Schrauben und mit Gipsverbänden. c c₁ Bikondyläre Splitterbrüche. Behandlung mit Extension und Gipsverband

Kondylen zerteilt. Bisweilen wird dabei auch die Kniescheibe zerstört. Sehr starke Gewalten zerlegen den Knochen in viele Splitter. Die Kondylen werden nach proximal gestaucht, und der Oberschenkelschaft drückt die Bruchstücke auseinander. Bei ungleicher Höheneinstellung der Kondylen weicht der Unterschenkel im Sinne eines X- oder eines O-Beines von der normalen Beinachse ab.

Die Behandlung richtet sich nach der Bruchform.

Fissuren ohne Verschiebung der Bruchstücke sind sofort in einer gespaltenen Gipshülse ruhigzustellen (Abb. 119a, a₁). 14 Tage später wird die Gipshülse erneuert. Röntgenkontrollen sind nach jedem Anlegen einer Gipshülse nötig.

Meist sind die Brüche 3 Wochen nach dem Unfall so weit gefestigt, daß die Verletzten mit der Gipshülse aufstehen können. 6 Wochen nach dem Unfall dürfen sie ohne Gipsverband mit Bewegungsübungen und mit vorsichtigen Belastungen beginnen.

Bikondyläre Oberschenkelbrüche mit Verschiebung der Bruchstücke. Reposition in Lokalanaesthesie oder in Allgemeinbetäubung. Mit einer Drahtextension durch die Schienbeinrauhigkeit wird die Verkürzung ausgeglichen. X- oder O-Bein-

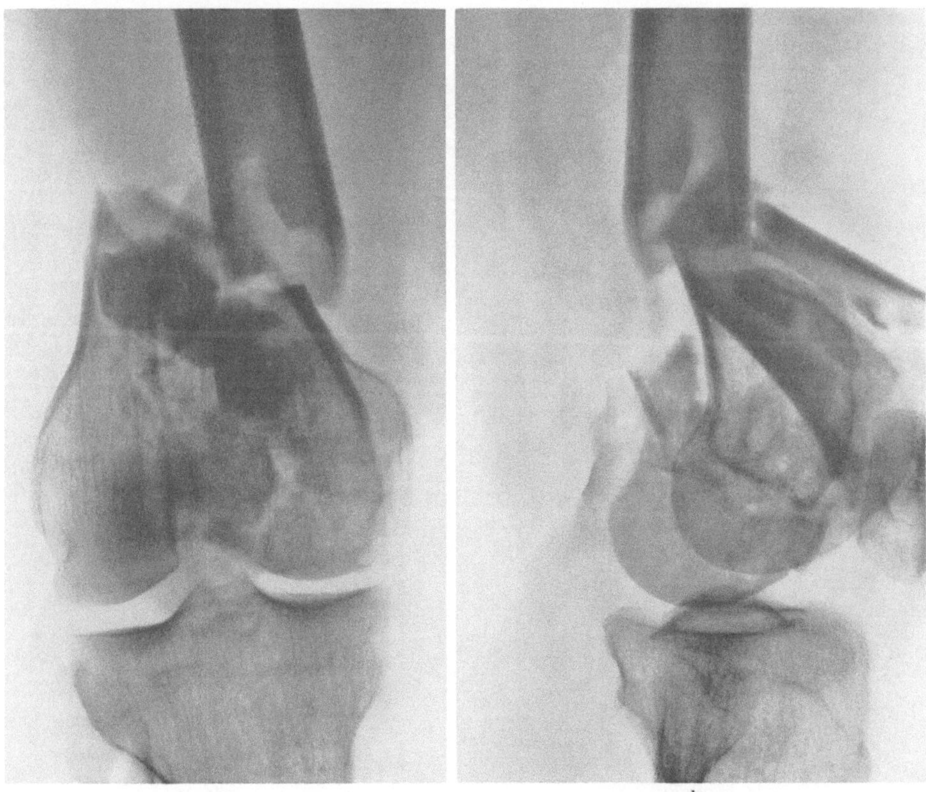

a   b

Abb. 120a—d. *Bikondylärer Splitterbruch des Oberschenkels* bei einem 63jährigen Patienten (a, b). Dieser Splitterbruch stellt sich im Dauerzug bis auf die ventral liegenden Fragmente gut ein (c, d). (Sammlung der Chirurgischen Klinik, Düsseldorf.)

stellungen sind durch vorsichtig dosierte Adduktion bzw. Abduktion zu beseitigen. Schwierig ist es mitunter Verdrehungen zu beheben. Nach Korrektur der Höheneinstellung beider Oberschenkelknorren wird die Verbreiterung durch manuelle, nötigenfalls auch durch instrumentelle Kompression beseitigt (Abb. 119b, b$_1$). Ruhigstellung in einer gespaltenen Gipshülse, die nach 14 Tagen gewechselt wird. Dabei wird die Drahtextension entfernt. Die Belastung beginnt bei gut adaptierten Brüchen 3 Wochen nach dem Unfall, bei unvollkommener Adaptation 4—5 Wochen nach dem Unfall. Die Brüche sind in 6—8 Wochen gefestigt. Röntgenkontrollen sind nach Reposition und nach jedem Gipswechsel anzufertigen.

Falls die Einrichtung zwar gelingt, aber die Bruchstücke zu erneuter Verschiebung neigen, können sie durch percutan eingebohrte gekreuzte Kirschner-Drähte fixiert werden (Abb. 119b$_2$). Diese werden sofort so weit gekürzt, daß die Enden unter der Haut versinken. Gelingt die geschlossene Reposition nicht, so sollen die Bruchstücke durch einen nach oben verlängerten Payrschen Schnitt freigelegt und fugengerecht reponiert werden. Fixation der Bruchstücke durch zwei entsprechend lange Spongiosaschrauben (Abb. 119b$_3$). Die bisweilen empfohlene Rush-Nagelung ist bei solchen Fällen nicht einfach, weil eine fugengerechte Adaptation mit dieser Methode schwierig ist.

Bikondyläre Splitterbrüche sind am besten in Lokalanaesthesie oder in Allgemeinnarkose durch Zug zu reponieren (Abb. 120a—d). Eventuelle Ver-

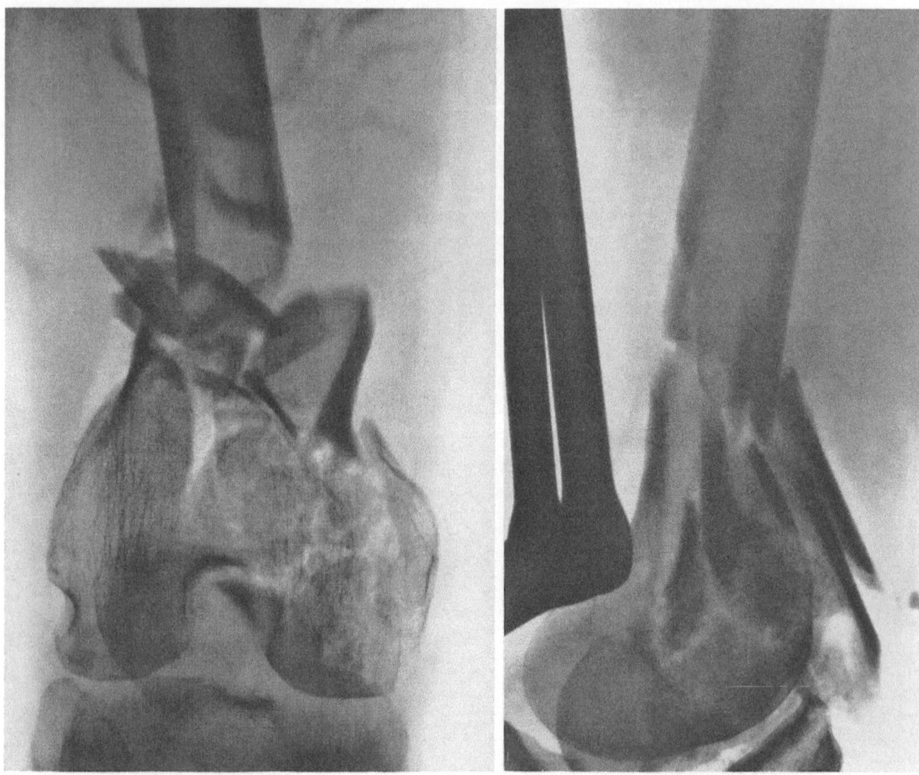

Abb. 120 c   Abb. 120 d

drehungen, X- oder O-Bein-Verbiegungen müssen ausgeglichen werden; Verbreiterungen des distalen Oberschenkelendes sind durch Kompression zu beseitigen (Abb. 119c, c$_1$). Wenn die Bruchstücke nach 4—5 Wochen abgebunden haben, kann der Zugverband durch eine Gipshülse ersetzt werden. Belastungen im Gipsverband sind meist erst 6 Wochen nach dem Unfall möglich. 8—10 Wochen nach dem Unfall, wenn der Bruch genügend gefestigt ist, kann der·Gipsverband abgenommen werden.

γ) Monokondyläre Oberschenkelbrüche: Sie entstehen bei seitlichem Einknicken unter hoher Belastung, z.B. bei Stürzen aus größerer Höhe oder manchmal durch Längsstauchungen. Selten sind monokondyläre Oberschenkelbrüche Folge von Gewalten, die seitlich auf das gestreckte Kniegelenk auftreffen. Der fibulare Oberschenkelcondylus ist wegen der physiologischen X-Beinstellung wesentlich häufiger betroffen als der tibiale Knorren (Abb. 121). Je stärker die Gewalteinwirkung, um so größer Fragmentverschiebung und Festigkeitsverlust. Höhenverschiebungen des abgebrochenen Knorrens führen zu X- oder O-Beinstellungen,

Verschiebungen in antero-posteriorer Richtung zu Verdrehungen des Unterschenkels gegenüber dem Oberschenkel. Darüber hinaus kann der abgebrochene Condylus auch noch gekippt sein.

Starker Bluterguß im Gelenk, mäßige Fehlstellung, Schmerzen, Belastungsunfähigkeit und Beweglichkeitseinschränkungen kommen zwar bei diesen Verletzungen immer vor, aber sie sind uncharakteristische Zeichen. Allein das Röntgenbild gibt Aufschluß über Bruchform und Fragmentverschiebung.

Die Einrichtung kann in Lokalanaesthesie oder in Vollnarkose erfolgen. Die meist vorhandene Verschiebung der abgesprengten Oberschenkelrolle nach proximal ist durch eine entsprechende Bewegung des Unterschenkels (Ab- oder Adduktion) zu beseitigen (Abb. 122). Verdrehungen können manchmal durch Druck mit den Fingern behoben werden, in anderen Fällen müssen die verdrehten Fragmente mit Steinmann-Nägeln bewegt werden. Zum Schluß der Reposition wird der abgesprengte Knorren fest angepreßt. Falls beträchtliche Fehlstellungen auf konservativem Wege nicht zu beseitigen sind, ist eine blutige Reposition angezeigt. Nach Freilegung des abgesprengten Knorrens durch einen Längsschnitt und nach fugengerechter Adaptation folgt die Fixation mit Schrauben.

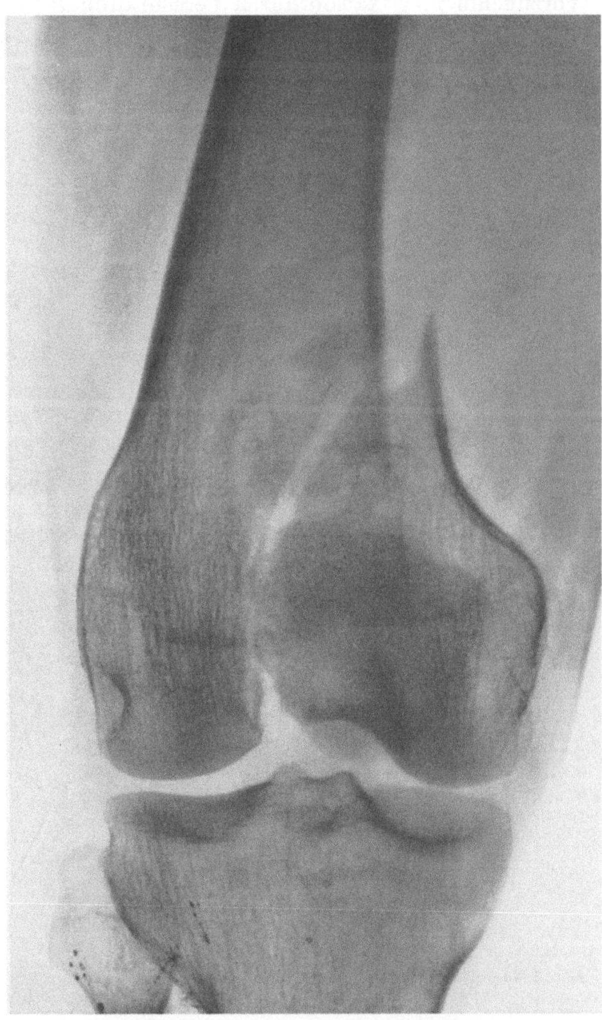

Abb. 121   Es wird die am stärksten belastete Oberschenkelrolle abgesprengt. Bei normaler, physiologischer X-Beinstellung wird deshalb die fibulare, beim Genu varum die tibiale Rolle abgesprengt. (Sammlung der Chirurgischen Klinik, Düsseldorf.)

Ruhigstellung in einer gespaltenen Gipshülse, welche 14 Tage nach der Operation gewechselt wird. 3—4 Wochen nach der Reposition oder nach der Operation kann der Verletzte in einer Gipshülse belasten. Eine genügende knöcherne Festigung ist gewöhnlich 6 Wochen nach dem Unfall erreicht. Dann beginnt die Nachbehandlung mit aktiven Bewegungsübungen, Wärme- und Bäderanwendungen.

δ) Brüche der dorsalen Rollenabschnitte entstehen meist durch direkte, selten durch indirekte Gewalteinwirkungen. Hämarthros, Beweglichkeitseinschränkung,

Schmerzen und Belastungsunfähigkeit sind uncharakteristische Zeichen. Nur die Röntgenuntersuchung deckt die Größe des Schadens auf. Nach Lokalanaesthesie oder in Vollnarkose wird die Reposition durch Beugen, Strecken, Druck mit den Fingern und durch percutan eingeführte Steinmann-Nägel zu erreichen versucht (Abb. 123b). Gelingt die unblutige Reposition nicht, so ist die Einrichtung blutig vorzunehmen. Fixation durch Verschraubung (Abb. 123c). Ruhigstellung durch

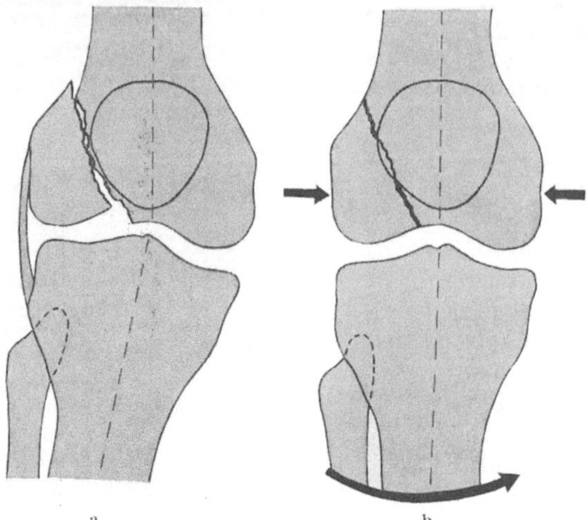

Abb. 122a u. b.   Schematische Darstellung eines monokondylären Oberschenkelbruches und seiner Einrichtung

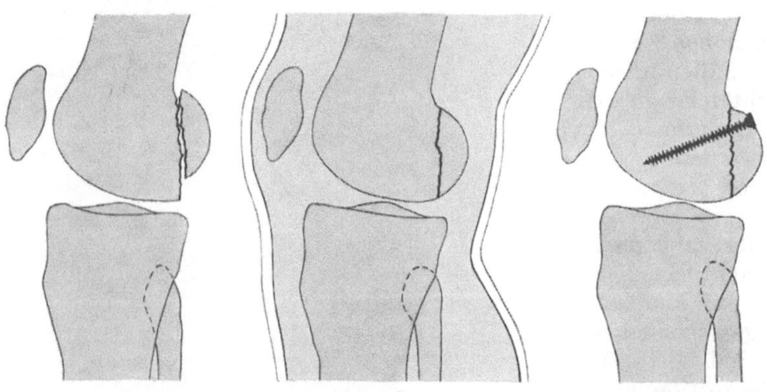

Abb. 123a—c.   Schematische Darstellung eines Bruches des dorsalen Rollenabschnittes und seiner Behandlung.
a Vor Behandlung. b Reposition und Gipshülse. c Reposition und Verschraubung

Gipshülsen bis zur knöchernen Festigung, welche etwa 6 Wochen nach dem Unfall erreicht ist. (14 Tage nach dem Unfall Gipswechsel; Röntgenkontrollen nach jedem Gipswechsel.)

XI. Verletzungen des proximalen Unterschenkelabschnittes und seiner Kondylen

1. Verletzungen des Schienbeinkopfes

a) Allgemeines: Rund 15% aller Brüche sind im Unterschenkel lokalisiert, und 6% aller Unterschenkelbrüche betreffen den Schienbeinkopf (JUNGHANNS, BECKER). Brüche des Schienbeinkopfes sind für die spätere Funktion des betroffenen Beines von besonderer Bedeutung, weil sie mit intraartikulären Verletzungen, so mit Verwerfungen und Zerstörungen in den Schienbeinkopfgelenkflächen, mit Ausrissen der Eminentia intercondylica, mit Kreuzbandschäden und Seitenbandverletzungen, mit Meniscusverletzungen, ja sogar mit Verletzungen des dorsal verlaufenden Gefäßnervenstranges kombiniert sein können. Schienbeinkopfbrüche sind unschwer zu erkennen. Neben abnormer Stellung (X- oder O-Bein, Rekurvation, Antekurvation), abnormer Beweglichkeit, sind Schwellung, Gelenkerguß und schmerzbedingte Ruhigstellung kaum zu übersehende Zeichen. Die Behandlung erstrebt: Knöcherne Festigung ohne Deformierung, sichere Gelenkführung ohne Lockerung, großen Beweglichkeitsumfang aus der Streckstellung heraus und glatte Gelenkflächen. Oft sind alle Forderungen wegen der schweren Zerstörungen ein unerreichbares Ziel. Für solche Fälle gilt Festigkeit des Gelenkes mehr als Beweglichkeit in Verbindung mit Gelenkschlottern. In schlechter Stellung gefestigte Brüche stören die spätere Funktion des Kniegelenkes und führen zu frühzeitiger Arthrose.

b) Im Kindesalter sind Brüche des Schienbeinkopfes selten, viel häufiger kommt es bei entsprechen den Gewalteinwirkungen zu Schädigungen der proximalen Unterschenkel-Wachstumsfuge in Form der Epiphysenlösung oder in Form des Epiphysenbruches. Diese Verletzungen führen in einigen Fällen durch Wachstumsstimulierung oder durch Wachstumshemmung im Bereich der

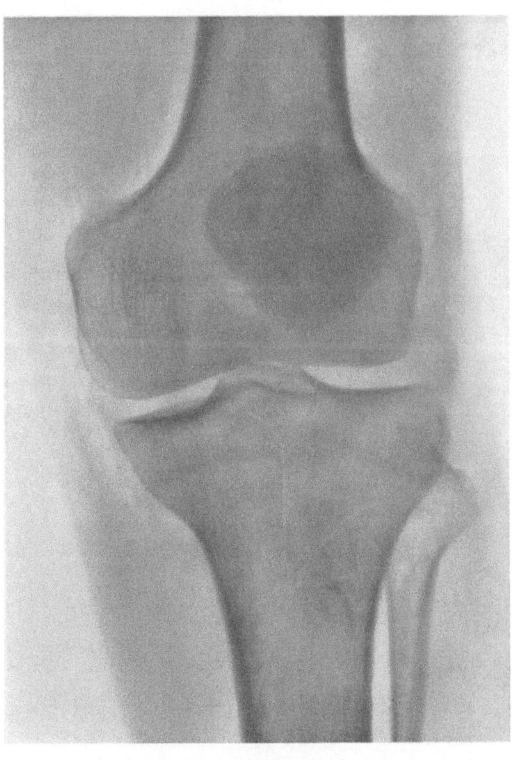

Abb. 124. *Fissuren im Schienbeinkopf* sind prognostisch günstige Verletzungen. Sie heilen ohne Deformierung der Gelenkfläche, ohne Festigkeitsverlust und mit großem Beweglichkeitsumfang aus der Streckstellung heraus. Bei diesem 50jährigen ist außerdem noch die Eminentia intercondylica ausgerissen. (Sammlung der Chirurgischen Klinik, Düsseldorf.)

Wachstumsfuge zu Verbiegungen; seltener nach guten Repositionen, häufiger nach unvollständigen Einrichtungen. Um nach Abschluß der Behandlung das weitere Wachstum verfolgen zu können, sollen wiederholt Röntgenfernaufnahmen angefertigt werden. Epiphysenlösungen in fehlgeformten Beinen (X-Bein, O-Bein) sind so zu behandeln, daß am Ende der Therapie die Fehlform ausgeglichen ist. Leider bildet sie sich später häufig wieder (s. auch unter „Erworbene Veränderungen"). Die Behandlung von Epiphysenlösungen und Epiphysenbrüchen beginnt mit exakter Reposition. Die Ruhigstellung erfolgt in einem Gipstutor für die Dauer von 5—8 Wochen. Verletzte Epiphysenfugen können sich früher schließen. Nach Abnahme des Gipsverbandes ist die normale Beweglichkeit des Kniegelenkes mit aktiven Bewegungsübungen gewöhnlich in wenigen Wochen wieder zu erlangen.

c) Bei Erwachsenen entstehen Schienbeinkopfbrüche meist zwischen dem 20. und 50. Lebensjahr durch Stürze aus größerer Höhe, durch Verkehrsunfälle bei

Autofahrern, bei Motorradfahrern, bei Radfahrern und auch bei Fußgängern, wenn diese letztgenannten von den vorher aufgeführten Verkehrsteilnehmern angefahren werden. 5—10% der schweren Trümmerbrüche und 1—2% der leichteren monokondylären Brüche sind offene Verletzungen.

Nach Art der Verletzung sind zu unterscheiden: Monokondyläre Brüche (70%), bikondyläre Brüche (15%) und infrakondyläre Brüche (15%). Im Hinblick auf Bruchform und Gelenkfläche können neben Fissuren (Abb. 124) die

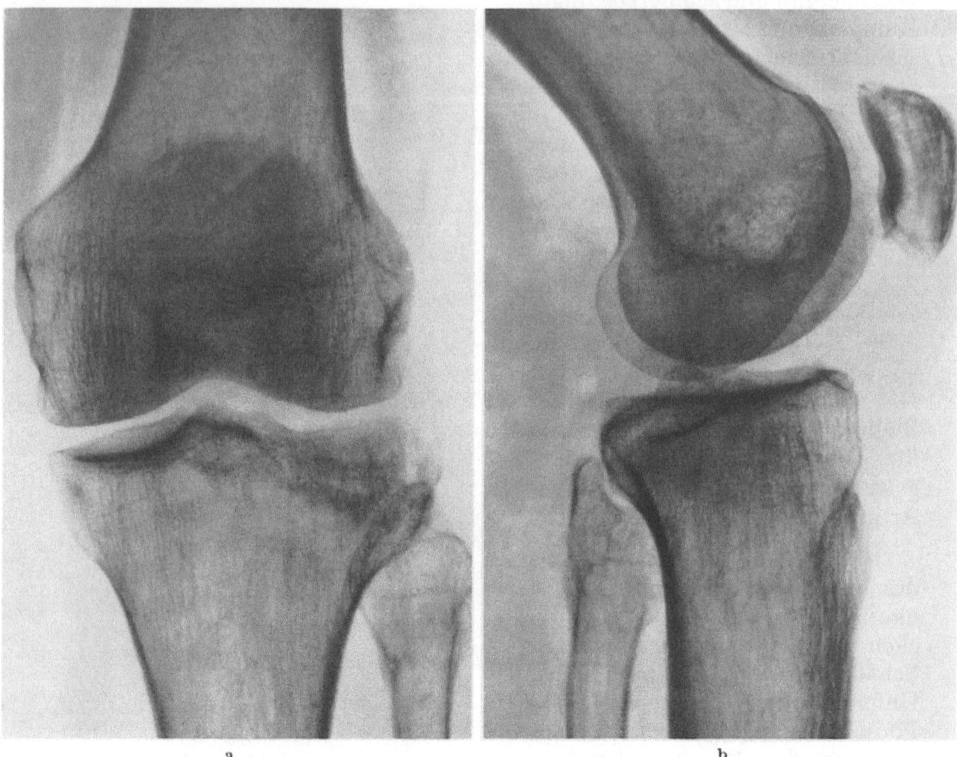

a   b

Abb. 125a u. b. *Monokondylärer Schienbeinkopfbruch. Gruppe 1:* Kleinere Absprengung am fibularen Condylusrand, geringe Impression der fibularen Gelenkfläche, Abbruch des Fibulaköpfchens.
Vier Wochen nach dem Unfall

Spaltbrüche, bei denen Teile eines Condylus so nach außen verlagert sind, daß zwischen Schienbeinkopf und abgedrängtem Fragment Spalten entstehen, von *Impressionsbrüchen*, bei denen kleinere oder größere Gelenkflächenanteile eingestaucht sind, getrennt werden. Mechanisch betrachtet entstehen diese Brüche durch seitliche Stöße gegen das gestreckte Kniegelenk, durch Längsstauchungen oder durch seitliche Stöße mit Längsstauchungen. Durch die Gewalteinwirkungen werden Teile des Schienbeinkopfes entweder abgesprengt und zur Seite verlagert (Spaltbrüche), oder der Oberschenkelknorren drückt bei der im Kniegelenk entstehenden Abknickung die Gelenkfläche in den Schienbeinkopf hinein (Impressionsbrüche). Oft sind beide Arten der Bruchentstehung kombiniert. Bei genügend großer Krafteinwirkung reißt bei monokondylären Brüchen das kontralaterale Seitenband. Die Zwischenscheiben können bei einigen Bruchformen geschädigt und in den Bruchspalt verlagert werden. Als Folge von Gleitvorgängen über scharfe Knochengrate entstehen Knorpelverletzungen.

Die einzelnen Bruchformen:

α) Monokondyläre Brüche: Der fibulare Schienbeinkopfanteil ist wesentlich häufiger betroffen als der tibiale (9:1). Die monokondylären Brüche werden unter Berücksichtigung von Bruchform und Behandlung sowie im Hinblick auf die zu erwartenden Ergebnisse in 4 Gruppen unterteilt:

1. Gruppe: ENDER folgend sind rund 43% der monokondylären Brüche lediglich Fissuren, kleinere Eindellungen oder kleinere Absprengungen. Dazu kommen

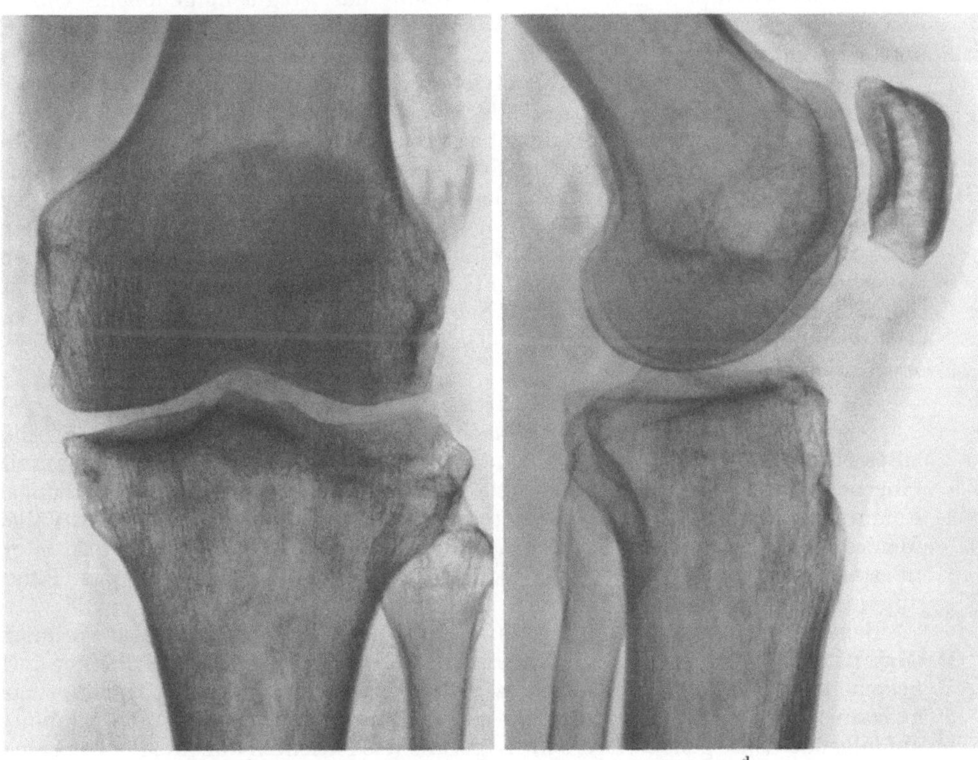

Abb. 125c u. d. Die Brüche der Gruppe 1 heilen mit guten funktionellen Ergebnissen und ohne wesentlichen Festigkeitsverlust. 3 Monate nach dem Unfall

12% der monokondylären Brüche mit geringfügigen Impressionen in den Gelenkflächen ohne Stabilitätsverlust (Abb. 125a—d). Die erste Gruppe umfaßt demnach 55%, also über die Hälfte der monokondylären Brüche, und zeichnet sich dadurch aus, daß Repositionsmanöver, Verschraubungen und andere operative Maßnahmen zur Behandlung unnötig sind. Oberschenkelgipsverbände für 6—8 Wochen, vorerst gespalten, dann ungespalten, stellen die optimale Behandlung dar (Abb. 126a). Die Verletzten halten 4 Wochen Bettruhe ein, dann können sie mit einem Oberschenkelgehgips in steigendem Maße belasten.

2. Gruppe (17% der monokondylären Schienbeinkopfbrüche, Abb. 126b):

Unterschiedlich große Teile des Schienbeinkopfes sind in der Regel nach caudal, seltener nach kranial verlagert und mitunter auch gekippt. Die Festigkeit des Kniegelenkes ist vermindert, das kontralaterale Seitenband kann zerrissen sein, und in manchen Fällen ist das Fibulaköpfchen abgetrennt. Ohne erfolgreiche Reposition resultieren störende Stufen in der Gelenkfläche, Beweglichkeitsein-

Beweglichkeitseinschränkungen, Lockerungen des Bandapparates und Verbiegungen in X- oder O-Beinstellung, insgesamt also Veränderungen, die binnen weniger Jahre zu Arthrosen führen.

Die Behandlung ist in den meisten Fällen konservativ (Abb. 126b). Durch Abduktion bzw. durch Adduktion lassen sich die am Kapselapparat und auch am Bandapparat hängenden Fragmente entsprechend reponieren. Gelingt dies nicht, dann wird ein Steinmann-Nagel durch das abgesprengte Fragment in den Schienbeinkopf eingeschlagen und damit das Fragment gehoben. Um die reponierten Bruchstücke in guter Stellung zu halten, empfiehlt sich eine Kompression, entweder mit den Händen oder mit einem der üblichen Kompressorien. Nach Polsterung der seitlichen Kondylenabschnitte mit 10 mm starkem Filz wird ein Oberschenkelliegegips angelegt, der beim Erhärten in Höhe der Kondylen so zusammengepreßt wird, daß er das abgesprengte Bruchstück gut anlegt, ohne die Haut zu schädigen. Sofortiges Spalten des Gipsverbandes. Dauer der Ruhigstellung 8 Wochen. 4 Wochen nach dem Unfall kann der Verletzte in einem Oberschenkelgehgipsverband mit Belastungen beginnen. Das abgesprengte Fragment ist zu diesem Zeitpunkt so weit abgebunden, daß es bei Belastung nicht mehr verschoben wird. Es ist außerdem zu berücksichtigen, daß sich der Oberschenkel bei Belastungen auf dem unverletzten Schienbeinkopfanteil abstützt. Regelmäßige Röntgenkontrollen lassen erneute Verschiebungen, die wiederum zu reponieren sind, erkennen.

3. Gruppe (10% der monokondylären Schienbeinkopfbrüche, Abb. 126c):

Der abgesprengte Teil ist weit nach lateral verlagert, so daß ein typischer „Spaltbruch" entsteht, in den kleinere, nicht wesentliche Gelenkflächenanteile eingestaucht sein können. Festigkeitsverlust des Gelenkes. Als Nebenverletzungen kommen in Frage: Riß des kontralateralen Seitenbandes und in seltenen Fällen Meniscusverlagerungen in den Bruchspalt. Unbehandelt resultieren stark deformierte Gelenkflächen, starke X- oder O-Beinbildung, Lockerung des Bandapparates und frühzeitige Arthrose.

Behandlung: Da keine oder nur unwesentliche Gelenkflächenanteile imprimiert sind, genügt die Anlagerung des abgetrennten Anteiles nach Ausgleich einer evtl. bestehenden Caudalverschiebung des Fragmentes. Die Anlagerung gelingt nur ausnahmsweise ohne Kompressorium (Abb. 126c). Imprimierte Anteile können auf folgende Weise gehoben werden: Lagerung des Patienten auf einem Extensionstisch mit beidseitiger mäßiger Extension. Unter Bildwandlerkontrolle und bei Wahrung der Asepsis werden zwei oder drei Steinmann-Nägel von der unverletzten Schienbeinkopfseite aus durch den Knochen bis unter das Imprimat vorgetrieben. Mit diesen Nägeln ist das Imprimat zu heben (Abb. 126c). Es folgen Kompression, Gipsverband und Röntgenkontrollen wie bei Gruppe 2.

4. Gruppe (18% der monokondylären Schienbeinkopfbrüche, Abb. 126d):

Die gesamte oder fast die gesamte Gelenkflächenhälfte ist, als Ganzes oder in mehrere Fragmente zerlegt, in den Schienbeinkopf eingetrieben und manchmal

---

Abb. 126a—d. a *Monokondyläre Brüche Gruppe 1* (Fissuren, kleine Eindellungen, kleine Absprengungen, geringfügige Impressionen, keine wesentliche Festigkeitsminderung). *Behandlung: Oberschenkelliegegips* 4 Wochen, danach *Oberschenkelgehgips* 4 Wochen. b *Monokondyläre Brüche Gruppe 2* (Teile eines Condylus sind nach distal verlagert. Festigkeitsminderung, eventuell Zerreißung des kontralateralen Seitenbandes und Bruch des Fibulaköpfchens). *Behandlung: Reposition* durch Ab- bzw. Adduktion oder durch Steinmannägel mit nachfolgender Kompression. *Oberschenkel liegegips:* 4 Wochen, danach *Oberschenkelgehgips:* 4 Wochen. c *Monokondyläre Brüche Gruppe 3* (Abgesprengte Teile des Condylus sind stark seitlich verlagert = *Spaltbruch,* manchmal mit Impression unwesentlicher Gelenkflächenteile, eventuell Zerreißung des kontralateralen Seitenbandes. Festigkeitsverlust. Mitunter Meniscusverlagerung). *Behandlung: Reposition* durch Kompression, eventuell Hebung des Imprimates mit Steinmannägeln. *Oberschenkelliegegips:* 4 Wochen, danach *Oberschenkelgehgips:* 4—5 Wochen. d *Monokondyläre Brüche Gruppe 4* (Spaltbruch mit Impression der ganzen oder fast der ganzen Gelenkfläche. Eventuelle Zerreißung des kontralateralen Seitenbandes, Festigkeitsverlust, meist Meniscusverlagerung). *Behandlung: Reposition* mit Steinmannägeln oder offene Reposition (Unterfütterung, op. Fixation). *Oberschenkelliegegips:* 4—5 Wochen, danach *Oberschenkelgehgips:* 4—5 Wochen

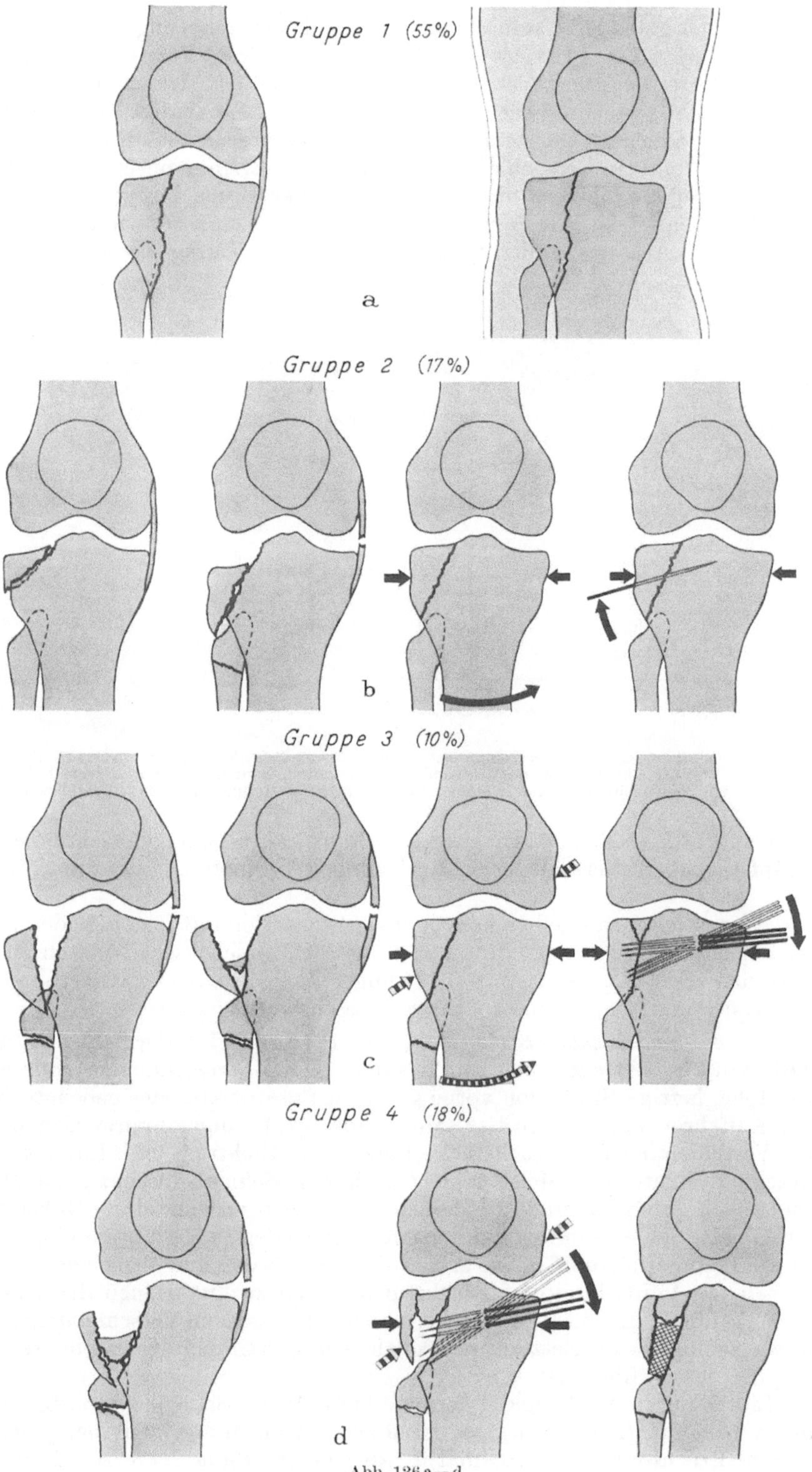

Abb. 126 a—d

außerdem noch gekippt. Dadurch bedingt sind Verbreiterung des Schienbeinkopfes und starker Festigkeitsverlust. Nebenverletzungen: Verlagerung eines Meniscus und Zerreißung des kontralateralen Seitenbandes. Unbehandelt ergeben diese Brüche sehr schlechte Ergebnisse mit starker, schmerzhafter Beweglichkeitseinschränkung, Gelenkflächenzerstörung, Bandlockerung und frühzeitiger Arthrose. Behandlung: Wenn ein Versuch die Gelenkfläche mit Steinmann-Nägeln zu heben mißlingt (Technik s. oben unter Gruppe 3), ist der Bruch blutig zu reponieren (Abb. 126d). Dabei ist die Fixation der Fragmente das Schwierigste und im einzelnen nach Art des Falles vorzunehmen. Zur Verfügung stehen Unter-

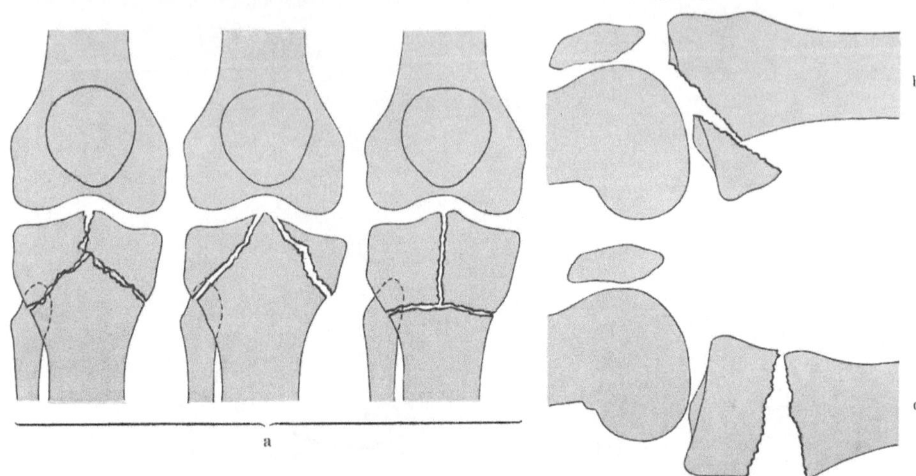

Abb. 127a—c. *Die bikondylären Schienbeinkopfbrüche* sind nach der Bruchform zu unterteilen in Y-, V- oder T-Formen (a). Darüber hinaus muß das Seitenbild berücksichtigt werden. Danach unterteilt L. BÖHLER die bikondylären Schienbeinkopfbrüche in solche mit Antekurvation (b) und in solche mit Rekurvation (c)

fütterungen mit Knochenspänen, gekreuzte Bohrdrähte, Spongiosaschrauben und Tibiakopfschrauben verschiedener Auslegung (ANDREESEN, SCHÜRCH-ACKERMANN).

Verlagerte Zwischenscheiben können nach Reposition mit feinen Seidennähten wieder angeheftet werden (L. BÖHLER), verletzte Zwischenscheiben sollten entfernt werden (BÜRKLE DE LA CAMP). Ruhigstellung in einem Gipsverband und Röntgenkontrollen wurden unter Gruppe 2 beschrieben.

β) Bikondyläre Schienbeinkopfbrüche (Abb. 127a—c, 17% der Schienbeinkopfbrüche [ENDER]): Sie entstehen durch starke Gewalteinwirkungen, Stürze aus großer Höhe, heftige Stöße von vorne gegen das gestreckte oder gebeugte Kniegelenk, Auffahren auf Hindernisse (Motorradfahrer), Angefahrenwerden u.a.m.

Die Verschiebung der Bruchstücke hängt von Richtung und Intensität der einwirkenden Kraft ab. Meist schiebt sich der Schienbeinschaft, als Meißel wirkend, nach proximal und preßt beide Kondylen auseinander. Dabei kann der proximale Schienbeinkopfanteil nach vorne oder nach hinten kippen. Je größer die Traumatisierung, um so größer sind Zerstörung und Verschiebung. Dislokationen mit Verdrehung der Bruchstücke leiten zu Luxationen der Tibia im Kniegelenk mit Schienbeinkopfbrüchen über. Bei starken Verschiebungen sind schwerwiegende Nebenverletzungen möglich, wie Zerreißung der A. poplitea oder Schädigung des N. fibularis.

Die Einteilung in Y-, V- und T-förmige bikondyläre Schienbeinkopfbrüche ist allgemein bekannt (Abb. 127a), sie ist aber unvollständig, weil bei jeder der genannten Bruchform die proximalen Anteile im Sinne von Antekurvation

(Abb. 127b, Abb. 128a—d) oder Rekurvation verschoben sein können. BÖHLER unterteilt deshalb alle Schienbeinkopfbrüche (Y-, V-, T-förmige) in bikondyläre Brüche mit Rekurvation (Abb. 127b) und bikondyläre Brüche mit Antekurvation (Abb. 127c).

Behandlung: Je früher die Einrichtung der fast regelmäßig vorhandenen Fehlstellungen erfolgt, desto leichter und besser gelingt sie. Deshalb sollten bikondyläre Schienbeinkopfbrüche sofort reponiert werden. Der narkotisierte Verletzte

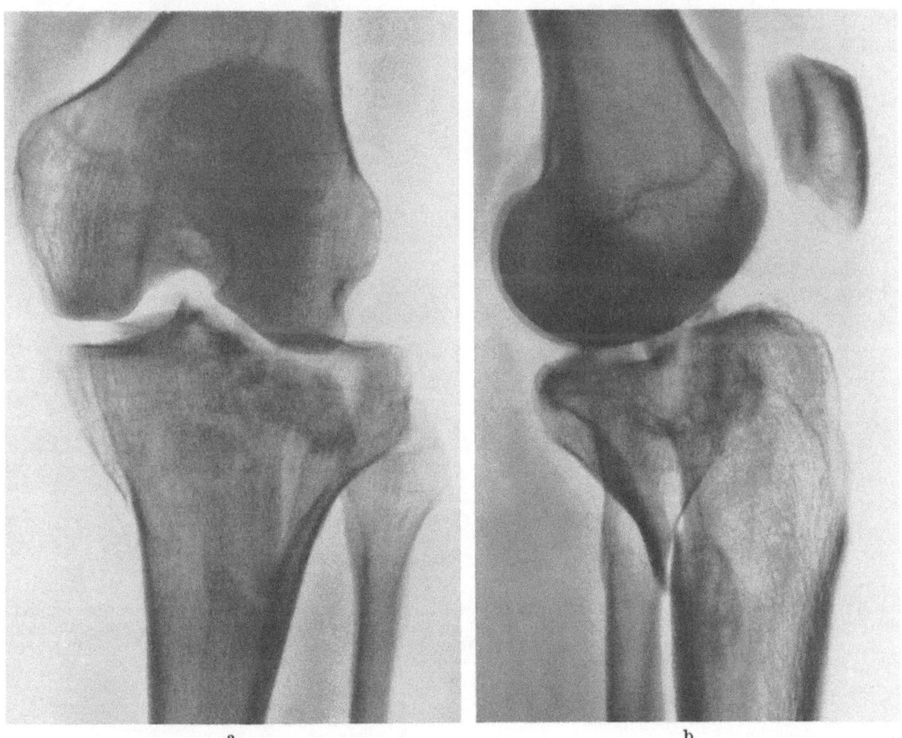

a   b

Abb. 128a u. b. *Bikondylärer Bruch des Schienbeinkopfes* mit Antekurvation und Impression eines mittelgroßen Teiles der fibularen Gelenkfläche. Erhebliche X-Beinstellung (42jähriger). (Sammlung der Chirurgischen Klinik, Düsseldorf.)

wird in einem Extensionsgerät für die unteren Extremitäten gelagert. Drahtextension durch das Fersenbein. Durch Zug in Richtung der Unterschenkelachse wird der nach proximal verschobene Schienbeinschaft nach distal gezogen, so daß beide Kondylen wieder zusammengepreßt werden können (Abb. 129a). Das geschieht am besten mit einem Kompressorium. Nach Ausgleich dieser Verschiebung sind Antekurvation oder Rekurvation durch entsprechende Züge zu beheben (Abb. 129b, c). Nach gelungener Reposition erfolgt die Ruhigstellung in den ersten 4 Wochen zweckmäßigerweise durch einen Beckenbeingipsverband. Ein Oberschenkelgipsverband würde infolge des Weichteilmantels nicht genügend ruhigstellen. Röntgenkontrollen nach Reposition und nach Anlegen des Gipsverbandes; dann wöchentlich, um erneute Verschiebungen erkennen zu können. 4 Wochen nach der Reposition wird der Beckenbeingipsverband durch einen Oberschenkelliegegips ersetzt und 8 Wochen nach der Reposition kann ein Oberschenkelgehgipsverband angelegt werden. Knöcherne Festigung ist nach 10 bis 16 Wochen erreicht

Eine operative Behandlung ist angezeigt, wenn die Fragmente durch konservative Maßnahmen nicht reponiert oder nicht fixiert werden können. Zur

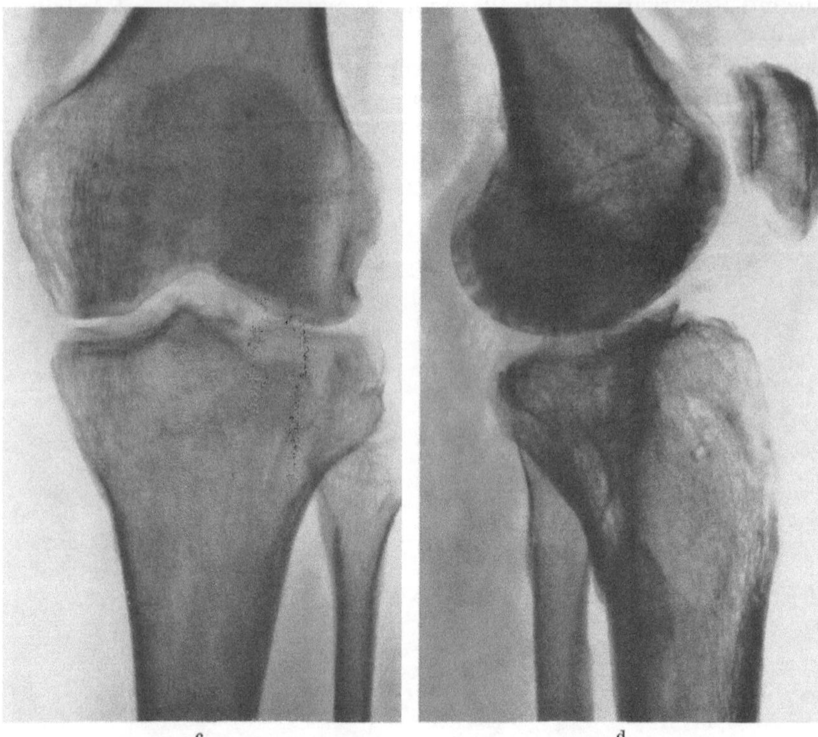

Abb. 128c u. d. Nach Reposition in guter Stellung verheilt. Der Schienbeinkopf ist nur unwesentlich verbreitert, die Antekurvation ist beseitigt, und die fibulare Gelenkfläche trägt trotz der mittelstarken Impression wieder. Keine bedeutende Verbiegung

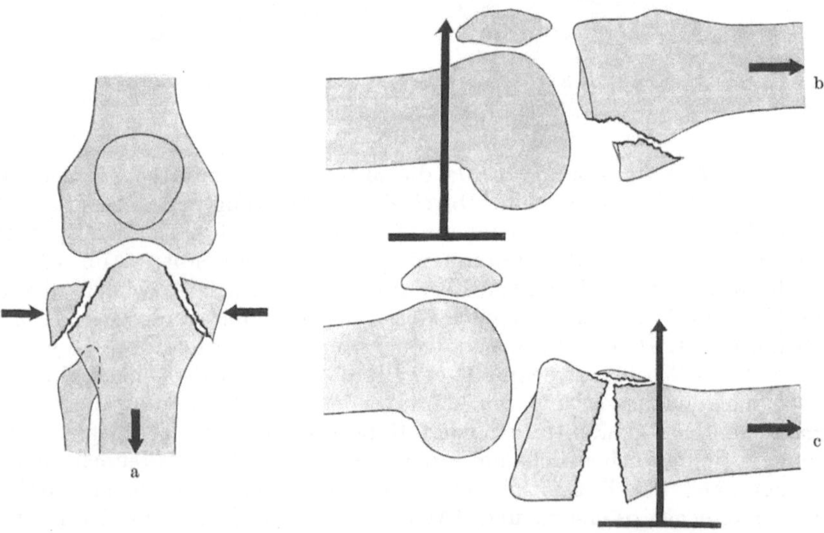

Abb. 129a—c. *Die Reposition von bikondylären Schienbeinkopfbrüchen* mit Antekurvation oder mit Rekurvation. Durch Längszug wird der Tibiaschaft nach distal herausgezogen. Danach Kompression beider Kondylenfragmente (a). Ausgleich der Antekurvation (b) bzw. der Rekurvation (c) durch entsprechende Züge

Fixation können wiederum die bei der 4. Gruppe der monokondylären Brüche erwähnten Methoden — gekreuzte Bohrdrähte, Spongiosaschrauben oder Tibiakopfschrauben — Verwendung finden.

Eine Sonderform der bikondylären Schienbeinkopfbrüche sind die *infrakondylären Brüche* (Abbildung 130a—c). Sie sind dadurch ausgezeichnet, daß die Hauptverschiebung unterhalb des Kondylenmassivs liegt. Bruchspalten ziehen zwar auch ins Gelenk, jedoch fehlen stärkere Verformungen in den Gelenkflächen des Schienbeinkopfes. Je nach Anordnung der Bruchspalten sind infrakondyläre T-Brüche (Abb. 130a, 131a), infrakondyläre V-Brüche (Abb. 130b, 131b) und infrakondyläre Splitterbrüche (Abb. 130c) zu unterscheiden. Während die Voraussage bei infrakondylären V- und T-Brüchen gut ist, sind infrakondyläre Splitterbrüche in der Regel wegen schwerer Zerstörungen mit ernsten Nebenverletzungen (Zerreißung der A. poplitea, Nervenschäden, große Hautwunden, Gefahr der Fettembolie) prognostisch ungünstig. Die Indikation zur Amputation ist bei infrakondylären Splitterbrüchen nicht selten gegeben.

Bei der Behandlung von infrakondylären T- und V-Brüchen sollen die meist geringen Fehlstellungen im Sinne von Achsenabweichungen beseitigt werden. Die Reposition wird in der Form, wie sie oben bei den bikondylären Brüchen besprochen ist, durchgeführt. Zur Ruhigstellung genügt gewöhnlich ein Oberschenkelgips-

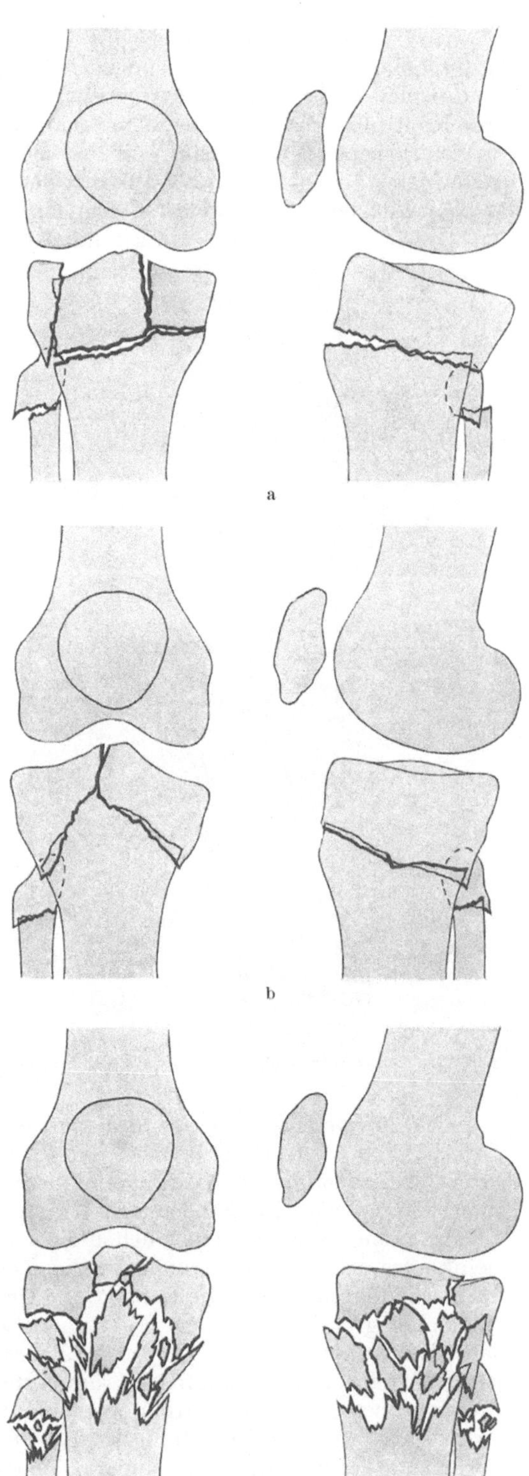

Abb. 130a—c. *Infrakondyläre Schienbeinkopfbrüche.* a Infrakondylärer T-Bruch (gute Prognose). b Infrakondylärer Y-Bruch (gute Prognose). c Infrakondylärer Splitterbruch (ernste Prognose wegen der meist vorhandenen schweren Nebenverletzungen)

verband (6 Wochen als Liegegips, anschließend 2—4 Wochen als Gehgips). Röntgenkontrollen sind wiederum nach Reposition, nach Anlegen des Gipsverbandes und in den ersten 4 Wochen wöchentlich, später nur noch bei Gipswechsel und zur Kontrolle des knöchernen Durchbaues nötig. Die Behandlung infrakondylärer Splitterbrüche ist schwierig, weil sich die Fragmente nach der Reposition wieder verschieben. Deshalb sind Transfixationen mitunter nötig. Der Beckenbeingipsverband ist bei infrakondylären Splitterbrüchen einem Oberschenkelgipsverband vorzuziehen. Dauer der Ruhigstellung 10—12—14 Wochen.

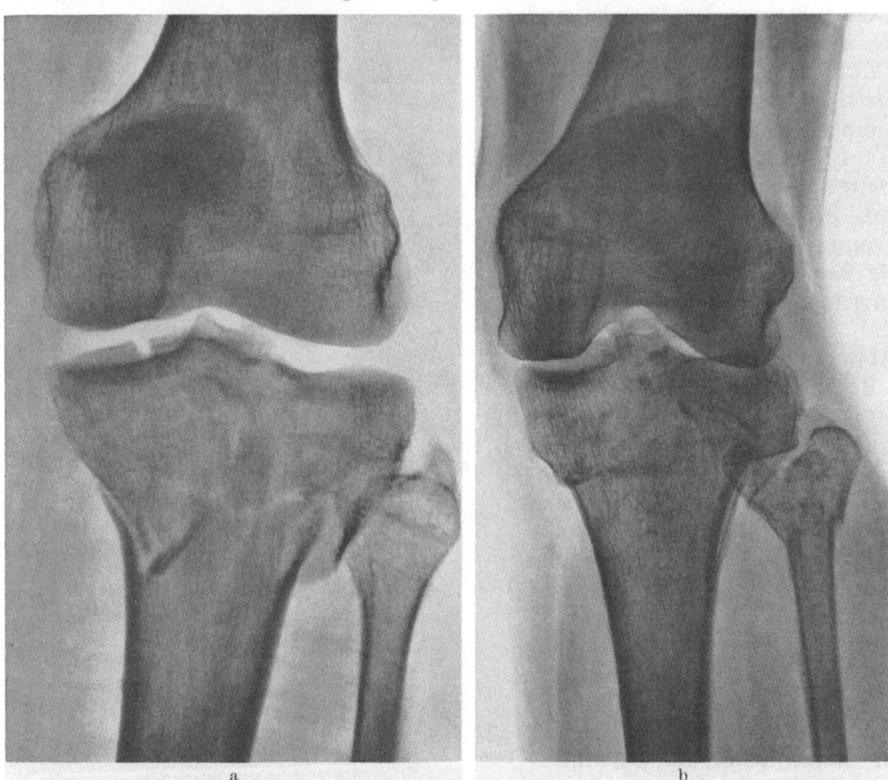

Abb. 131a u. b.   a Infrakondylärer T-Bruch.   b Infrakondylärer V-Bruch. (Sammlung der Chirurgischen Klinik, Düsseldorf.)

γ) Trümmerfrakturen des Schienbeinkopfes mit starken Dislokationen der Bruchstücke (Abb. 132a, b) sind die schwersten Verletzungen des Schienbeinkopfes, bei denen brauchbare Ergebnisse nur selten zu erzielen sind. Sie entstehen meist dann, wenn Fußgänger von Kraftwagen angefahren werden. Ähnlich wie bei infrakondylären Splitterbrüchen sind auch bei Trümmerbrüchen des Schienbeinkopfes schwere Nebenverletzungen (Zerreißung von Gefäßen und Nerven, Hautschäden) möglich. Die Behandlung richtet sich nach dem jeweiligen Befund, folgt aber grundsätzlich den Richtlinien, wie sie bei bikondylären Brüchen beschrieben wurden: Extension durch das Fersenbein, Lagerung in einem Extensionsgerät, Extension, Reposition des Trümmerfeldes durch Ab- oder Adduktion, Kompression, percutane Reposition mit Steinmann-Nägeln oder offene Reposition (Abb. 132c—f). Exakte Ruhigstellung in einem gespaltenen Beckenbeingipsverband in Verbindung mit einem Dauerzug durch die Ferse. Die Dauer der Ruhigstellung schwankt zwischen 10 und 16 Wochen. Die knöcherne Festigung der Fragmente in annehmbarer Stellung ist wichtig (Abb. 132g, h), um gegebenenfalls sekundär eine Versteifungsoperation durchführen zu können. Primäre Kniegelenkresektionen sind bei solchen Brüchen nicht möglich, weil die Verkürzung des Beines zu groß wäre.

δ) Offene Brüche des Schienbeinkopfes (meist bei bikondylären Brüchen) sind wegen der Knochenverletzung in Kombination mit Eröffnung der Kniegelenkhöhle in besonders hohem Maße infektionsgefährdet. Sie entstehen meist dann,

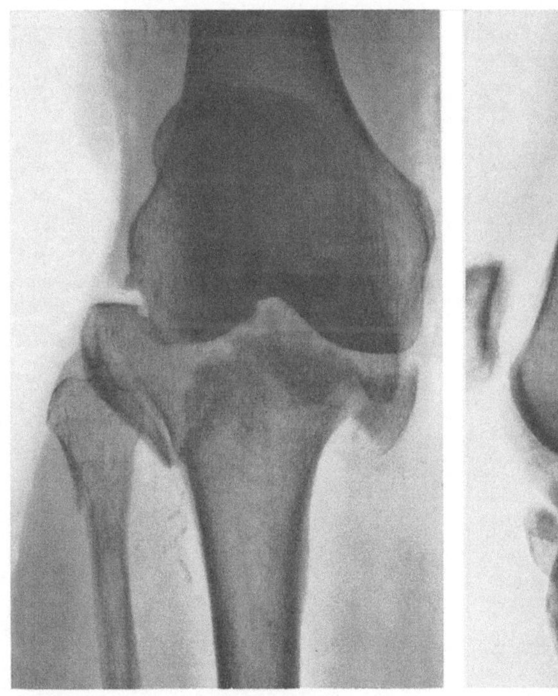
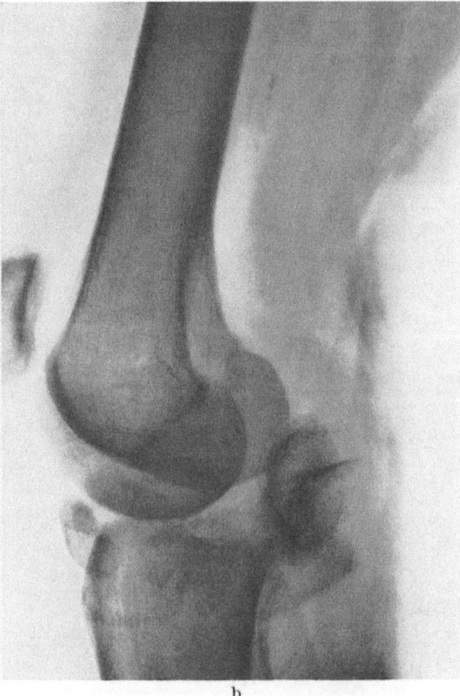

Abb. 132a u. b. *Trümmerbruch des Schienbeinkopfes.* Die 63jährige wurde von einem Kraftwagen angefahren. Bei diesem Trümmerbruch sind Teile der Gelenkflächen zur Kniekehle hin verschoben, der Schienbeinkopf ist in viele Fragmente zerlegt und weitgehend zerstört. Nach dorsal verlagerte Fragmente gefährden in hohem Maße den großen Gefäß-Nervenstrang. (Sammlung der Chirurgischen Klinik, Düsseldorf.)

wenn Motorradfahrer auf ein Hindernis auffahren oder wenn Fußgänger von Kraftwagen angefahren werden. Nebenverletzungen (Brüche der Kniescheibe, des Oberschenkels und Verrenkungen des Oberschenkels im Hüftgelenk) kommen vor. Die Wundversorgung folgt den Grundsätzen, wie sie bei offenen Kniegelenkverletzungen gültig sind. Die Reposition des Bruches richtet sich nach der Form der knöchernen Verletzung. Ruhigstellung in einem über dem Kniegelenk gefensterten Beckenbeingipsverband, bei manchen Fällen in Kombination mit Extension. Eine knöcherne Festigung tritt gewöhnlich erst später ein als bei entsprechenden geschlossenen Brüchen.

ε) Behandlungsergebnisse und Begutachtung: Die Beurteilung des Endzustandes von Schienbeinkopfbrüchen muß mehrere Gesichtspunkte berücksichtigen. Am wichtigsten sind Festigkeit des Gelenkes und volle Streckstellung. Festigkeitsminderungen führen zur Unsicherheit beim Gehen. Manchmal wird diese Unsicherheit so groß, daß die Verletzten stürzen. Wenn das Kniegelenk nicht vollkommen zu strecken ist, klagen die Betroffenen über rasche Ermüdung beim Gehen und beim Stehen, weil der Mechanismus des amuskulären Stehens gestört ist. Das Kniegelenk wird dann nur durch die Strecker des Oberschenkels fixiert. Achsenknickungen (X- und O-Bein, Genu recurvatum) überlasten den Gelenkknorpel und schädigen ihn. Schlottergelenke infolge Bänderschädigung, Fehlstellungen und verworfene Gelenkflächen begünstigen eine Arthrose. Beugehemmungen sind zwar hinderlich, aber sie haben nicht so große Bedeutung wie Streckausfälle.

Allgemein gilt, daß gute Repositionen zu günstigeren Resultaten führen als schlechte Einrichtungsergebnisse. Darüber hinaus hängt das Endresultat von

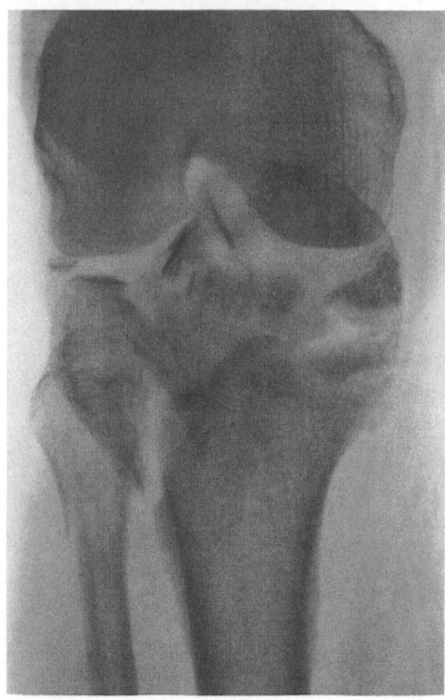
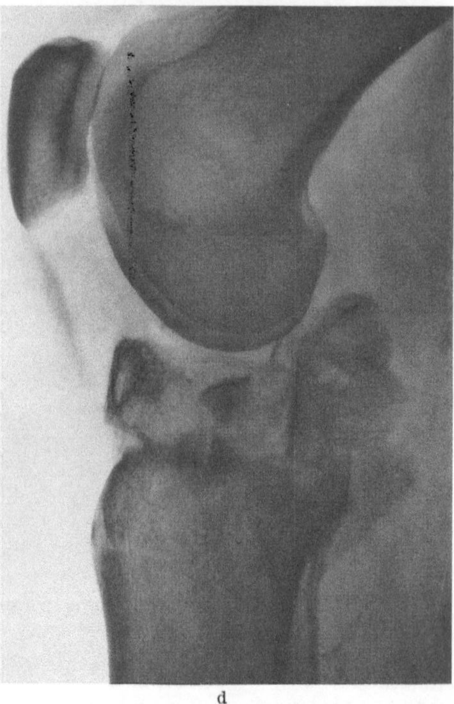

c   d

Abb. 132c u. d. Der Versuch, mit konservativen Maßnahmen (Extension, Reposition mit Steinmannägeln) zu reponieren, mißglückte. Die nach dorsal verlagerten Bruchstücke waren mit konservativen Maßnahmen nicht zu reponieren. (Erst nach Anlegen der Extension ist die Zerstörung des Schienbeinkopfes zu übersehen.) (Sammlung der Chirurgischen Klinik, Düsseldorf.)

Bruchform, Bandschädigungen und Nebenverletzungen ab. Monokondyläre Brüche der Gruppe 1 ergeben im allgemeinen sehr gute Ergebnisse, solche der Gruppe 2 gute, die der Gruppe 3 und besonders der Gruppe 4 weniger günstige Resultate. Die Endzustände nach T-förmigen infrakondylären Brüchen verursachen im allgemeinen wenig Beschwerden. Dagegen sind bikondyläre Y- und V-förmige Brüche, welche in schlechten Stellungen ausheilten prognostisch ebenso ungünstig wie Trümmerbrüche.

Ohne Berücksichtigung der einzelnen Formen resultieren nach Schienbeinkopfbrüchen in einem Viertel der Fälle mittlere Achsenabweichungen, Gelenklockerungen bei 35%, Streckhemmungen bei 15% und Arthrosen leichten bis schweren Grades bei 30% der Verletzten (in Anlehnung an Ender).

ζ) *Operative Korrekturen nach Schienbeinkopfbrüchen* sind nötig bei Verbiegungen (Genu varum und Genu valgum), bei starken Stufenbildungen, bei starker Verbreiterung der Gelenkflächen und bei Schlottergelenken mit Arthrosis deformans.

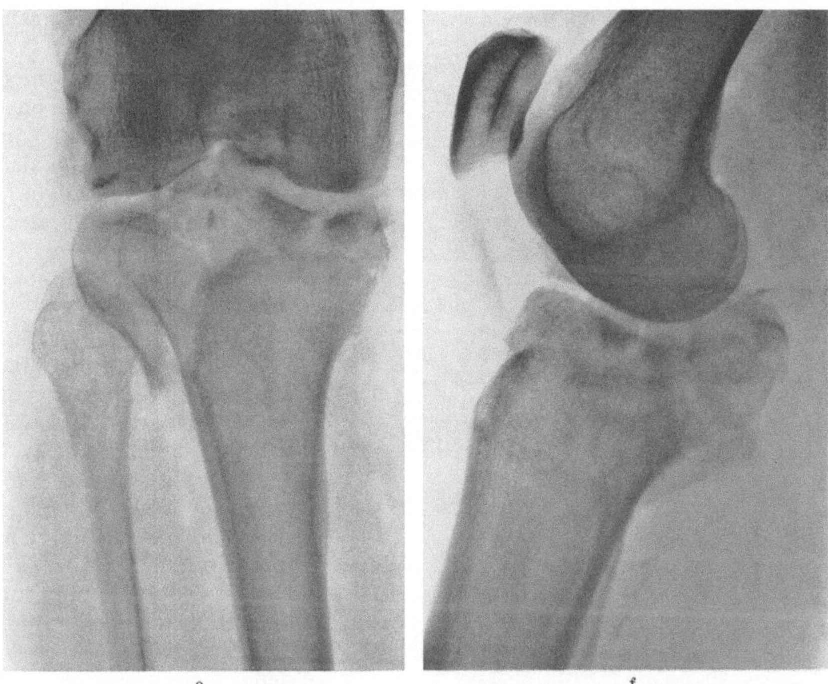

e f

Abb. 132e u. f. Bei der nachfolgenden blutigen Reposition wurden die vielen Bruchstücke zusammengesetzt. Die Wiederherstellung der Gelenkflächen war nur in beschränktem Ausmaß möglich. Ruhigstellung in einem Beckenbeingipsverband kombiniert mit Extension. (Sammlung der Chirurgischen Klinik, Düsseldorf.)

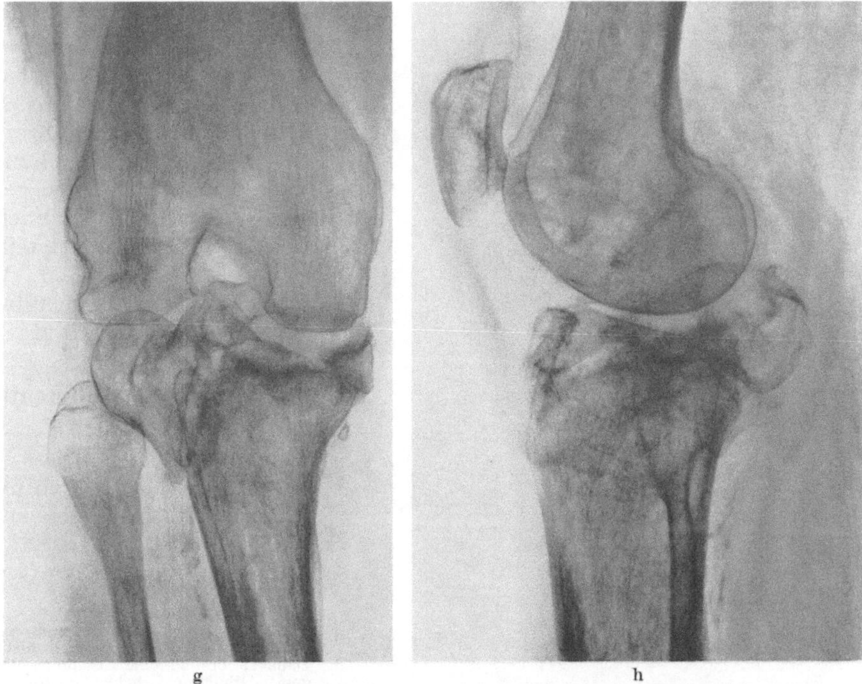

g h

Abb. 132g u. h. 8 Monate nach dem Unfall: Zwar sind die Gelenkflächen verformt, aber der Oberschenkel findet ohne Verbiegung des Beines bei festem Kniegelenk Halt. Beweglichkeit 180—110°. (Sammlung der Chirurgischen Klinik, Düsseldorf.)

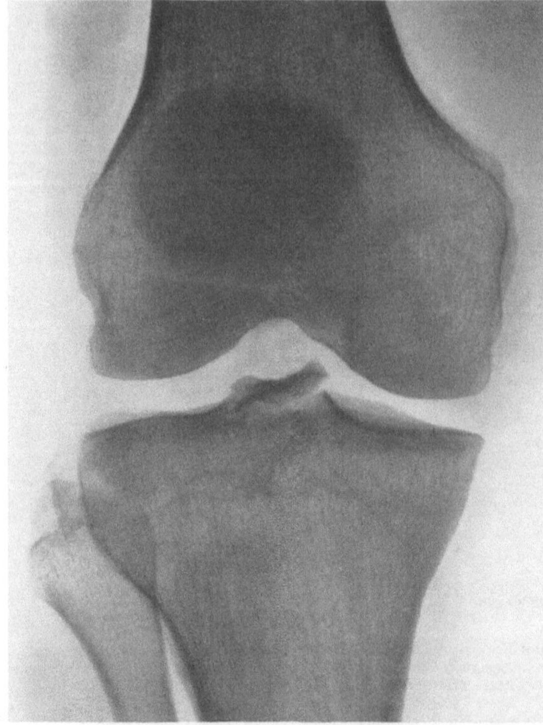

ζ_1) *Verbiegungen* im Sinne von X- und O-Beinen ohne stärkere Verwerfungen in den Gelenkflächen lassen sich mit der „hohen V-förmigen, pendelförmigen Osteotomie "korrigieren. Die Technik dieser Methode ist im Kapitel „Genu valgum" beschrieben.

ζ_2) *Starke Stufenbildungen* in einer der Gelenkflächen sind so zu bessern, daß der caudalwärts verschobene Gelenkflächenanteil gelöst und nach kranial versetzt wird. In manchen Fällen genügt es, die gehobenen Kondylenfragmente mit Schrauben zu fixieren, in anderen Fällen müssen die gehobenen Teile mit Knochen spänen unterfüttert werden.

ζ_3) *Stark verbreiterte Gelenkflächen* können nur im breit aufgeklappten Kniegelenk rekonstruiert werden.

ζ_4) *Bei Schlottergelenken mit starker Arthrosis deformans* ist die Versteifung in einer Gelenkstellung von 170° zu erwägen. Die Verletzten können dann wieder schmerzfrei gehen und arbeiten. Die Unannehmlichkeiten eines versteiften Kniegelenkes nehmen Verletzte für ein schmerzfreies Arbeiten gerne in Kauf.

2. Brüche der Eminentia intercondylica

a) Allgemeines: Diese Rißbrüche entstehen durch übermäßigen Zug der Kreuzbänder an ihren distalen Insertionsstellen. Wirkt die Kraft von

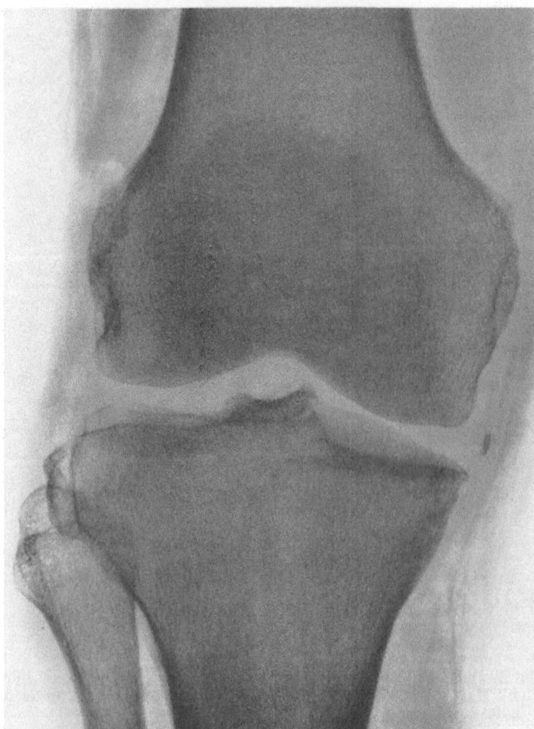

Abb. 133a u. b. a *Ausriß der Eminentia intercondylica* mit geringer Verschiebung. Daneben besteht eine Aussprengung aus dem fibularen Schienbeinkopfanteil. b Durch Streckung des Kniegelenkes in Lokalanaesthesie oder in Allgemeinbetäubung ist das verschobene Bruchstück gewöhnlich gut zu reponieren. (Sammlung der Chirurgischen Klinik, Düsseldorf.)

vorne gegen das gestreckte Kniegelenk ein, so spannt sie das vordere Kreuzband an und bei genügender Intensität kann ein kleineres oder größeres Knochenstück gelöst werden. Daneben können auch Teile des dorsalen Kapselabschnittes einreißen. Trifft die Gewalt bei rechtwinkelig gebeugtem Kniegelenk von vorne gegen den Schienbeinkopf, so spannt sich das hintere Kreuzband an und es kann eine Knochenlamelle aus dem dorsalen Anteil der Eminentia intercondylica herausgerissen werden.

Gewöhnlich sind bei solchen Verletzungen große Blutansammlungen im Gelenk. Im Punktat deuten Fetttropfen auf die knöcherne Verletzung. Die Gelenkbeweglichkeit ist vermindert, ein Streckausfall von 10—15⁰ fehlt fast nie, und auch die Beugefähigkeit ist mehr oder weniger stark verringert. Röntgenaufnahmen in zwei Ebenen zeigen Größe und Dislokation des abgerissenen Knochenstückes (Abb. 133a).

Unbehandelt und nach unzweckmäßigen Maßnahmen verbleiben Dauerschäden in Form von Beweglichkeitseinschränkungen und Festigkeitsverlusten.

b) Konservative Maßnahmen genügen in den meisten Fällen, um frische Abrisse der Eminentia intercondylica ordnungsgemäß zu reponieren und bis zur knöchernen Festigung zu fixieren. In Lokalanaesthesie oder Allgemeinbetäubung lassen sich die gelösten Knochenstücke meist durch eine langsame Streckung des Kniegelenkes gut anlegen, sobald der

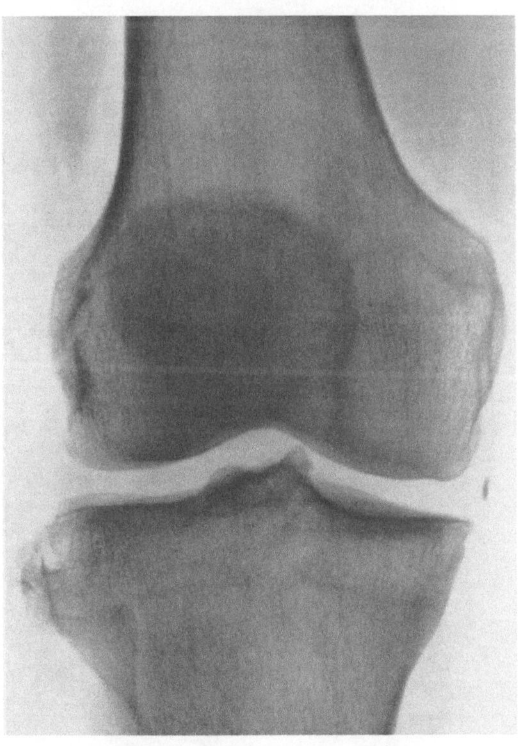

Abb. 133c.   Nach Ruhigstellung in einer Gipshülse, bei einer Gelenkstellung von 180⁰, ist 6 Wochen nach dem Unfall eine genügende Festigung eingetreten. (Sammlung der Chirurgischen Klinik, Düsseldorf.)

Bluterguß abpunktiert ist (Abb. 133b). Die Ruhigstellung erfolgt in einer Gipshülse bei einer Gelenkstellung von 180⁰. Die Gipshülse ist sofort zu spalten und durch Röntgenaufnahmen sind Reposition und Gelenkstellung von 180⁰ zu kontrollieren. Um eine nachträgliche Schwellung nach Möglichkeit zu vermeiden, soll das verletzte Bein auf einer schiefen Ebene gelagert werden. Nach 8—10 Tagen, wenn die Schwellneigung abgeklungen ist, wird die erste Gipshülse entfernt und durch eine zweite, über einem Unterschenkelzinkleimverband angelegte, ersetzt. 14 Tage nach dem Unfall darf der Verletzte mit Gehübungen beginnen. Sie sind so zu steigern, daß Schmerzen nicht auftreten. 6 Wochen nach der Verletzung sind die gelösten Knochenanteile so weit gefestigt, daß der Gipsverband entfernt werden kann (Abb. 133c). Zur Nachbehandlung eignen sich Unterschenkelzinkleimverbände, elastische Binden um das Kniegelenk und aktive Bewegungsübungen.

c) Operativ einzurichten sind veraltete Knochenabrisse, die durch konservative Maßnahmen nicht mehr reponiert werden können. Während es in den ersten

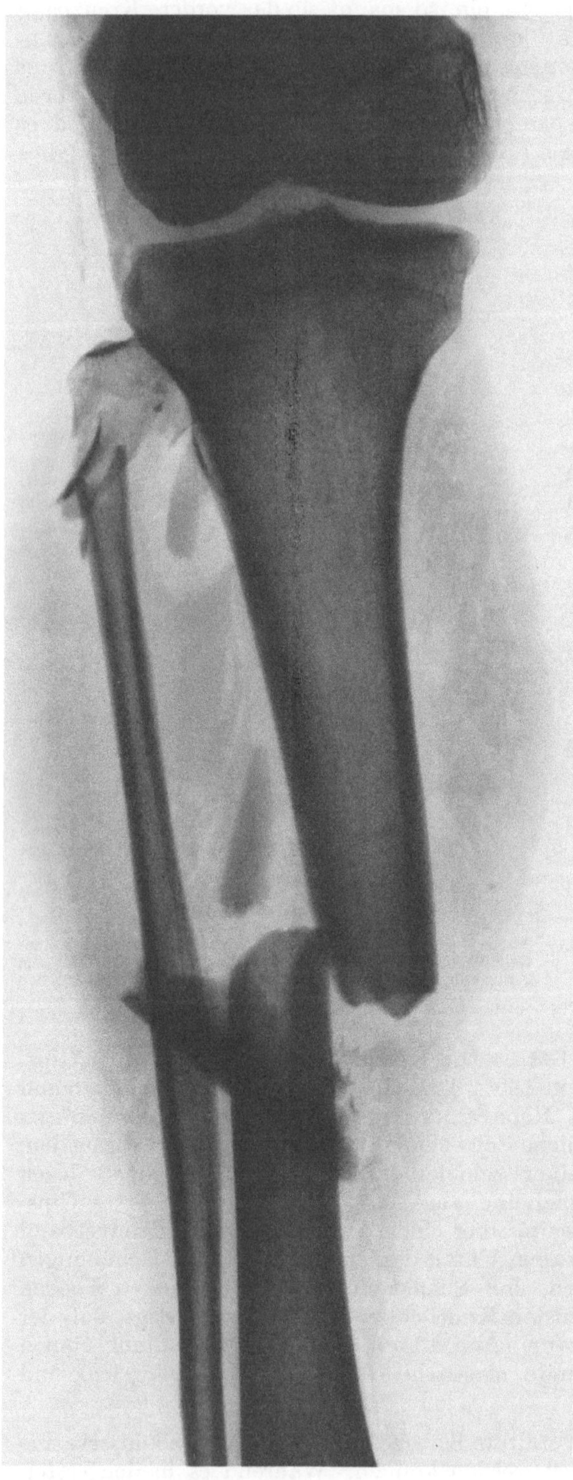

Abb. 134. *Trümmerbruch des Waden-*
beinhalses bei Unterschenkelbruch mit
Schädigung des N. peronaeus (30jähri-
ger Verletzter). (Sammlung der
Chirurgischen Klinik, Düsseldorf.)

14 Tagen meist gelingt das abgerissene Knochenstück mit einem Elevatorium in sein Bett zu drücken, wo es dann ohne weitere Fixation hält, müssen noch ältere Lösungen sorgfältig fixiert werden. Die Technik ist die gleiche wie bei Reinsertion gelöster Kreuzbandansätze (Abb. 94a, b).

Ausziehungen an den Spitzen der Eminentia intercondylica können Folge einer Verletzung sein, aber sie werden auch nach Knorpelnekrosen im Femoropatellargelenk' (Chondropathia patellae) angetroffen (Abb. 246a, b).

3. Verletzungen des Wadenbeinhalses und des Wadenbeinköpfchens

Diese Verletzungen sind wegen ihrer Komplikationen von Bedeutung. Einmal kann der an der Dorsalseite des proximalen Wadenbeinendes fixierte N. fibularis verletzt werden, zum anderen leidet die Festigkeit des Kniegelenkes, wenn das fibulare Seitenband seine distale Insertion verliert.

a) Brüche im Wadenbeinhals (Abb. 134) sind häufig bei Drehbrüchen des Unterschenkels an der Grenze zwischen mittlerem und unterem Unterschenkeldrittel. Da bei diesen Brüchen des Wadenbeinhalses stärkere Verschiebungen der Bruchstücke und Nervenverletzungen in der Regel fehlen, richtet sich die Behandlung nach der übrigen Unterschenkelverletzung.

b) Abrißbrüche des Wadenbeinköpfchens (Abb. 135 und 136) entstehen durch gewaltsame Anspannungen des fibularen Seitenbandes, wenn gestreckte Kniegelenke bei Unfällen von tibial nach fibular durchgebogen werden. Bei geringer Verschiebung der Bruchstücke fehlen gewöhnlich Verletzungen des N. fibularis

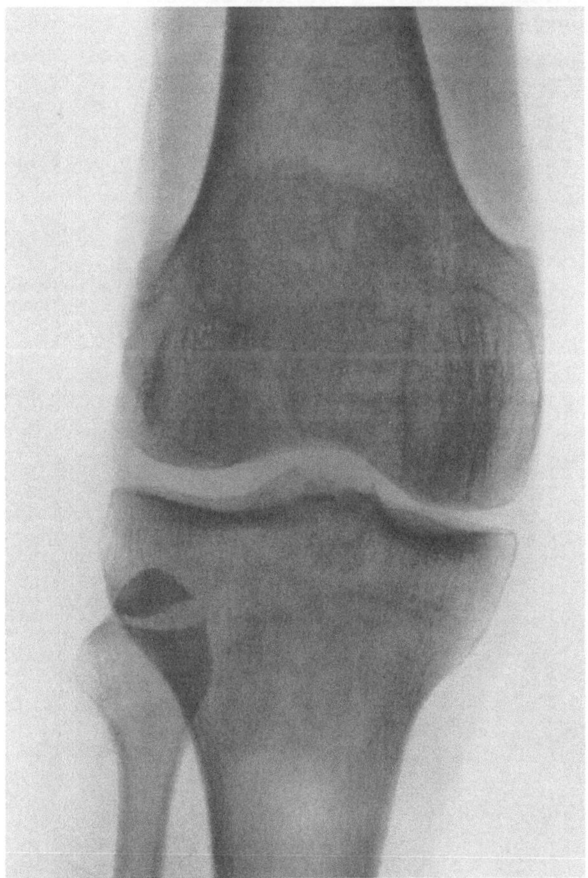

Abb. 135. *Rißbruch des Wadenbeinköpfchens* ohne größere Verschiebung. Keine Nervenschädigung, kein Festigkeitsverlust. Solche Brüche heilen während Ruhigstellung in einer Gipshülse über 5 Wochen komplikationslos ab (35jähriger Verletzter). (Sammlung der Chirurgischen Klinik, Düsseldorf.)

und Festigkeitsminderungen des Gelenkes. Abrißbrüche des Wadenbeinköpfchens ohne größere Verschiebungen heilen während fünfwöchiger Ruhigstellungen in Gipshülsen folgenlos ab. Starke Verschiebungen des abgerissenen Wadenbeinköpfchens mit Nervenschädigung und Aufklappbarkeit des fibularen Gelenkspaltes sollen operativ behandelt werden. Nach Freilegung des Fibulaköpfchens durch einen fibularen Schrägschnitt wird der N. fibularis dargestellt, kontrolliert und, wenn nötig, genäht. Es folgt die fugengerechte Adaptation des Fibulaköpfchens mit Fixation durch eine Drahtnaht, welche in Bohrkanälen durch den distalen Wadenbeinanteil verankert wird. Die postoperative Ruhigstellung bei Abrißbrüchen des Wadenbeinköpfchens ohne Nervenschädigung durch Gipshülsen dauert 5 Wochen. Wenn der Nervus fibularis geschädigt ist, soll die Ruhigstellung zur Vermeidung von Spitzfußbildungen in einem Oberschenkelgipsverband erfolgen.

c) Verrenkungen des Wadenbeinköpfchens können bei manchen Unterschenkelbrüchen vorkommen. Isolierte Verrenkungen des Wadenbeinköpfchens als Folge von direkter Gewalteinwirkung oder plötzlicher gewaltsamer Unterschenkelverdrehung sind selten. Bandzerreißungen bei isolierten Verrenkungen des Wadenbeinköpfchens heilen nach Reposition während 4wöchiger Ruhigstellung in Gipshülsen komplikationslos ab.

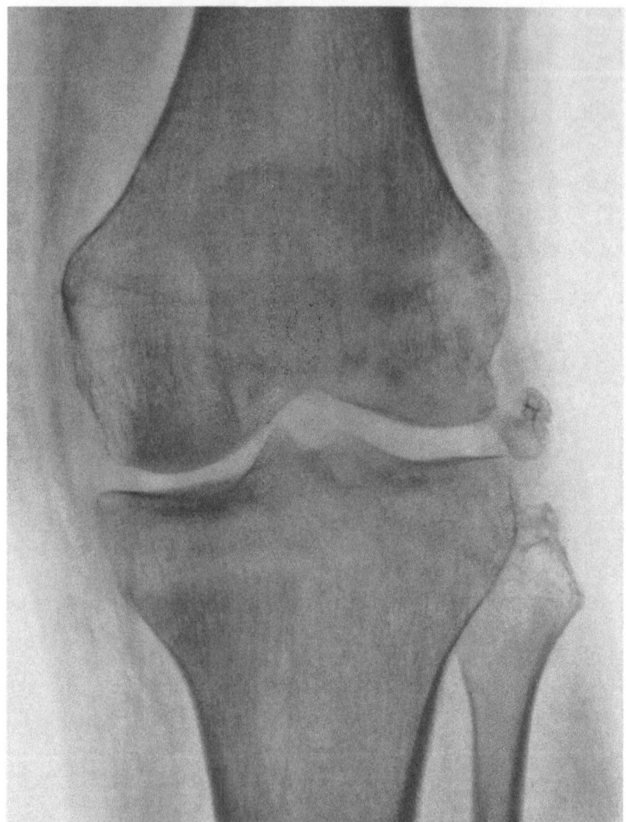

Abb. 136. *Veralteter, unbehandelter Abriß des Wadenbeinköpfchens* mit Festigkeitsverlust des Gelenkes (20jähriger Verletzter, Begutachtung). (Sammlung der Chirurgischen Klinik, Düsseldorf.)

G. Offene Kniegelenkverletzungen

1. Allgemeines

An der Vorderseite und an den seitlichen Abschnitten des Kniegelenkes ist ein Muskelmantel nicht vorhanden, die Gelenkhöhle ist an diesen Stellen nur vom Streckapparat, von Bändern, Kapselanteilen und von Haut bedeckt. Diese Weichteile liegen über knöchernen Gelenkkörpern und sind deshalb leicht verletzlich. Stich-, Hieb-, Schnitt-, Quetsch-, Riß- und Schußwunden können das Gelenk eröffnen. Entscheidend für den weiteren Verlauf ist die Feststellung, daß es sich um eine offene Kniegelenkverletzung handelt. Bleibt diese unerkannt, ist nicht nur das Kniegelenk, sondern auch das betroffene Bein, ja selbst das Leben des Verletzten gefährdet.

2. Diagnose

Die Diagnose ist nicht immer leicht. Breite Gelenkeröffnungen sind als solche sofort zu diagnostizieren. Bei mittelgroßen Wunden ist die Gelenkeröffnung nach Spreizen der Wundränder mit sterilen Haken unschwer festzustellen. Schwierig dagegen ist die Diagnose bei kleinkalibrigen Stichwunden, weil die Durchtrennungen von Haut und Gelenkkapsel oft nicht übereinanderliegen. Von der Gelenkstellung im Moment der Verletzung und der Untersuchung hängt es ab, ob bei der nachfolgenden Untersuchung die Wunden der einzelnen Gewebsschichten lagemäßig korrespondieren oder nicht. Austritt von Gelenkflüssigkeit und von Knorpelstücken sind zwar charakteristische, aber nur selten zu beobachtende Ereignisse. Luftansammlungen im Gelenk sind auf Röntgenaufnahmen oft zu sehen, bei kleinkalibrigen Stichwunden dagegen fehlen sie für gewöhnlich. Mitunter geben eingesprengte Fremdkörper den richtigen Hinweis.

Sichere Zeichen für offene Kniegelenkverletzungen gibt es nicht. Es ist leider so, daß in einigen Fällen trotz größter Sorgfalt die folgenschwere Verletzung anfangs nicht erkannt werden kann.

Deshalb ist es wichtig bei jeder Verletzung im Bereich des Kniegelenkes an die Möglichkeit einer offenen Kniegelenkverletzung zu denken. Bei der folgenden operativen Wundversorgung ist nicht nur der Rand der Hautwunde zu excidieren, sondern die darunterliegenden Kapselanteile sind in genügender Ausdehnung auf evtl. vorhandene Durchtrennungen zu inspizieren. Dazu muß die primäre Hautwunde, nach Excision, in vielen Fällen erweitert werden.

3. Die Behandlung frischer offener Kniegelenkverletzungen

a) Die primäre **Wundausschneidung** ist innerhalb der ersten 6—8 Std durchzuführen. Kleine Wunden können in Lokalanaesthesie versorgt werden, bei größeren Wunden ist Allgemeinbetäubung angezeigt. Nach der Lokalanaesthesie bzw. nach Einleitung der Allgemeinbetäubung wird die Haut von der Mitte des Oberschenkels bis zur Mitte des Unterschenkels gereinigt und rasiert. Kleinere Wunden, bei denen die Kapselverletzungen direkt unter der Hautwunde liegen, werden am zweckmäßigsten en bloc ausgeschnitten. Größere Wunden und solche, bei denen die Kapselverletzungen gegenüber der Hautwunde verschoben sind, können nicht en bloc excidiert werden. Die Wundausschneidung beginnt dabei an den Haurändern, welche nach erfolgter Excision mit befeuchteten Tüchern abgedeckt werden. Zum Anfeuchten der Tücher verwenden wir $1^0/_{00}$-Chloraminlösung. Dieses Vorgehen hat sich ausgezeichnet bewährt. Es folgt die Excision der tieferen Wundschichten. Wenn nötig, wird die primäre Hautwunde erweitert. Auch die tieferen Schichten werden mit feuchten Tüchern abgedeckt. Auf diese Weise werden die einmal ausgeschnittenen Wundanteile bei den folgenden Maßnahmen nicht erneut verunreinigt.

Bei Knorpelwunden und Knochenverletzungen sind die mit der Außenwelt in Berührung gekommenen verletzten und verschmutzten Anteile ebenfalls mit geeigneten Instrumenten abzutragen. In die Gelenkhöhle eingedrungene Fremdkörper (Sand, Staub, Glassplitter, Stoffteile u.a.m.) werden mit angefeuchteten Tupfern entfernt. Spülungen des Gelenkes, insbesondere mit Phenolcampher, Wasserstoffsuperoxyd, Rivanollösung und mit anderen desinfizierenden Lösungen werden allgemein abgelehnt, da sie die Knorpelflächen schädigen. Blutende Gefäße coagulieren wir, L. Böhler dagegen klemmt sie nur vorübergehend ab. Er unterbindet nicht, um das Versenken von Nahtmaterial zu vermeiden.

b) Wundverschluß: Viele Chirurgen nähen nach der Wundausschneidung
vorerst die Kapsel, dann die Haut und verzichten auf eine Drainage (BÜRKLE
DE LA CAMP, GARRÉ, PAYR, SCHMIEDEN, u. a.). Sie stehen auf dem Standpunkt,
daß die Kapselnaht das Gelenk vor Infektionen aus den oberflächlichen Schichten
schützt. L. BÖHLER und seine Schüler nähen nur die Haut, die Kapselwunde
nicht. Aber sie drainieren den subcutanen Raum. Durch das verbleibende
Kapselfenster sollen Flüssigkeitsansammlungen aus dem Gelenk in die umgebenden Weichteile abströmen und dort schneller resorbiert werden. Auf diese
Weise würden Gelenkergüsse und Kapselspannung vermieden. Da die Ergebnisse,
von Sonderfällen abgesehen, bei beiden Vorgehen gut sind, scheint nicht die Kapselnaht über den weiteren Verlauf zu entscheiden, sondern die exakte Wundausschneidung in Verbindung mit einer einwandfreien Ruhigstellung nach der Erstversorgung. Ausgedehnte Hautwunden, die durch einfache Naht nicht zu
schließen sind, sollen durch Lappenverschiebungen gedeckt werden. Dazu sind
beiderseits der primären Hautwunde in einem Abstand von mindestens 6—7 cm
Entlastungsschnitte zu setzen. Danach läßt sich die primäre Hautwunde gewöhnlich ohne Spannung nähen. Die Defekte an den Stellen der Entlastungsschnitte
sollen primär mit Thiersch-Lappen versorgt werden.

Die Tetanusprophylaxe ist wie üblich durchzuführen.

c) Ruhigstellung nach der primären Versorgung: Nach der Excision kleinerer,
nicht sonderlich verschmutzter Wunden genügt eine Ruhigstellung in einer gefensterten und sofort gespaltenen Gipshülse, nachdem um das Kniegelenk ein Druckverband angelegt wurde. Das Kniegelenk soll dabei nicht in voller Streckstellung,
sondern bei leichter Beugestellung fixiert werden. Bei großen Wunden und bei
Infektionsgefahr ist der Beckenbeingipsverband einer Gipshülse vorzuziehen.
Auch dieser muß sofort gefenstert und gespalten werden.

d) Antibiotica sind vorteilhaft und deshalb immer zu verordnen. Wichtiger
als die Medikation von Antibiotica aber ist die exakte Wundausschneidung. Zwar
können Antibiotica den Heilverlauf günstig beeinflussen, eine exakte Wundausschneidung aber können sie nicht ersetzen.

e) Nachbehandlung: 24 Std nach der Erstversorgung sind Druckverband und
evtl. eingelegte Drains zu entfernen. Wenn Drainagen länger liegenbleiben, kann
sich die Wunde durch die Drainagen hindurch infizieren. Durch das Fenster im
Gipsverband sind diese Maßnahmen leicht durchführbar. In den folgenden Tagen
muß die Wunde täglich kontrolliert werden. Gelenkergüsse sind zu punktieren,
das Punktat ist bakteriologisch zu untersuchen. Von nachgewiesenen Erregern
ist die Empfindlichkeit gegen Antibiotica zu prüfen, um das wirksamste Antibioticum verordnen zu können.

Die Dauer der Ruhigstellung hängt von Größe und Schwere der Verletzung ab.
Einfache, kleinere Wunden sind nach 14 Tagen so verheilt, daß ruhigstellende
Verbände nach dieser Zeit entfernt werden können. Ausgedehnte Hautwunden
müssen durchschnittlich 3—4 Wochen ruhiggestellt bleiben. Mumifikationen im
Bereich von primären Hautschäden verlängern die Ruhigstellung wesentlich.
Sind Knochen mitverletzt, so richtet sich die Dauer der Ruhigstellung nach der
Festigungszeit dieser Knochenbrüche.

Nach Abnahme des Gipsverbandes beginnt der Verletzte mit aktiven Bewegungsübungen. Vor dem ersten Aufstehen ist ein Zinkleimverband anzulegen,
um Schwellungen nach Möglichkeit zu vermeiden. Elastische Binden um das
Kniegelenk erhöhen dessen Stabilität. Gelenkmassagen und forcierte passive Bewegungsübungen führen zur Kapselschwellung und damit zu erneuter Einschränkung der Beweglichkeit.

4. Die Behandlung alter und infizierter Kniegelenkverletzungen

Leichtere Infektionen nach primärer Wundversorgung ohne nachfolgende Ruhigstellung klingen in der Regel schnell ab, wenn das verletzte Kniegelenk in einem Beckenbeingips immobilisiert wird.

Ernstere Infektionen nach offenen Gelenkverletzungen, ohne oder nach primärer Wundversorgung, mit Temperatursteigerung, Leukocytenanstieg und mit entsprechendem Lokalbefund sind ebenfalls sofort mit einem Beckenbeingipsverband zu behandeln. Als nächstes ist zu prüfen, ob die Infektion nur die Weichteile betrifft oder ob auch die Gelenkhöhle mitbeteiligt ist. Sind nur die Weichteile infiziert, nicht aber das Gelenk, ist für einen guten Abfluß des Sekretes durch Lösen von Hautnähten zu sorgen. Antibiotica mit breitem Spektrum sind zu verordnen. Nach Testung der Erreger ist das wirksamste Antibioticum zu wählen. Die täglichen klinischen Kontrollen sind besonders sorgfältig durchzuführen. Weitere Hinweise dafür ob die Behandlung ausreicht geben Temperaturverlauf und Leukocytenwerte.

Bei Verdacht auf eine Infektion der Gelenkhöhle ist eine frühzeitige Probepunktion angezeigt. Dabei ist die Punktionskanüle durch gesunde Weichteilbezirke einzustechen, um Keimverschleppungen ins Gelenk zu vermeiden. (Näheres über die Technik s. unter Kniegelenkpunktion.) Nach Entleerung des Gelenkergusses wird vorerst ein Breitbandantibioticum instilliert, nach Testung der Erreger das wirksamste Antibioticum. Bei schweren Gelenkinfektionen muß die tägliche Punktionsbehandlung mit Instillation von Antibiotica so lange fortgesetzt werden, bis das Punktat steril ist.

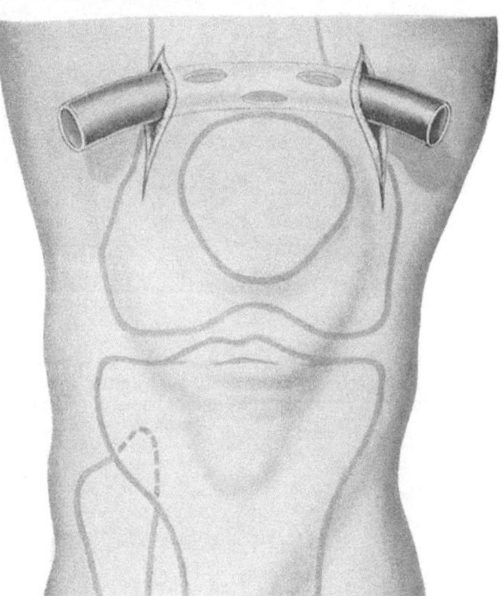

Abb. 137. *Drainage der vorderen Gelenkabschnitte.* Bei Gelenkinfektionen werden die vorderen Gelenkabschnitte und die oberen Recessus durch zwei 6—8 cm lange Längsschnitte zu beiden Seiten der Quadricepssehne und der Kniescheibe eröffnet und mit weichen Gummischläuchen drainiert

Bei Empyemen mit stark eingedicktem Eiter ist eine Spülung des Gelenkes vor Instillation des Antibioticums mit physiologischer Kochsalzlösung oder mit verdünnten Antibioticalösungen indiziert. In den meisten Fällen kann durch diese Maßnahmen die Gelenkinfektion beherrscht werden.

Klingen unter dieser Behandlung die Temperaturen nicht ab, und zeigen auch Leukocytenwerte, Lokalbefund sowie Allgemeinbefinden keine Besserung, so ist das Gelenk zu eröffnen. Dabei bestimmen Sitz, Ausbreitung und Schwere der Infektion über die Ausdehnung der Gelenkeröffnung. Bei schweren Infektionen, insbesondere bei Kapselphlegmonen, sind kleine Schnitte zu beiden Seiten der Kniescheibe unzureichend, es müssen auch die dorsalen Gelenkabschnitte drainiert werden (KROH, LÄWEN).

5. Drainage der vorderen Gelenkabschnitte

Eine Drainage durch zwei 6—8 cm lange Längsschnitte beiderseits der Quadricepssehne und der Kniescheibe ist für die vorderen Gelenkabschnitte und für den oberen Recessus ausreichend. Nach Spaltung der Haut wird die Kapsel in voller Schnittausdehnung eröffnet und mit weichen Gummischläuchen drainiert (Abb. 137).

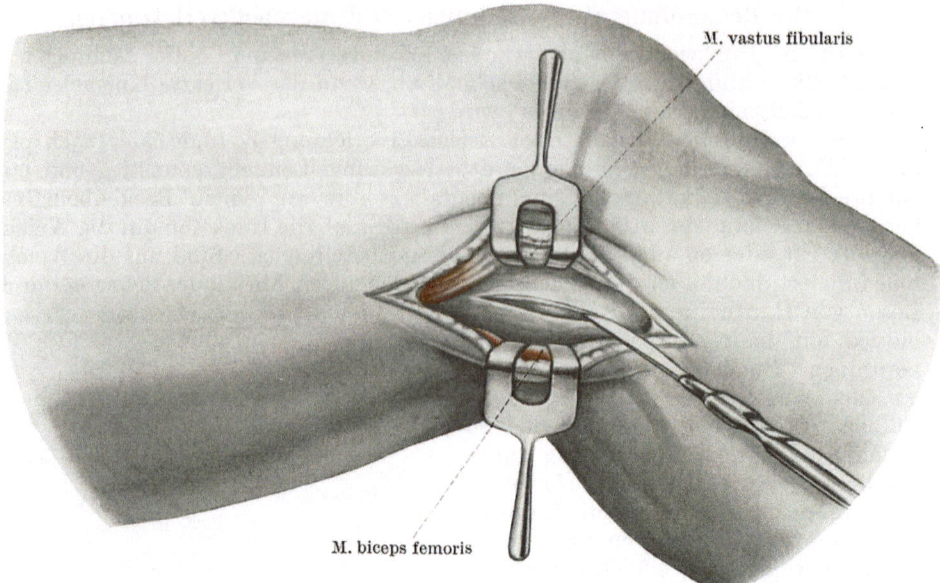

Abb. 138. *Eröffnung der dorsalen Kapseltasche nach* KROH. Eröffnung auf der fibularen Seite. Ungefähr 4 cm langer Längsschnitt knapp vor der Sehne des M. biceps femoris. Diese wird nach dorsal, der M. vastus fibularis nach ventral verzogen. Längsincision der Gelenkkapsel. (Nach WACHSMUTH, Die Operationen an der unteren Extremität.)

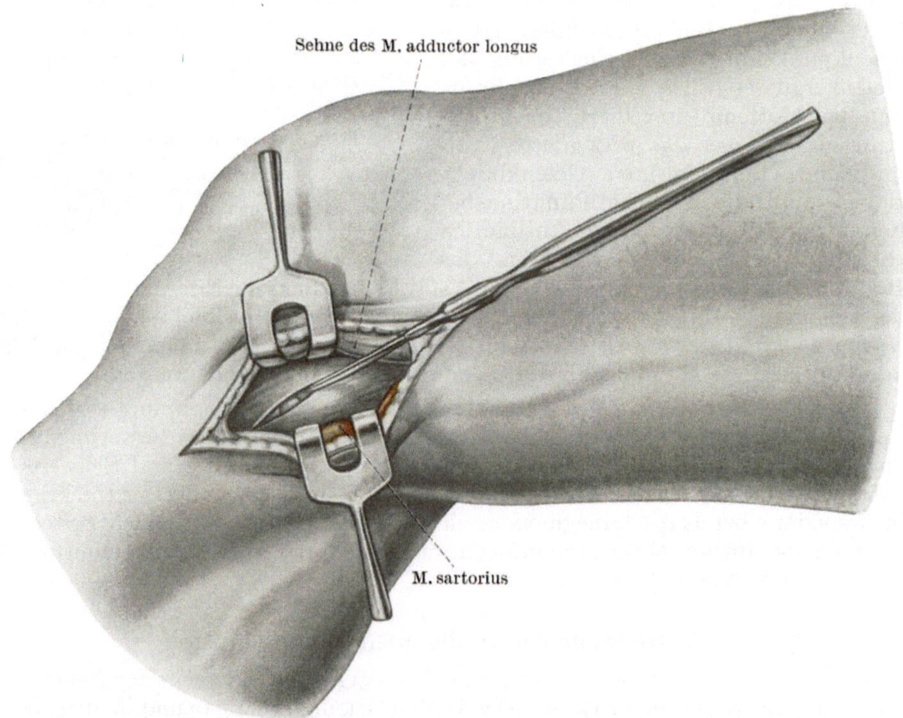

Abb. 139. Eröffnung der dorsalen Kapseltasche auf der tibialen Seite nach KROH. 4 cm langer Schnitt dorsal der Sehne des M. adductor longus, welche nach ventral gezogen wird. Der M. sartorius wird nach dorsal gehalten, Längsincision der Gelenkkapsel. (Nach WACHSMUTH, Die Operationen an der unteren Extremität.)

6. Eröffnung der dorsalen Kapseltaschen nach KROH

Die Operation wird bei einer Beugung des Kniegelenkes von etwa 40⁰ vorgenommen. Die Bauchlage erleichtert das Vorgehen. *Fibulare Eröffnung* (Abb. 138): Ungefähr 4 cm langer Längsschnitt knapp vor der Sehne des M. biceps femoris. Diese wird mit einem stumpfen Haken nach dorsal verzogen, der M. vastus fibularis nach ventral. Die fibulare Gelenktasche über dem fibularen Femurcondylen wird längs incidiert.

Tibiale Eröffnung (Abb. 139): Ungefähr 5 cm langer Längsschnitt zwischen dem M. sartorius und der Sehne des M. adductor longus. Nach Auseinanderziehen dieser Gebilde ist die Rundung des tibialen Femurcondylen gut tastbar. Über dem Kondylenrand wird die Kapseltasche längs eröffnet.

Beide Kapseltaschen werden durch Gummidrains drainiert.

7. Eröffnung des Kniegelenkes von dorsal mit Abmeißelung der hinteren Kondylenabschnitte nach LAEWEN

Diese Art der Eröffnung drainiert die dorsalen Kniegelenkabschnitte besser als einfache Incisionen. Im weiteren Verlauf neigen so eröffnete Kniegelenke allerdings zu Subluxation, schmerzhafter Bewegungseinschränkung und zu starker Arthrosis deformans.

Die Operation wird in Bauchlage bei einer Gelenkstellung von 140⁰ durchgeführt. Längsschnitte von 6—10 cm über dem fibularen und über dem tibialen Femurcondylen. Darstellung der Kondylen und Längsincision der Kapsel im fibularen und im tibialen Schnitt. Abtragen der Hinterhörner beider Menisken und Abmeißelung der Kondylenhinterflächen in der Stirnebene. In die so verbreiterten Gelenkabschnitte werden Glas- oder Kunststoffdrains eingelegt.

Postoperative Ruhigstellung im gefensterten Beckenbeingipsverband bei leichter Beugung im Hüft- und Kniegelenk.

Klingen die Temperaturen trotz ausgiebiger Eröffnung und Drainage nicht ab, so ist an die Möglichkeit von Röhrenabscessen im Ober- und im Unterschenkel zu denken. Weiteres Abwarten ist dann nicht sinnvoll. Bei jüngeren Patienten ist in solchen Fällen die Resektion des Kniegelenkes angezeigt. Sie wird als „typische Resektion" ausgeführt (Technik s. „Resektionen des Kniegelenkes" im Kapitel „Kniegelenktuberkulose"). Bei älteren Patienten ist die Amputation zur Rettung des Lebens manchmal nicht zu umgehen, besonders dann, wenn Röhrenabscesse vorhanden sind.

H. Schußverletzungen des Kniegelenkes

Reine Weichteilschüsse des Kniegelenkes als Tangential- oder Durchschüsse sind seltener als Schußverletzungen des Kniegelenkes mit Knochenverletzungen. Glatte Durchschüsse im Bereich von Oberschenkelrollen und Schienbeinkopf sind prognostisch wesentlich günstiger als Schußverletzungen mit umfangreichen Knochenzersplitterungen. Wichtig ist die Feststellung von komplizierenden Verletzungen im großen Nerven- und Gefäßstamm. Die Naht einer zerschossenen A. poplitea führte früher nur ausnahmsweise zum Erfolg. Über bessere Ergebnisse berichten DICKINSON, THOMAS, GERBODE sowie HUGHES nach dem Koreakrieg. Sie verwendeten unter anderen konservierte Gefäßstücke, um größere Defekte zu überbrücken. (Über Zerreißung der A. poplitea s. auch S. 182.)

Die Therapie wird vom Umfang der Verletzung und von Nebenverletzungen bestimmt.

Primär zu amputieren sind umfangreiche Zertrümmerungen von Schienbeinkopf und distalem Oberschenkelende mit Zerreißung der A. poplitea. Die Absetzung ist als „offene Amputation" durchzuführen.

Primär zu resezieren sind Schußverletzungen mit Zertrümmerung der am Kniegelenk beteiligten Knochen bei unverletztem Gefäß-Nervenstrang. Zerrissene Nerven sollen primär genäht werden.

Schüsse mit reinen Weichteilverletzungen und solche mit geringen Knochenschäden (Rinnen-, Loch- und Steckschüsse) sind innerhalb der ersten 8 Std wie offene Kniegelenkverletzungen auszuschneiden. Nach Wundexcision und nach Entfernung von Fremdkörpern darf in solchen Fällen, im Gegensatz zu den sonst gültigen Grundregeln der Kriegschirurgie, die Wunde, nach Einlegen eines oder mehrerer subcutaner Drains für 24 Std, primär geschlossen werden. Würde die Wunde nicht genäht, wäre eine Infektion der Gelenkhöhle zwangsläufige Folge. Ruhigstellung und weitere Behandlung sind wie bei offenen Kniegelenkverletzungen durchzuführen. Als fixierender Verband ist bei Schußverletzungen des Kniegelenkes in jedem Fall ein Beckenbeingipsverband anzulegen.

Folgt der Wundausschneidung mit primärer Naht eine Primärheilung, so ist die Nachbehandlung wie bei offenen Kniegelenkverletzungen.

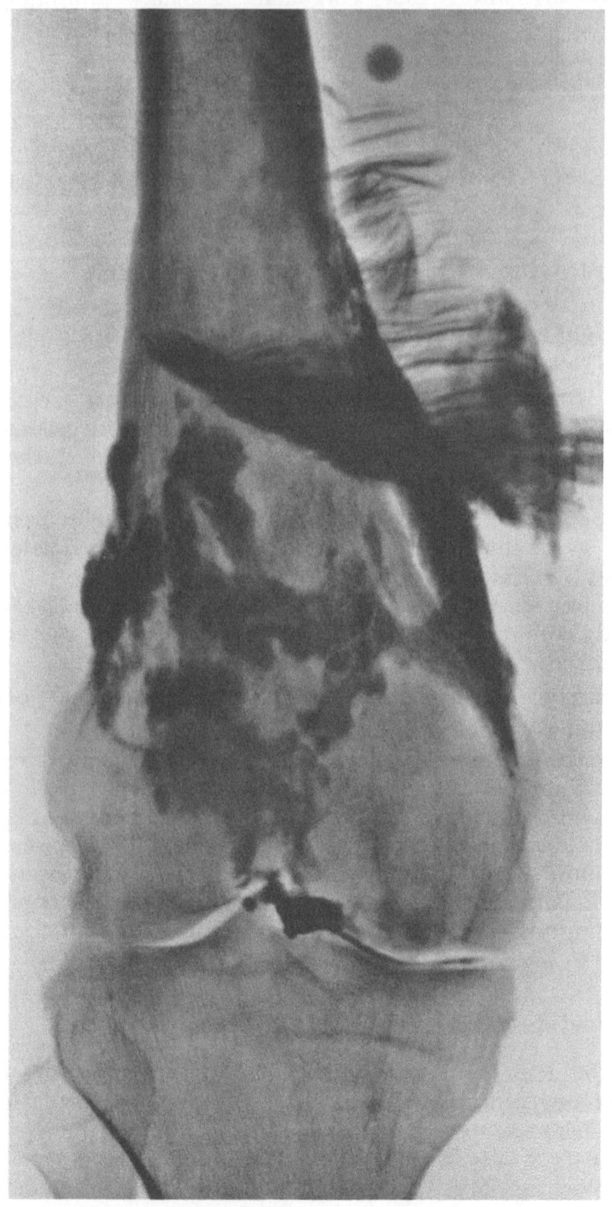

Abb. 140. *Spätstadium nach Schußverletzung des Kniegelenkes.* Die Fistelfüllung zeigt eine ausgedehnte Eiterhöhle. Gelenkhöhle, Kapselumgebung und der Raum um den großen Gefäßnervenstrang bilden ein ausgedehntes Fistelsystem (44jähriger Patient). (Sammlung der Chirurgischen Klinik, Düsseldorf.)

Bei Eiterungen nach primärer Naht oder bei noch unbehandelten, bereits infizierten Schußverletzungen des Kniegelenkes sind Punktionsbehandlung und

Drainage des Gelenkes durch breite Eröffnungen oft unzureichend. Führen sie
bei korrekter Ruhigstellung im Beckenbeingips und bei Antibioticatherapie in
wenigen Tagen nicht zum Ziele, so ist die frühzeitige Resektion angezeigt. Als

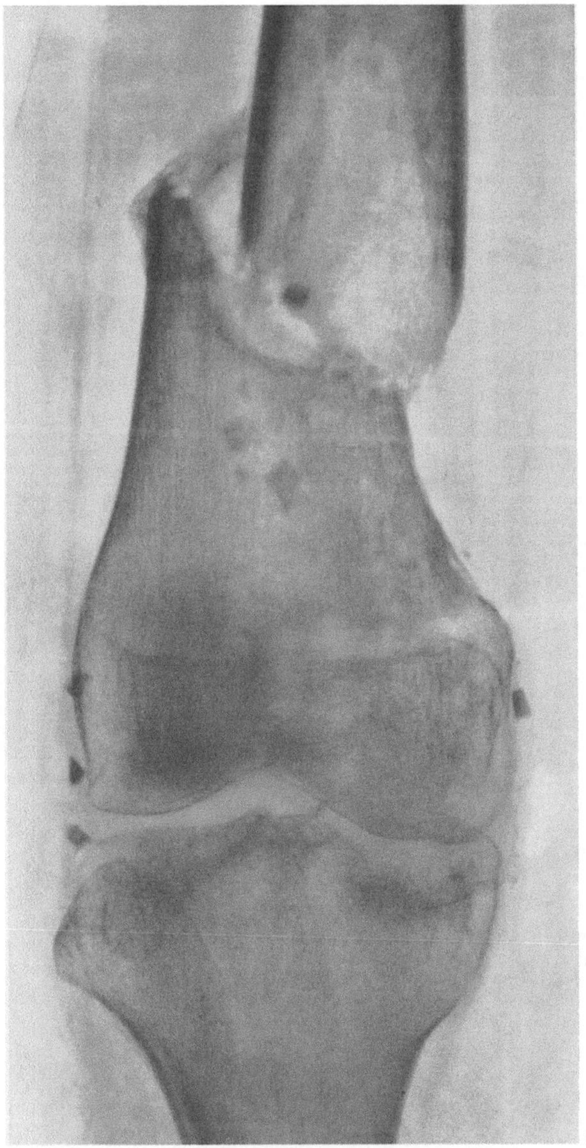

Abb. 141a u. b. (22jährige Patientin). *Autounfall* vor einem Jahr *mit offenem, suprakondylärem Oberschenkelbruch,*
Zerstörung der Streckmuskulatur (fehlender Weichteilschatten an der Ventralseite des Oberschenkels) mit
Einsprengung von Glassplittern aus der Windschutzscheibe in den Oberschenkel. (Sammlung der Chirurgischen
Klinik, Düsseldorf.)

„typische Resektion" durchgeführt, verhindert sie zuverlässig weitere Komplikationen (FRANZ, LEHMANN, WESTHUES) wie Empyem, Kapselphlegmone und
Röhrenabscesse (Abb. 140). Bei fortschreitenden Kapselphlegmonen ist die recht-
zeitige Amputation die einzige Möglichkeit das Leben zu erhalten.

I. Fremdkörper im Bereich des Kniegelenkes

Sie gelangen bei Unfällen, bei Verwundungen und bei anderen Gelegenheiten
ins Gelenk. Daneben gibt es solche, die während der Behandlung von Frak-

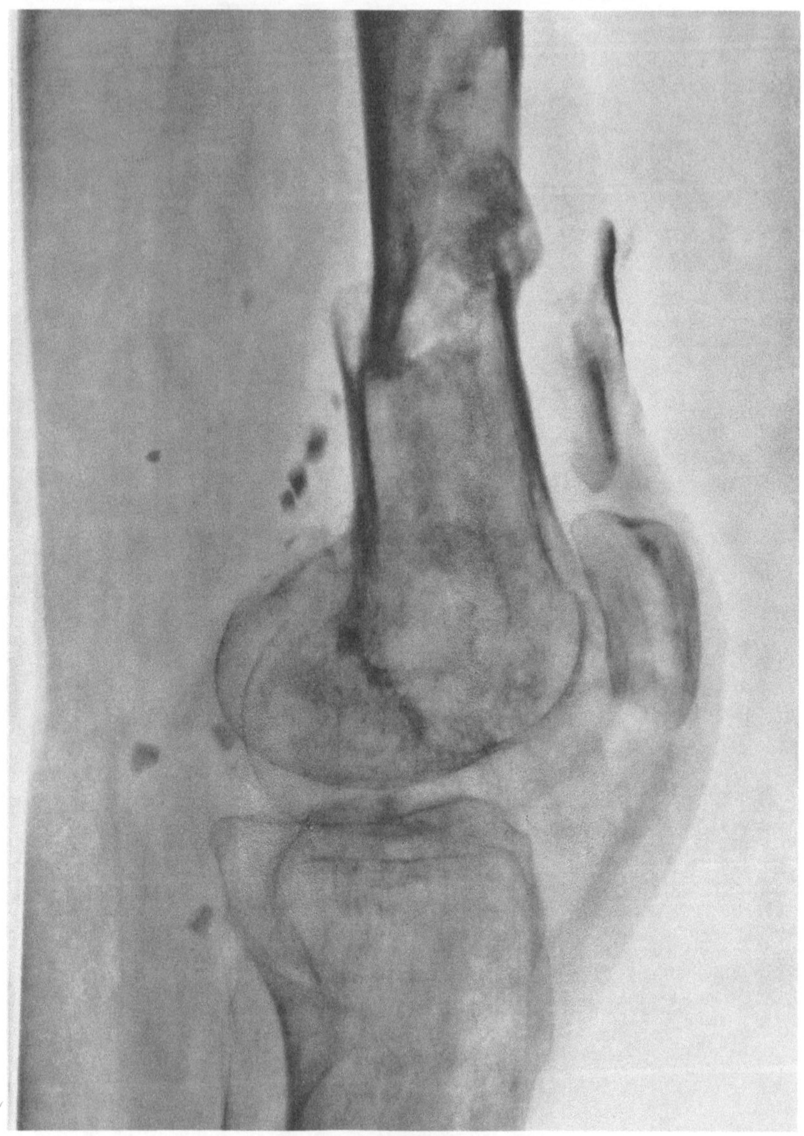

Abb. 141 b

turen eingeschlagen, eingebohrt oder eingeschraubt werden. Manche Fremdkörper
stellen sich röntgenologisch dar (Metalle [Abb. 148], manche Glassorten
[Abb. 141 a, b], manche eingesprengte Steine u. a. [Abb. 142]), einige werden erst
nach Inkrustation mit Kalk sichtbar, und die restlichen bleiben auf Röntgenaufnahmen unsichtbar (Stoffteile, Holzsplitter, manche Glassplitter, manche ein-
gesprengten Steinchen, Porzellanteilchen). Nach der Lokalisation können sie in
intraossäre, intraartikuläre und periartikuläre unterteilt werden.

1. Intraossäre Fremdkörper

Intraossäre Fremdkörper können reizlos einheilen, sie können eine Fremdkörperreaktion hervorrufen oder akute Entzündungen verursachen. Reizlos eingeheilte Fremdkörper, welche die Gelenkfunktion nicht beeinträchtigen, sollen im Knochen verbleiben. Bei Operationen zur Entfernung von intraossären, nicht reizlos eingeheilten Fremdkörpern soll die Gelenkkapsel nach Möglichkeit nicht

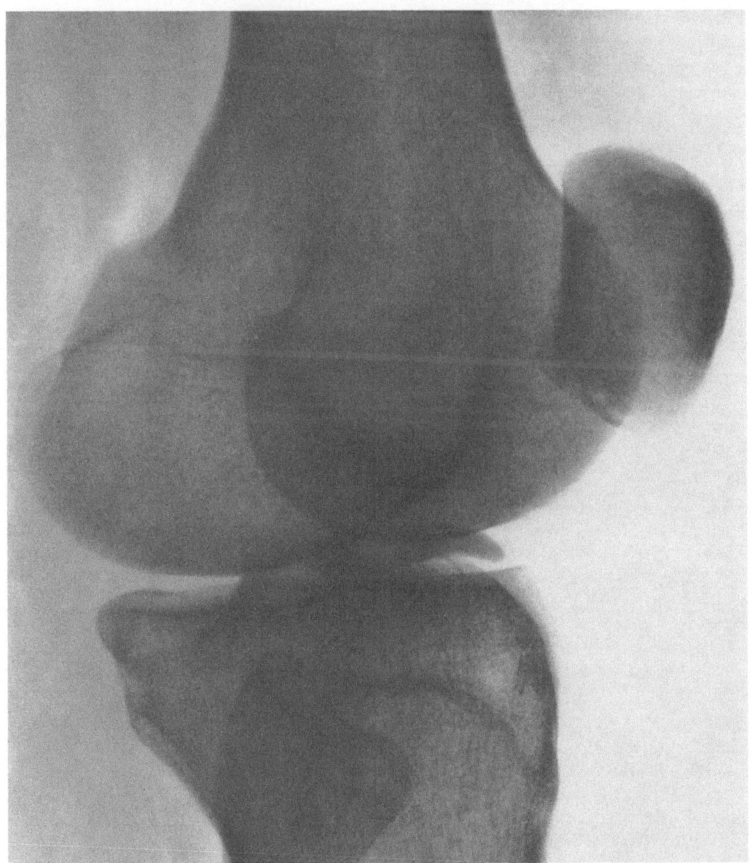

Abb. 142. *Ausgebrochener Zahn im Kniegelenk.* Bei einem Sturz aus 15 m Höhe schlägt der Kopf eines Arbeiters gegen die Innenseite des Kniegelenkes. Ein Zahn dringt dabei in das Gelenk ein bleibt und stecken. (35jähriger Verletzter). (Sammlung der Chirurgischen Klinik, Düsseldorf.)

eröffnet werden. In vielen Fällen kann der Splitter, um solche handelt es sich meist, durch einen extraartikulären Zugang entfernt werden. Splitter in unmittelbarer Nähe von Gelenkflächen sind transartikulär ohne Verletzung der letzteren zu eliminieren (Abb. 143a—e). Nach jeder Splitterentfernung ist Tetanusprophylaxe nötig, wenn die Patienten nicht aktiv schutzgeimpft sind.

2. Intraartikuläre Fremdkörper

Intraartikuläre Fremdkörper sind, sofern sie bei Unfällen eingesprengt wurden, in der Regel Grund zu akuten Entzündungen. Die Behandlung folgt den Grundsätzen, wie sie im Kapitel über offene Kniegelenkverletzungen dargestellt wurden. Daß Fremdkörper reaktionslos in der Kniegelenkhöhle liegenbleiben, ist eine Ausnahme. Im Gelenk verbliebene Teile von Operationsnadeln können die Gelenkfunktion so stören, daß sie entfernt werden müssen.

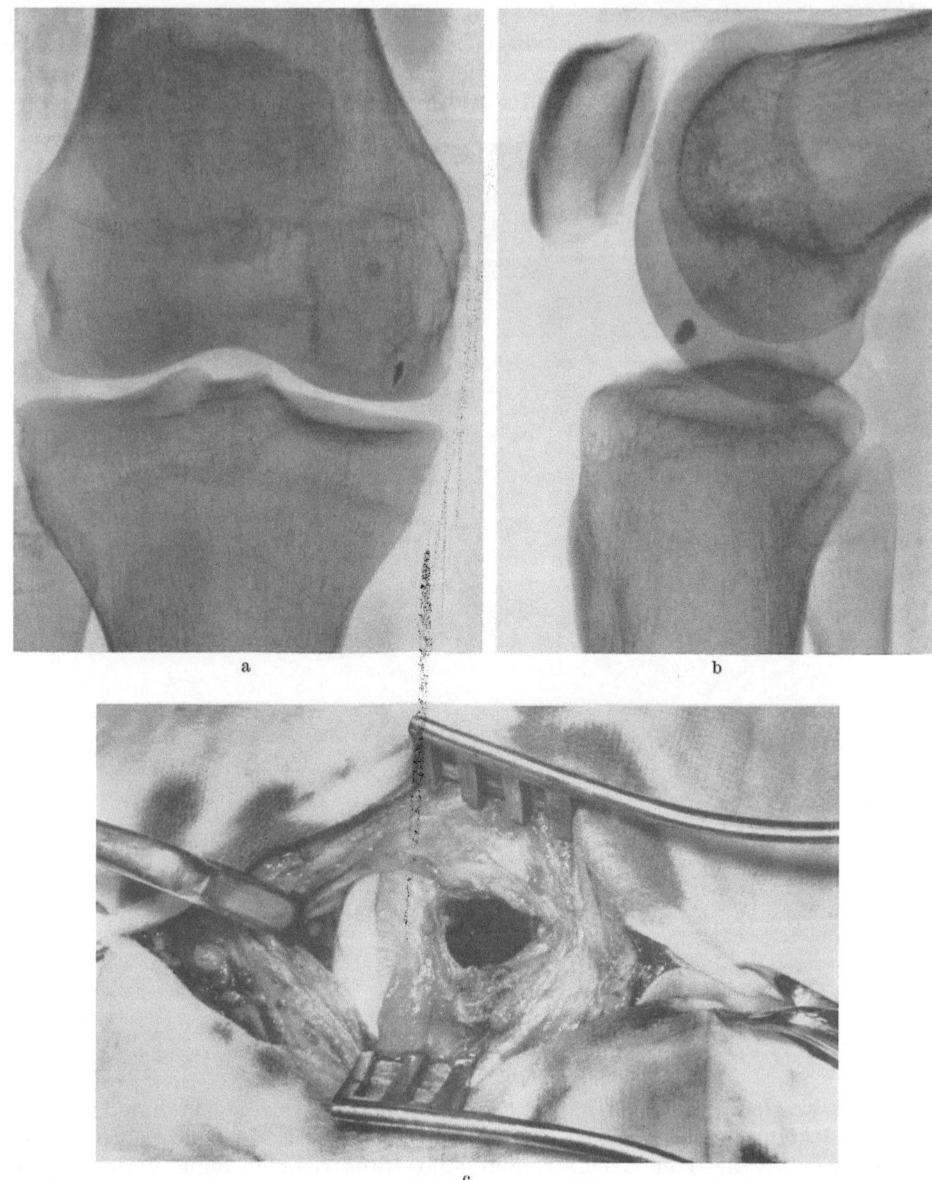

a   b

c

Abb. 143a—c. *Entfernung eines Granatsplitters.* (Sammlung der Chirurgischen Klinik, Düsseldorf.) a u. b Granatsplitter unter der Gelenkfläche der tibialen Oberschenkelrolle bei einer 22jährigen Patientin. Fremdkörperreaktion mit kleiner Knochenhöhle. c Der Splitter wurde unter Schonung der Gelenkfläche, durch eine seitliche Trepanation der tibialen Oberschenkelrolle entfernt

3. Periartikuläre Fremdkörper

Ob periartikuläre Fremdkörper (Abb. 144a, b, 145a, b) die Funktion des Gelenkes beeinträchtigen, hängt von Lokalisation und Fremdkörpergröße ab. Wenn sie Beschwerden verursachen, sollen sie entfernt werden.

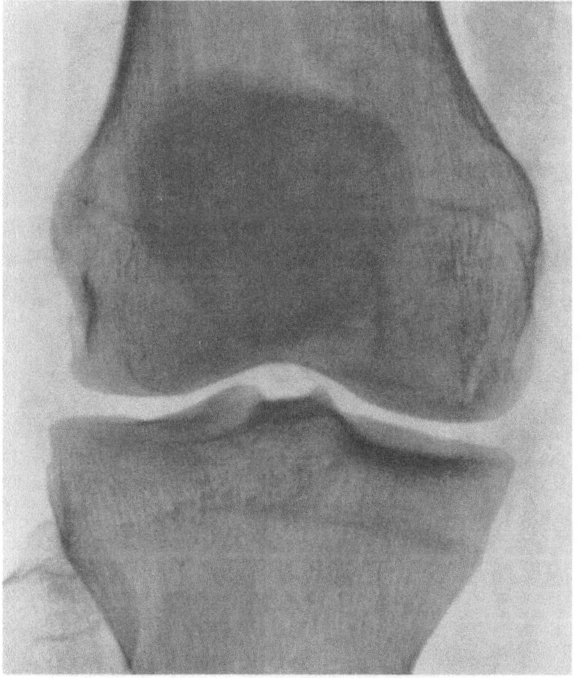

d

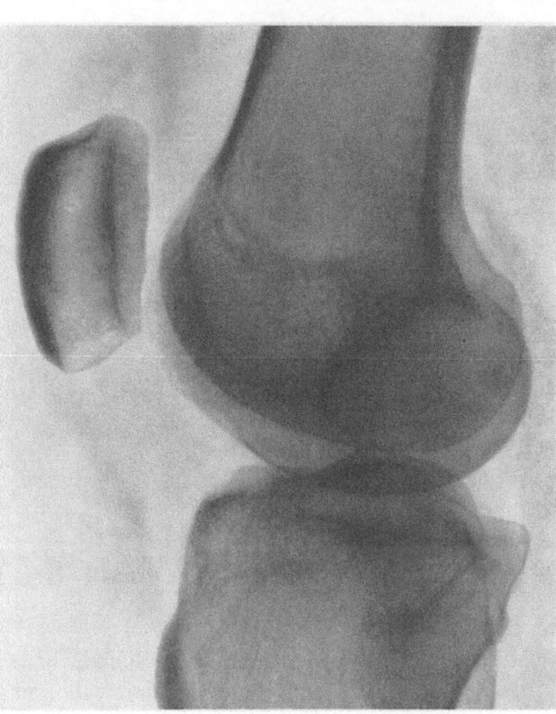

e

Abb. 143d u. e. 5 Monate nach der Operation ist die tibiale Oberschenkelrolle subchondral noch geringgradig entkalkt

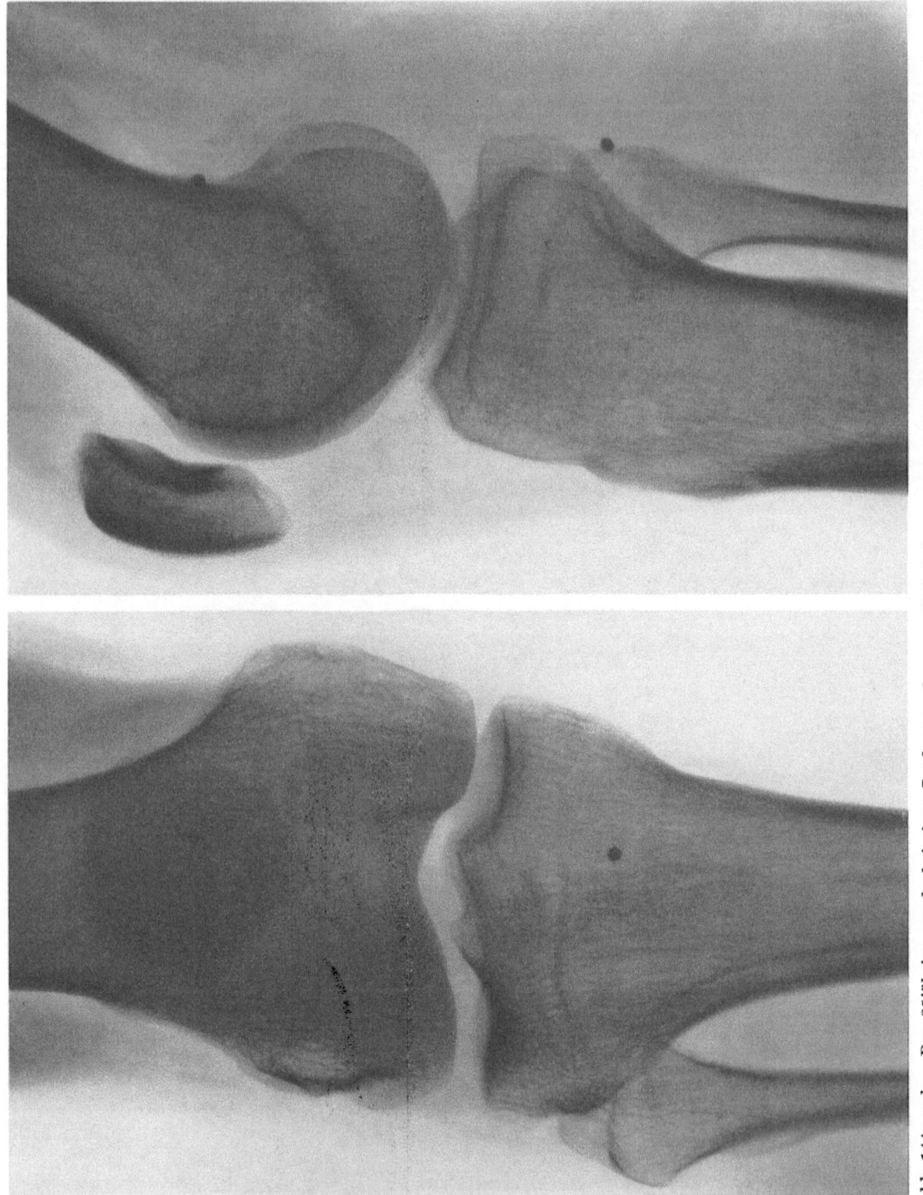

Abb. 144a u. b.   Der 35jährige wurde bei einer Jagd angeschossen.   Dabei drangen *zwei Schrotkugeln in die Kniekehle* ein.   (Sammlung der Chirurgischen Klinik, Düsseldorf.)

K. Die Schleimbeutel des Kniegelenkes und ihre Erkrankungen

1. Allgemeines

Der Reichtum der Kniegelenkgegend an Schleimbeuteln ist beachtlich (Abb. 146, 147), ihre Zahl schwankt um 30. Sie finden sich über exponierten, durch subcutanes Fettgewebe ungenügend abgepolsterten Knochenbezirken und in der Umgebung von Muskelansätzen. An exponierten Knochenabschnitten wirken sie als Drucklager, in der Umgebung von Muskel- und Sehnenansätzen funktionieren

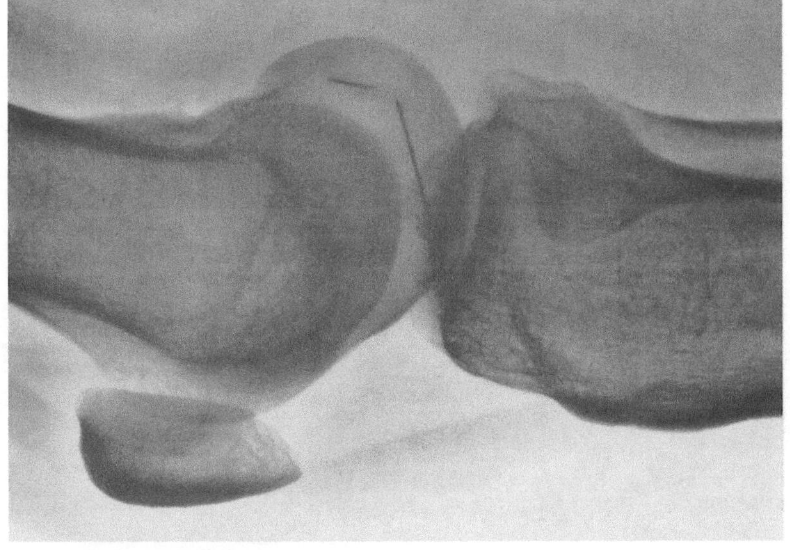

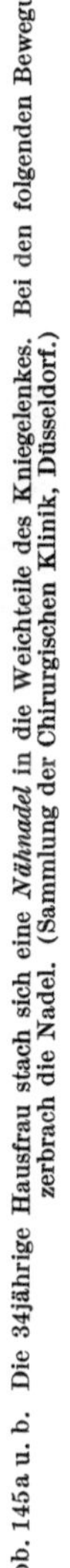

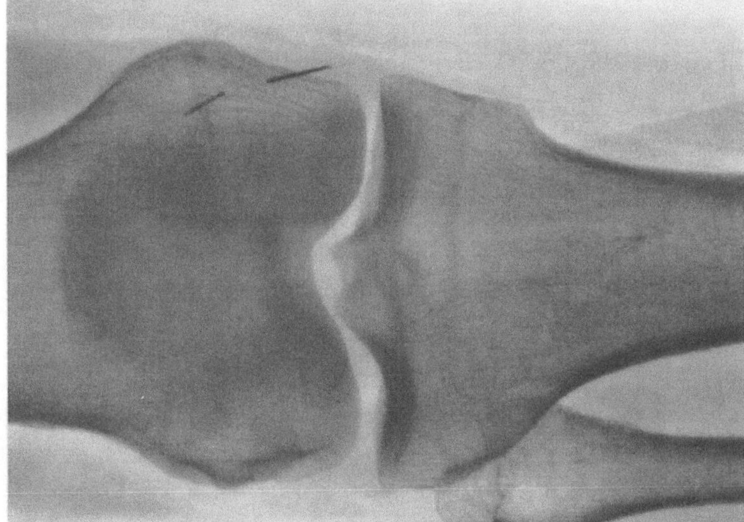

Abb. 145a u. b. Die 34jährige Hausfrau stach sich eine *Nähnadel* in die Weichteile des Kniegelenkes. Bei den folgenden Bewegungen zerbrach die Nadel. (Sammlung der Chirurgischen Klinik, Düsseldorf.)

sie als Gleitlager. Die Ursache ihrer Bildung ist nicht ganz geklärt. In der Kniekehle dürfte ihre Entstehung in engem Zusammenhang mit der Synovialisbildung stehen, über Knochenvorsprüngen dagegen werden schleimige Umwandlungen umschriebener Bindegewebsbezirke zu diskutieren sein.

Schleimbeutel erscheinen zu dem Zeitpunkt der embryonalen Entwicklung, wenn die contractilen Elemente ihre Funktion aufnehmen. Sie entstehen durch Spaltbildungen innerhalb des mesenchymalen Keimlagers (SONNENSCHEIN) und haben eine ähnliche Struktur wie die Gelenkkapsel. Ihre Beziehung zur Gelenkhöhle wechselt. Manche Schleimbeutel sind von der Gelenkhöhle isoliert, manche mit der letzteren durch einen Bindegewebsstrang alliiert und andere wiederum kommunizieren mit der Gelenkhöhle. Mit der Gelenkhöhle kommunizierende

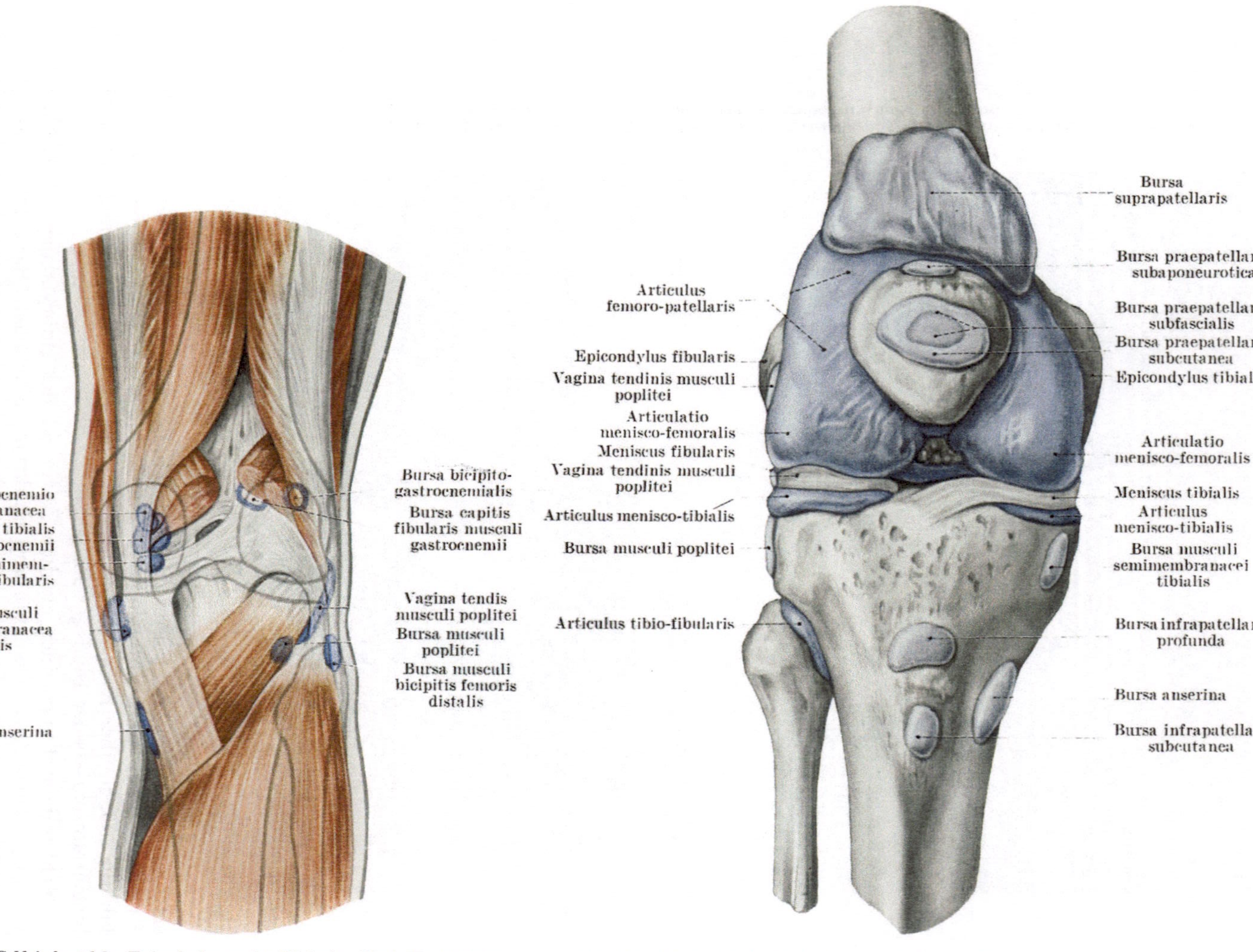

Abb. 146. *Die Schleimbeutel des Kniegelenkes an der Rückseite.* Nach WACHSMUTH, Die Operationen an der unteren Extremität (Abb. 292)

Abb. 147. *Die Schleimbeutel des Kniegelenkes an der Vorderseite.* Nach WACHSMUTH, Die Operationen an der unteren Extremität (Abb. 293)

Schleimbeutel sind deshalb besonders interessant, weil entzündliche Veränderungen der Synovialis auch auf den Schleimbeutel übergreifen. Gefährlich werden solche Kommunikationen bei Infektionen, welche sich, z. B. nach einer Schleimbeutelpunktion entstanden, auf das Kniegelenk ausbreiten. Da Schleimbeutel mit der Gelenkhöhle kommunizieren können, sollen, um Schäden an den Knorpelflächen zu vermeiden, Instillationen von Lösungen zur Schleimbeutelverödung nicht erfolgen. Die Exstirpation des Schleimbeutels ist eine zweckmäßigere Behandlung.

2. Die akute Schleimbeutelentzündung

Die akute Schleimbeutelentzündung (Bursitis acuta) kann eitrig, hämorrhagisch, serofibrinös und serös sein. Wie oben erwähnt, sind eitrige Bursitiden dann besonders gefährlich, wenn der Schleimbeutel mit der Gelenkhöhle kommuniziert. In vielen Fällen ist das Gewebe um den Schleimbeutel bei akuten Bursitiden ödematös geschwollen. Exsudative Prozesse beherrschen das histologische Bild.

Die zweckmäßigste und sicherste Behandlung von eitrigen Schleimbeutelentzündungen sind Incision und Drainage. Wenn eitrige Infektionen über Kommunikationen auch die Gelenkhöhle ergriffen haben, steht das „infizierte Kniegelenk" im Vordergrund. Die Grundsätze der dann nötigen Behandlung sind im Kapitel über „offene Kniegelenkverletzungen" besprochen. Entschädigungspflichtig im Sinne der gesetzlichen Unfallversicherung sind akute Bursitiden dann, wenn die Infektion durch eine Verletzung bei einer versicherten Beschäftigung erfolgte.

3. Die chronische Bursitis

Die chronische Bursitis ist durch Proliferation gekennzeichnet und führt zum sog. *Hygrom* des Schleimbeutels. Dieses bildet sich, wenn akute Schleimbeutelentzündungen nicht vollkommen abklingen. Der verbleibende Erguß führt zu proliferativen Vorgängen in der Schleimbeutelwand. Dadurch und auch als Folge von degenerativem Wandzerfall wird der Reizzustand mit der Zeit vermehrt. Die Wand wird fibrös-schwielig verdickt und bekommt innen ein warzig-zottiges Aussehen. Abgestoßene Zotten schwimmen als Reiskörper in dem mehr oder weniger dünnflüssigen und gelb bis braun gefärbten Inhalt. Daß Reiskörper für Tuberkulose typisch seien, wurde früher allgemein angenommen. Diese Annahme ist nicht stichhaltig. Histologisch ist das faser- und gefäßreiche Bindegewebe der Kapsel zellig infiltriert und innen von einer Lage abgeplatteter Zellen ausgekleidet, von der bei längerdauernden Entzündungen proliferative Vorgänge ausgehen, welche zottenförmige Wucherungen bilden. Chronisch-entzündete Schleimbeutel sind zu entfernen. Bezüglich der Entschädigungspflicht s. unter „Arbeitsschäden".

4. Die Bursitis calcarea

Bei der Bursitis calcarea handelt es sich um Verkalkungen chronisch-entzündeter Schleimbeutel und der umgebenden tendinösen Gewebe. Wahrscheinlich sind die Kalkinkrustationen ursächlich auf degenerative Veränderungen zurückzuführen. Die Kniegelenkbeweglichkeit ist in der Regel nur wenig beeinträchtigt. Im übrigen sind die durch eine Bursitis calcarea ausgelösten Beschwerden ähnlich denjenigen bei chronisch-entzündeten Schleimbeuteln. Operationen werden nur dann nötig, wenn die Verkalkungen durch ihre Intensität die Funktion des Gelenkes beeinträchtigen. Gewöhnlich ist eine isolierte Entfernung des verkalkten Schleimbeutels nicht möglich, weil er mit den umgebenden, ebenfalls verkalkten Geweben innig verwachsen ist.

5. Die präpatellaren Schleimbeutel

Die präpatellaren Schleimbeutel, Bursa praepatellaris, B. subcutanea, B. subfascialis und B. subtendinea, die miteinander kommunizieren können, erkranken am häufigsten. Verkalkungen und Verknöcherungen in diesen Schleimbeuteln

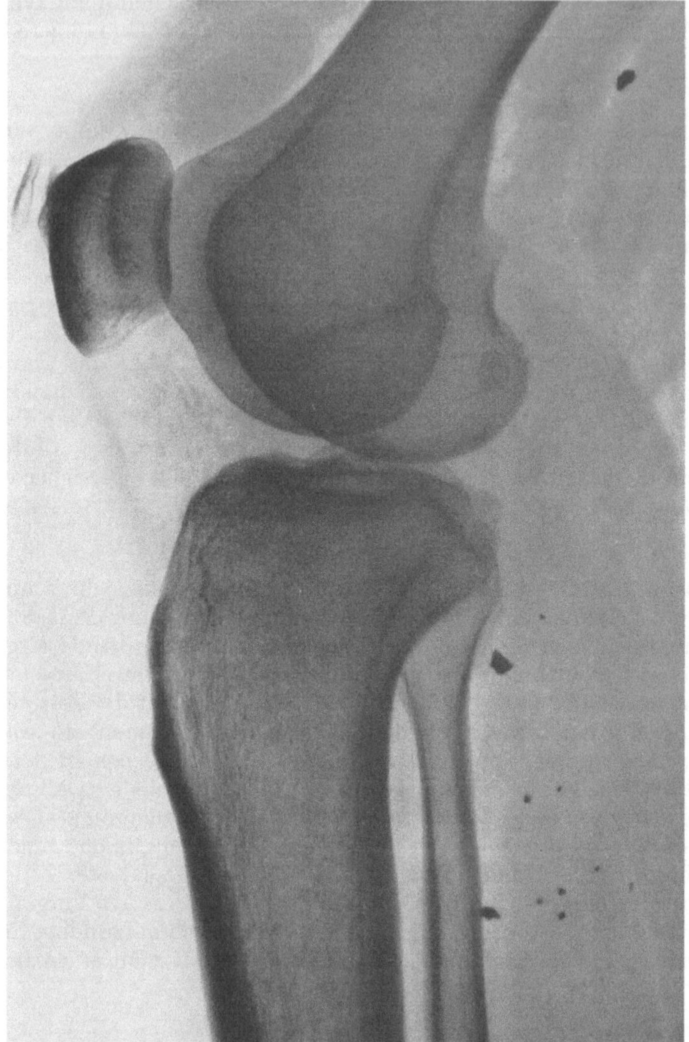

Abb. 148. *Verknöcherung im präpatellaren Schleimbeutel.* Daneben Granatsplittereinsprengungen (47jähriger Patient). (Sammlung der Chirurgischen Klinik, Düsseldorf.)

kommen vor (Abb. 148), mitunter ist die Weichteilschwellung auf einer seitlichen Röntgenaufnahme zu sehen (Abb. 149a—c).

Eitrige Schleimbeutelentzündungen treten im Gefolge von benachbarten Furunkeln und Abscessen auf. Das schmerzhafte, wegen der Nachbarschaft zum Kniegelenk nicht ungefährliche Leiden ist durch seitliche Incisionen mit nachfolgender Gummiröhrendrainage einfach und sicher zu beseitigen. Antibiotica sind gewöhnlich überflüssig, dagegen unterstützt eine Schienenlagerung die Heilungsbestrebungen. Manchmal ist es nötig in einer zweiten Sitzung den verbliebenen Schleimbeutel zu entfernen, wenn er zu chronischer Entzündung neigt.

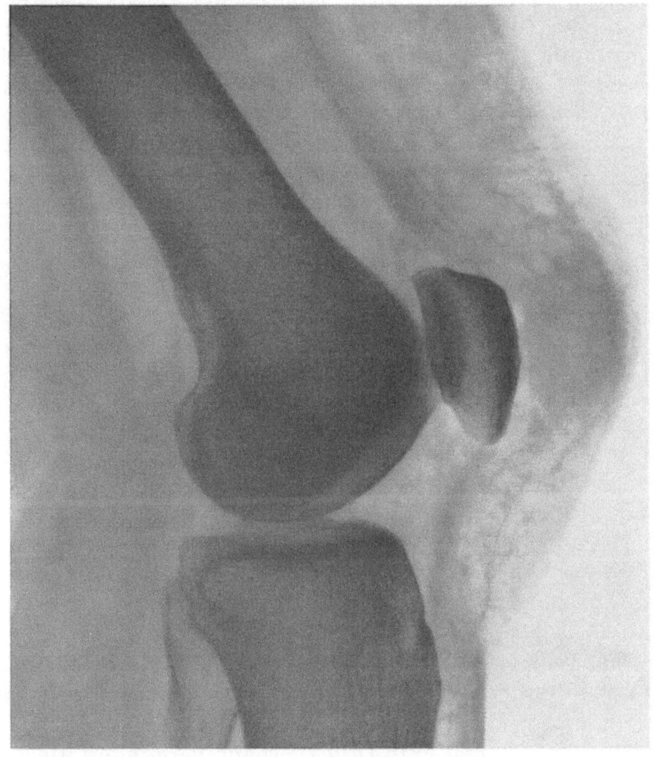

a

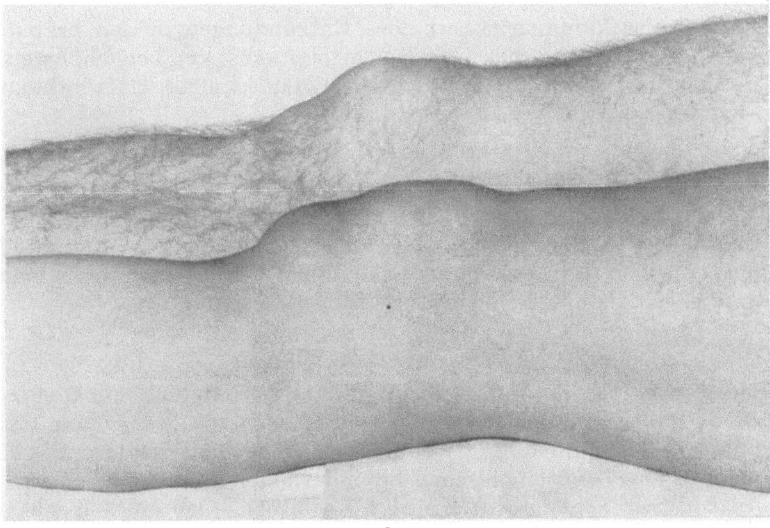

b

Abb. 149a—c. *Bursitis praepatellaris.* a Die verdickten Weichteile sind mitunter, wie auch in diesem Falle, auf einer normalen seitlichen Röntgenaufnahme zu erkennen (50jähriger Patient).   b Bursitis praepatellaris rechts, Bursitis infrapatellaris links (39jähriger Plattenleger). (Sammlung der Chirurgischen Klinik, Düsseldorf.)

Chronisch entzündete präpatellare Schleimbeutel, entstanden durch lange dauernde mechanische Irritation bei Fließenlegern, Plattenlegern, Dienstmädchen vergangener Zeiten, sind durch spitze Kniegelenkformen ausgezeichnet. Das kleine, aber störende Übel wird dadurch beseitigt, daß der verdickte Schleimbeutel ohne Eröffnung total exstirpiert wird. Ein bogenförmiger tibialer oder fibularer Längsschnitt am Rand des vergrößerten Schleimbeutels ist zu empfehlen. Die dünne, den Schleimbeutel bedeckende Haut ist wegen Neigung zur Nekrose

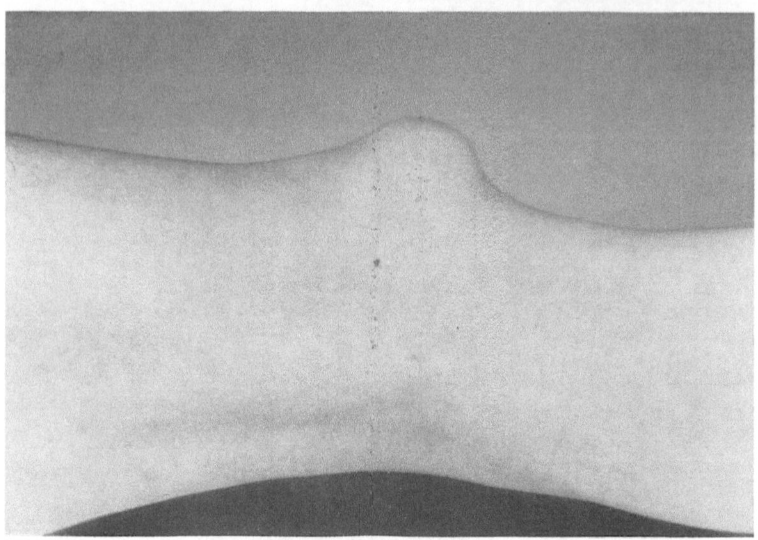

Abb. 149c. Bursitis praepatellaris nach einer früheren Prellung (30jähriger). (Sammlung der Chirurgischen Klinik, Düsseldorf.)

besonders sorgfältig zu schonen. Ein Druckverband vermindert die Nachblutung. Bei manchen Fällen mit diffusen kleinsten Blutungen ist eine 24stündige Drainage nötig.

Eigenartigerweise kommen tuberkulöse Entzündungen in den präpatellaren Schleimbeuteln häufiger vor. Die Infektion erfolgt meist von benachbarten tuberkulösen Herden her, seltener hämatogen (s. „Tuberkulöse Entzündungen der Kniescheibe").

6. Der subcutane infrapatellare Schleimbeutel

Der subcutane infrapatellare Schleimbeutel neigt bei Ordensangehörigen durch Traumatisierung beim häufigen Knien zu chronischen Entzündungen. Es sind Schwielenbildungen in der Haut und in der Schleimbeutelkapsel zu finden. Verkalkungen in den infrapatellaren Schleimbeuteln kommen manchmal vor. Wenn sie stören sind diese Schleimbeutel zu entfernen.

7. Die Bursa anserina

Die Bursa anserina, in unmittelbarer Nachbarschaft der tibialen BeugerAnsätze, ist deshalb erwähnenswert, weil Operationen zur Beseitigung des chronisch entzündeten Schleimbeutels gewöhnlich mit Mißerfolgen enden. Die Ursache dafür ist nicht in operationstechnischen Besonderheiten zu suchen, sondern in der Tatsache, daß dieser Schleimbeutel in der Regel als Folge eines Genu valgum auftritt. Deshalb sind Schuhe mit erhöhtem Innenrand besser als Exstirpation des Schleimbeutels. SONNENSCHEIN empfiehlt bei Versagen der konservativen Therapie eine Umstellungsoperation.

8. Die Schleimbeutel der Kniekehle (Kniekehlenhygrom)

Die Schleimbeutel der Kniekehle, oft als Kniekehlenhygrom bezeichnet, sind entweder im tibialen oder im fibularen Kniekehlenabschnitt. Die Gruppe der Bursae gastrocnemio-semimembranacea und capitis tibialis m. gastrocnemii entwickelt sich im tibialen Abschnitt der Kniekehle, im fibularen Abschnitt ist die Bursa m. poplitei (Poplitealcyste, BAKERs cyst). Die Kniekehlenhygrome sind dafür bekannt, daß ihre Größe, Ausdehnung und ihre Form ebenso wechseln wie die Adhärenz an umgebenden Gebilden. Daß sie mit der Gelenkhöhle kommunizieren können, wurde schon gesagt. Die Cysten treten meist zwischen dem 20. und 40. Lebensjahr auf, aber auch im 1. Lebensjahrzehnt werden sie bisweilen beobachtet. Die Betroffenen geben mäßige, unbestimmte Beschwerden in Form von Müdigkeit, Druckgefühl und von leichten ziehenden Schmerzen an. Differentialdiagnostisch kommen Aneurysmen, Lipome oder kalte Abscesse in Betracht. Zur Exstirpation eignen sich S-förmige Schnitte besser als der oft empfohlene Längsschnitt, weil nach den ersteren keine Kontrakturen entstehen können. Die dünnwandigen, prallgefüllten Cysten sollen unverletzt exstirpiert werden. Werden Hygrome bei der Operation eröffnet, folgen nicht immer, aber oft Rezidive. Der Einwand, daß eine vollkommene Ausschälung nicht möglich sei, weil die Hygromwand mitunter mit den benachbarten Muskelbäuchen so innig verwachsen ist, daß eine Trennung nicht gelinge, ist nicht stichhaltig. Auch wenn das Hygrom mit benachbarten Muskeln oder, was noch häufiger der Fall ist, mit benachbarten Sehnen verwachsen ist, gelingt die Totalexstirpation immer, wenn vom Muskel oder von der Sehne eine sehr dünne Schicht mitentfernt wird. Verbindungen mit der Gelenkkapsel sind aus der letzteren zu excidieren. Der Kapseldefekt ist mit feinsten Seiden-Knopfnähten so zu schließen, daß das Nahtmaterial außerhalb der Gelenkhöhle bleibt. Erneute Kniekehlenhygrome sind nur selten Folge von übersehenen weiteren kleinen Hygromen, meist dagegen der Beweis einer unvollständigen Entfernung bei der vorausgegangenen Operation.

L. Die Geschwülste des Kniegelenkes

1. Allgemeines

Geschwülste des Kniegelenkes sind seltene Erkrankungen. Das gilt für gutartige und für bösartige Neubildungen. Im allgemeinen werden sie dadurch bemerkt, daß sich die Form des Kniegelenkes allmählich ändert. Einfache Röntgenübersichtsaufnahmen lassen nur solche Weichteilgeschwülste erkennen, in denen Verkalkungen oder Verknöcherungen vorkommen. Andere Geschwülste ändern in uncharakteristischer Weise den Weichteilschatten. Manche bösartige Tumoren werden dadurch kenntlich, daß sie den angrenzenden Knochen verändern oder zerstören. Die Arthrographie ist bei der Diagnostik von Kniegelenktumoren ein brauchbares Hilfsmittel.

2. Die gutartigen Geschwülste des Kniegelenkes

a) Das Lipom: Diese vom subsynovialen Gewebe ausgehenden Geschwülste sind meist am Recessus suprapatellaris, distal der Kniescheibe und in den dorsalen Kapselabschnitten lokalisiert. Sie erreichen mitunter die Ausmaße eines Apfels. Bei entsprechender Größe sind Lipome als gut abgegrenzte, weiche Knoten tastbar. Durch Druck auf umliegende Gewebe verursachen sie Schmerzen, mitunter werden diese Gebilde auch eingeklemmt. Kombinationen mit Fibromen, Chondromen und Osteomen sind ebenso bekannt wie Kalkablagerungen in reinen

Lipomen. Die Exstirpation beseitigt dieses Übel. In letzten den Jahren berichteten CALATI und MORELLI sowie WINTER über diese Tumoren. Meniscuslipome sah STEDTFELD.

b) Das Fibrom: Hervorgegangen aus Kapsel- oder Meniscusgeweben finden sich Fibrome hauptsächlich im Innenmeniscus und in der Umgebung von Sehnenansätzen. Die derben, bis pflaumengroßen Gebilde verursachen in den umgebenden Geweben Reizzustände und damit Schmerzen. Differentialdiagnostisch sind bei entsprechender Lokalisation Meniscusganglien oder Schleimbeutelhygrome abzugrenzen. Manchmal sitzen multiple Fibrome der Gelenkinnenhaut auf. Über die Kombination mit Lipomen berichtete WINTER.

c) Das Myxom: Die prallelastischen, rundlichen Knoten mit gallertigem Inhalt gehen von der Synovialis aus. BECKER nimmt an, daß Myxome aus undifferenzierten Bindegewebszellen entstünden, welche während der embryonalen Entwicklung abgegliedert liegengeblieben sind. Beschwerden werden durch Druckerscheinungen ausgelöst. Als Therapie kommt nur die Exstirpation in Betracht.

d) Das Angiom kommt als Angioma simplex, als Angioma cavernosum und als Angioneurom vor. Das letztere ist dadurch charakterisiert, daß neben Gefäßen auch Nervenfasern im Tumor nachweisbar sind. Lokalisiert sind Angiome meist in der Synovialis (MASTRAGOSTINO und FARES, PAPADIA

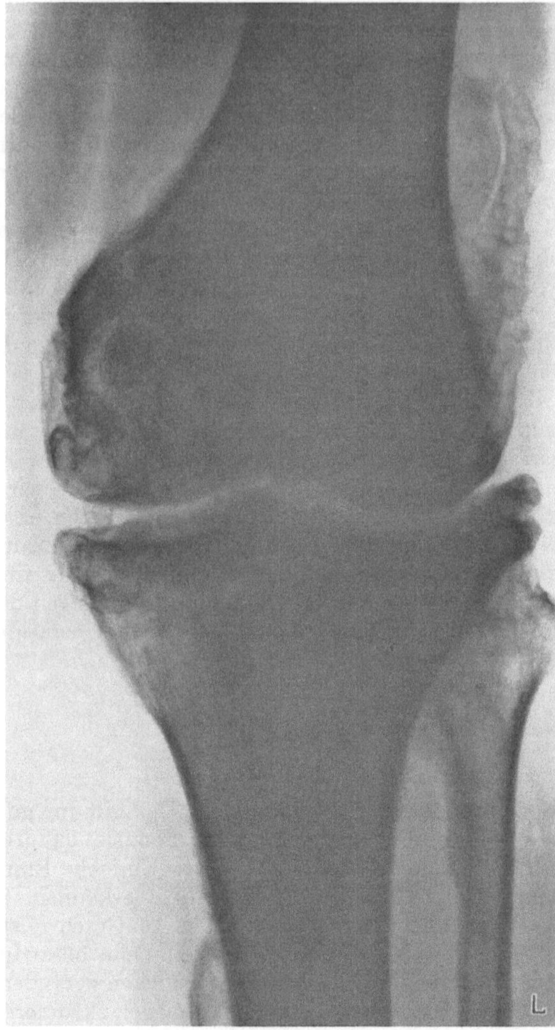

Abb. 150a u. b. *Chondromatose* des linken Kniegelenkes bei einem 60jährigen Patienten. (Sammlung der Chirurgischen Klinik, Düsseldorf.)

und CAGNAZZO), selten in einer von beiden Zwischenscheiben (RINALDI und VENERONI). Die Entfernung ist nicht ganz einfach, aber bei genügend großer Gelenkeröffnung im allgemeinen gut durchführbar. Bei Lokalisation im Meniscus muß dieser entfernt werden.

e) Das Chondrom und die Chondromatose des Kniegelenkes: Bei dem von REICHEL beschriebenen Krankheitsbild der Chondromatose handelt es sich um multiple knorpelartige Bildungen in der Gelenkkapsel, welche durch Metaplasie der Gelenkinnenhaut entstehen. Solitär vorkommend werden die Knorpelbildungen als Chondrom bezeichnet. Daß Knorpel von der Gelenkkapsel gebildet wird, ist nicht verwunderlich, da Knorpel und Gelenkinnenhaut sich aus dem gleichen Blastem entwickeln.

Bei der Chondromatose sind multiple kleinere oder größere Knorpelbildungen entweder in der Gelenkkapsel oder über einen Stiel mit dieser verbunden. Die Knorpelknötchen, innen schleimig oder knochenhart, können sich ablösen und wachsen dann, von der Gelenkflüssigkeit ernährt, langsam zu unregelmäßig begrenzten Gebilden heran. Dieser Prozeß macht gewöhnlich erst im mittleren Lebensalter Beschwerden, ausnahmsweise wurde er auch im Kindesalter beobachtet (PEDROCCA). Durch mechanische Schädigung des Gelenkknorpels einerseits und durch Änderung der Gelenkflüssigkeit als Folge des ausgelösten Reizzustandes andererseits begünstigt die Chondromatose degenerative Veränderungen des Gelenkes.

Histologisch sind in der Synovialis an vielen Stellen metaplastische Vorgänge zu erkennen, bei denen sich Bindegewebe der Gelenkinnenhaut in Knorpelgewebe umwandelt. Die multiplen Chondrome selbst bestehen zum größten Teil aus hyalinem Knorpel, manchmal mit regressiven Veränderungen (Vacuolenbil-

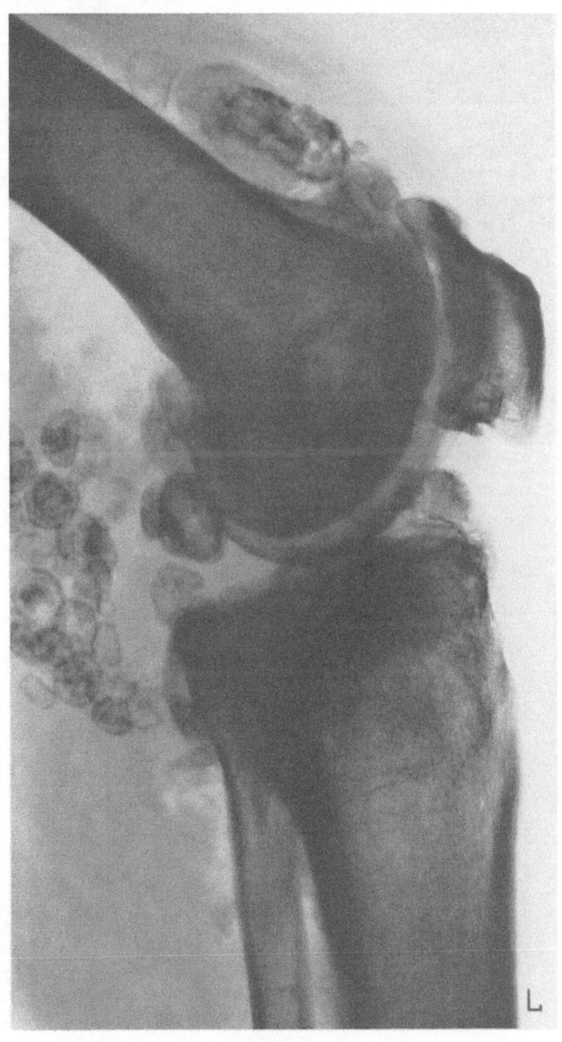

Abb. 150 b

dung, schlechte Färbbarkeit, Kernzerfall, schleimige Umwandlung oder Kalkeinlagerung) und manchmal mit Umwandlung in Knochengewebe.

Die Röntgenuntersuchung zeigt charakteristische Röntgenbilder (Abb. 150 a, b). Klinisch erscheint das Kniegelenk geschwollen, bei Bewegungen sind Gelenkgeräusche wahrnehmbar und die aufgelegte Hand spürt die sich verschiebenden Knorpelteilchen. Die Beweglichkeit ist meist erheblich eingeschränkt.

Differentialdiagnostisch sind Osteochondrosis dissecans, alte Knorpelabsprengungen und Arthrosis deformans abzugrenzen.

Die Behandlung des solitären Chondroms ist einfach, die Geschwulst wird entfernt. Bei der Chondromatose dagegen schafft die Entfernung der freien Körper nur vorübergehend Erleichterung, weil sich neue Knorpelknötchen aus der Gelenkinnenhaut abstoßen können. Für solche Fälle ist die totale Synovektomie anzuraten.

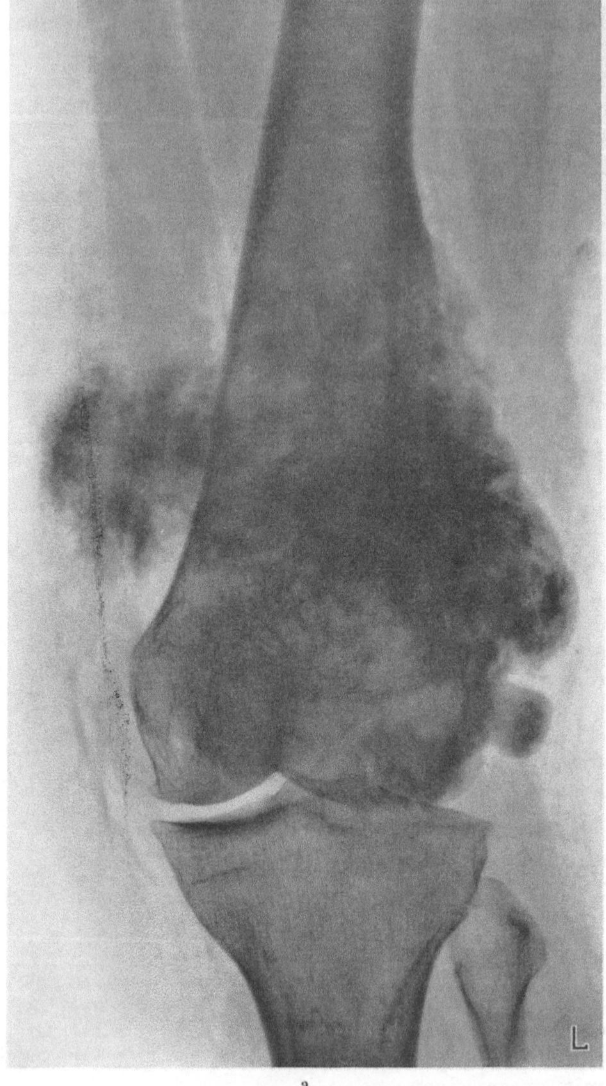

Abb. 151a u. b. *Fibroosteom* bei einer 47jährigen Patientin. (Sammlung der Chirurgischen Klinik, Düsseldorf.)

Die Chondromatose ist ein schicksalsmäßiges Leiden und deshalb ist eine traumatische Entstehung abzulehnen. Ein von MARTI für möglich gehaltener unfallbedingter schnellerer Ablauf einer Chondromatose wurde von BÜRKLE DE LA CAMP und von HÄBLER abgelehnt.

Über Chondromatose mit Sarkombildung berichten REIMANN und KIENBÖCK.

f) Das Gelenkosteom ist ebenfalls eine Neubildung, welche von der Gelenkkapsel ausgeht. Es liegt, SONNENSCHEIN folgend, entweder frei in der Gelenkhöhle oder es ist über einen Stiel mit der Gelenkkapsel verbunden. COCCHI dagegen

beschreibt das Gelenkosteom als eine dem Gelenk außen aufsitzende Geschwulst.
Die Größe solcher knöcherner Neubildungen wechselt; manche werden pflaumen-
groß. Durch das knochenharte Gebilde treten Reizzustände des Gelenkes schon

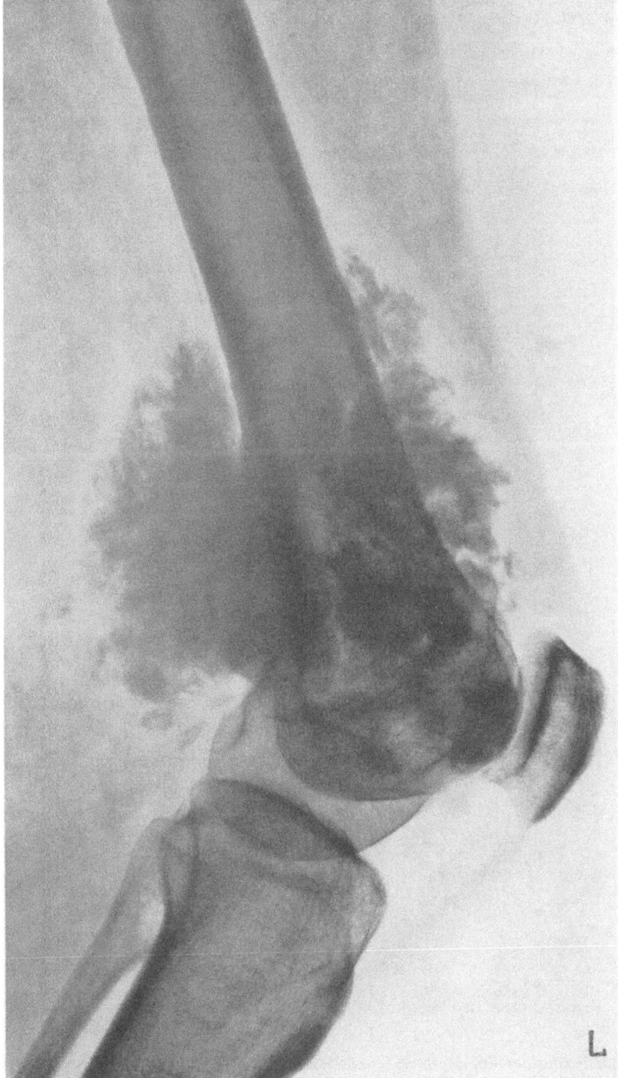

Abb. 151 b

früher auf als beim Chondrom. Auch das Gelenkosteom begünstigt über mechanische Irritationen mit nachfolgenden Reizzuständen degenerative Veränderungen.
Bei genügender Größe ist der knochenharte Tumor gut tastbar. Röntgenaufnahmen zeigen unregelmäßig geformte knöcherne Gebilde, welche oft unterhalb
der Kniescheibe lokalisiert sind. Wegen der erheblicher Funktionsstörung sollen
sie frühzeitig entfernt werden.

g) Das Xanthom, auch Riesenzellgranulom, Xanthoma tumoriforme oder
xanthomatöses Riesenzellsarkom genannt, ist wegen Speicherung von Cholesterin,

Lipoxanthom und von Fettsäure intensiv gelb gefärbt. Es kommt einzeln, manchmal auch in der Mehrzahl in der Gelenkinnenhaut oder im Meniscus vor. Manche dieser Tumoren sind umschrieben, andere wieder diffus verbreitert. Beschwerden und klinische Befunde sind beim Xanthom uncharakteristisch und die Diagnose wird in der Regel erst während der Operation oder bei der histologischen Untersuchung gestellt. Wenn der Tumor wirklich total entfernt wird.

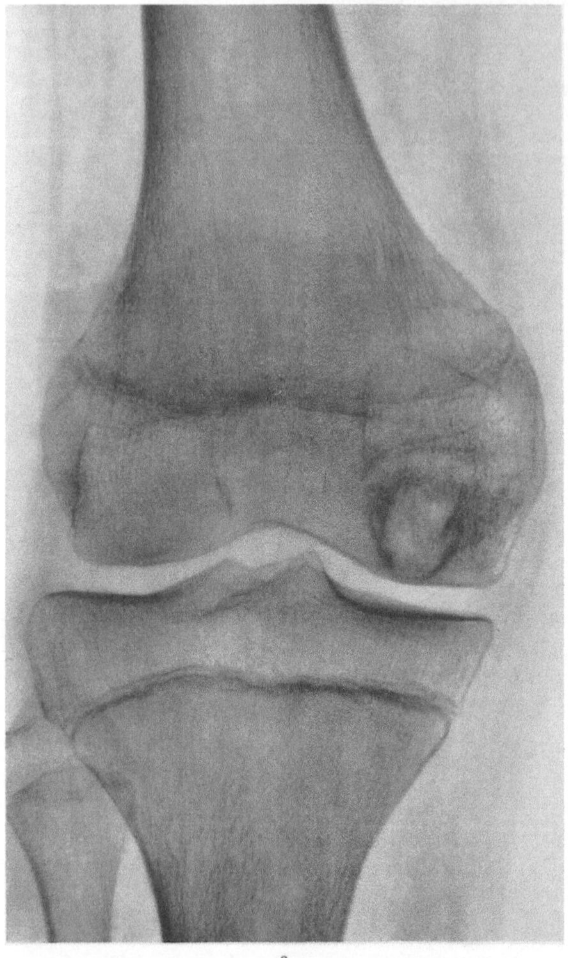

Abb. 152a u. b. *Chondroblastom* der Epiphyse (calcifizierende Riesenzellgeschwulst — EWING, chondromatöse Riesenzellgeschwulst). Es ist ein osteolytischer Tumor mit Pseudoepithelien, der zu Nekrose und Verkalkung neigt. Die Kalknester werden von Riesenzellen abgebaut und durch Knorpel ersetzt. Cave Verwechslungen mit Chondrosarkomen. (Sammlung der Chirurgischen Klinik, Düsseldorf.)

pflegt er nicht zu rezidivieren. Die manchmal betonte Rezidivneigung dürfte auf unvollständige Entfernungen zurückzuführen sein. Da das Xanthom nicht infiltrierend wächst und keine Metastasen bildet, ist es bei den gutartigen Geschwülsten einzureihen.

h) **Gutartige Geschwülste der Umgebung:** Auch gutartige Neubildungen der angrenzenden Knochen und Weichteile können das Kniegelenk stören, so z.B. Osteome, Fibroosteome (Abb. 151a, b), Chondroblastome (Abb. 152a, b), Fibrome und viele andere Tumoren.

i) Meniscusgeschwülste: Die Zwischenscheiben scheinen als Matrix für Geschwülste wenig geeignet zu sein. Die parameniskalen Gewebe dagegen sind häufiger Sitz von Neubildungen. Tumoren der Zwischenscheiben sind nur vereinzelt mit geteilt: Fibrome (v. BRUNN, v. KOTT), xanthomatöser Riesenzelltumor (TOBLER), Angioendothelioma xanthomatodes gigantocellulare (EICHBAUM) und Meniscuslipome mit Spontanruptur der veränderten Zwischenscheiben (HENSCHEN, STEDTFELD).

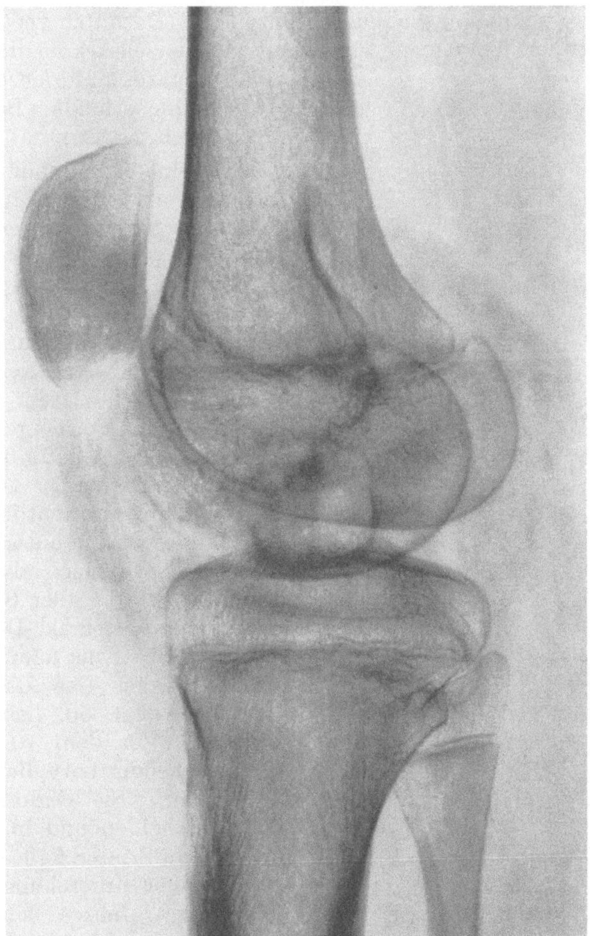

Abb. 152 b

3. Die bösartigen Geschwülste des Kniegelenkes

Die meisten dieser Tumoren gehen von der Gelenkkapsel aus. Daneben gibt es bösartige Geschwülste, die von der Umgebung auf das Gelenk übergreifen oder die sich als hämatogene Metastasen im Gelenk ansiedeln.

a) Das maligne Synovialom (Abb. 153): Bis vor kurzer Zeit wurde der Begriff Synovialom für maligne Neubildungen der synovialen Gewebe (Gelenkkapsel, Schleimbeutel, Sehnenscheide) gebraucht. GEILER hat kürzlich alle synovialen Geschwülste der Weltliteratur und eine größere Anzahl von Eigenbeobachtungen nochmals kontrolliert und er schlägt nach diesen Untersuchungen folgende Einteilung vor:

1. Maligne Synovialome:

a) maligne Synovialome mit Riesenzellen,

b) maligne Synovialome ohne Riesenzellen.

2. Benigne Synovialome:

a) benigne Synovialome mit Riesenzellen,

b) benigne Synovialome ohne Riesenzellen. (Darunter versteht GEILER Tumoren, die früher bezeichnet wurden als Riesenzellsarkom der Sehnenscheide, xanthomatöser Riesenzelltumor, Myelom der Sehnenscheide, Benign giant cell Synoviom u. a. m.)

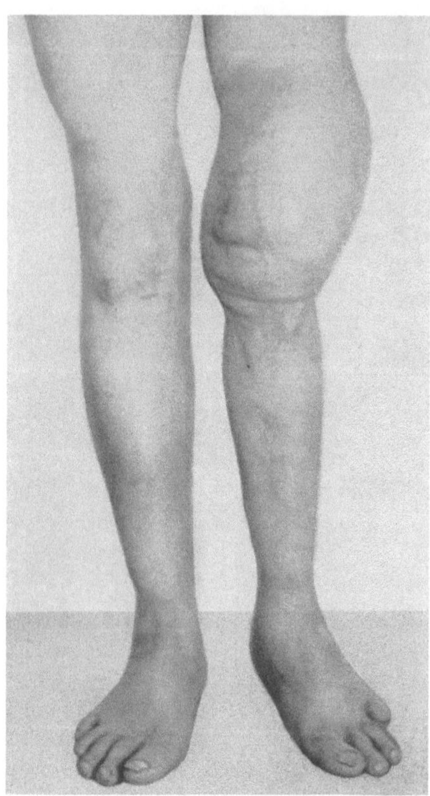

Abb. 153. *Synovialom* bei einem 58jährigen Landwirt (Beobachtung RECH)

Das maligne Synovialom (früher bezeichnet als Sarcoma fusocellulare, peritheliales Sarkom, Synoviom, Synovialom, synoviales Sarkomesotheliom, parasynoviales Sarkom u. a.) wurde schon im vorigen Jahrhundert beschrieben. Die Schwankungen in den Angaben über die Häufigkeit dieser Neubildungen sind wahrscheinlich darauf zurückzuführen, daß der große Formenreichtum häufig zu Fehldiagnosen Anlaß gibt. (GEILER bringt einen Überblick über 446 Synovialome.)

Bei den veröffentlichten Fällen war der Tumor in den unteren Extremitäten häufiger lokalisiert als in den oberen und die Hälfte aller Synovialome entstand im Kniegelenk. Das männliche Geschlecht ist etwas häufiger betroffen als das weibliche. Das Alter zwischen dem 20. und dem 50. Lebensjahr ist bevorzugt. Vor dem 10. und nach dem 50. Lebensjahr tritt die Geschwulst nur selten auf. Sie beginnt in Gelenken, Sehnenscheiden und in Schleimbeuteln. In der Hälfte der Fälle wird der Tumor nach seiner Entstehung schon während des ersten Jahres behandelt. $^{1}/_{3}$ der Patienten sucht allerdings erst 5 bis 7 Jahre nach Auftreten der Geschwulst einen Arzt auf; daß dieser Zeitraum 20 oder mehr Jahre beträgt, ist ungewöhnlich.

Das Leiden beginnt uncharakteristisch. Schmerz, Tumor und Functio laesa treten erst spät auf. Die meist langsam wachsende Geschwulst wird von den Betroffenen vorerst nicht bemerkt und wegen der geringen Beschwerden vernachlässigt. Die Funktion des Gelenkes bleibt lange uneingeschränkt und geringfügige Schmerzen werden als Rheumatismus gedeutet. Erst in fortgeschrittenen Stadien treten blutige Ergüsse auf, in denen Erythrocyten und Leukocyten, aber gewöhnlich keine Tumorzellen enthalten sind. Das Röntgenbild ist ebenfalls uncharakteristisch (Abb. 154a, b). Manchmal ist das Synovialom von unregelmäßigen Verkalkungen durchsetzt, in anderen Fällen sind die umgebenden Knochen mäßig entkalkt.

Die Diagnose ist nur durch histologische Untersuchungen von Probeexcisionen
zu sichern. Histologische Untersuchungen von Lymphknotenmetastasen sind

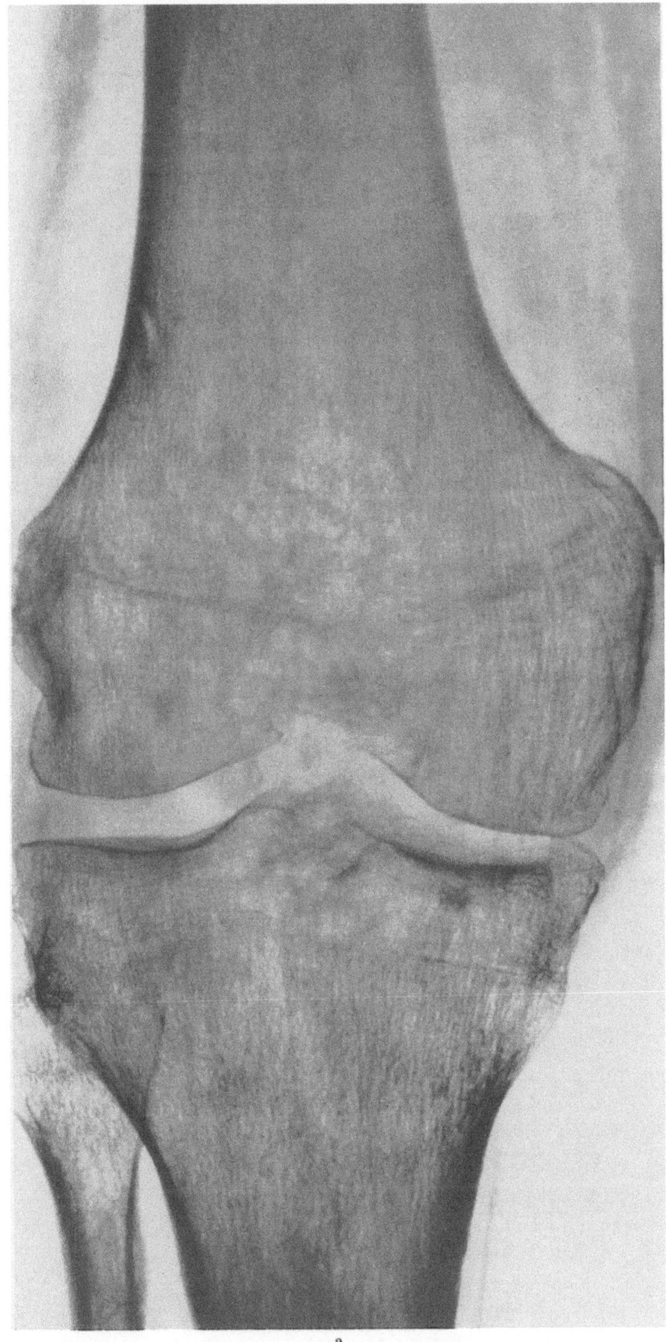

a

Abb. 154a u. b. *Malignes Synovialom* bei einem 65jährigen. Das Röntgenbild ist uncharakteristisch. Eine mittelstarke Entkalkung ist sichtbar. Unregelmäßige Verkalkungen im Synovialom sind bei diesem Fall nicht vorhanden. Knochenauflösungen gehören nicht zum typischen Bild. (Sammlung der Chirurgischen Klinik, Düsseldorf.)

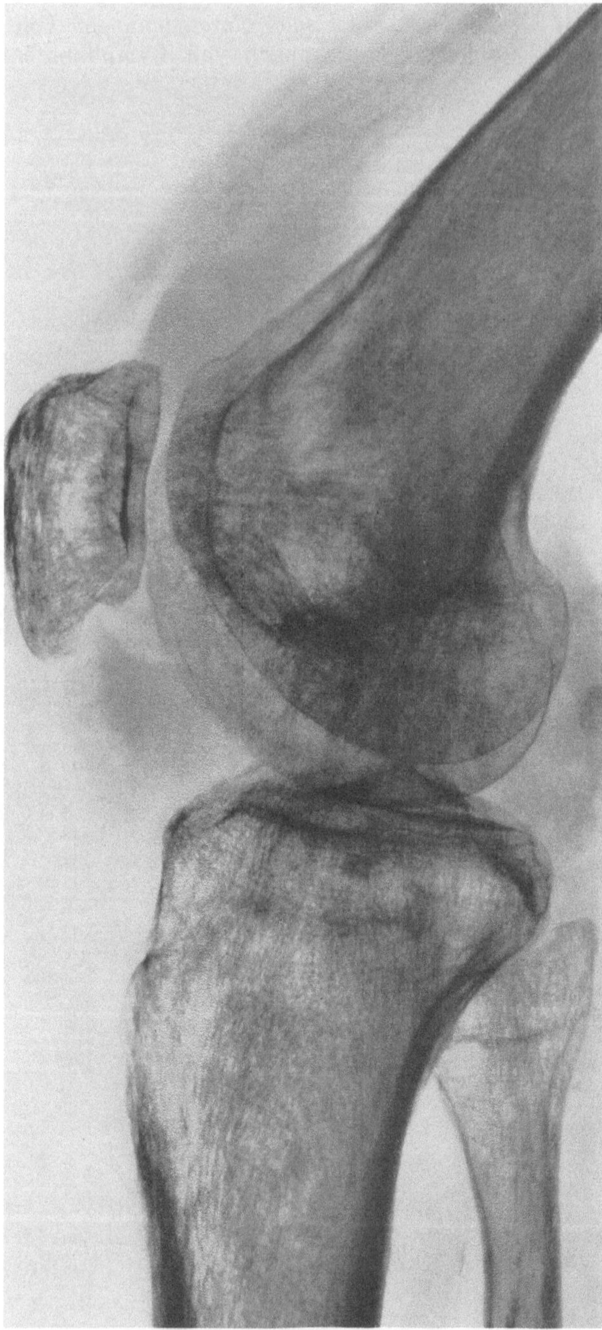

Abb. 154b

unsicher, weil Synovialome sich in Metastasen zu uncharakteristischen Sarkomen entdifferenzieren. Das histologische Bild ist außerordentlich vielgestaltig. Charakteristisch sind zwei, das synoviale Gewebe imitierende Formelemente, nämlich die Hohlraumbildung und die pseudoepitheliale-synoviale Differenzierung des mesenchymalen Gewebes (Abb. 155, 156). Die Hohlräume sind spaltförmig, tubulär oder cystisch. Sarkomatöse Strukturen sind organisch mit den synovialen

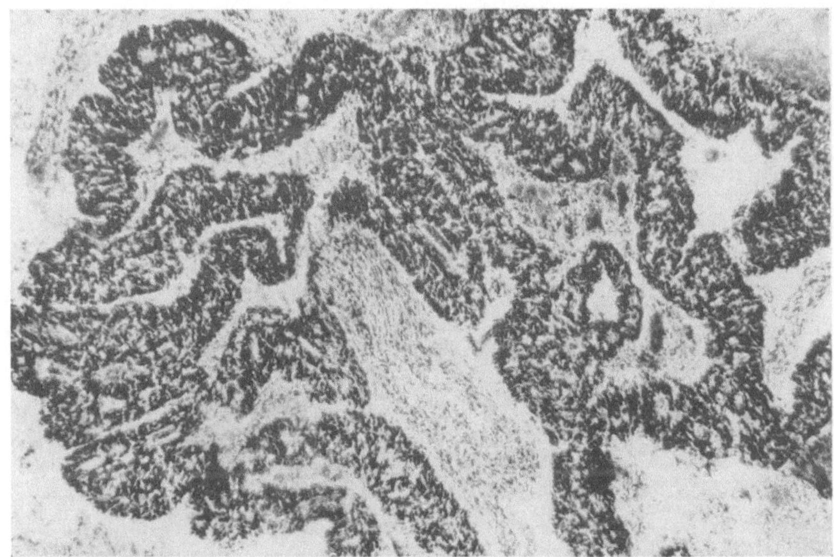

Abb. 155. *Malignes Synovialom.* Girlandenförmige Formierung der pseudoepithelialen Strukturen mit guter Abgrenzung gegen das fibrosarkomatöse Stroma. (Aus GEILER, Die Synovialome.)

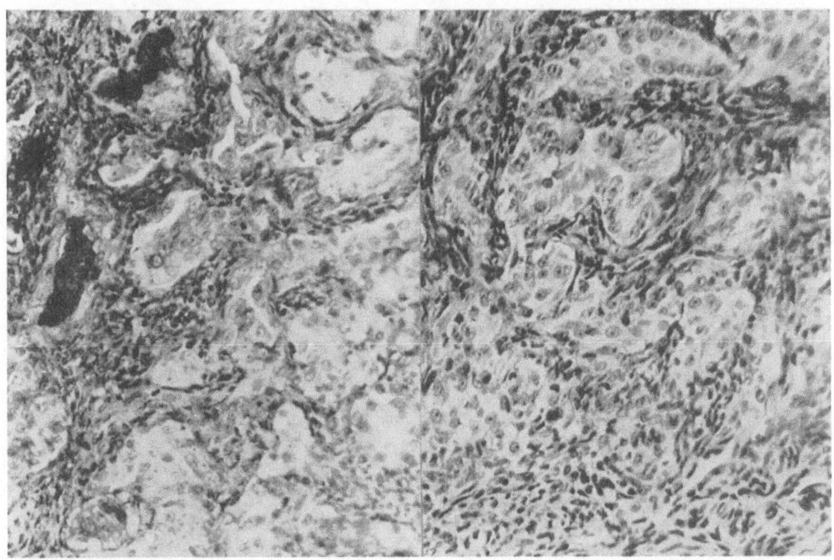

Abb. 156. *Malignes Synovialom.* Hochdifferenzierte pseudoepitheliale Strukturen mit synovia-ähnlicher Flüssigkeit in den tubulären Hohlräumen. 47jährige Frau. Linke Bildhälfte HE, rechts PAS. (Aus GEILER, Die Synovialome.)

Elementen verbunden. Riesenzellen, spärlich oder zahlreich vorkommend, sind in vielen Synovialomen zu sehen. Hämosiderin- und Lipoidspeicherung sind Ausdruck der hohen Differenzierung. Außerdem kommen in der Geschwulst Mastzellen vor.

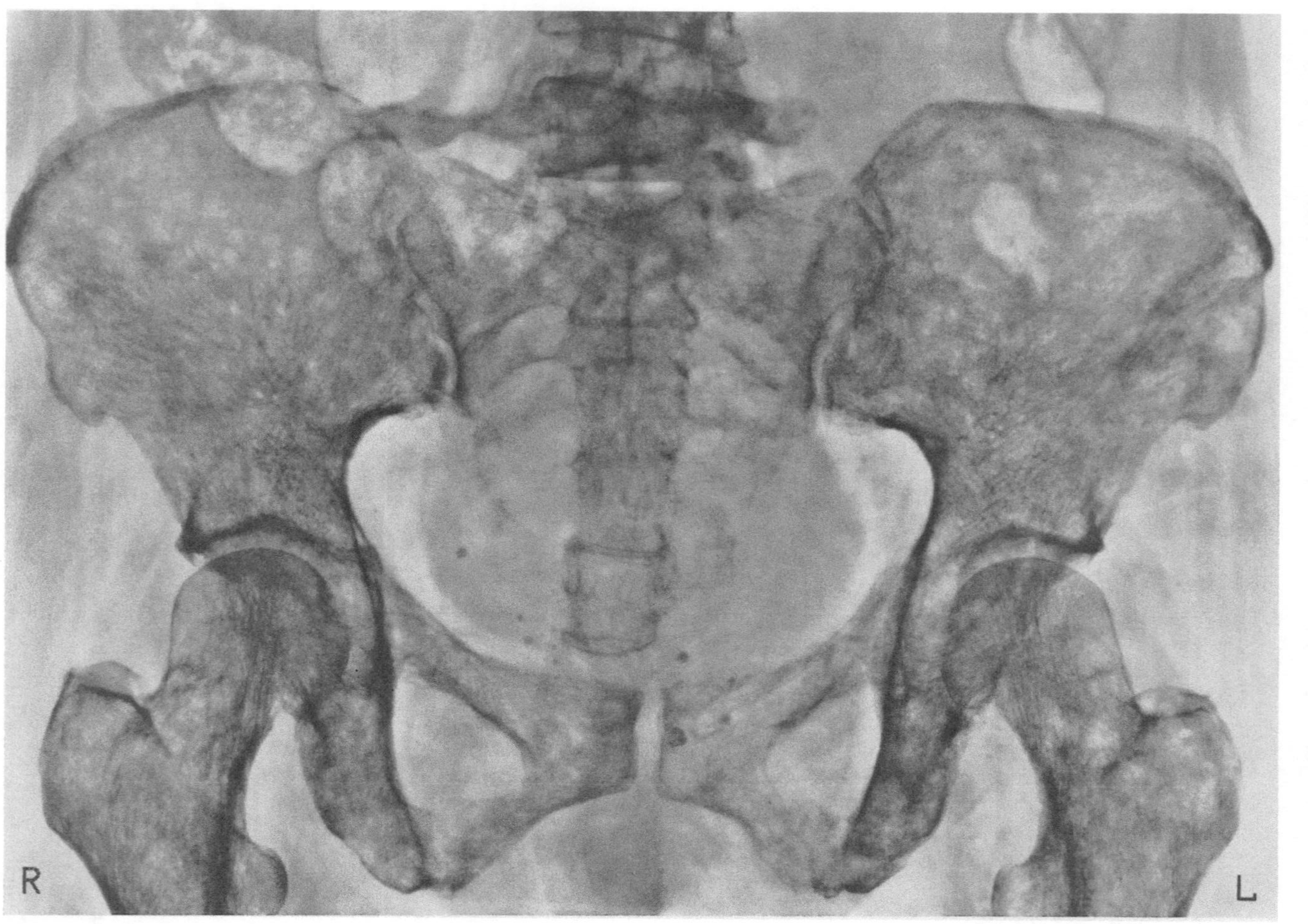

Abb. 157a—c. *Metastasierendes Mammacarcinom* bei einer 40jährigen (2 Jahre nach Ablatio mammae bei Steinthal 3). Während die Knochen der Beckengegend schon weitgehend zerstört sind (a), sind in den am Kniegelenk beteiligten Knochen erst beginnende Absiedlungen zu erkennen (b, c). (Sammlung der Chirurgischen Klinik, Düsseldorf.)

Behandlung: Die Tatsache, daß wenige Patienten, unbehandelt noch Jahrzehnte gelebt haben, darf nicht über die Bösartigkeit des malignen Synovialoms hinwegtäuschen. Diesem Leiden erliegen in den ersten 5 Jahren trotz Behandlung zwischen 80 und 90% der Betroffenen. Die sicherste Therapie ist die primäre

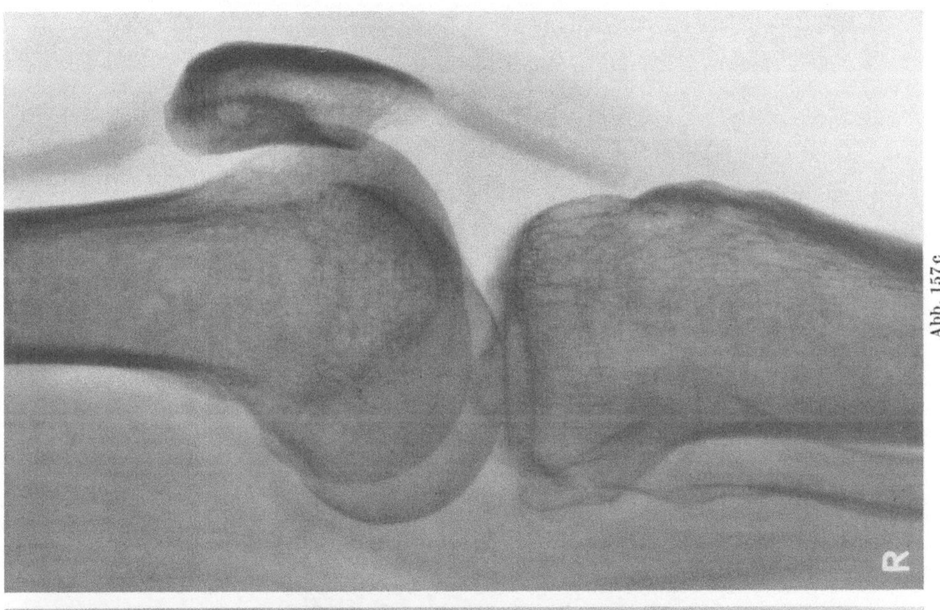

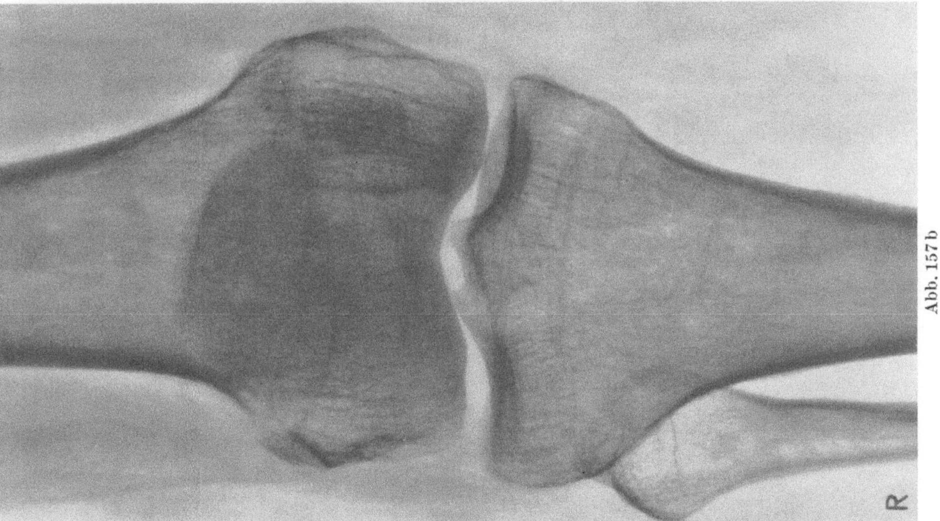

Amputation, der eine Röntgenbestrahlung angeschlossen werden kann. Wird der Tumor nur exstirpiert, sind Lokalrezidive sehr häufig. Metastasen treten meist erst spät auf und zwar hauptsächlich in der Lunge und in regionären Lymphknoten. In anderen Organen sind Tochtergeschwülste von malignen Synovialomen nur selten anzutreffen. Trotz der späten Metastasierung beträgt die Rate der 5-Jahresheilungen nur 9%. Es bleibt zu erwähnen, daß Spättodesfälle 5—12 Jahre nach der Operation bekannt sind.

   b) Spindelzellsarkome kommen im Kniegelenk vor. Sie gehen von der Subsynovialis oder von der fibrösen Kapsel aus und bilden kleinere oder größere Geschwulstknoten. *Rundzelliges Sarkom*, *Myxosarkom* und *Chondrosarkom* sind seltene Geschwulstarten (HENSCHEN und MARK).

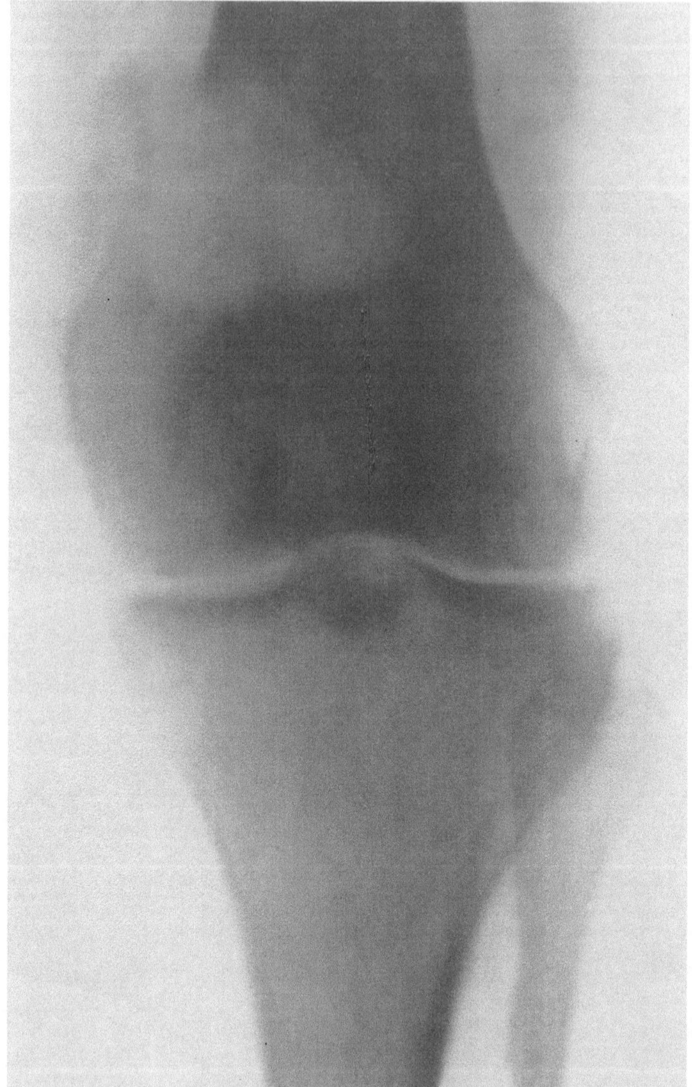

Abb. 158a—e. *Metastase eines metastasierenden Schilddrüsenadenoms* bei einer 50jährigen Patientin. Nach der Operation des Schilddrüsenadenoms traten Schmerzen im linken Kniegelenk auf. Die Röntgenaufnahmen zeigten Knochenzerstörungen des Oberschenkels proximal des tibialen Condylus (a, b). Große Kniegelenksresektion mit nachfolgender Küntschernagelung von Ober- und Unterschenkel. Das distale Oberschenkelende war bis ins Gelenk hinein von der Metastase zerstört (c). Zustand 6 Monate nach Kniegelenksresektion und Nagelung. Ober- und Unterschenkel sind mit einer Verkürzung von 7 cm knöchern fest verheilt. (Sammlung der Chirurgischen Klinik, Düsseldorf.)

   c) Carcinome des Kniegelenkes ergreifen die ganze Gelenkinnenhaut und infiltrieren dann die angrenzenden Gebilde. Das Carcinom beginnt dabei nicht in der Gelenkkapsel, sondern meist in Fisteln tuberkulöser Kniegelenkentzündungen, die nach außen durchgebrochen waren.

d) Metastasen im Kniegelenk stammen von verschiedenen Primärtumoren, so von Carcinomen der Mamma (Abb. 157a—c), des Bronchialsystems, der Prostata oder des Uterus. Daneben kann auch das Hypernephrom, ja sogar das meta-

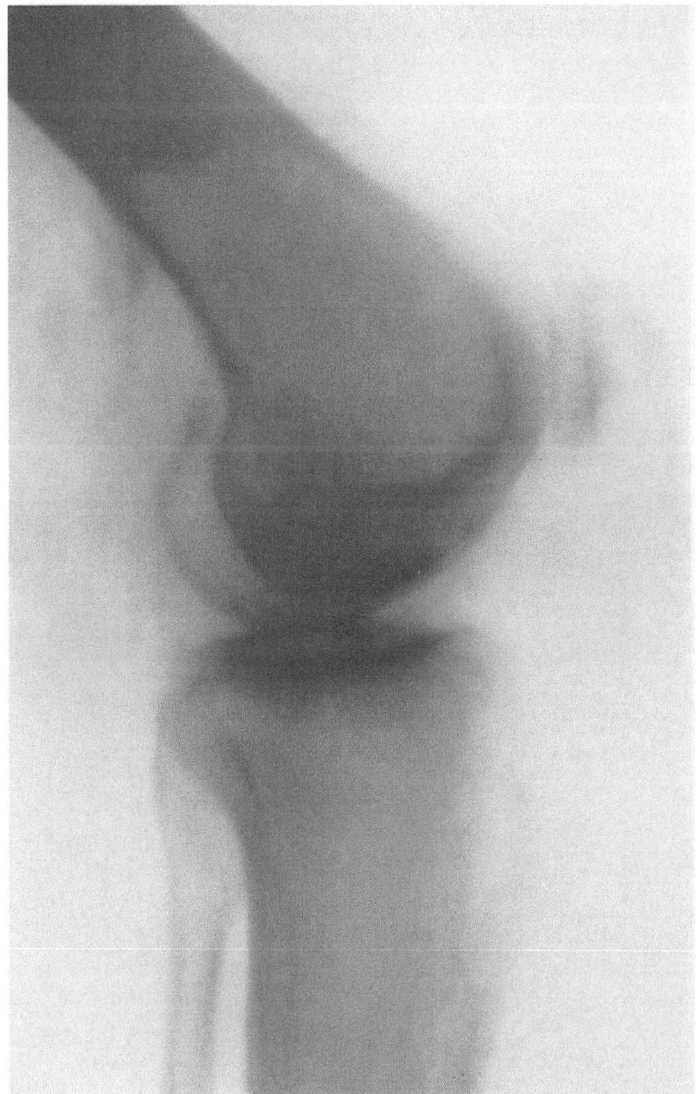

Abb. 158 b

stasierende Schilddrüsenadenom (Abb. 158a—e) Tochtergeschwülste in der Knie-gelenkgegend setzen.

e) Bösartige Geschwülste können schließlich auch von der *Nachbarschaft* auf das Kniegelenk übergreifen (Abb. 159).

f) Die Therapie der Wahl bei bösartigen Neubildungen ist die Amputation des betroffenen Beines. Bei manchen Fällen kann eine Röntgenbestrahlung indiziert sein. Erwähnenswert ist die Gelenktransplantation von MEYER und KOCH aus

248

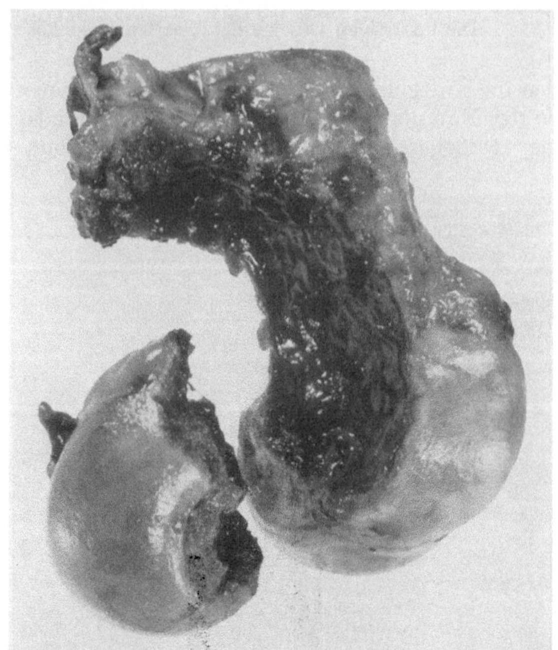

Abb. 158 c

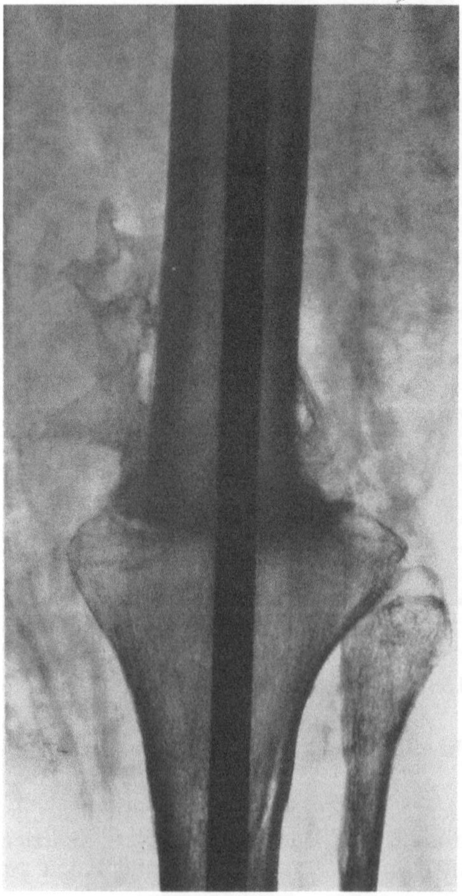

Abb. 158 d 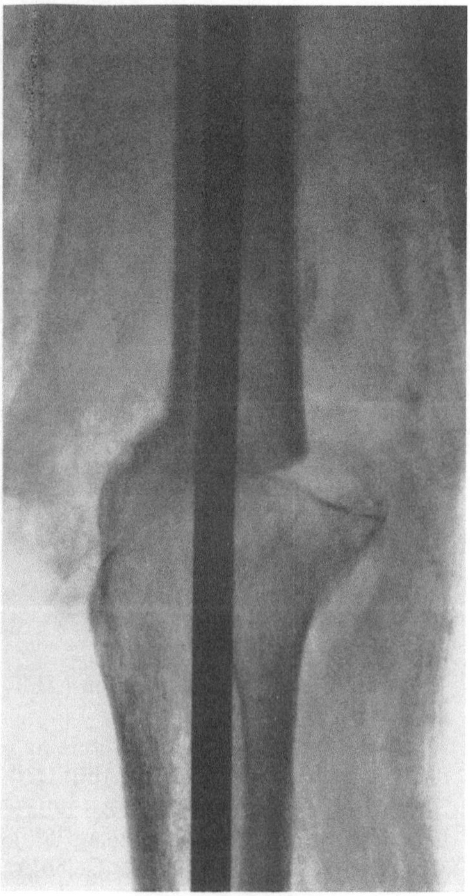   Abb. 158 e

einer Leiche als Ersatz für ein Kniegelenk, welches wegen eines Tumors reseziert wurde. Das Transplantat heilte ein und blieb über 14 Monate belastungsfähig, bis es schließlich durch ein örtliches Rezidiv des primären Tumors zerstört wurde.

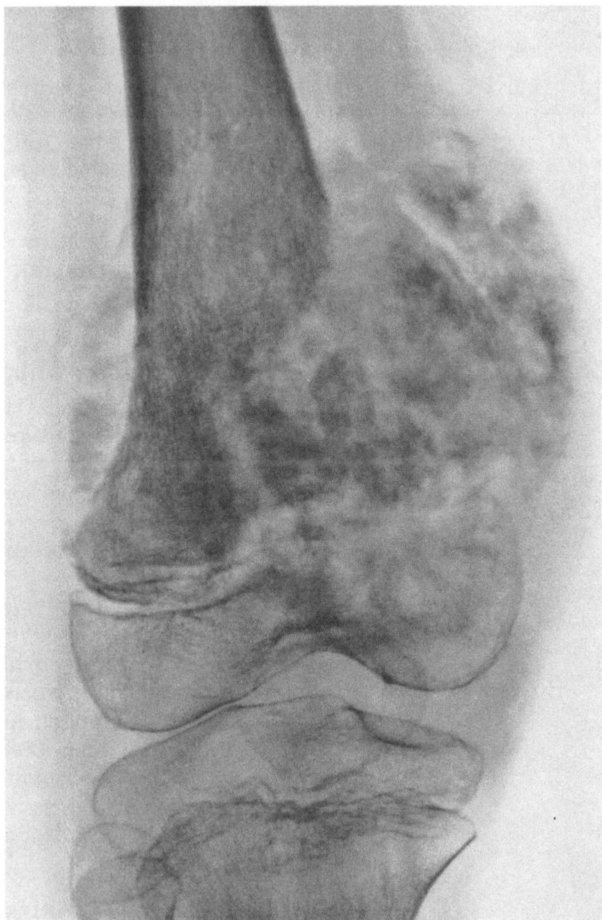

Abb. 159. *Osteosarkom des rechten Oberschenkels* auf das Kniegelenk übergreifend (10jähriger Junge). (Sammlung der Chirurgischen Klinik, Düsseldorf.)

M. Arbeitsschäden im Bereich des Kniegelenkes

Schäden durch beruflich bedingte Eigenheiten können im Bereich des Kniegelenkes an der Haut, in den Weichteilen, in den Zwischenscheiben und im Knochen auftreten.

1. Schäden der Haut

Schäden der Haut in Form von Schwielenbildung sind bei Berufen, die vorwiegend im Knien ausgeübt werden, häufig.

2. Schäden der Weichteile

Schäden der Weichteile treten meist als chronische Erkrankungen der Schleimbeutel in Erscheinung. Sie wurden unter der Nummer 24 der 5. Berufskrankheitenverordnung zusammengefaßt. Deshalb sind Bursitiden bei Fliesenlegern, Bergleuten, Hausangestellten und bei Putzfrauen unter Berücksichtigung der 5. BKVO zu prüfen. Auch akute Schleimbeutelentzündungen können entschädigungspflichtig sein, dann nämlich, wenn die Infektion durch eine entschädigungspflichtige Wunde erfolgte.

3. Meniscusschäden bei Bergleuten

Meniscusschäden bei Bergleuten sind unter bestimmten Voraussetzungen als Berufskrankheit gemäß Nr. 26 der 5. BKVO anzuerkennen. Einzelheiten sind im entsprechenden Kapitel über Meniscusveränderungen nachzulesen. Andere Berufe wie Landwirte und Gärtner sind von dieser Verordnung ausgeschlossen.

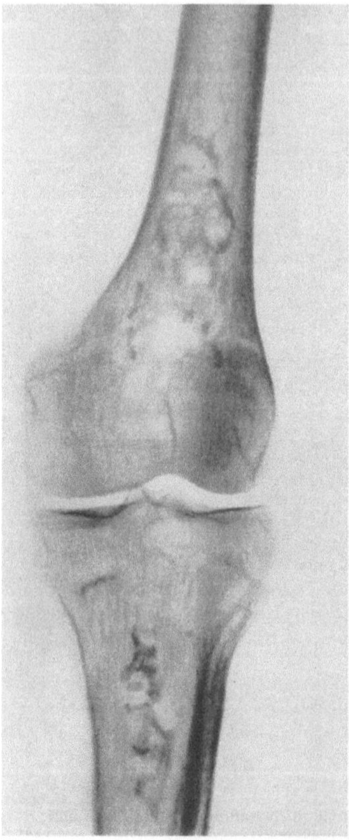

4. Bänderschäden

Bänderschäden sind bei Berufsfußballern häufig.

5. Lähmungen des N. fibularis

Lähmungen des N. fibularis treten manchmal bei Berufen auf, die langzeitige Arbeiten mit spitzwinkelig gebeugten Kniegelenken erfordern. Sie sind als Folge einer Druckschädigung unter Berücksichtigung der Nr. 23 der 5. BKVO auf das Vorliegen einer Berufserkrankung zu prüfen.

6. Degenerative Veränderung des Femoropatellargelenkes

Degenerative Veränderungen normal belastbarer Femoropatellargelenke treten auch unter ungünstigen Arbeitsbedingungen nur ausnahmsweise auf. Minderbelastbare Femoropatellargelenke sollen vor Überlastungen (Arbeiten in der Hocke, Wiederaufrichten aus der Hocke) wegen der Gefahr einer Chondropathia patellae geschützt werden.

7. Erkrankungen des Kniegelenkes durch Arbeit in Druckluft

Infolge kleinblasiger Gasinfiltration bei zu schneller Rückkehr aus verdichteter Luft in normale Atmosphäre können auch im Kniegelenk Schäden auftreten. Nach zu schnellem Ausschleusen ist palpatorisch neben einem „Knistern", wie beim Hautemphysem, ein eigentümliches, als „Quatschen" beschriebenes Geräusch über Gelenken und Muskeln wahrzunehmen. Neben anderen, den übrigen Körper betreffenden Symptomen, kommen Gelenkschäden durch Gasembolien im Knochen zustande. Gelenkerkrankungen treten auch dann auf, wenn akute Druckluftschädigungen nicht vorausgingen (HERGET). Im Röntgenbild sind gelenknahe, subchondrale Knochenverdichtungen, Knochenaufhellungen neben Gelenkkörperdeformitäten, Gelenkmausbildungen, Gelenkflächenveränderungen und Knocheninfarkten (Abb. 160) zu sehen. Der primäre Knochenprozeß beeinträchtigt sekundär auch das Gelenk. Druckluftschäden können schon nach 6monatiger entsprechender Arbeit auftreten. Langsames Ausschleusen und kör-

Abb. 160. *Knocheninfarkte im Oberschenkel*, im Unterschenkel und Sklerose der Kniegelenkkörper bei einem Taucher nach 20jähriger Berufsarbeit. (Aus BAADER, Berufskrankheiten.)

perliche Bewegungen nach dem Ausschleusen sind die beste Prophylaxe. Bei
frischen Druckluftschäden stellt sich manchmal der Kniegelenkspalt spontan dar,
so daß er durch einfache Röntgenaufnahmen abgebildet werden kann (DEAK,
ROZSAHEGYI und DEVAI).

Nach der 5. Berufskrankheitenverordnung der Bundesrepublik vom 26. Juli
1952 sind solche Schäden nach Nr. 21 der Verordnung zu entschädigen.

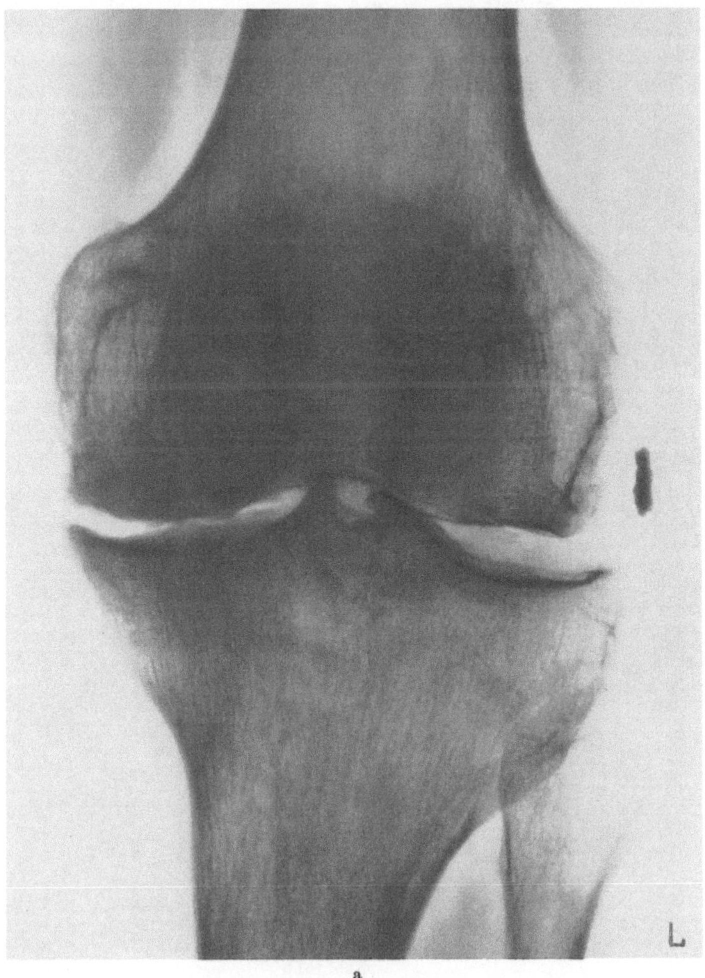

Abb. 161a—d. *Starke Arthrosis deformans* nach Granatsplitterverwundung. Eine mäßige, schnell abklingende
Gelenkinfektion schädigte den Knorpel so nachhaltig, daß die nachfolgende Belastung zur Arthrosis führte.
Auch ein widerstandsfähiges Femoropatellargelenk ist dann schnell zerstört (c). Vergleichsaufnahme der gesunden
Seite (d). (Sammlung der Chirurgischen Klinik, Düsseldorf.)

N. Degenerative Veränderungen des Kniegelenkes

1. Arthrosis deformans

a) Allgemeines: Die Arthrosis deformans ist ein weitverbreitetes lästiges
Leiden, das nach verschiedenartigen Schädigungen des Kniegelenkes auftreten
kann. PAYR schlug eine Unterteilung in eine primäre und in eine sekundäre Form
vor. Mit dem Begriff der primären Arthrosis deformans bezeichnete er Fälle, bei

denen eine Ursache nicht angegeben werden kann. Man dachte an Minderwertigkeit des Mesoderms, an Änderungen der Gelenkflüssigkeit und an Besonderheiten der Gelenkinnenhaut. Auch Ernährungsstörungen im Knochen durch
Gefäßveränderungen, endokrine Störungen und Ernährungsfaktoren wurden diskutiert. Im Gegensatz dazu sind die Ursachen bei der sekundären Arthrosis

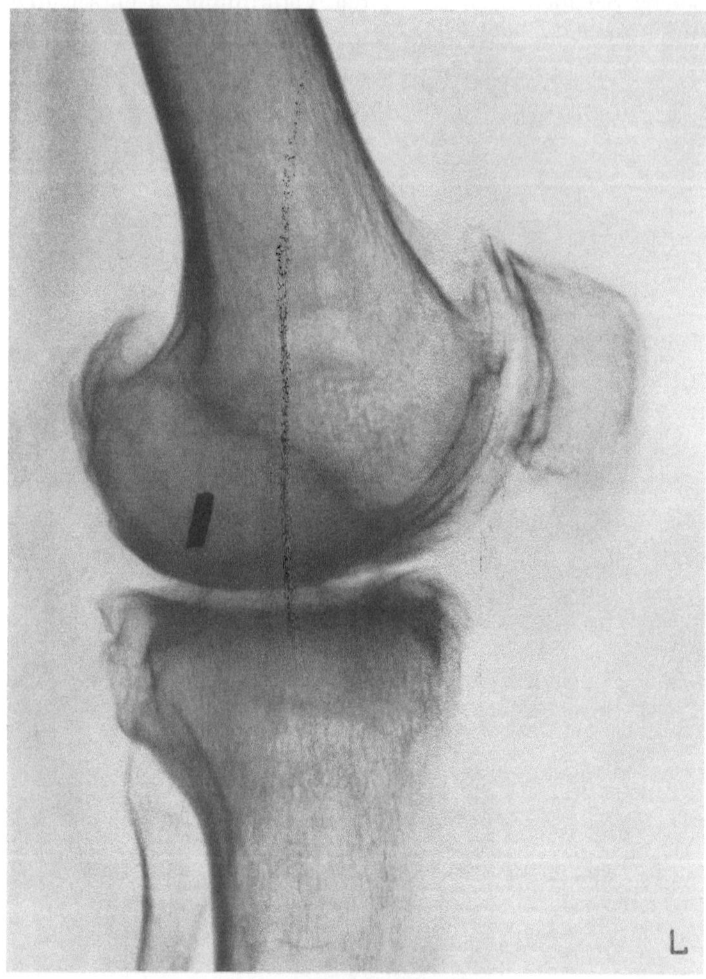

Abb. 161 b

deformans bestimmbar. Es handelt sich um Folgezustände nach beruflicher und
sportlicher Überlastung, nach traumatischen Gelenkschäden (Gelenkbrüche, Luxationen, Meniscuszerreißungen, Schußverletzungen Abb. 161 a—d), nach Gelenkerkrankungen (Osteochondrosis dissecans, eitrige Entzündung u. a.), nach statischen Besonderheiten (X- und O-Bein) und nach Allgemeinerkrankungen des
Körpers (Störungen des Vitamin- und Hormonhaushaltes, Hämophilie, Ochronose u. a. m.).

b) Die **Ätiologie** der sog. primären Arthrose dagegen blieb trotz zahlreicher
Untersuchungen unklar. Von den vielen Erklärungsversuchen schien bislang die
funktionelle Theorie POMMERs am besten begründet. Er ging von der Eigenschaft

des Knorpels aus, den auf ihn einwirkenden Druck allseitig und gleichmäßig zu
verteilen, so daß die darunterliegenden Knochenschichten vor umschrieben einwirkenden Überlastungen geschützt werden. Geschädigter Knorpel verliere diese
Elastizität und damit auch die Fähigkeit einer Druckverteilung. Druckwellen
pflanzten sich im geschädigten Knorpel, ohne wesentliche Dämpfung, auf den

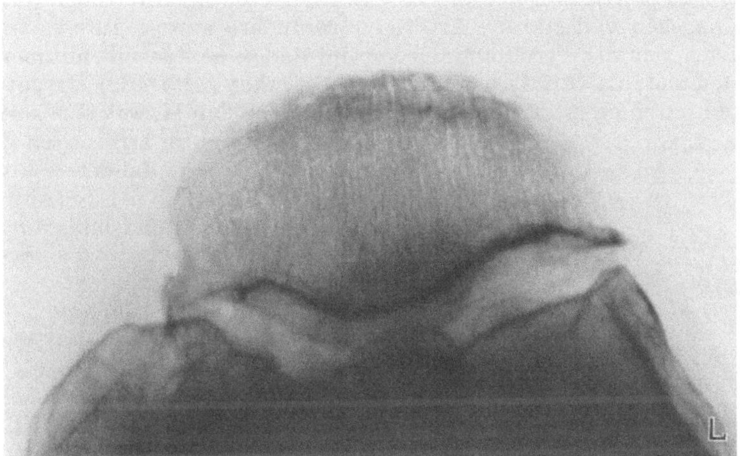

Abb. 161 c

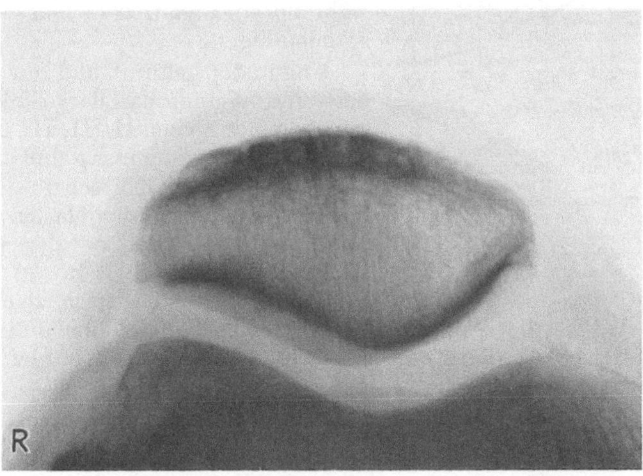

Abb. 161 d

darunterliegenden Knochen fort und lösten Reizerscheinungen aus, die im Laufe
der Zeit zu den charakteristischen Veränderungen der Arthrosis deformans führten.
Über die Ursache des Knorpelschadens konnte auch diese Theorie keine Aussage
machen. Nach wie vor blieb es unklar, warum manche Kniegelenke mit 40 Jahren
arthrotisch verändert sind, andere dagegen bis ins hohe Alter voll funktionstüchtig
bleiben.

Erst die Ergebnisse von Untersuchungen über das Femoropatellargelenk
klärten die Ätiologie der bisher unklaren sog. primären Arthrosis deformans. Die
Form des Femoropatellargelenkes entscheidet letzten Endes darüber, ob der Knie-
gelenkknorpel, in günstigen Femoropatellargelenken gleichmäßig belastet, den

Anforderungen eines ganzen Lebens gewachsen ist, oder ob er in ungünstig geformten Femoropatellargelenken, stellenweise überlastet, abstirbt. Die verschiedenen Möglichkeiten sind in den Kapiteln „Fehlentwicklungen der tibialen Kniescheibenfacette" und „Chondropathia patellae" eingehend beschrieben. Noch unveröffentlichte Untersuchungen an Personen über 60 Jahre zeigten die altbekannte Tatsache, daß manche Kniegelenke auch im Alter noch unverbraucht, andere dagegen von starken Arthrosen verändert waren. Interessant und aufschlußreich war die Verteilung der verschiedenen Kniescheibenformen in unverbrauchten und in arthrotisch veränderten Gelenken (Abb. 162). In gut erhaltenen Gelenken waren hauptsächlich Kniescheiben vom Typ II, welche als widerstandsfähig bekannt sind, in arthrotisch veränderten Kniegelenken dagegen fanden sich vorwiegend Kniescheiben vom Typ III (Abb. 163a—c), deren geringe Widerstandsfähigkeit im Kapitel über „Fehlentwicklungen der medialen Patellarfacette" begründet wird.

Günstig geformt und damit voll belastbar sind Femoropatellargelenke mit Kniescheiben der Typen I und II bei normaler Höheneinstellung der Patella und guter Ausbildung der Oberschenkelrollen. Ihr Knorpel ist bei breiten Auflageflächen an keiner Stelle überlastet und deshalb unter physiologischen Bedingungen während eines ganzen Lebens genügend widerstandsfähig.

Ungünstig geformt und nur minder belastbar sind Femoropatellargelenke mit Kniescheiben der Typen II/III, III und sog. Jägerkappen. Ebenso ungünstig sind anomale Höheneinstellungen der Kniescheibe, Patella parva, Flachpatella und Hypoplasien des ventralen proximalen Abschnittes der tibialen Oberschenkelrolle (Abb. 164a—c). Alle letztgenannten Besonderheiten zeichnen sich dadurch aus, daß sie die Auflageflächen zwischen Kniescheibe und Oberschenkelrollen verkleinern. An den kleinen Auflageflächen ist der Knorpel überlastet und stirbt früher oder später ab.

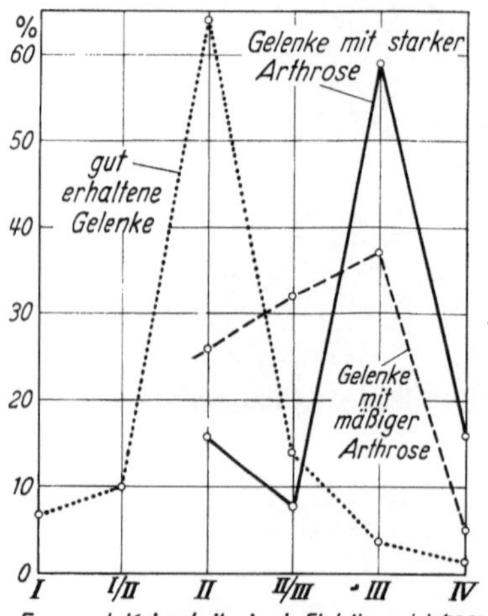

Abb. 162. Die *Häufigkeit der einzelnen Kniescheibenformen* in gut erhaltenen und in arthrotisch veränderten Kniegelenken des hohen Alters. (Untersuchungen an 100 Patienten im Alter über 60 Jahre, die wegen anderer Erkrankungen [also nicht wegen Kniegelenksbeschwerden] behandelt wurden.)

c) Verlauf: Am Anfang steht die Knorpelschädigung als reiner Überlastungsschaden mit rezidivierenden Ergüssen ohne Knorpelnekrose. Die Flüssigkeitsansammlungen im Gelenk schwinden in der Regel nach einer Ruhigstellung von 1—2 Wochen, um nach Wiederaufnahme der Arbeit in kurzer Zeit wieder aufzutreten. Stärkere Schmerzen werden gewöhnlich während dieses Stadiums nicht angegeben.

Die nächste Stufe im Ablauf des zur Arthrosis deformans führenden Vorganges ist die Chondropathia patellae. Gegenüber reinen Überlastungsschäden des Knorpels unterscheidet sie sich durch das Auftreten einer Knorpelnekrose. Diese ist an Stellen von Spitzenbelastungen lokalisiert und irritiert die subchondralen Knochenschichten, die ihrerseits in der Weise reagieren, daß sie zu Sklerosierungen und Randwulstbildungen führen (Abb. 165a, b).

Besonders betont soll sein, daß selbstverständlich nicht allein die jeweilige Form des Femoropatellargelenkes über das Schicksal des Kniegelenkes entscheidet, sondern daneben auch all die Veränderungen, die oben als Ursache der sog. sekundären Arthrose genannt wurden.

Knorpeldefekte im Femoropatellargelenk nach Chondropathia patellae stören den Bewegungsablauf, Reibegeräusche treten auf. In manchen Fällen sind sie nur

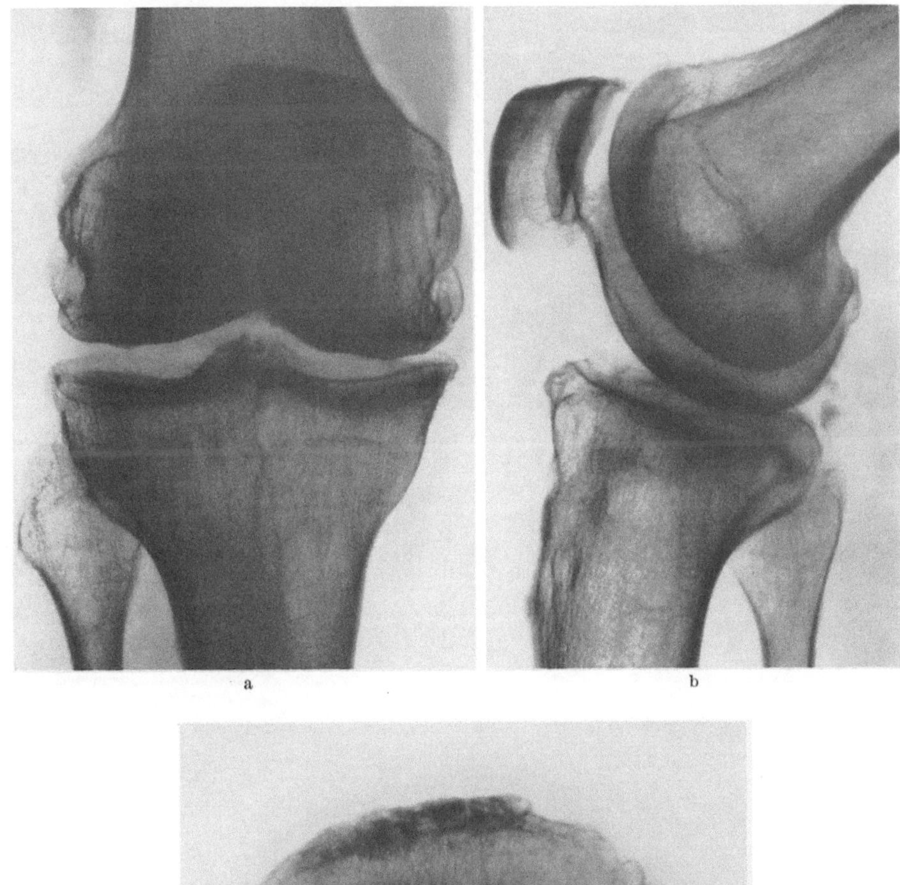

Abb. 163a—c. *Arthrosis deformans* bei einer 67jährigen. Die Ursache dieser Arthrose ist eine frühere Chondropathia patellae bei einer Kniescheibenform vom Typ III. Da die Chondropathia patellae hauptsächlich den tibialen Anteil des Femoropatellargelenkes betrifft, ist auch die Arthrose des Gesamtgelenkes im tibialen Abschnitt besonders stark. Das ist zu betonen, weil der fibulare Gelenkabschnitt des Femorotibialgelenkes infolge der physiologischen X-Beinstellung stärker belastet ist als der tibiale. Kleine aus der tibialen Kniescheiben- facette abgetrennte Knorpelstücke entwickelten sich in den dorsalen Kapseltaschen zu kleinen freien Gelenkkörpern. (Sammlung der Chirurgischen Klinik, Düsseldorf.)

mit der aufgelegten Hand zu fühlen, bei anderen Patienten sind krachende und knarrende Geräusche meterweit zu hören. Es kommt zur Kapselverdickung, zu Schmerzzuständen und gelegentlich zu Ergußbildungen.

d) Histologisch ist bei den meisten Fällen vorerst eine Auflösung der Grundsubstanz mit Freilegung der kollagenen Fibrillen festzustellen. Der hyaline Knorpel nimmt ein streifiges Aussehen an, es folgen Spaltbildungen und geschwüriger

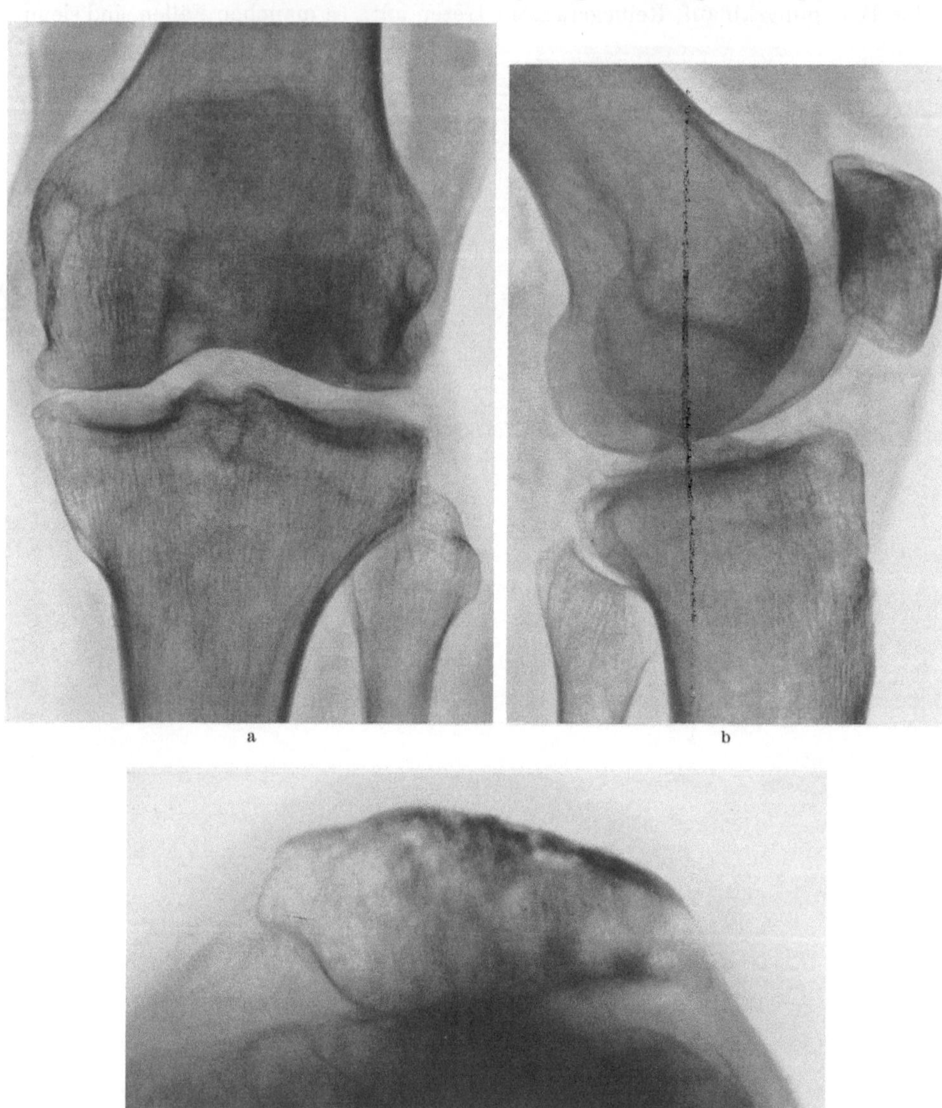

Abb. 164a—c. *Deutliche Arthrosis deformans* in einem Kniegelenk mit einer Kniescheibe vom Typ II. Diese Form der Kniescheibe ist normalerweise genügend widerstandsfähig. Die Arthrose ist in diesem Falle eine Folge der Hypoplasie des ventralen kranialen Abschnittes der tibialen Oberschenkelrolle. Wiederum ist der tibiale Gelenkabschnitt stärker verändert als die fibulare Gelenkhälfte (vgl. Abb. 163) (36jähriger Patient). (Sammlung der Chirurgischen Klinik, Düsseldorf.)

Knorpelzerfall. In anderen Fällen vergrößern sich die Knorpelzellen und lösen, Fortsätze bildend, ihre Kapsel auf. Dadurch entstehen Lückenbildungen, denen Erweichung und Zerfall der übrigen Grundsubstanz folgen (WEICHSELBAUM). Der freigelegte und geschädigte Knochen reagiert folgendermaßen: Im subchondralen Knochenmark beginnt eine reaktive Gefäßsprossung, welche sich gegen die veränderten basalen Knorpelzellen vorschiebt und diese zur Auflösung bringt. Nach und nach wird auch die benachbarte Knorpelfläche von eindringenden Gefäßen durchsetzt und anschließend zur Verknöcherung gebracht (POMMER). An den Randzonen der Gelenkflächen bilden sich lamellär gebaute, knöcherne, von Knorpel überzogene Randwülste als Folge enchondraler Verknöcherung. Daneben sind auch periostale Wulstbildungen durch Periostirritation möglich. Der vom Knorpel entblößte, abgeschliffene und mechanisch überbeanspruchte Knochen der Gelenkkörper verdichtet sein Gewebe, die Bälkchen werden breiter, die Grundsubstanz verkalkt in zunehmendem Maße und der Markraum wird immer schmäler. In wenig belasteten Bezirken dagegen steht der Knochenabbau im Vordergrund, der mitunter so stark wird, daß er Knocheneinbrüche mit Höhlenbildungen und Blutungen im Markraum begünstigt. Bei solchen Einbrüchen werden Knorpelstücke in die Tiefe verlagert, welche anschließend wuchern, verknöchern, verkalken oder schleimig umgewandelt werden können (Blut-, Detritus- und Knorpelgeröllcysten). Die Gelenkinnenhaut bleibt bei den Wandlungen der knöchernen Gelenkkörper im Sinne von regressiven und progressiven Veränderungen nicht unbeteiligt. Am Anfang sind Hyperämie, Zellreichtum und Abschilferungen der inneren Decklage zu erkennen, später kommen degenerative Veränderungen in Form von Hyalinisierung der oberflächlichen Zellen, Rückbildung des Bindegewebes und Gefäßsklerosen dazu.

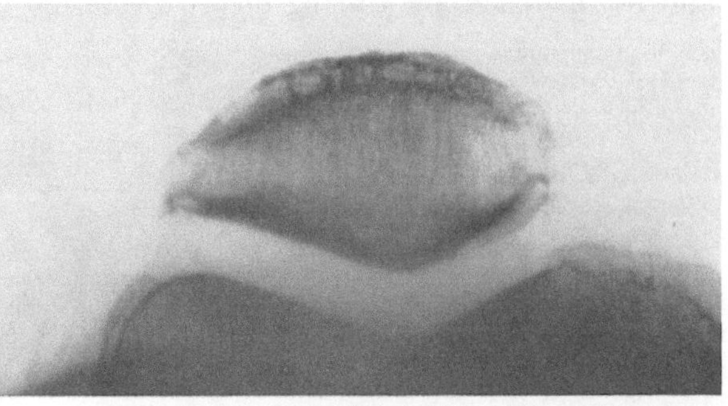

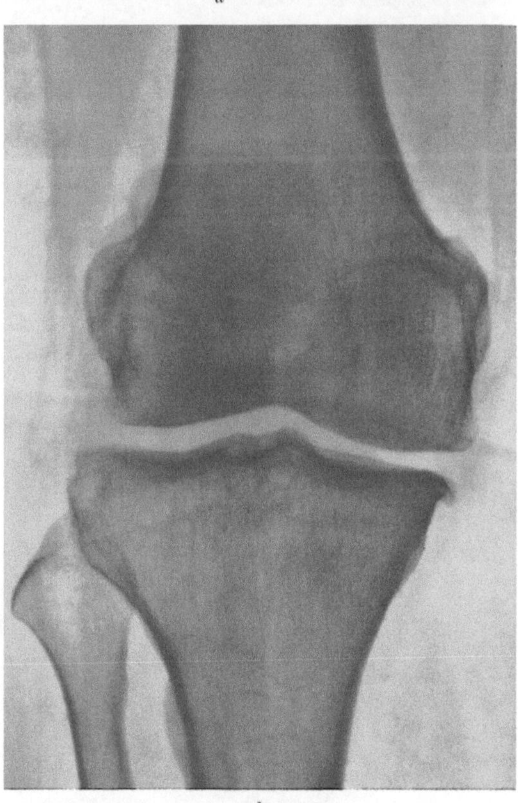

Abb. 165a u. b. *Arthrosis deformans nach Chondropathia patellae* bei einer Kniescheibe vom Typ III. Erstaunlich ist, daß die röntgenologisch nur mäßig veränderte tibiale Kniescheibenfacette so erhebliche arthrotische Veränderungen im Kniegelenk hervorruft. Auch hier ist der tibiale Gelenkabschnitt stärker verändert als die fibulare Gelenkhälte (63jähriger Patient). (Sammlung der Chirurgischen Klinik, Düsseldorf.)

e) Beschwerden: Die Arthrosis deformans des Kniegelenkes ist schmerzhaft. Sie mindert die Gehfähigkeit erheblich und in manchen Fällen löst jeder Schritt unerträgliche Schmerzen aus, so daß die Betroffenen jede Belastung ängstlich

vermeiden. Die Beschwerden am Beginn der Erkrankung hängen davon ab,
wodurch das Leiden entsteht. Wenn es als Folge einer Chondropathia patellae
auftritt, bestehen am Anfang der Arthrose die durch die Knorpelnekrose aus-

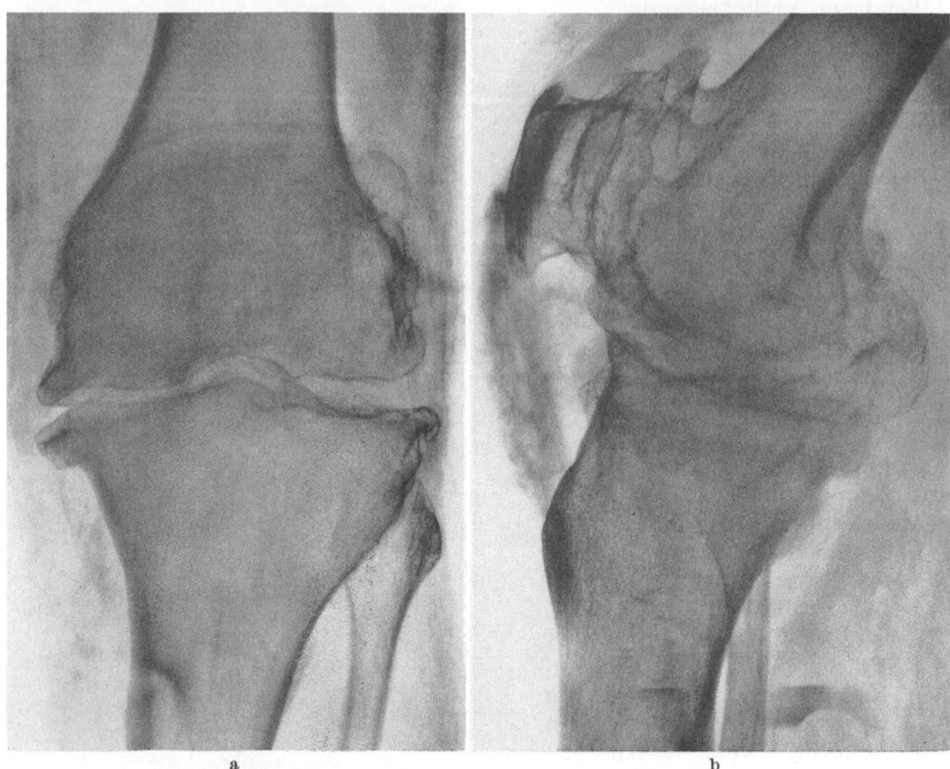

Abb. 166a u. b. *Schwere Arthrosis deformans* bei einer 62jährigen. (Sammlung der Chirurgischen Klinik,
Düsseldorf.)

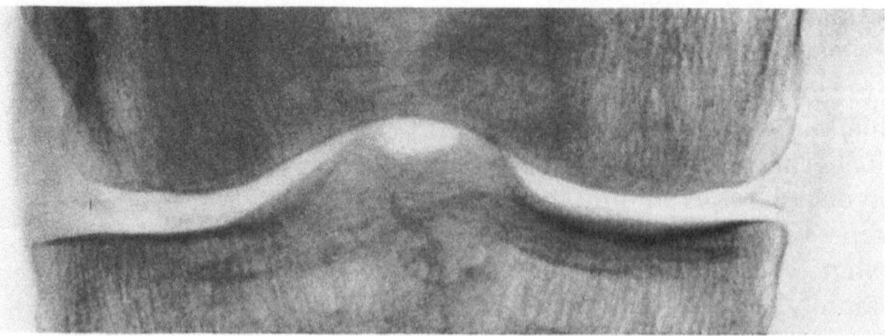

Abb. 167. *Die Verkalkung des Meniscus* im inneren Gelenkspalt ist an der charakteristischen Dreiecksform gut
zu erkennen. Im äußeren Gelenkspalt Kalkeinlagerungen im Gelenkknorpel (68jährige Patientin).
(Sammlung der Chirurgischen Klinik, Düsseldorf.)

gelösten Schmerzen. Danach bleiben geringe oder stärkere Beschwerden bestehen,
welche sich im Laufe der Jahre allmählich vergrößern. Beschwerdefreie oder
-arme Intervalle sind möglich.

Anders sind die ersten Beschwerden bei einer durch Organerkrankungen, z.B.
durch eine Ochronose ausgelösten Arthrosis deformans. In solchen Fällen pflegen
vorerst unbestimmte Beschwerden, wie Stehmüdigkeit, Steifigkeit des Gelenkes

nach längerem Sitzen oder Kraftlosigkeit aufzutreten. Schmerzen beim Treppensteigen werden fast immer angegeben.

f) Die **Untersuchung** des Gelenkes deckt eine derbe, verdickte und schmerzhafte Kapsel auf. Der tibiale Kniescheibenrand ist druckempfindlich, besonders
heftig am Übergang zur Kniescheibengelenkfläche. Die Temperatur des Gelenkes ist meist erhöht. Gelenkergüsse, Bandlockerungen, veränderte Blutwerte

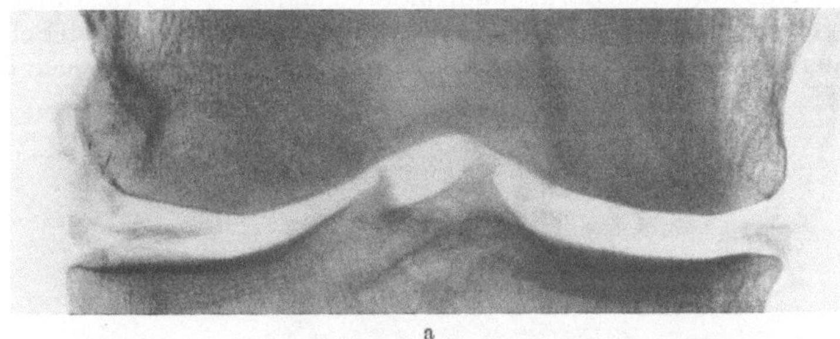

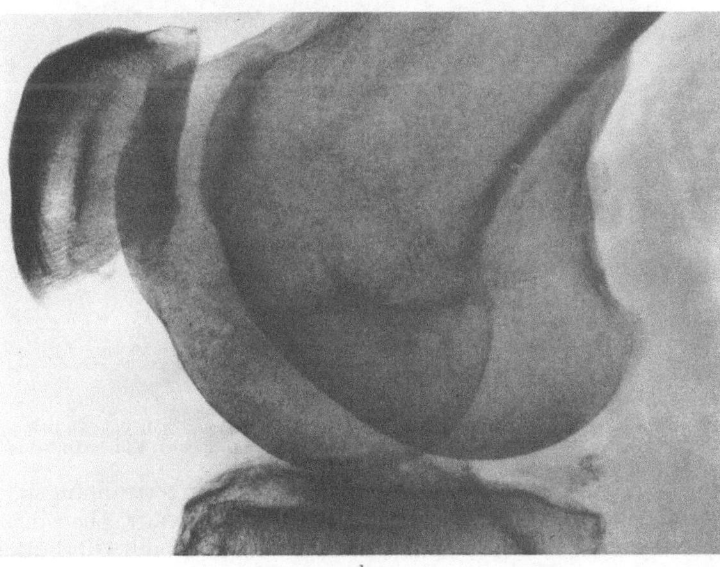

Abb. 168a u. b. *Meniscusverkalkung* bei einem 62jährigen. Die Seitenaufnahme zeigt, daß Kalkeinlagerungen
nur im Meniscus sind. (Sammlung der Chirurgischen Klinik, Düsseldorf.)

und stärkere Beweglichkeitsminderungen sind nicht obligat. Gelenkgeräusche,
Atrophie des M. quadriceps und Schonung des Beines beim Gehen dagegen sind
regelmäßig zu beobachten.

Im Röntgenbild sind die knöchernen Gelenkkörper durch Randwulstbildungen
konsolenartig verbreitert, die Spitzen der Eminentia intercondylica erscheinen
ausgezogen, und in der Fossa intercondylica des Oberschenkels kommen Verkalkungen in den Kreuzbandansätzen vor. Die Gelenkspalten zwischen den
unregelmäßig begrenzten, stellenweise sklerosierten oder zerstörten Gelenkkörpern werden schmäler, und in der Gelenkhöhle treten manchmal freie Gelenkkörper auf (Abb. 166a, b).

g) Behandlung: Das Leiden schreitet in der Regel langsam, aber unaufhaltsam
fort, Rückbildungen sind nur im jugendlichen Alter möglich. Aus diesen Gründen

17*

werden therapeutische Maßnahmen lediglich zu Besserungen führen. Heilungen sind leider nicht möglich. Sofern die Arthrose als Folge von Allgemeinerkrankungen auftrat, sollten vorerst diese behandelt werden. Statische Fehlbelastungen beim X- und beim O-Bein sind durch korrigierende Osteotomien zu beseitigen und das Gelenkspiel störende freie Gelenkkörper sollten möglichst frühzeitig entfernt werden. Wackelknie sollen mit orthopädischen Apparaten versorgt werden. Im übrigen sind die Patienten darüber aufzuklären, daß größere Belastungen des Kniegelenkes einen schnellen Verschleiß begünstigen und, daß nur durch Schonung eine Besserung zu erzielen ist. Als unterstützende Maßnahmen haben sich Diathermie,

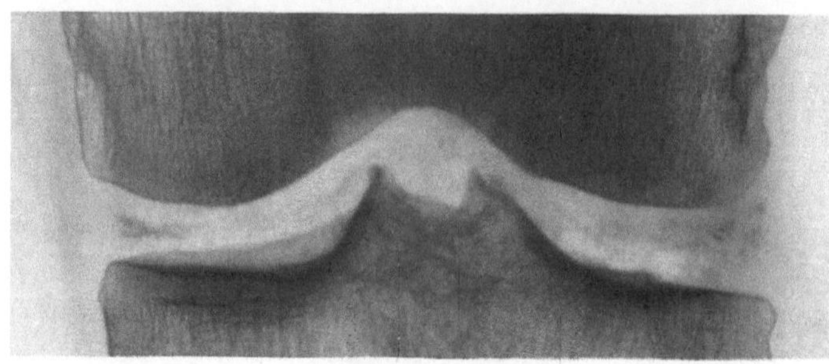

a

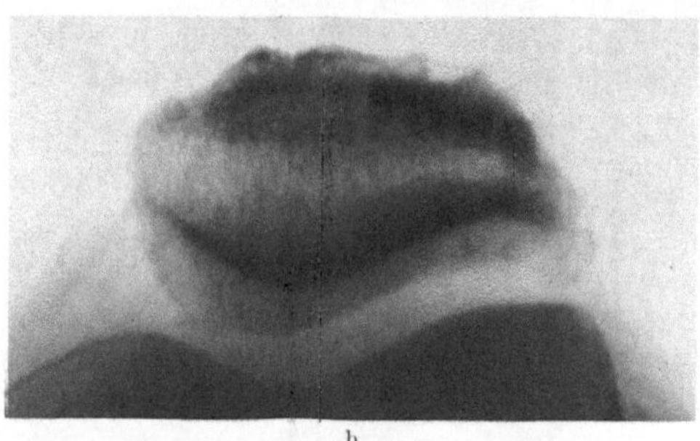

b

Abb. 169a u. b. *Verkalkungen in den Zwischenscheiben und im Gelenkknorpel.* Kalkschatten sind auch im Knorpel der Kniescheibe sichtbar (68jähriger). (Sammlung der Chirurgischen Klinik, Düsseldorf.)

wärmende Kniekappen, Bäderanwendungen, Röntgenbestrahlungen, Gewichtsreduktion und Glucocorticoide (Einzelheiten s. bei IDELBERGER) bewährt. Schmerzlinderungen sind auch durch temporäre Immobilisationen mit Gipshülsen möglich.

Von Operationen (Housecleaning-operation von MAGNUSON; Arthrolysen — HACKENBROCH, M. LANGE) soll nicht zuviel erwartet werden. Die operative Versteifung ist als letzte Möglichkeit zu erwägen. Die übrigen Gelenke der Beine müssen für den Fall einer operativen Knieversteifung gesund sein.

2. Die Verkalkung des Meniscus (Abb. 167, 168 a, b)

Die Gelegenheit Zwischenscheiben infolge Kalkeinlagerungen ohne weitere Kunstgriffe auf einfachen Röntgenaufnahmen zu sehen ist sehr selten. Die Kalkeinlagerung tritt gewöhnlich unabhängig von anderen Gelenkveränderungen als reine Alters- und Aufbrauchserkrankung ein. OESTERN konnte aus der ihm zugänglichen Literatur 45 Fälle zusammenstellen. Davon war die Verkalkung bei 18 Fällen doppelseitig. Bei eigenen Untersuchungen an 100 Personen über 60 Jahre fanden wir als Nebenbefund 2 Meniscusverkalkungen. Meniscusverkalkungen und Knorpelverkalkungen können nebeneinander vorkommen (Abb. 169a, b).

Das Femoropatellargelenk und der Streckapparat

O. Einleitung

Schmerzen, Ergüsse, Schwellungen, lokale Temperaturerhöhungen, umschriebene Entkalkungen und nachfolgende chronisch-deformierende Veränderungen werden oft zu Unrecht auf Meniscuserkrankungen, Knorpelanomalien sowie auf Störungen des Vitamin- und Hormonhaushaltes bezogen. Da die eigentlichen Ursachen nicht erkannt wurden, versuchte man sie mit indifferenten Schlagworten zu umschreiben. Im französischen Schrifttum tauchte das „Dérangement interne" auf und im deutschen Sprachgebiet erfreut sich der „Reizzustand" noch heute großer Beliebtheit. Viele dieser unklaren Kniegelenkerkrankungen spielen sich im Gelenk zwischen Oberschenkelrollen und Kniescheibe, im sog. Femoropatellargelenk ab. Es handelt sich entweder um Überlastungsschäden bei entwicklungsbedingten Anomalien und erworbenen Veränderungen oder um eine Chondropathia patellae. Die Osteopathia patellae (Larsen-Johanssonsche Erkrankung) hier einzureihen erscheint zweckmäßig, und auch die Osteochondrosis dissecans ist nach meinen bisherigen Beobachtungen eine Erkrankung des Femoropatellargelenkes.

P. Anatomische, physiologische und funktionelle Vorbemerkungen über die Kniescheibe

Die Kniescheibe ist ein abgeplatteter, dreieckiger Knochen, dessen Spitze, Apex patellae, nach distal gerichtet ist. Die Vorderfläche ist rauh, die Hinterfläche wird durch einen Knorpelüberzug zu einem Gelenkanteil. Die knorpelüberzogene Gelenkfläche, Facies articularis, wird durch einen senkrecht verlaufenden First in einen größeren fibularen und einen kleineren tibialen Abschnitt unterteilt. Der proximale Rand heißt Basis patellae.

Die Ansicht, daß die Kniescheibe als Sesambein in der Sehne des Musculus quadriceps femoris durch das mechanische Moment des Gleitens auf dem Oberschenkel entsteht (GEGENBAUER), ist überholt. Auch die Erklärung WUTHs, es handle sich um einen abgegliederten, olecranonähnlichen Fortsatz des Schienbeines trifft nicht zu. JARECKI zeigte, daß die Kniescheibe bereits in der Entwicklung von der Tibia getrennt ist. In der 9. Fetalwoche, zu einem Zeitpunkt, in dem die Kniegelenkhöhle noch nicht ausgebildet ist, kann die Kniescheibe schon nachgewiesen werden. Mechanische Momente scheiden deshalb als Ursache ihrer Bildung aus (BERNAYS und DE WRIESE). Die Anlage der Kniescheibe erfolgt nicht in der Quadricepssehne, sondern hinter ihr (BERNAYS und KAZZENDER). Die Verbindung beider kommt erst später zustande. Deshalb ziehen die meisten Fasern der Quadricepssehne über die Kniescheibe hinweg („wie die Saiten einer Violine über den Steg"). Ein kleinerer Teil der Sehne strahlt in den kranialen Pol ein, ein noch kleinerer zieht gegen die Hinterseite.

Die Kniescheibe ist demnach nicht das größte Sesambein des menschlichen Körpers, auch kein olecranonartig abgegliederter Fortsatz der Tibia, sondern ein isoliert angelegter Skeletteil, der erst im Laufe der Entwicklung zur Quadricepssehne Kontakt bekommt.

Neben der Quadricepssehne ist für die Streckung im Kniegelenk der Reservestreckapparat wichtig. Nach einem Kniescheibenbruch ohne Verletzung des Reservestreckapparates ist die Streckung des Gelenkes durch den unverletzten Reservestreckapparat noch möglich, aber kraftlos. Die Fasern des intakten Streckapparates verhindern bei einem Kniescheibenbruch das Auseinanderweichen der Bruchstücke.

Der Reservestreckapparat wird gebildet:

1. Aus der allgemeinen Körperfascie, die am Oberschenkel mit den Muskelsepten verbunden ist, die Kniescheibe schlingenförmig umfaßt und sich zwischen die Unterschenkelmuskulatur einsenkt.

2. Aus der Fascia lata. Ihre oberflächliche Schicht zieht vorerst in der Längsrichtung des Oberschenkels, dann schlingenförmig um die Kniescheibe und strahlt schließlich zur Tibia, zur Fibula und zur Fascia cruris aus. Die Fasern der tiefen Schicht ziehen lateral der Kniescheibe zum Unterschenkel. Medial verbindet sich die Fascia lata mit dem Ansatz des M. sartorius, der Aponeurose des M. vastus tibialis und mit dem Periost der Tibia. Dieses Fasersystem wird gespannt durch die Mm. vastus tibialis, sartorius, tensor fasciae latae und vastus fibularis.

3. Aus den Fasern der Rectussehne, die in das Lig. patellae einstrahlen. Vom M. vastus tibialis ziehen Fasern, z.T. in der Längsrichtung der Kniescheibe nach distal, z.T. über die Kniescheibe nach fibular und verbinden sich hier mit den Fasern des M. vastus fibularis.

4. Aus dem M. articularis genus, der die Gelenkkapsel spannt.

Die Höheneinstellung der Kniescheibe ist durch die unveränderliche Länge des Lig. patellae und durch die jeweilige Gelenkstellung gegeben. Bei Bewegungen des Kniegelenkes gleitet die Kniescheibe auf den Femurkondylen. Dabei beträgt der Stellungsunterschied zwischen maximaler Beugung und voller Streckung, gemessen am Kondylenmassiv, zwischen 5 und 7 cm. Bei voller Streckung artikulieren die unter der Kniescheibenquerleiste gelegenen Facettenanteile mit dem Oberschenkel, bei voller Beugung die oberen Facettenanteile. Der Artikulationswechsel zwischen oberen und unteren Facettenabschnitten tritt bei einer Beugung von 15—20° ein. Bei einer Beugung von 90° ist die Kniescheibe in die Vertiefung zwischen Tibiakopf und Oberschenkelknorren eingesunken und berührt bei maximaler Beugung Anteile der letzteren, welche bei geringeren Beugestellungen mit den Zwischenscheiben und mit dem Schienbeinkopf artikulieren.

Über die Schutzfunktion der Kniescheibe für das Kniegelenk gehen die Ansichten auseinander. Von den meisten wird sie anerkannt. KELLER führt dagegen an, daß eine Schutzfunktion nur bei starker Beugung für die vorderen Abschnitte des Gelenkes gegeben ist.

Die Kniescheibe führt die Quadricepssehne zwischen den Oberschenkelkondylen und verhindert dadurch Luxationen der Sehne. Die größte Kraftleistung bei der Streckung entfaltet der M. quadriceps femoris, bestehend aus den Mm. rectus femoris, vastus tibialis, vastus fibularis und vastus intermedius. Die Streckung des Gelenkes unterstützen der M. tensor fasciae latae und der M. glutaeus maximus über seine Insertion am Tractus iliotibialis. Der Tractus iliotibialis seinerseits spannt das Septum intermusculare.

Das Lig. patellae nimmt die streckende Kraft vom M. rectus femoris und vom M. vastus intermedius direkt, von den Mm. vastus tibialis und fibularis dagegen über den Reservestreckapparat auf.

Die funktionelle Bedeutung der Kniescheibe ist groß. Sie erleichtert die Arbeit der Streckmuskulatur, weil sie die Quadricepssehne von den Femurkondylen abhebt und dadurch den virtuellen Hebelarm verlängert. (Das Drehmoment eines Muskels für ein Gelenk entspricht dem Produkt aus Muskelkraft und virtuellem Hebelarm, wobei der virtuelle Hebelarm dem senkrechten Abstand zwischen Richtung der Endsehne und Drehungsmittelpunkt entspricht — Abb. 16a, b.) Durch Vergrößerung des virtuellen Hebelarmes steigt die Leistungsfähigkeit des M. quadriceps femoris. Außerdem verlaufen die Gleitvorgänge des Streckapparates auf den Oberschenkelrollen über die Kniescheibe günstiger; die mechanische Beanspruchung des Femoropatellargelenkes wird verringert.

Sorgfältige und eingehende Untersuchungen FÜRMAIERs in den letzten Jahren unterstrichen die Bedeutung der Kniescheibe. Klinische Beobachtungen bestätigen diese Ansicht täglich. Sie werden im Kapitel „Chondropathia patellae" ausführlich besprochen.

Ich stimme deshalb nicht der Ansicht BROOKEs bei, wenn er der Kniescheibe maßgebliche Funktionen abspricht und ebensowenig SCHANZ, der die Kniescheibe als Luxusgegenstand bezeichnet. Von der Annahme ausgehend, daß die Patella unwichtig sei, zögerten BROOKE, GROVES, HELFERICH, KELLER u. a. nicht, sie nach Brüchen zu entfernen. Bei Nachuntersuchung beschrieben sie vollkommene Streckung ohne Kraftverlust. SCHÖNBAUER allerdings berichtete Gegenteiliges. Der Annahme von DUBOIS und FICK, daß das Fehlen der Kniescheibe kompensiert werden könne, widerspricht FÜRMAIER ganz entschieden. Der Verlust einer Kniescheibe nach Totalexstirpation ist im täglichen Leben eben noch tragbar, bei sportlicher Betätigung dagegen tritt die Insuffizienz klar zutage.

Q. Angeborene Veränderungen

I. Das Fehlen und die Verdoppelung der Kniescheibe
(Abb. 170a, b)

Das einseitige und doppelseitige Fehlen der Kniescheibe ist seit langer Zeit ebenso bekannt wie die familiäre Häufung dieser Fehlentwicklung (HEINE, HOHMAN, SCHEIDT, RUBIN, WOLFF, WUTH, GYLLING). WUTH teilte das beidseitige Fehlen bei den männlichen Mitgliedern einer Familie in 3 Generationen mit, RUBIN bei 3 Geschwistern. Aplasien der Patella sind oft mit anderen Entwicklungsstörungen vergesellschaftet. Die betroffenen Kniegelenke sind weniger belastbar als normale, Verschleißerscheinungen treten frühzeitig auf. Eine einseitige doppelte Kniescheibe sahen SWATSON und HUBER.

II. Hypoplasie der Kniescheibe

Hypoplasien mit oder ohne Dislokation, rudimentäre oder geteilte Kniescheiben und Aplasien werden bei folgenden Syndromen beobachtet:

a) Turner-Kieser-Syndrom. Es ist gekennzeichnet durch Mißbildungen der Kniescheibe, Dystrophie der Nägel, Abnormitäten des Extremitätenskeletes mit Disposition zu späteren Arthropathien, Muskelhypoplasie, Flughautbildung (das sind Hautduplikaturen, die Sehnen, Muskel und Nervenstränge enthalten), Anomalien der Hand, beidseitige symmetrische, dreieckige Knochenschatten an den Beckenschaufeln, Gesichtsasymmetrien, Trichterbrust und neurologische Störungen. Dieses Leiden ist dominant, nicht geschlechtsgebunden und mit wechselnder Expressivität vererbbar. Es liegt ihm eine Dysplasie des Mesoderm und des Ektoderm zugrunde.

b) Status Bonnevie-Ullrich. Es handelt sich um Anomalien an den Abkömmlingen des mesenchymalen Systems, die als mechanische Schädigung durch Liquorwanderblasen aufgefaßt werden (BONNEVIE). Dabei finden sich Formveränderungen im Gesicht und im Nacken, Kleinwuchs, Dystrophie der Nägel, angedeutete Schwimmhautbildungen zwischen den Fingern, Gelenkanomalien, Verzögerung der Sexualentwicklung, mitunter Aortenisthmusstenosen. Besonders kennzeichnend ist ein Pterygium am Hals, das im Gegensatz zu dem Pterygium der myeloosteomuskulären Dysplasie durch die primäre Nackenblase infolge von vermehrtem

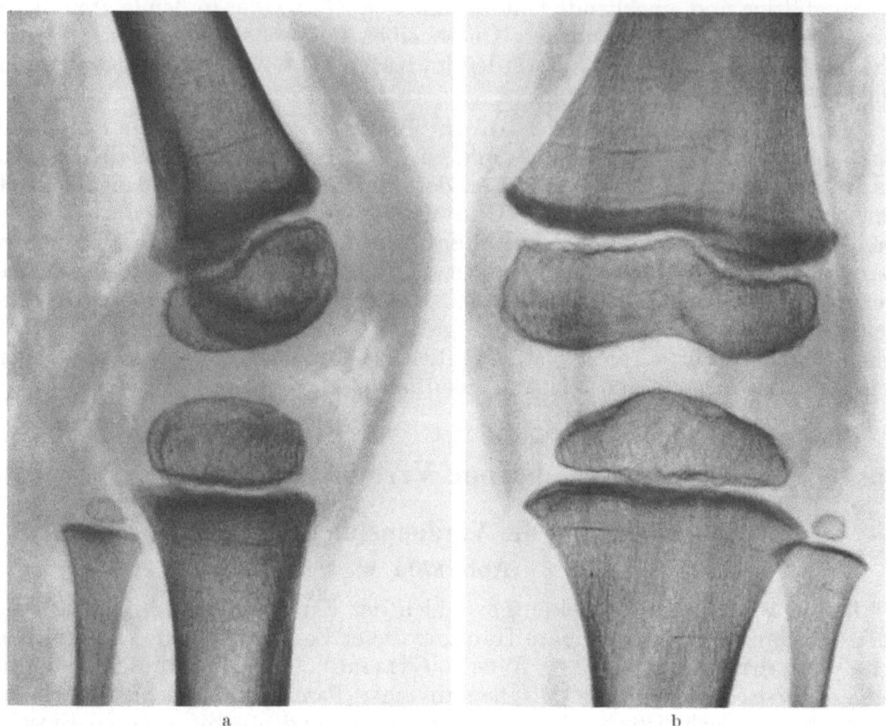

a   b

Abb. 170a u. b. Bei einem Fünfjährigen ist die Kniescheibe röntgenologisch noch nicht zu sehen. Einzelne Knochenkerne der multizentrisch ossifizierenden Kniescheibe sollten schon mit 3 Jahren erscheinen. Spätere Kontrollen werden zeigen, ob es sich um eine verspätete Ossifikation oder um eine Aplasia patellae handelt. (Sammlung der Chirurgischen Klinik, Düsseldorf.)

Austritt von Liquor aus dem 4. Ventrikel entsteht. Dieses Leiden ist nicht erblich.

c) Die Arthro-myodysplasia congenita Rossi. Es ist eine Systemerkrankung des Mesenchyms, gekennzeichnet durch Dysplasie der Muskulatur, symmetrische Bewegungseinschränkungen der Gelenke bis zur Ankylose, Dystopie, Hypoplasie und Aplasie der Patella, Anomalien der Hand, Schlaffheit des Unterhautzellgewebes, Pterygiumbildung, Anomalien der Sehnen, der Bänder und der hypoplastischen Muskeln, die teilweise abnorm inserieren und darüber hinaus noch durch Anomalien, wie sie auch beim Status Bonnevie-Ullrich vorkommen.

Isolierte Hypoplasien der Kniescheibe mit Dystopien gibt es bei der Larsen-Johanssonschen Erkrankung (Osteopathia juvenilis). Die dabei auftretenden aseptischen Knochennekrosen am unteren und oberen Pol der Kniescheibe sollen infolge einer primären Allgemeinschwäche des Bindegewebes und der Stützorgane durch Druck- und Zugspannungen bedingt sein.

Auch bei der habituellen Luxation der Kniescheibe sind gelegentlich Formabweichungen zu finden. Ursächlich werden auch bei dieser Erkrankung primäre Schwächen des Stützapparates oder Abnormitäten des Gelenkbaues (Genu valgum, Hypoplasie bzw. Deformität des Condylus fibularis, Mißverhältnis zwischen Fossa intercondylica und Patella usw.) angenommen. Habituelle Luxationen der Kniescheibe mit Fehlbildungen sind nachgewiesenermaßen erblich und auch doppelseitig (BAUER, HOHMANN). Kniegelenke mit hypoplastischen Kniescheiben halten den alltäglichenBelastungen nicht stand, starke Arthrosen folgen (Abb. 171 a, b).

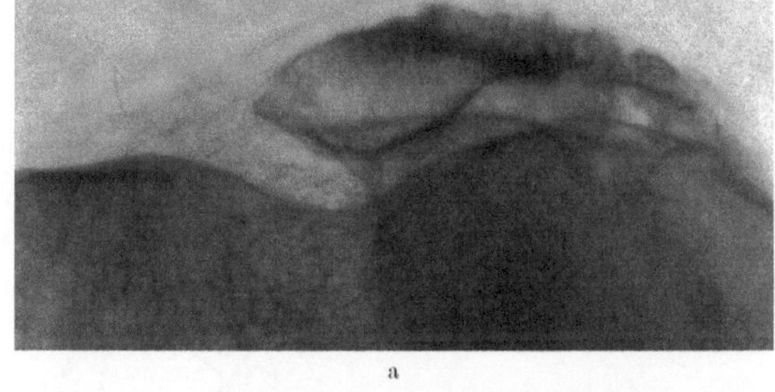
a

III. Die Patella partita

Es ist eine relativ seltene Fehlbildung. STUCKE fand sie bei 20000 Röntgenbildern von Soldaten, die sich wegen Kniebeschwerden beim Truppenarzt vorstellten, 10mal. BLUMENSAAT sah sie bei 1378 Patienten 23mal, davon 17mal einseitig (rechts 12mal, links 5mal).

WENZEL GRUBER, der Petersburger Anatom, beschrieb 1883 erstmalig eine Patella partita. Es folgten Veröffentlichungen von WRIGHT, KEMPSON, TODD und McCALLY auf Grund autoptischen Materials. 1902 konnte JOACHIMSTHAL diese Bildung am Lebenden durch Röntgenaufnahmen darstellen; es handelte sich um isolierte Kniescheibenspitzen.

Die erste Veröffentlichung fand wenig Beachtung. Mit dem Aufschwung der gesetzlichen und der privaten Unfallversicherungen wurde die Bedeutung sprunghaft größer, da die Abgrenzung dieser anlagemäßig bedingten Veränderung gegenüber

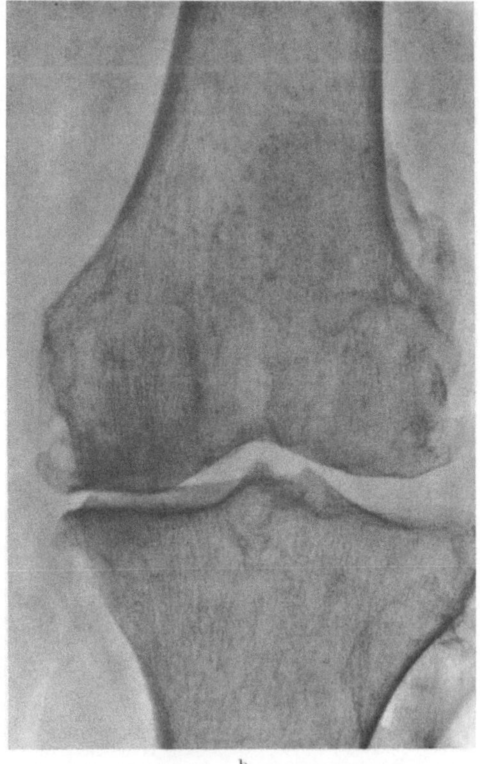
b

Abb. 171a u. b. *Kniegelenke mit hypoplastischen Kniescheiben* sind nicht genügend widerstandsfähig. Starke arthrotische Veränderungen sind die Folge (76jähriger). (Sammlung der Chirurgischen Klinik, Düsseldorf.)

abzugeltenden Folgen von Kniescheibenbrüchen begreiflicherweise sehr interessierte. Entsprechend nahm die Zahl der Publikationen über die beobachteten Fälle zu.

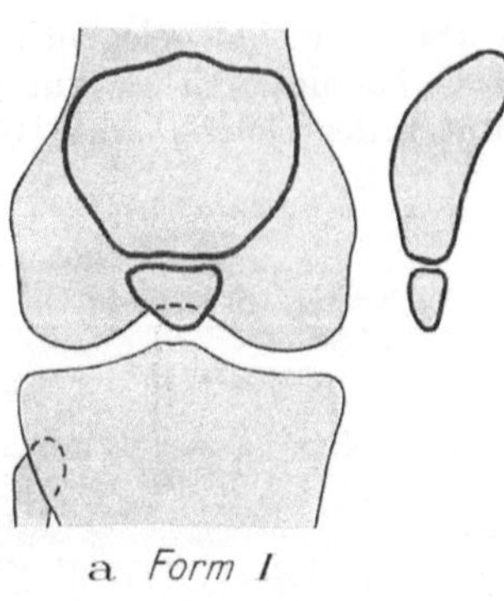

a *Form I*

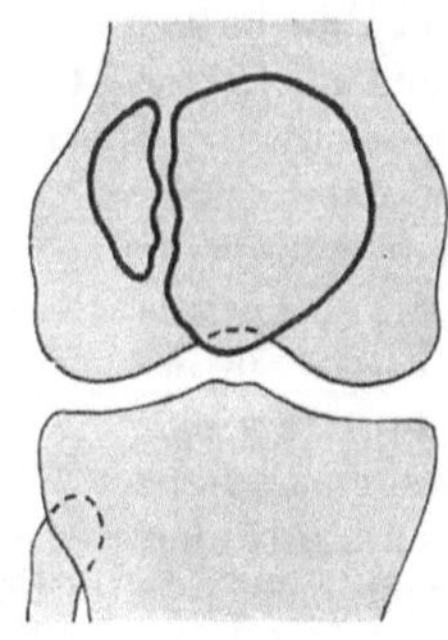

b *Form II*

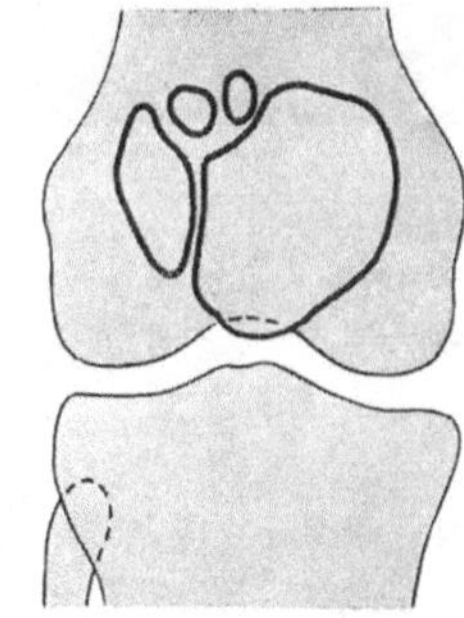

c *Form II/III*

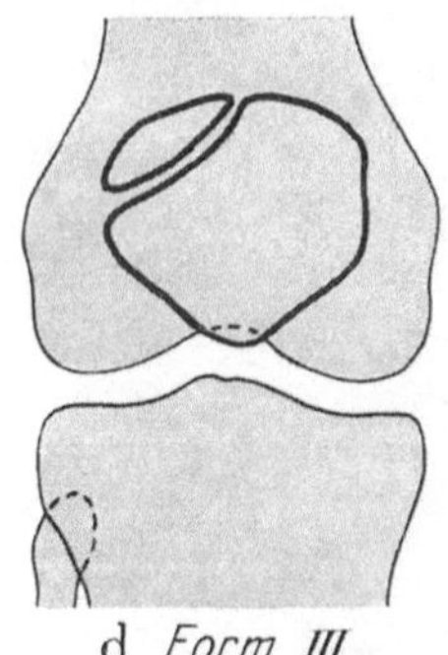

d *Form III*

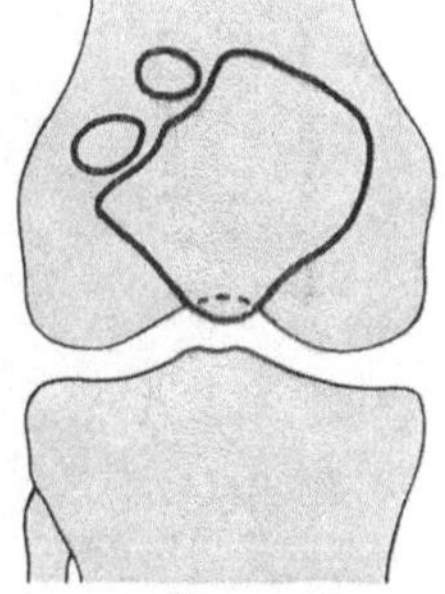

e *Form III*
Patella tripartita

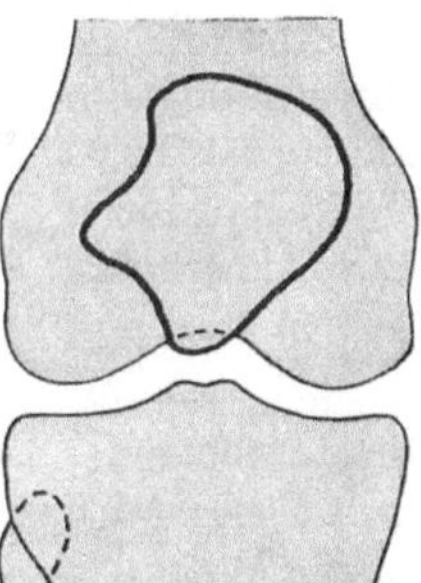

f *Form III*
Emargination

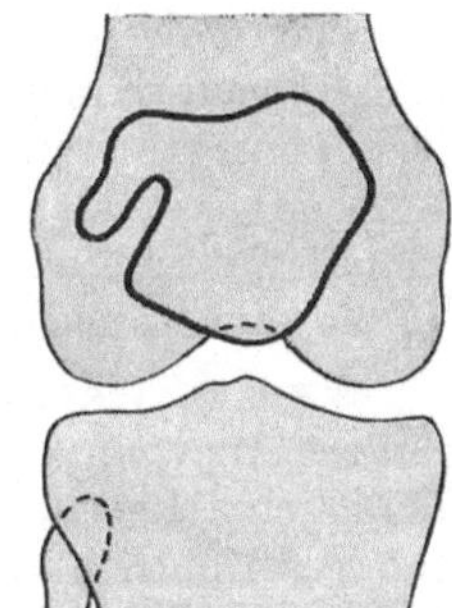

g *Form III*
Partielle Verschmelzung

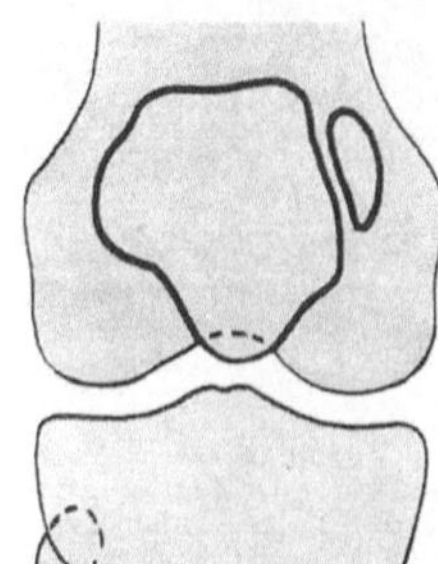

h *Form IV*

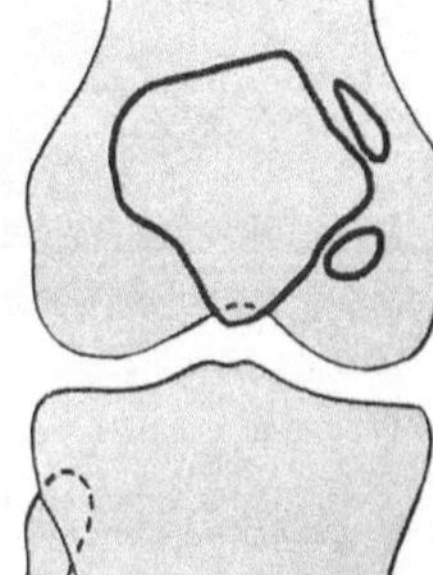

i *Form IV*
Patella tripartita

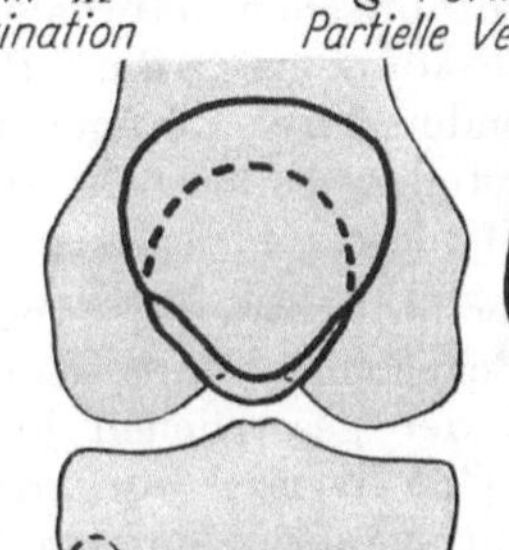

k *Form V*

Abb. 172 a—k

1. Die Formen der Patella partita

Die Einteilung von SAUPE aus dem Jahre 1922 reichte nicht aus, um alle beobachteten Fehlbildungen zu klassifizieren. Sie wurde deshalb 1934 von SCHAER erweitert. Die ursprüngliche Einteilung zeigte 3 Formen auf, SCHAER fügte die 4. und die 5. Form dazu.

1. Form (nach SAUPE auf eine Beobachtung JOACHIMSTHALs zurückgehend Abb. 172a): Die Kniescheibe wird durch einen horizontalen Spalt knapp oberhalb der Spitze in einen kleineren caudalen und in einen größeren kranialen Abschnitt geteilt. Sie scheint bei Männern häufiger zu sein als bei Frauen. Doppelseitigkeit ist nicht in allen Fällen vorhanden. Die Kniescheibe ist bei dieser Form immer verlängert.

2. Form (nach SAUPE auf eine Beobachtung JOACHIMSTHALs zurückgehend, Abb. 172b, 173a—c): Durch einen senkrechten Spalt wird die laterale Kniescheibenkante vom medialen Hauptteil getrennt. Als reine Form kommt sie nur sehr selten vor. Die Kniescheibe ist bei normaler Länge verbreitert, die Spaltbildung selbst ist schmal. Der abgetrennte Teil kann aus mehreren Stücken bestehen.

3. Form (nach SAUPE geht sie auf die Beobachtung GRUBERs zurück, Abb. 172c—g): Ein bogenförmiger Spalt am fibularen oberen Quadranten isoliert ein kleines Knochenstück,

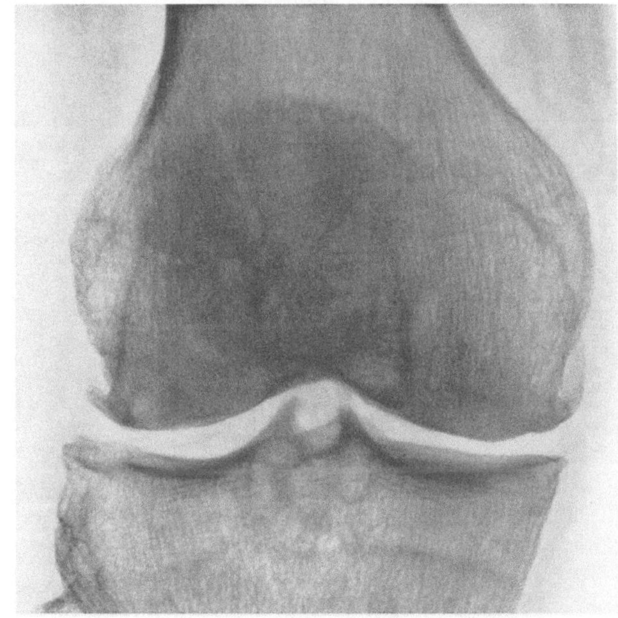

a

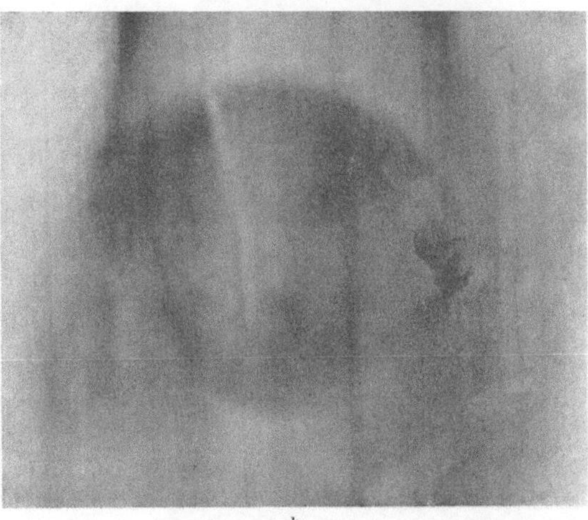

b

Abb. 173a—c. *Die Form 2 der Patella partita in verschiedener Abbildung.* (Sammlung der Chirurgischen Klinik, Düsseldorf.) a Übersichtsaufnahme im sagittalen Strahlengang. b Tomographie (entspricht dem Fall der Abb. a)

Abb. 172a—k. *Die Formen der Patella partita.* a *Form 1:* Durch einen horizontalen Spalt ist die Spitze abgetrennt. Die Kniescheibe ist dadurch verlängert. b *Form 2:* Durch einen senkrechten Spalt wird eine laterale Kante vom Hauptteil der Kniescheibe getrennt. c *Form 2/3:* Kombination der Form 2 und der Form 3. d *Form 3:* Durch eine Spaltbildung am äußeren oberen Rand wird ein kleines Knochenstück isoliert. e *Form 3: Patella tripartita.* Der abgetrennte Teil kann aus mehreren Kernen bestehen. f *Form 3: Emargination:* Aussparung am äußeren oberen Rand ohne Knochenkern. g *Form 3: Partielle Verschmelzung.* Der am äußeren oberen Rand isolierte Knochenteil ist partiell mit dem Hauptteil verbunden. h *Form 4.* Das isolierte Stück liegt an der medialen Oberkante. i *Form 4: Patella tripartita.* Isolierte Stücke liegen an der medialen Oberkante und an der medialen Unterkante. k *Form 5.* Die Patella ist durch einen frontalen Spalt zweigeteilt

das in die muldenförmige Aussparung des Hauptteiles paßt (Abb. 172d, 174a, b).
Die isolierte Masse kann aus 1, 2, 3 oder mehreren Knochenkernen bestehen

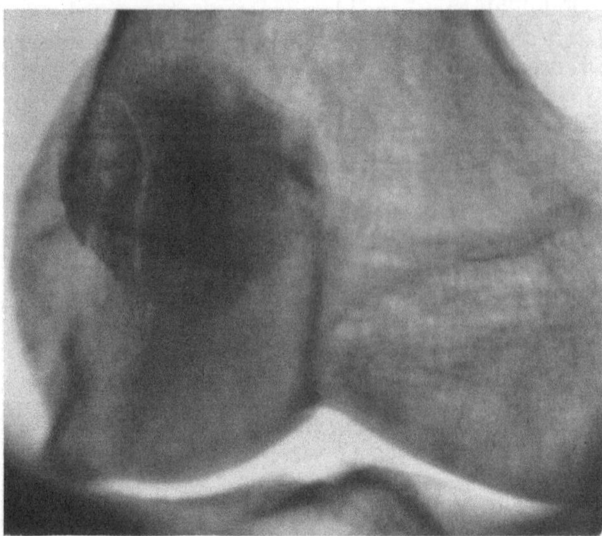

Abb. 173c. Kniescheibe anliegend (entspricht nicht dem Fall der Abb. b)

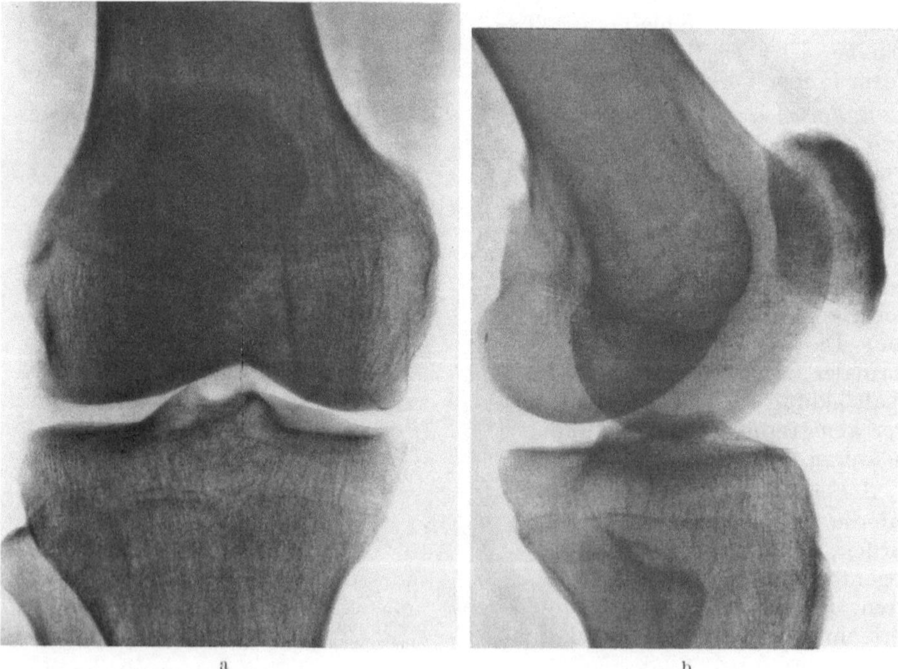

a

b

Abb. 174a u. b. *Patella partita, Form 3.* a Am lateralen oberen Rand der Kniescheibe ist ein kleines Knochenstück gelöst (Übersichtsaufnahme in sagittalem Strahlengang). b (Seitenaufnahme zu a). In der seitlichen
Projektion ist die Patella bipartita, Form 3, nicht zu erkennen. (Sammlung der Chirurgischen Klinik, Düsseldorf.)

(Abb. 172e). Es resultieren Patella bipartita, tripartita (Abb. 175) oder Patella
multipartita. Die weitaus häufigste — Form III — kommt in 92% der Fälle bei

Männern vor, ihr Anteil am Gesamtmaterial wird mit 80—84% beziffert. Der Hauptteil und die isolierten Anteile ergeben meist eine normale Kniescheibenform. manchmal allerdings überragen die angelagerten isolierten Teile das normale Kniescheibenniveau (DIDIÉE). KEMPSON machte auf eine Aussparung am fibularen,

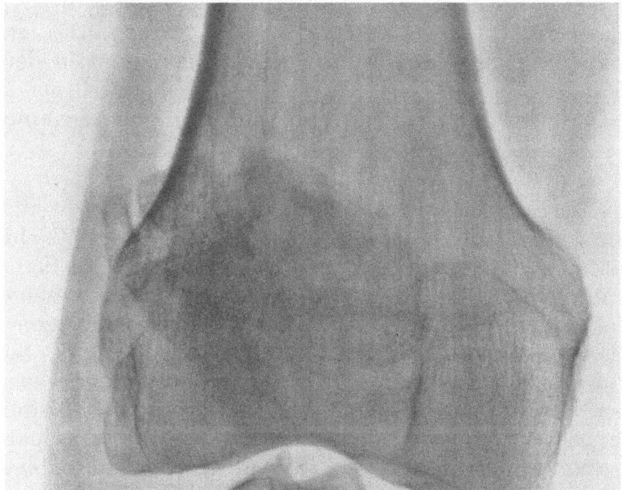

Abb. 175. *Form 3: Patella tripartita.* Am äußeren oberen Rand sind zwei Knochenanteile gelöst. (Sammlung der Chirurgischen Klinik, Düsseldorf.)

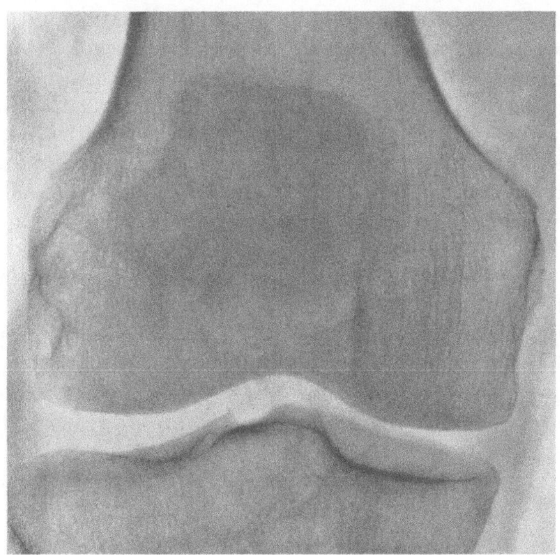

Abb. 176. *Form 3: Emargination.* Am äußeren oberen Rand besteht eine Aussparung ohne Knochenkern. (Sammlung der Chirurgischen Klinik, Düsseldorf.)

oberen Quadranten aufmerksam, die ohne zusätzlichen Knochenkern vorkommen kann und für die er den Namen „Emargination" vorschlug (Abb. 172f, 176). Partielle Verschmelzungen des akzessorischen Anteiles der Form 3 sind bekannt (HOLLAND, Abb. 172g).

Da einige Fälle schwierig einzuordnen sind. schlug SCHAER die Kombination der 2. und 3. Form vor (Abb. 172c).

4. Form (nach SCHAER, entsprechend Beobachtungen von DOUARRE und MOREAU): Das isolierte Stück liegt der tibialen Oberkante, durch einen schrägen Spalt getrennt, an (Abb. 172 h). Ein weiterer isolierter Anteil kann der tibialen Unterkante anliegen (Abb. 172 i). Wegen der Seltenheit werden Isolierungen an tibialer Ober- und Unterkante in einer Form zusammengefaßt.

5. Form (nach SCHAER, Beobachtung von HAENISCH): Der letztere sah erstmalig die Zweiteilung der Patella durch einen annähernd in der Frontalebene liegenden Spalt, der die Kniescheibe in zwei hintereinanderliegende Stücke teilte (Abb. 172 k). Diese Form ist nur auf seitlichen Röntgenaufnahmen sichtbar.

2. Klinik der Patella partita

Die Patella partita ist dadurch charakterisiert, daß sie wenig Beschwerden macht. MOUCHET und auch RISCHEL glauben, daß sie im Wachstumsalter Beschwerden auslösen kann, sofern andere Ursachen auszuschließen sind. Sie wird in der Regel anläßlich eines Traumas oder anderweitiger Beschwerden bei der folgenden Röntgenuntersuchung aufgedeckt. Mäßige Schmerzen nach längeren Märschen sah GEISSENDÖRFER. DIDIÉE, SCHAER, SIEMENS, SOMMER, TODD, WALTHER und ZOHLEN betonen die Neigung zu frühzeitig auftretenden chronisch-deformierenden Veränderungen. Nach Gewalteinwirkungen sind verschiedene Folgezustände bekannt. ODERMATT beschrieb die Distorsio patellae partitae, ZOHLEN eine Spontanruptur mit nachfolgendem Höhertreten und Kanten des gelösten Anteiles. BÜRKLE DE LA CAMP beobachtete ebenfalls eine traumatische Lösung eines isolierten Knochenanteiles.

Pathologisch-anatomische und histologische Untersuchungen zeigen: Die isolierten Knochenanteile bestehen aus einem Corticalissaum und regelmäßig strukturierter Spongiosa. Osteoide Säume fehlen in der Regel. Die Markräume sind mit einem zellarmen Fettmark erfüllt, der Corticalissaum ist stellenweise unterbrochen. Zellreiches fibrilläres Bindegewebe mit prallen Capillaren liegt in den Lücken zwischen Markraum und Knorpelbrücke des Spaltes. Gelenkwärts ist die Knorpelbrücke des Spaltes durch eine dicke Platte von hyalinem Knorpel abgeschlossen, an der Vorderfläche der Kniescheibe ist sie von zellarmem hyalinem Bindegewebe überzogen. Die Knorpelfugen bestehen aus unregelmäßig angeordneten, von Spalten durchsetzten hyalinen Knorpelanteilen mit degenerativen Veränderungen. Diese verkalken mitunter und imponieren dann als kalkdichte Flecken im Spaltraum.

Bezüglich der Ätiologie meinte GRUBER, es handle sich um eine unvollendete Verschmelzung von Knochenkernen im Sinne einer Hemmungsmißbildung. Aus der von MAU und SIEMENS beobachteten nachträglichen Verschmelzung einer geteilt angelegten Patella ist der Schluß zu ziehen, daß die multiple Kernanlage nicht der eigentliche Grund ist. Die Theorie SCHAERs von der multizentrischen Ossifikation der Kniescheibe als Ursache der Patella partita fand die meisten Anhänger.

3. Diagnose und Differentialdiagnose

SOMMER, PAAL und DIDIÉE heben hervor, daß eine größere Breite der Kniescheibe in ihrer oberen Hälfte auf eine Spaltbildung hinweise. Dagegen führen MADLENER und PAAS mit Recht an, daß Verbreiterungen auch nach Verletzungen zu finden sind. Über der Spaltbildung ist manchmal ein unbestimmter Druckschmerz auszulösen (BLUMENSAAT, PAAL, SOMMER u.a.). Nur selten ist das isolierte Knochenstück tastbar. Die Unterscheidung zwischen Patella partita und Kniescheibenbruch ist in der Regel nicht schwer, wenn nur an die Möglichkeit einer Spaltbildung gedacht wird. Letztere zeigen auf Röntgenaufnahmen abgedeckelte Knochenteile, die nicht so scharf begrenzt sind wie frische, nicht abgedeckelte Bruchstücke. In Zweifelsfällen bringen Röntgenkontrollen während der folgenden Wochen und axiale Kniescheibenaufnahmen (Abbildung 177a, b) eine Klärung. Während Formabweichungen der Patella partita unverändert bestehenbleiben, ändern sich nach Verletzungen Kalkgehalt, Bruchspaltbreite und Fragmentbegrenzung. Schwierigkeiten bei der Differentialdiagnose treten auf, wenn die Verletzung längere Zeit zurückliegt. Die Bilder von Kniescheibenpseudarthrosen und von angeborenen einseitigen Spaltbildungen können zum Verwechseln ähnlich sein. Spaltbildungen auf beiden Seiten sprechen für Patellae partitae. Eine Pseudarthrose ist bei einseitigem Befund wahrscheinlich, wenn das vorausgegangene Trauma entsprechend schwer war und in der Folgezeit erhebliche Funktionsausfälle beschrieben wurden.

Die Differentialdiagnose zwischen Patella partita und entzündlichen Prozessen (Tuberkulose und Osteomyelitis) bereitet bei Berücksichtigung der klinischen Befunde keine Schwierigkeiten. Dagegen kann eine Osteochondrosis dissecans in seltenen Fällen ähnliche Bilder erzeugen. Verwechslungen sind auch möglich, wenn freie Körper im oberen Recessus liegen. Eine gewisse Rolle spielt die Abgrenzung gegenüber der Larsen-Johanssonschen Erkrankung, bei der die Kniescheibenspitze in einen oder

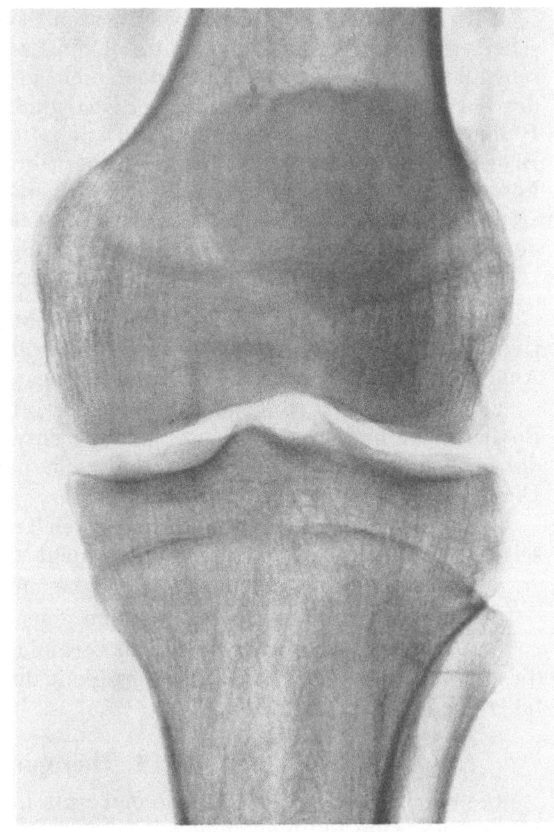

a

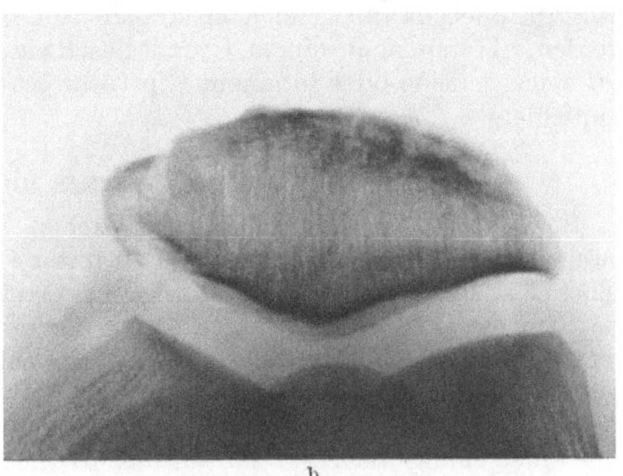

b

Abb. 177a u. b. *Zur Differentialdiagnose bei Patella partita — Kniescheibenbruch.* a Nach dieser sagittalen Aufnahme könnte es sich auch um eine Patella partita — Form 4 — handeln. Allerdings fehlt eine Begrenzung durch sklerotische Säume. b Die axiale Aufnahme beseitigt jeden Zweifel. Es handelt sich um einen frischen Bruch am tibialen Rand der Kniescheibe. Keine sklerotischen Säume um den Knochenspalt. (Sammlung der Chirurgischen Klinik, Düsseldorf.)

mehrere Kerne aufgelöst erscheint. Verknöcherungen im Ligamentum patellae können ebenfalls eine 1. Form der Patella partita vortäuschen.

Differentialdiagnostisch am wichtigsten ist die Unterscheidung zwischen Kniescheibenbruch und Patella partita. Doppelseitigkeit spricht mit großer Wahrscheinlichkeit für, Einseitigkeit jedoch nicht gegen eine Anomalie. Regelmäßigkeit der Form und typischer Verlauf der Spaltbildung sprechen für eine Fehlbildung, Bluterguß, Crepitation, Schwellung, Dislokation der Fragmente dagegen für einen Bruch. Diese sehr allgemeine Regel verliert ihre Gültigkeit bei einer traumatischen Lösung des isolierten Knochenteiles. Röntgenkontrollen in den folgenden Wochen erleichtern auch in solchen Fällen die Entscheidung. Nach Frakturen treten in den Bruchstücken Umbauvorgänge auf, in Spaltbildungen dagegen nicht.

Bezüglich der Differentialdiagnose empfiehlt STUCKE:

1. Ebenso wichtig wie die klinische und röntgenologische Beurteilung der objektiven Krankheitszeichen bei der ersten Untersuchung ist die genaue Erfassung und Analyse der Angaben über den Hergang des „Unfallereignisses".

2. Bei einer evtl. folgenden Operation soll ein kleines Gewebsstück aus dem Spalt für die histologische Untersuchung entnommen werden. (STUCKE erinnert dabei an einen Fall, bei dem eine Patella partita genäht wurde. Die richtige Diagnose wurde erst später gestellt.)

3. Bei Patellarfrakturen nach indirekten Traumen sind Aufnahmen der Gegenseite anzufertigen, um Spaltbildungen nicht zu übersehen.

4. Beidseitigkeit spricht in der Regel gegen eine unfallmäßige Entstehung.

5. Durch kleine Traumen kann es zu einer *Distorsio patellae partitae* kommen.

6. Das Wort Spontanruptur ist zu vermeiden, dagegen soll geklärt werden, ob die Zerreißung durch eine Minderwertigkeit des Spaltgewebes oder durch ein Unfallereignis bedingt war.

4. Therapie

Die einzige Indikation für eine chirurgische Intervention ist die traumatische Lösung des isolierten Knochens mit einer größeren Dislokation. Ansonsten bedarf die Patella partita keiner operativen Behandlung. SOMMER warnt vor jedem Eingriff, auch dann, wenn über längere Zeit bestehende Beschwerden angegeben werden. Treten nach einem Unfall Beschwerden auf, so ist eine Ruhigstellung auf einer Schiene oder in einem Gipstutor bis zum Abklingen der Schmerzen zu empfehlen.

5. Patella partita und Unfall

Vordringlich ist die Trennung zwischen Spaltbildungen und Brüchen. In Zweifelsfällen soll der betreffende Fall unter Offenlassen der Frage einer gesetzlichen Entschädigung als Unfallfolge gewertet werden (SCHAER). Durch Traumatisierung einer Patella partita sind länger anhaltende heftige Beschwerden verständlich. Muskelatrophien, Bewegungsbehinderungen und rezidivierende Ergüsse treten manchmal auf. Eine Patella partita ohne Unfallereignis bleibt in der Regel stumm (SCHAER). ODERMATT bezeichnet Funktionsstörungen nach Zerrung und Quetschung als *Distorsio patellae partitae*. Die Knorpelfuge erleidet dabei Veränderungen, welche Schmerzen auslösen.

BLUMENSAAT führte den Begriff der „Patella partita traumatica" ein. Er versteht darunter Fälle, bei denen Frakturen von Pseudarthrosen gefolgt waren, welche schließlich an das Bild der Patella partita erinnern. Solche traumatischen Spaltungen müßten nicht plötzlich erfolgen, sie könnten sich auch als schleichende Fraktur entwickeln. SCHAER lehnt diese Bezeichnung ab, da sie zu unrichtigen Vorstellungen führen könne.

Eine „Distorsio patellae partitae" oder die „unfallmäßige Lösung eines isolierten Knochenstückes" ist als Verschlimmerung eines bestehenden Leidens zu werten, die bis zum Zeitpunkt des Abklingens der Prellung oder Zerrung anzunehmen ist.

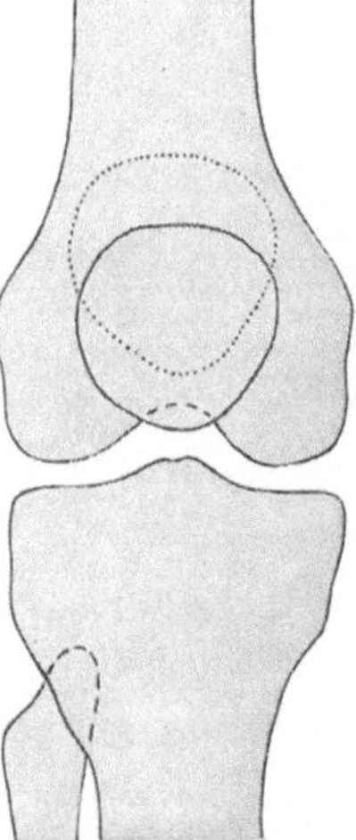

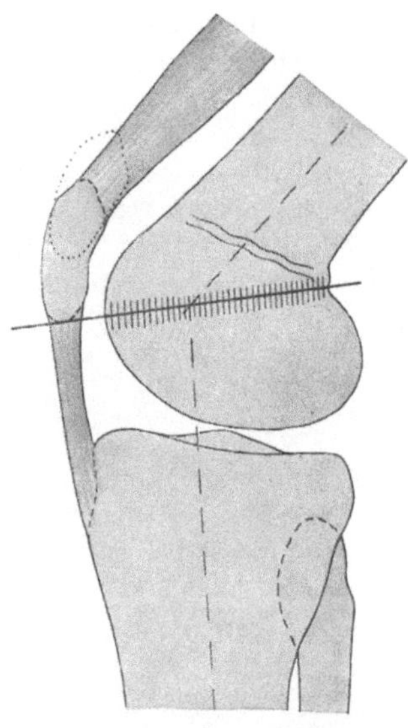

Abb. 178. Die Patella wird auf zentrierten Aufnahmen median zwischen den Oberschenkelrollen abgebildet. Bei entspannter Muskulatur ist ihre Spitze in Höhe des Gelenkspaltes, bei Kontraktion der Oberschenkelstreckmuskulatur tritt sie um 1 cm nach proximal

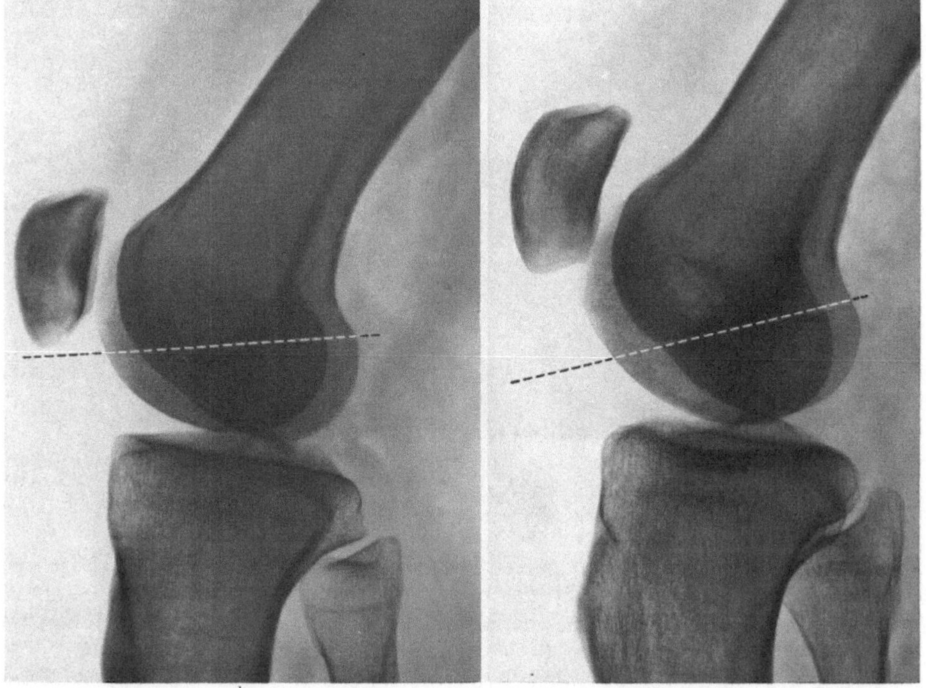

Abb. 179a—c. a Eine *normale Höheneinstellung* ist gegeben, wenn die Verlängerung des Strukturstreifens die Spitze der Kniescheibe berührt (BLUMENSAAT). Abweichungen werden als „Hoch- bzw. Tiefstand" bezeichnet. b Röntgenbild einer Kniescheibe mit normaler Höheneinstellung. c Röntgenbild einer Patella alta. (Sammlung der Chirurgischen Klinik, Düsseldorf.)

IV. Hoch- und Tiefstand der Patella

Auf genau zentrierten sagittalen Röntgenaufnahmen des gestreckten Kniegelenkes wird die Kniescheibe bei entspannter Muskulatur median zwischen den
Oberschenkelrollen abgebildet (Abb. 178). Ihre Spitze ist in Höhe des Gelenkspaltes. Nach Anspannung der Oberschenkelstreckmuskulatur tritt die Knie-

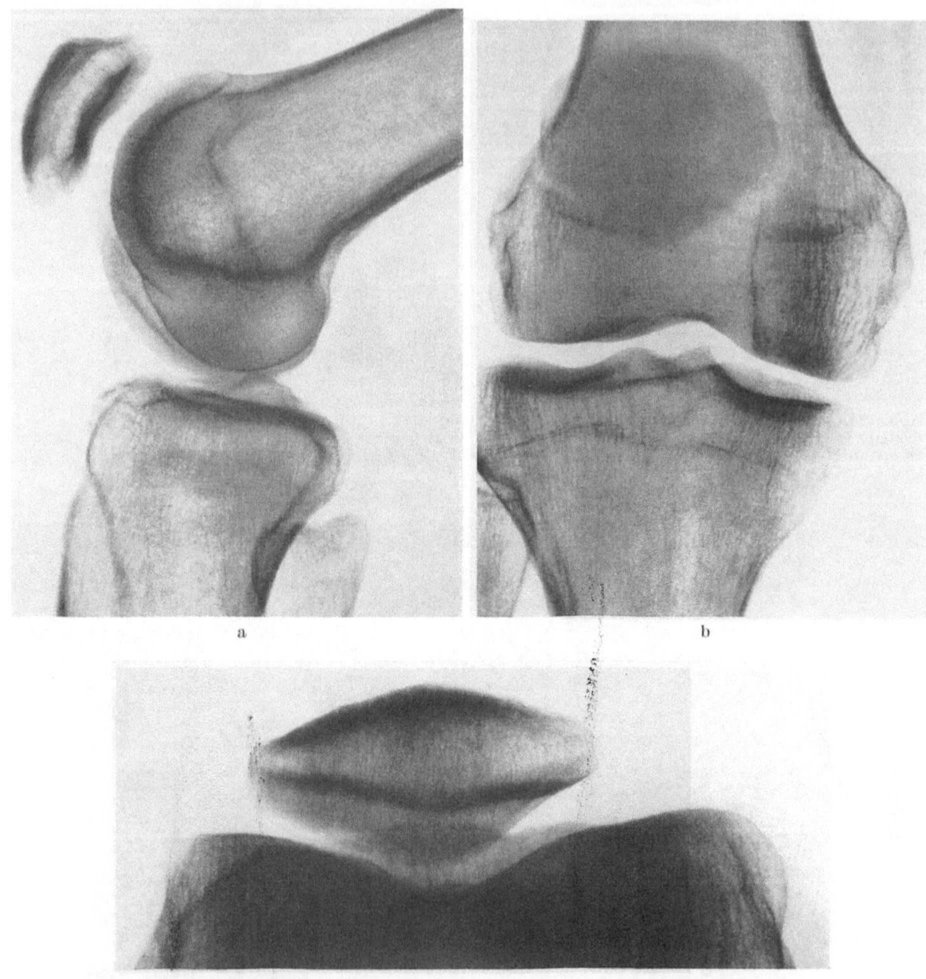

Abb. 180a—c. *Hochstand der Patella („Patella alta").* Nach der axialen Kniescheibenaufnahme handelt es sich
um eine Patella vom Typ Wiberg I bei normal ausgebildeten Oberschenkelrollen (39jährige).
(Sammlung der Chirurgischen Klinik, Düsseldorf.)

scheibe um etwa 1 cm median nach oben. Ein Abweichen nach fibular ist verdächtig auf eine Atrophie des M. vastus tibialis. Besser ist die Höheneinstellung
der Kniescheibe auf der Seitenaufnahme zu erkennen. Eine normale Höhenlage
ist anzunehmen, wenn bei einer Beugestellung des Kniegelenkes von 30° die Verlängerung des schräg verlaufenden Strukturstreifens in den Oberschenkelknorren
den unteren Kniescheibenpol berührt (BLUMENSAAT). Dieser Strukturstreifen
beginnt dorsal in Höhe der Epiphysenlinie am oberen Rand der Fossa intercondylica und zieht nach vorne unten (Abb. 179a—c). Abweichungen von der

normalen Höhenlage werden als Hoch- bzw. Tiefstand der Patella bezeichnet
(Abb. 180a—c). Sie sind klinisch von Interesse, weil die resultierenden Fehl-

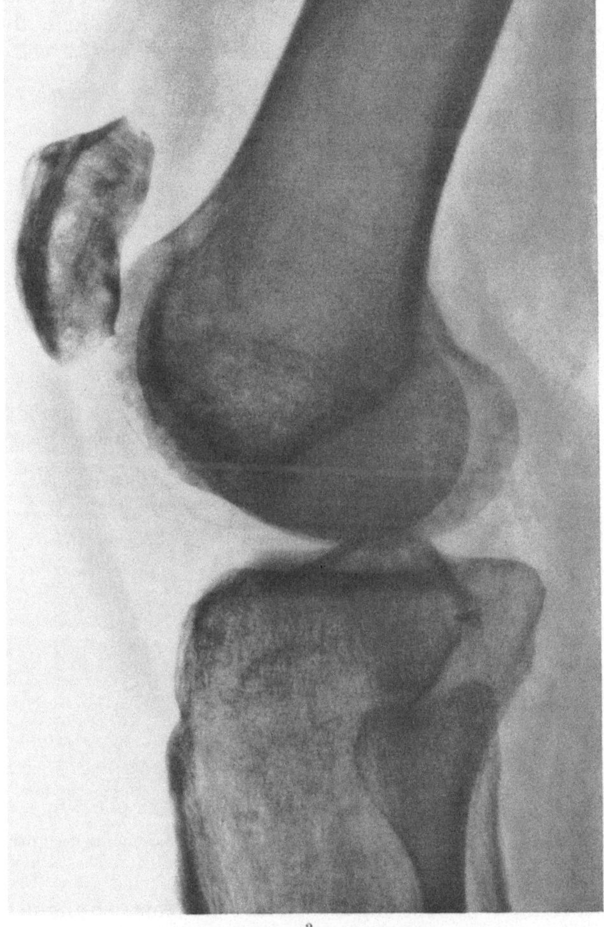

a

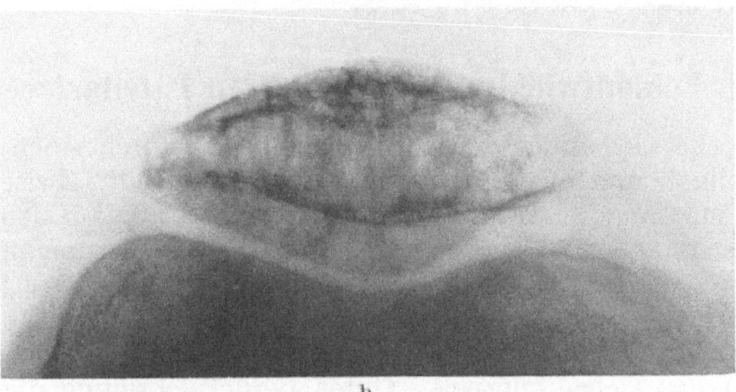

b

Abb. 181a u. b. *Patella alta:* Chondropathia patellae durch Fehlbelastung im Femoropatellargelenk. Am Beginn
der Erkrankung waren bei dem 39jährigen röntgenologisch erkennbare Veränderungen nicht vorhanden (siehe
Abb. 180a—c). 9 Wochen später sind Kniescheibe und angrenzende Oberschenkelrollenanteile infolge der Chondropathia patellae fleckig entkalkt (Abb. 181a u. b). Die Fehlbelastung in diesem Femoropatellargelenk ist alleinige
Folge des Hochstandes der Patella, da Kniescheiben vom Typ I bei normalen Oberschenkelrollen in der Regel
nicht überlastet werden. (Sammlung der Chirurgischen Klinik, Düsseldorf.)

belastungen im Femoropatellargelenk einerseits und an der Insertionsstelle der Quadricepssehne andererseits krankhafte Veränderungen auslösen. Im Femoropatellargelenk treten Überlastungsschäden oder Chondropathia patellae auf (Abb. 181a, b), abnorme Zugbelastungen an der Ansatzstelle der Quadricepssehne sind bei der Entstehung der Osteopathia patellae (Larsen-Johanssonsche

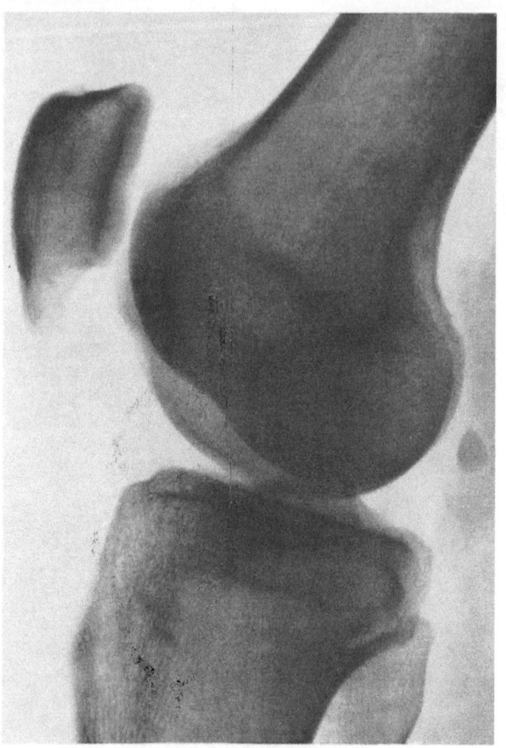

Abb. 182. *Patella alta* mit knöcherner Ausziehung an ihrer Spitze. (Sammlung der Chirurgischen Klinik, Düsseldorf.)

Erkrankung) ursächlich mitbeteiligt. Knöcherne Ausziehungen an der Spitze hochstehender Kniescheiben sind als Ausgleichsbestrebungen des Organismus zu werten (Abb. 182).

V. Fehlentwicklungen der tibialen Patellarfacette

Die elliptische Gelenkfläche der Kniescheibe ist durch einen längsgestellten First in eine tibiale und in eine fibulare Facette unterteilt. Zwischen maximaler Beugung und maximaler Streckung gleiten diese Facetten auf den Oberschenkelrollen und legen dabei einen Weg von 5—7 cm zurück. Mit zunehmender Beugung sinkt der First zwischen die Femurkondylen ein und beide Facetten nehmen die Druckbelastung alleine auf. Je mehr die Formen von Kniescheibenfacetten und Oberschenkelrollen übereinstimmen, um so geringer ist die Druckbelastung pro Flächeneinheit des Gelenkknorpels. Unter Berücksichtigung dieser Erkenntnis unterteilte WIBERG die Kniescheiben gemäß ihren axialen Röntgenbildern in 3 Typen (Abb. 183):

(WIBERG) Typ I: Beide konkaven Facetten sind annähernd gleich groß, der First liegt in der Mitte.

(WIBERG) Typ II: Die tibiale Facette ist kleiner als die fibulare, beide Facetten sind konkav.

(WIBERG) Typ III: Die tibiale Facette ist noch kleiner als beim Typ II und außerdem *konvex*.

Darüber hinaus gibt es Kniescheiben, deren kleine tibiale Facette weder konkav noch konvex, sondern plan ist. Um diese Kniescheiben einwandfrei ein-

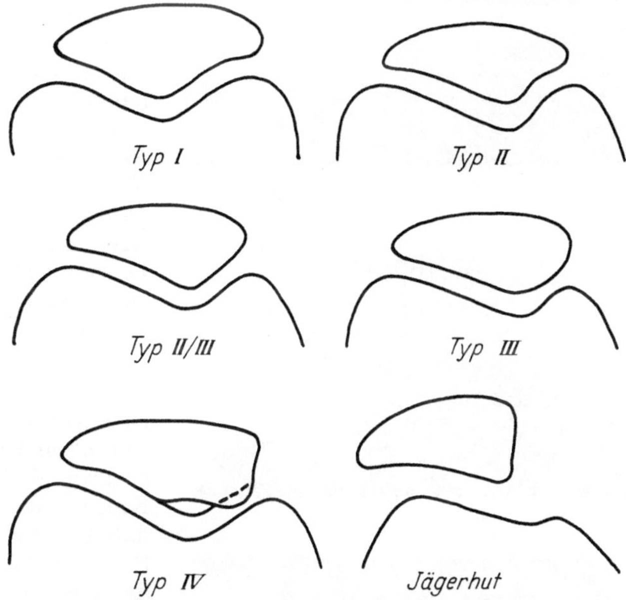

Abb. 183. *Die verschiedenen Kniescheibenformen*

ordnen zu können, schlug ich die Bezeichnung *Typ II/III* vor (Abb. 183). Kniescheiben ohne tibiale Facette werden nach französischen Autoren als *„Jägerkappen"* oder als „Jägerhut" bezeichnet (Abb. 183, 184).

Die Häufigkeit der einzelnen Typen wurde durch Untersuchungen von HENSSGE und durch eigene Erhebungen festgestellt:

Untersuchungen an 100 Personen ohne Beschwerden im Kniegelenk

	HENSSGE	Eigene Untersuchungen
Typ I	10%	11%
Typ II	65%	55%
Typ II/III	nicht berücksichtigt	23%
Typ III	25%	11%

Bei Berücksichtigung des Typs II/III stimmen beide Angaben gut überein. Die häufigste Form ist der Typ II (55%). Kniescheiben mit gleichgroßen Facetten finden sich nur bei jedem Zehnten (11%). Der Typ II/III war bei 23% und der Typ III bei 11% festzustellen.

Die Form des „Jägerhutes" (Abb. 183) war bei den 100 Untersuchten ebensowenig zu finden wie ein besonderer weiterer Typ, für den ich die Bezeichnung Typ IV vorschlug. Dieser sehr seltene Typ IV ist dadurch charakterisiert, daß

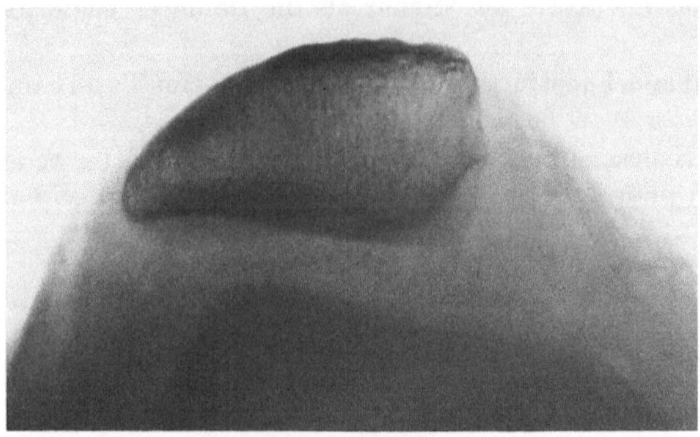

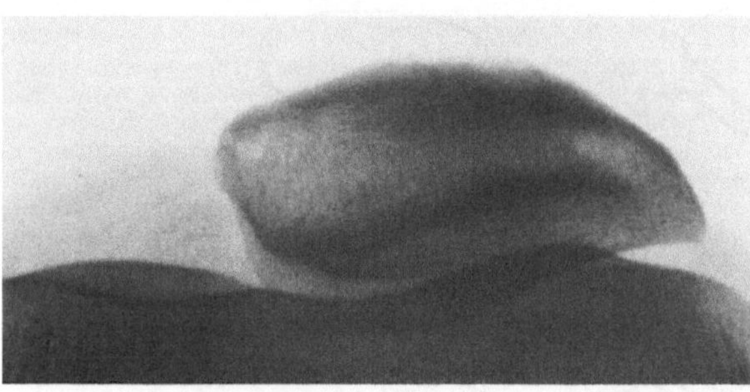

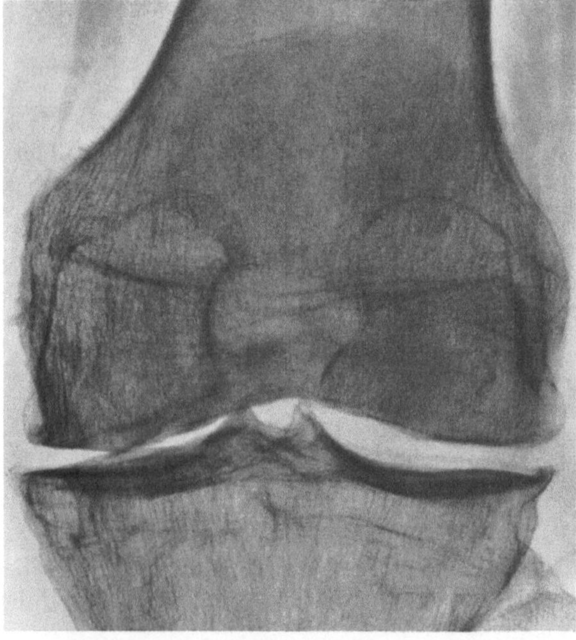

seine kleine tibiale Facette nicht wie beim Typ III gleichmäßig konvex gebogen ist, sondern knorrenartig vorspringt (Abb. 183). Bemerkenswert ist die Beobachtung, daß in vielen Kniegelenken mit Osteochondrosis dissecans Kniescheiben vom Typ IV vorhanden sind (s. auch unter Osteochondrosis dissecans). Bei Gelenkeröffnungen zur Entfernung von freien Körpern sah man, wie die knorrigen Kanten der tibialen Facette bei Beugestellungen zwischen 100 und 130⁰ in das Mausbett drückten.

Die Bedeutung der einzelnen Kniescheibentypen ist durch ihr verschiedenes Verhalten bei Belastungen gegeben. Widerstandsfähige Kniegelenke sind so gebaut, daß sie Belastungen ohne Schaden überstehen, sofern die Phasen von Belastung und Ruhe dem Arbeitsrhythmus des menschlichen Organismus entsprechen (Abb. 185a, b, 186a, b). Nur gleichförmige Überlastungen führen zu Schäden. Allgemein bekannt sind solche Überlastungsschäden bei speziellen Berufen (Parterreakrobaten, Plattenleger).

Femoropatellargelenke mit Kniescheiben vom

Abb. 184a—c. a „*Jägerkappe*". Die tibiale Facette ist nicht ausgebildet. Durch Fehlbelastungen treten sehr frühzeitig Verschleißerscheinungen auf. Diese 24jährige hatte bereits erhebliche Schmerzen und rezidivierende Gelenkergüsse. Auffällig sind weiterhin die Hypoplasie der tibialen Oberschenkelrolle an ihrem kranialen Ende und die bereits stark ausgeprägte „Lateralisation" der Kniescheibe (s. unter Hypoplasie der tibialen Oberschenkelrolle). b u. c. Im höheren Lebensalter sind *Kniegelenke mit „Jägerkappen"* in der Regel arthrotisch verändert. Durch „Lateralisation" der Kniescheibe wird nicht nur der tibiale, sondern auch der fibulare Gelenkabschnitt arthrotisch verändert (61jähriger; vgl. mit Abb. 163 und 164). (Sammlung der Chirurgischen Klinik, Düsseldorf.)

Typ II/III und besonders vom Typ III dagegen werden bereits bei alltäglichen Belastungen, die von widerstandsfähigen Gelenken schadlos überstanden werden, überlastet (Abb. 187a, b und 188a—c). Entscheidend für die Belastungsfähigkeit ohne Schädigung ist die Formübereinstimmung der Gelenkflächen von Kniescheibenfacetten und Oberschenkelrollen. Je größer die Auflagefläche der Facetten auf den Oberschenkelrollen ist und je besser Facettenkrümmung und Oberschenkelrollenkrümmung übereinstimmen, um so geringere Belastungsdrucke liegen auf der Flächeneinheit des Knorpels.

Beim Typ I verteilt sich der Druck auf breite Flächen, der Knorpel wird gleichmäßig beansprucht (Abb. 189a). Wie die Erfahrung zeigt, treten Überlastungen beim Typ I nicht auf, wenn die tibiale Oberschenkelrolle normal ist. Auch der Knorpel an der tibialen Facette des Typs II wird in der Regel nicht überfordert (Abb. 189b). Bei den Typen II/III (Abb. 189c) und III (Abb. 189d) dagegen sind die Berührungsflächen zwischen tibialer Facette und Oberschenkelrolle so klein, daß der Kniescheibenknorpel punktförmig belastet und damit überlastet wird. Formabweichungen der Oberschenkelrollen, insbesondere Hypoplasie des ventralen kranialen Teiles der tibialen Oberschenkelrolle, sind mit unterentwickelten tibialen Kniescheibenfacetten oft kombiniert (Abb. 184a—c). Neben Subluxationsneigung der Patella sind solche Gelenke dadurch gefährdet, daß der Knorpel der Kniescheibe frühzeitig verschleißt.

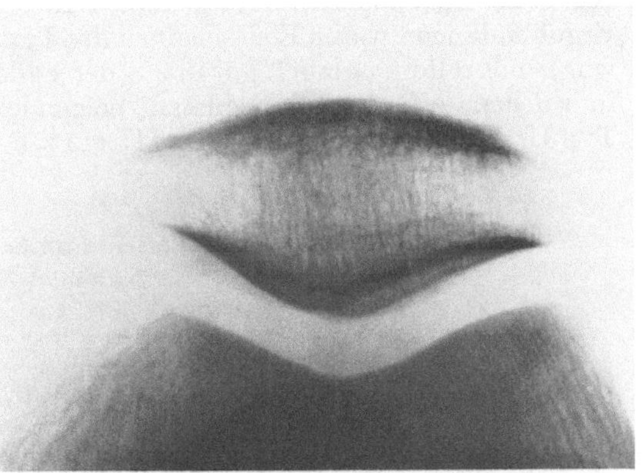

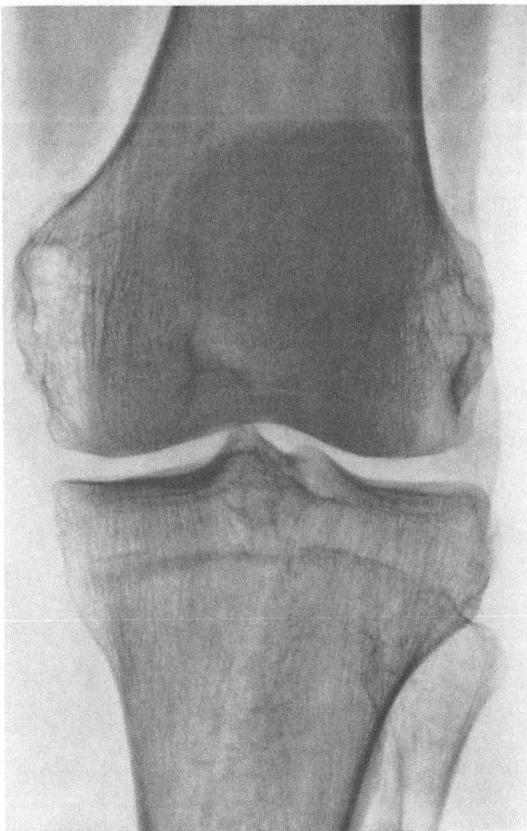

Abb. 185a u. b. *Femoropatellargelenke mit Kniescheiben vom Typ I* bei normal großen tibialen Oberschenkelrollen überdauern die Belastungen eines ganzen Lebens ohne Schaden. Dieser 76jährige hatte keine Schmerzen im Kniegelenk. Keine Arthrose trotz des hohen Alters. (Sammlung der Chirurgischen Klinik, Düsseldorf.)

Nachuntersuchungen an 50 Kniegelenken mit rezidivierenden, nicht blutigen Gelenkergüssen bestätigten die Bedeutung der Auflageflächen bei den einzelnen

Kniescheibentypen. In Kniegelenken mit Neigung zu rezidivierenden serösen
Ergußbildungen waren Kniescheiben des Typs I nicht zu finden. Auch der Typ II
wurde nur selten, nämlich nur in 9% der Fälle angetroffen. In der Mehrzahl waren
in solchen, zu serösen Ergüssen neigenden Kniegelenken Kniescheiben vom
Typ II/III (48%) und vom Typ III (43%) anzutreffen (Abb. 190).

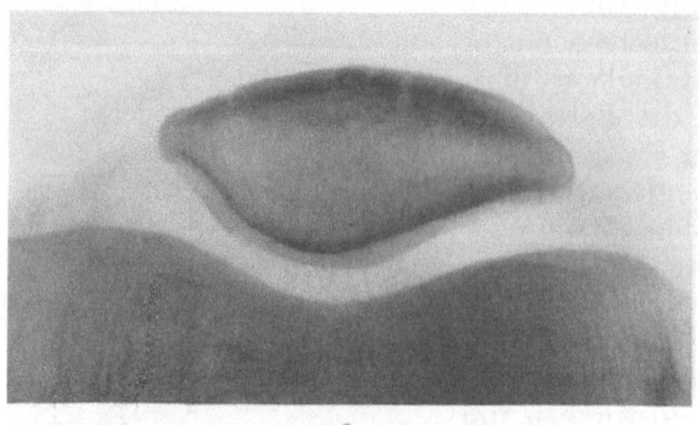

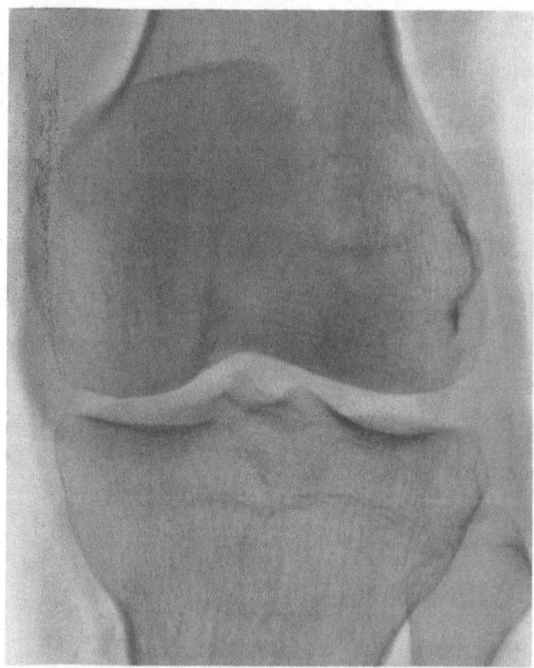

Abb. 186a u. b. Auch *Femoropatellargelenke mit Kniescheiben vom Typ 2* und genügend ausgebildeten tibialen
Oberschenkelrollen überdauern ein ganzes Leben ohne Schaden. Das Kniegelenk dieses 68jährigen ist praktisch
ohne degenerative Veränderungen, er hatte noch nie Beschwerden im Kniegelenk (vgl. Abb. 185a u. b).
(Sammlung der Chirurgischen Klinik, Düsseldorf.)

Die bisherigen Darstellungen bezogen sich auf Kniegelenke ohne weitere
Schädigungen, wie Zustand nach Entzündungen, Brüchen und nach langdauernden
Ruhigstellungen. Alle Prozesse, die zur Kalkverarmung der am Gelenk beteiligten
Knochen führen, stellen eine weitere Gefährdung des Gelenkknorpels dar. Das
heißt nicht, daß die Kalkverarmung des Knochens ursächlich verantwortlich ist
für die Herabsetzung der Knorpelwiderstandsfähigkeit, sondern, daß Prozesse, die

zur Kalkverarmung führen auch die Widerstandsfähigkeit des Knorpels herabsetzen. Überlastungsschäden treten in Entkalkungsphasen besonders leicht auf.

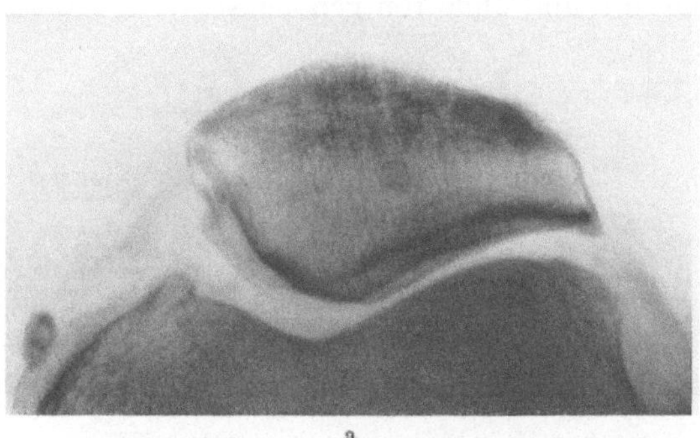

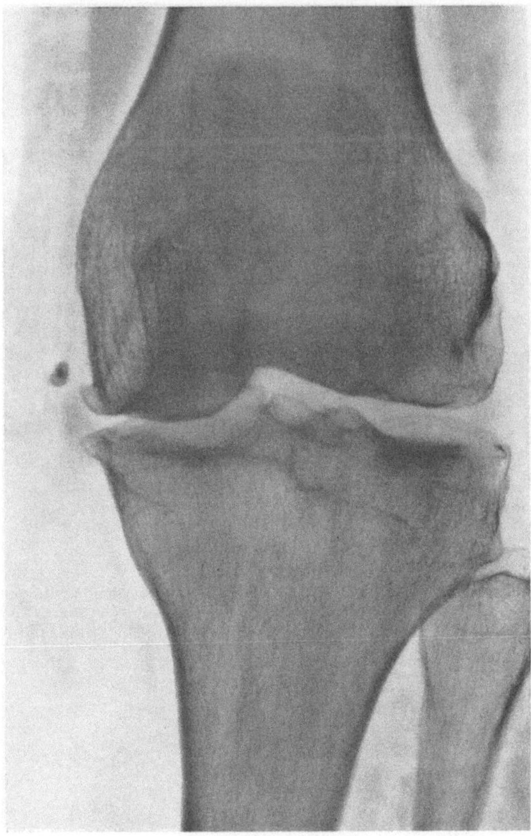

Abb. 187a u. b. *Femoropatellargelenke mit Kniescheiben des Typs II/III* werden schon bei normaler Beanspruchung überlastet. Es kommt zur Chondropathia patellae, der arthrotische Veränderungen schnell folgen. Da sich die Chondropathia patellae im tibialen Abschnitt des Kniegelenkes abspielt, wird dieser Gelenkteil besonders stark verändert. Bei der Chondropathia patellae wurde ein kleines Stück aus der tibialen Facette gelöst, das jetzt als freier Körper imponiert (67jähriger Patient). (Sammlung der Chirurgischen Klinik, Düsseldorf.)

Während bei sonst gesunden Gelenken nur Kniescheiben der Typen II/III und III zu Überlastungsschäden neigen, ist in Entkalkungsphasen bereits auch der Typ II gefährdet.

Überlastungsschäden manifestieren sich verschiedenartig:

1. Die einfachste Form ist eine reine Überlastung mit rezidivierenden Ergüssen ohne Knorpelnekrose und ohne röntgenologische Veränderungen an der tibialen

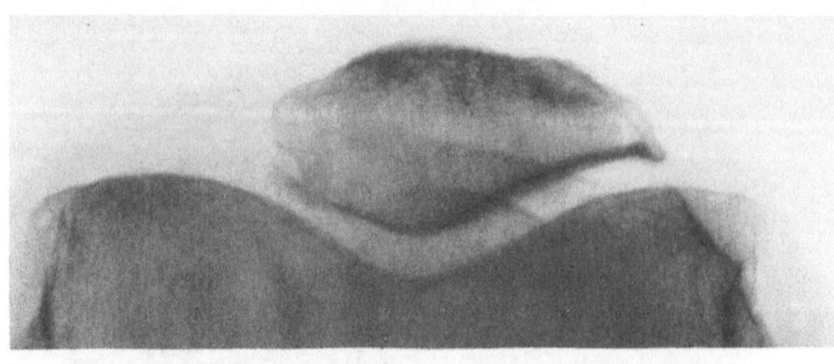
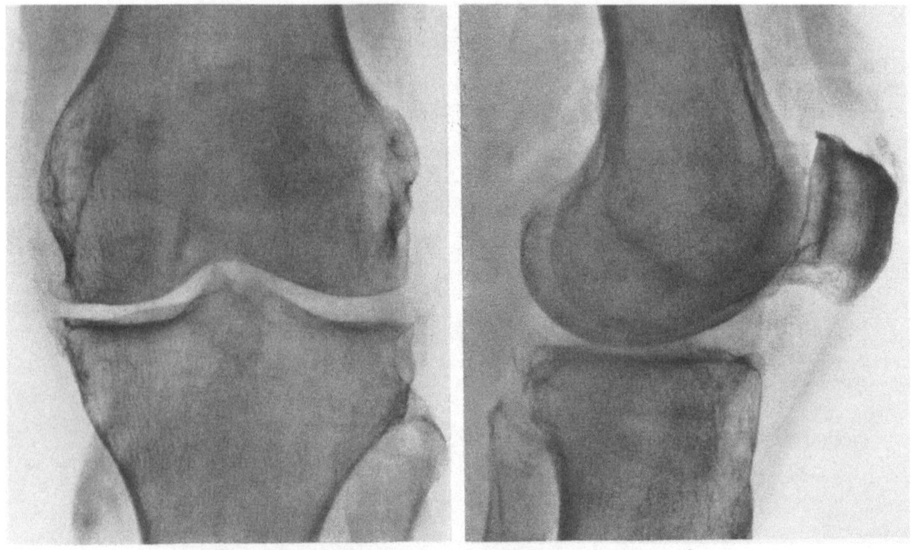

Abb. 188a—c. Fast alle *Kniegelenke mit Kniescheiben vom Typ III* werden bereits durch die alltäglichen Belastungen überlastet. Der Chondropathia patellae folgen arthrotische Veränderungen. Auch hier ist die Arthrose im tibialen Gelenkabschnitt stärker als in der fibularen Gelenkhälfte (76jährige Patientin). (Sammlung der Chirurgischen Klinik, Düsseldorf.)

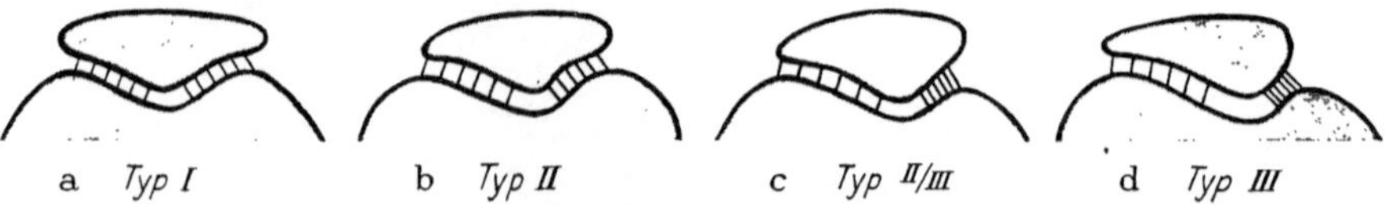

Abb. 189a—d. *Die Druckverteilung in den verschieden geformten Femoropatellargelenken.* Breite Berührungsflächen bei Typ I und II entlasten bei normalen Rollen den Knorpel. Bei den Typen II/III und III werden die tibialen Facetten überlastet

Facette während und nach der Ergußbildung. Solche Überlastungen treten bei Kniescheiben von Typ II/III oder III schon in früher Jugend auf.

Die Abb. 191a—c bringt 3 Beispiele: Alle Patienten (Abb. 191a ein 16jähriger Junge, Abb. 191b eine 22jährige Patientin und Abb. 191c ein *12jähriger Junge*) hatten rezidivierende Ergüsse mit unbestimmten Beschwerden, die nach Ruhigstellungen von 2—3 Wochen schwanden. In manchen Fällen lassen sich Rezidive des Ergusses dadurch vermeiden, daß die Betroffenen ihre Kniegelenke bewußt entlasten. Sie sind darüber aufzuklären Arbeiten in hockender Stellung zu unterlassen und sich beim Aufrichten aus der Hocke mit den Händen abzustützen.

In anderen Fällen kommt es nach Beendigung der Ruhigstellung binnen kurzer Zeit zu erneuten Flüssigkeitsansammlungen im Gelenk. Der Zustand bessert sich erst, wenn die Streckmuskulatur des Oberschenkels durch Inaktivität und Ruhigstellung gemindert ist. Die Kniescheibe wird dann weniger stark gegen die Oberschenkelrollen gepreßt und somit entlastet (Eigenbeobachtungen).

2. Die Überlastung führt zur aseptischen Knorpelnekrose, zur Chondropathia patellae (s. dort). Spontan oder nach belanglosen Ereignissen, die widerstandsfähige Kniegelenke schadlos überstanden hätten, treten Schmerzen im Gelenk auf. Das klinische Bild mit serösem Erguß, lokaler Temperaturerhöhung, Druckschmerzhaftigkeit der tibialen Facette und Klopfempfindlichkeit der Kniescheibe wird weiter unten ausführlich beschrieben.

3. Die Überlastung führt zu rezidivierenden Ergüssen nach abgeklungener Chondropathia patellae. Im Röntgenbild ist der alte Krankheitsprozeß an Kratern, Sklerosierungen oder vergröberter Struktur zu erkennen (Abb. 192). Erneute Entkalkungen oder Kraterbildungen treten nicht auf.

4. Die Überlastung führt zum Rezidiv der Chondropathia patellae (Abb. 193a, b). Es kommt erneut

Abb. 191a—c. *Reine Überlastungsschäden:* Dabei handelt es sich um rezidivierende Ergüsse in Kniegelenken mit minder belastbaren Femoropatellargelenken. Knorpelnekrosen sind bei reinen Überlastungsschäden nicht vorhanden. Meist finden sich Kniescheiben vom Typ II/III(a, b) und vom Typ III(c). (Sammlung der Chirurgischen Klinik, Düsseldorf.)

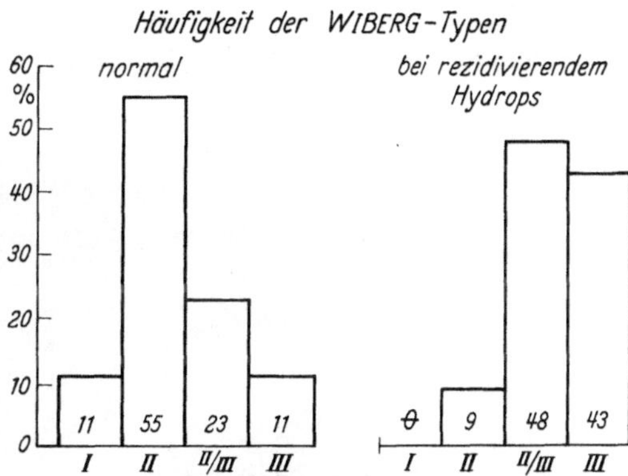

Abb. 190. *Die Verteilung der einzelnen Kniescheibenformen* in gesunden Kniegelenken und in solchen mit rezidivierenden serösen Ergüssen

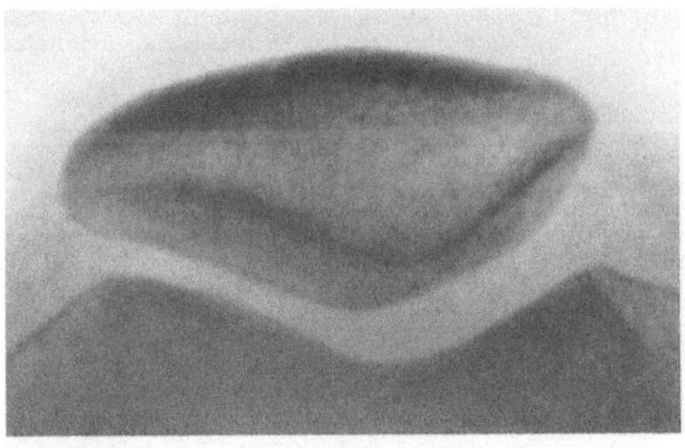

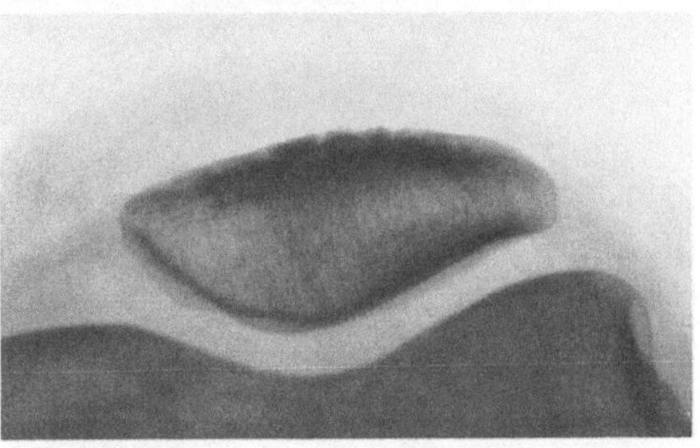

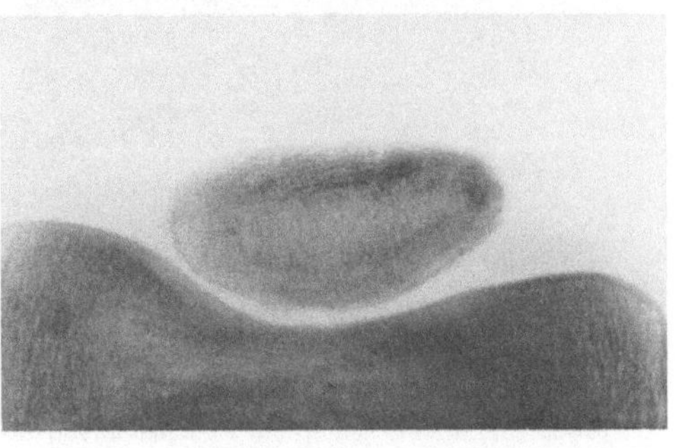

zu einer Knorpelnekrose mit röntgenologisch gut erkennbarer Entkalkung der
Kniescheibe und der anliegenden Rollenanteile.

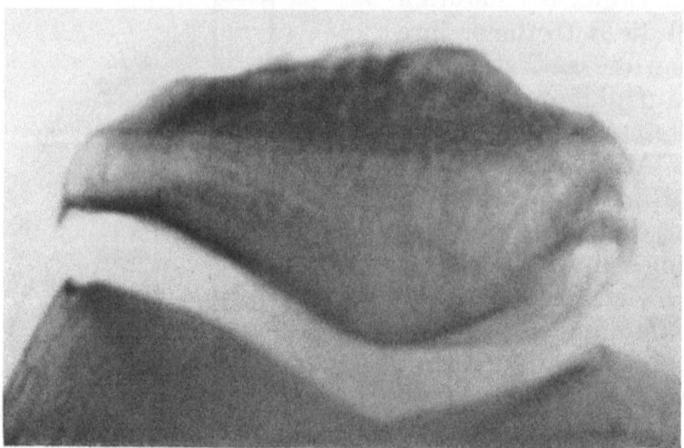

Abb. 192. *Rezidivierende Ergüsse. Zustand nach Chondropathia patellae ohne Rezidiv* der Chondropathia patellae
und ohne erneute Entkalkung. (Sammlung der Chirurgischen Klinik, Düsseldorf.)

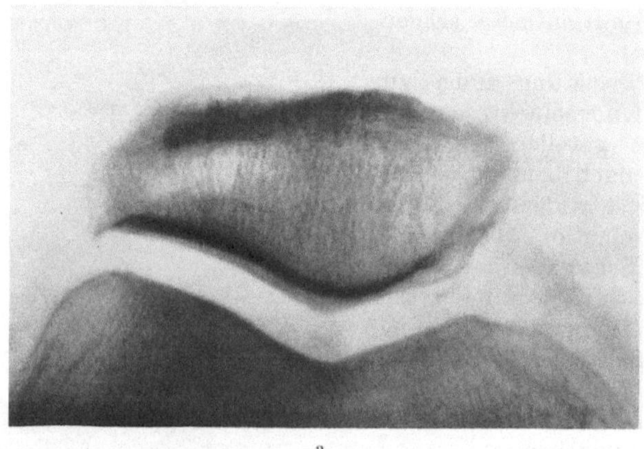

a

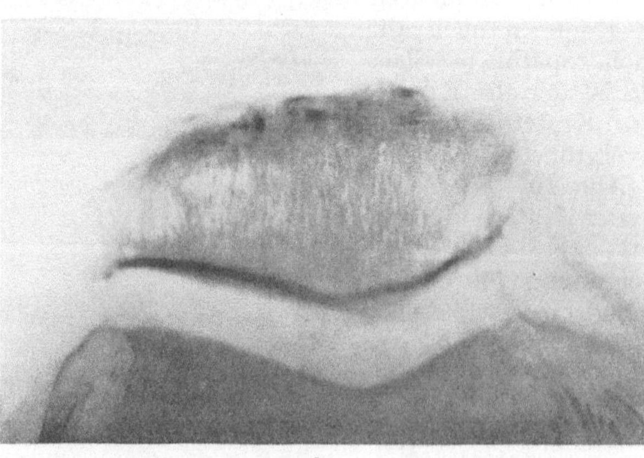

b

Abb. 193a u. b. *Zustand nach Chondropathia patellae* (a). Durch Überlastung kam es zum Rezidiv der Chondropathia patellae mit Erguß und Entkalkung von Kniescheibe und von benachbarten Rollenanteilen (b).
(Sammlung der Chirurgischen Klinik, Düsseldorf.)

Neben anlagemäßig bedingten Formabweichungen des Femoropatellargelenkes können auch erworbene, in der Regel traumatisch entstandene Deformierungen rezidivierende Ergüsse auslösen (Abb. 194a—c). Kleinere Verwerfungen in der Kniescheibengelenkfläche bleiben in der Regel unerkannt, wenn das betroffene

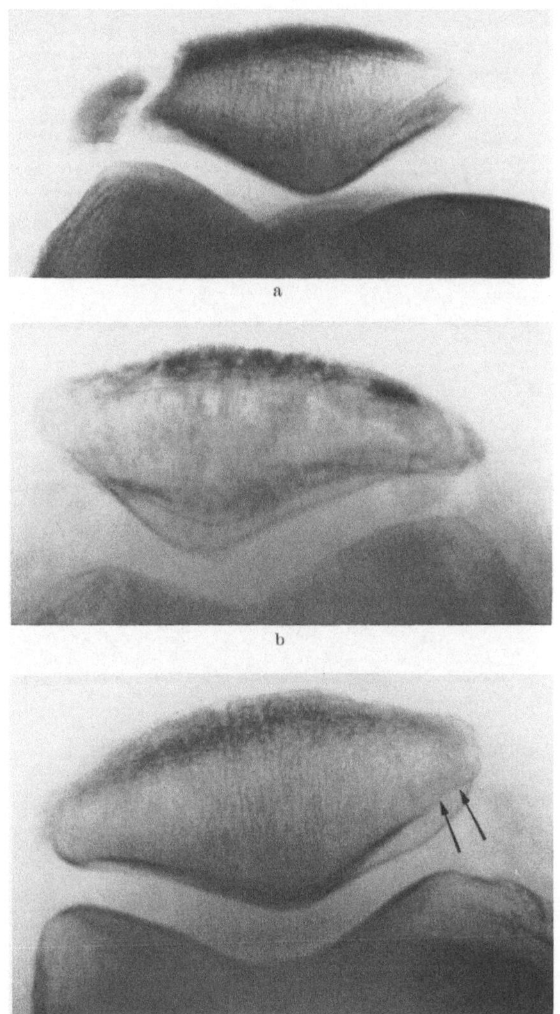

Abb. 194a—c. *Rezidivierende Ergüsse durch traumatisch bedingte Veränderungen im Femoropatellargelenk.* Sie sind mitunter röntgenologisch geringfügig und deshalb nicht sofort zu erkennen (c). (Sammlung der Chirurgischen Klinik, Düsseldorf.)

Kniegelenk nur sagittal und seitlich geröntgt wird. Sie sind nur im axialen Strahlengang erkennbar (Abb. 194c). (Die traumatischen Veränderungen der Kniescheibenfacetten werden im Kapitel „Kniescheibenbrüche" behandelt.)

VI. Hypoplasien der tibialen Oberschenkelrolle

Hypoplasien der tibialen Oberschenkelrolle in ihrem anterioren kranialen Abschnitt verkleinern die Berührungsfläche zwischen ihr und der tibialen Kniescheibenfacette. Solche Hypoplasien sind nur auf Röntgenaufnahmen bei gering

gebeugtem Kniegelenk erkennbar (Abb. 195a). Bei stark gebeugtem Kniegelenk
sinkt die Kniescheibe in die Fossa intercondylica ein und entsprechende Röntgenbilder erwecken den Eindruck eines widerstandsfähigen und normal belastbaren

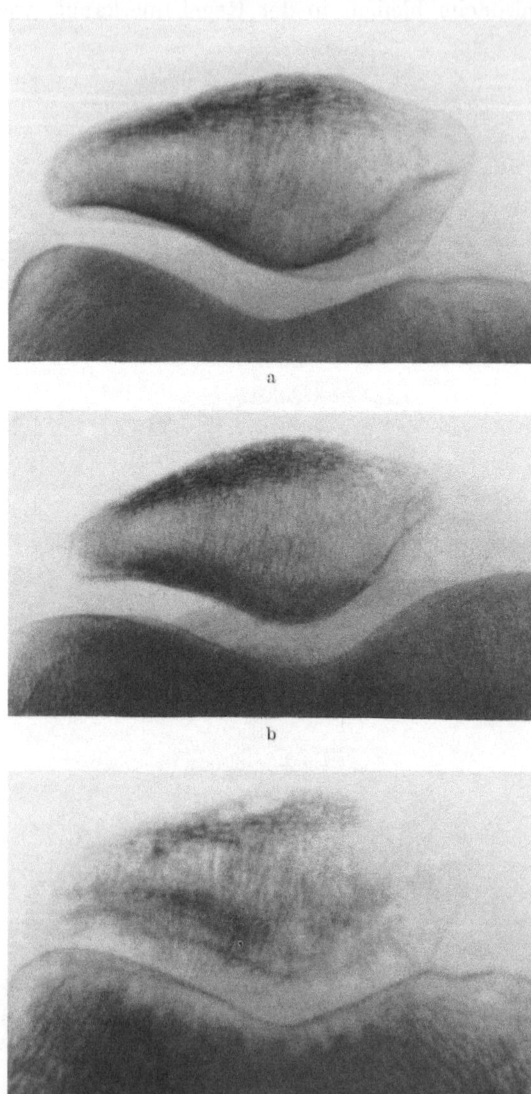

Abb. 195a—c. a *Hypoplasien des vorderen oberen tibialen Rollenanteils* sind nur auf Röntgenaufnahmen zu erkennen, die bei gering gebeugtem Kniegelenk angefertigt wurden. Diese Hypoplasien verringern die Belastbarkeit
des Femoropatellargelenkes.   b Bei stark gebeugtem Kniegelenk sinkt die Kniescheibe in die Fossa intercondylica ein und täuscht ein normal belastbares Femoropatellargelenk vor.   c Durch Überlastung kommt es
zur aseptischen Knorpelnekrose an der tibialen Kniescheibenfacette, die im vorliegenden Fall ohne Berücksichtigung der Rollenhypoplasie nicht verständlich wäre, da Femoropatellargelenke mit Kniescheiben vom Typ II bei
normaler tibialer Rolle ausreichend belastbar sind und nicht zu aseptischen Knorpelnekrosen neigen (24jähriger).
(Sammlung der Chirurgischen Klinik, Düsseldorf.)

Kniegelenkes (Abb. 195b). Dieser Eindruck entspricht aber nicht den Gegebenheiten, weil die Belastbarkeit von Femoropatellargelenken mit Hypoplasien der
tibialen Oberschenkelrolle herabgesetzt ist. Durch Überlastungen an der tibialen

Facette treten vorerst rückbildungsfähige Überlastungsschäden mit rezidivierenden Ergüssen auf, bei fortdauernder Überlastung folgen aseptische Knorpelnekrosen

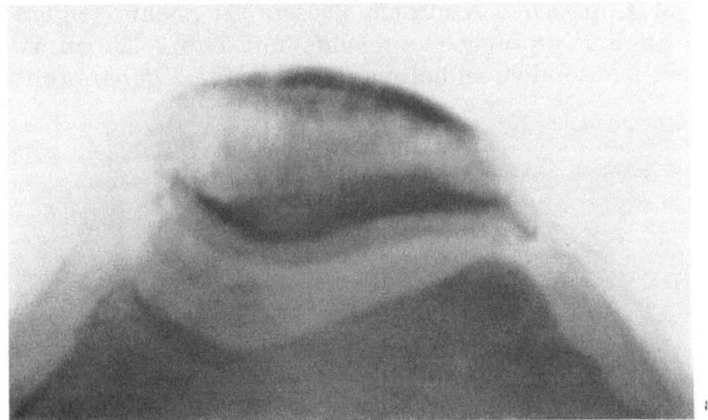

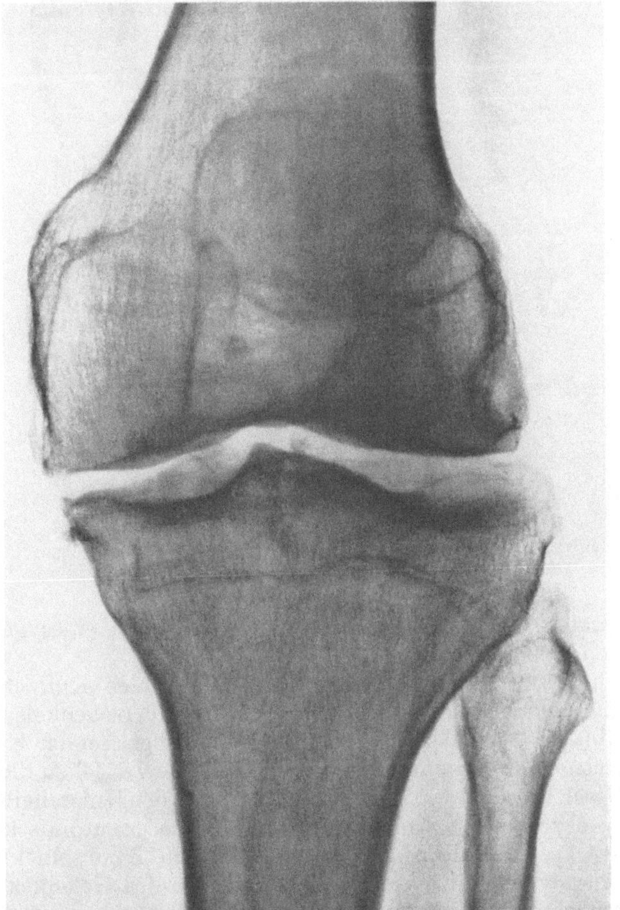

Abb. 196a—c. *Hypoplasie der tibialen Gelenkrolle* in ihrem ventralen kranialen Abschnitt. Zustand nach Chondropathia patellae, mäßige Lateralisation der Kniescheibe. Arthrose und freie Gelenkkörper. (Sammlung der Chirurgischen Klinik, Düsseldorf.)

(Chondropathia patellae, Abb. 195 c). Herauszustellen ist, daß Hypoplasien der tibialen Rolle in ihrem anterioren kranialen Abschnitt die Belastbarkeit von Femoropatellargelenken vermindern. Bei Rollenhypoplasien neigen alle Femoropatellargelenke zu aseptischen Knorpelnekrosen mit nachfolgenden arthrotischen Veränderungen, auch Femoropatellargelenke mit Kniescheiben vom Typ I und vom Typ II. Das ist besonders zu betonen, weil die letztgenannten Kniescheiben-

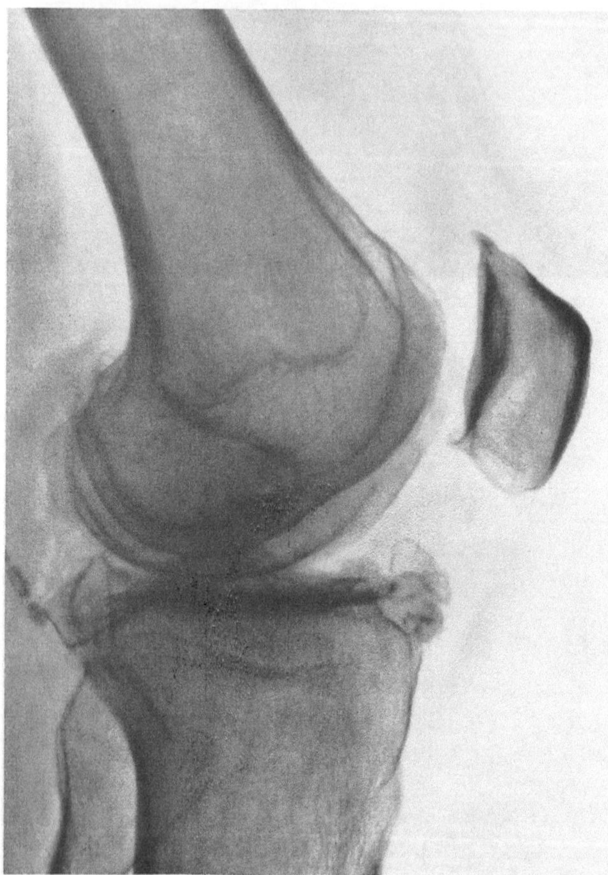

Abb 196 c

typen bei normalen Oberschenkelrollen die Belastungen eines ganzen Lebens schadlos überstehen.

Die aseptische Knorpelnekrose beginnt an der tibialen Kniescheibenfacette. Als Folge davon atrophiert die Streckmuskulatur des Oberschenkels, am stärksten der M. vastus tibialis. Das Gleichgewicht des Muskelzuges an der Kniescheibe ist gestört, es überwiegen die fibularen Muskelzüge und sie verziehen die Kniescheibe nach lateral. Dieser Vorgang wird als „Lateralisation" der Kniescheibe bezeichnet. Die Abb. 196a—c zeigen eine mäßige, die Abb. 18a (anatomische Vorbemerkungen) eine starke Lateralisation. Der aseptischen Knorpelnekrose und der Lateralisation folgt gewöhnlich eine starke Arthrose des Gelenkes. Interessant ist dabei die Tatsache, daß bei Lateralisation der Kniescheibe auch deren fibulare Facette destruiert wird. Ein Vorgang, der bei anderen Erkrankungen und Veränderungen kaum jemals zu beobachten ist.

Während der degenerativen Vorgänge werden kleine Partikel von verändertem Knorpel aus einer Gelenkfläche abgerieben. Sie entwickeln sich manchmal zu größeren und großen freien Gelenkkörpern (Abb. 196, 197a—c).

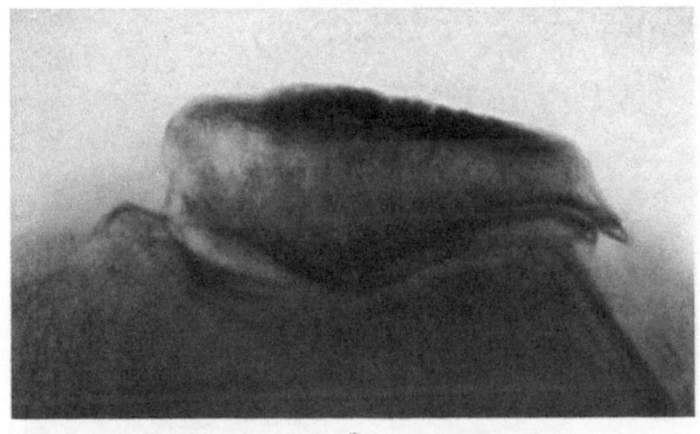

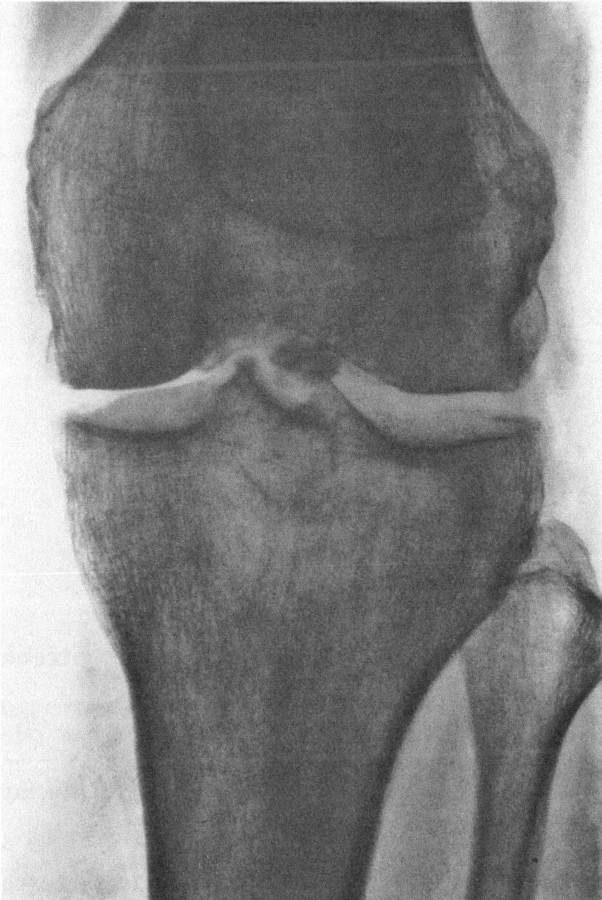

Abb. 197a—c. *Hypoplasie der tibialen Gelenkrolle* in ihrem ventralen kranialen Abschnitt mit abgelaufener Chondropathia patellae. Erhebliche Lateralisation, freie Gelenkkörper und Arthrose. (Sammlung der Chirurgischen Klinik, Düsseldorf.)

Baumgartl, Kniegelenk   19

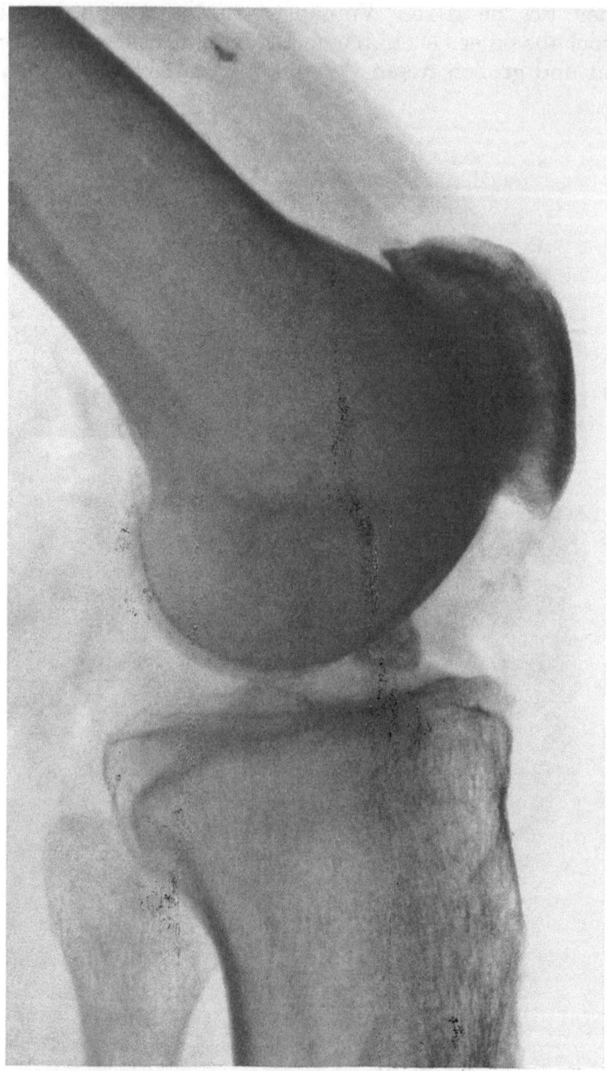

Abb. 197 c

R. Entzündungen der Kniescheibe und des Streckapparates

Wegen der Gefahr einer Gelenkhöhleninfektion sind sie von großer Bedeutung. Ob dabei die Entzündung primär in der Kniescheibe begann oder sekundär von benachbarten Gebilden auf die Patella übergriff, ist nicht entscheidend. Aus der Vielzahl der Infektionskrankheiten sind folgende wichtig: Osteomyelitis, Tuberkulose, Syphilis, Gonorrhoe, Mykose und Sporotrichose.

1. Die akute hämatogene Osteomyelitis der Kniescheibe

Sie ist ein seltenes Ereignis. BLUMENSAAT konnte 1936 aus dem Schrifttum nur 22 Fälle zusammenstellen, denen er eine eigene Beobachtung hinzufügte. Die Häufigkeit der Lokalisation dieses Leidens in der Kniescheibe bezifferte TRENDEL mit 0,1% und CREITE mit 2,19% aller Fälle von hämatogener Osteomyelitis.

Auch in der Kniescheibe beginnt das Leiden plötzlich, mit starken Schmerzen, Fieber und oft mit Schüttelfrost. Die stärksten Schmerzen werden an der Vorderseite des Gelenkes angegeben. In der Regel ist das ganze Gelenk geschwollen, isolierte Infiltrationen der Kniescheibengegend sind seltener. Jede Bewegung wird ängstlich vermieden, aktive Streckungen verursachen besonders starke Beschwerden. Im allgemeinen liegt das betroffene Bein anfangs bei entspannter Muskulatur gestreckt der Unterlage auf. Später, wenn Ergüsse die Kapsel des Gelenkes dehnen, sind mäßige Beugestellungen am erträglichsten.

Die Entzündung im Markraum, meist durch Staphylokokken, seltener durch Streptokokken oder Pneumokokken verursacht, schreitet gewöhnlich gegen die Vorderfläche der Kniescheibe fort und führt zu einem präpatellaren Absceß. Seltener ist der Durchbruch ins Gelenk mit Ausbildung eines Gelenkempyems. Röntgenologische Veränderungen fehlen in den ersten Tagen immer. Frühestens nach 10—14 Tagen erscheinen an der Vorderfläche der Kniescheibe periostale Auflagerungen. Gleichzeitig wird die Spongiosazeichnung verwaschen, kleinere oder größere Spongiosabezirke lösen sich auf. Diese Veränderungen sind auf seitlichen und auf axialen Abbildungen besser zu erkennen als auf Kontaktaufnahmen. Im weiteren Verlauf können Sequester erscheinen. Sie liegen oft in einer Spongiosahöhle.

Zu Beginn des Leidens ist die Diagnose nicht einfach. Verwechslungen mit Bursitis praepatellaris, Phlegmonen, Empyemen und anderen Entzündungen sind möglich. Aus der Anamnese ist die Angabe typisch, daß die Schmerzen in der Kniescheibe begannen. Hohes Fieber, Schüttelfrost und extreme Funktionsbehinderung sprechen für ein akutes Geschehen. Angaben über vorausgegangene Anginen, Furunkel und über sonstige eitrige Prozesse verdichten den Verdacht auf akute hämatogene Osteomyelitis. Bei Fällen, bei denen sich bereits ein präpatellarer Absceß gebildet hat, läßt sich der Verdacht leicht durch eine Probepunktion erhärten. Schreitet der Prozeß aber nach dorsal fort und bricht er ins Gelenk ein, sind die Zeichen des Gelenkempyems so bestimmend, daß der Ausgangspunkt der Erkrankung, wenn überhaupt, erst später entdeckt wird.

Die Behandlung mit Breitbandantibiotica soll möglichst frühzeitig beginnen. Präpatellare Abscesse sind zu eröffnen und durch vorsichtige Trepanation ist dem im Markraum unter Druck stehenden Eiter Abfluß zu verschaffen. Sequestrierte Knochenteile werden am besten sofort entfernt. Antibiogramme geben Hinweise für das wirksamste Antibioticum. Ist der Prozeß in das Kniegelenk durchgebrochen, sind umfangreichere Maßnahmen nötig, sie werden im Kapitel über das Empyem des Kniegelenkes besprochen. In allen Fällen muß das betroffene Bein ausreichend ruhiggestellt werden. Ob ein gefensterter Gipstutor ausreicht oder ob ein Beckengipsverband nötig ist, hängt davon ab, wie stark die Gelenkhöhle beteiligt ist.

Die Prognose ist bei rechtzeitig einsetzender Therapie gut, wenn ein Durchbruch ins Gelenk nicht erfolgt. Schon in der vorantibiotischen Zeit konnten durch frühzeitige Eröffnung mit Eliminierung des osteomyelitischen Herdes gute Ergebnisse erzielt werden, wenn die Gelenkhöhle nicht infiziert war (MÜLLER, PARTSCH).

2. Die sekundäre Osteomyelitis der Kniescheibe

Im Gegensatz zur akuten hämatogenen Osteomyelitis beginnt diese Erkrankung nicht in der Kniescheibe, sondern ein in der Nachbarschaft bestehender osteomyelitischer Prozeß greift erst sekundär auf die Kniescheibe über. Erkrankungen dieser Art in der Patella sind häufiger als die akute hämatogene Osteomyelitis. Darüber hinaus ist an solchen Prozessen in der Regel das ganze Kniegelenk beteiligt, die Kniescheibe wird „am Rande" mitgegriffen. Die Behandlung richtet sich nach der jeweiligen Ausdehnung des ganzen Prozesses. Für gewöhnlich ist die Prognose wesentlich ernster als bei der akuten hämatogenen Osteomyelitis der Kniescheibe ohne Gelenkinfektion.

3. Die eitrige Ostitis der Kniescheibe

Infektionen nach Verletzungen von Haut und Kniescheibenknochen führen im Bereich der Patella zur eitrigen Ostitis. Gegenüber Osteomyelitiden sind solche Prozesse streng abzugrenzen, obgleich im weiteren Verlauf gewisse Parallelen bezüglich der Knochenveränderungen bestehen. Bei eitrigen Ostitiden der Kniescheibe ist es wichtig, ob nur oberflächliche Anteile des Knochens betroffen sind, oder ob die Infektion entlang von Bruchspalten, welche die ganze Patella durchsetzen, ins Gelenk eingedrungen ist.

Im ersten Fall genügen Wundtoilette mit ausreichender Drainage, Ruhigstellung und Antibiotica, um den entzündlichen Prozeß zum Abklingen zu bringen; im zweiten Falle ist neben den genannten Maßnahmen die Empyembehandlung vordringlich.

4. Die Tuberkulose der Kniescheibe

Die Probleme der Kniegelenktuberkulose wurden in einem besonderen Abschnitt aufgezeigt. Es genügt deshalb an dieser Stelle auf Besonderheiten einzugehen, welche durch die Lokalisation in der Kniescheibe gegeben sind.

Die Tuberkulose kann in der Kniescheibe beginnen (primäre Tuberkulose der Patella) oder von der Umgebung auf die Kniescheibe übergreifen (sekundäre Tuberkulose der Patella).

Die Ansichten über die Häufigkeit der primären Kniescheibentuberkulose sind verschieden. Während ALFERS (1892) nach Untersuchungen von 1752 Knochen- und Gelenktuberkulosen den Eindruck gewann, daß die primäre Kniescheibentuberkulose ein seltenes Ereignis sei, kommt F. KÖNIG nach Sichtung von 182 Fällen ossärer Kniegelenktuberkulosen, von denen 33 (= 11,3%) nur die Kniescheibe betrafen, zu dem Schluß, daß von einer Seltenheit der primären Kniescheibentuberkulose nicht gesprochen werden kann.

Die Erkrankung beginnt schleichend und ist in der Jugend häufiger als im höheren Alter. Nach und nach treten in der Kniescheibengegend Schmerzen auf, die von Gelenkschwellungen wechselnder Ausdehnung und wechselnder Stärke begleitet sind. Störungen des Allgemeinzustandes und Temperaturerhöhung pflegen anfangs zu fehlen, dagegen tritt eine Einschränkung der Gelenkbeweglichkeit schon frühzeitig auf. Es folgen zunächst unspezifische Reizzustände der Umgebung (unspezifische Bursitis praepatellaris, unspezifischer Kniegelenkerguß). Im Gegensatz zur akuten hämatogenen Osteomyelitis, die sich in der Regel nach ventral weiterentwickelt und das Kniegelenk selbst verschont, greift die primäre Kniescheibentuberkulose meist auf das Gelenk über. Aus dem unspezifischen Erguß wird ein spezifisches Empyem. An der Vorderseite der Kniescheibe erreicht die tuberkulöse Entzündung die Bursa praepatellaris und führt zur Bursitis praepatellaris specifica. Schließlich können tuberkulöse Herde die Haut durchsetzen und zur Fistelbildung führen.

Während bei akuter hämatogener Osteomyelitis periostale Auflagerungen als erste röntgenologisch sichtbare Veränderungen auftreten, sind bei tuberkulösen

Kniescheibenerkrankungen Knochenatrophien charakteristisch. Die Spongiosastruktur ist vorerst noch erhalten, später verwaschen und im Zentrum der Erkrankung aufgelöst. Um solche Aufhellungszonen herum bildet sich allmählich ein sklerotischer Rand. Demarkierte, aber nicht aufgelöste Knochenteile stellen sich als Sequester innerhalb der Höhlen dar (Abb. 198). An Stellen, wo die Tuberkulose die Kniescheibenbegrenzung durchbrach, fehlen Teile der Herdbegrenzung (Abb. 199).

Als Hinweise für die Diagnose sind zu verwerten: Allmählich auftretende Schmerzen in der Kniescheibengegend ohne stärkere Temperatursteigerung. Langsam beginnende Schwellung der benachbarten Weichteile bei normalen oder nur gering veränderten Blutbefunden und zunehmende Funktionsstörung. Die ersten röntgenologischen Zeichen in Form einer Knochenatrophie erscheinen frühestens nach ungefähr 4 Wochen. Untersuchungen von Punktaten können die

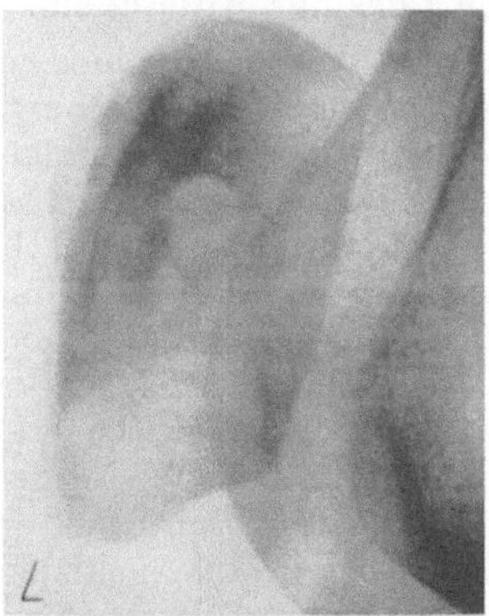

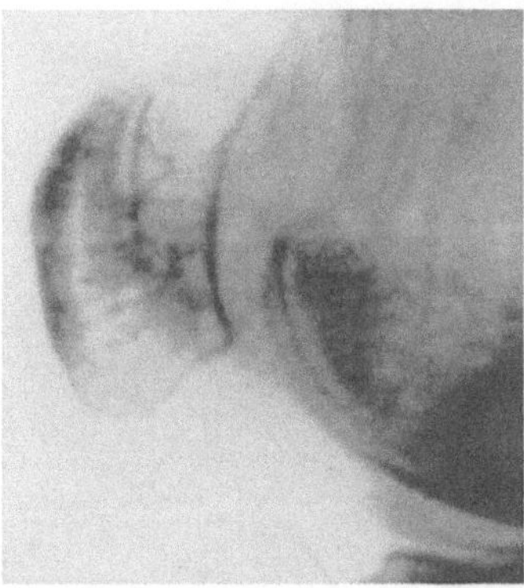

Abb. 198. *Kniescheibentuberkulose* mit Sequester in der Knochenhöhle. (Aus C. BLUMENSAAT: Die entzündlichen Erkrankungen der Kniescheibe.)

Abb. 199. *Kniescheibentuberkulose* mit Höhlenbildung, deren Wand teilweise zerstört ist. (Aus C. BLUMENSAAT: Die entzündlichen Erkrankungen der Kniescheibe.)

Verdachtsdiagnose erst dann bestätigen, wenn eine spezifische Bursitis praepatellaris oder ein spezifisches Kniegelenkempyem bestehen.

Gegenüber Lues ist die Tuberkulose dadurch abgrenzbar, daß bei luischen Affektionen der Kniescheibe die periostalen Auflagerungen im Vordergrund stehen. Metastasen maligner Neubildungen in der Kniescheibe sind für gewöhnlich durch Anamnese, Verlauf, Röntgenbefund und durch Lokalisation auch in anderen Knochen gut zu differenzieren. Die Sindig-Larsen-Johanssonsche Erkrankung ist durch ihre charakteristische Lokalisation (Basis oder Spitze der Patella) leicht zu erkennen. Außerdem bildet sie sich bei zweckmäßiger Ruhigstellung schnell zurück. Die Unterscheidung gegenüber einer Chondropathia patellae kann große Schwierigkeiten bereiten, und in manchen Fällen ist die Diagnose erst nach längerer Beobachtung zu stellen. Gewöhnlich beginnt eine Chondropathia patellae nicht schleichend wie die Tuberkulose, sondern akut. Bei irgendeiner Gelegenheit treten plötzlich erhebliche Schmerzen auf, die nur zögernd abklingen, um bei einer anderen Gelegenheit schlagartig wiederzukehren. Seröse Ergußbildungen sind häufig schon unmittelbar nach den ersten Erscheinungen nachzuweisen. Sie sprechen dafür, daß der Prozeß unbemerkt schon längere Zeit bestanden hat. In anderen Fällen folgt die Ergußbildung erst einige Tage später. Die Chondropathia patellae entsteht, im Gegensatz zur Tuberkulose, vorwiegend in Kniegelenken mit Kniescheiben der Typen Wiberg II/III und III. Bei hypoplastischen tibialen Oberschenkelrollen kann eine Chondropathia patellae aber auch an Kniescheiben mit anderen Formen auftreten, so z.B. bei Wiberg Typ I, seltener bei Wiberg Typ II. Während bei Tuberkulosen diffuse Entkalkungen die Regel sind, beginnt die Entkalkung bei Chondropathia patellae an der Stelle der höchsten Druckbelastung und breitet sich erst später über die ganze Kniescheibe aus. Um eine Tuberkulose nicht zu übersehen, sind in Zweifelsfällen mehrere Punktate des Gelenkergusses durch Kultur und Tierversuch zu untersuchen.

Die beste Therapie ist die radikale Ausräumung des tuberkulösen Herdes, sofern er auf die Kniescheibe beschränkt ist. Antibiotica, Chemotherapeutica, Ruhigstellung und Allgemeinbehandlung vervollständigen den Behandlungsplan.

Hat die Tuberkulose der Kniescheibe bereits auf andere Teile des Kniegelenkes übergegriffen, ist die Behandlung nach den, im Abschnitt über die Tuberkulose des Kniegelenkes zusammengestellten Grundsätzen durchzuführen.

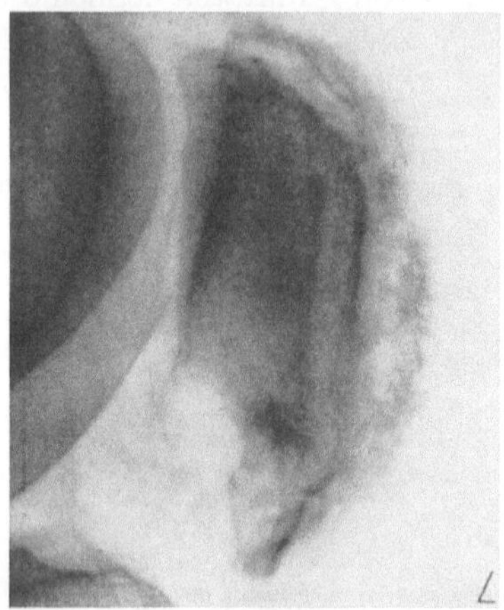

Abb. 200. *Lues der Kniescheibe* mit Periostitis, Ostitis und kleinen Auflösungen an der Kniescheibenspitze. (Beobachtung Dr. LINOW nach C. BLUMENSAAT, Die entzündlichen Erkrankungen der Kniescheibe.)

5. Die Lues der Kniescheibe

Im Krankheitsablauf der Syphilis sind auch Veränderungen an der Kniescheibe möglich. Sie unterscheiden sich von anderen Affektionen dadurch, daß periostitische und ostitische Vorgänge im Vordergrund stehen (Abb. 200). Durch gummöse Veränderungen können Nekroseherde entstehen, sie sind aber verhältnismäßig selten. Knochenatrophien gehören nicht zum typischen Bild. Syphilitische Veränderungen sind durch entsprechende Komplementbindungsreaktionen des Blutes und der Gelenkflüssigkeit leicht zu diagnostizieren. In manchen Fällen geben Perforationen am Übergang vom harten zum weichen Gaumen oder gummös-periostitische Auflagerungen an der Tibia entscheidende Hinweise (s. auch Kniegelenkveränderungen bei Syphilis).

6. Die Gonorrhoe der Kniescheibe

Isolierte Erkrankungen der Patella sind nicht bekannt. Die Kniescheibe ist immer erst sekundär an dieser Entzündung des Kniegelenkes beteiligt.

7. Mykosen und Sporotrichosen der Kniescheibe

Es sind äußerst seltene Erkrankungen, die im Schrifttum nur vereinzelt mitgeteilt wurden. So behandelte MURARD einen Fall mit Mykose und MOURE einen Fall mit Sporotrichose der Kniescheibe.

8. Abscesse im M. quadriceps femoris

Abscesse im M. quadriceps femoris (Abb. 201a, b) sind zwar seltene Ereignisse, aber unter den isolierten, eitrigen Muskelentzündungen sind sie die häufigsten (LEONTE und JORGULESCO). Die Entzündungen im M. quadriceps femoris können von anderen Erkrankungen unabhängig, metastatisch und in seltenen Fällen auch auf Grund eines unfallmäßig entstandenen Hämatoms beginnen. Incision und Drainage in Verbindung mit Ruhigstellung bringen diese Erkrankung schnell zum Abklingen. Nach breiter Eröffnung sind Antibiotica in der Regel überflüssig.

S. Verletzungen des Streckapparates

I. Zerreißungen der Rectussehne

Die Kontinuität des Streckapparates kann durch Verletzungen an vier Stellen unterbrochen werden (Abb. 202): Im Bereich des Ansatzes vom Kniescheibenband an der Tuberositas tibiae durch Abriß-frakturen (2%), im Bereich des Lig. patellae proprium durch Zerreißung (4%), im Bereich der Kniescheibe durch Brüche (91%) und im Bereich der Sehne des M. quadriceps durch Zerreißung (3%). Der gleichzeitige Abriß des Kniescheibenbandes von der Tuberositas tibiae und von der

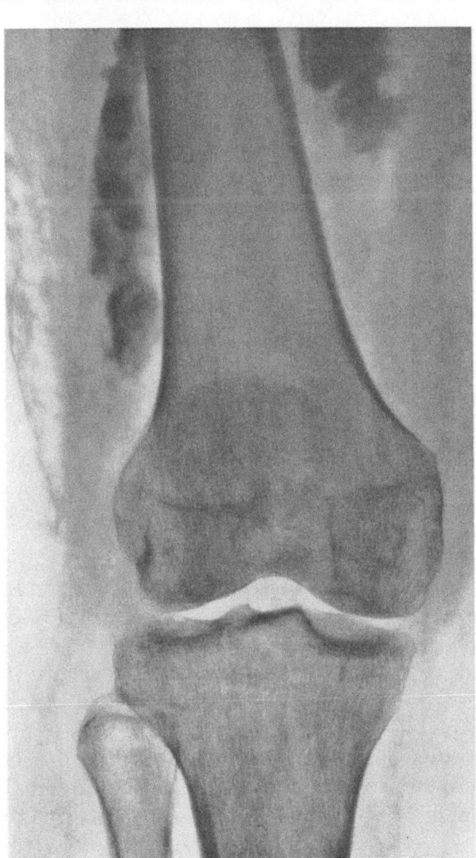
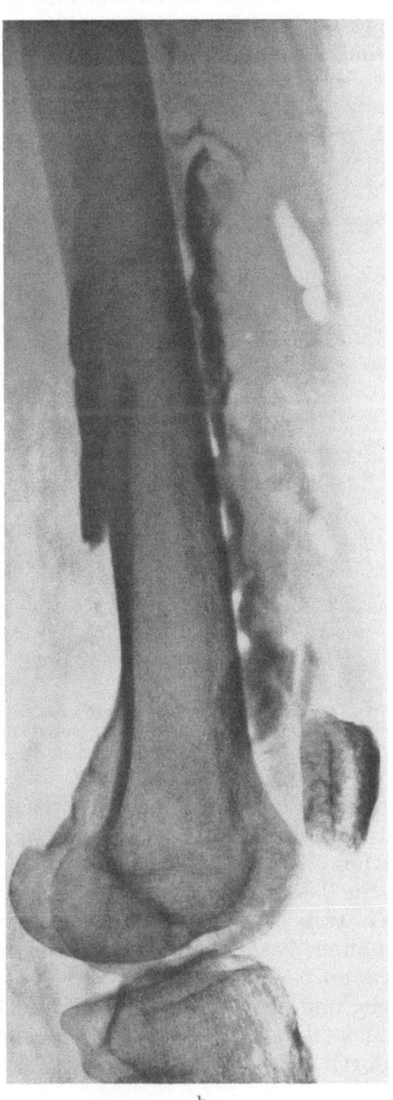

a   b

Abb. 201a u. b. *Absceß im M. quadriceps femoris* bei einer 54jährigen Patientin. Dieser Absceß wurde vor der Aufnahme in die Klinik viele Wochen konservativ behandelt. Darstellung der Absceßhöhle mit Perabrodil. (Sammlung der Chirurgischen Klinik, Düsseldorf.)

Kniescheibenspitze (OBERMAYR) sowie Zerreißung der Rectussehne mit Lösung einer Patella partita (SCHÖNBAUER) sind Ausnahmen.

Die Ursachen von Rectussehnenzerreißungen sind ähnlich wie von Zerreißungen des Lig. patellae proprium. Während des Versuches einen Sturz durch maximale Kontraktion des M. quadriceps aufzufangen, tritt ein plötzlicher Schmerz im Kniegelenk auf, und das Gelenk knickt ein. Die Zerreißung der Rectussehne ist eine Verletzung des höheren Alters. Unmittelbar nach dem Unfall ist die Dehiszenz gut tastbar, später überdeckt ein Bluterguß die Sehnenlücke. Im seitlichen Röntgenbild erscheint die Kniescheibe nach distal verschoben, mitunter ist sie um ihre quere Achse gekippt.

Der *frische* Rectussehnenriß kann in der Regel ohne Schwierigkeiten genäht werden. *Veraltete* Risse zu behandeln ist wesentlich schwieriger, weil sich der

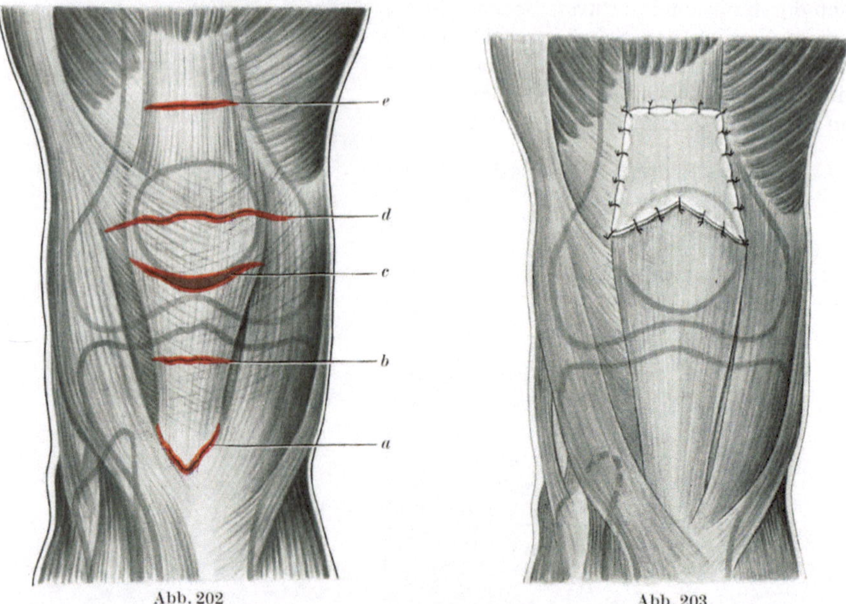

Abb. 202. Der Streckapparat des Kniegelenkes kann an verschiedenen Stellen verletzt werden: Am Ansatz des Lig. patellae proprium (*a*), im Lig. patellae proprium (*b*), im Bereich der Kniescheibe (*c, d*) und in der Rectussehne (*e*)

Abb. 203. Die Überbrückung eines *alten Rectussehnenrisses* durch einen gedoppelten Fascienstreifen

zentrale Sehnenstumpf in der Zwischenzeit weit nach proximal zurückgezogen hat. Am zweckmäßigsten wird der Sehnendefekt durch einen gedoppelten Fascienstreifen überbrückt (Abb. 203).

Die Technik ist ähnlich wie bei veralteten Rissen des Lig. patellae proprium. Nach Isolierung der Sehnenstümpfe wird ein gedoppelter, an seinen Rändern vernähter Fascienstreifen so eingenäht, daß er proximal am M. rectus femoris sowie an beiden Mm. vasti sicher verankert ist und distal den Rest der Rectussehne und den proximalen Kniescheibenrand einscheidet. Die postoperative Ruhigstellung ist die gleiche wie beim plastischen Ersatz des Kniescheibenbandes (s. dort).

II. Kniescheibenbrüche

1. Allgemeines

Die Häufigkeit von Kniescheibenbrüchen, bezogen auf die Gesamtzahl der Knochenbrüche, schwankt zwischen 0,5 und 1,4% (v. BRUNS, JÄRVINEN, LANZ-WACHSMUTH, BÖHLER-SCHÖNBAUER). Die Zunahme von Kniescheibenbrüchen und von Verletzungen des Reservestreckapparates mit steigendem Verkehr ist auffallend. Während SCHÖNBAUER 1959 über 21,3% der Kniescheibenbrüche durch

Verkehrsunfälle berichtete, sahen wir 1959, daß 52,6% der Brüche dem Verkehr zur Last zu legen waren. Das männliche Geschlecht ist häufiger betroffen als das weibliche (Durchschnitt von mehreren Autoren 83% : 17%). Die Zahl der offenen Kniescheibenbrüche wird im Schrifttum mit 5,2% angegeben, im eigenen Material fanden wir 6,2%. Kniescheibenbrüche kommen in jedem Lebensalter vor, die meisten im 3.—6. Lebensjahrzehnt.

Die Angaben über die Häufigkeit der einzelnen Bruchformen schwanken:

	SCHÖNBAUER-BÖHLER	Eigenes Material
Querbrüche . . .	76,3%	51,5%
Längsbrüche . . .	12,5%	7,2%
Trümmerbrüche .	5,8%	21,6%
Sternbrüche . . .	3,4%	6,2%
Schußbrüche . . .	1,3%	2,1%
Schrägbrüche. . .	0,7%	—
Stückbrüche . . .	—	3,2%
Atypische Formen (Fissuren, kleine Abbrüche) . . .	—	8,2%

Bemerkenswert ist, daß mit steigendem Kraftverkehr nicht nur die Häufigkeit der Kniescheibenbrüche zunahm, sondern daß sich auch das Bild der einzelnen Bruchformen änderte. Trümmerbrüche wurden häufiger und bei den einfachen Bruchformen (Querbrüche, Schrägbrüche) waren oft einzelne Bruchstücke in sich zusammengestaucht.

Sogenannte Austernschalenbrüche und Brüche in der Frontalebene sind äußerst selten (STEWART, v. FRISCH, KLEINBERG, KRONER); ich habe sie im Material der Düsseldorfer Klinik nicht gesehen.

Bei Tabes, Osteopsathyrose und Geschwulstmetastasen ist die Festigkeit der Kniescheibe so erniedrigt, daß bereits Gelegenheitstraumen zum Bruch führen. Bei der Tabes fehlen Schmerzen nach der Fraktur und das Ereignis ist nicht selten der erste Hinweis auf die Grunderkrankung; die Heilungsaussichten sind schlecht und Refrakturen folgen in den meisten Fällen.

2. Formen und Entstehungsmechanismus (Abb. 204)
(In der Reihenfolge ihrer Häufigkeit)

a) Querbrüche (Abb. 204a): Die Bruchlinie zieht quer durch die Kniescheibe, meist durch das mittlere Drittel oder durch den unteren Pol, weniger häufig durch das kraniale und caudale Drittel. Doppelte Querbrüche der Kniescheibe sind selten und ein dreifacher Querbruch, wie ihn WENDEL nach einem Hufschlag sah, wird eine Ausnahme bleiben.

Die Entscheidung, ob es sich um einen direkten oder indirekten Bruch handelt, ist im Einzelfalle schwer, meist wirken beide Entstehungsursachen zusammen. Gegen die Auffassung MATTIs, es handle sich um reine Biegungsbrüche, bringt DE QUERVAIN vor, daß diese Brüche zu $4/5$ beim Fall auf die Kniescheibe und nur zu $1/5$ durch reinen Muskelzug entstehen. LENGGENHAGER schließt sich dieser letztgenannten Feststellung an. Daß es Kniescheibenbrüche ohne direkte Gewalteinwirkung gibt, steht fest. WAGNER teilte einen Fall mit, bei dem der Bruch einem heftigen Einknicken im Kniegelenk ohne Sturz folgte. Aus der älteren Literatur ist der Fall DESAULTs erwähnenswert, bei dem die Kniescheibe während einer Steinschnittoperation ohne Narkose durch die starke Quadricepskontraktion zerrissen wurde.

Die Ansicht, daß Rißbrüche bei gebeugtem Kniegelenk bis zu einem gewissen Grade auch durch die gleichzeitig auftretende Biegungsbeanspruchung der Kniescheibe verursacht werden, ist nicht allgemein anerkannt.

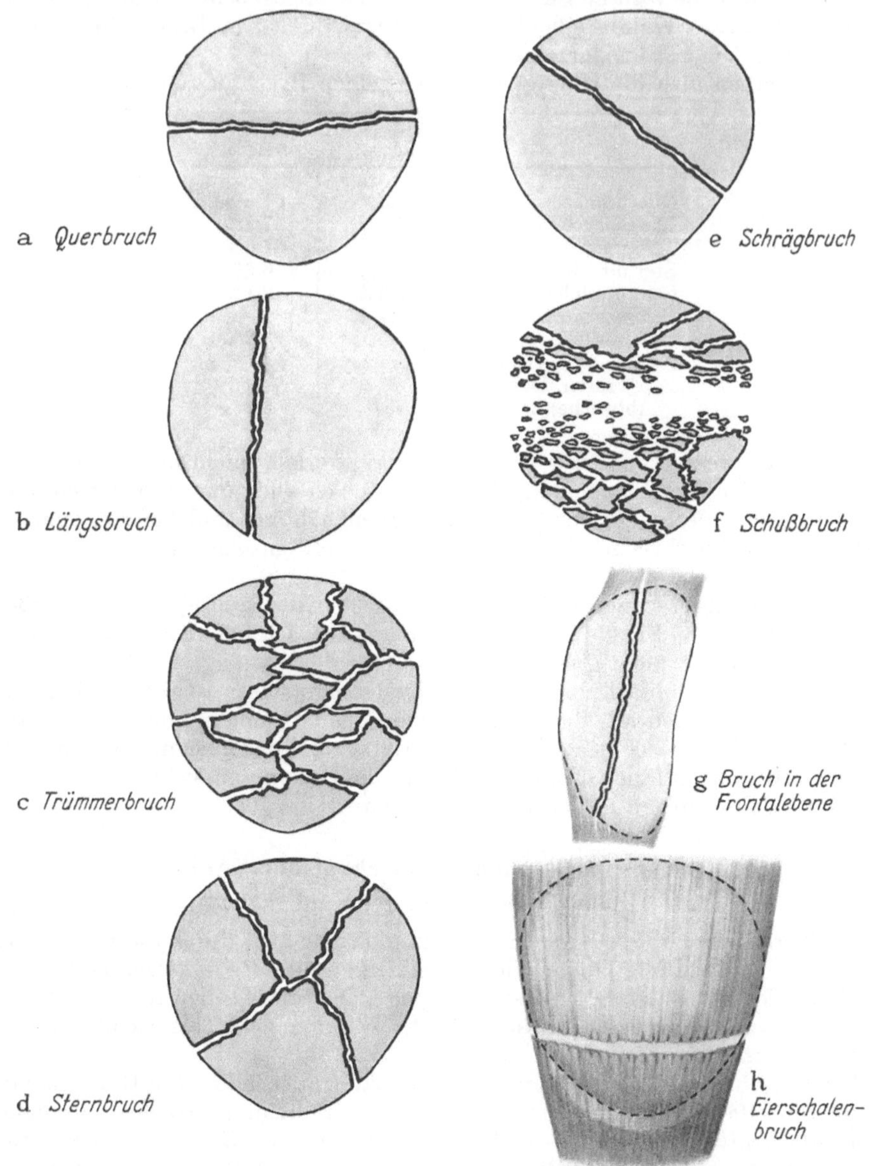

Abb. 204 a—h. *Die Formen der Kniescheibenbrüche*

Eine besondere Form von Rißbrüchen tritt nach vorhergehender Schädigung der Oberschenkelstreckmuskulatur, z.B. durch Schußverletzungen, auf. Die starre Muskulatur begünstigt ein Zerreißen der kalkverarmten Kniescheibe.

Bei den seltenen doppelten Querbrüchen (Stückbrüchen) handelt es sich nach MATTI um eine Kombination von direkter und indirekter Gewalteinwirkung.

b) Längsbrüche (Abb. 204b): Sie waren bereits 1580 AMBROISE PARÉ bekannt. Der Bruchspalt zieht in der Längsrichtung durch die Kniescheibe und zwar meist durch den fibularen Teil der Gleitfläche. Vertikal auftreffende, schneidende

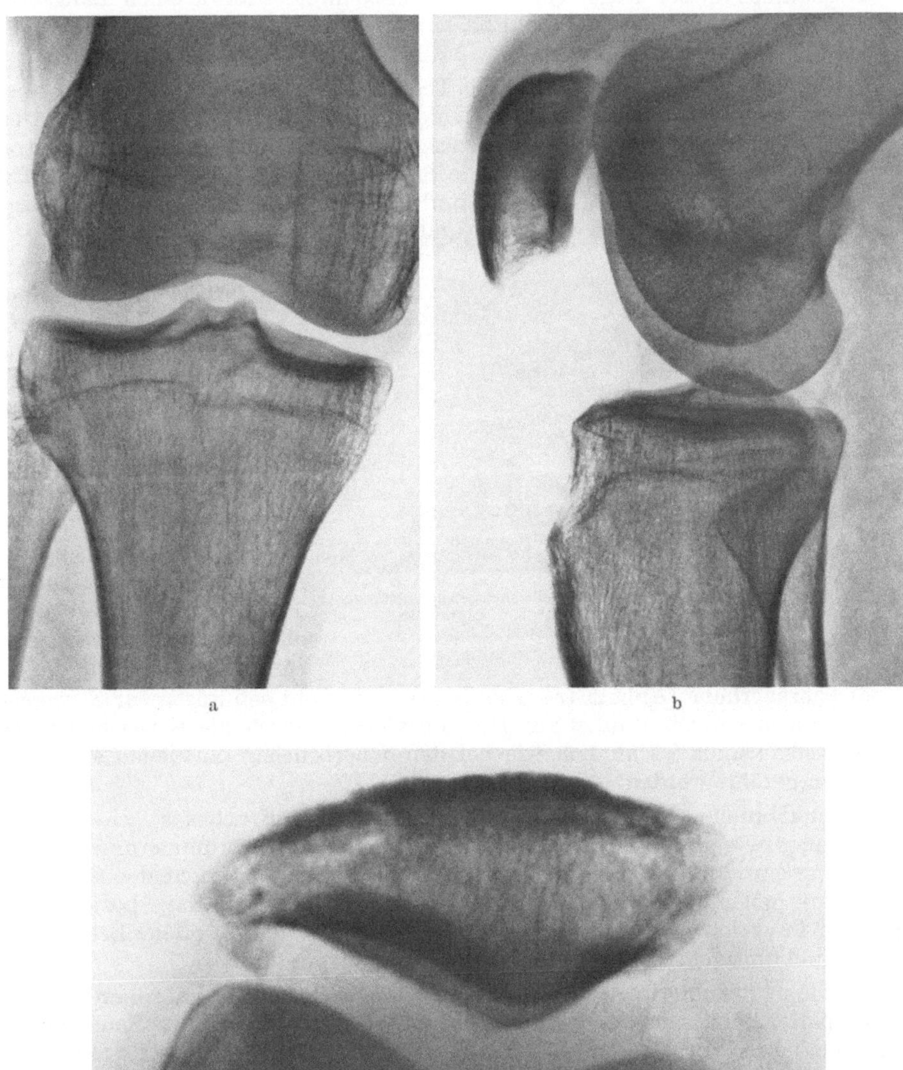

Abb. 205a—c. Auf Übersichtsaufnahmen im sagittalen und im seitlichen Strahlengang fällt die Kniescheibenverletzung nicht auf. Erst die axiale Kniescheibenaufnahme zeigt die schwere Schädigung des Femoropatellargelenkes. Solche, zwischen Kniescheibe und Oberschenkelrollen liegende Knochensplitter sind zu entfernen (29jähriger). (Sammlung der Chirurgischen Klinik, Düsseldorf.)

Gegenstände verursachen ihn. Deshalb handelt es sich fast ausnahmslos um offene Brüche. Inwieweit indirekte Faktoren beteiligt sind, läßt sich nicht eindeutig beantworten. Als begünstigendes indirektes Moment werden der Zug der Mm.

vasti, tensor fasciae latae und glutaeus maximus genannt. Für die weitere Behandlung ist die Tatsache wichtig, daß der Reservestreckapparat in der Regel unverletzt ist. Die Diastase der Bruchstücke schwankt zwischen 1 und 3 mm.

Ausnahmen dieser Regel gibt es. So beobachtete FRANK einen Längsbruch mit Abriß der Quadricepssehne und bei einem Fall SCHÖNBAUERs war das fibulare Bruchstück nach außen luxiert.

c) Trümmerbrüche (Abb. 204c): Die Frakturlinien ziehen unregelmäßig, meist senkrecht zur Stirnebene durch die Kniescheibe. Die Größe der Bruchstücke schwankt sehr stark und die Diastase zwischen den einzelnen Fragmenten beträgt oft mehr als 5 mm. Sie erinnern an die Sternbrüche, sind aber in bezug auf die Wiederherstellbarkeit der Gleitfläche und die Prognose wesentlich ungünstiger. Häufig sind die Fragmente verworfen und in sich zusammengestaucht.

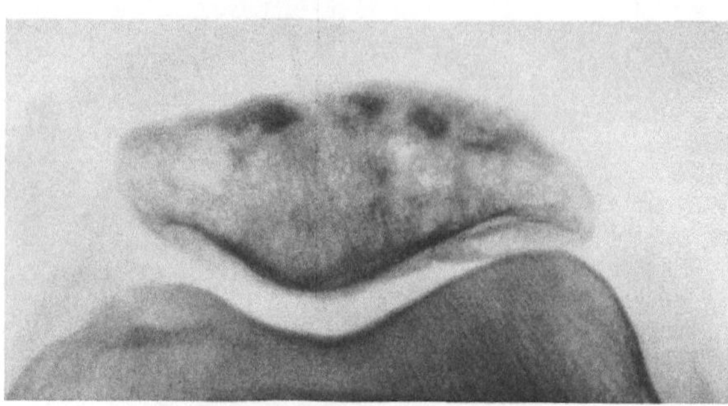

Abb. 206. Geringe Verwerfungen in den Patellarfacetten genügen, um rezidivierende Ergüsse auszulösen (34jährige). (Sammlung der Chirurgischen Klinik, Düsseldorf.)

d) Sternbrüche (Abbildung 204d): Die Kniescheibe ist infolge einer direkten Gewalteinwirkung durch mehrere, senkrecht zur Frontalebene verlaufende Bruchspalten sternförmig zerrissen. Die obere und die untere Kniescheibenhälfte sind als solche nicht mehr erhalten. Die Diastase der Bruchstücke ist in der Regel geringer als 5 mm, die Bruchstücke sind nicht verworfen und selten zusammengestaucht.

e) Schrägbrüche (Abb. 204e): Der Bruchspalt zieht senkrecht zur Stirnebene und in einem spitzen Winkel zur Horizontalebene durch die Kniescheibe. Der Bruchmechanismus ist ähnlich wie bei den Querbrüchen, zu denen sie im allgemeinen gezählt werden.

f) Schußbrüche (Abb. 204f): Die Versorgung dieses Bruches ist schwierig und die Prognose ist ungünstig. Infolge der weitgehenden Zertrümmerung mit Aussprengung einzelner Knochenstücke ist die Wiederherstellbarkeit der Gleitfläche nur selten möglich. Daraus resultiert die ungünstige Vorhersage bezüglich der späteren Funktion, ganz abgesehen von der Tatsache, daß es offene Brüche sind, deren Infektionsgefährdung hoch veranschlagt werden muß.

g) Seltene Bruchformen: Bei allen bisher beschriebenen Bruchformen zogen die Bruchspalten senkrecht zur Frontalebene durch die Kniescheibe. Kniescheibenbrüche mit frontal verlaufenden Bruchspalten sind äußerst selten (VILLARS, TURNER, KRONER u.a., Abb. 204g). Zur Differentialdiagnose ist die Kenntnis der Patella partita Form V wichtig, da die Röntgenbilder sehr ähnlich sein können (s. auch Patella partita).

Nicht ganz so selten sind die Formen, bei denen die Kniescheibe aus dem Ansatz des Lig. patellae herausgerissen wird. Sie werden als „Subcutane Ausreißungen des Patellarknochens" (REICH), als „Eierschalenbrüche" oder als „basale Kniescheibenbrüche" bezeichnet. Der Name „Eierschalenbruch" ist sehr treffend, da entsprechende Bilder den Eindruck eines aus seiner Schale herausgehobenen Eies erwecken (Abb. 204h).

h) Brüche und Abrisse in den Gelenkfacetten: Vielfältig und manchmal überraschend sind die Bilder von traumatisch entstandenen Deformierungen der

Gelenkfacetten, die oft unerkannt bleiben, wenn solche Kniegelenke nur sagittal und seitlich geröntgt werden (Abb. 205a—c). Sie sind am besten im axialen Strahlengang zu sehen (Abb. 194, 206). Geringe Stufenbildungen oder kleine Absprengungen genügen bereits, um lang anhaltende und rezidivierende Ergüsse auszulösen. Wenn solche geringgradige Deformierungen bei ungenügender Röntgendiagnostik unerkannt bleiben, werden sie zum Ausgangspunkt uferloser Diskussionen über „Reizzustände" des Kniegelenkes.

3. Symptomatik und Diagnose

Die Erkennung eines Kniescheibenbruches bereitet keine Schwierigkeiten, wenn nur daran gedacht wird. Manchmal jedoch werden sie bei multiplen anderweitigen Brüchen übersehen. Druckschmerz und Hämatom sind verdächtige Zeichen, eine Diastase ist nicht bei allen Brüchen zu fühlen. Ein starkes Hämatom kann den Tastbefund verschleiern. Die Röntgenuntersuchung in 3 bzw. 4 Ebenen (ap, seitlich, pa, axial) schafft Klarheit, auch bei subaponeurotischen Fissuren. Längsbrüche werden häufiger übersehen als die übrigen Formen, da die Funktionsminderung gering ist, ein Streckausfall nicht besteht und die Schmerzhaftigkeit nicht groß ist. Auf axialen Röntgenaufnahmen kommen sie gut zur Darstellung (Abb. 207a, b).

Die Entscheidung, inwieweit der Reservestreckapparat mitbeteiligt ist, kann Schwierigkeiten bereiten. Ein sicherer Ausschluß einer Zerreißung ist nach F. Schultze nur dann möglich, wenn auch bei starker Beugung eine Diastase im seitlichen Röntgenbild nicht auftritt.

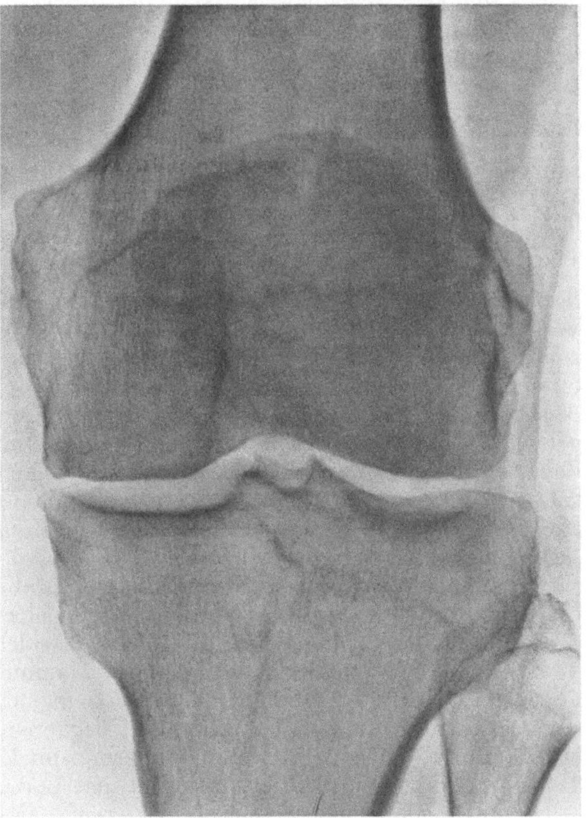
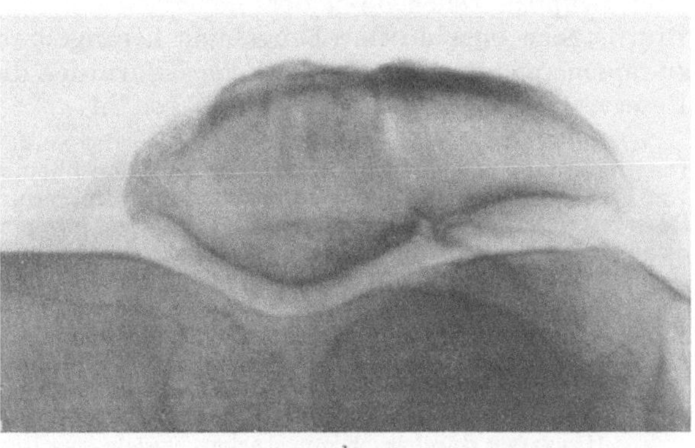

Abb. 207a u. b. Längsbrüche sind auf Übersichtsaufnahmen im ap-Strahlengang oft nur undeutlich zu erkennen. Auf axialen Aufnahmen kommen sie gut zur Darstellung. (Sammlung der Chirurgischen Klinik, Düsseldorf.)

Mit einer Verletzung des Reservestreckapparates ist bei großen Diastasen im allgemeinen zu rechnen, fehlende oder geringe Diastasen bei gestrecktem Kniegelenk sind kein Gegenbeweis. Wenn der Reservestreckapparat nicht verletzt ist, kann das gebeugte Kniegelenk gewöhnlich in Seitenlage, um die Schwerkraft auszuschalten, gestreckt werden. Sicher ist auch dieses Zeichen nicht, da die Schmerzhaftigkeit in den ersten Tagen einen Streckausfall vortäuschen kann.

Bei der Abgrenzung veralteter Kniescheibenbrüche von Fällen mit angeborenen Spaltbildungen ist Vorsicht am Platze, da die Röntgenbilder täuschend ähnlich sein können (s. Patella partita).

4. Behandlung

a) Geschichtliches: In der vorantiseptischen Zeit wurden zur Verkleinerung der Diastase empfohlen: Schienenverbände mit Hochlagerung des Beines, Gipsverbände, welche die Fragmente durch entsprechenden Druck einander nähern sollten, Streck- und Heftpflasterverbände, Schienenverbände kombiniert mit elastischen Zügen, gefensterte Gipsverbände mit Watteeinlagen zur Näherung der Fragmente, Gipsverbände bei stark gebeugtem Hüft- und überstrecktem Kniegelenk u. a. m. Eine schnelle Rückbildung des Blutergusses durch elastische Binden, Schwammkompressen und Gelenkpunktionen wurde angestrebt. Massagen sollten die genannten Maßnahmen ergänzen. SILBERMARK und MOSETING setzten sich noch 1905 auf dem Deutschen Chirurgenkongreß für die alleinige Massagebehandlung ein, sie sollte Muskelatrophien verhindern und gute Resultate ergeben.

Weil die Erfolge mit den obengenannten Maßnahmen schlecht waren, wurde eine große Zahl von Apparaten konstruiert, welche die Fragmente einander nähern sollten. SANDROCK, zit. nach BEYER, stellte 90 solcher Konstruktionen zusammen. Die bekannteste ist die Malgaignesche Klammer, ein Instrument, das nicht genügend adaptierte, aber gute Voraussetzungen für Infektionen schaffte.

Bereits in der vorantiseptischen Zeit begannen deshalb Versuche die Bruchstücke durch Naht zu adaptieren, SEVERINO im 17. Jahrhundert, RHEA BARTON 1834, DIEFFENBACH 1846, BYRDKUBER und LOGARZ 1864.

b) Entwicklung der Methoden: Die Behandlungsmaßnahmen lassen sich in zwei Gruppen teilen. Bei den *halboffenen Methoden* wurden Apparate an die Bruchstücke oder an ihre Umgebung herangebracht, um damit die Bruchstücke zu reponieren. Bei den *offenen Methoden* wurden die Fragmente und der zerrissene Reservestreckapparat freigelegt und genäht.

α) Halboffene Methoden: Sie wurden wegen der Sorge vor einer Gelenkinfektion gepflegt. Die Adaptation gelang nicht immer, die Eversion blieb oft bestehen. Die Zwischenlagerung von Fascienanteilen war nicht zu beheben und Blutgerinnsel blieben im Gelenk. Der Riß im Reservestreckapparat wurde vernachlässigt. Im übrigen waren die halboffenen Methoden nicht einfacher als die offenen, häufig sogar schwieriger.

aa) Die Klammer von MALGAIGNE, modifiziert von FERGUSSON und TRÉLAT, die von Brunssche Schraube, der Apparat von STIMMSON.

ab) OLLIER führte zwei Pfrieme in die Bruchstücke und näherte sie durch einen Gipsverband oder durch Gummizüge.

ANDERSON näherte zwei Silbernadeln, eine oberhalb, eine unterhalb der Bruchstücke durchgestochen, mit Metalldrähten.

HERTZLER durchstach mit starken Nadeln das Lig. patellae und die Quadricepssehne unmittelbar am Kniescheibenrand und näherte die Nadeln durch Binden und Heftpflasterstreifen.

ac) SCHÄFER führte mittels eines Troikarts Silberdraht in der Frontalebene um die Bruchstücke und knüpfte ihn auf der Haut über einem Tupfer.

KOCHER legte einen starken Silberdraht in der Sagittalebene percutan um die Bruchstücke und knüpfte ihn über Krüllgaze.

VOLKMANN zog durch kleine Hautschnitte Fadenschlingen in das Lig. patellae und in die Quadricepssehne und knüpfte sie vor der Kniescheibe.

β) Percutan-offene Methoden:

aa) WYETH: Durch einen Querschnitt über der Patellarmitte nähte er das durchrissene präpatellare Sehnengewebe, verschloß die Haut, stach ober- und unterhalb der Fragmente einen starken Faden durch und vereinigte die Fäden über dem Verband.

ab) JUVARA legte die Fragmente frei, reponierte sie und stieß ober- und unterhalb der Bruchstücke Nadeln durch, die er außerhalb der Wunde durch eine Klammer zusammenhielt.

ac) KÜSTER reponierte die Fragmente offen, ließ aber den herumgelegten Draht durch die Haut herausragen, um ihn später entfernen zu können.

γ) Subcutane Methoden:

aa) Die Diagonalnaht nach CECI: Nach der Reposition wurden die Fragmente durch einen Assistenten gehalten, der Operateur durchstach mit einer Ahle percutan, diagonal die Kniescheibe von innen unten nach außen oben, zog einen Draht von außen oben nach innen unten, der dann unter der Kniescheibe nach außen unten geführt wurde. Es folgte die zweite diagonale Durchstechung der Kniescheibe von oben innen nach außen unten mit nachfolgendem Durchziehen des Drahtes durch dieses Bohrloch. Der Draht wurde über der Haut geknüpft.

ab) Bei der Riedelschen Subcutannaht wurden mit einer Ahle 6 Catgutfäden in der Sagittalebene zuerst hinter, dann vor der Kniescheibe herumgeführt und nach der Reposition geknüpft. Ähnlich dem Riedelschen Vorschlag operierten BARKER mit Aluminiumbronzedraht, MACDONALD mit Silberdraht, sowie KEEFE, SACCHI und CHAPUT.

ac) Bei der subcutanen Sehnenperiostnaht nach HEUSNER wurde ein Silberdraht „wie ein Radreifen" um die Bruchstücke gelegt. Ähnlich war die subcutane Tabaksbeutelnaht von ROBERTS.

δ) Offene Methoden: Die erste offene Naht führten CAMERON und LISTER 1877 durch. Der weitere Weg bis zur Erkenntnis, daß neben der Vereinigung der Fragmente die Naht des Reservestreckapparates für das spätere Ergebnis wichtig ist, war ein langer. Die Entwicklung durchlief folgende Stadien:

aa) *Die isolierte Vereinigung der Fragmente.* Der mehr oder weniger verletzte Reservestreckapparat blieb unversorgt (DOBERAUER, TRENDELENBURG). Dadurch kam es zu Funktionsausfällen von Muskelanteilen, die über den Reservestreckapparat inserieren. Refrakturen wurden begünstigt.

ab) *Die gleichzeitige Naht von Knochen und Reservestreckapparat.* Sie war bald als die beste Methode anerkannt. Die Fragmente konnten anatomisch richtig aneinander gelegt werden, und die Funktion des Reservestreckapparates wurde wiederhergestellt.

ac) *Die Naht des präpatellaren Bindegewebes und des Reservestreckapparates ohne Knochennaht.* Sie rekonstruiert zwar das Patellarlager, gibt aber den Bruchstücken nicht den sicheren Halt wie eine Knochennaht (Abb. 208a, b). Infolgedessen werden Refrakturen begünstigt, wenn vor der knöchernen Festigung Bewegungen durchgeführt werden. Die zwangsläufig notwendige längere Ruhigstellung beeinträchtigt die spätere Beweglichkeit des Gelenkes. Diese Operationsmethode wurde zuerst von LAMBOTTE geübt, in Deutschland setzte sich F. SCHULTZE für sie ein.

ad) *Das Verfahren von RITTER,* durch eine besondere Technik die Gelenkflüssigkeit von den Bruchstellen fernzuhalten, hat ebenso wie der *Vorschlag von VULPIUS,* eine Knochenplastik durchzuführen, nur noch historischen Wert.

ae) *Die totale Exstirpation* einer Patella führte BOLDGETT 1936 zum erstenmal durch. Im Anschluß daran forderte BROOKE die Entfernung jeder gebrochenen Kniescheibe, GROVE und ÜBERMUTH dagegen empfahlen die totale Entfernung nur bei Splitterbrüchen.

af) *Die partielle Exstirpation* in Form der Entfernung kleinerer Patellarfragmente schlugen JENSENIUS, MCMURRAY und A. FRANK zur Vermeidung späterer arthrotischer Veränderungen vor.

c) Nahtmaterial: Ebenso wie die Operationsmethoden wechselte das verwendete Nahtmaterial. RIEDEL, KÖNIG, WHITELOCK benutzten Catgut und lehnten Draht wegen der angeblich dadurch bedingten Kapselreizung ab. THIEM glaubte, daß das Wissen um den im Körper befindlichen Draht hemmend auf die Überwindung der subjektiven Beschwerden wirke. MADLENER und PAAS waren der Meinung, daß nach Verwendung von Draht chronisch-deformierende Veränderungen häufiger aufträten als nach Verwendung von Seide und Catgut. (Sie gewannen diesen Eindruck bei ihren Nachuntersuchungen an 22 Verletzten. Von 16 mit Draht genähten Fällen hatten 4 arthrotische Veränderungen, nach 6 Seidennähten traten solche nur einmal auf.) BRUNS führte gegen den Draht an, daß er zerreißen könne und daß er später entfernt werden müsse.

Känguruhsehnen benutzten THOMSSON, ALLEN, ENZLER, Fascia-lata-Streifen ALLEN und GHORMLEY. BÖHLER verwendete für die Cerclage neben Stahldraht auch Seide und HEINZE Perlondraht. Über Silberdraht, Wiener-Draht, Aluminiumbronzedraht, geglühten Eisendraht führte die Entwicklung schließlich zum rostfreien Stahldraht.

Es besteht heute kein Zweifel darüber, daß der rostfreie Stahldraht mit seiner hohen Festigkeit, Biegsamkeit und mit seiner ausgezeichneten Verträglichkeit das beste derzeitige Nahtmaterial ist. Seit der Verwendung von Stahldraht ist es möglich, das Kniegelenk frühzeitig bewegen zu lassen, da die Fragmente unverschieblich zusammengehalten werden.

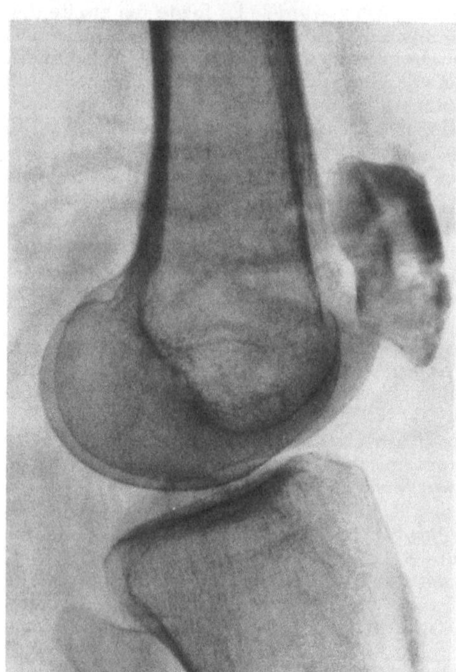
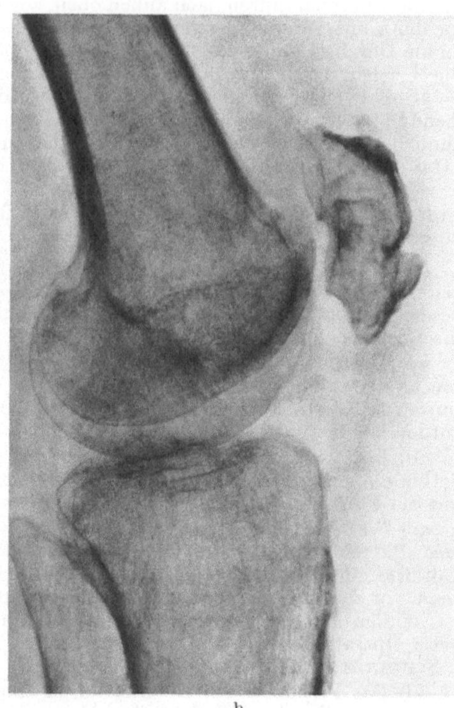

Abb. 208a u. b. Durch *Naht des Patellarlagers* lassen sich die Bruchstücke zwar gut adaptieren (a), sie verschieben sich aber später manchmal wieder, weil diese Art der Naht die Fragmente nicht genügend stabilisiert (b). (Sammlung der Chirurgischen Klinik, Düsseldorf.)

d) Die heutige Behandlung der Kniescheibenbrüche: Der große Streit zwischen den Anhängern der konservativen Methoden und den Verfechtern der Operation ist beendet. Neben den konservativen Methoden, die in geeigneten Fällen auch heute noch ihre volle Berechtigung haben, setzte sich die operative Behandlung von Fällen, die nach konservativer Behandlung erfahrungsgemäß schlechte Ergebnisse haben, durch. Auf dem Chirurgenkongreß 1905 stellte THIEM die Behandlungsrichtlinien auf, die bis heute gültig sind.

α) Für die *konservative Therapie* geeignet sind Brüche ohne Diastase und ohne Verletzung des Reservestreckapparates (Abb. 209a, b). Meist sind es Querbrüche in den oberen Anteilen der Kniescheibe oder reine Längsbrüche. Chronisch entzündliche Vorgänge in der Umgebung zwingen zu konservativen Maßnahmen, auch bei solchen Fällen, für die eine operative Behandlung angezeigt wäre.

Die Technik der konservativen Behandlung ist einfach. Das verletzte Bein wird auf einer Braunschen Schiene (BÖHLER) oder auf einer Volkmann-Schiene

(PASCHOLD) so lange ruhiggestellt, bis die stärkste Schwellung abgeklungen ist. Das ist meist nach einer Woche der Fall. Wenn nach 4—5 Tagen noch ein erheblicher Erguß besteht, so empfiehlt es sich, diesen durch eine Punktion zu entleeren. Ein Schaumgummikompressionsverband erschwert das Wiederauftreten des Ergusses. Schließlich wird eine Gipshülse über einem Unterschenkelzinkleimverband vom proximalen Ende des Oberschenkels bis knapp oberhalb der Knöchelgabel bei gestrecktem, aber nicht überstrecktem Kniegelenk angelegt (Abb. 210). Die Verletzten können nach der Festigung der Gipshülse aufstehen und viele

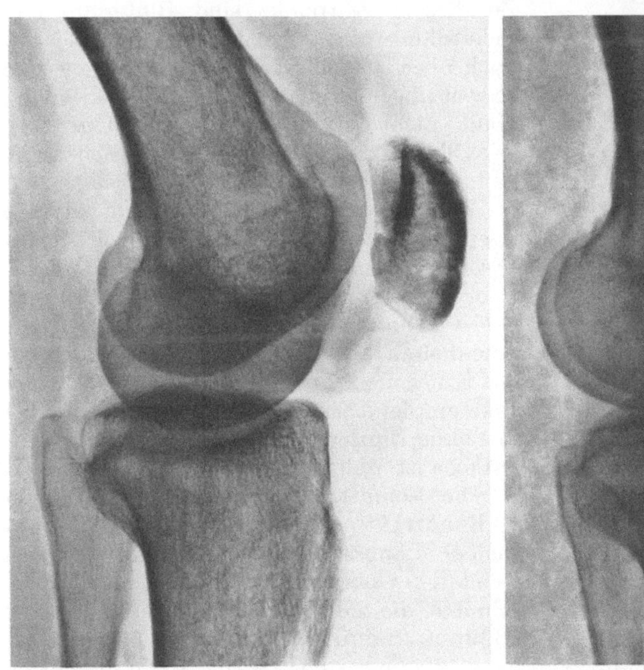
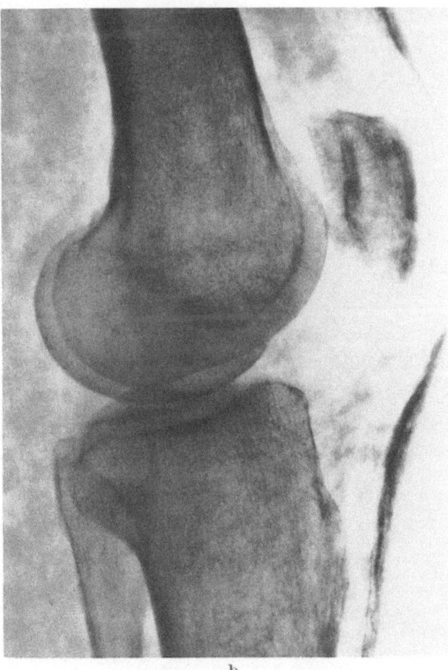

a　　　　　　　　　　　　　　　　　　　b

Abb. 209a u. b. Für die *konservative Behandlung* sind Brüche ohne wesentliche Verletzung des Reservestreckapparates geeignet. Sie haben in der Regel keine Diastase der Bruchstücke. Während der Ruhigstellung im Gipstutor sind Röntgenkontrollen zum Ausschluß eines Auseinanderweichens der Bruchstücke nötig. Sollte während der Behandlung im Gipsverband eine Diastase auftreten, ist die Indikation zur operativen Behandlung gegeben. (Sammlung der Chirurgischen Klinik, Düsseldorf.)

nehmen ihre Arbeit kurze Zeit danach wieder auf. Die Gipshülse bleibt 4—5 Wochen liegen. Nach Abnahme der Gipshülse wird der Zinkleimverband erneuert und eine elastische Binde um das Kniegelenk gewickelt.

Die eingeschränkte Beweglichkeit des Kniegelenkes ist durch aktive Bewegungsübungen am schnellsten zu beseitigen. Die Gewöhnung an die normale Belastung läßt die anfangs immer vorhandene Muskelminderung bald schwinden, so daß Massagen der Muskulatur nicht unbedingt nötig sind. Vor Massagen des Kniegelenkes selbst, die leider auch heute noch oft verordnet werden, muß gewarnt werden, weil sie zu Kapselschwellungen und damit zur Einschränkung der Beweglichkeit führen.

β) Die operative Behandlung: Die Knochennaht in Verbindung mit der Naht des Reservestreckapparates gilt heute allgemein als die beste Methode, ausgenommen die Fälle, bei denen eine operative Behandlung nicht erforderlich ist. Durch die Operation wird das gestörte Muskelgleichgewicht wieder hergestellt. Gute Adaptation ist die sicherste Gewähr für eine anatomisch einwandfreie

Heilung und für die Vermeidung von Arthrosen. Bei Trümmerbrüchen gelingt es in manchen Fällen nicht die Gleitfläche wieder herzustellen. Für solche Fälle empfehlen Böhler, Axhausen, Schultze, Schönbauer u. a. die Totalexstirpation. Auf diese Frage wird weiter unten noch eingegangen.

Der Zeitpunkt für die Operation wird verschieden angegeben. Während früher König, Gelinsky, Kausch, Pribram sofort operierten, empfahlen Körte, Trendelenburg, Payr u. a. die Operation erst 5—8 Tage nach dem Unfall vorzunehmen. Zu diesem Zeitpunkt sind Bluterguß und Schwellung weitgehend abgeklungen und auch oberflächliche Hautabschürfungen sind so weit abgeheilt, daß sie die Desinfektion der Haut nicht mehr stören. Die Operation 5—8 Tage nach dem Unfall hat sich allgemein durchgesetzt.

Für die Operation muß eine lückenlose Asepsis gesichert sein. Nicht abgeheilte Hautabschürfungen sind eine absolute Gegenindikation. Am Vortag wird das Operationsgebiet von Oberschenkelmitte bis Unterschenkelmitte rasiert. Alkoholumschläge um das Kniegelenk am Abend vor der Operation sind empfehlenswert. Der Eingriff wird bei uns ohne Blutleere durchgeführt. Allgemeinnarkose ist üblich.

Die Schnittführung wechselt. Der von v. Bergmann, Bockenheimer u. a. empfohlene Längsschnitt wird nicht mehr verwendet. Gebräuchlich sind heute Querschnitte, die teils bogenförmig zentral gestielt (Böhler, Schönbauer), teils bogenförmig distal gestielt sind (Kausch, Oehlecker), oder als reine Querschnitte über die Mitte der Patella ziehen. Der Textor-Schnitt ist ungünstig, da die Narbe beim Knien stört.

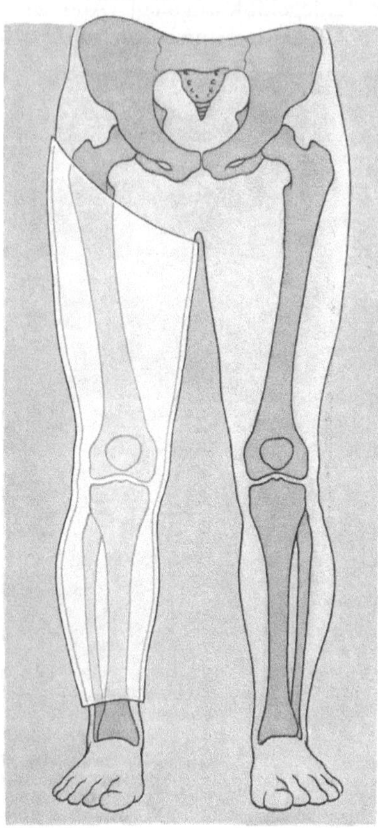

Abb. 210. *Die Gipshülse.* Sie reicht vom proximalen Ende des Oberschenkels bis knapp oberhalb der Knöchel. Das Kniegelenk ist nicht überstreckt, sondern um ungefähr 5° gebeugt. Bei Patienten, die in der Gipshülse aufstehen können, ist sie über einem Unterschenkelzinkleimverband anzulegen

Nach Durchtrennung der Haut und der oberflächlichen Fascie werden die Hautränder so weit unterminiert, daß die Kniescheibe und der Reservestreckapparat übersichtlich freiliegen. Blutkoagula und abgesprengte kleine Spongiosaanteile werden mit feuchten Tupfern aus dem Gelenk entfernt. Bei veralteten Brüchen sind die Bruchflächen bereits von Pannus überzogen. Er wird mit einem scharfen Löffel so abgehoben, daß die darunterliegende Spongiosa nicht beschädigt wird. In den Bruchspalt hineinhängende Fascienanteile werden reseziert. Nach diesen Vorbereitungen folgt die Knochennaht mit einem rostfreien, amagnetischen Stahldraht von 1 mm Stärke, der an Festigkeit und Gewebsfreundlichkeit die übrigen Nahtmaterialien bei weitem übertrifft. Die Knochenvereinigung ist auf mehrere Arten möglich, deren Haupttypen in der Abb. 211 wiedergegeben sind.

aa) Bei der *Cerclage* (Abb. 211a) wird der Draht mit einer großen Nadel oder mit einer Ahle um die Patella herumgeführt. Dabei muß der Draht direkt dem Knochen anliegen (Abb. 212), da er sonst die Weichteile durchschneidet, sich lockert und die Fragmente nicht unverrückbar zusammenhält. Die Folge davon ist das Ausbleiben der knöchernen Überbrückung (Abb. 213a, b).

ab) Bei der *Längs-U-Naht nach* Payr (Abb. 211b) werden die Fragmente mit zwei Einzinkern genau adaptiert und anschließend wird der Draht zweimal mit einer Ahle in Längsrichtung durch den Knochen geführt. Der große Vorteil dieser Naht ist die sichere Fixation der Bruchstücke bei Querbrüchen der Kniescheibe.

ac) Bei der *queren U-Naht nach* Quénu (Abb. 211c) werden die Bruchstücke mit einer Ahle in querer Richtung durchbohrt und der Draht entsprechend durchgezogen (Abb. 214a—d).

ad) Die *Hemicerclage* (Abb. 211d): Das größere Bruchstück wird in querer Richtung durchbohrt, der Draht wird durchgezogen und um das kleinere Bruchstück herumgeführt. Ein Vorteil dieser Naht ist die Beseitigung der Kippneigung kleiner Fragmente beim Spannen des Drahtes ähnlich wie bei den U-Nähten.

Mit einem der üblichen Drahtspanner wird die Drahtschlinge zusammengezogen. Dadurch werden die Bruchstücke fest aneinander gepreßt. Die Adaptation wird noch während der Operation durch eine seitliche Röntgenkontrolle überprüft. Ist sie ungenügend, so werden die Bruchstücke nach Lösen des Drahtes nochmals eingerichtet. Nur bei guter Adaptation wird der Draht endgültig geknüpft. Der entstehende Drahtquirl von 8 mm Länge wird in die Weichteile versenkt, um ein Durchspießen durch die Haut zu vermeiden. (Wenn der Drahtquirl nicht fest ist, geht er später auf, die Bruchstücke weichen auseinander und die knöcherne Heilung bleibt aus.) Der zerrissene Reservestreckapparat wird durch kräftige Seidenknopfnähte vereinigt. Schließlich wird die Haut verschlossen, eine Drainage ist überflüssig.

Mit einem mäßigen Druckverband wird das verletzte Bein auf einer Braunschen oder auf einer Volkmann-Schiene ruhiggestellt. Die Fäden werden am 10. oder am 12. Tag entfernt. Über einem Unterschenkelzinkleimverband wird eine Gipshülse angelegt, mit der der Verletzte aufstehen kann. Sie bleibt 4—5 Wochen, gerechnet vom Zeitpunkt der Operation, liegen. Dann wird sie entfernt und der Zinkleimverband erneuert.

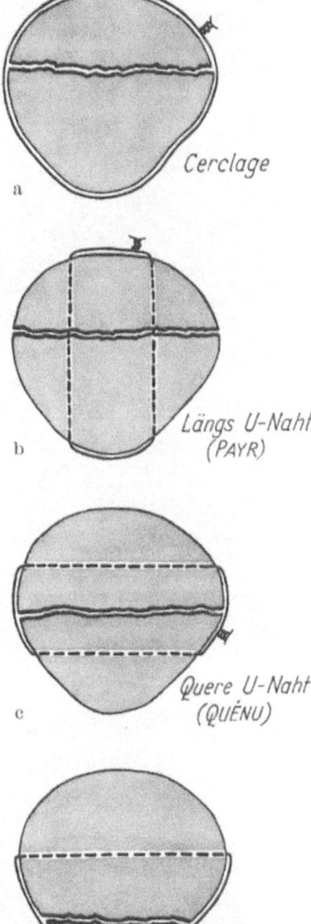

Abb. 211a—d. *Die verschiedenen Formen der Patellarnaht* mit amagnetischem Stahldraht von 1 mm Durchmesser

Röntgenkontrollen zeigen den Stand der Bruchheilung. Auch wenn diese noch nicht beendet ist, soll das Kniegelenk nicht mehr ruhiggestellt werden, um die Gelenkbeweglichkeit nicht unnötigerweise weiter einzuschränken. Zu diesem Zeitpunkt kommt der Vorteil der Drahtnaht überzeugend zum Ausdruck. Sie hält die noch nicht knöchern überbrückten Bruchstücke so sicher zusammen, daß die verletzte Extremität ohne ruhigstellenden Verband belastet werden kann. Voraussetzung ist eine regelrechte Drahtlage. Wenn der Draht nicht wie ein Reifen um die Bruchstücke geführt ist, sondern am oberen oder unteren Pol vor der Kniescheibe liegt, kann er verständlicherweise seine Funktion nicht erfüllen (Abb. 215). Er schneidet die Weichteile durch, rutscht ab und die Bruchstücke weichen auseinander.

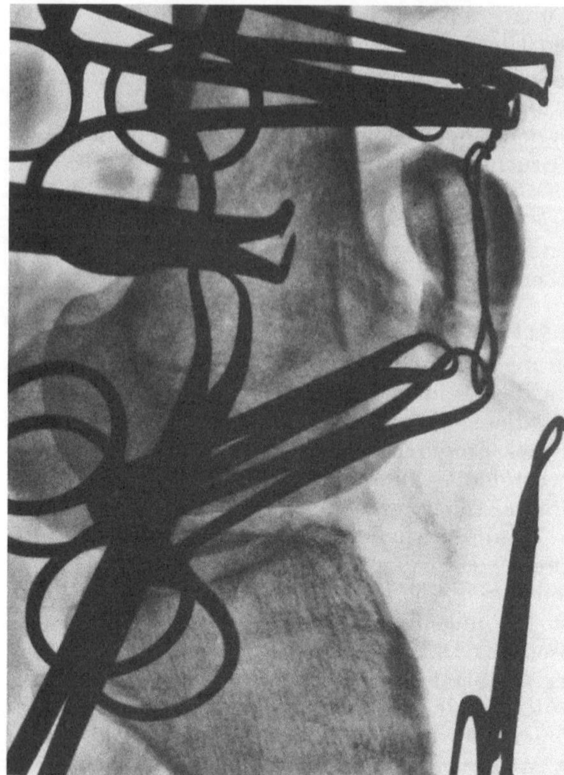

Abb. 212

Abb. 212. (Röntgenaufnahme während der Operation.) Bei der Cerclage muß der Stahldraht direkt dem Knochen anliegen, sonst durchschneidet er die Weichteile und lockert sich (vgl. Abb. 213). Die Lage des Drahtes und die Fragmentstellung sind während der Operation röntgenologisch zu kontrollieren. (Sammlung der Chirurgischen Klinik, Düsseldorf.)

Abb. 213a u. b. Drahtumschlingungen, die nicht unmittelbar dem Knochen anliegen, durchschneiden die zwischen Knochen und Draht liegenden Weichteile. Dadurch werden die Fragmente nicht mehr genügend fixiert, und sie verschieben sich. Pseudarthrosenbildungen können entstehen. (Röntgenaufnahme anläßlich der Begutachtung eines auswärts behandelten 64jährigen Patienten.) (Sammlung der Chirurgischen Klinik, Düsseldorf.)

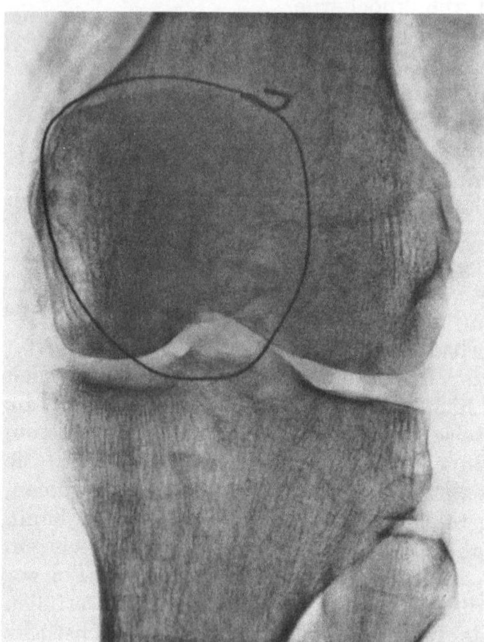

Abb. 213 a

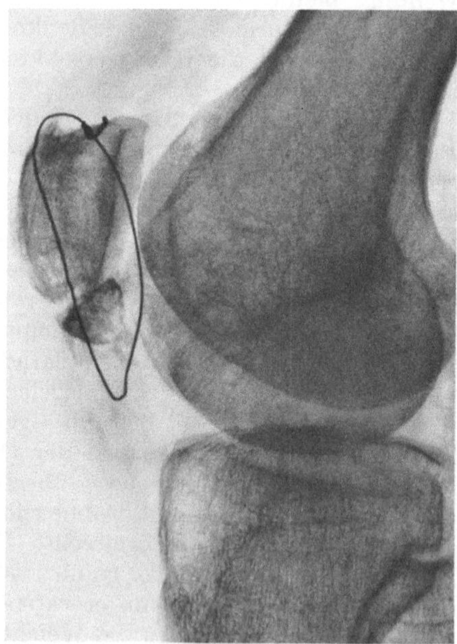

Abb. 213 b

Das Ziel der weiteren Behandlung ist eine möglichst schnelle Wiederherstellung der Gelenkbeweglichkeit und die Kräftigung der Muskulatur durch Maßnahmen, wie sie bereits bei der konservativen Behandlung besprochen wurden.

ae) *Die partielle Entfernung der Kniescheibe* ist ein Ausweg bei Fällen, bei denen ein kleiner Anteil, meist am unteren Pol, so stark zertrümmert ist, daß eine

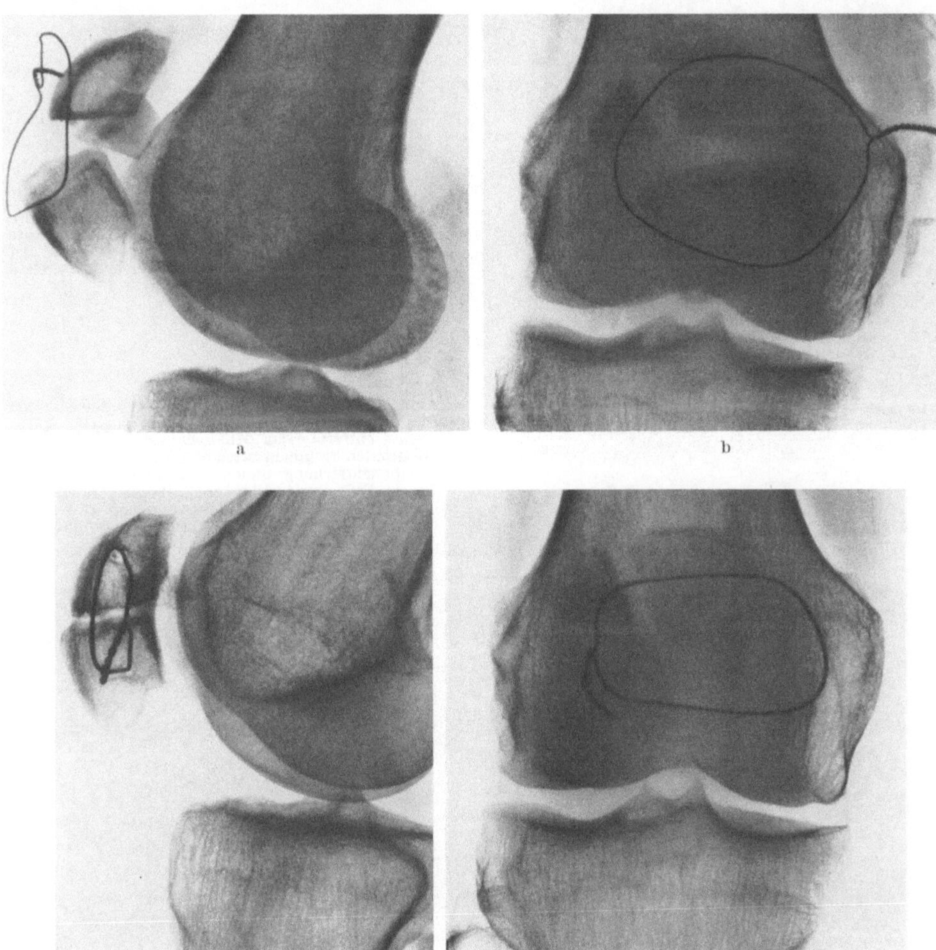

Abb. 214a—d. Auswärts durchgeführte Cerclage mit zu dünnem, die Bruchstücke nicht fixierendem Draht (a, b). Durch eine quere U-Naht werden die Kniescheibenfragmente ordnungsgemäß adaptiert (c, d). (Sammlung der Chirurgischen Klinik, Düsseldorf.)

Cerclage unmöglich ist. Der Entschluß zur partiellen Entfernung wird leicht, wenn das zu entfernende Stück am unteren Pol durch die Kapsel vom eigentlichen Gelenk getrennt ist. Nach Entfernung des Bruchstückes wird das Ligamentum patellae durch Einzelknopfnähte mit dem verbleibenden Teil der Kniescheibe vereinigt. TERLEP stellte bei Nachuntersuchungen $1^1/_2$ Jahre nach solchen Operationen volle Beweglichkeit ohne Muskelatrophie fest. Die Kniescheiben waren verbreitert und im Ansatz des Lig. patellae hatten sich unregelmäßige Verknöcherungen gebildet (Abb. 216a, b). Reiben und Knarren waren allerdings zu fühlen. Gute Ergebnisse fanden auch JENSENIUS, McMURRAY, A. FRANK und

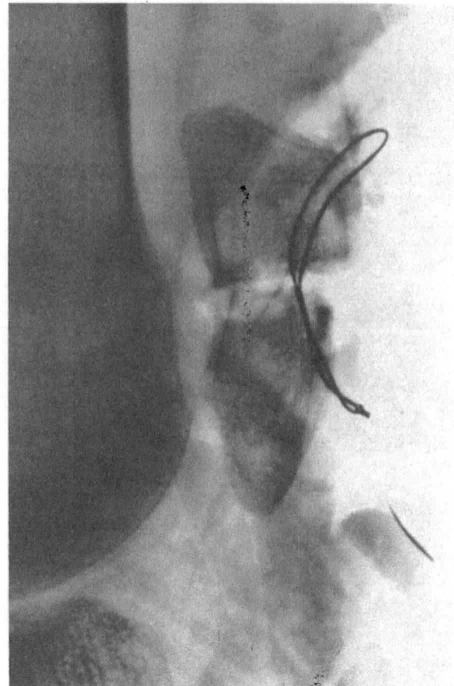

Abb. 215

Abb. 215. Wenn der Draht nicht wie ein Reifen um die Kniescheibe liegt, rutscht er ab und die Fragmente weichen auseinander. Der verwendete Draht ist außerdem zu dünn. (Sammlung der Chirurgischen Klinik, Düsseldorf.)

Abb. 216a u. b. *Abtrennung der Kniescheibenspitze.* Die abgebrochene, nach distal verlagerte Spitze wurde entfernt, das Kniescheibenband mit dem proximalen Fragment vernäht. Nach partieller Kniescheibenentfernung bilden sich öfters, so auch in diesem Falle, unregelmäßige Kalkeinlagerungen im Lig. patellae (Verletzung im Alter von 12 Jahren, Kontrolle im Alter von 18 Jahren). (Sammlung der Chirurgischen Klinik, Düsseldorf.

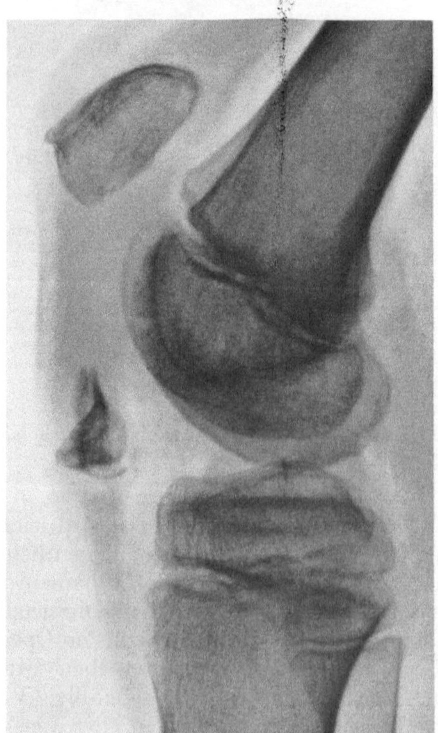

Abb. 216a

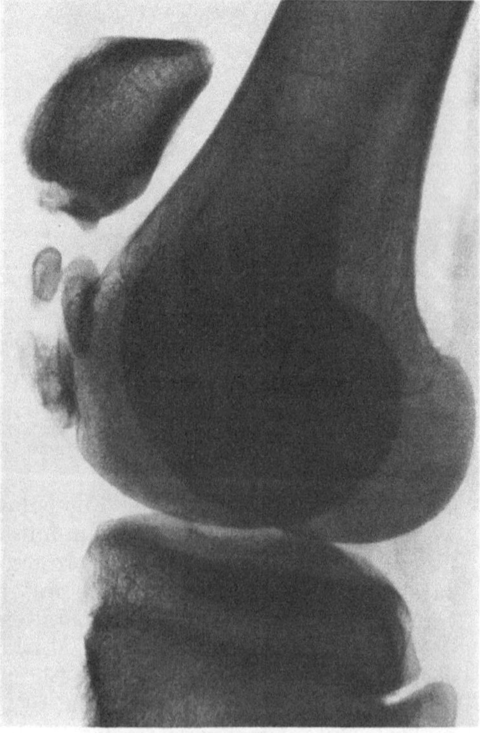

Abb. 216b

THOMSON. Bei Pseudarthrosen raten PASCHAL, FROMME, GHORMLEY und DOCKERTY zur partiellen Exstirpation. Auch abgesprengte und in das Femoropatellargelenk verlagerte Knochenstücke (Abb. 205c) sind zu entfernen.

af) *Die Totalexstirpation der Patella* wurde vorgeschlagen, weil nach operativer Vereinigung der Bruchstücke Arthrosen nicht immer zu vermeiden waren (BASU, BROOKE, HELFERICH, HEY GROVES, UEBERMUTH u.a.). Während SCHÖNBAUER diese Operation nur für Trümmerbrüche empfiehlt, bei denen eine Wiederherstellung der Gleitfläche unmöglich ist, stellen BASU, BROOKE, HEY GROVE, HELFERICH und KELLER die Indikation wesentlich weiter. Nach dem Vorschlag von BROOKE und HEY GROVES wird die zersplitterte Kniescheibe entfernt und der Streckapparat genäht.

Die Totalexstirpation ist keine ideale Lösung, weil die folgende Kraftminderung des M. quadriceps femoris empfindlich stört und sportliche Betätigung ausschließt (s. auch funktionelle Vorbemerkungen). Veränderungen der Gelenkkontur und Ausfall der Kniescheibenschutzfunktion für das Gelenk sind kleinere Übel. Immer wieder wird für die Totalexstirpation ins Feld geführt, daß arthrotische Veränderungen nach Entfernung zersplitterter Kniescheiben seltener aufträten. Daß dem nicht so ist, zeigen Nachuntersuchungen von SCHÖNBAUER:

	Keine Arthrosen	Leichte Arthrosen	Schwere Arthrosen
194 konservativ	87,11%	11,34%	1,55%
74 operiert	45,95%	44,59%	9,46%
6 Totalexstirpation . .	50,00%	33,33%	16,67%
Sa. 274 geschlossene Brüche	75,18%	20,80%	4,02%

Ich stehe auf dem Standpunkt FÜRMEIERs, der die funktionelle Bedeutung der Kniescheibe wiederholt herausstellte. Sie erleichtert die Gleitvorgänge des Streckapparates auf den Oberschenkelrollen und verringert die mechanische Beanspruchung des Femoropatellargelenkes auch dann, wenn ihre Gelenkfläche in erträglichem Maße deformiert ist. Bei fehlender Kniescheibe wird die mechanische Belastung der Oberschenkelrollen durch das Darübergleiten von unebenen harten Sehnenanteilen keineswegs geringer.

γ) *Die Behandlung offener Kniescheibenbrüche:* Wegen der Infektionsgefahr sind offene Kniescheibenbrüche als sehr schwere Verletzungen zu betrachten. Sie werden in Lokalanaesthesie oder in Allgemeinnarkose nach den Regeln der Friedrichschen Wundausschneidung versorgt, sofern die Verletzten innerhalb der ersten 8 Std zur Behandlung kommen. Fremdkörper, auch die kleinsten, und zerfetzte Gewebsanteile sind zu entfernen. Das Gelenk wird mit feuchten Tupfern vorsichtig gereinigt. Die Verwendung von chloramingetränkten Tupfern hat sich gut bewährt. Durch eine abschließende Spülung mit isotonischer Kochsalzlösung werden Reste der Chloraminlösung aus der Wunde entfernt. Nach der Wundausschneidung wird nur die Haut genäht. Von der primären Naht der Kniescheibe und des Reservestreckapparates ist wegen der Infektionsgefährdung durch versenkte Fremdkörper abzuraten. Das verletzte Bein wird in einer Gipshülse ruhiggestellt, die zur Vermeidung von Blutumlaufstörungen sofort gespalten wird. Eine Fensterung über der Kniescheibe ist zweckmäßig, um die Wunde täglich kontrollieren zu können. Die so versorgte Extremität wird hochgelagert. Größere Ergüsse, die in den folgenden Tagen auftreten, sind zu punktieren. Das Punktat ist bakteriologisch zu untersuchen. Eventuell vorhandene Erreger sind auf ihre Empfindlichkeit gegenüber Antibiotica zu prüfen. Eine allgemeine Antibioticatherapie ist sofort einzuleiten, Instillationen in das Gelenk sind wegen der möglichen Knorpelschädigung umstritten. Leukocytenzahl, Temperatur, Beschaffenheit des Punktates und Lokalbefund geben Aufschluß über den Zustand des Gelenkes.

Wenn die Wunde reizlos verheilt ist, kann die Knochennaht 2—4 Wochen nach dem Unfall nachgeholt werden, sofern eine Diastase der Bruchstücke besteht. Liegen die Bruchstücke gut aneinander, erübrigt sich eine Operation, da der Bruch dann bei entsprechender Ruhigstellung in einer Gipshülse knöchern heilt.

Bei offenen Kniescheibenbrüchen, die verspätet (nach der 8 Std-Grenze) zur operativen Behandlung eingeliefert werden, ist der primäre Wundschluß nach Wundausschneidung sehr problematisch, da mit einer Gelenkinfektion zu rechnen ist. Wundtoilette ohne primären Wundschluß, Ableitung des Sekretes, exakte Ruhigstellung und Antibiotica bieten größere Sicherheit als ein primärer Wundschluß mit all seinen Gefahren. Wenn die Wunde in den nächsten Tagen reizlos bleibt und mit einer Infektion nicht zu rechnen ist, kann sie sekundär genäht werden.

Daß es auch bei frischen offenen Kniescheibenbrüchen mitunter gelingt nach primärer Knochennaht eine störungsfreie Wundheilung zu erzielen, ist bekannt. Über dadurch bedingte Amputationen gibt die Literatur aus begreiflichen Gründen keinen Aufschluß. Es unterliegt aber keinem Zweifel, daß versenkte Fremdkörper auch in der Zeit der Antibiotica eine wesentlich größere Infektionsgefahr mit sich bringen. Offene Kniescheibenbrüche neigen zur Pseudarthrosenbildung (BOIT, SCHÖNBAUER).

δ) Die Behandlung infizierter Kniescheibenbrüche: Nur ausnahmsweise kommen in der heutigen Zeit offene Kniescheibenbrüche nicht rechtzeitig zur chirurgischen Behandlung. Es sind solche Fälle, bei denen ein rechtzeitiger Transport durch Besonderheiten örtlicher Verhältnisse nicht möglich ist.

Solange die Infektion auf die bedeckenden Weichteile beschränkt ist, genügt im allgemeinen eine Ruhigstellung durch eine gefensterte Gipshülse bei gleichzeitiger Antibioticatherapie.

Bei Infektion des Gelenkes ist eine Gipshülse unzureichend, es soll ein Beckengips angelegt werden. Antibiotica sollen sofort gegeben werden, vorerst Breitbandantibiotica, nach Austestung der Erreger das Antibioticum mit der sichersten Wirkung. Ergußansammlungen müssen punktiert werden, nötigenfalls täglich. Auf diese Weise gelingt es in vielen Fällen, die Infektion zu beherrschen. Steigende Leukocytenwerte und Temperaturen bei gleichbleibendem Lokalbefund sind Hinweise dafür, daß die Behandlung unzureichend ist. Meist genügen Eröffnung und Drainage des oberen Recessus. Die hintere Gelenkeröffnung mit entsprechender Drainage bleibt den Fällen vorbehalten, bei denen die Drainage der vorderen Gelenkabschnitte nicht genügt. Plötzliches Anschwellen der Weichteile um das Kniegelenk ist verdächtig auf einen Durchbruch des Empyems. Gleichzeitiger Verfall des Allgemeinzustandes und septische Temperaturen sind untrügliche Zeichen für das Fortschreiten der Infektion. Meist kann dann nur noch die baldige Amputation das Leben retten.

5. Behandlungsdauer

Sie richtet sich nach Art und Schwere des Bruches und nach der dadurch bedingten Therapie. Es ist verständlich, daß konservativ behandelte Fälle am besten abschneiden, da nur schwerere Verletzungen operiert werden müssen. SCHÖNBAUER errechnete aus dem Material der Böhlerschen Klinik nach Ausscheiden von 52 geschlossenen und 24 offenen Brüchen wegen schwerer Nebenverletzungen folgende Behandlungszeiten:

Bei 301 konservativ behandelten frischen, geschlossenen Brüchen . . . 69 Tage
Bei 135 operativ behandelten frischen, geschlossenen Brüchen . . . . 137 Tage
Bei 21 frischen offenen Brüchen ohne Kniescheibennaht . . . . 128 Tage
Bei 12 frischen offenen Brüchen mit Kniescheibennaht. . . . . 173 Tage

SCHILDKNECHT untersuchte 92 Fälle der Schweizerischen Unfallversicherung aus dem Jahre 1945, berücksichtigte dabei aber nur die nicht rentenbedürftigen Fälle:

Konservativ behandelte Querbrüche:
    Ohne Komplikationen . . . . $2^1/_4$ Monate
    Bei Komplikationen . . . . 3—17 Monate
Operativ behandelte Querbrüche:
    Ohne Komplikationen . . . . 4 Monate
    Bei Komplikationen . . . . bis 7 Monate
Konservativ und operativ behandelte Trümmerbrüche:
    Alle mit Komplikationen . . . . 6—9 Monate
Fissuren und Längsbrüche: . . . . $1^1/_3$ Monate

6. Bruchheilung

Bis zum Chirurgenkongreß im Jahre 1905 wurden Kniescheibenbrüche wegen der Angst vor Gelenkinfektionen von zahlreichen Chirurgen nur konservativ behandelt. Knöcherne Festigungen waren entsprechend selten. Die folgende Tabelle illustriert die damaligen Ergebnisse unblutiger Behandlung:

	Zahl der Fälle	Knöcherne Heilung
BOCKENHEIMER	10	5
BRUNNER . . .	44	2
LEWISOHN. . .	31	6
OEHLECKER . .	22	10

KÄSTNER stellte die bis 1924 veröffentlichten Fälle zusammen und fand nach konservativer Behandlung nur bei 19,4%, nach operativer Behandlung dagegen bereits bei 87,3% knöcherne Heilung.

In den letzten Jahrzehnten wurden die Ergebnisse noch besser. Der Prozentsatz der knöchern fest verheilten Kniescheibenbrüche liegt heute über 90% (SCHÖNBAUER, eigenes Material), wobei auch die ungünstigen Fälle (offene Brüche, schwere Nebenverletzungen usw.) mitberücksichtigt sind.

7. Komplikationen

a) Todesfälle: Nach Angaben KÄSTNERs schwankte die Mortalität in den Jahren von 1883—1914 zwischen 0 und 12%, bei einem Mittel von 5% für operativ und 3% für konservativ behandelte Fälle. Nach Mitteilungen aus den letzten Jahrzehnten beträgt die Sterblichkeit aller Kniescheibenbrüche zwischen 0,36% und 4,7% (BÖHLER, SCHÖNBAUER 0,36%, eigene Beobachtung 2,1%, MADLENER, PAAS 4,7%). Todesursachen in der vorantiseptischen Zeit waren hauptsächlich Infektion und Kreislaufversagen, in der Gegenwart Embolien und assoziierte Verletzungen.

b) Amputationen und Ankylosen sind auch heute noch nicht sicher zu vermeiden. Die Angaben einzelner Autoren über beide Komplikationen schwanken zwischen 0% und 12%.

c) Refrakturen: Angaben über diese Komplikation fehlen in keiner größeren Statistik. Fast regelmäßig treten sie bei *Tabes* auf. Begünstigt werden Refrakturen weiterhin durch nur teilweise knöcherne Überbrückung des Frakturspaltes. Bei primär bindegewebig verheilten Brüchen folgt mitunter eine sekundäre Dehnung der Bindegewebsbrücke, die bei einem Fall v. BERGMANNs die Ausdehnung von 11 cm erreichte.

Die größte Häufigkeit von Refrakturen mit 25 % des Gesamtmaterials beschrieb CRICK aus der Zeit der heute überholten und vergessenen „alleinigen Massagebehandlung".

Auch nach gedrahteten Kniescheibenbrüchen wurden Refrakturen beobachtet. Dabei war der Draht entweder gerissen oder er schnitt durch (LEWISOHN, BRUNNER). LAUPER berichtete 1904 über 48 Refrakturen bei 373 Kniescheibenbrüchen (13 %), 1959 war der Prozentsatz im Material BÖHLER-SCHÖNBAUER auf 1,1 % abgesunken. Im eigenen Material von 97 Fällen riß die Cerclage einmal wenige Tage nach der Operation, als der Patient unerlaubterweise aufstand und stürzte, bei einem anderen erfolgte die Refraktur durch einen erneuten Verkehrsunfall 4 Monate nach der 1. Drahtung.

Der Rückgang der Refrakturen seit der Einführung eines genügend starken rostfreien, amagnetischen Stahldrahtes von 1 mm Durchmesser ist überzeugend. Nicht weniger wichtig sind gute Adaptation der Fragmente, sorgfältige Naht des zerrissenen Reservestreckapparates und genügend lange Ruhigstellung im Gipstutor (4—5 Wochen).

Durch diese heute allgemein anerkannte Therapie lassen sich Refrakturen auf ein Minimum reduzieren.

Die Therapie von Refrakturen besteht in der Anfrischung der Bruchflächen mit nachfolgender erneuter Stahldrahtnaht. Ist der Reservestreckapparat wiederum zerrissen, muß er nochmals genäht werden. Bei starker Sklerosierung der Bruchflächen ist eine Spongiosaplastik nach Ausräumung der Pseudarthrose mitunter vorteilhaft. Die nachfolgende Ruhigstellung ist länger zu bemessen als nach dem ersten Bruch. Die jeweilige Dauer der Ruhigstellung ist nach dem Ablauf der Bruchheilung zu bemessen.

d) Pseudarthrosen: Konservativ behandelte Querbrüche mit größerer Diastase und mit Verletzung des Reservestreckapparates führen regelmäßig zu Pseudarthrosen. Aber auch gedrahtete Brüche heilen mit Pseudarthrosenbildung, wenn die Naht des Reservestreckapparates unterblieb, der Draht infolge ungenügender Festigkeit reißt oder infolge schlechter Lage von den Fragmenten abrutscht (Abb. 215). Gleiche Komplikationen sind zu erwarten, wenn der Draht den Fragmenten nicht unmittelbar anliegt, in der Folgezeit die Weichteile durchschneidet und die Bruchstücke auseinanderweichen läßt (Abb. 213). Ein fehlerhafter Drahtquirl, der während der Heilung der Kniescheibe aufgeht, kann ebenfalls Grund einer Pseudarthrose sein.

Um die Jahrhundertwende waren Pseudarthrosen nach Kniescheibenbrüchen ebenso zahlreich wie die Vorschläge zu ihrer Beseitigung. In dem Maße, wie sich die heute übliche Behandlung durchsetzte, verringerte sich die Zahl der Falschgelenkbildungen. Der Prozentsatz bewegt sich heute allgemein nach konservativer Therapie geeigneter Fälle um 3 %, nach operativer Therapie geschlossener Brüche um 4—5 %. Bei offenen Brüchen ist die Zahl der Pseudarthrosen mit etwa 20 % auch heute noch auffallend hoch.

Bei Pseudarthrosen treten wechselnd große Diastasen der Bruchstücke auf. Die Beugung pflegt frei zu sein, die aktive Streckung dagegen geht mehr oder weniger verloren, wenn die Diastase über 10 mm beträgt. Eine Atrophie der

Streckmuskulatur bedingt die im Vordergrund stehende Unsicherheit beim Gehen und Stehen. Der Recessus suprapatellaris ist häufig verödet. Bei geringer Diastase (1—3 mm) ist eine Operation nicht nötig, da eine knöcherne Überbrückung der Pseudarthrose noch nach 2—3 Jahren erfolgen kann. Bei größeren Diastasen ist das Behandlungsziel knöcherne Heilung ohne Stufenbildung. Es läßt sich bei den meisten Fällen durch Anfrischung der Bruchstücke, Drahtnaht und durch entsprechend lange Ruhigstellung erreichen. Bei der in Allgemeinnarkose durchzuführenden Operation müssen Verwachsungen des Streckapparates mit dem Oberschenkel gelöst werden. Die Vereinigung der Bruchstücke gelingt gut, wenn die Diastase nicht über 6 cm hinausgeht. Bei größeren Diastasen ist die primäre Vereinigung meist unmöglich. SCHANZ verpflanzt in solchen Fällen den Sartorius über beide Bruchstücke, von L. BÖHLER wird die Quadricepsplastik nach PAYR empfohlen. Zur postoperativen Ruhigstellung bevorzugen wir die Volkmann-Schiene, andere Autoren die Braunsche Schiene. Sind die Fäden entfernt, wird über einem Unterschenkelzinkleimverband eine Gipshülse angelegt, die in der Regel länger als bei frischen Brüchen belassen werden muß. Als ultima ratio kann beim Versagen dieser Maßnahmen und bei schweren Funktionsstörungen die Versteifung des Kniegelenkes erwogen werden.

e) Patellarankylosen: Sie sind nicht so selten, wie allgemein angenommen wird. Dabei verwächst eines der Bruchstücke oder die in knöcherner Festigung begriffene Kniescheibe mit dem Oberschenkel. Röntgenologisch sichtbare Knochenbrücken sind

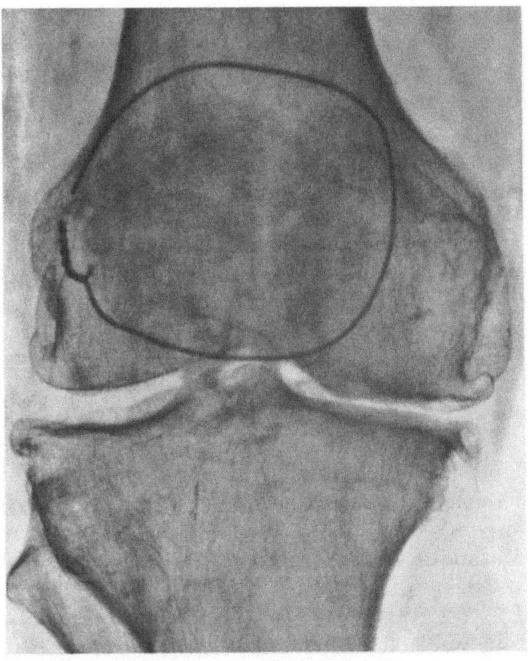

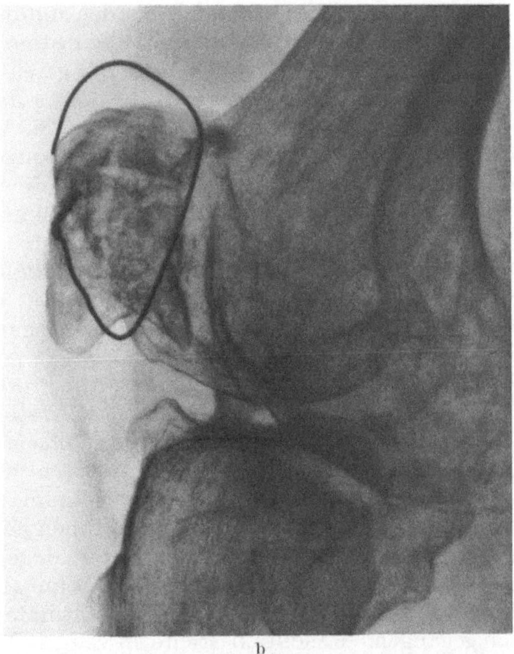

Abb. 217a u. b. Auch Stahldraht von 1 mm Durchmesser kann brechen. Dieses Ereignis tritt erst nach der knöchernen Konsolidierung ein und ist wahrscheinlich zum größeren Teil auf die posttraumatische Vergrößerung der Patella zurückzuführen (73jährige Patientin, 5 Jahre nach der Operation). (Sammlung der Chirurgischen Klinik, Düsseldorf.)

selten (PASCHOLD). Begünstigt werden Ankylosen durch Infektion und zu lange Ruhigstellung. Von Ankylosen sind muskuläre Strecksteifen des Kniegelenkes zu trennen, die häufig bei einem gleichzeitigen Oberschenkelbruch auftreten und durch eine Payrsche Quadricepsplastik günstig zu beeinflussen sind.

f) Drahtbrüche: Die meisten Untersucher berichten über dieses Ereignis (Abb. 217a, b). AXHAUSEN und SCHULTZE mußten einen Teil des mehrfach zerbrochenen Drahtes aus den hinteren Kniegelenkabschnitten entfernen. Ob Drahtbrüche nur auf die Minderwertigkeit des Materials zurückzuführen sind oder ob die nach Kniescheibenbrüchen in 40% der Fälle auftretende Vergrößerung der Patella den Draht sprengt, muß dahingestellt bleiben. Wegen der immer wieder beschriebenen Komplikationen (AXHAUSEN und SCHULTZE, PASCHOLD, SCHÖNBAUER u.a.) ist die Entfernung des Drahtes nach der knöchernen Heilung dringend anzuraten.

8. Behandlungsergebnisse und Begutachtung

Vergleiche von Behandlungsergebnissen werden dadurch erschwert, daß die Untersucher ihre Ergebnisse in verschiedener Form und nach unterschiedlichen Gesichtspunkten geordnet mitteilen. Fest steht dagegen, daß die Behandlungsergebnisse mit den heute üblichen Methoden wesentlich besser sind als mit den Methoden um die Jahrhundertwende.

PASCHOLD sah 1958 nach konservativer Behandlung in 77% sehr gute, in 15,3% gute und in 7,7% der Fälle schlechte Ergebnisse. Nach operativer Behandlung waren 55% der Fälle sehr gut, 40% gut und 5% schlecht. (Bei dem Vergleich zwischen konservativer und operativer Behandlung ist zu bedenken, daß nur die schwereren Verletzungen mit großer Diastase und Zerreißung des Reservestreckapparates operativ behandelt werden mußten, also Fälle, die durch die Art der Verletzung von vornherein eine ungünstige Prognose hatten.)

SCHÖNBAUER stellte 1959 nach 274 geschlossenen Brüchen in 98,54% eine volle Streckung fest und nur bei 1,46% betrug der Streckausfall zwischen 10 und 20°. Die Beugung war bei 87,59% frei, bei 1,82% zwischen 10 und 20° behindert und 2,19% konnten nur bis 80 oder 90° beugen. Nach offenen Brüchen war die Streckung in allen Fällen unbehindert, die Beugung bei 77% der Fälle frei, bei 19% bestand eine Hemmung zwischen 10 und 20° und bei den restlichen 4% war die Beugehemmung stärker als 20°.

Für die Beurteilung des Behandlungsergebnisses ist der Muskelschwund nicht bezeichnend, da das Ausgangsmaterial für die operative Behandlung wesentlich schwerere Verletzungen hat, als das Ausgangsmaterial für die konservative Behandlung.

Arthrosen treten in einem gewissen Prozentsatz nach allen Behandlungsarten auf. Der von MADLENER und PAAS vertretenen Meinung, daß nach Drahtnähten arthrotische Veränderungen häufiger folgen als nach Verwendung anderen Nahtmaterials, wurde von anderen Autoren nachhaltig widersprochen. Die erstgenannten Autoren äußerten ihre Meinung auf Grund von Nachuntersuchungen an einem sehr kleinen Material. Sie sahen nach 16 Drahtnähten 4mal arthrotische Veränderungen, nach 6 Seidennähten dagegen nur eine Arthrose. Auf Grund dieser Feststellung glaubten sie, der Seide als Nahtmaterial den Vorzug geben zu müssen. Auf die Wertigkeit des Drahtmaterials wurde bereits an anderer Stelle eingegangen. PASCHOLD stellte in seinem Material nach konservativer Behandlung bei 30,8% Arthrosen fest, nach operativer Behandlung dagegen nur bei 26,8%. Die nachfolgenden Arthrosen sind weniger durch die Behandlungsart als durch die Schwere der Verletzung und durch den postoperativ erreichten Zustand der Kniescheibenknorpelfläche bedingt (Abb. 217, 218, 219).

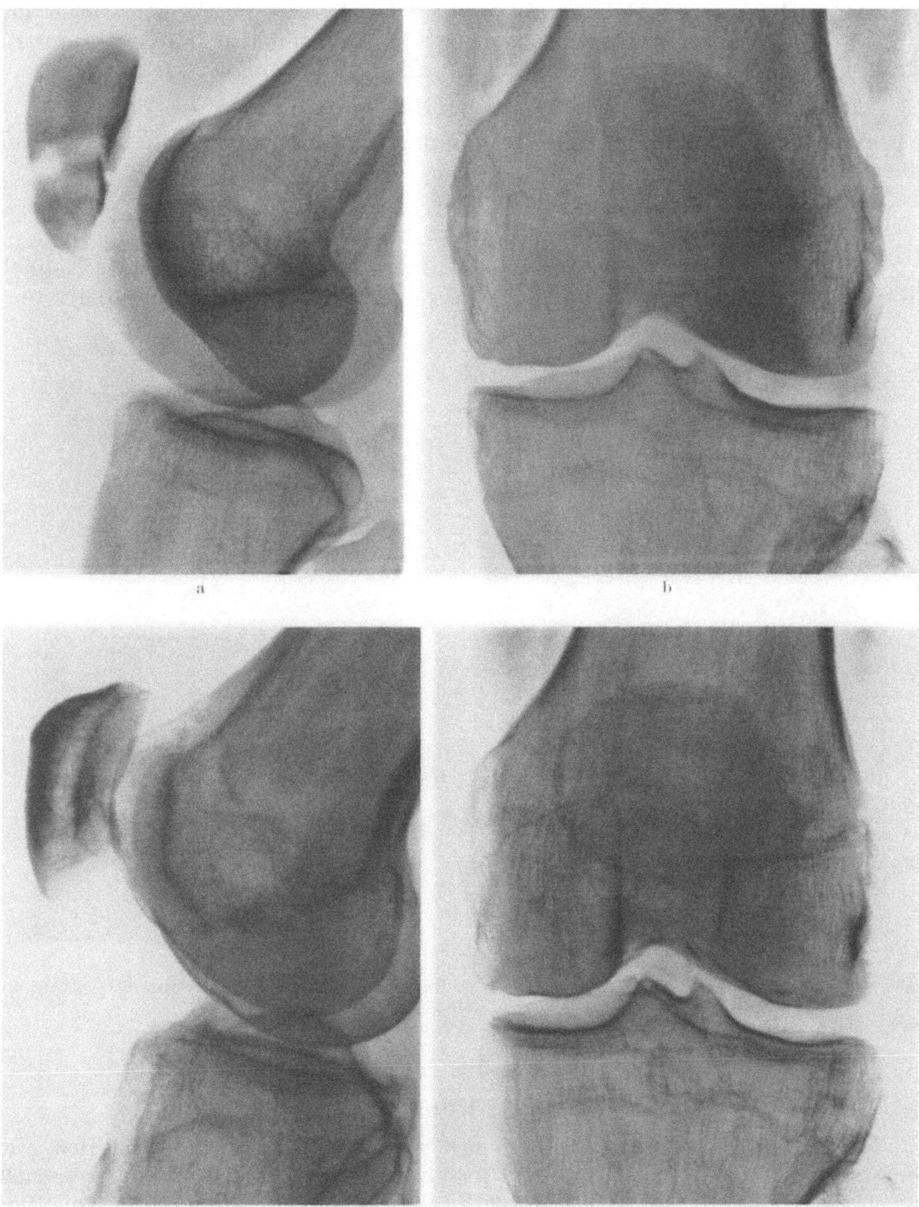

Abb. 218a—d. *Brüche ohne Deformierung der Kniescheibengelenkfläche verursachen in der Regel keine Arthrose.*
Frischer Querbruch (a, b), der ohne Veränderungen in der Kniescheibengelenkfläche nach konservativer Behandlung knöchern fest verheilte. Kontrolluntersuchung 4 Jahre nach dem Unfall: Keine Arthrose (c, d) (72jähriger Patient). (Sammlung der Chirurgischen Klinik, Düsseldorf.)

Bei der Begutachtung sind folgende Gesichtspunkte zu berücksichtigen:

1. Anatomisches Resultat,
2. Funktionelles Resultat,
3. Gelenkveränderungen,
4. Pseudarthrosen und Refrakturen.

Bei bindegewebiger Heilung mit geringer Diastase ist die Funktion meist gut, jedoch ist eine Unsicherheit auf unebenem Boden glaubhaft. Die Gefahr der Refraktur ist dabei höher zu veranschlagen als nach knöcherner Heilung.

Im allgemeinen sind folgende Rentensätze zu empfehlen:

100% für 3 Monate, wenn die Heilung ungestört verlief, nach offenen Brüchen 3—6 Monate.

50% für den folgenden Monat, danach

25% für 3 Monate.

Anhaltspunkte für die Bemessung der Dauerrente sind im Kapitel „Empfehlungen für Normal-Rentensätze im Versorgungswesen" zusammengestellt.

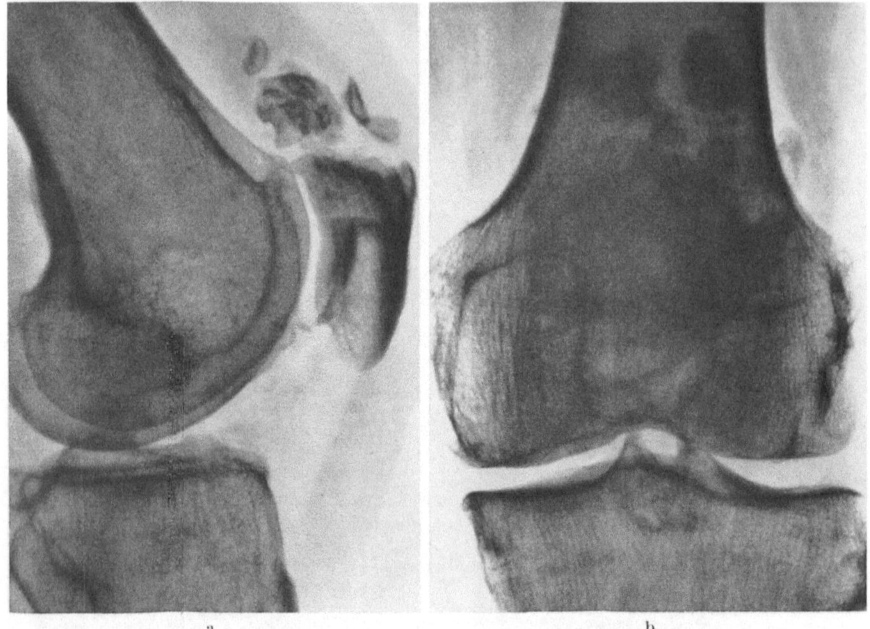

Abb. 219a u. b. *Kniescheibenbrüche mit Deformierung der Kniescheibengleitfläche führen zur Arthrose* (vgl. Abb. 217 und 218). (Sammlung der Chirurgischen Klinik, Düsseldorf.)

III. Zerreißungen des Lig. patellae proprium

1. Klinik

Von diesen Verletzungen werden fast ausschließlich Männer betroffen. Sie entstehen durch eine maximale Kontraktion des M. quadriceps beim Versuch einen Sturz aufzufangen. Risse durch direkte Gewalteinwirkung, z.B. bei Sturz auf einen kantigen Gegenstand, sind seltener. Die Sehne reißt entweder im Sehnengewebe oder sie löst sich von der Anheftungsstelle an der Kniescheibenspitze. Bei der letztgenannten Verletzung lösen sich mitunter feine Knochenlamellen von der Kniescheibenspitze ab. Oft setzt sich der Riß im Reservestreckapparat fort.

Nach dem Unfall können die Verletzten das entsprechende Bein nicht mehr belasten. Beim Versuch einer Belastung knickt es im Kniegelenk ein. Das betroffene Kniegelenk kann aktiv nicht gestreckt werden. Sofort nach dem Unfall, wenn ein Bluterguß noch nicht besteht, ist die Dehiszenz in der Sehne gut zu tasten. Später, wenn die umgebenden Weichteile blutig durchtränkt sind, ist eine Dehiszenz in der Regel nicht mehr sicher palpabel. Durch den Zug des M. quadriceps tritt die Kniescheibe nach proximal. Dieser traumatisch bedingte Hochstand der Kniescheibe ist auch röntgenologisch leicht zu diagnostizieren. Frische Risse des Lig. patellae proprium sind zu nähen. Veraltete Risse können nur in wenigen Fällen durch Naht bereinigt werden, in den meisten Fällen muß der Defekt plastisch überbrückt werden. Inwieweit dabei Teile des Kniescheibenbandes verwertbar sind, hängt von den jeweiligen Verhältnissen ab. Nach Verletzungen im Lig. patellae proprium kommt es häufig zu umfangreichen Verkalkungen oder Verknöcherungen in diesem Band (Abb. 220a, b).

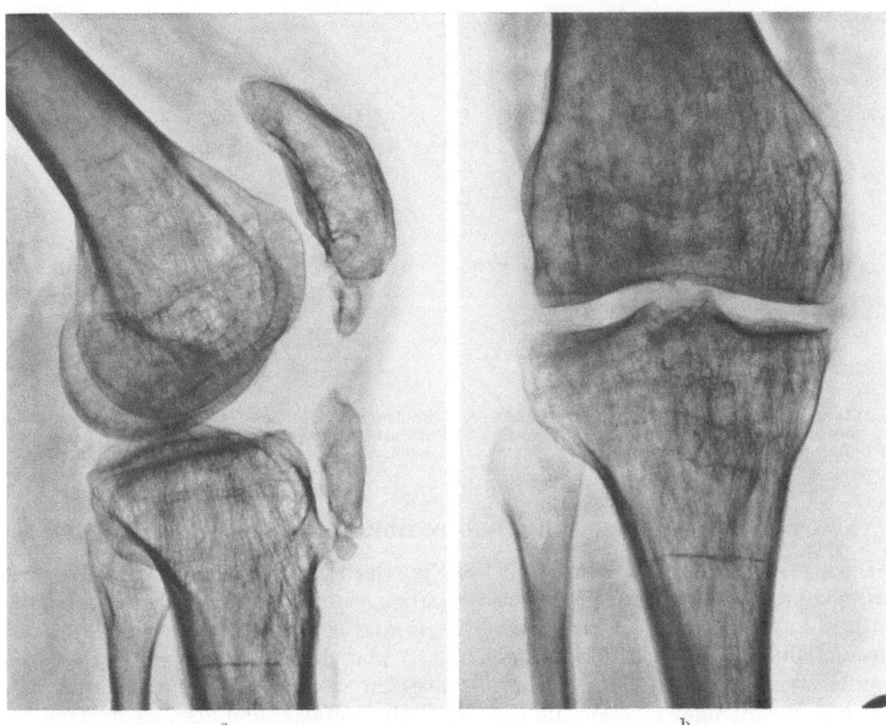

Abb. 220a u. b.   Umfangreiche *Verknöcherungen im Lig. patellae proprium* (31jähriger Patient). (Sammlung der Chirurgischen Klinik, Düsseldorf.)

2. Technik des plastischen Kniescheibenbandersatzes (Abb. 221a, b)

Ein Payrscher Schnitt wird proximal so weit verlängert, daß im oberen lateralen Wundbereich ein entsprechendes Stück aus der Fascia lata entnommen werden kann. Haut und Unterhautzellgewebe werden von der Unterlage gelöst, bis das verletzte Kniescheibenband übersichtlich freiliegt. Isolierung des zerrissenen Ligamentes aus dem umgebenden Pannus. Umschlagen des proximalen Bandteiles nach proximal und des distalen Bandteiles nach distal. Der gedoppelte, an seinen Rändern vernähte Fascienstreifen wird proximal und distal etwas eingekerbt, so daß anschließend die Ecken des Transplantates die Bandanteile nach proximal und nach distal umfassen. Fixation des Fascientransplantates durch Seideneinzelnähte. Schließlich werden die vorher isolierten Bandanteile mit Einzelnähten auf das Fascientransplantat geheftet. Nach der Operation Ruhigstellung im Beingipsverband bis zur Entfernung der Fäden. Anschließend Unter-

schenkelzinkleimverband und Gipshülse, die 6—8 Wochen nach der Operation
entfernt werden können. Die Belastung des Streckapparates soll nur sehr langsam
gesteigert werden, um Überdehnungen des Transplantates zu vermeiden.

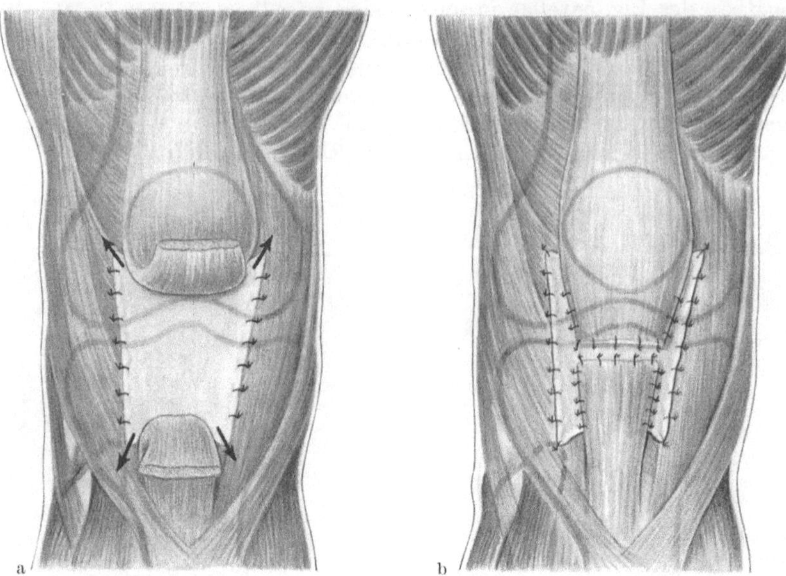

Abb. 221a u. b. *Plastische Überbrückung des Defektes bei einem veralteten Riß des Lig. patellae proprium.* a Nach
Isolierung der Bandstümpfe wird ein gedoppelter Fascienstreifen so eingenäht, daß seine Ecken die Bandstümpfe
nach oben und nach unten umgreifen. b Auf dem eingenähten Fascienstreifen sind die Bandstümpfe mit
Seideneinzelnähten zu fixieren

IV. Abrißfraktur der Tuberositas tibiae und Apophysenlösung

Diese seltene Verletzung entsteht bei Sportlern durch eine plötzliche, überaus
starke Kontraktion des M. quadriceps bei gebeugtem Kniegelenk. Starke Schmerzen in der Gegend der Schienbeinrauhigkeit und sofortiger, vollständiger Funk-
tionsausfall sind die wichtigsten Zeichen. In manchen Fällen ist eine Dehiszenz
im untersten Abschnitt des Streckapparates zu tasten. Röntgenaufnahmen im
seitlichen Strahlengang lassen die aus der Tuberositas tibiae herausgerissene und
nach proximal verlagerte Knochenschale gut erkennen (Abb. 222). Die Verschraubung des abgerissenen Knochenanteiles ist die sicherste Behandlungsmethode. Dazu wird die Tuberositas tibiae durch einen proximal gestielten Bogenschnitt freigelegt. Ist die abgerissene Knochenlamelle so stark zertrümmert, daß
eine Verschraubung nicht gelingt, wird das distale Ende des Lig. patellae proprium
mit Seideneinzelnähten am umgebenden Periost befestigt. Postoperativ ist das
betroffene Bein für 8 Wochen ruhigzustellen, vorerst auf einer Braunschen Schiene,
nach Entfernung der Fäden in einer Gipshülse.

Die traumatischen Apophysenlösungen an der Tuberositas tibiae sind noch
seltener als die Abrißfrakturen (WILL, SCHÖNBAUER). Sie entstehen meist im Alter
von 15 oder 16 Jahren durch eine unfallbedingte Kniebeugung bei maximaler
Anspannung des M. quadriceps. Sind die gelösten Apophysenanteile nur minimal
verschoben, genügt eine Ruhigstellung im Gipstutor für 6 Wochen. Bei stärkeren
Verschiebungen müssen die gelösten Abschnitte wie bei Abrißfrakturen verschraubt werden. Danach Ruhigstellung auf einer Braunschen Schiene bis zur Entfernung der Fäden, anschließend Gipshülse. 6 Wochen nach der Operation ist der
Gipsverband zu entfernen, die Verletzten beginnen mit aktiven Bewegungsübungen.

V. Verrenkungen der Kniescheibe

1. Traumatische Verrenkung der Kniescheibe

Verrenkungen der Kniescheibe sind dann gegeben, wenn die Kniescheibe ihre normale Lage zwischen den Oberschenkelrollen verläßt und entweder auf einer der Rollen reitet (Abb. 223) oder über eine der Rollen hinaus verschoben ist (Abb. 224). Nur starke Gewalteinwirkungen sind in der Lage traumatische Kniescheibenverrenkungen hervorzurufen. Ging der Luxation nur ein geringes Trauma voraus, so ist der Verdacht naheliegend, daß Besonderheiten der Kniegelenkform vorliegen, welche eine sog. rückfällige oder habituelle Verrenkung der Kniescheibe begünstigen. Die Unterscheidung zwischen rückfälliger Form und traumatischer Form ist mitunter schwierig.

Die traumatische Verrenkung der Kniescheibe entsteht meist durch indirekte Gewalteinwirkung und ausnahmsweise durch ein direktes Trauma. Die Luxation nach außen (fibular) ist die häufigste. Viele Theorien versuchen diese Tatsache zu erklären. L. Böhler meint, daß die normalerweise vorhandene Valgusstellung im Kniegelenk von großer Bedeutung sei. Plötzliche Quadricepskontraktionen zögen bei gleichzeitiger Valgus- und Außenrotationsstellung des Unterschenkels die Kniescheibe so stark nach fibular, daß sie mitunter luxiere. Streubel stellte bei Untersuchungen an Leichen fest, daß er überhaupt nur fibulare Verrenkungen erzeugen konnte. Karl

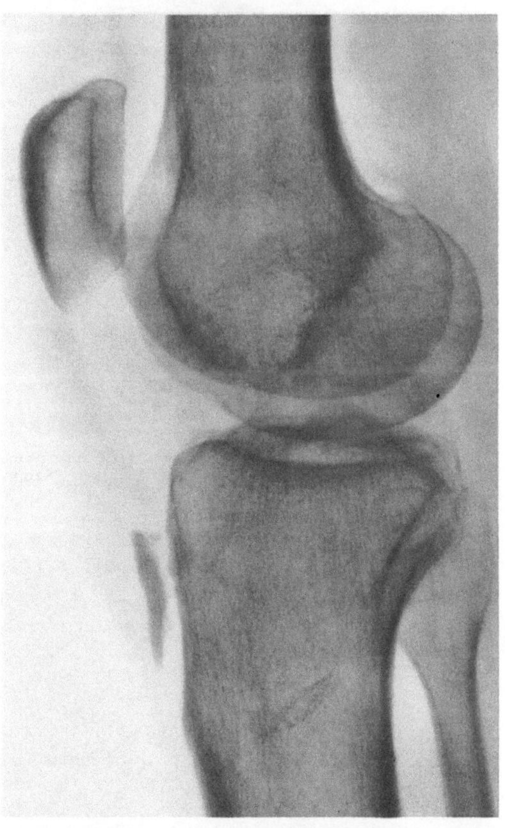

Abb. 222. Zustand nach *Abriß der Tuberositas tibiae*. (Diese Veränderung wurde anläßlich einer Begutachtung festgestellt.) Keine knöcherne Festigung, weil der Abriß nach dem Unfall nicht verschraubt wurde. (Sammlung der Chirurgischen Klinik, Düsseldorf.)

glaubte, daß die tibialen Retinacula patellae leichter reißen als die fibularen, außerdem löse sich der M. vastus tibialis leichter an seiner Ansatzstelle als der M. vastus fibularis. Andere (Borchard, Ferry, Finsterer, Goehlich, Link) wiederum sehen in einer partiellen Kontraktion des M. quadriceps die eigentliche Ursache.

Bei der Luxation nach fibular zerreißen die tibialen Retinacula patellae. Die normale Frontalstellung der Kniescheibe bleibt gewöhnlich erhalten, aber es können auch Verdrehungen um die Längsachse eintreten (Abb. 225a—c). Die Horizontalluxation (Abb. 225d) ist nur möglich, wenn die Quadricepssehne zerrissen ist.

Die Reposition einer Luxation nach fibular ist einfach. In Lokalanaesthesie oder in Kurznarkose wird der M. quadriceps dadurch entspannt, daß das gestreckte

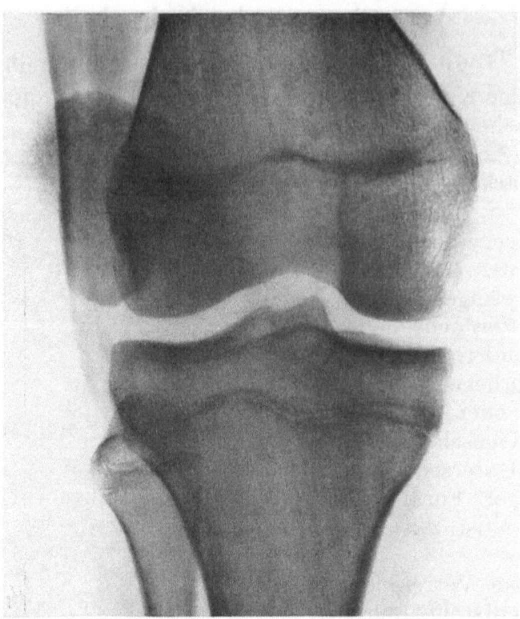

Abb. 223. *Traumatische Verrenkung der Kniescheibe* nach fibular. Die Kniescheibe reitet auf der fibularen Oberschenkelrolle (19jähriger Patient). (Sammlung der Chirurgischen Klinik, Düsseldorf.)

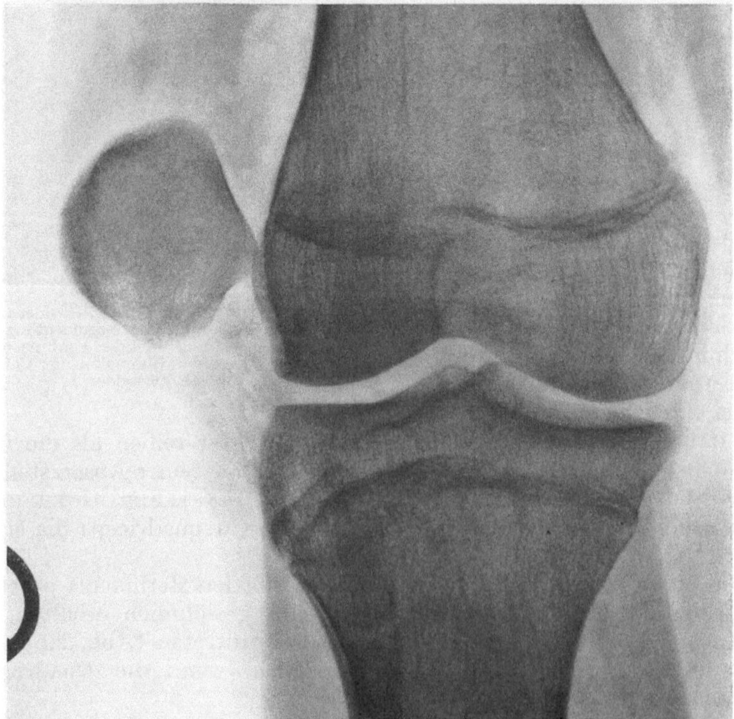

Abb. 224. *Traumatische Verrenkung der Kniescheibe.* Sie ist über die fibulare Oberschenkelrolle hinweg weiter nach fibular luxiert (14jähriger Patient). (Sammlung der Chirurgischen Klinik, Düsseldorf.)

Bein erhoben wird. Es genügt dann ein leichter Druck gegen die luxierte Kniescheibe, um sie zu reponieren. Oft springt sie im Moment der Quadricepsentspannung von selbst ein. Bei der Horizontalluxation muß die zerrissene Quadricepssehne genäht werden.

Röntgenkontrollen der Kniescheibe (ap, seitlich und axial) beweisen die korrekte Reposition und zeigen außerdem die Verhältnisse im Femoropatellargelenk. Es ist zweckmäßig, sich über das letztere schon am Beginn der Behandlung zu informieren, um Überlastungen des Femoropatellargelenkes nach Gipsabnahme durch entsprechende Verhaltungsmaßregeln vorzubeugen.

Nach der Reposition wird über einem Unterschenkelzinkleimverband eine Gipshülse für 4 Wochen angelegt. In diesem Zeitraum sind die Retinacula patellae fest verheilt. 6—8 Tage nach der Verletzung kann der Patient aufstehen und das Bein soweit belasten, wie dies ohne Schmerzen möglich ist. Zwischendurch soll

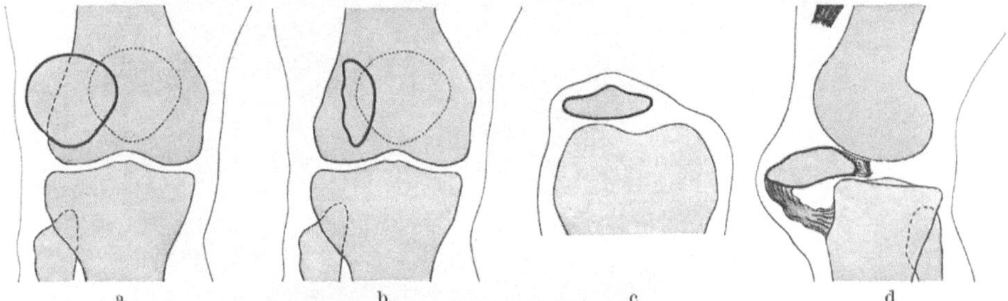

Abb. 225a—d. *Die verschiedenen Möglichkeiten der traumatischen Kniescheibenverrenkung.* a *Luxation der Kniescheibe* nach fibular mit normaler Frontalstellung. b *Luxation der Kniescheibe* nach fibular mit Verdrehung um die Längsachse um 90°. c *Luxation der Kniescheibe* nach fibular mit Verdrehung um die Längsachse um 180°. Die Kniescheibengelenkfläche liegt ventral. d *Horizontale Luxation der Kniescheibe.* Sie ist nur möglich, wenn die Quadricepssehne zerrissen ist

die verletzte Extremität hochgelagert werden, um Schwellungen nach Möglichkeit vorzubeugen. Nach Abnahme der Gipshülse wird der Zinkleimverband erneuert, und der Verletzte beginnt mit aktiven Bewegungsübungen. Passive Bewegungsübungen können zur schnelleren Mobilisation beitragen, sofern sie ohne Gewalt durchgeführt werden. Massagen des Gelenkes sind schlecht, sie bewirken Kapselschwellungen und damit eine erneute Beweglichkeitseinschränkung. Elastische Binden um das Kniegelenk erhöhen die Gelenkfestigkeit. Ergußbildungen nach der Gipsabnahme sprechen für zu starke Belastungen, sie werden bei entsprechender Schonung resorbiert. Zu kurze Ruhigstellungen sind gefährlich. Die zerrissenen Retinacula können sich nicht genügend festigen, während der nachfolgenden Belastung weichen die Rißränder auseinander, die Seitenführung der Kniescheibe wird ungenügend und bei nächster Gelegenheit reluxiert die Patella. Aus der traumatischen wird nunmehr eine rückfällige oder habituelle Kniescheibenverrenkung.

2. Rückfällige Verrenkung der Kniescheibe

Die früher gebräuchliche Bezeichnung „habituelle Patellarluxation" ist ungenau. PAYR und BLUMENSAAT empfahlen von „rückfälligen Kniescheibenverrenkungen" zu sprechen. Davon ausgehend, schlug BLUMENSAAT nach Art des Auftretens folgende Einteilung der Kniescheibenverrenkungen vor:

1. Frische Patellarluxation
2. Rückfällige Patellarluxation
3. Dauerluxation
a) als habituelle oder Pendelluxation
b) als permanente Luxation oder Dauerform

Bei der habituellen oder Pendelluxation luxiert die Kniescheibe bei Beugestellungen, kehrt aber bei Streckstellung in ihre Normallage zurück. Bei der
permanenten Luxation bleibt die Kniescheibe bei Beugung und Streckung luxiert.

Die rückfällige Patellarluxation ist bezüglich ihrer Entstehung noch nicht ganz
geklärt. Fest steht, daß traumatische Veränderungen gegenüber entwicklungsbedingten Formabweichungen an Gelenkkörpern und am Streckapparat ätiologisch von untergeordneter Bedeutung sind. Als Unfallfolge sind rückfällige

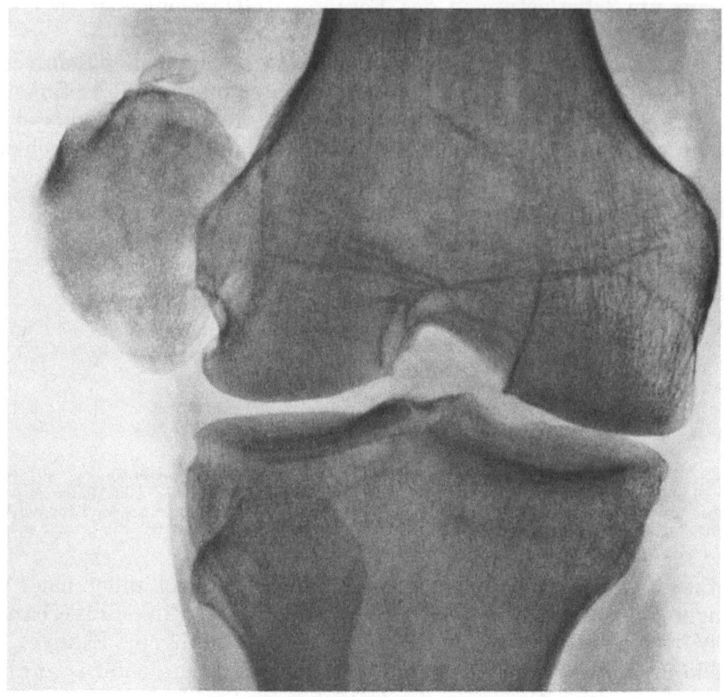

a

Abb. 226a u. b. *Rückfällige Patellarluxation* aus einer traumatischen Kniescheibenverrenkung entstanden. Als
Residuen der ehemaligen traumatischen Luxation sind Verknöcherung an der Kniescheibenbasis und fleckförmige
Entkalkung der Kniescheibe zu erkennen (44jähriger Patient). (Sammlung der Chirurgischen Klinik, Düsseldorf.)

Patellarluxationen nur dann zu werten, wenn starke Gewalteinwirkungen vorausgingen. Nach solchen Verletzungen können Schwächen in den tibialen Knie-
scheibenzügeln zurückbleiben. Der M. quadriceps zieht die Kniescheibe dann
nicht mehr mittelständig nach proximal, sondern nach proximal-fibular. Je nach
Umfang der primären Schädigung kann es früher oder später durch Insuffizienz
der tibialen Retinacula zur rückfälligen Luxation kommen (Abb. 226a, b). Diese
Entstehungsart ist aber selten.

In der überwiegenden Mehrzahl der Fälle hingegen sind nach eingehenden
klinischen und röntgenologischen Untersuchungen, bei Würdigung der Vorgeschichte, als letzte Ursache für rückfällige Patellarluxationen entwicklungs-
bedingte Formabweichungen im betroffenen Kniegelenk festzustellen.

Als solche sind zu beachten:

1. Hochstand der Kniescheibe (Patella alta).

2. Innentorsion des distalen Femurendes (Fründ).

3. Abflachung des fibularen Condylus des Oberschenkels (Appel, L. Böhler,
Canton, Servier, Smith, Stokes).

4. Besondere Formen der Kniescheibe und der medialen Oberschenkelrolle.

5. Lateralisation des M. quadriceps (Böhler, Dreesmann, Friedland, Goebel, Paletta, Perthes, Wiemuth).

6. Genu valgum.

7. Angeborene Schwäche des Band- und Kapselapparates.

8. Andere Ursachen: Fetale Rachitis (Monteggia), Innervationsstörungen der Mm. vasti (Paul), Kontrakturen (Melicher), Auswärtsdrehung des Schienbeines bei Einwärtsdrehung der distalen Femurepiphyse (Zanoli, Zurria) u. a. m.

Von erworbenen Veränderungen, die zur rückfälligen Patellarluxation führen können, sind zu nennen:

1. Atrophie des M. vastus tibialis nach Chondropathia patellae (Abbildung 227a, b).

2. Narbenbildungen oder Lähmungen des M. vastus tibialis.

3. Gelenkdeformitäten bei Hämophilie, Lues, Gonorrhoe, Infektarthritis u. a.

4. Zerreißungen im Bereich der tibialen Retinacula patellae.

5. Zustand nach Brüchen der am Kniegelenk beteiligten Knochen.

6. Tumoren des Kniegelenkes.

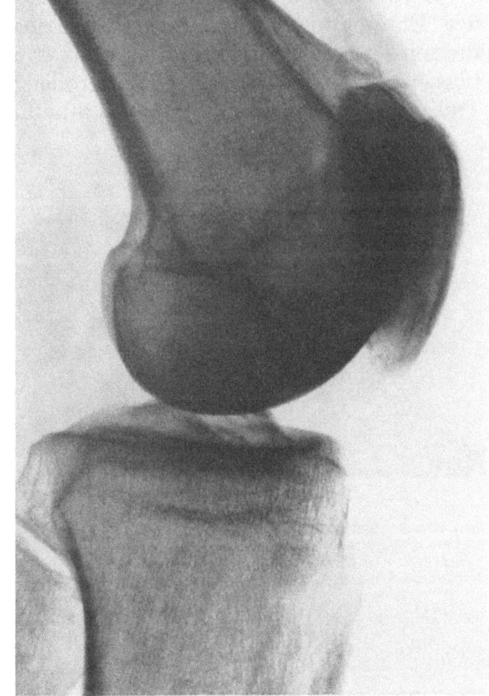

Abb. 226 b

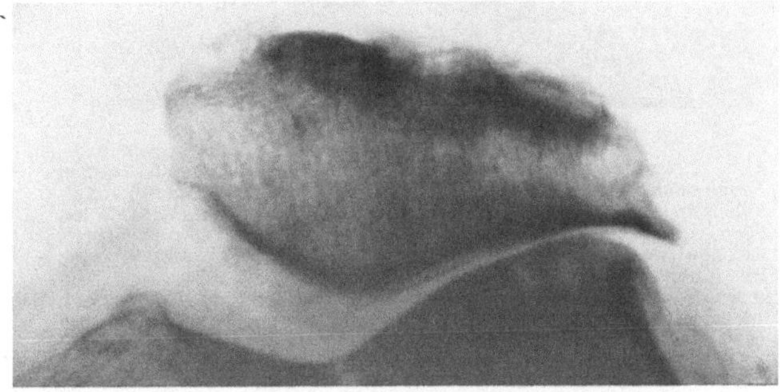

a

Abb. 227a u. b. *Lateralisation der Kniescheibe.* Bei beiden Patienten traten nach aseptischen Knorpelnekrosen an der tibialen Kniescheibenfacette (Chondropathia patellae) Verlagerungen der Kniescheibe nach fibular auf, weil infolge starker Atrophie des M. vastus tibialis die Kniescheibe bei Quadricepskontraktionen nach fibular verzogen wurde. Diese „Lateralisation" der Kniescheibe führt in kurzer Zeit zu arthrotischen Veränderungen auch in den lateralen Gelenkabschnitten (s. auch Lateralisation der Kniescheibe). a 60jähriger Patient. b 74jähriger Patient. (Sammlung der Chirurgischen Klinik, Düsseldorf.)

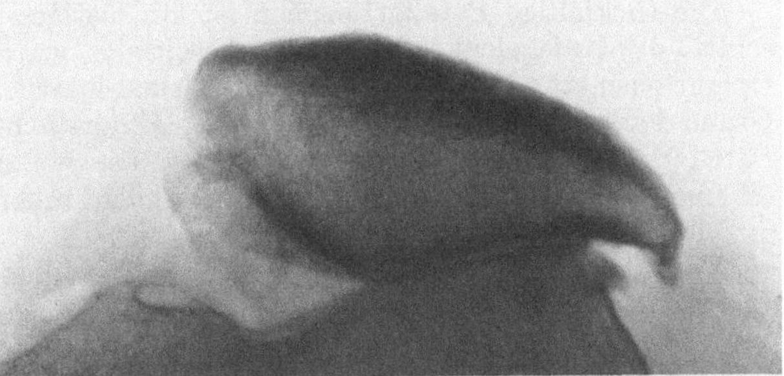

b

Ob der immer wieder zitierten Abflachung der fibularen Oberschenkelrolle bei der Entstehung rückfälliger Patellarluxationen eine bedeutende Rolle beizumessen ist, bleibt meines Erachtens fraglich. Fest steht jedenfalls, daß Hypoplasien der fibularen Oberschenkelrollen in ihren ventralen kranialen Anteilen bei Tausenden von axialen Röntgenaufnahmen des Femoropatellargelenkes niemals

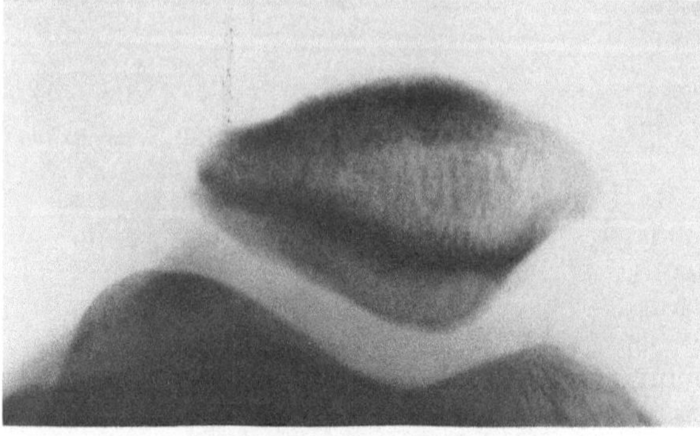

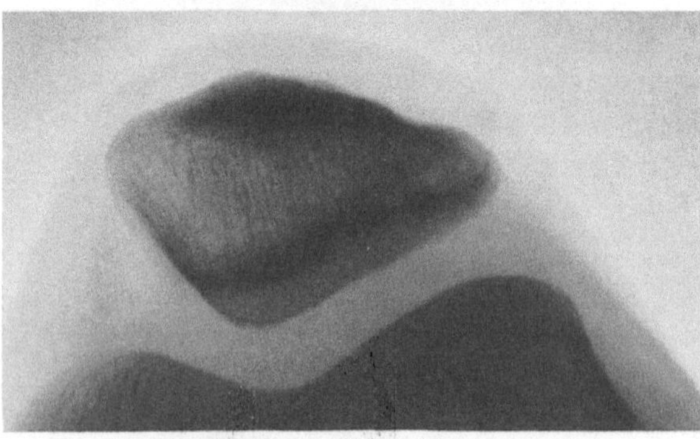

zu beobachten waren. In der Praxis ist der umgekehrte Fall viel häufiger. Die fibulare Oberschenkelrolle ist gut ausgebildet, die tibiale Rolle aber ist in ihrem ventralen kranialen Abschnitt hypoplastisch. Hypoplasien dieser tibialen Rollenabschnitte begünstigen Überlastungsschäden an der tibialen Kniescheibenfacette und führen in den meisten Fällen zu Knorpelnekrosen (Chondropathia patellae). Während solcher Vorgänge atrophiert der Streckapparat insgesamt, in besonderem Maße aber der M. vastus tibialis. Die Kniescheibe wird durch die veränderte Streckmuskulatur nicht mehr mittelständig nach proximal gezogen, sondern sie weicht als Folge der Atrophie des M. vastus tibialis nach fibular ab. Die Form des Femoropatellargelenkes einerseits und das Ausmaß der fibularen Abweichung andererseits entscheiden darüber, ob es lediglich zu einer „Lateralisation" der Kniescheibe (Abb. 196, 197) oder aber zu rückfälligen Luxa-

Abb. 228a u. b. *Rückfällige (oder habituelle) Luxation der linken Kniescheibe* (a) bei Hypoplasie des ventralen, kranialen Oberschenkelrollenabschnittes. Abgelaufene Chondropathia patellae an der tibialen Facette der linken Kniescheibe vom Typ II/III (a). Dadurch Atrophie der Streckmuskulatur, besonders des M. vastus tibialis. Die Kniescheibe wird deshalb nicht mehr mittelständig nach oben gezogen, sondern sie weicht bei Kontraktionen des M. quadriceps nach lateral ab und luxiert. Rechte Kniescheibe axial (b). Noch keine Zeichen einer floriden oder abgelaufenen Chondropathia patellae. (Sammlung der Chirurgischen Klinik, Düsseldorf.)

tionen kommt (Abb. 228a, b). (Siehe auch unter: Fehlentwicklungen der tibialen Patellarfacette und Hypoplasie der tibialen Oberschenkelrolle.)

Die rückfällige Patellarluxation ist ein lästiges Leiden mit vorzeitigem Verschleiß des Kniegelenkes. Um es zu beseitigen, wurde eine sehr große Anzahl von Operationsmethoden angegeben. Die Vielzahl der Ursachen ist letzten Endes der Grund dafür, daß keiner der empfohlenen Eingriffe bei jeder Form der rückfälligen Patellarluxation erfolgsicher ist. Und selbst bei den Fällen, bei denen Kniescheibenverrenkungen nach der Operation nicht mehr vorkommen, ist die Arthrose oft nicht aufzuhalten.

Von den zahlreichen Operationsmethoden sollen hier nur solche beschrieben werden, die sich in der Praxis bewährt haben. Bezüglich der übrigen Verfahren sei auf entsprechende Zusammenstellungen verwiesen (HUEBSCHER 1909, 35 Methoden; LUECKERATH 1918, 44 Methoden; A. MEYER 1924, 50 Methoden; SOMMER

1928, 60 Methoden; einen weiteren zusammenfassenden Überblick gab BLUMENSAAT).

Vor jedem Eingriff sind die ursächlichen Faktoren genau zu analysieren. Erfolgreich kann nur die Operationsmethode sein, welche in der Lage ist die ursächlichen Störungen der Gelenkmechanik positiv zu beeinflussen.

a) Eingriffe bei anomaler Torsion des distalen Oberschenkelendes mit gleichzeitigem schweren Genu valgum: Dabei ist die korrigierende suprakondyläre Osteotomie der erfolgsicherste Eingriff, wenn die Fehlstellungen hochgradig sind. Nach der Korrektur ist die doppelte Drahtspickung in Verbindung mit einem Beckenbeingips bis zur knöchernen Konsolidierung eine zweckmäßige Fixation. Nach Abnahme des Gipsverbandes folgen aktive Bewegungsübungen zur Mobili-

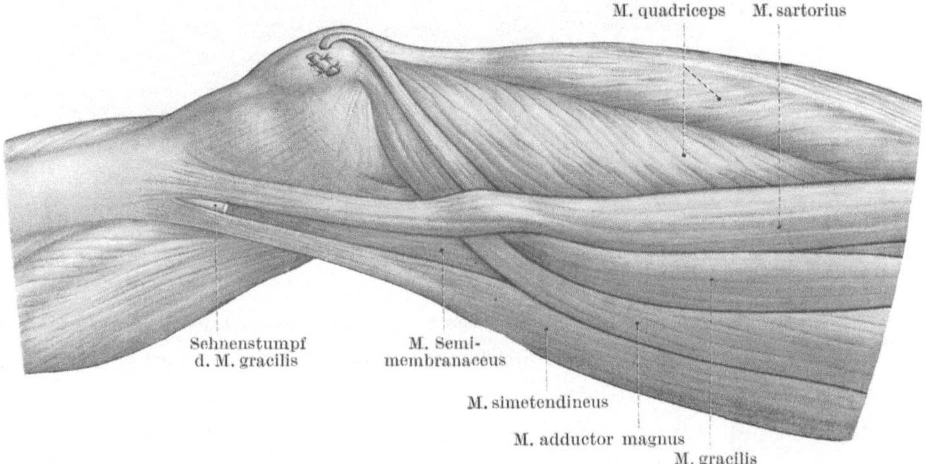

Abb. 229. *Aktive Fixierung der Kniescheibe durch Muskelzug.* Schematische Darstellung der Methode nach LEXER. Knapp oberhalb des Pes anserinus ist die Sehne des M. gracilis durchtrennt, zwischen M. sartorius und M. vastus tibialis zur Kniescheibe geführt und am medialen Kniescheibenrand verankert. (Nach WACHSMUTH, Die Operationen an der unteren Extremität.)

sation des Kniegelenkes ohne Belastung bei Bettruhe. Der Patient soll mit Gehübungen erst dann beginnen, wenn die Muskulatur durch aktive Bewegungsübungen genügend gekräftigt ist. Unterschenkelzinkleimverbände und elastische Binden um das Kniegelenk erhöhen die Gelenksicherheit während der ersten Gehversuche.

Die Praxis zeigte, daß die Ergebnisse dieser suprakondylären Oberschenkelosteotomien noch besser werden, wenn gleichzeitig der Ansatz der Patellarsehne verlagert wird. Entgegen der bei rückfälligen Patellarluxationen sonst gültigen Regel soll bei diesen Fällen die Verlagerung nicht nach tibial, sondern nach distal-fibular erfolgen. Richtungweisend für diese Abweichung von der üblichen Regel waren Untersuchungen KIESSELBACHs über die Seitenzugkomponente des M. quadriceps, auf welche auch M. LANGE besonders hinweist.

b) Eingriffe bei rückfälliger Patellarluxation ohne Hochstand der Patella: Dafür eignen sich Operationsmethoden mit dem Ziel Kniescheibenverrenkungen durch gegensinnig wirkende Muskelzüge zu vermeiden. Dazu wird die Sehne eines Oberschenkelbeugers (M. gracilis, M. semitendineus, M. sartorius), nach Verlagerung, an der tibialen Kniescheibenkante befestigt. Bei späteren Bewegungen hebt der überpflanzte Beugemuskel mit seinem nach tibial gerichteten Zug die Seitenzugkomponente des M. vastus fibularis nach fibular auf und verhindert dadurch die Patellarluxation. Für aktive Fixierungen der Kniescheibe durch Muskelzug eignen sich besonders die Methoden von LEXER und von FRITZ LANGE.

α) *Technik nach* LEXER (Abb. 229—232): Er verwandte sowohl die Sehne des
M. gracilis als auch die Sehne des M. semitendineus. Besser ist die Überpflanzung

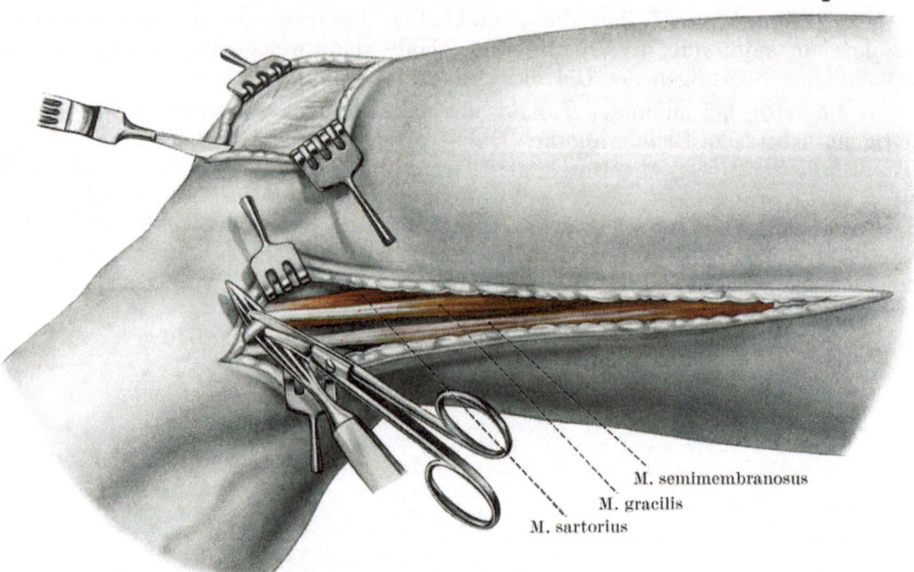

Abb. 230. *Operation der rückfälligen Patellarluxation nach* LEXER. 1. Akt: Längsschnitt an der Innenseite des
Kniegelenkes über der Sehne des M. gracilis nach proximal ziehend. Darstellung der Sehne des M. gracilis und
Abtrennen knapp oberhalb des Pes anserinus. (Nach WACHSMUTH, Die Operationen an der unteren Extremität.)

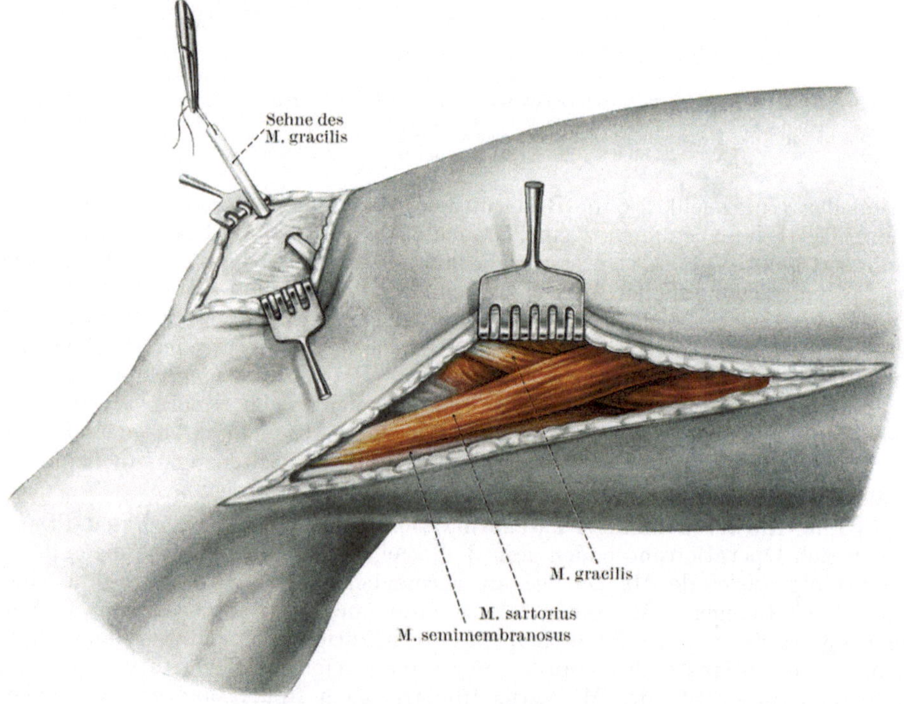

Abb. 231. *Operation der rückfälligen Patellarluxation nach* LEXER. 2. Akt: Verlagerung des M. gracilis zwischen
M. sartorius und M. vastus tibialis zur Kniescheibe hin. Durchziehen des Sehnenendes durch einen Schrägkanal
in der tibialen Kniescheibenkante. (Nach WACHSMUTH, Die Operationen an der unteren Extremität.)

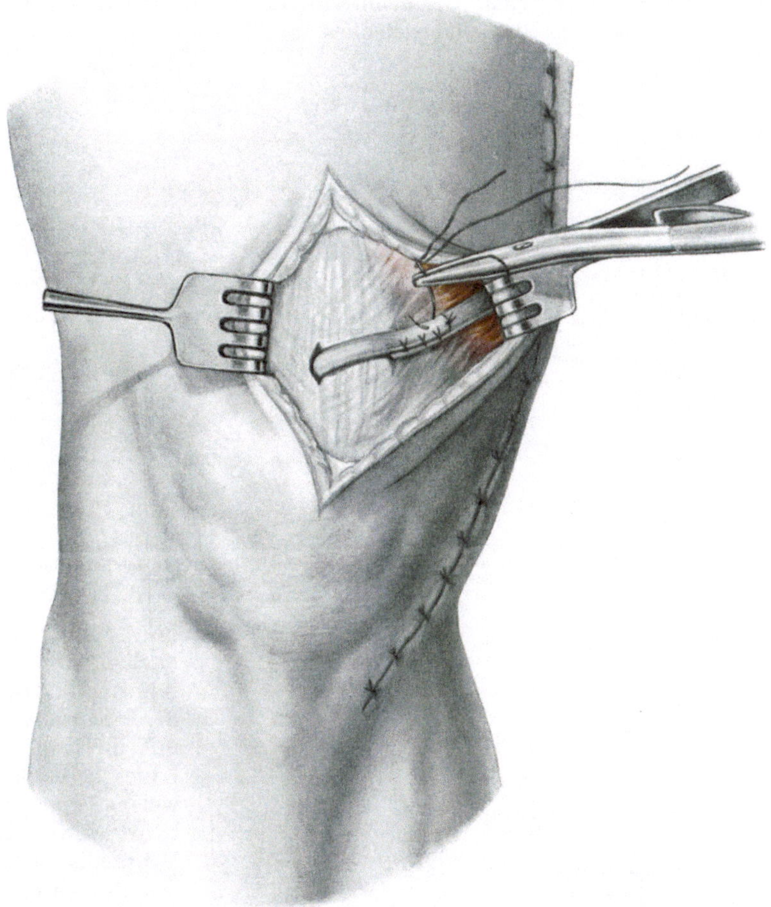

Abb. 232. *Operation der rückfälligen Patellarluxation nach* LEXER. 3. Akt: Nach kräftigem Anspannen werden die Sehnenteile mit Seideneinzelnähten untereinander und mit der Kniescheibenaponeurose vernäht. (Nach WACHSMUTH, Die Operationen an der unteren Extremität.)

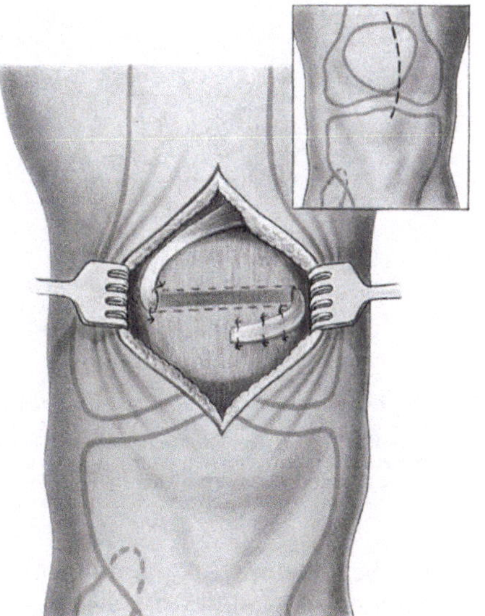

Abb. 233. *Operation der rückfälligen Patellarluxation.* MAX LANGE modifizierte das Verfahren von LEXER insofern, als er die Sehne des M. gracilis durch einen Bohrkanal von lateral nach medial durchzieht

der Sehne des M. gracilis. Hautschnitt I: Längsschnitt von ungefähr 15 cm Länge an der Innenseite des Kniegelenkes, am Pes anserinus beginnend und über

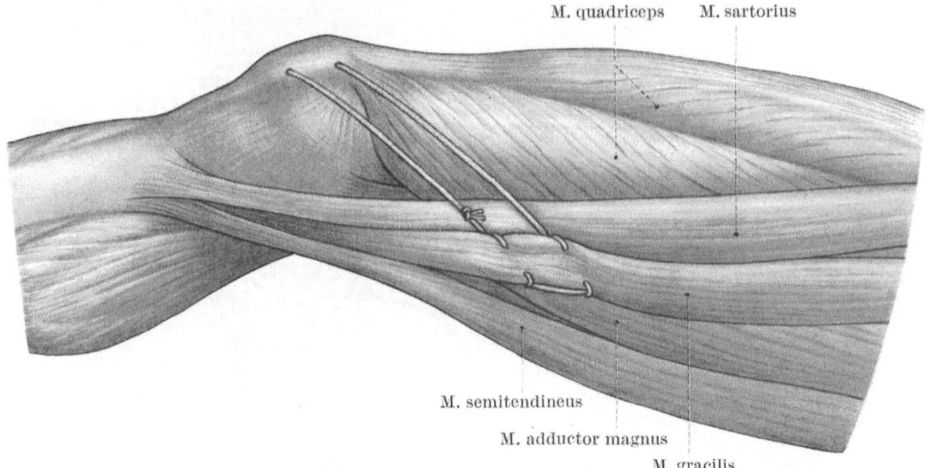

Abb. 234. *Operation der rückfälligen Patellarluxation nach* FRITZ LANGE: Die Kraft des M. gracilis wird über einen subcutan durchgezogenen Seidenfaden auf die Kniescheibe übertragen. In der Kniescheibe wird der Seidenfaden in zwei Bohrkanälen verankert. (Nach WACHSMUTH, Die Operationen an der unteren Extremität.)

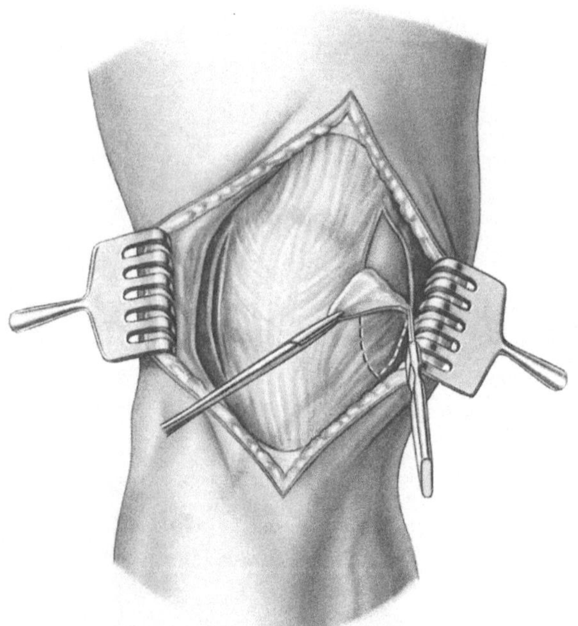

Abb. 235. *Operation der rückfälligen Patellarluxation nach* GOEBELLS: Ovaläre Excision im Bereich der tibialen Retinacula patellae, Anlegen eines Entlastungsschnittes fibular der Patella und Raffung der tibialen Retinacula durch Vernähen der Schnittränder der ovalären Excision. (Nach WACHSMUTH, Die Operationen an der unteren Extremität.)

der Sehne des M. gracilis nach proximal ziehend. Hautschnitt II: Längsschnitt an der Innenseite der Kniescheibe mit Freilegung der tibialen Kniescheibenkante, durch welche ein Schrägkanal gebohrt wird. Die Sehne des M. gracilis wird knapp oberhalb des Pes anserinus abgetrennt und mit einem dicken Seidenfaden armiert. Durchführen der Sehne zwischen M. sartorius und M. vastus tibialis zum tibialen Kniescheibenrand. Die mit dem Seidenfaden armierte Sehne wird durch den Bohrkanal gezogen, kräftig angespannt und schließlich durch Seidenknopfnähte in ihrer Lage fixiert.

Postoperative Ruhigstellung im Beckenbeingipsverband (Kniestellung 175°) mit Fensterung des Operationsgebietes. Zwei Wochen nach der Operation kann der Gipsverband geschalt werden, der Patient beginnt mit Anspannungsübungen, die durch Elektrisieren des M. gracilis zu unterstützen sind. Frühestens 6 Wochen nach der Operation darf der

Operierte mit Beugeversuchen im Kniegelenk beginnen. Physiotherapeutische Nachbehandlung.

M. LANGE modifizierte das Verfahren insofern, als er die Sehne des M. gracilis an der Außenseite der Kniescheibe in den Bohrkanal einführt und zum medialen Kniescheibenrand durchzieht (Abb. 233). Außerdem empfiehlt er, bei jeder

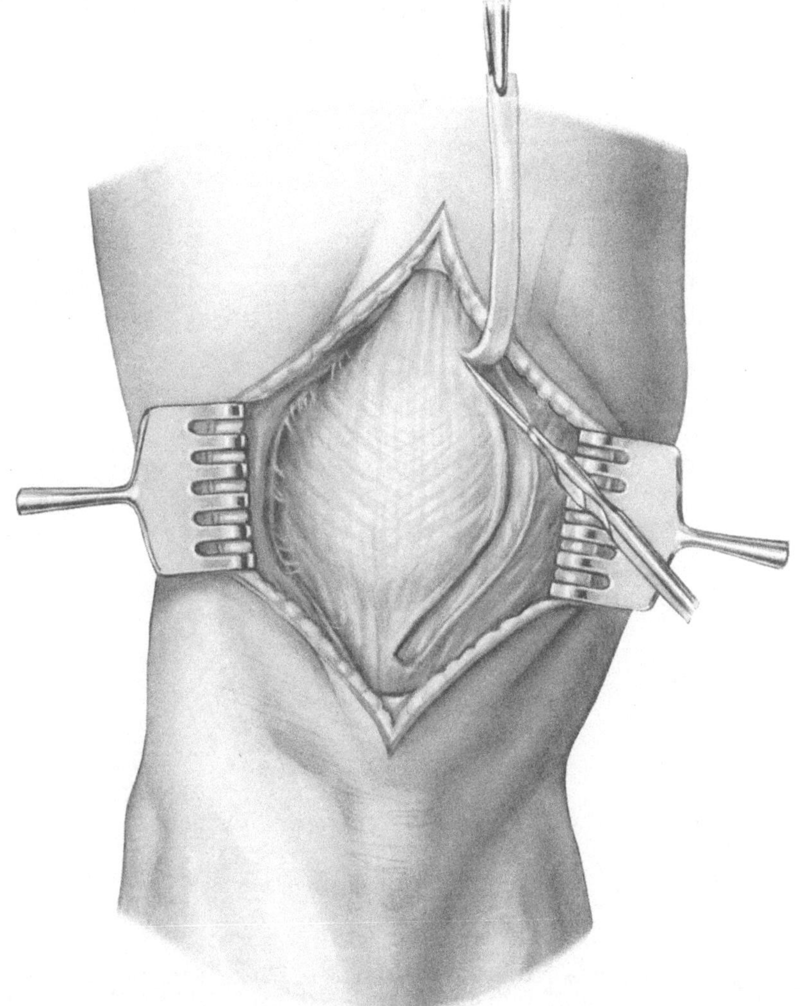

Abb. 236. *Operation einer rückfälligen Patellarluxation nach* KROGIUS: Excision eines 1 cm breiten Streifens aus der tibialen Retinacula am tibialen Rand der Kniescheibe. (Nach WACHSMUTH, Die Operationen an der unteren Extremität.)

Operationsmethode den Ansatz des M. vastus fibularis einzuschneiden und ein Stück nach proximal freizupräparieren. Zur Mobilisation der Kniescheibe nach tibial soll auch die Fascia lata eingekerbt werden.

β) Technik nach FRITZ LANGE (Abb. 234): Bei diesem Verfahren wird die Kraft eines Beugemuskels (M. gracilis oder M. semitendineus) über einen dicken Seidenfaden auf die Kniescheibe übertragen. Die Operation ist einfach. Durchstechen des M. gracilis an zwei Stellen und Verankerung dieses subcutan zur Kniescheibe durchgezogenen Fadens in zwei Bohrkanälen durch die Kniescheibe.

c) Eingriffe bei rückfälliger Patellarluxation ohne Hochstand der Patella und ohne Knochendeformität:

α) Das *Verfahren nach* GOEBELLS (Abb. 235) ist zwar sehr einfach, aber es ist für die meisten Fälle ungenügend. Bei dieser Operation wird medial der Kniescheibe ein ovalärer Bezirk aus den tibialen Retinacula patellae herausgeschnitten. Diese Schnittränder werden nach Anlegen eines Entlastungsschnittes lateral der

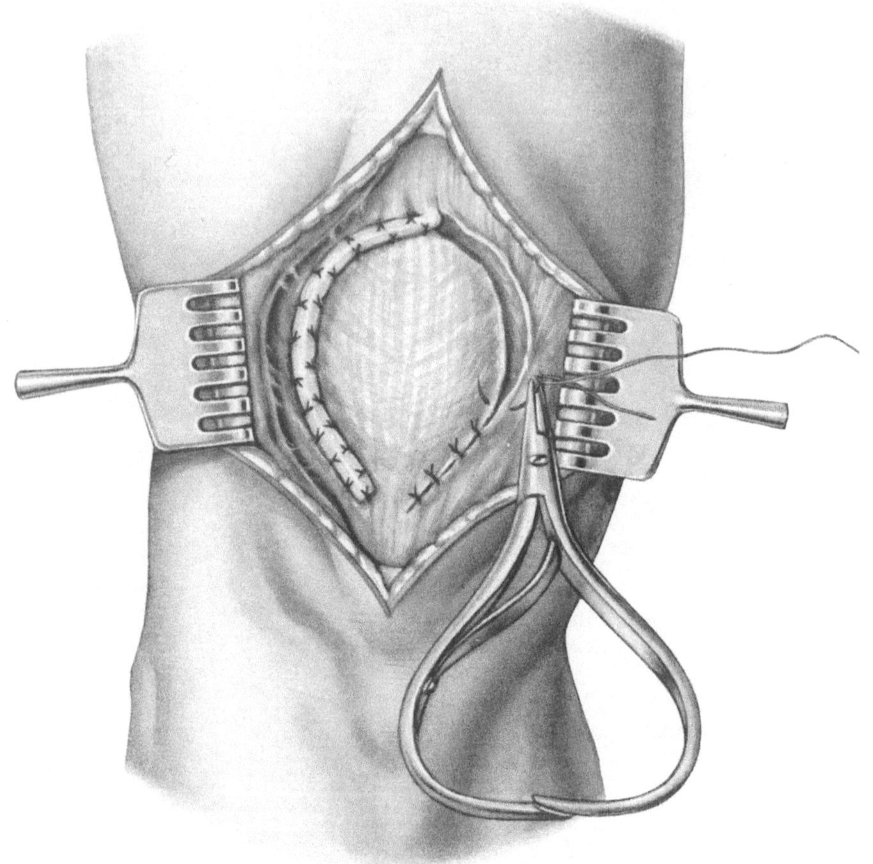

Abb. 237. *Operation einer rückfälligen Patellarluxation nach* KROGIUS: Spaltung der fibularen Retinacula patellae entlang der Kniescheibe. Einnähen des tibial entnommenen Fascienstreifens in den entstehenden Spalt. Dabei müssen Kniescheibe und Fascienstreifen nach tibial distal gezogen werden. Abschließend Verschluß des Spaltes tibial der Kniescheibe. (Nach WACHSMUTH, Die Operationen an der unteren Extremität.)

Kniescheibe mit Seideneinzelnähten zusammengezogen. Durch Narbenbildung im Bereich des Entlastungsschnittes nimmt der Zug des M. vastus fibularis nach und nach an Stärke wieder zu, und es folgt ein Rezidiv.

β) Technik nach KROGIUS (Abb. 236 und 237): Entlang dem tibialen Rand der Patella wird von distal nach proximal ein 1 cm breiter Streifen aus den tibialen Retinacula patellae, ohne Verletzung der Kapselinnenhaut, herausgeschnitten. Dieser Fascienstreifen wird in einen am fibularen Patellarrand gebildeten Fascienspalt eingelegt und zu beiden Seiten mit den Rändern dieses Fascienspaltes vernäht. Während der Fascienstreifen unter, nach distal und medial gerichteter

Spannung an seinem neuen Bestimmungsort befestigt wird, muß die Kniescheibe ebenfalls nach distal-medial verzogen werden. Raffung der tibialen Retinacula patellae durch Verschluß der Excisionsstelle mit Seideneinzelnähten. Am Ende dieser Naht ist die Kniescheibe in der neuen Lage fixiert, welche einer Luxation entgegenwirkt. Nach der Operation ist das betroffene Bein für 3 Wochen in einem Beckenbeingipsverband ruhigzustellen. Nach Abnahme des Gipsverbandes erfolgt eine weitere Immobilisation des Kniegelenkes für 3 Wochen in einer Gipshülse, welche über einem Unterschenkelzinkleimverband angelegt wird. Danach aktive Bewegungsübungen und physiotherapeutische Nachbehandlung.

T. Tumoren der Kniescheibe

Von den zahlreichen Geschwulstarten sollen nur jene erwähnt werden, welche beobachtet und mitgeteilt wurden.

Chondrome: Sie führen zur Vergrößerung und Verdickung der Kniescheibe. Die Beweglichkeit des Gelenkes wird durch den wachsenden Tumor in zunehmendem Maße behindert und häufig treten auch Ergußbildungen auf. Bei der Palpation imponiert bei manchen Fällen die diffuse Vergrößerung der Kniescheibe, bei anderen Fällen die gut abgrenzbare Geschwulst. Röntgenologisch kommen kugelige oder ovaläre Aufhellungen mit wabiger Struktur zur Darstellung. Gegen die Umgebung sind sie durch schmale Knochensäume abgesetzt. Sarkomatöse Entartungen mit Auflösung der charakteristischen Strukturzeichnung sind äußerst selten.

Differentialdiagnostisch sind andere Tumoren und Bursitis praepatellaris calcarea abzugrenzen.

Therapeutisch ist die Entfernung im Gesunden zu empfehlen. Dabei soll die dorsale Patellarwand nach Möglichkeit erhalten werden, allerdings sind Teilentfernungen der Patella mitunter nötig. Entstehende Defekte im Patellarkörper sind erforderlichenfalls mit Spongiosa zu füllen.

Mitteilungen im Schrifttum stammen von ANZILOTTI, RAY, KIENBÖCK und WANACH.

Fibrome: Von 699 Fibromen, die GURLT zusammenstellte, war nur eines in der Kniescheibe lokalisiert.

Sarkome: BLUMENSAAT stellte 1936 aus dem Schrifttum 21 Sarkome der Kniescheibe zusammen und konnte diesen eine Eigenbeobachtung hinzufügen. Sie beginnen häufig in tieferliegenden Knochenabschnitten, seltener an der Corticalis. Von den 22 Sarkomen traten die meisten im 3. Lebensjahr auf. Zwischen den ersten Erscheinungen und der ersten Untersuchung vergingen im allgemeinen 1—2 Jahre, die kürzeste Frist betrug 2 Monate, die längste 16 Jahre (KIENBÖCK).

Schmerzen stehen im Vordergrund der Beschwerden, es folgen Bewegungsstörungen und Bewegungsgeräusche. Die Haut über dem Tumor ist gespannt und glänzend, ihre Venenzeichnung ist vermehrt. Im weiteren Verlauf infiltriert das Sarkom die anliegenden Weichteile, dringt aber in der Regel nicht über die Gelenkflächen in andere am Gelenk beteiligte Knochen ein. Das Sarkom metastasiert gewöhnlich in den regionären Lymphknoten, in der Lunge, selten dagegen in anderen Knochen.

Röntgenologisch sind Auflösungen der Knochenstruktur charakteristisch. Der entstehende Defekt selbst und seine Umgebung erscheinen von Restschatten der ehemaligen Knochenstruktur erfüllt. Die Grenze gegen gesunde Knochenabschnitte ist unscharf.

Differentialdiagnostisch sind entzündliche Prozesse, Chondrome, andere Malignome und Neubildungen der bedeckenden Weichteile auszuschließen.

Die sicherste Behandlungsmaßnahme ist die hohe Amputation im Oberschenkel, wenn Tochtergeschwülste in höherliegenden Lymphknoten und in der Lunge nicht nachweisbar sind. Sind sarkomatöse Absiedlungen vorhanden, können Strahlenbehandlungen nützlich sein, eine Heilung ist aber nicht mehr zu erwarten. Ergebnisse größerer Reihenuntersuchungen nach Behandlung mit Cytostatica im Anschluß an Operationen stehen noch aus.

Metastasen: Absiedlungen bösartiger Geschwülste in der Kniescheibe sind selten. Möglicherweise hängt dies damit zusammen, daß die Blutversorgung der Patella nur über wenige, von der Vorderfläche gegen die Gelenkfläche ziehende kleine Gefäße erfolgt. Alle Malignome, die in Knochen metastasieren, können sich auch in der Kniescheibe absiedeln. In der Mehrzahl der Fälle von Kniescheibenmetastasen handelt es sich um Absiedlungen aus Prostata- und Mammacarcinomen (Abb. 238). Auch das Myelom wurde in der Patella beobachtet (BLUMENSAAT).

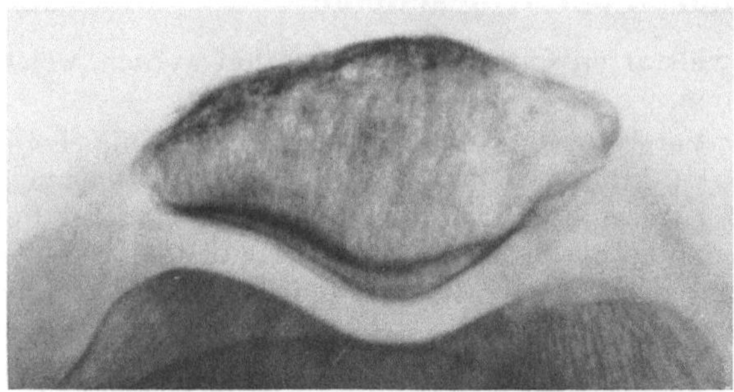

Abb. 238. *Metastasen eines Mammacarcinoms* in der Kniescheibe (60jährige Patientin). (Sammlung der Chirurgischen Klinik, Düsseldorf.)

U. Degenerative Veränderungen des Femoropatellargelenkes

I. Chondropathia patellae

1. Allgemeines

Über die Veränderungen an der Hinterfläche der Kniescheibe gingen die Meinungen lange Zeit auseinander. Dafür spricht der Umstand, daß für diese Knorpelveränderungen mehrere Bezeichnungen existieren: Chondropathia patellae (FRÜND, LÄWEN, BIRCHER), Chondromalacia patellae (F. KÖNIG, GREY, HIRSCH) und hintere Patellarkontusion (HAGLUND). Das Wesen der Chondropathia oder Chondromalacia patellae ist eine umschriebene nekrotische Erweichung des Patellarknorpels (Abb. 239). Anfangs sind es meist rundliche, gelbverfärbte Knorpelzonen mit weicher Konsistenz. In ihnen treten später Risse auf. Nach und nach zerfällt und zerbröckelt der Herd. Der umliegende Knorpel wird geschädigt, an den gegenüberliegenden Stellen der Femurkondylen treten gleichartige Veränderungen auf und durch Gelenkirritation folgen Reizerscheinungen, Kapselschwellung, Vergrößerung des Hoffaschen Fettkörpers, rezidivierende Ergüsse und chronisch-deformierende Veränderungen.

FRÜND unterschied im Verlauf der Erkrankung 3 Stadien:

1. oder Anfangsstadium: Im Patellarknorpel besteht eine rundliche Vorwölbung mit einem Durchmesser von ungefähr 1 cm. Trotz intakter Oberfläche fühlt sich diese Stelle weicher und elastischer an als die sie umgebenden Bezirke.

2. Stadium: Die Knorpeloberfläche ist durch längsverlaufende Risse aufgespalten, welche in der Mitte am tiefsten, am Rand oberflächlich sind (Abb. 239). Später werden die zwischen den Rissen liegenden Lamellen dünner, fasern auf und zerfallen. Bereits in diesem Stadium beginnen Veränderungen an den entsprechenden Auflageflächen der Femurkondylen, in welche durch Unebenheiten des Patellarknorpels Längsrillen eingeschliffen werden. Im weiteren Verlauf treten zwischen den Lamellen des Kniescheibenknorpels Lücken auf, kleine

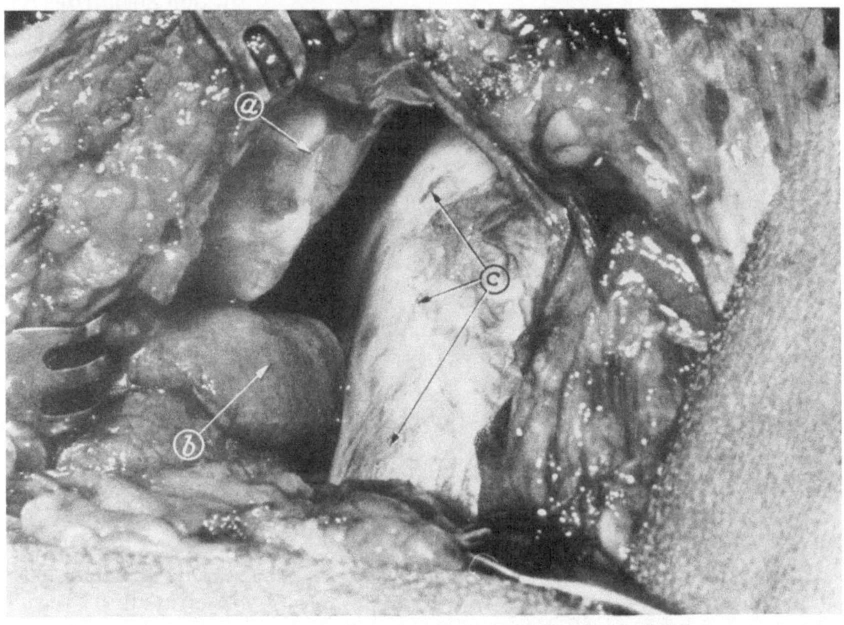

a

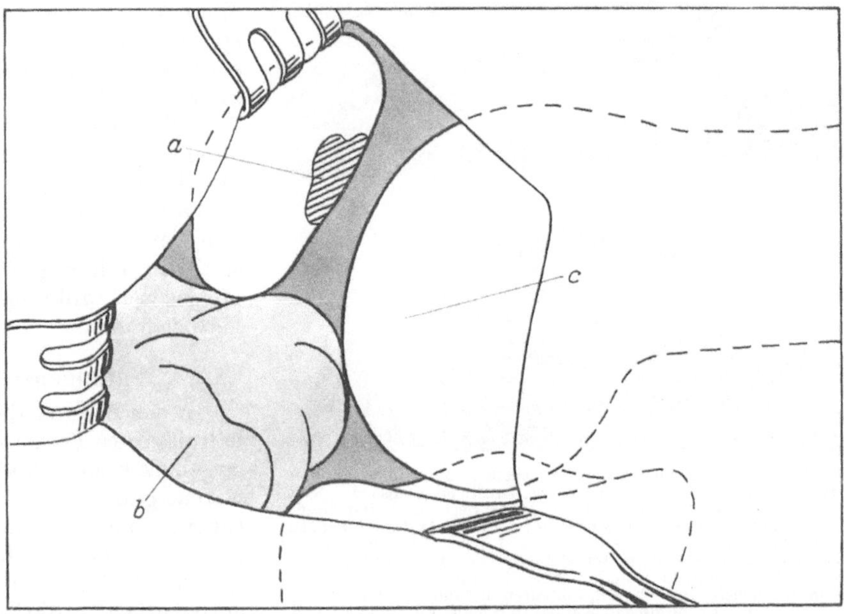

b

Abb. 239. Die *Chondropathia patellae* ist eine umschriebene nekrotische Erweichung des Patellarknorpels (a). Infolge der intraartikulären Nekrose ist die Kapsel verdickt und hyperämisch, der Hoffasche Fettkörper ist geschwollen und ebenfalls hyperämisch (b), die Gelenkflüssigkeit ist vermehrt. (c Oberschenkelrolle). Die Knorpelnekrose ist von Rissen durchzogen

Knorpelstückchen werden abgeschert und schwimmen als kleinste freie Gelenkkörper im Kniegelenk. Sie können sich zu größeren freien Körpern entwickeln (Abb. 187).

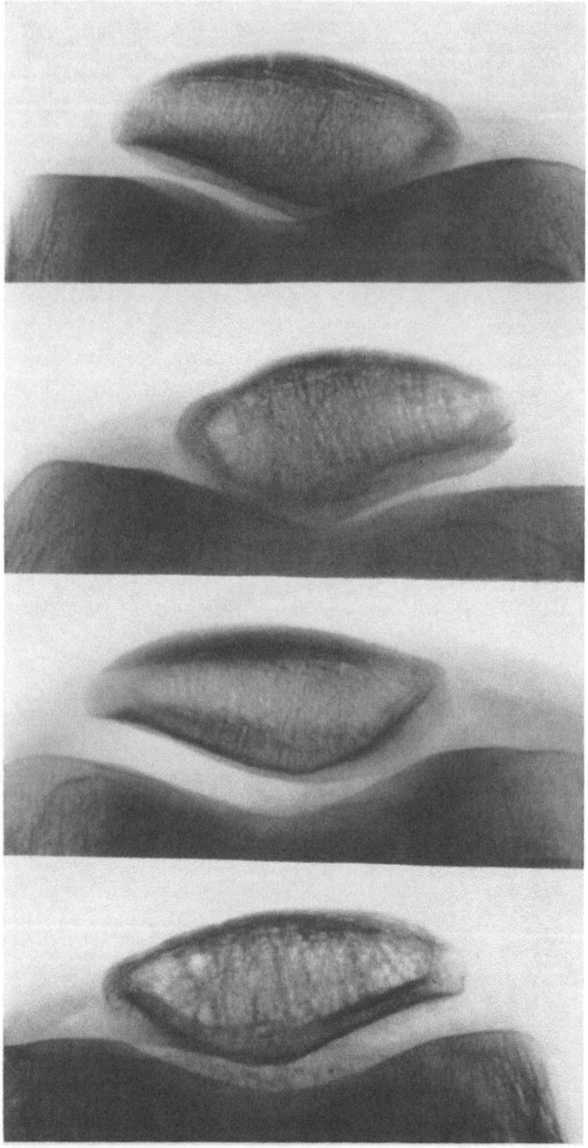

3. Stadium: Durch den totalen Zerfall des Knorpels an der Kniescheibengelenkfläche werden subchondrale Knochenschichten freigelegt. Die Auffaserung des Knorpels an der Hinterseite der Kniescheibe überschreitet den primären Schädigungsbezirk. Die Schleifspuren an den Femurkondylen werden stärker und ausgedehnter. Nach und nach zerfällt auch hier der Knorpel, subchondrale Knochenbezirke werden entblößt. Der Prozeß schreitet gegen den Rand fort und leitet zu chronisch-deformierenden Veränderungen über.

Das Leiden ist meist einseitig und tritt schon im 2. Lebensjahrzehnt auf (Abb. 240a—d), in der Mehrzahl der Fälle aber erst später. SILFERSKIÖLD beobachtete es bei 173 Sektionen zwischen dem 15. und 20. Lebensjahr in 25%, bei 30jährigen in 35% der Fälle. Die Erkrankung ist weitverbreitet und der Meinung von DE MONTMOULIN, daß sie ebenso häufig sei wie Meniscuserkrankungen, ist beizustimmen.

2. Pathogenese

In der Zeit, als die Verhältnisse des Femoropatellargelenkes noch unbekannt waren, gab es viele Erklärungsversuche der Chondropathia patellae. Am häufigsten wurde damals die Frage diskutiert, ob die Erkrankung traumatisch bedingt ist, oder ob sie durch endogene Momente ausgelöst wird. Nachdem BÜDINGER seinerzeit auf Grund seines Obduktionsmaterials traumatische Knorpelschä-

Abb. 240a—d. Durch aseptische Knorpelnekrosen bedingte Veränderungen in früher Jugend werden von der zentrifugal wachsenden Kniescheibe eingeschlossen und gleichsam konserviert. a, b: Der bei der Untersuchung 16jährige Patient hatte im Alter von 12 Jahren Schmerzen und rezidivierende Ergüsse im linken Kniegelenk (b). Rechte Kniescheibe (a) ohne krankhaften Befund. c, d: Der 20jährige hatte mit 14 Jahren Schmerzen und Ergüsse im linken Kniegelenk (d). Rechte Kniescheibe (c) ohne krankhaften Befund. (Sammlung der Chirurgischen Klinik, Düsseldorf.)

digungen zusammengestellt hatte,
zog sich die Knorpelverletzung wie
ein roter Faden durch das Schrifttum und wurde schließlich zu Unrecht auch in die Pathogenese der
Chondropathia patellae eingefloch-
ten. Andere Autoren lehnten das
Trauma rigoros ab. LÄWEN betonte
die Ähnlichkeit der pathologisch-
anatomischen Befunde bei Chondropathia patellae und Arthrosis
deformans. LUNDT glaubte, daß die
eigenartige Erkrankung durch eine
veränderte Gelenkflüssigkeit nach
Synovitis entstehe. WEICHSEL-
BAUM stellte den schwammigen
Aufbau und die fibrilläre Grundsubstanz des Knorpels in den
Vordergrund seiner Betrachtungen.
HENRICSON wiederum meinte, daß
sich Druckwellen in einem Knorpel, dessen Elastizität verlorenging,
nicht ausbreiten könnten und durch
ihre Wirkung in umschriebenen
Bezirken zu Schädigungen führten.
ERB sprach sich für dispositionelle
Momente aus und FRÜND wollte die
Entstehung mit einer Spätrachitis
erklären. Daneben sollten auch
Subluxationen eine Rolle spielen.

In den Anfängen dieser Epoche
äußerte SCHALLOCK die Ansicht,
daß es sich um Folgen starker
Druckwirkungen auf den Knorpel
handle. Tangentialschübe führten
zu tiefgreifenden Knorpelaus-
sprengungen mit guter Heilungs-
tendenz, oberflächlich einwirkend
wären sie Grund zur Arthrosis deformans. SCHEUER erkannte die
große Belastung des Kniescheibenknorpels im allgemeinen, insbesondere aber die Gefährdung bei Inkongruenz von Kniescheibengelenk-

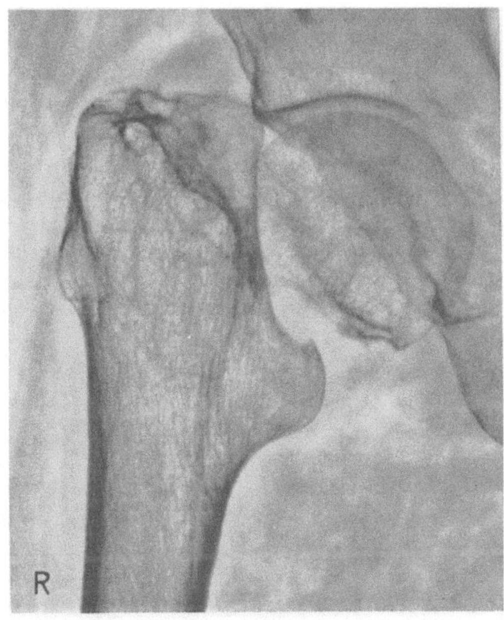

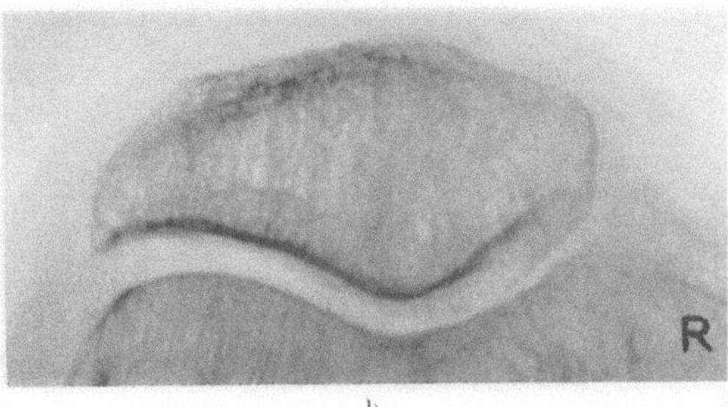

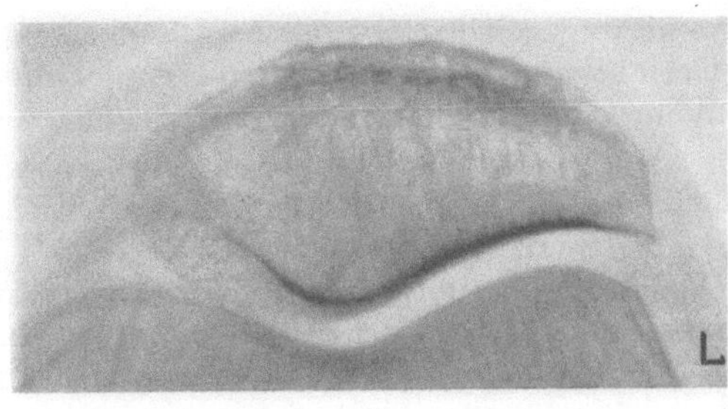

Abb. 241a—c. *Entkalkungen nach Verletzungen und nach Entzündungen begünstigen eine Chondropathia patellae.* 69jährige
mit Schenkelhalspseudarthrose rechts (a). Erguß, Schwellung
und Schmerzen im rechten Kniegelenk. Die Gelenkkörper
des rechten Kniegelenkes sind entkalkt, umschriebene Struk-
turauflösung an der tibialen Facette und besonders starke
Entkalkung des tibialen Kniescheibenanteiles zeigen neben
entsprechenden klinischen Befunden die Chondropathia
patellae (b). Kontrolle der linken, unverletzten Seite zum
Vergleich (c). (Sammlung der Chirurgischen Klinik,
Düsseldorf.)

22

fläche und Oberschenkelrollen. Noch klarer wurden die Verhältnisse durch
Arbeiten von Wiberg, in denen die verschiedenen Typen der medialen Kniescheibenfacette herausgestellt wurden. Fürmeier untermauerte diese neuen Ansichten durch mathematische Untersuchungen des Kraftflusses bei den einzelnen
anatomischen Varianten.

Die Entstehung der Chondropathia patellae ist unter Berücksichtigung der
Arbeiten aus den letzten Jahren und nach eigenen Untersuchungen folgendermaßen
zu erklären: Die Belastungsfähigkeit eines Kniegelenkes hängt größtenteils von
der Beschaffenheit seines Femoropatellargelenkes ab (s. „Fehlentwicklungen der
medialen Patellarfacette"). Starke Druckwirkungen schädigen den Knorpel an
der Hinterfläche der Kniescheibe. Der geschädigte Knorpel kann sich erholen,

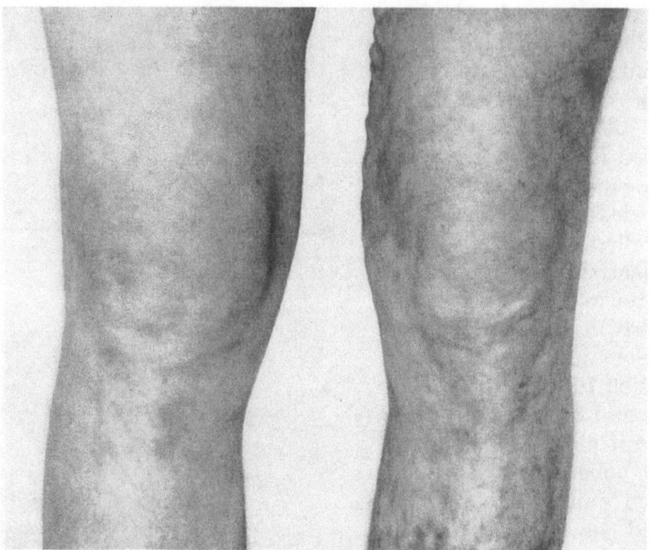

Abb. 242. *Chondropathia patellae* rechtes Kniegelenk. Dieses ist durch Erguß und Kapselschwellung verdickt,
seine Temperatur ist erhöht. Exzessiver Druckschmerz an der tibialen Kniescheibenkante.
(Weitere Symptome s. Text.)

wenn weitere Überlastungen nicht erfolgen. Kontinuierliche Überforderungen des
Gelenkknorpels führen *vorerst* zu Überlastungsschäden ohne Knorpelnekrose.
Während einer entsprechenden Ruhigstellung erholt sich der Knorpel.

Kontinuierliche Überlastungen ohne entsprechende Ruhepausen dagegen verursachen Druckschädigungen mit nachfolgender Nekrose und reparativen Vorgängen in den subchondralen Bezirken. Dieser gesetzmäßige Ablauf wird als
Chondropathia patellae bezeichnet. Sie tritt vorwiegend in solchen Kniegelenken
auf, deren anatomischer Aufbau Überlastungen umschriebener·Knorpelbezirke
bedingt (Wiberg II/III, III, Flachpatella, Hypoplasie der tibialen Oberschenkelrolle, Patella alta, Subluxationen angeborener oder durch Muskelatrophie erworbener Art usw.). Hier sind auch Knorpelverletzungen und umschriebene Einbrüche in den Gelenkflächen einzureihen, sofern sie an Stellen von Spitzenbelastungen lokalisiert waren und nach dem Unfall nicht ruhiggestellt wurden.

Alle Zustände mit Verringerung der Knorpelwiderstandsfähigkeit begünstigen
die Erkrankung (Entkalkungen nach Verletzung und Entzündung [Abb. 241 a—c],
Sudecksche Dystrophie, evtl. auch Störungen des Hormon- und Vitaminhaus-
haltes usw.).

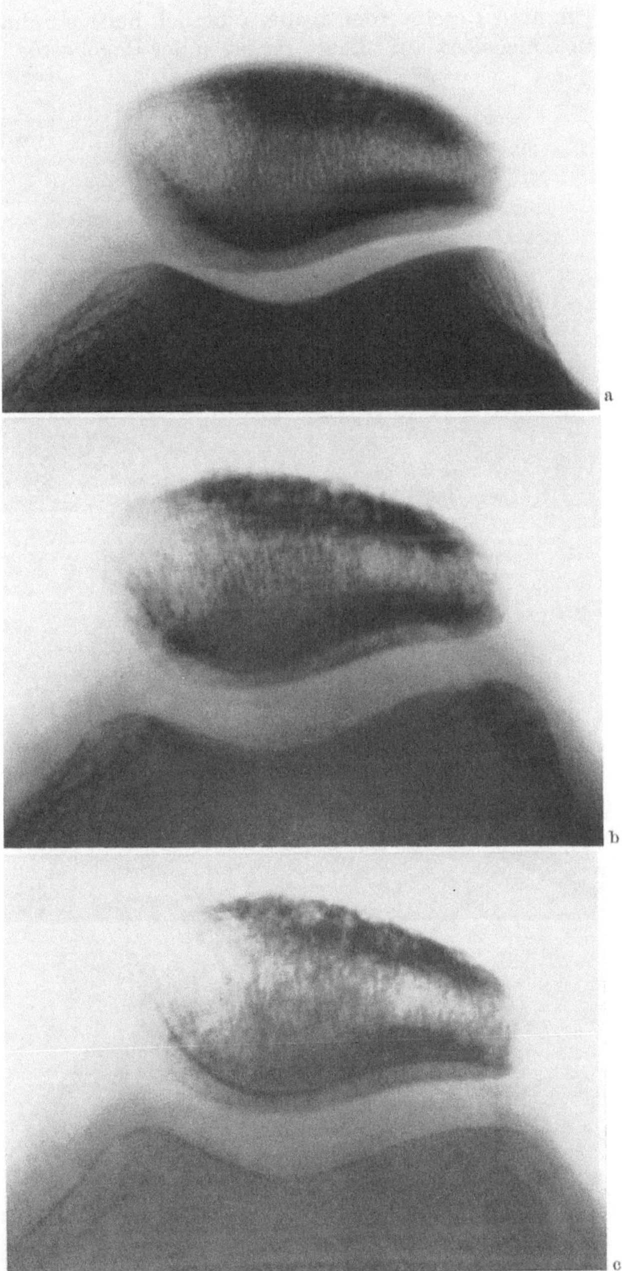

Abb. 243a—f. *Röntgenologische Veränderungen während des Ablaufes einer Chondropathia patellae* bei exakter Ruhigstellung. Auf der ersten Röntgenaufnahme (a) keine wesentlichen krankhaften Knochenveränderungen. Die Form des Femoropatellargelenkes (Wiberg II/III und eine kleine tibiale Oberschenkelrolle) deutet aber bereits darauf hin, daß dieses Femoropatellargelenk zu Knorpelschäden neigt. Die Entkalkung der Kniescheibe nimmt während der nächsten 2—3 Monate zu (b—d). In den folgenden Monaten langsame Normalisierung des Kalkgehaltes (e und f). Während der exakten Ruhigstellung bis zur Normalisierung des Kalkgehaltes traten Deformierungen der tibialen Kniescheibenfacette nicht auf (28jähriger Patient). (Sammlung der Chirurgischen Klinik, Düsseldorf.)

3. Symptomatologie

Nach unbestimmten Beschwerden treten plötzlich heftige Schmerzen und ein starker Erguß im Kniegelenk auf. Letzterer ist in der Regel serös, manchmal mit

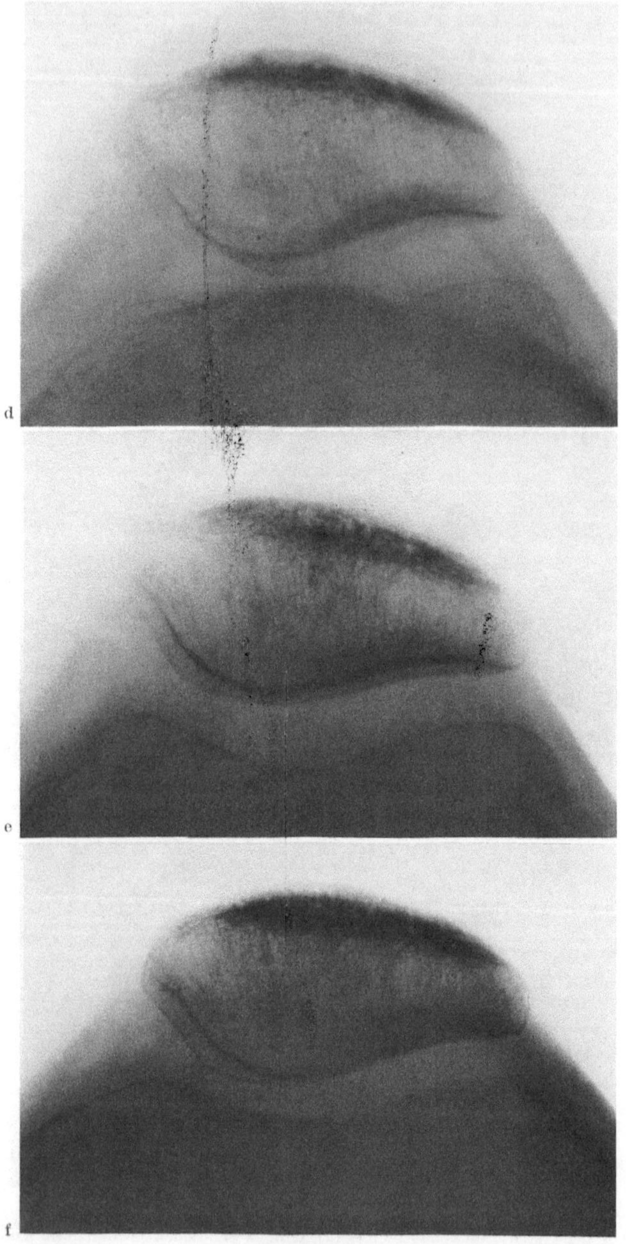

Abb. 243 d—f

geringen Blutbeimengungen. Die Schmerzen sind „tief im Gelenk" lokalisiert und werden beim Aufrichten aus der Hocke besonders heftig. Längeres Sitzen bei mittelstark gebeugtem Kniegelenk, z. B. im Kino oder im Theater, läßt die

Schmerzen unerträglich werden. Das Gelenk ist durch Erguß und Kapselschwellung verdickt (Abb. 242), seine Temperatur ist erhöht. Ein heftiger Druckschmerz wird regelmäßig an umschriebener Stelle des medialen Kniescheibenrandes
gefunden. Die Druckempfindlichkeit zu beiden Seiten des Lig. patellae ist nicht

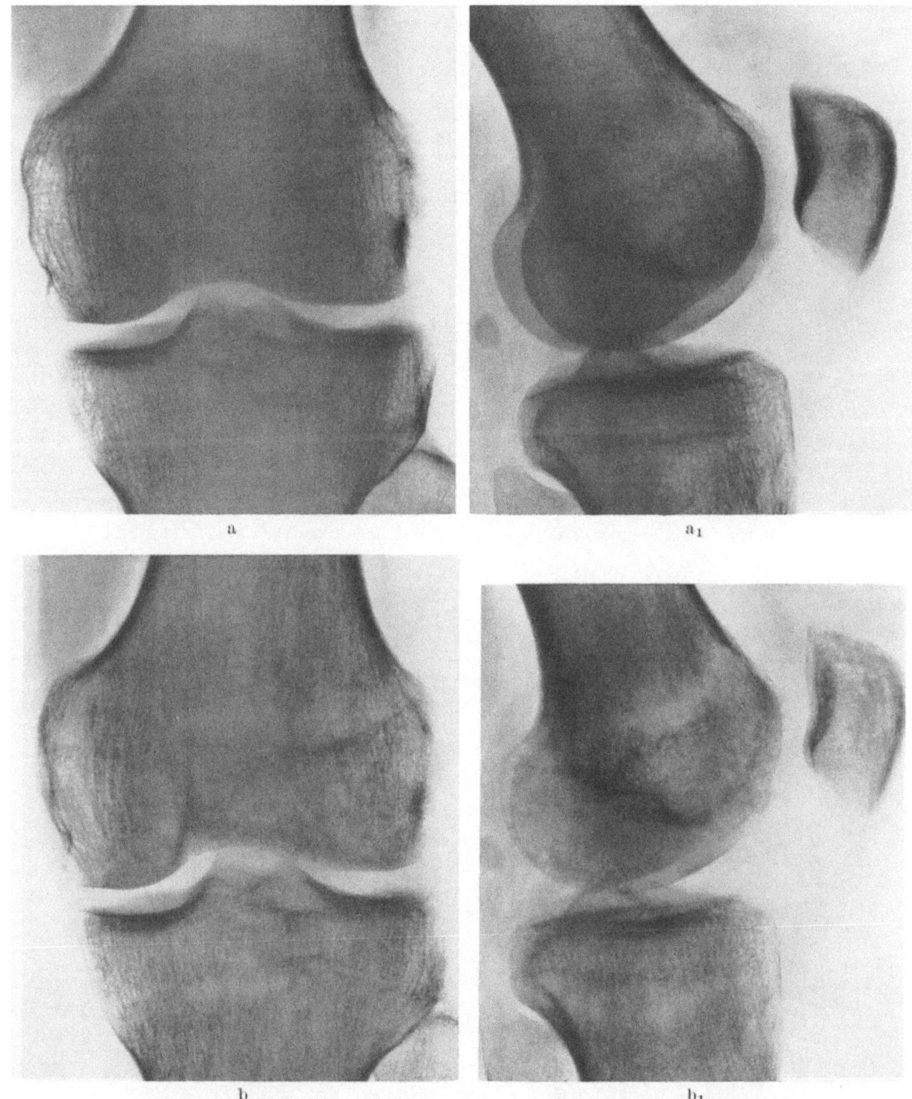

Abb. 244a—d. *Die Entkalkung der Kniegelenkkörper während einer Chondropathia patellae.* Es handelt sich um
denselben Patienten, von dem die Röntgenaufnahmen 243a—f stammen (28jähriger Patient). (a, a$_1$): Am
Beginn der Erkrankung ist die Knochenstruktur normal. (b, b$_1$): 2^1/$_2$ Monate später ist eine deutliche Entkalkung in den subchondralen Bezirken zu sehen. (c, c$_1$): Die Entkalkung erreicht 3 Monate nach Beginn der
Erkrankung ihren Höhepunkt. (d, d$_1$): 5^1/$_2$ Monate nach Beginn der Erkrankung nimmt der Kalkgehalt
wieder zu. (Sammlung der Chirurgischen Klinik, Düsseldorf.)

typisch. Klopfschmerzen der Kniescheibe bei gewissen Beugestellungen des Kniegelenkes sind nur auszulösen, wenn durch das Beklopfen der erkrankte Knorpelbezirk belastet wird. Plötzliche Schmerzen bei Fehltritten können mit Einklemmungserscheinungen verwechselt werden.

Röntgenologische Veränderungen fehlen vorerst. Das erste erkennbare Zeichen ist eine Kalkverarmung des unter dem Herd liegenden subchondralen Bezirkes, die nach und nach die ganze Kniescheibe durchsetzt. Sie kann so stark werden, daß die Kniescheibe röntgenologisch kaum noch zu erkennen ist (Abb. 243a—f und 244a—d).

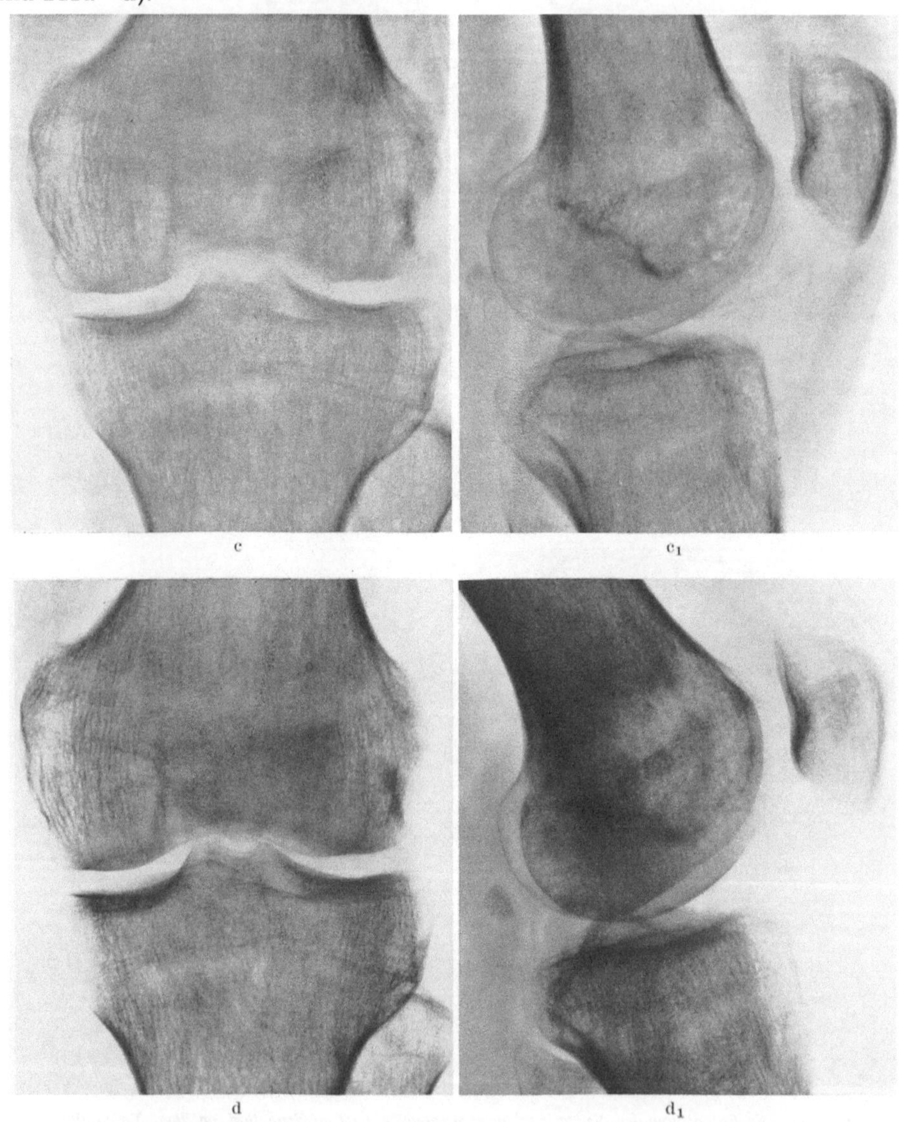

Abb. 244 c u. d

Das von HAGLUND, BIRCHER und STOREN propagierte Frühsymptom, nämlich eine zentrale Eindellung in der Facies articularis patellae (Abb. 245), fand PETERSON auch bei völlig Gesunden und SCHEUER sah es bei 70% aller seitlichen Kniegelenkaufnahmen. Kontrastfüllungen des Kniegelenkes (Luftfüllung: NIEDERECKER, Doppelkontrastmethode: FÜRMAIER und BREIT) zur Sicherung der Diagnose sind kaum erforderlich. In manchen Fällen läßt sich der Herd durch eine

Tomographie in axialer Richtung hervorragend darstellen (Abb. 99). Während des Verlaufes entkalken auch subchondrale Bezirke der Oberschenkelrollen (Abb. 244). Bei stark ausgeprägten Krankheitsbildern fehlen Veränderungen von Leukocytenzahl und Blutsenkung fast nie. Während der Erkrankung des Patellarknorpels ist die Kniescheibe hyperämisch, die ernährenden Gefäße sind erweitert. Ihr Verlauf entspricht den bandförmigen Entkalkungszonen, welche die Patella sagittal durchziehen.

Als Folge der Inaktivität atrophieren die Streckmuskeln, besonders der M. vastus tibialis. Ihre Kraftlosigkeit schützt das Kniegelenk lange Zeit vor weiteren Überlastungen.

Histologisch ist der Erkrankungsbeginn durch eine Freilegung der kollagenen Fibrillen bei Knorpelödem und Zerfall der Intercellularsubstanz charakterisiert. Allmählich werden auch die Knorpelzellen blasig aufgetrieben, ihre Färbbarkeit wird geringer und schließlich zerfallen sie. Dadurch entstehen Knorpeldefekte wechselnder Ausdehnung. Reaktive Vorgänge im subchondralen Knochenmark begleiten die degenerativen Knorpelveränderungen und sind an der Verdoppelung der Verkalkungslinie zu erkennen (ÖWRE).

4. Therapie

Die beste Behandlung ist die konsequente Ruhigstellung in einer Gipshülse. Sie ist bis zum Schwinden des Ergusses und bis zur beginnenden Normalisierung des Kalkgehaltes beizubehalten. Die Dauer dieser Immobilisation ist mit 12—20 Wochen zu veranschlagen. In den ersten 2—3 Wochen

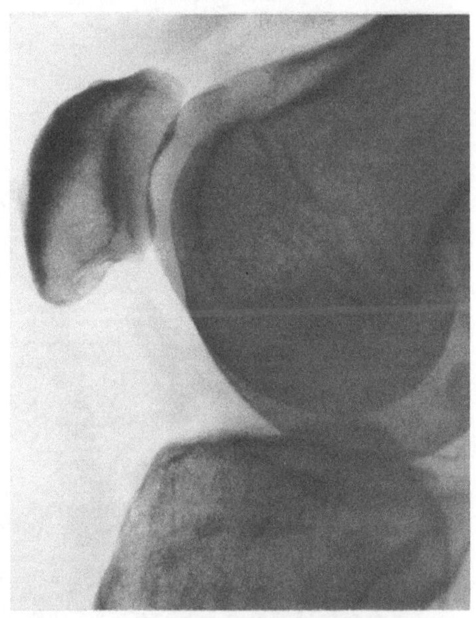

Abb. 245. Die *Haglundsche Eindellung* kann nicht als Frühsymptom einer Chondropathia patellae gewertet werden (Näheres s. Text). (Sammlung der Chirurgischen Klinik, Düsseldorf.)

sollen die Betroffenen Bettruhe einhalten, später können sie mit der Gipshülse aufstehen und leichte Arbeiten verrichten. Eine Gelenkpunktion zu Beginn der Behandlung gibt Aufschluß über die Zusammensetzung des Ergusses. Das Punktat soll mikroskopisch und bakteriologisch untersucht werden, um eine Tuberkulose nicht zu übersehen. Weitere Punktionen sind in der Regel nicht geeignet die Heilung zu beschleunigen und deshalb zu unterlassen. Nach Abnahme der Gipshülse darf die Belastung des Gelenkes nur sehr langsam gesteigert werden. In der ersten Woche nach Gipsabnahme sind Bewegungsübungen im Bett zu empfehlen, in der zweiten Woche kann der Patient stundenweise aufstehen. Wiederkehrende Ergüsse sind ungünstig und das sicherste Zeichen dafür, daß das Gelenk überlastet wurde. Sie schwinden bei entsprechender Schonung. Die Patienten sind darauf hinzuweisen, daß Bewegungen und Arbeiten in Hockstellung die Gefahr eines Rezidivs nach sich ziehen. Beim Wiederaufrichten aus hockender Stellung sollen sie das erkrankte Gelenk dadurch entlasten, daß sie sich mit den Händen abstützen. Sportliche Betätigungen sind für 1 Jahr auszusetzen.

Mit diesen einfachen Methoden gelingt es, eine Chondropathia patellae ohne gröbere Destruktionen der Gelenkfläche zur Heilung zu bringen, sofern die Behandlung früh genug begann. Unzweckmäßige oder keine Behandlung führt zu

Deformierungen der tibialen Kniescheibenfacette und zu Arthrosen des Kniegelenkes (Abb. 246a, b).

Die Ausräumung des Erkrankungsherdes (FRÜND, OBERNIEDERMAYER, PFAB, KÖNIG) bis zur Entfernung der gesamten Gelenkfläche (SCHEUER) haben keine besseren Resultate als die konservative Behandlung.

Als überspitzt ist der Vorschlag einer Totalexstirpation der Kniescheibe zu werten (GREY, FRIBERG, DE MONTMOULIN).

5. Begutachtung

Das Wesen der Erkrankung ist eine kontinuierliche Überlastung des Knorpels, die zur Druckschädigung des Knorpels mit nachfolgender Nekrose und reparativen Vorgängen in den subchondralen Bezirken führt. Dieser Vorgang entsteht in den meisten Fällen spontan, seltener nach einem Unfall.

a) Spontane Entstehung: Inkongruente Femoropatellargelenke (Wiberg II/III und III, Hoch- und Tiefstand der Kniescheibe, Flachpatella, Subluxationen angeborener und erworbener Art sowie Hypoplasien der medialen Oberschenkelrolle) neigen zur Chondropathia patellae. Wenn das Leiden in solchen Kniegelenken ohne Unfall auftritt, so ist es als schicksalsmäßige Erkrankung zu werten. Alltägliche Ereignisse, bei denen die Knorpelnekrose erstmalig in Form von Schmerzen wahrgenommen wird (Vertreten, Auf

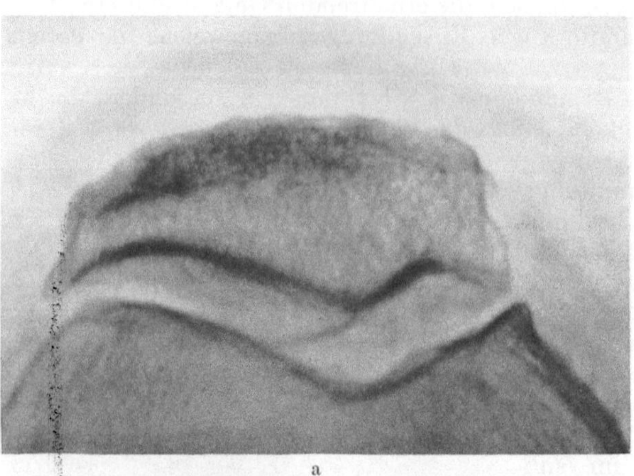

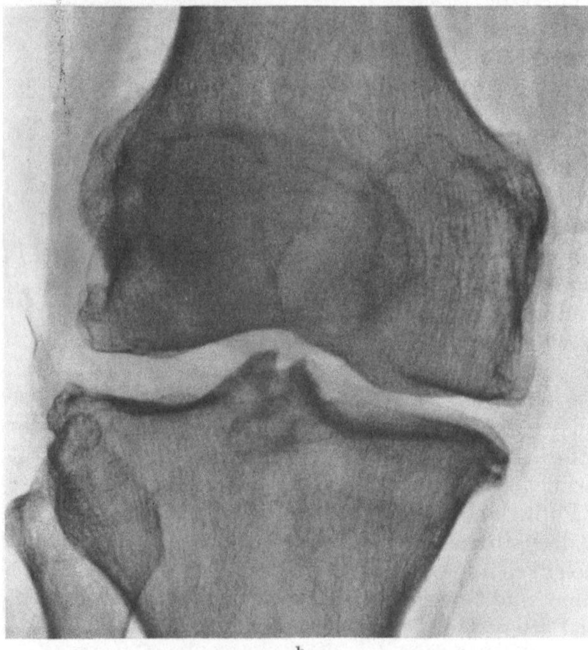

Abb. 246a u. b. Unzweckmäßige Behandlung einer Chondropathia patellae führt vorerst zu Destruktionen der tibialen Kniescheibenfacette, später tritt eine Arthrose des Kniegelenkes auf. Ausziehungen an den Spitzen der Eminentia intercondylica kommen nach Chondropathia patellae öfters vor. (Sammlung der Chirurgischen Klinik, Düsseldorf.)

richten aus der Hocke, Stolpern, Treppensteigen), sind von Unfällen streng zu trennen. Ergüsse oder unbestimmte Kniegelenkbeschwerden in der Anamnese als Zeichen früherer Überlastungen erleichtern die Entscheidung ebenso wie Atrophien von M. vastus tibialis und M. rectus femoris bei Erkrankungsbeginn.

(Die Muskelverschmächtigung tritt schon im Stadium der Überlastung auf, also zu einem Zeitpunkt, in dem Ergüsse erscheinen, Schmerzen aber meist noch fehlen.) Als zahlenmäßiger Anhaltspunkt seien die Ergebnisse der Untersuchungen von FROSCH zitiert. Er stellte bei 160 operierten und nachuntersuchten Fällen dieser Erkrankung fest, daß sie fast ausnahmslos in fehlgebildeten Kniegelenken ohne Unfall entstanden war.

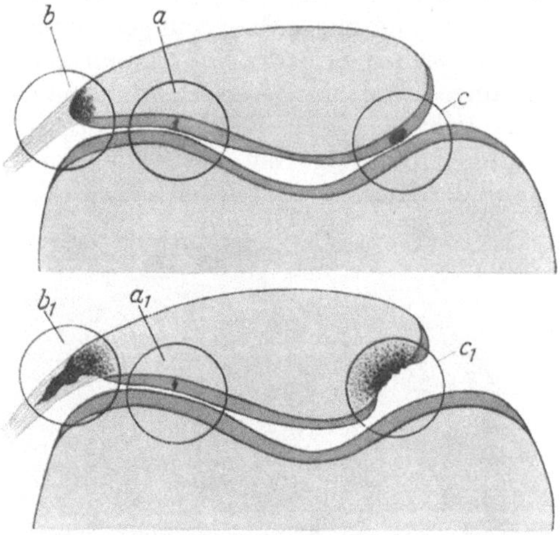

b) Traumatische Entstehung: Nur ausnahmsweise führen traumatische Knorpelläsionen zur Chondropathia patellae. In der überwiegenden Mehrzahl heilen Risse im Knorpel bei entsprechender Ruhigstellung unter Narbenbildung ab. Daß manche Knorpelverletzung auch ohne ausreichende Ruhigstellung vernarben kann, ist eine Erfahrungstatsache. Die Verletzung muß in solchen Fällen an Stellen lokalisiert sein, die nur wenig belastet sind, z. B. in der lateralen Kniescheibenfacette. Werden sie nicht zufällig bei einer Gelenkeröffnung entdeckt, bleiben sie stumm und heilen, ohne jemals röntgenologisch nachweisbar zu werden (Abb. 247a, a_1).

Am Rand der lateralen Facette sind Knorpelverletzungen meist mit Schädigungen des Kapselansatzes kombiniert. Da auch an dieser Stelle die Druckbelastung relativ gering ist, heilt die Knorpelwunde, ohne zur Chondropathia patellae zu führen. Verkalkungen an den Kapselansatzstellen auf späteren Röntgenbildern sprechen für solche Verletzungen (Abb. 247b_1, b und Abb. 248).

In Zonen von Spitzenbelastungen kann es vorkommen, daß Knorpelschädigungen bei fortdauernder Belastung nicht abheilen, sondern eine Chondropathia patellae verursachen. Dabei tritt die Erkrankung nicht unmittelbar nach dem Unfall auf, sondern erst nach einem Intervall, in dem der traumatisierte Knorpelbezirk durch die andauernde hohe Belastung der Nekrose verfällt (Abb. 247c, c_1). Inkongruente Femoropatellargelenke sind wiederum besonders gefährdet. Die Entscheidung, ob die Erkrankung in fehlgeformten Kniegelenken spontan oder nach einem Unfall entstanden ist, bereitet mitunter Schwierigkeiten, da eine Chondropathia patellae in solchen Gelenken bereits ohne Gewalteinwirkung entstehen kann. Es ist zu prüfen, ob das angeschuldigte Ereignis eine Gelegenheitsursache war, oder ob es einem Unfall mit der nötigen Intensität entsprach.

Abb. 247. Das weitere Schicksal von Knorpelverletzungen hängt von ihrer Lokalisation ab. Knorpelschäden der lateralen Facette heilen gewöhnlich symptomlos ab, da die Druckbelastung des Knorpels an dieser Stelle gering ist (a, a_1). Schädigungen am fibularen Rand der fibularen Facette neigen nicht zur Chondropathia patellae, wohl aber zu Verkalkungen im Ansatz des Band- und Kapselapparates (b, b_1). Verletzungen des Knorpels an der tibialen Facette können ohne entsprechende Ruhigstellung zu einer Chondropathia patellae führen, da der verletzte Knorpel weiterhin Spitzenbelastungen ausgesetzt wird. Die Chondropathia patellae folgt erst 3—6 Wochen nach der Verletzung (c, c_1)

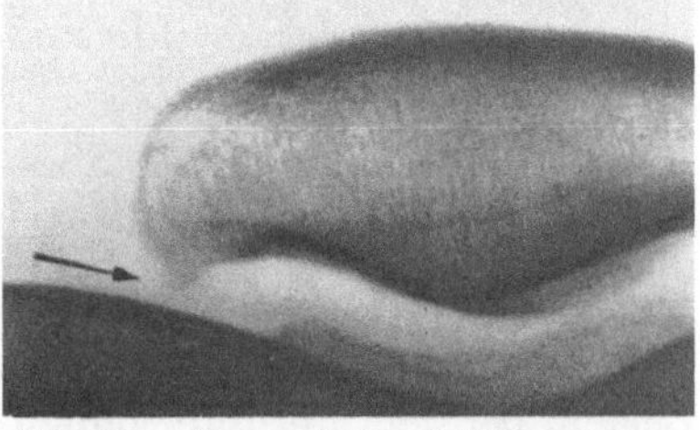

Abb. 248. Traumatische Schädigungen am fibularen Rand der fibularen Facette führen in der Regel nicht zur Chondropathie. Solche Verletzungen sind später an Verkalkungen im Ansatz des Band- und Kapselapparates zu erkennen (vgl. Abb. 247b_1). (Sammlung der Chirurgischen Klinik, Düsseldorf.)

Treppensteigen, Aufrichten aus der Hocke oder das Heraussteigen aus einer Grube können nicht als Unfall gewertet werden, da es alltägliche Bewegungen sind, die von widerstandsfähigen Kniegelenken ohne Schaden ertragen werden. Sprünge aus großer Höhe dagegen, die im Moment der Gefahr gewagt werden, können nicht mehr als alltägliche Bewegungen bezeichnet werden. Tritt einige Wochen nach einem solchen Ereignis eine Chondropathia patellae auf, so ist sie als Folge dieses Sprunges anzusehen, auch dann, wenn die Kniescheibenform dem Typ Wiberg III entspricht.

Als Unfallfolge ist eine Chondropathia patellae auch dann anzuerkennen, wenn der Knochen unter den am stärksten belasteten Knorpelbezirken geschädigt wurde (Abb. 194c). Während der reparativen Vorgänge im Knochen ist die Widerstandsfähigkeit des Knorpels herabgesetzt und er verfällt der Nekrose, wenn die Belastung andauert. Diese Entstehungsursache einer Chondropathia patellae kommt hin und wieder einmal vor.

Als mittelbare Unfallfolge ist eine Chondropathia patellae anzuerkennen, wenn sie nach Verletzungen im Stadium der Entkalkung der am Kniegelenk beteiligten Knochen entstand, da zu diesem Zeitpunkt die Widerstandsfähigkeit des Knorpels verringert ist. Es spielt dabei keine Rolle, ob der Bruch in den Knochen des Kniegelenkes selbst oder in der Umgebung lokalisiert war. Entkalkungen nach posttraumatischen Entzündungen sind gleichermaßen zu beurteilen.

Unhaltbar ist, wie auch BÜRKLE DE LA CAMP betont, der von behördlicher Seite vertretene Standpunkt: „... außerdem können als Folge eines Meniscusschadens Knorpelschäden an der Hinterseite der Kniescheibe (Chondropathia patellae) und Veränderungen an den beiden Oberschenkelknorren in Form einer Osteochondrosis dissecans auftreten. Damit können deformierende Veränderungen, Gelenkkörperbildungen und Ankylosen Spätfolgen eines Meniscusschadens darstellen." Die Chondropathia patellae ist nicht Folge eines Meniscusschadens, sondern ein Leiden, bei dem mitunter ohne Indikation ein Meniscus entfernt wird. Ähnliches gilt für die Osteochondrosis dissecans. Bei einem gemeinsamen Auftreten von Chondropathia patellae und Meniscuszerreißungen sind die Ursachen beider Veränderungen besonders sorgfältig zu trennen.

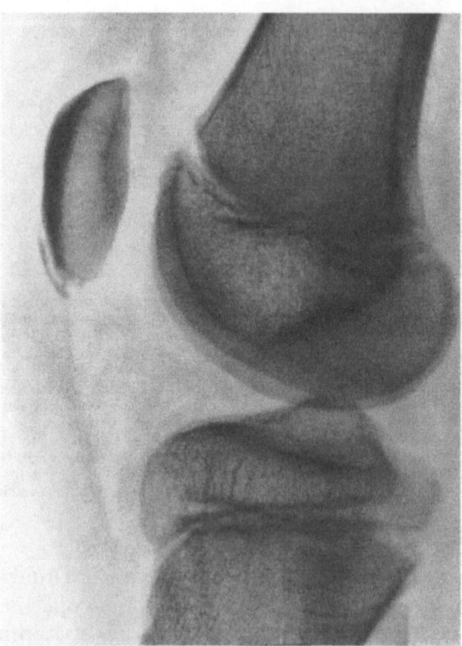

Abb. 249. *Sinding-Larsen-Johanssonsche Erkrankung.* Vorübergehende Ossifikationsstörung an der Patella. Usur der Corticalis am unteren vorderen Rand mit periostaler Knochenplatte (13jähriger Junge). (Sammlung der Chirurgischen Klinik, Düsseldorf.)

II. Osteopathia patellae (Sinding-Larsen-Johanssonsche Erkrankung)

Es handelt sich um eine vorübergehende Ossifikationsstörung an der Patella. Es erscheint eine Usur der Corticalis am unteren vorderen Rand mit einer periostalen Knochenplatte im Bereich der Usur (Abb. 249).

1. Allgemeines

Die Mehrzahl der Autoren steht heute auf dem Standpunkt, daß diese Erkrankung zu den aseptischen Knochennekrosen gehört. Nachdem LARSEN und JOHANSSON sie erstmalig beschrieben hatten, folgten Beobachtungen von KUHR, GÜNTZ, MAU, ROSTOCK u. a.

2. Pathogenese

JOHANSSON glaubt, daß die Krankheit durch Besonderheiten des Zuges der Rectus- oder der Quadricepssehne hervorgerufen wird, möglicherweise sind auch Schwächen des betroffenen Knochenabschnittes der Patella von Bedeutung. MAU vergleicht die Osteopathia patellae mit den bekannten aseptischen Epiphyseonekrosen. HOHMANN bejaht die Ansichten von JOHANSSON und MAU, hebt aber die angeborene Schwäche des Bindegewebes und der Stützorgane besonders hervor. Die widerstandsschwachen Gewebe hielten die in ihnen auftretenden Druck- und Zugbelastungen nicht aus, eine aseptische Nekrose sei die Folge.

Der Vollständigkeit halber seien einige heute nicht mehr diskutierte Ansichten erwähnt. KAPPIS glaubte seinerzeit an eine traumatische Genese, und AXHAUSEN nahm auch bei diesem Geschehen eine blande mykotische Embolie als Ursache an.

3. Klinik

Schmerzen im befallenen Gelenk führen die Jugendlichen zum Arzt. Die Beschwerden sind oft nur auf den Knochenherd begrenzt, in anderen Fällen schmerzt das ganze Kniegelenk. Schon frühzeitig tritt eine schmerzhafte Beugebehinderung auf, die Streckmuskulatur atrophiert. Über dem erkrankten Knochenbezirk besteht eine Druckempfindlichkeit. Schwellungen und Gelenkergüsse sind selten.

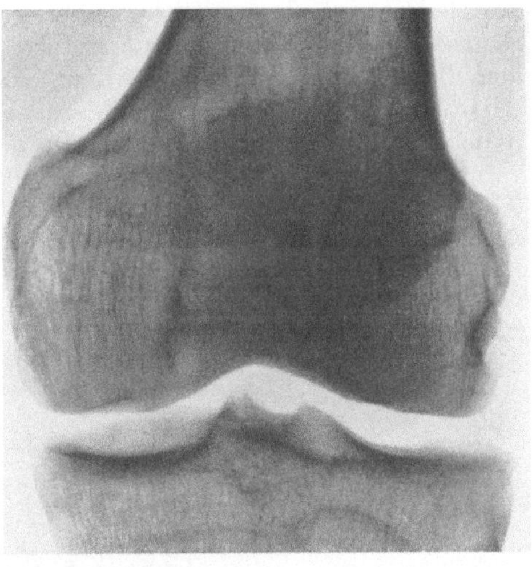

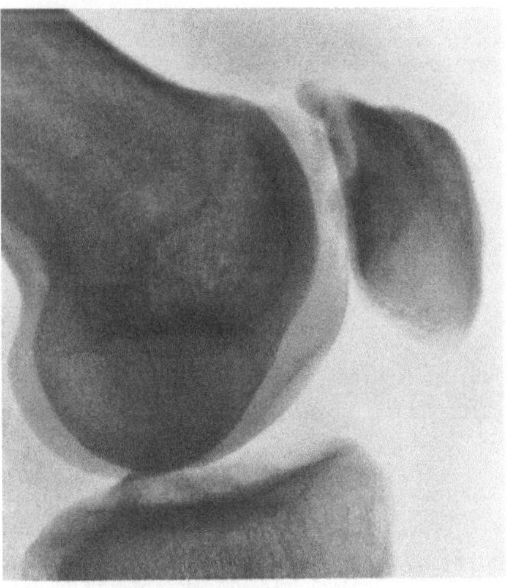

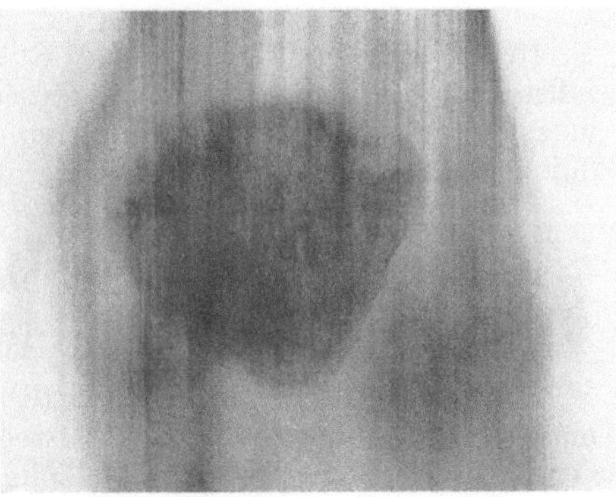

Abb. 250a—c. *Zustand nach Osteopathia patellae* (Sinding-Larsen-Johanssonsche Erkrankung) am oberen Rand der Kniescheibe (23jähriger). (Sammlung der Chirurgischen Klinik, Düsseldorf.)

Bereits auf den seitlichen Übersichtsaufnahmen des Kniegelenkes ist die Knochenveränderung gut zu erkennen (Abb. 249). Die Knochennekrose kann an der Basis oder an der Spitze der Kniescheibe (Abb. 250a—c) lokalisiert sein. Histologische Untersuchungen ausgelöffelten Gewebes ergaben nekrotische Knochenbälkchen mit osteoidem Gewebe in der Umgebung.

Kombinationen dieses Leidens mit einer Schlatterschen Erkrankung beschrieb GÜNTZ (Abb. 251, Eigenbeobachtung) und mit einer Perthesschen Erkrankung BLENCKE.

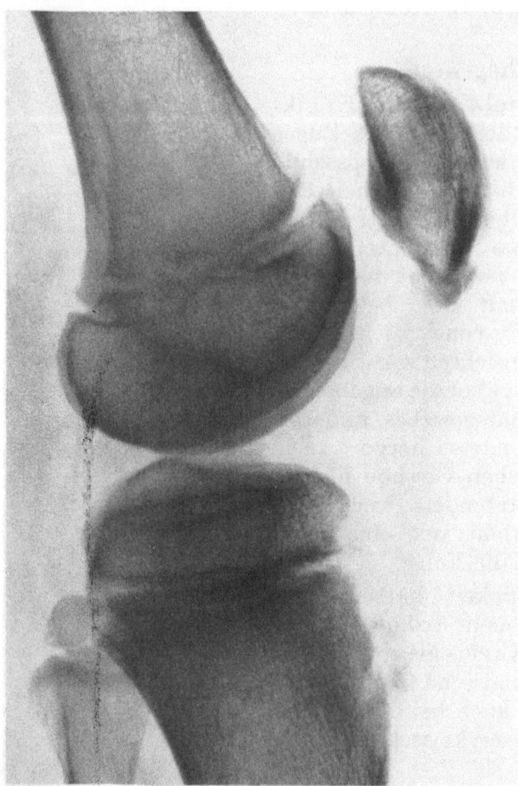

Abb. 251. *Sinding-Larsen-Johanssonsche Erkrankung* kombiniert mit Schlatterscher Erkrankung bei einem 13jährigen. (Sammlung der Chirurgischen Klinik, Düsseldorf.)

4. Therapie

In den meisten Fällen genügt Ruhigstellung für 6—8 Wochen in einer Gipshülse, um die Beschwerden zu beseitigen. Falls diese konservative Therapie versagt, wird der Krankheitsherd von ventral her eröffnet und ausgelöffelt. Die dorsale Höhlenwand soll nicht perforiert werden. Die Prognose des Leidens ist gut.

III. Osteochondrosis dissecans

1. Allgemeines

FRANZ KÖNIG beschrieb 1888 dieses selbständige Krankheitsbild folgendermaßen: „Es gibt eine spontane Osteochondritis dissecans, welche ohne sonstige nennenswerte Schädigung des Gelenkes beliebige Stücke der Gelenkoberfläche zur Lösung bringt. Ein großer Teil der bis jetzt als traumatisch aufgefaßten Fälle von

freien Gelenkkörpern muß als auf diesem Weg entstanden gedacht werden. Die
Ätiologie des gedachten pathologisch-anatomischen Prozesses ist vorläufig noch
unbekannt."

Dieses Geschehen wird heute als Osteochondrosis dissecans bezeichnet und von
den meisten Autoren zu den aseptischen Epiphysennekrosen gezählt. Die Genese
ist trotz zahlreicher klinischer, histopathologischer und experimenteller Untersuchungen bis heute nicht ganz geklärt. Da das Leiden schleichend beginnt,
kommen die Patienten erst in fortgeschrittenen Stadien zur Behandlung. Deshalb
fehlen histologische Untersuchungen der Frühstadien. Schinz, Hellström und
Howald glaubten, daß das Kniegelenk am häufigsten befallen ist, neuere Zusammenstellungen aber zeigen, daß das Ellbogengelenk an erster Stelle steht
(Löhr, Nielsen, Platzgummer). Das Leiden ist oft doppelseitig. So fanden
Nielsen in 26%, Markelow und Well in 20%, Platzgummer in 17% und
Hellström in 8% ein beidseitiges Auftreten. Das männliche Geschlecht ist eindeutig häufiger befallen, eine Seitenbevorzugung fehlt. Der Eindruck, daß die
Erkrankung nur im tibialen Condylus vorkomme (Friedl), wird durch die Zusammenstellung Platzgummers widerlegt. Auch in der fibularen Rolle sind
Lösungen möglich. In der tibialen Rolle sitzt der Herd im vorderen Drittel nahe
dem Rand der Fossa intercondylica, seltener in der Mitte. In der fibularen Oberschenkelrolle ist der Prozeß verschieden lokalisiert.

Während sich die Veränderungen am tibialen Condylus bei normaler Röntgenuntersuchung in zwei Ebenen gut darstellen, kann der Herd bei fibularer Lokalisation oft nur durch Aufnahmen nach Frick aufgezeigt werden.

Das Leiden befällt hauptsächlich Jugendliche zwischen dem 15. und 18. Lebensjahr. Bei 45% der Patienten wird die Krankheit vor dem 20. Lebensjahr
erkannt, bei einem Drittel im 3. Lebensjahrzehnt und bei den restlichen erst
später. Die Osteochondrosis dissecans im Ellbogengelenk scheint bei Schwer-
arbeitern gehäuft aufzutreten, im Kniegelenk ist eine Abhängigkeit vom Beruf
nicht zu erkennen. Dittrichs Beobachtung, daß die Erkrankung gerne in einem
Genu valgum auftritt, konnte von anderen Autoren nicht bestätigt werden (Hellström, Platzgummer). Auch Rachitis, Nervenstörungen und sonstige Erkrankungen scheiden als Ursache aus.

2. Ätiologie

Die im Schrifttum niedergelegten Ansichten über Entstehung des Leidens
lassen sich bei grober Einteilung in drei Gruppen auflösen. Die erste stellt das
Trauma als einmalige Gewalteinwirkung, als Dauertrauma oder als Überlastungstrauma bei Berücksichtigung von Gelenkbau und Gelenkmechanik in den Vordergrund ihrer Überlegungen. Durchblutungsstörungen verschiedener Ursache
glauben die Autoren der zweiten Gruppe als Grund der Erkrankung annehmen zu
müssen. Die dritte Gruppe betont endogene Gegebenheiten. Im folgenden sollen
die einzelnen Ansichten kurz skizziert werden.

a) Einmaliges Trauma, Überlastungstrauma und Dauertrauma. F. König
glaubte, daß die Lösung spontan erfolgt. Barth trat dieser Ansicht nach kasui-
stischen und experimentellen Arbeiten entgegen, er sah in der *akuten Gewalteinwirkung* den Grund der Erkrankung. Dieser Meinung schloß sich Kappis an.
Er hielt das Trauma für die wesentliche Ursache, aber die Beschaffenheit des
Traumas bleibe oft ein Rätsel. Hauptrolle in diesen Gedankengängen spielen
Aus- und Absprengungen, Kompressionsbrüche, Impressionsbrüche und traumatisch bedingte örtliche Gewebsschädigungen. Immer wurde eine Fraktur als
primäres Ereignis herausgestellt. Der Knorpelschaden könne vorerst fehlen.

Während der weiteren Belastung träten im subchondralen Knochengewebe Ernährungsstörungen auf, die dann sekundär zur Nekrose führten. Diese Theorien befriedigten nicht ganz, da es immer wieder Fälle gab bei denen jegliches Trauma in der Vorgeschichte fehlte. Auch unter kritischer Würdigung der Problematik jeder Anamnese, die einerseits vom Patienten, andererseits vom Arzt geformt wird, ist die „Anamnese ohne Trauma" so häufig, daß daran nicht vorbeizusehen ist. BARTH als Verfechter der traumatischen Genese versuchte diese Unstimmigkeiten durch die Annahme zu überbrücken, daß ein Teil der Patienten das länger zurückliegende Trauma vergessen hätte. Gegen diesen Erklärungsversuch sprechen jedoch Erfahrungen aus der Gutachtertätigkeit im Rahmen der Gesetzlichen Unfallversicherung. BARTHs Ansicht, ein Trauma könnte vergessen werden, ist weiterhin entgegenzuhalten, daß auch kleine Absprengungen im Gelenk nicht symptomlos bleiben, sondern in der Folgezeit erhebliche subjektive Beschwerden auslösen.

PLATZGUMMERs Zusammenstellung zeigt die geringe Bedeutung grober einmaliger Gewalteinwirkungen:

Von 100 Patienten konnten 74 einen Unfall nicht angeben, 22mal wurde ein belangloses Trauma beschrieben und nur 4 Patienten hatten in der Vorgeschichte erhebliche Gewalteinwirkungen. Funktionelle Störungen nach dem Unfall traten nur bei diesen 4 Verletzten auf. Ob das einmalige starke Trauma ein gesundes oder bereits krankes Gelenk traf, konnte nicht sichergestellt werden, da die Untersuchungen erst Jahre später durchgeführt wurden. Die meisten Fälle von Osteochondrosis dissecans treten ohne Unfall auf. Daß es auch Fälle gibt, die durch einen Unfall entstehen, steht außer Zweifel.

Eine *Überbeanspruchung*, aber nicht der Umstand, daß in einer Anzahl von Fällen ein unbedeutendes Trauma vorausgeht, ist für BURCKHARDT der Kern der traumatischen Genese. Andere Autoren dagegen nehmen an, daß wiederholte Mikrotraumen im Sinne von LANG sich summieren und schließlich den Effekt eines einmaligen starken Traumas ergeben.

Über den Begriff des Dauertraumas führte WANKE die Einflüsse der Gelenkmechanik ins Feld. Durch Eigenheiten des anatomischen Aufbaues kommt es bei Bewegungen zu Überlastungen ganz bestimmter Gelenkabschnitte, die um so größer werden, je weiter sich die Form von der normalen Architektonik entfernt. Der Knochen ist dieser Überlastung nicht gewachsen und stirbt ab. In den Fragenkomplex des Dauertraumas gehören auch Erörterungen über Ermüdungsbrüche, welche FROMME im Sinne der Looserschen Umbauzonen wertet. BAETZNER bezeichnet andauernde mechanische Überbeanspruchungen organischen Materials, die zur Schädigung führen, als Pathologie der Funktion. HAUCK sieht in aseptischen Nekrosen Umbauzonen durch Überlastungen der Gelenkfläche. KARCHER pflichtet dem bei, fügt aber hinzu, daß der Überlastungsschaden zum Teil einer Minderung der Knochenelastizität infolge konstitutioneller oder krankhafter Zustände zuzuschreiben sei. SCHINZ unterstreicht mit dem Ausdruck „Dauerbruch" das primär mechanische Moment, dem erst sekundär die Nekrose als Ergebnis der frakturbedingten Zirkulationsstörung folgt.

b) Die primäre Kreislaufunterbrechung. Der von AXHAUSEN propagierte embolische Gefäßverschluß konnte nie beobachtet werden. Seine „blande mykotische Embolie" wird heute allgemein abgelehnt. Erwähnenswert in diesem Zusammenhang sind Teilnekrosen der Epiphyse bei der Caisson-Krankheit, die mitunter der Osteochondrosis dissecans ähnliche Zustände darstellen. *Diese* Teilnekrosen entstehen nach Embolien durch Stickstoff.

LANG interpretiert die Durchblutungsstörung als Folge stark gesteigerter funktioneller Beanspruchung der Epiphysen mit Drosselung der Kapselgefäße.

Die Kapselgefäße aber sind für die Epiphysenversorgung vor dem Schluß der Epiphysenfugen wichtig, weil andere Gefäßverbindungen nicht existieren. Erst nach Schluß der Epiphysenfugen wird die Epiphyse von der Diaphyse her ernährt. Der Schluß der Epiphysenfugen setzt beim männlichen Geschlecht später ein und dauert länger als beim weiblichen. In der Zeit, in welcher die Ernährung der Epiphyse nur über die Kapselgefäße sichergestellt ist, können wiederholte kleinere Traumen ebenso wie verstärkte Muskelkontraktionen auf dem Umweg einer Bänder- und Kapselzerrung Durchblutungsstörungen und damit Ernährungsstörungen hervorrufen. LANG führt weiter aus, daß bei dieser Betrachtungsweise auch die Rolle eines einmaligen, schweren Traumas gebührend gewürdigt werden kann, weil es imstande ist, für die Ernährung der Epiphyse wichtige Gefäße zu schädigen.

Auch LÖHR sieht den Grund der Ernährungsstörung in ischämischen Zuständen der Epiphyse. SCHÄFER und LEHMANN erklären die Mangeldurchblutung in Anlehnung an die Rickersche Relationspathologie durch örtliche und zentrale Gefäßreflexe, die in der empfindlichen terminalen Strombahn zu Kreislaufstörungen führen.

KONJETZNY, HOLST und CHANDRIKOFF brachten die Nekrose in der Epiphyse mit der Endangitis obliterans in Zusammenhang.

Bei den bisherigen Ansichten stand die Mangeldurchblutung im Mittelpunkt. Doch es gibt auch gegenteilige Meinungen. So glaubt BENTZON, daß der Nekrose eine Hyperämie vorausgehe, die durch eine Vasomotorenlähmung infolge leichter Gefäßschädigungen bedingt sei.

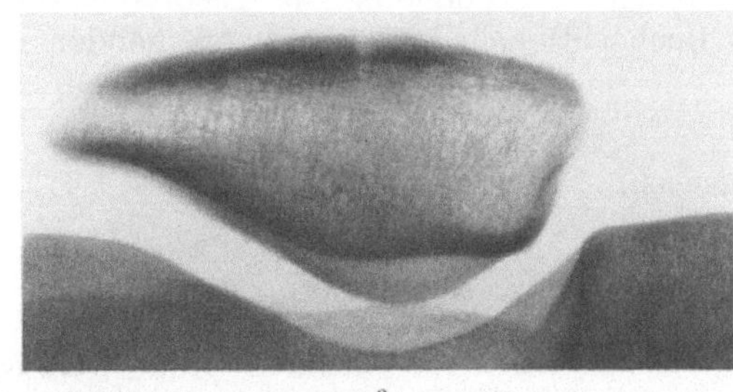
a

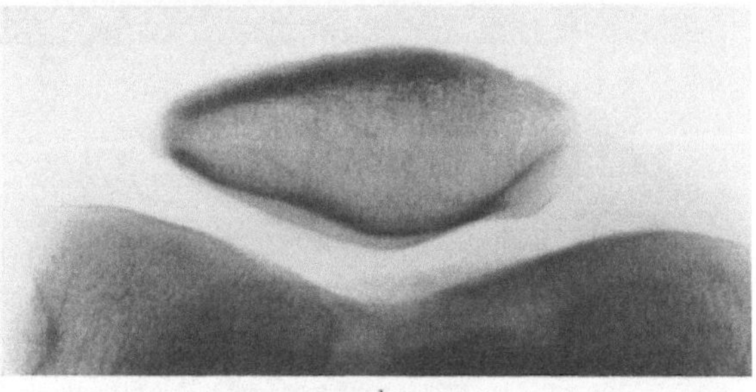
b

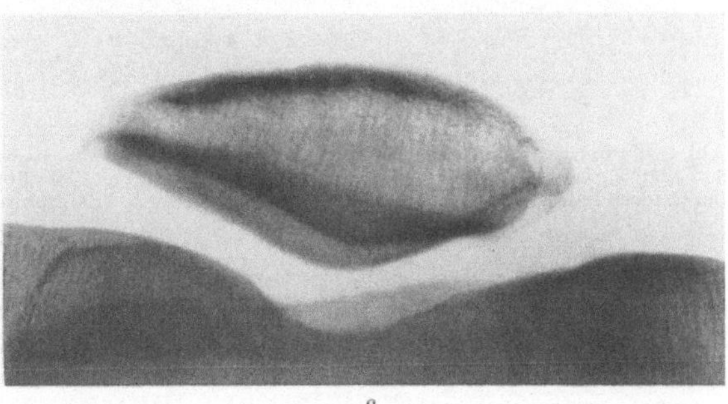
c

Abb. 252a—c. Drei Kniescheiben von Kniegelenken mit *Osteochondrosis dissecans*. An der tibialen Facette sind knorrenartige Bildungen. Die Kniescheibenform wurde als Typ IV bezeichnet. (Sammlung der Chirurgischen Klinik, Düsseldorf.)

c) **Endogene Faktoren.** SCHNEIDER nahm an, daß Avitaminosen und Rachitis für die Entstehung der Osteochondrosis dissecans verantwortlich seien, andere Autoren sehen in endokrinen Besonderheiten mancher Fälle die letzte Ursache.

Die Osteochondrosis dissecans als Teil des großen Bereiches der Epiphysennekrosen aufzufassen, schlug LIECK vor. Dabei sei eine Störung der inneren Sekretion Wegbereiter für die Epiphysenerweichung, die in Verbindung mit statischen und mechanischen Momenten schließlich zu dem Bild der Osteochondrosis dissecans führe.

LANGE, LEHMANN, HÄUPTLI stellen konstitutionelle Momente in den Vordergrund ihrer Betrachtungen und meinen damit Gelenkbeschaffenheit, angeborene Epiphysenschwäche und Störungen des Knochensystems.

Weniger begründet ist die Theorie RIBBINGs, der seine Erklärungsversuche auf Beobachtungen bei vier entsprechenden Fällen aufbaut: Er führt die Osteochondrosis dissecans auf solitäre Knochenkerne zurück, die sich beim Wachstum des Knochens angeblich zur Gelenkfläche hin entwickeln sollen. Dieser Vorgang würde ein Wachstum des Knochenkernes gegen die Gelenkfläche hin voraussetzen. Untersuchungen mit phosphormarkierten Wachstumslinien zeigten dagegen, daß sich Epiphysen in proximo-distaler Richtung durch Knorpelwachstum an der Gelenkseite vergrößern. Dadurch würden Knochenkerne unter dem an der gelenkwärts gelegenen Seite sich entwickelnden Knorpel in der Tiefe versinken.

Auch eine geographisch bedingte Häufung wurde mit Vorbehalt erwähnt (PLATZGUMMER, HELLSTRÖM, BÖHLER).

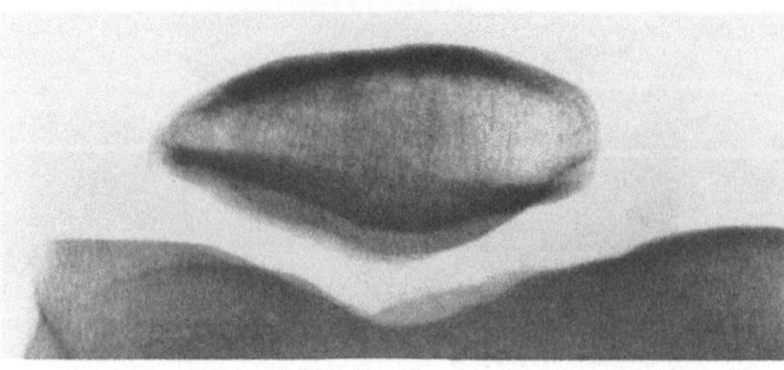

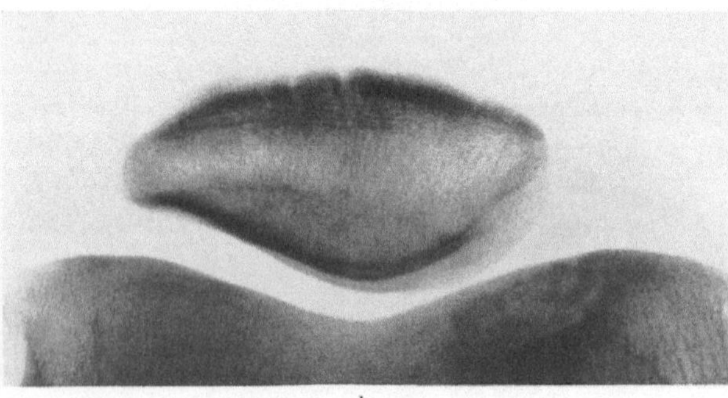

Abb. 253a u. b.   *Seltene Kniescheibenformen bei Osteochondrosis dissecans.*
a: Entspricht einem Typ I mit überhöhtem Innenrand. b: Der Typ III bei Osteochondrosis dissecans war ein einmaliger Befund. (Sammlung der Chirurgischen Klinik, Düsseldorf.)

d) Besonderheiten des Femoropatellargelenkes. Eigene Untersuchungen über das Femoropatellargelenk ergaben bei allen Fällen von Osteochondrosis dissecans ganz bestimmte Kniescheibenformen. Meist handelte es sich um Kniescheiben mit knorrenartigen Bildungen an der medialen Facette, die als Typ IV bezeichnet wurden (Abb. 252a—c). Daneben wurde der Typ I (Abb. 253a) mit überhöhtem Innenrand, ja sogar der Typ II und III (Abb. 253b) festgestellt. Allen Beobachtungen war gemeinsam, daß bei starken Beugestellungen Knorren oder Kanten der medialen Kniescheibenfacette auf umschriebene Bezirke einer Oberschenkelrolle drückten. Diese Verhältnisse waren bei Gelenkeröffnungen zur Entfernung von freien Körpern regelmäßig zu demonstrieren. Die knorrenartigen Bildungen der Kniescheibe berührten bei geringen Beugestellungen die Oberschenkelrollen nicht, bei Gelenkstellungen zwischen 70 und 50⁰ (= Beugung im Kniegelenk um 110—130⁰) dagegen drückten die Knorren genau in das Mausbett (Abb. 254a, b, 255a—d), welches meist an der Vorder- oder an der Innenseite der tibialen Oberschenkelrolle, am Übergang vom mittleren zum rückwärtigen Drittel, lokalisiert war. Seltener ist die Lokalisation an der Innenseite der fibularen Oberschenkelrolle im rückwärtigen Drittel.

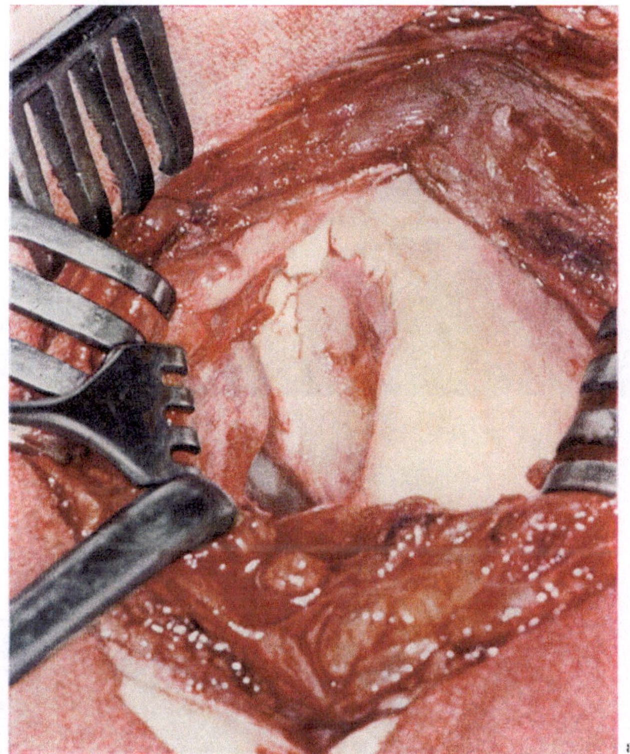

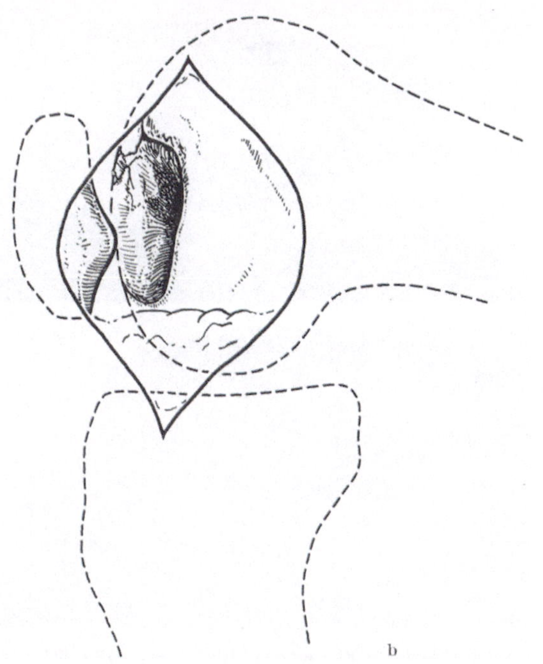

Abb. 254a u. b. Bei Gelenkstellungen zwischen 50 und 70° (Beugung um 110—130°) drücken die tibialen Kanten besonders geformter Kniescheiben gegen die Demarkation, in diesem Fall gegen das Mausbett (45jähriger Patient). (Operationsphoto zu Abb. 258a—d.)

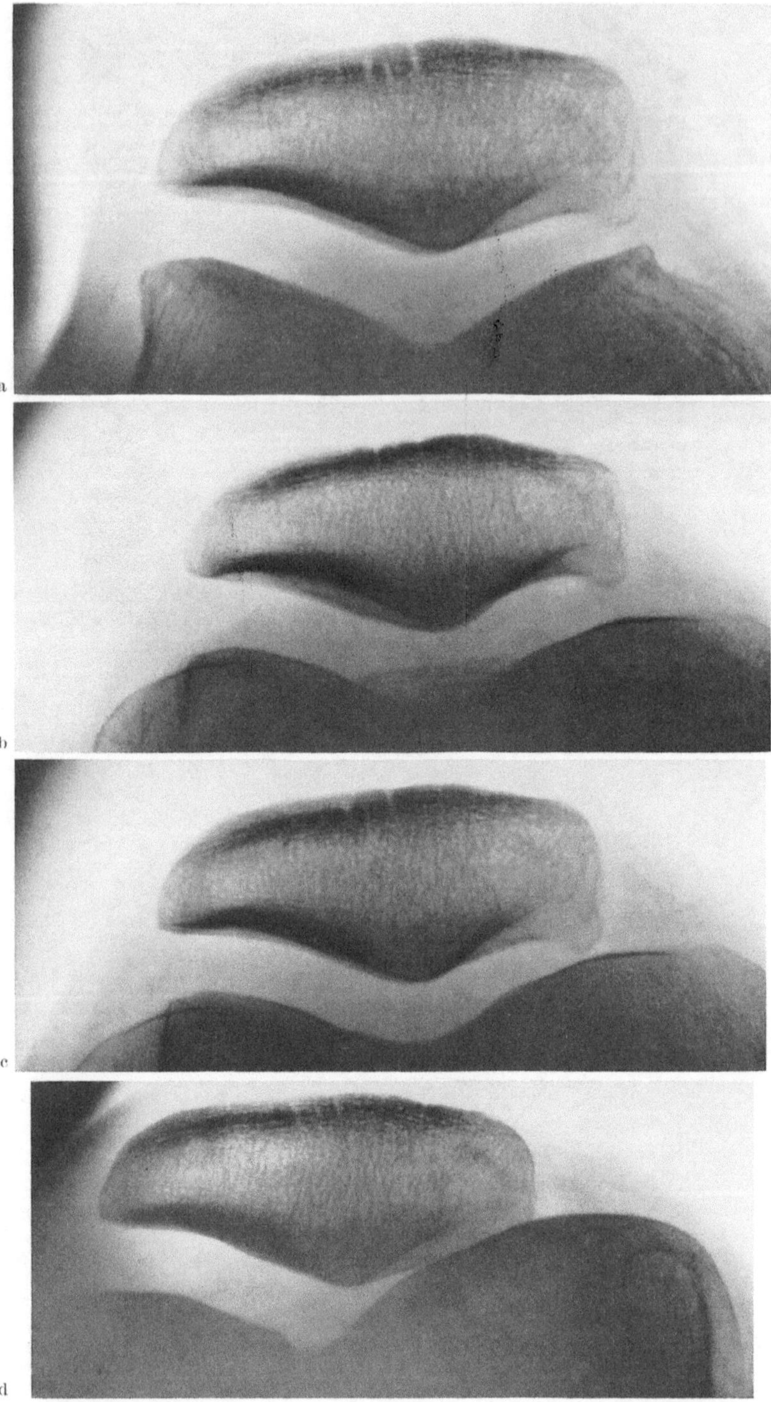

Abb. 255a—d. *Osteochondrosis dissecans* bei einer Kniescheibe vom Typ I mit einem Knorren an der tibialen Kante. Dieser Knorren berührt bei geringen und mittleren Beugestellungen die tibiale Oberschenkelrolle nicht. (Beugung bei a 65°, bei b 90°, bei c 115°.) Bei starker Beugung d 130° drückt der Knorren der tibialen Kante genau in die Demarkation. (Sammlung der Chirurgischen Klinik, Düsseldorf.)

Wichtig war weiterhin die Beobachtung, daß nicht jede Patella vom Typ IV mit einer Osteochondrosis dissecans gekoppelt war.

Für die Entstehung einer Osteochondrosis dissecans geben diese Beobachtungen folgende Hinweise:

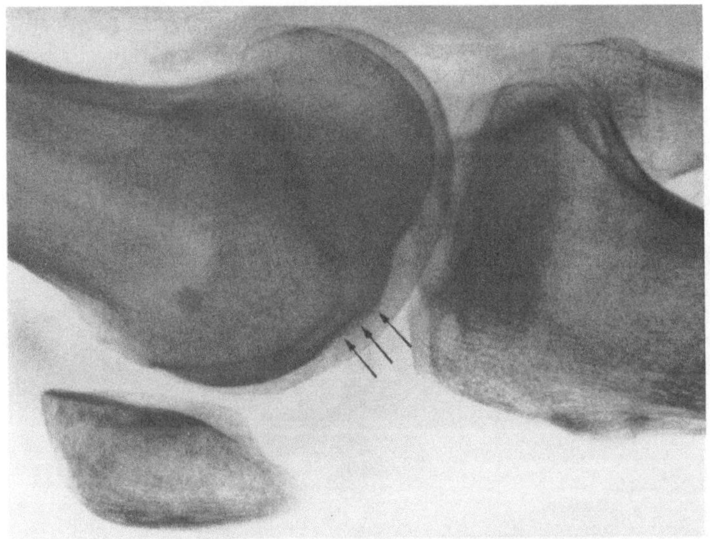
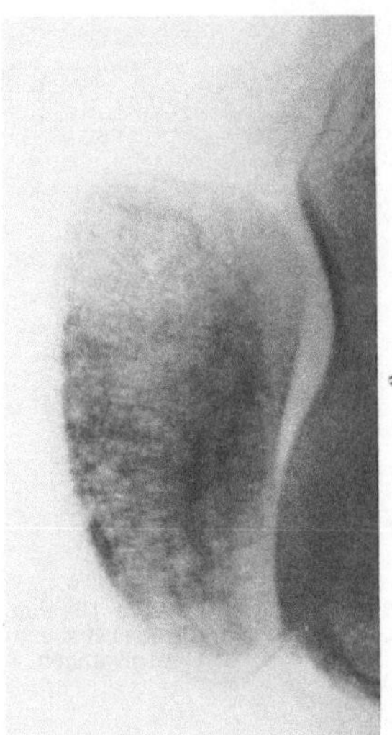
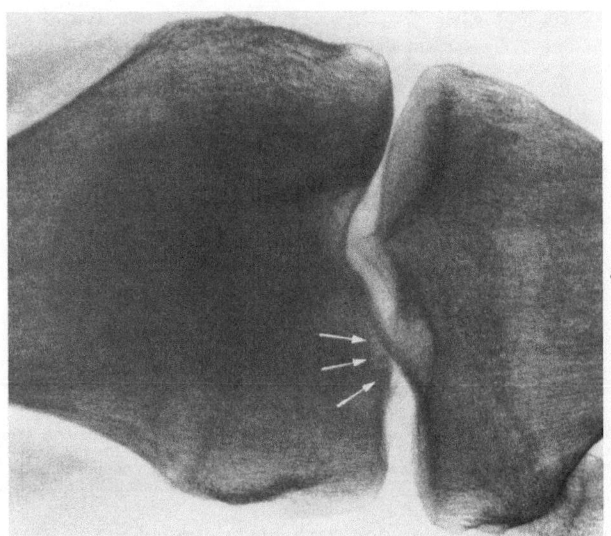

Abb. 256 a—c. 4 Monate nach einem erheblichen, einmaligen, unfallmäßigen Trauma mit Hämarthros, Fettbeimengungen im Punktat und Bänderschädigung kommt es trotz zehnwöchiger Ruhigstellung in einem Gipstutor zu einer Demarkation in der *fibularen* Rolle. Ein scheibenförmiger Körper wurde später entfernt (17jähriger). (Sammlung der Chirurgischen Klinik, Düsseldorf.)

Die Osteochondrosis dissecans ist eine Erkrankung des Femoropatellargelenkes. Besondere Kniescheibenformen (Typ IV, Typ I mit erhöhtem Innenrand, in seltenen Fällen aber auch der Typ II und Typ III) überlasten bei Gelenkstellungen zwischen 70 und 50⁰ (Beugung im Kniegelenk um 110—130⁰) eng umschriebene Bezirke der Oberschenkelrollen. Bei guter Blutversorgung der Epiphyse, vor und nach dem Schluß der Epiphysenfuge, wird die Überlastung von der Spongiosa der Oberschenkelrollen ertragen. In Phasen, in denen die Blutversorgung der Epiphyse kritisch ist, nämlich in manchen Fällen während des Epiphysenfugenschlusses,

wenn die Blutversorgung von Kapselgefäßen auf Gefäße der Diaphyse um-
geschaltet wird, führt die Überlastung zum Untergang umschriebener Spongiosabezirke. Größe der Überlastung und Regenerationsfähigkeit der Epiphysen-
spongiosa entscheiden über Ausdehnung und Verlauf der Osteochondrosis
dissecans.

Neben dieser typischen Entstehungsweise gibt es auch *vereinzelte* Fälle von
Osteochondrosis dissecans, die durch ein Trauma verursacht werden (PLATZ-
GUMMER, eigene Beobachtung). Dieser selbst beobachtete Fall sei kurz mitgeteilt:

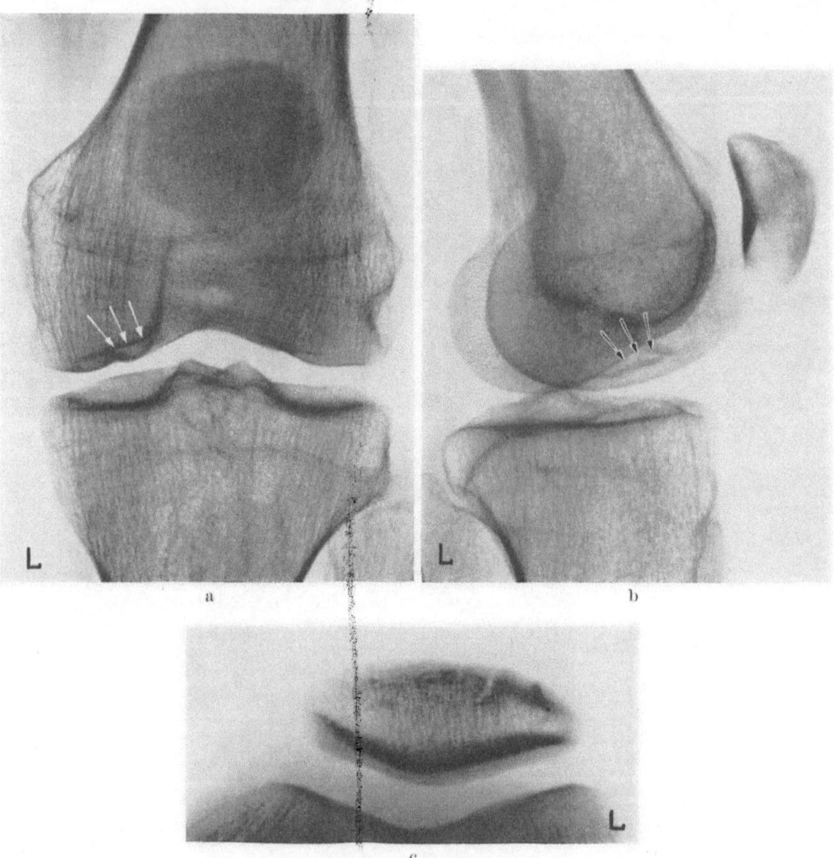

Abb. 257a—f. *Osteochondrosis dissecans* beiderseits bei Kniescheiben vom Typ I/II mit überhöhten tibialen
Kanten (53jähriger). a—c. Im linken Kniegelenk kam der Prozeß frühzeitig zum Stillstand. Die Abstoßung
eines freien Körpers fand nicht statt, die betroffenen Knochenbezirke heilten unter lokalen Sklerosierungen.
(Sammlung der Chirurgischen Klinik, Düsseldorf.)

Vier Monate vor der Arthrotomie zur Entfernung eines freien Gelenkkörpers
hatte der 17jährige Patient einen Unfall beim Fußballspielen mit nachfolgendem
Hämarthros. Punktion: 80 cm³ Blut mit Fettbeimengung. Auf den ersten Röntgenaufnahmen waren Zeichen einer Osteochondrosis dissecans nicht zu sehen. Es
bestand der Verdacht auf einen kleinen Randabbruch an der Patella. Wegen eines
Bandschadens folgte eine 12wöchige Ruhigstellung in einem Gipsverband.
4 Wochen nach der Gipsabnahme war eine Demarkation röntgenologisch zu sehen
(Abb. 256). Bei der nachfolgenden Operation zur Entfernung des freien Körpers
war dieser, im Gegensatz zu den meisten mitgeteilten Fällen, aus der fibularen
Rolle demarkiert. Die Kniescheibe vom Typ III berührte die Demarkation bei

einer Beugestellung von 90⁰. Der demarkierte, scheibenförmige Knochenanteil war mit seinem Bett noch durch feine Gewebsbrücken verbunden.

3. Klinik

Das Leiden beginnt subchondral. Umschriebene Spongiosabezirke demarkieren sich als Folge nekrobiotischer Prozesse. Schnelligkeit des Krankheits-

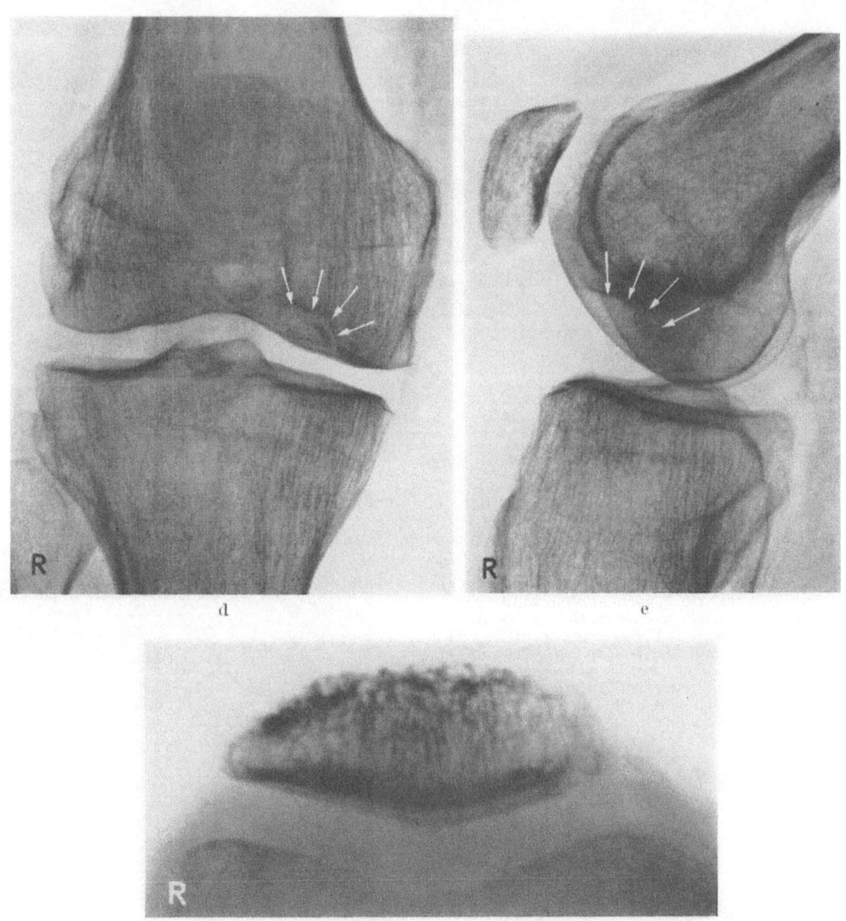

Abb. 257 d—f. Im rechten Kniegelenk ging der Prozeß weiter. Es bildeten sich Demarkationen. Diese waren zum Zeitpunkt der Untersuchung noch im Mausbett

ablaufes und Ausdehnung des Herdes schwanken. Wenn das Leiden frühzeitig zum Stillstand kommt, kann der erkrankte Knochen nach und nach durch normale Spongiosa ersetzt werden, so daß schließlich nur Sklerosierungen wechselnder Größe als Zeichen von Knochennarben sichtbar bleiben (Abb. 257 a, b, c). In anderen Fällen geht die Demarkation weiter. Der bedeckende Knorpel, vorerst unverändert, wird später von feinen Rissen durchzogen. Die Form des demarkierten Anteiles ist linsen- oder kegelförmig, die Basis des Kegels liegt gelenkwärts. Ein schmaler Bindegewebssaum trennt normale und demarkierte Spongiosa (Abb. 257 d—f). Die endgültige Lösung erfolgt entweder während einer belanglosen Bewegung oder durch Traumen unterschiedlicher Intensität. Die frische

Gelenkmaus ist nur auf der Seite, die früher einem Teil der Gelenkfläche entsprach, von Knorpel bedeckt. In der Folgezeit überwächst der von Gelenkflüssigkeit ernährte Knorpel die unbedeckten Knochenstellen und hüllt sie ein.

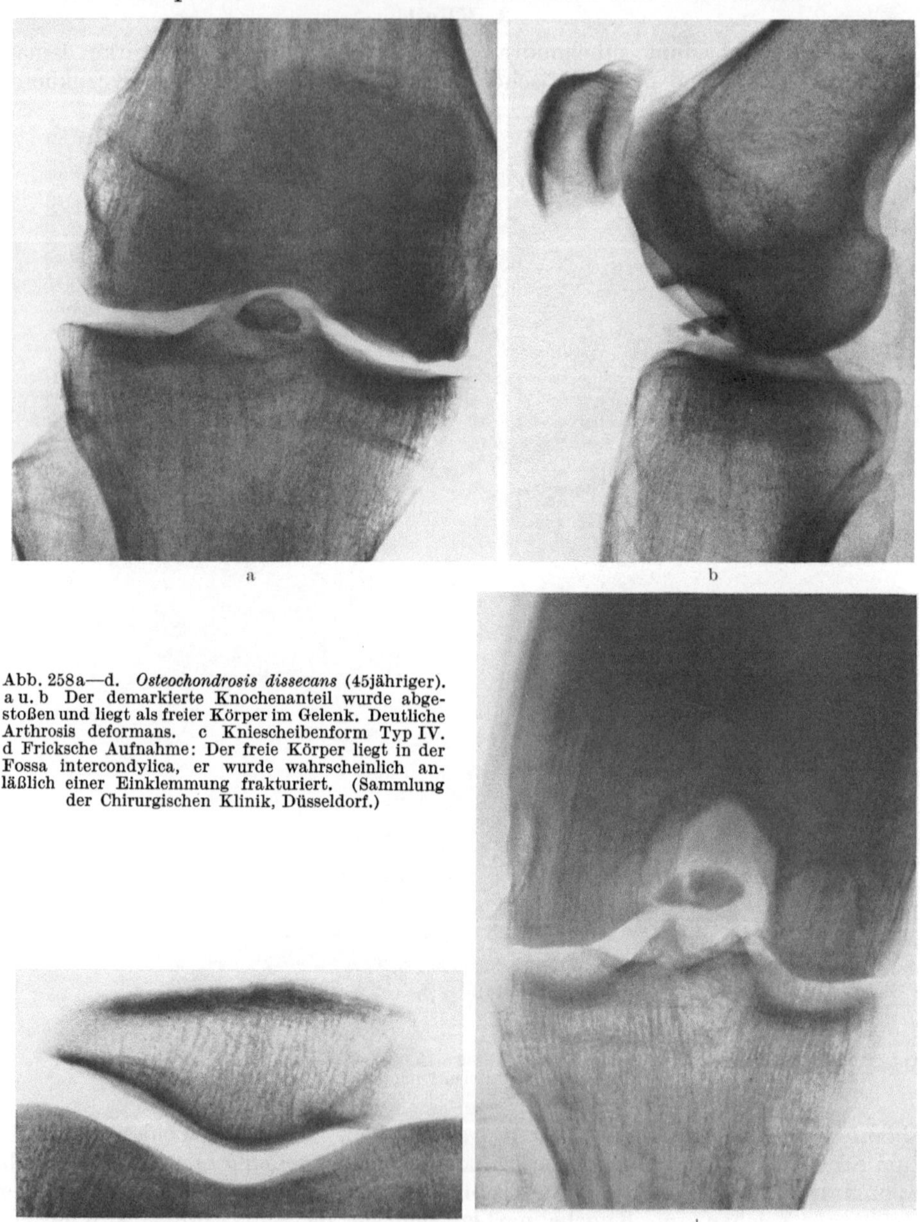

Abb. 258a—d. *Osteochondrosis dissecans* (45jähriger). a u. b Der demarkierte Knochenanteil wurde abgestoßen und liegt als freier Körper im Gelenk. Deutliche Arthrosis deformans. c Kniescheibenform Typ IV. d Fricksche Aufnahme: Der freie Körper liegt in der Fossa intercondylica, er wurde wahrscheinlich anläßlich einer Einklemmung frakturiert. (Sammlung der Chirurgischen Klinik, Düsseldorf.)

Auch das Mausbett bleibt nicht unverändert. Allmählich wird der Defekt von Faserknorpel überzogen und mehr oder weniger aufgefüllt. Nach einiger Zeit stimmen Maus und Mausbett formmäßig nicht mehr überein.

Das Leiden wird oft zufällig entdeckt, ohne daß der Betroffene vorher Schmerzen verspürte. Andere Patienten geben uncharakteristische Beschwerden an:

Leichtes Ziehen nach Belastungen und bei Witterungsumschlägen, Schmerzen bei endgradigen Bewegungen oder in Ruhe, Mattigkeit des betroffenen Beines u. a. m.

Starke Schmerzen und Reizzustände des Gelenkes (Kapselschwellung, seröser Erguß und Reibegeräusche bei Bewegungen) sind selten.

Zum Zeitpunkt der Mauslösung und später nach Mauseinklemmungen können im serösen Erguß Blutbeimengungen sein. Einklemmungserscheinungen treten erst nach der Lösung auf. Daß sich demarkierte Anteile unmittelbar nach ihrer Lösung verklemmen, kommt nur ausnahmsweise vor. Bei einer Einklemmung kann der freie Gelenkkörper brechen (Abb. 258a—d).

Knorpelschäden durch wiederholte Einklemmungen, Formänderungen der knöchernen Gelenkkörper und rezidivierende Ergüsse durch die gelösten Anteile führen schließlich zu verschieden starken Arthrosen (Abb. 258a, b).

4. Diagnose

Wegen uncharakteristischer Beschwerden und wegen des am Anfang negativen Röntgenbefundes ist die Diagnose erst im fortgeschrittenen Stadium zu stellen. Kniescheiben mit knorrenartigen Bildungen an der tibialen Facette (in seltenen Fällen auch besonders geformte Kniescheiben anderer Typen) sollten bei Jugendlichen zwischen 14 und 20 Jahren trotz negativer Röntgenbefunde bei unklaren Beschwerden im Gelenk den Verdacht nahelegen, daß es sich um eine beginnende Osteochondrosis dissecans handeln kann, wenn andere Erkrankungen auszuschließen sind. Zur Klärung der Verhältnisse im Femoropatellargelenk sind axiale Kniescheibenaufnahmen, bei geringer und bei starker Beugung des Kniegelenkes, anzufertigen. Sie zeigen am besten, ob umschriebene Überlastungen durch besonders geformte Kniescheiben anzunehmen sind. Die ersten röntgenologisch verwertbaren Zeichen sind umschriebene Entkalkungen mit unscharfer Bälkchenzeichnung. Gegen normales Knochengewebe sind solche Herde vorerst nur unscharf abgesetzt, später ist die Demarkation von einem hellen Saum umgeben. Die gesunde Spongiosa ist gegen die Demarkation hin mäßig sklerosiert. Nach Lösung sind freie Gelenkkörper leicht zu erkennen, und auch das Mausbett läßt sich in den meisten Fällen einwandfrei bestimmen. In Zweifelsfällen helfen Fricksche Aufnahmen und Schichtuntersuchungen weiter.

5. Therapie

Sie richtet sich nach dem Stadium der Erkrankung. Die Demarkation entsteht bei typischen Fällen, soweit wir heute wissen, in überlasteten Bezirken einer durchblutungsgestörten Spongiosa. Der Wiederaufbau einer beginnenden Demarkation durch gesunde Spongiosa ist nur in den ersten Anfängen der Erkrankung möglich. Gipstutor und Bettruhe sind die zweckmäßigsten Maßnahmen. Röntgenkontrollen nach 4 oder 6 Wochen zeigen, ob der Prozeß abheilen kann oder ob die Demarkation fortschreitet.

Im letzteren Falle sind die Veränderungen schon so weit entwickelt, daß eine Revascularisation mit späterem Knochenaufbau ohne weitere Maßnahmen nicht mehr möglich ist.

Für solche Fälle schlugen BREITNER und LANG Knochenbohrungen mit nachfolgender Ruhigstellung vor. Sie nehmen an, daß dadurch eine Revascularisation zu erreichen ist.

Für noch weiter fortgeschrittene Fälle, bei welchen die Demarkation nur noch durch einen Bindegewebssaum mit der am Rand sklerosierten Spongiosa der Oberschenkelrolle in Verbindung ist, empfehlen BANDI und ALLGÖWER Knochenbolzungen in Verbindung mit Beckschen Bohrungen, um den Wiedereinbau des demarkierten Herdes einzuleiten. Unabhängig von den letztgenannten Autoren operierte LENGGENHAGER vier Patienten in gleicher Weise. Bei einem Operierten löste sich ein Knochenspan und wanderte ins Gelenk ein.

Ob nach solchen Operationsmethoden weniger Arthrosen entstehen als nach konservativer Behandlung bis zur Lösung der Maus, muß dahingestellt bleiben, weil vergleichende Untersuchungen von Spätergebnissen nicht vorliegen.

Noch nicht gelöste Körper lasse ich so, wie sie sind, trage aber den Knorren von der tibialen Kniescheibenkante so weit ab, daß er auch bei starker Beugung nicht auf die Demarkation drückt. Demarkierte, gelöste Körper entferne ich und glätte dabei ebenfalls den Knorren am tibialen Kniescheibenrand.

Schlecht sind die Resultate nach operativer Lösung der Demarkation aus ihrem Bett mit Glättung des umgebenden Knorpels (HUECK). Es folgen arthrotische Veränderungen und nicht selten stoßen sich weitere freie Körper ab. Auch die lochförmige Ausstanzung des Krankheitsherdes führt zu Arthrose.

Über die therapeutischen Maßnahmen nach der Lösung von demarkierten Teilen sind sich alle Autoren einig. Die freien Körper sind umgehend zu entfernen, um Knorpelschädigungen durch Einklemmungen zu vermeiden.

6. Begutachtung

Zuerst muß die Frage geklärt werden, ob es sich um eine Osteochondrosis dissecans oder um einen anderen Zustand handelt (Folgen traumatischer Knochen-Knorpelabsprengungen, Chondromatose, Gelenkschäden nach Arbeiten in Druckluft [CAISSON], Arthrosen und Chondropathia patellae mit freien Körpern). Traumatische Knorpel-Knochenabsprengungen sind sofort nach dem Unfall röntgenologisch daran zu erkennen, daß die Bruchlinien scharf gezeichnet sind und Sklerosierungen am Bruchspalt fehlen. Im weiteren Verlauf heilen sie entweder wieder an oder sie bleiben isoliert. Dabei können sie an Band- und Kapselanteilen hängenbleiben oder auch, allseitig frei, ins Gelenk einwandern.

In der überwiegenden Mehrzahl entsteht die Osteochondrosis dissecans ohne Unfall (s. PLATZGUMMER: 74% ohne Trauma, 22% banale Ereignisse ohne ursächliche Bedeutung, 4% erhebliche Gewalteinwirkungen. Eigene Beobachtungen: 10 Patienten ohne Unfall, ein Patient mit einem Unfall).

Davon ausgehend, daß die Osteochondrosis dissecans in der Regel durch Überlastung einer durchblutungsgestörten Spongiosa an umschriebener Stelle der inneren oder äußeren Oberschenkelrolle entsteht, kann ein Unfallereignis auf zwei Arten die Krankheit auslösen oder begünstigen:

1. Während des normal verlaufenden Epiphysenfugenschlusses tritt eine Mangeldurchblutung nicht auf. Spongiosabezirke der Oberschenkelrollen mit Spitzenbelastungen des Femoropatellargelenkes überdauern die Druckbeanspruchungen ohne Schaden. Die bislang ausreichende Blutversorgung in der Epiphyse wird durch ein Unfallereignis gestört. Die unzureichend ernährte Spongiosa wird nunmehr an Stellen der Druckspitzen durch eine entsprechend geformte Patella so verändert, daß eine Demarkation folgt. Diese Möglichkeit entspricht der Auffassung LANGs, daß ein Unfallzusammenhang dann anzunehmen ist, wenn durch ein einmaliges, schweres Trauma die nachfolgende Durchblutungsstörung zur Demarkation führt. Zu ergänzen bleibt, daß das Femoropatellargelenk so gebaut sein muß, daß die tibiale Kante der Kniescheibe bei starker Gelenkbeugung exzessiv gegen die Oberschenkelrolle drückt.

2. Der Epiphysenfugenschluß vollzieht sich so, daß die Blutversorgung der Epiphyse ausreichend ist. Regressive Veränderungen an Stellen höchster Belastung in den Oberschenkelrollen treten nicht auf, weil die Ernährung der Spongiosa eben noch ausreicht. Bei einem Unfall bricht die Spongiosa an der traumatisierten Stelle der Oberschenkelrolle ein. Während der nachfolgenden Belastung

wird der traumatisch geschädigte Spongiosaabschnitt demarkiert, weil für reparative Maßnahmen die Ernährung nicht ausreicht.

Der Demarkationsherd muß dem beim Unfall traumatisch geschädigten Rollenabschnitt entsprechen. Er kann demnach nur dann an der typischen Stelle sitzen,

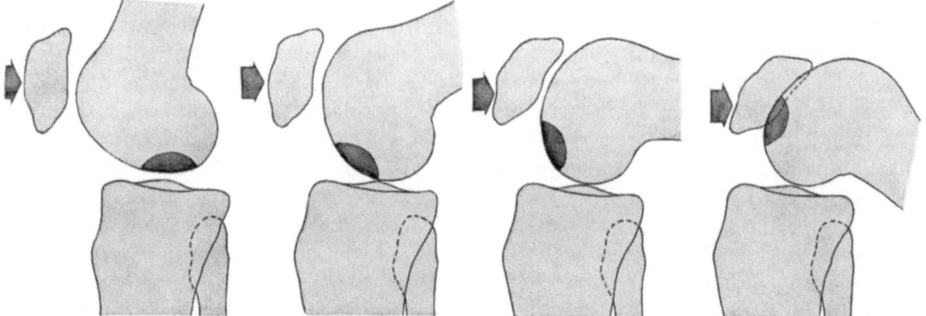

Abb. 259. *Osteochondrosis dissecans und Trauma:* Ein von vorne über die Kniescheibe einwirkendes Trauma kann nur bei einer Beugung um 110—130° die Spongiosa der Oberschenkelrolle an der Stelle schädigen, an der später normalerweise die Osteochondrosis dissecans auftritt. Wenn das Trauma bei einer anderen Gelenkstellung einwirkt, muß die Demarkation abweichend lokalisiert sein, wenn sie ursächlich auf eine Schädigung des Knochen bezogen wird.

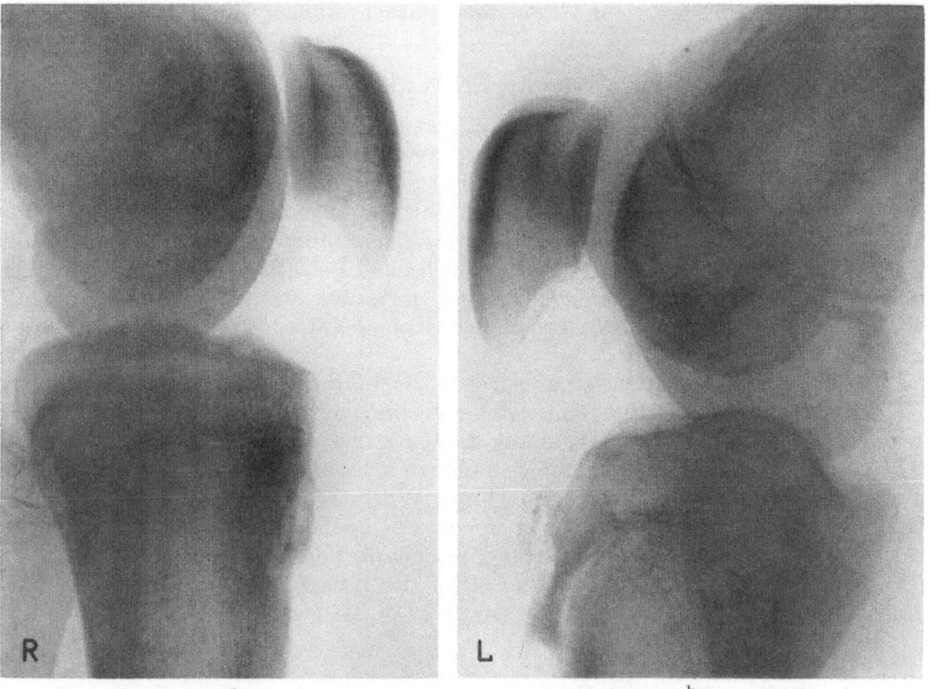

Abb. 260a u. b. *Schlattersche Erkrankung* beider Tibiaapophysen bei einem 14jährigen. Der rechte Apophysenkern (a) ist zerklüftet, die benachbarten Anteile der Tibiametaphyse sind osteoporotisch. Auf der linken Seite (b) sind darüber hinaus noch Unregelmäßigkeiten am distalen Ansatz des Lig. patellae. (Sammlung der ChirurgischenKlinik, Düsseldorf.)

wenn das Trauma auf ein stark gebeugtes Kniegelenk einwirkte (Gelenkstellung 50—70° = Beugung des Gelenkes um 110—130°). Nach Stößen gegen die Kniescheiben gering gebeugter Kniegelenke müssen die demarkierten Rollenanteile weiter ventral liegen (Abb. 259).

Darüber hinaus müssen zur Anerkennung einer Osteochondrosis dissecans als Unfallfolge folgende Forderungen erfüllt sein: Das Unfallereignis muß zu beweisen sein, seine Intensität muß stark gewesen sein. Nach dem Unfall sind Zeichen einer erheblichen Gelenkschädigung zu fordern (funktionelle Störungen, Kapselschwellung, Blutergüsse in den Weichteilen, Nebenverletzungen und baldige Arbeitseinstellung). Röntgenaufnahmen unmittelbar nach dem Unfall dürfen Zeichen einer beginnenden Osteochondrosis nicht erkennen lassen, solche dürfen frühestens nach 4—16 Wochen erscheinen.

Zur Frage der Verschlimmerung einer bestehenden Osteochondrosis dissecans:

Durch einen Unfall kann die Lösung einer Demarkation erfolgen, die ohne Unfall möglicherweise wieder eingeheilt wäre. Ein solches Ereignis ist nur am Beginn der Erkrankung möglich, wenn zwischen osteochondrotischem Herd und Umgebung Bindegewebssäume und Sklerosierungen am Rande der normalen Spongiosa fehlen. In einem solchen Falle würde eine richtunggebende Verschlimmerung anzunehmen sein.

Ist die Osteochondrosis dissecans bereits so weit fortgeschritten, daß zwischen Demarkation und normaler Spongiosa ein Bindegewebssaum und ein sklerosierter Spongiosarandsaum bestanden, so kann eine richtunggebende Verschlimmerung bei einer Lösung während eines Unfalles nicht angenommen werden.

Da Einklemmungen freier Körper spontan einzutreten pflegen, sind solche Ereignisse in der Regel nicht Gegenstand gutachterlicher Überlegungen.

IV. Osgood-Schlattersche Erkrankung der Tibiaapophyse

Diese Erkrankung, bei Knaben häufiger als bei Mädchen, gehört zur Gruppe der ossalen Epiphysennekrosen und ist röntgenologisch charakterisiert durch eine grobe Zerklüftung des Apophysenkernes mit begleitenden osteoporotischen Herden in den angrenzenden Abschnitten der Tibiaapophyse (Abb. 260a, b). Die Patienten, meist im Alter von 10—16 Jahren, klagen über unbestimmte Schmerzen im Gebiet der Schienbeinrauhigkeit, die sich nach Belastungen steigern. Das Leiden dauert lange, die Schmerzen klingen mitunter erst nach 2—5 Jahren ab. Während dieser Zeit ist die Gegend der Schienbeinrauhigkeit verdickt, gerötet und druckempfindlich.

Die Diagnose des Leidens ist wegen des charakteristischen Röntgenbildes leicht.

Die Behandlung erstrebt eine rasche Verknöcherung. Um dies zu erreichen, werden Gipshülsen zur Ruhigstellung des Gelenkes angelegt. Dadurch hört der Zug des Lig. patellae auf und die Schmerzen schwinden in wenigen Tagen. Die Dauer der Ruhigstellung beträgt mehrere Wochen bis mehrere Monate. Fälle, die auf konservative Maßnahmen nicht ansprechen, werden ausnahmsweise operiert. Dabei sind die veränderten Knochenpartien zu entfernen.

Ätiologisch wird die Erkrankung unter die funktionsmechanischen Ossifikationsstörungen eingereiht (E. BURCKHARDT, W. MÜLLER, NAGURA, SEYESS und W. ESNER).

V. Verkalkungen und Verknöcherungen im Ligamentum patellae und in seinen Ansatzpartien

1. Verkalkungen im Ligamentum patellae (Abb. 261a, b)

Nur in veränderten Sehnenbezirken treten Verkalkungen auf. Dabei entspricht der Verkalkungsvorgang einem unbelebten chemischen Prozeß, der in Geweben mit erniedrigtem Stoffwechsel abläuft (LANG). Im Ligamentum patellae sind solche Veränderungen entweder Ausdruck degenerativer Vorgänge jenseits des 30. Lebensjahres mit Verlust der parallelen Faserung, mit Zerfall der Fibrillenbündel, mit Ablagerung von Hyalin und Amyloid oder Folge von sportlichen Überlastungen, Verletzungen, rheumatischen Affektionen, eitrigen Entzündungen, Lues, Typhus und von anderen Erkrankungen.

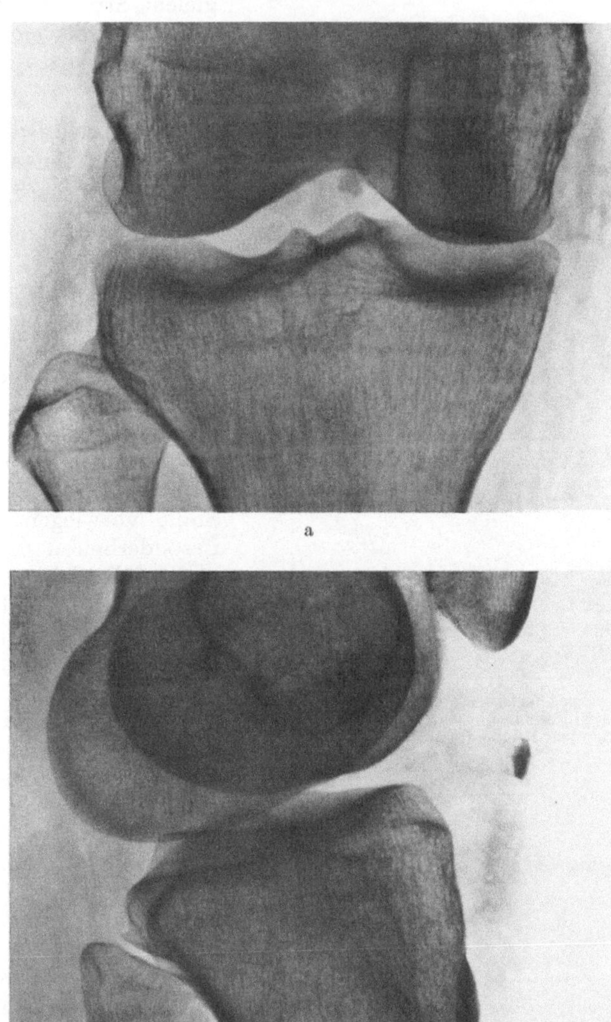

Abb. 261a u. b. *Verkalkung im Lig. patellae.* (Sammlung der Chirurgischen Klinik, Düsseldorf.)

2. Verknöcherungen im Ligamentum patellae (Abb. 220, 262)

entwickeln sich aus umschriebenen Kalkeinlagerungen in der Sehne, wenn folgende Voraussetzungen gegeben sind: Änderung der lokalen Durchblutungsverhältnisse, Anregung des benachbarten Gefäßsystems zur Ausbreitung und Aktivierung ortsständiger Zellen zu osteoplastischer Tätigkeit. Der einfachste Vorgang, der solche Veränderungen auslöst, ist die Verschiebung von Verkalkungen gegen das benachbarte Gewebe. Dieses wird gereizt und entsendet Fortsätze mit osteoplastischen Fähigkeiten in die feinen Spalten der Verkalkung. Ob die Osteoplasten auf mobile

Adventitiazellen der Gefäßknospen oder auf indifferente junge Zellen des Granulationsgewebes zurückgehen, ist noch nicht geklärt (SONNENSCHEIN). So wird die Verkalkung nach und nach von Knochengewebe ersetzt, das die gleiche Struktur aufweist wie die übrigen Knochen des menschlichen Körpers.

3. Verknöcherungen in den Ansatzpartien des Ligamentum patellae

Verknöcherungen in den Ansatzpartien des Ligamentum patellae entstehen auf eine andere Weise. Degenerative Prozesse in der Sehne mit nachfolgenden Kalkeinlagerungen spielen dabei keine Rolle. Hier geht die Knochenbildung ohne vorübergehende Entartungsreaktion vor sich. Sie ist an dieser Stelle vorwiegend auf bauliche Besonderheiten der Sehnen zurückzuführen. Am Übergang der Sehne zum Knochen fehlt das Periost. Die Sehne fasert sich auf. Zwischen den einzelnen Sehnenfasern sind viele Bindegewebszellen und Grundsubstanz, welche direkt in die Kittsubstanz des Knochens übergehen. Diese zwischen den Sehnenfasern liegenden Bindegewebszellen sollen bei entsprechender Irritation (Verletzungen, Entzündungen, mechanische Reizungen usw.) osteoplastische Fähigkeiten erlangen und Knochen bilden (LEXER). Dieser Vorgang der Metaplasie ist vorwiegend in der Ansatzpartie des Ligamentum patellae und an der Vorderfläche der Kniescheibe zu sehen (Abb. 263).

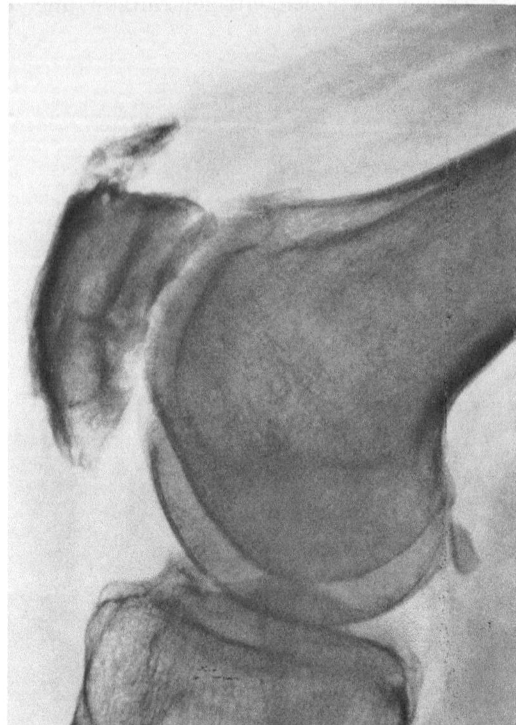

Abb. 262. *Verknöcherungen am oberen und am unteren Rand der Kniescheibe* nach Kniescheibenbruch. (Sammlung der Chirurgischen Klinik, Düsseldorf.)

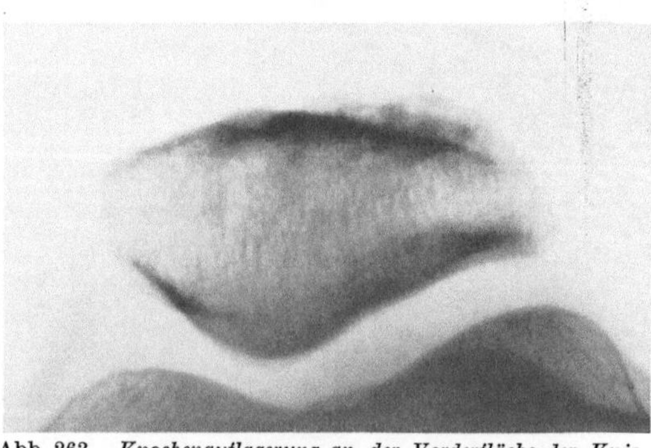

Abb. 263. *Knochenauflagerung an der Vorderfläche der Kniescheibe* (65jähriger). (Sammlung der Chirurgischen Klinik, Düsseldorf.)

V. Kniegelenkergüsse

Sie verformen das Gelenk in charakteristischer Weise, sie sind leicht zu diagnostizieren, aber mitunter schwierig zu begründen. Zur besseren Übersicht sollen die verschiedenen zum Erguß führenden Möglichkeiten nochmals kurz zusammengestellt werden (Abb. 264). Nähere Angaben finden sich in den entsprechenden Kapiteln.

Ergüsse durch exogenen Noxen sind am einfachsten zu klassifizieren. Genügend starke Traumen erzeugen blutige, durch Wunden eingedrungene Infektionen eitrige Ergüsse. Blutige Ergüsse nach Traumen sind erst dann anzunehmen, wenn bei einer Gelenkpunktion Blut aspiriert werden konnte. Bei eitrigen Ergüssen sind folgende Punkte wichtig: Die Erreger sind zu bestimmen. Wenn die Gelenkinfektion länger andauert ist die Empfindlichkeit des nachgewiesenen Erregers gegen Antibiotica wiederholt zu prüfen. Schließlich sind die zelligen Bestandteile zu differenzieren.

Ergüsse bei Erkrankungen des Organismus sind nicht selten.

Zu berücksichtigen sind Infektionskrankheiten, Nerven- und Bluterkrankungen, Toxinausschüttungen sowie Störungen im Vitamin- und Hormonhaushalt.

Ergüsse nach früheren *Verletzungen* sind sehr häufig. Sie gehören zu den gewohnten Bildern jeder Sprechstunde. Sie treten nach Brüchen der am Kniegelenk beteiligten Knochen, nach Bandschädigungen und nach Meniscusverletzungen auf. Unfallbedingte Veränderungen an den Gelenkflächen der Kniescheibe, als Ursache von rezidivierenden Ergüssen, sind in der Regel bei Berücksichtigung von Anamnese, Gelenkbefund und Röntgenbild leicht von Überlastungsschäden zu trennen. Spitze Knochenzacken, Verkalkungen in

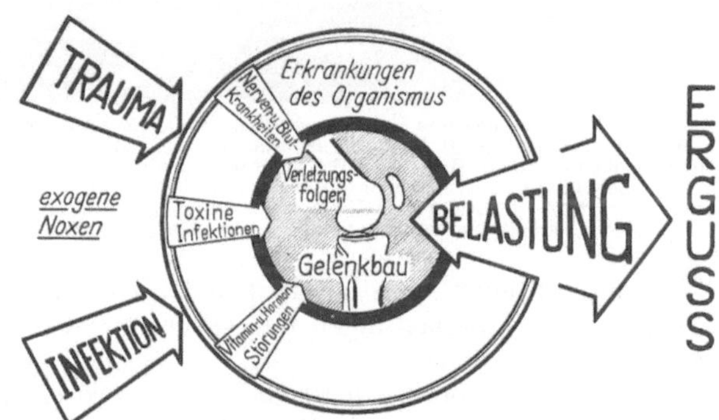

Abb. 264. *Ursachen der Kniegelenkergüsse*

den Ansatzstellen von Kapsel und Bändern sowie Verwerfungen in der Patellargelenkfläche können Ergüsse auslösen, auch wenn sie an Stellen lokalisiert sind, wo der Knorpel Spitzenbelastungen nicht ausgesetzt ist. In das Femoropatellargelenk verlagerte Knochensplitter stören die Gleitflächen erheblich und führen in kurzer Zeit zu schweren Arthrosen.

Durch unfallbedingte Entkalkungen werden Überlastungsschäden mit Ergüssen begünstigt. Wenn der zeitliche Zusammenhang gegeben ist, sind die letzteren als mittelbare Unfallfolge anzuerkennen.

Ergüsse bei tumorösen Veränderungen sind der Vollständigkeit halber zu erwähnen (Meniscusganglien, gut- und bösartige Geschwülste).

Ergüsse bei degenerativen Veränderungen sind, die Arthrose ausgenommen, nicht allgemein bekannt. Dabei spielen in der Praxis Ergüsse durch Eigentümlichkeiten des anlagemäßig bedingten Gelenkbaues eine große Rolle. Gemeint sind damit all jene Ergüsse, die früher mit dem Begriff des Reizzustandes belegt, aber nicht erklärt wurden. Es ist davon auszugehen, daß ein widerstandsfähiges Kniegelenk mit seiner ausgeglichenen Gelenkarchitektonik Belastungen des täglichen Lebens schadlos übersteht, sofern Arbeit und Erholung einem gesunden Rhythmus entsprechen. Nur kontinuierliche Überlastungen schädigen auch gesunde, gut gebaute Kniegelenke (Abb. 265). Für fehlgeformte Gelenke dagegen sind bereits normale Beanspruchungen Überbelastungen, welche das Gelenk schädigen. Sie führen zu rezidivierenden Ergüssen und zu frühzeitigem Verschleiß. Anomalien der Gelenkkörper in fehlgeformten Kniegelenken sind als Ursache von rezidivierenden Ergüssen besonders hervorzuheben. Dazu gehören Hypoplasien der Kniescheibe, Hoch- und Tiefstand der Patella, Kniescheibensubluxationen, Flachpatella und Hypoplasien des ventralen kranialen Abschnittes der tibialen Oberschenkelrolle. Am häufigsten sind Fehlbildungen der tibialen Kniescheibenfacette, Hochstand der Patella und Hypoplasie des ventralen kranialen Abschnittes der tibialen Oberschenkelrolle. Das Gemeinsame aller genannten Veränderungen ist die Inkongruenz der sich berührenden Gelenkteile an ganz

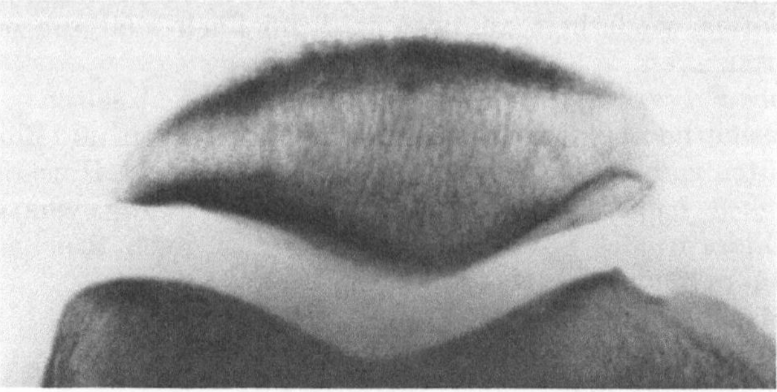

Abb. 265. *Nur kontinuierliche Überlastungen können ein widerstandsfähiges Femoropatellargelenk schädigen.* Dieses Femoropatellargelenk ist in hohem Maße belastbar, weil sowohl die Kniescheibe (Typ I/II), als auch die tibiale Oberschenkelrolle (ohne Hypoplasie des ventralen kranialen Abschnittes) günstige Formen haben. Mit breiten Flächen bewegt sich die Kniescheibe auf breiten Flächen der Oberschenkelrollen. Der 35jährige Amateurfußballer schaffte es trotzdem. Beginnende Verschleißerscheinungen sind an der tibialen Rolle und an der tibialen Kniescheibenfacette zu erkennen. (Sammlung der Chirurgischen Klinik, Düsseldorf.)

bestimmten Stellen, meist an der tibialen Kniescheibenfacette. Infolge der Inkongruenz treten Überlastungen des Gelenkknorpels auf, die sich in verschiedener Weise manifestieren:

1. Als reiner Überlastungsschaden mit serösem Erguß, der nach Ruhigstellung in 8—14 Tagen schwindet. Reine Überlastungen sind ohne Knorpelnekrose, die

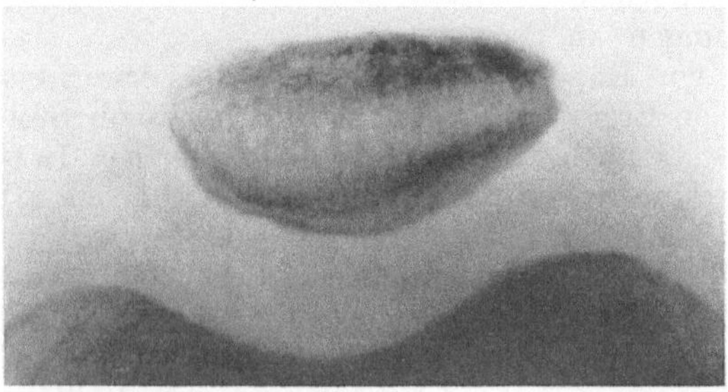

Abb. 266. Rezidivierender Erguß als *reiner Überlastungsschaden* ohne Chondropathia patellae bei einer ungünstig geformten Kniescheibe (Typ III, 12jähriger Junge). (Sammlung der Chirurgischen Klinik, Düsseldorf.)

Knorpelschädigung ist reparabel (Abb. 266). Starke Entkalkungen der Kniescheibe treten nicht auf.

2. Die Überlastung führt zur Chondropathia patellae (Abb. 267). Bei dieser Erkrankung ging ein Knorpelanteil an der am höchsten belasteten Stelle zugrunde. Die Knorpelnekrose ist irreparabel. Das Leiden beginnt manchmal bei harmlosen Ereignissen, die von Unfällen streng zu trennen sind, mit plötzlichen Schmerzen, in anderen Fällen langsam und schleichend. Axiale Kniescheibenaufnahmen zeigen die bezeichnenden Veränderungen, insbesondere die exzessive Entkalkung 3—4 Wochen nach Beginn der Erkrankung. Das Leiden dauert 4—8 Monate.

3. Die Überlastung führt zu rezidivierenden Ergüssen nach abgelaufener Chondropathie (Abb. 268a—c). Dabei ist der alte Herd in der Kniescheibe gut zu erkennen. Der Kalkgehalt bleibt gleich, weil eine erneute Chondropathie nicht folgt.

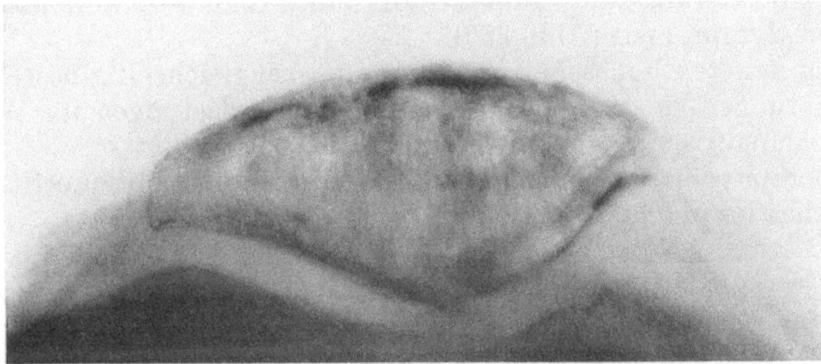

Abb. 267. Die Überlastung führt zur *Chondropathia patellae*. Das Kniegelenk des 58jährigen hat zwar eine günstige Kniescheibenform (Typ II), aber eine Hypoplasie des ventralen, cranialen Abschnittes der tibialen Oberschenkelrolle. Dadurch ist das Femoropatellargelenk schon bei durchschnittlichen Belastungen des täglichen Lebens überlastet. (Sammlung der Chirurgischen Klinik, Düsseldorf.)

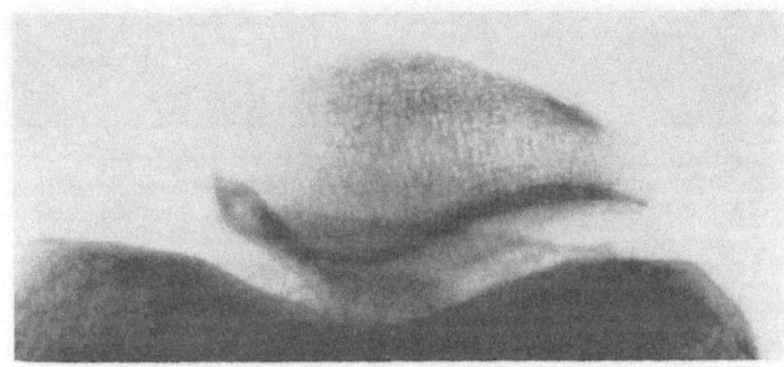

a

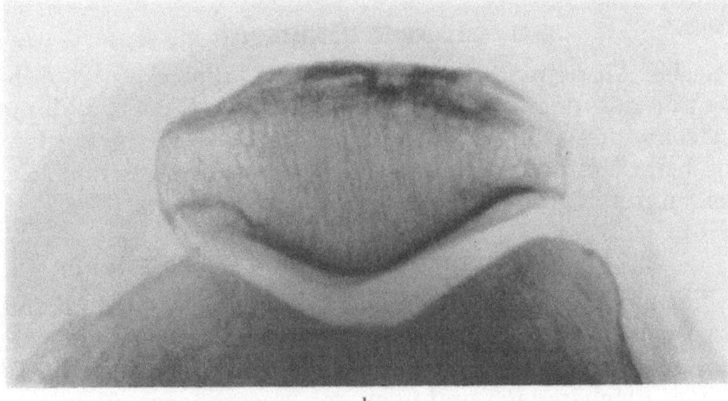

b

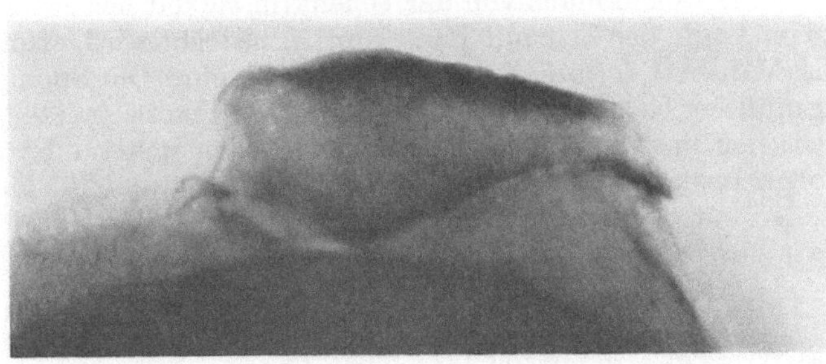

c

Abb. 268a—c. Die Überlastung führt zu *rezidivierenden Ergüssen nach Chondropathia patellae*. a Sklerosierter Knochen unter dem ehemaligen Herd der Chondropathia patellae (39jährige). *Wenig belastungsfähiges Femoropatellargelenk* infolge Kniescheibenform Typ III. b *Der Herd einer abgelaufenen Chondropathia patellae* ist auch hier gut zu erkennen (70jährige). c *Zustand nach Chondropathia patellae mit Lateralisation der Kniescheibe* (64jähriger). (Sammlung der Chirurgischen Klinik, Düsseldorf.)

4. Die Überlastung führt zum Rezidiv einer Chondropathie mit ihren charakteristischen Symptomen (Abb. 269).

5. Bei geeigneten Kniescheibenformen und bei gleichzeitig bestehenden Durchblutungsstörungen in der Epiphyse können Überlastungen im Wachstumsalter eine Osteochondrosis dissecans verursachen.

Die Therapie der einzelnen Ergußformen ist in den entsprechenden Kapiteln dieses Buches besprochen.

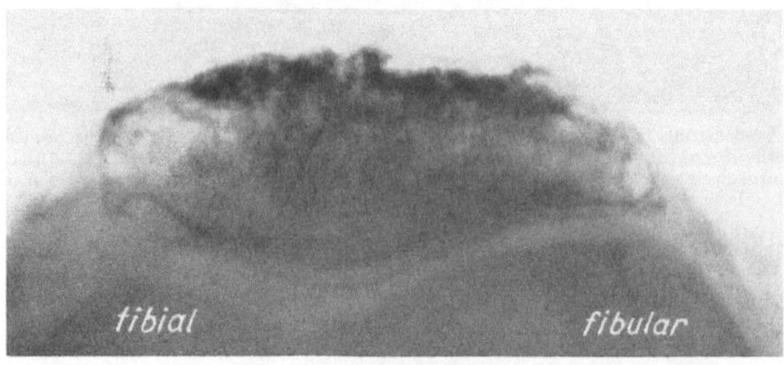

Abb. 269. Die Überlastung führt zum *Rezidiv einer Chondropathia patellae*. Die Veränderungen der früher abgelaufenen Chondropathia patellae sind an der tibialen Kniescheibenfacette zu erkennen. Erneute Chondropathia patellae mit Entkalkung der Kniescheibe und den übrigen klinischen Zeichen dieser Erkrankung (61jähriger). (Sammlung der Chirurgischen Klinik, Düsseldorf.)

W. Freie Gelenkkörper

I. Entstehung

1. Nach Traumen

Traumatische Absprengungen bilden meist lappenförmige Scheiben, welche über einen Stiel mit der Abtrennungsstelle vorerst noch verbunden sind. Sie können sich sekundär völlig lösen und zu freien Körpern werden. Daß Knorpelteile schon beim Unfall vollends abgetrennt werden, ist selten (s. ,,Geschlossene Verletzungen" unter Knorpel).

2. Als Folge einer Osteochondrosis dissecans

Ursache, Verlauf und Behandlung sind in einem besonderen Kapitel behandelt. Frischgelöste Demarkationen sind nur auf der Seite, welche vor der Lösung einer Gelenkfläche angehörte, von hyalinem Knorpel bedeckt. Nach der Lösung werden auch die übrigen Flächen nach und nach von Faserknorpel überzogen. Bei diesen Vorgängen wird die Gelenkmaus von der Gelenkflüssigkeit her ernährt. Da auch das Mausbett im Laufe der Zeit mit Faserknorpel bedeckt wird, stimmen schließlich Maus und Mausbett formmäßig nicht mehr überein. Die Spongiosa der von Knorpel eingehüllten Gelenkmaus ist stellenweise nekrotisch, stellenweise verdünnt. Dazwischen liegt nur noch an wenigen Stellen unverändertes Knochenmark. In großen Bezirken ist dieses in Fasermark umgewandelt. Makroskopisch erscheinen die so entstandenen Gelenkmäuse als scheibenförmige bis rundliche, aber stets glatt begrenzte und homogene Bildungen (Abb. 272).

3. Bei Chondromatose

Bei der Chondromatose entstehen freie Gelenkkörper durch Metaplasie in der Gelenkkapsel. Sie bleiben im weiteren Verlauf entweder in der Gelenkinnenhaut eingebettet oder lösen sich allmählich von der Kapsel. Solitäre Gelenkmäuse sind bei Chondromatosen selten, durch metaplastische Umwandlung entstehen in der

Regel multiple freie Gelenkkörper. Im Gegensatz zu den homogen gebauten, meist glatt begrenzten Körpern bei Osteochondrosis dissecans haben die Gelenkmäuse bei Chondromatose maulbeerförmige Begrenzungen mit inhomogenen Querschnitten als Ausdruck von regressiven Veränderungen (Vacuolenbildung, Kernzerfall, schleimige Umwandlung, Verkalkung u.a.m.). Diese charakteristischen Bildungen sind nicht nur als freie Gelenkkörper in der Gelenkhöhle, sondern auch als gleichgeformte Bildungen in der Kapsel zu sehen (Abb. 271a, b).

4. Bei Osteomen der Gelenkkapsel

Bei Osteomen der Gelenkkapsel sind Entstehung und Verlauf ähnlich wie bei der Chondromatose.

5. Bei Arthrosis deformans

Im Ablauf von Arthrosis deformans und *neuropathischen Gelenkleiden* können Teile von Randwülsten und Schliffurchen in den knöchernen Gelenkkörpern abbrechen. Vergrößerungen solcher gelöster Körper durch Wachsen seiner knorpeligen Anteile sind möglich.

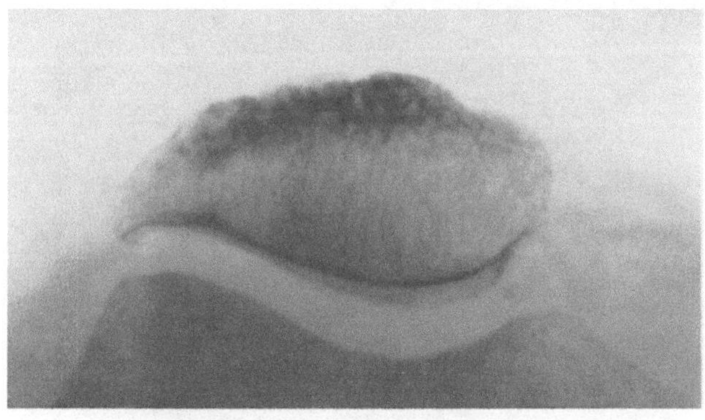

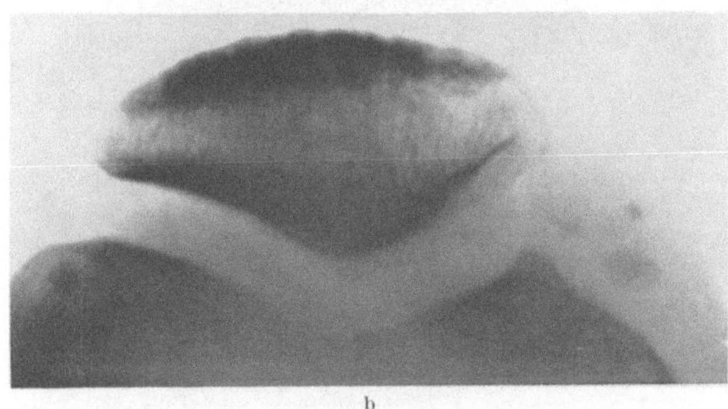

Abb. 270a u. b. *Freie Körper*, entstanden durch Absprengungen aus Herden von Chondropathia patellae. (Sammlung der Chirurgischen Klinik, Düsseldorf.)

6. Bei Chondropathia patellae

Freie Gelenkkörper entstehen auch bei degenerativen Vorgängen an der Gelenkfläche der Kniescheibe (Abb. 163, 187, 270a, b), wenn nekrotisch gewordene Bezirke in der tibialen Kniescheibenfacette bei Gelenkbewegungen gelöst werden.

7. Seltenere Ursachen

Seltenere Ursachen für die Bildung freier Gelenkkörper sind Verkalkungen umschriebener nekrotischer Kapselbezirke und gelöste Geschwülste der Gelenkinnenhaut.

II. Klinik

Freie Körper stören das Gelenkspiel. Durch mechanische Irritation des Gelenkes kommt es zu chronisch-entzündlichen Veränderungen in der Gelenkinnen-

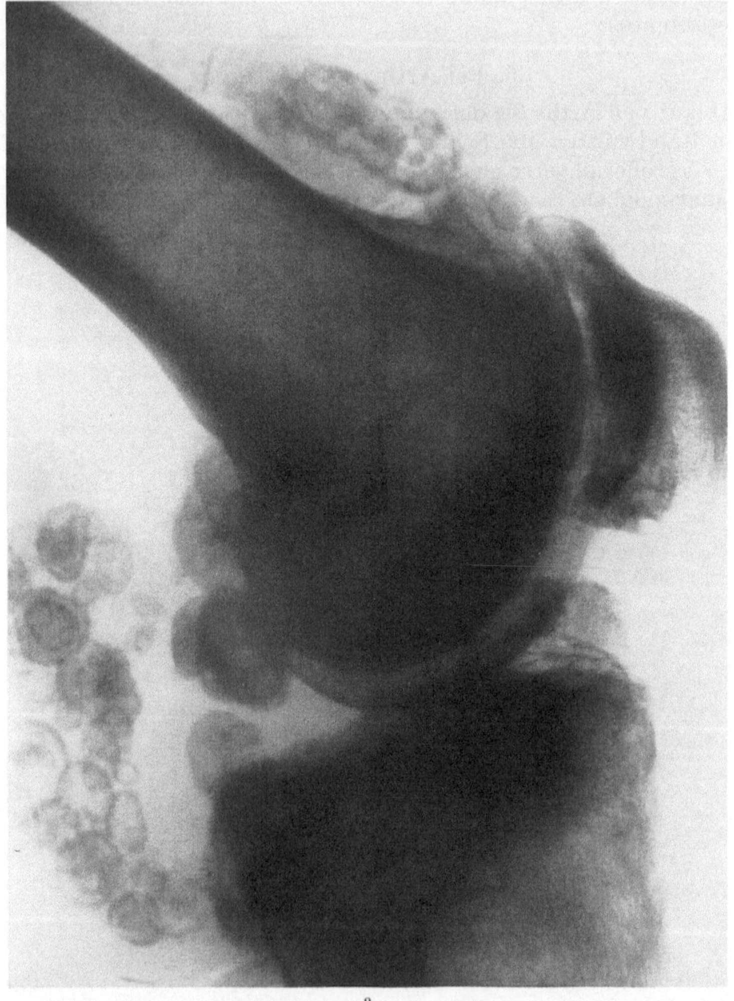

Abb. 271a u. b. *Freie Gelenkkörper bei Chondromatose.* Die maulbeerförmigen Gebilde sind als Folge regressiver Veränderungen im Innern (schleimige Umwandlung, Kernzerfall, Verkalkungen) inhomogen. (Sammlung der Chirurgischen Klinik, Düsseldorf.)

haut. Die Synovialis wird gerötet und verdickt, die Gelenkhöhle erfüllt ein mittelstarker seröser oder serös-blutiger Erguß. Die Zusammensetzung der Gelenkflüssigkeit ändert sich und dadurch wird die Versorgung des Gelenkknorpels schlechter. Seine Widerstandsfähigkeit nimmt ab und chronisch-deformierende Veränderungen beginnen. Die durch Gelenkmäuse hervorgerufenen Beschwerden sind anfangs so gering, daß sie oft überhaupt nicht registriert werden. Mitunter werden für die nach und nach abnehmende Belastungsfähigkeit des Gelenkes belanglose Ereignisse verantwortlich gemacht. In vielen Fällen kann ein ver-

nünftiger Grund für die Gelenkbeschwerden nicht angegeben werden. Anamnestische Berichte über ein „lahmes Gefühl" im betroffenen Bein sind häufig zu hören. Weniger häufig, dafür aber um so eindringlicher, sind Schilderungen von Einklemmungen. Sie stoppen die Gelenkbewegung plötzlich ab und verursachen dadurch nicht selten folgenschwere Stürze. Erstaunlich bleibt die Tatsache, daß es den Betroffenen in den meisten Fällen gelingt die Einklemmung ohne fremde Hilfe zu lösen. Je häufiger Einklemmungen auftreten, um so schneller und leichter werden sie von den Patienten behoben. Ärztliche Hilfe zur Lösung von Einklemmungen ist nur selten nötig. Am besten gelingt dieses Manöver, wenn bei rechtwinkelig gebeugtem Kniegelenk am Unterschenkel gezogen und rotiert wird. Dadurch verbreitert sich der Gelenkspalt und der eingeklemmte Körper kann durch Unterschenkelrotationen befreit werden. Allgemeinbetäubung und Muskelentspannung erleichtern gegebenenfalls diesen Eingriff.

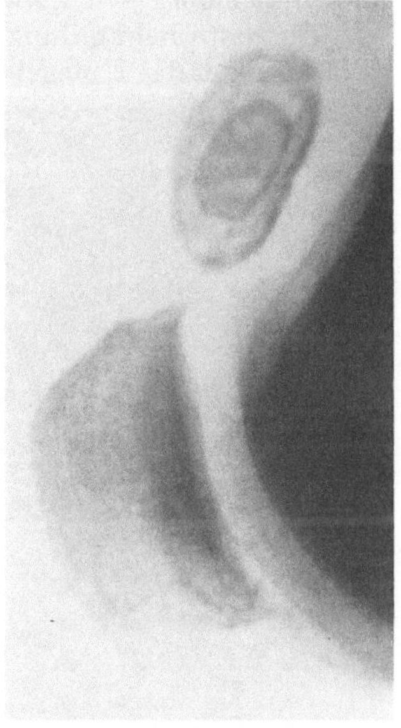

Abb. 271 b

Die Ergebnisse der klinischen Untersuchung bei freien Körpern sind uncharakteristisch: Verstrichene Gelenkkonturen, mäßige Ergußbildung, geringe diffuse Druckempfindlichkeit, mäßige Kapselschwellung, ausreichende Bänderfestigkeit und endgradige Beweglichkeitseinschränkung sind uncharakteristische, bei vielen Gelenkver-

änderungen anzutreffende Befunde. Nur in Ausnahmefällen sind die freien Körper tastbar. Infolge der schon länger bestehenden Gelenkveränderung ist die zugehörige Streckmuskulatur vermindert. Das wichtigste diagnostische Hilfsmittel ist die Röntgenuntersuchung. Sie zeigt Anzahl, Größe und Form der Gelenkmäuse und läßt Rückschlüsse auf die Art der Ent-

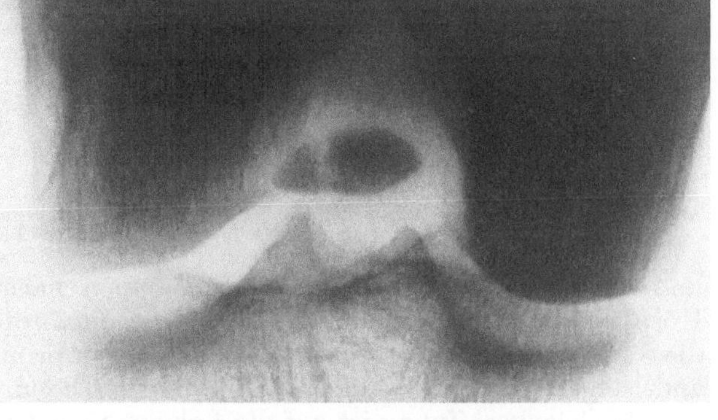

Abb. 272. *Durch Osteochondrosis dissecans entstandene Körper* sind manchmal scheibenförmig, manchmal linsenförmig, meist aber glatt begrenzt und im Innern homogen. (Sammlung der Chirurgischen Klinik, Düsseldorf.)

stehung zu. Maulbeerförmige Bildungen (Abb. 271 a, b) sprechen für Chondromatose, homogene, glattbegrenzte Gebilde dagegen für Körper, die durch Osteochondrosis dissecans entstanden sind (Abb. 272). Nach Chondropathia patellae zeigen axiale Kniescheibenaufnahmen die freien Körper und ihren in der Kniescheibengelenkfläche gelegenen Entstehungsort (Abb. 270).

24*

Differentialdiagnostische Schwierigkeiten treten im allgemeinen nicht auf, es sei, daß Osteochondrosis dissecans und Chondromatose schwer zu trennen sind. Das ist aber selten der Fall.

Gefäßverkalkungen, die sich im antero-posterioren Strahlengang in den Gelenkspalt hineinprojizieren, können freie Körper vortäuschen. Das Seitenbild beseitigt sofort jeden Zweifel (Abb. 273a, b).

Die beste Behandlung ist die frühzeitige Entfernung der freien Körper in einer Phase, in der das Kniegelenk ohne stärkeren Reizzustand ist. Bei Chondromatosen

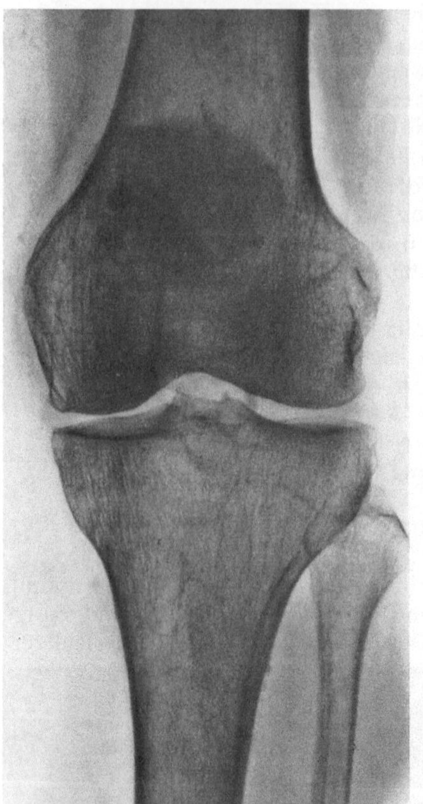
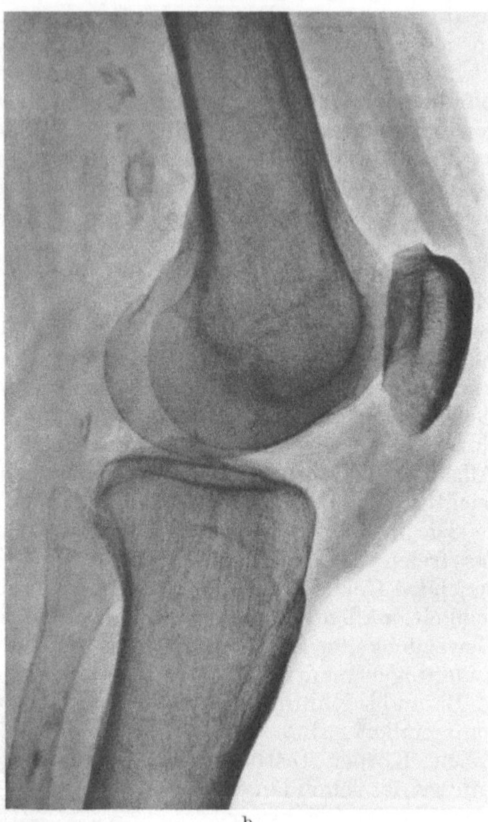

Abb. 273a u. b. *Gefäßverkalkungen* können bei antero-posteriorem Strahlengang freie Körper vortäuschen (a). Das Seitenbild beseitigt jeden Zweifel (b). (Sammlung der Chirurgischen Klinik, Düsseldorf.)

und bei Osteomen der Gelenkkapsel können nach der Entfernung von freien Körpern Rezidive folgen. Aus diesem Grunde wurde bei wiederholten Rezidiven die Synovektomie vorgeschlagen, die ansonsten primär nur bei ausgedehnten Veränderungen der Synovialis im Sinne einer Chondromatose zu befürworten ist.

Die Gelenkeröffnung ist auf die Lokalisation der freien Körper abzustimmen.

X. Die Untersuchung des Kniegelenkes

I. Allgemeines

Sie kann gewöhnlich nur dann zur richtigen Diagnose führen, wenn der Untersuchende über Anatomie, Gelenkmechanik, angeborene Veränderungen, Verletzungen, Erkrankungen und degenerative Vorgänge orientiert ist. Fehlen solche spezielle Kenntnisse, so wird dem Patienten oft, eindeutige Verletzungen und akute bakterielle Entzündungen ausgenommen, das Ergebnis der Untersuchung mit dem Wort „Meniscus" bekanntgegeben. „Meniscus" bedeutet in diesem Zusammenhang nicht knorpelige Zwischenscheibe, sondern Diagnose der festgestellten Erkrankung. „Meniscus" als Diagnose erscheint von diesem Zeitpunkt an in Überweisungsscheinen, in Entlassungspapieren, in Verzeichnissen der Vorerkrankungen und nicht selten auch in ärztlichen Aufzeichnungen. Es hat den Anschein, daß der Begriff „Meniscus" den alten, ebenso unbestimmten Begriff des „derangement interne" abgelöst hat.

II. Vorgeschichte

Jede eingehende Untersuchung des Kniegelenkes beginnt mit der Erhebung einer ausführlichen Anamnese. Sie gibt dem Ungeübten Anhaltspunkte, in welchen Richtungen die diagnostischen Bemühungen voranzutreiben sind, der Geübte dagegen wird in den meisten Fällen, allein auf Grund einer sorgfältig erhobenen Anamnese, die Art des Leidens ziemlich genau bestimmen können.

Es ist zweckmäßig die Patienten am Beginn der Untersuchung über den Verlauf der Erkrankung ohne Zwischenfragen erzählen zu lassen. Die Art der Schilderung erlaubt bereits mehrere Feststellungen: Unfallmäßige Entstehung oder Gelegenheitsursache, Einstellung des Patienten zur Krankheit, Schmerzempfindlichkeit, Gesundungswille u. a. m. Durch spezielle Fragen ist nunmehr der vom Patienten gegebene große Überblick so zu ergänzen, daß ein lückenloses Bild entsteht, welches alle wichtigen Details, gut geordnet, wiedergibt. Zu berücksichtigen sind Familienanamnese, Beruf des Patienten, vorausgegangene Verletzungen, Erkrankungen, sportliche Betätigungen, Auslandsreisen u. a. m.

1. Familienanamnese

Als familiär bedingte Veränderungen sind Gicht, Ochronose, Blutergelenk oder Speicherkrankheiten zu berücksichtigen.

2. Berufliche Tätigkeit

Der Beruf des Patienten gibt weitere Hinweise: Parterreakrobaten, Plattenleger, Sportler oder Bergleute belasten ihre Kniegelenke in so einseitiger Weise, daß durch die berufliche Tätigkeit jeweils ganz bestimmte Veränderungen bedingt sind (Bergmannknie, Chondropathia patellae bei Parterreakrobaten, bei Plattenlegern und bei anderen Berufen mit langdauernden Arbeiten in Hockstellung). Tierärzte und Tierpflegepersonal können während der Geburtshilfe bei verwerfenden Tieren mit Brucella melitensis infiziert worden sein und übereifrige Sportler schaffen es sogar, ein widerstandsfähiges Femoropatellargelenk zu überlasten. Vergrößerte Schleimbeutel am distalen Rand und distal der Kniescheibe treten bei Ordensangehörigen auf.

3. Vorausgegangene Verletzungen

Vorausgegangene Verletzungen sind besonders eingehend zu besprechen. Dabei treten Schwierigkeiten auf, wenn die Patienten über die Art zurückliegender Verletzungen nicht genügend orientiert sind. Befragungen über Unfallhergang, Behandlungsart, Verbandsanordnung und Dauer der Ruhigstellung ergeben in solchen Fällen verwertbare Anhaltspunkte. Bei Meniscusverletzungen lohnt es sich, den Unfallhergang nochmals genau zu studieren, auch dann, wenn die betreffende Zwischenscheibe zwischenzeitlich entfernt wurde. Meniscusverletzungen nach Stürzen beim Skilauf und nach erheblichen Gewalteinwirkungen werden als solche registriert. Angaben, daß der Meniscus bei einem leichten Einknicken, beim Treppensteigen, beim Heraussteigen aus einer Grube oder durch ein Stolpern „zerrissen" sei, müssen dagegen den Verdacht erwecken, daß es sich mit größter Wahrscheinlichkeit nicht um eine Verletzung eines bis dahin gesunden Meniscus handelte, sondern daß die seinerzeit empfundenen Beschwerden andere Ursachen hatten (s. auch bei „Einleitung" des Kapitels über Meniscusverletzungen). Dagegen sind Meniscuszerreißungen durch geringe Krafteinwirkungen nach vorausgegangenen Bänderschäden durchaus glaubhaft (pseudoprimäre Degeneration).

Schmerzzustände nach lange zurückliegenden Brüchen eines knöchernen Gelenkkörpers, mit oder ohne Ergußbildungen, deuten mit hoher Wahrscheinlichkeit auf chronisch deformierende Veränderungen hin. Bei anamnestischen Erhebungen über Verletzungen sind nicht nur solche des Kniegelenkes zu berücksichtigen, sondern auch solche der angrenzenden Gliedabschnitte. Unfallmäßig bedingte Verbiegungen von Ober- oder Unterschenkel führen zu schnellem Knorpelverschleiß und nicht selten entstehen Chondropathiae patellae während der Entkalkungsphase nach Brüchen im Ober- oder Unterschenkel.

Weichteilnarben sind von Bedeutung. Sie können Beweglichkeitseinschränkungen, Kontrakturen oder auch Seitenzugkomponenten an der Kniescheibe verursachen. Bei Beschwerden im Kniegelenk lohnt es sich auch nach evtl. früheren Verletzungen des Beckens und der Wirbelsäule zu fahnden.

4. Allgemeinerkrankungen

Anamnestische Erhebungen über Allgemeinerkrankungen und über anderweitig lokalisierte, umschriebene Krankheitsherde sollen bei keiner Kniegelenkuntersuchung fehlen. Zu berücksichtigen sind Rheuma, Gicht und Ochronose, Furunkel, Abscesse, Phlegmonen und Osteomyelitiden sowie Tuberkulose, Lues, Gonorrhoe, Typhus, Ruhr, Scharlach, Masern, Grippe u. a. m. Seruminjektionen können im Rahmen einer evtl. folgenden Serumkrankheit Schwellungen und Ergußbildungen verursachen.

III. Allgemeinuntersuchung

Den diagnostischen Maßnahmen am Kniegelenk selbst soll eine Allgemeinuntersuchung vorausgehen. Neben Alter, Körperbau, Allgemeinzustand, Gang und Ernährungslage sind petechiale Blutungen (Hämophilie), Hautveränderungen (Serumkrankheit, Masern, Scharlach, Lues, Rheuma u.a.), Tophi (Gicht), Pigmentverschiebungen (Ochronose, Speicherkrankheiten u.a.), Gliedmaßenverbiegungen (Rachitis), O- und X-Beine u.a.m. zu beachten. Nicht übersehen werden sollen allgemeine und lokalisierte Muskelatrophien, Kontrakturen und trophische Störungen.

IV. Inspektion

Die oberflächliche Lage des Gelenkes und das charakteristische Relief der kniebewegenden Muskeln gestatten schon bei der Betrachtung am gehenden, sitzenden, stehenden und am liegenden Patienten wertvolle Feststellungen (Abb. 274a—d). Als erstes sind Anhaltspunkte dafür zu gewinnen, ob es sich um frische oder um bereits länger dauernde Veränderungen handelt. Bei *frischen Veränderungen* kann die Form des Gelenkes normal sein (Seitenbandschädigung, Meniscuszerreißung ohne Erguß), oder sie ist durch Schwellung und Erguß in charakteristischer

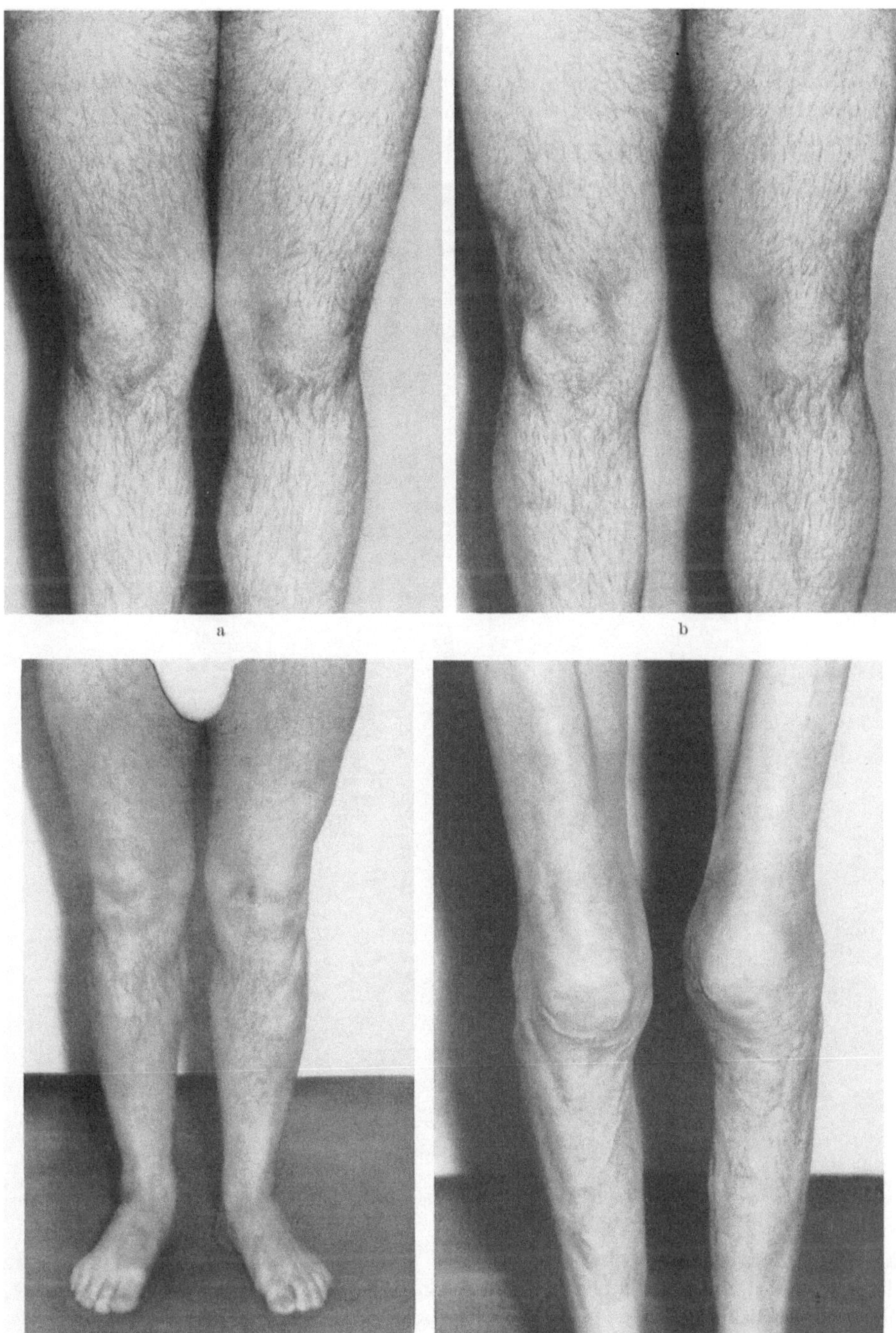

Abb. 274 a—d. *Der Musculus quadriceps bei gesunden und erkrankten Kniegelenken.* a—b Die Streckmuskulatur des Oberschenkels bei einem gesunden, jungen Mann im entspannten (a) und im gespannten Zustand (b). Beim Strecken des Kniegelenkes spannen sich die einzelnen Teile des Musculus quadriceps seitengleich an. c 35jähriger Patient mit einer am Vortag erlittenen Kniegelenkprellung links. Die Streckmuskulatur des Oberschenkels spannt sich seitengleich an. Eine Atrophie im Musculus quadriceps ist (das Kniegelenk war ohne Vorerkrankung) bei der Erstuntersuchung nicht zu erkennen. d Starke Atrophie der Oberschenkelstreckmuskulatur beiderseits bei einem 58jährigen Patienten mit rheumatischen Veränderungen in beiden Kniegelenken

Weise verändert. Bei frischen Veränderungen ist die Muskulatur des betroffenen Beines gegenüber der gesunden Seite unverändert.

Bei allen bereits länger dauernden Veränderungen ist eine Muskelminderung des betreffenden Oberschenkels zu sehen. Dabei sind die Strecker gewöhnlich stärker atrophiert als die Beuger. Der M. quadriceps femoris kann gleich-

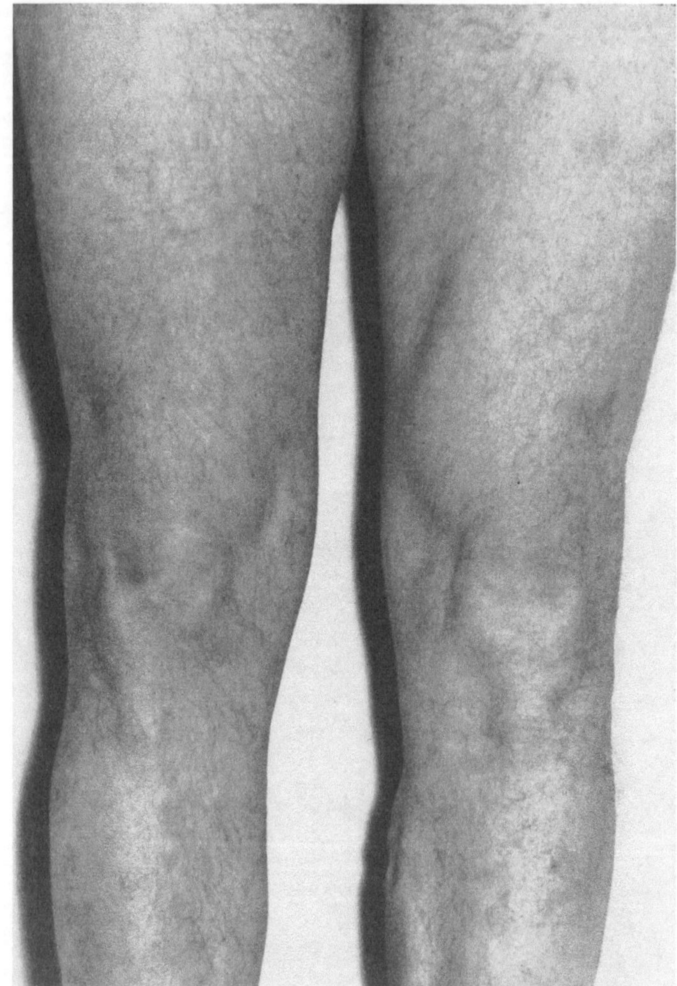

Abb. 275. Chondropathia patellae rechts. Beim Anspannen der Oberschenkel-Streckmuskulatur ist eine Muskelminderung auf der rechten Seite bereits zu erkennen. Auffallend ist die Atrophie des·M. vastus tibialis rechts

mäßig atrophieren, oft ist der M. vastus tibialis in besonders starkem Maße betroffen (Abb. 275), z.B. bei Veränderungen der tibialen Kniescheibenfacette. Bei den meisten länger dauernden Veränderungen weicht die Form des erkrankten Kniegelenkes deutlich von der Norm ab (Abb. 274d). Gelenkschwellungen können durch Ergüsse, durch Infiltrationen der periartikulären Gewebe oder durch beide gemeinsam hervorgerufen werden. Die exakte Differenzierung erfolgt durch die Prüfung des Ballotements. Hinweise dafür, ob es sich um einen Erguß oder um eine Weichteilschwellung handelt, können aber auch schon bei der Inspektion gefunden werden. Ergüsse wölben die bei normalen Gelenken charakteristische Taillenbildung zu beiden Seiten der proximalen Kniescheibenhälfte vor und der obere Recessus liegt, einem Wulst gleich, oberhalb des proximalen Kniescheibenrandes. Die übrige Kniegelenkform ist bei mäßigen Ergüssen nur wenig verändert. Große Ergüsse treiben die Kniegelenkkapsel so stark auf, daß lediglich ein „geschwollenes Kniegelenk" festzustellen ist, bei dem Erguß und Weichteilschwellung ohne Palpation nicht zu differenzieren sind.

Bei akuten bakteriellen Entzündungen, bei Rheumatismus und auch bei Gicht tritt zur Schwellung eine mehr oder weniger stark ausgeprägte Rötung hinzu. Stauungen in kleinen erweiterten Hautvenen sind bei bösartigen Tumoren häufige Befunde. Die Entscheidung, ob eine Fistel am Kniegelenk tuberkulöser Natur ist oder ob sie auf eine Gicht zurückgeht, fällt bei Berücksichtigung der übrigen Symptomatologie nicht schwer.

Wegen besonderer Formänderungen sind Bursitis praepatellaris, durch die fibröse Kapsel durchgedrungene Meniscuscysten und Kniekehlenganglien ohne weiteres zu diagnostizieren.

V. Palpation

Sie ergänzt die Inspektion und läßt darüber hinaus weitere Einzelheiten erkennen. Durch Betasten ist der Muskeltonus prüfbar und es läßt sich feststellen, ob die Muskulatur ganz entspannt werden kann oder ob sie spastisch kontrahiert bleibt. Verhärtungen im Subcutangewebe sind entweder Residuen abgelaufener Entzündungen oder Verletzungsfolgen. Temperaturerhöhungen sprechen für entzündliche Vorgänge. Von besonderer Bedeutung sind Befunde bezüglich des Zustandes der Gelenkkapsel. Konsistenz, Dicke und Spannung sind an der Vorderseite, wo die Kapsel den Oberschenkelrollen aufliegt, am besten prüfbar. Bei frischen Verletzungen und bei ganz frischen Entzündungen ist die Konsistenz der Kapsel gegenüber der Norm nicht wesentlich verändert. Länger dauernde Entzündungen führen zu Kapselverdickungen und Kapselverhärtungen. Bei bakteriellen Entzündungen ist die Kapsel diffus druckempfindlich, nach Verletzungen dagegen nur an umschriebenen Stellen der Gewalteinwirkung.

VI. Spezielle Kniegelenkuntersuchungen

1. Die Feststellung eines Gelenkergusses

Flüssigkeitsansammlungen im Gelenk heben die Kniescheibe von ihrer Gleitbahn ab. Durch Druck auf die Kniescheibe bewegt sich diese gegen den Oberschenkel, preßt die zwischen ihr und ihrer Gleitbahn liegende Flüssigkeit weg und schlägt schließlich fühlbar auf den Oberschenkelknochen auf. Dieses Symptom hat verschiedene Namen: „Tanzen der Patella", „Kniescheibenhüpfen" und „Ballotement der Patella". Um dieses Zeichen auch bei einem kleineren Erguß auslösen zu können, muß dieser vorerst zwischen Kniescheibe und Kniescheibengleitbahn gepreßt werden. Das wird dadurch erreicht, daß beide Hände die verschiedenen Recessus durch Druck entleeren. Der Zeigefinger der rechten Hand prüft gleichzeitig das Zeichen des „Kniescheibenhüpfens" (Abb. 276). Der Nachweis einer Flüssigkeitsansammlung im Kniegelenk läßt auch bei Berücksichtigung der Vorgeschichte keinen Schluß auf die Zusammensetzung des Gelenkergusses zu. Zwar ist die Wahrscheinlichkeit groß, daß das Gelenk nach einem Unfall von Blut erfüllt ist, aber es ist auch möglich, daß nach einem als Unfall bezeichneten, harmlosen Einknicken seröse Flüssigkeit das Gelenk erfüllt, als Folge einer schon länger bestehenden, aber bis zum Vorgang des Einknickens nicht bemerkten Kniegelenkerkrankung. Gelenkpunktionen sind deshalb zur Differenzierung unerläßlich.

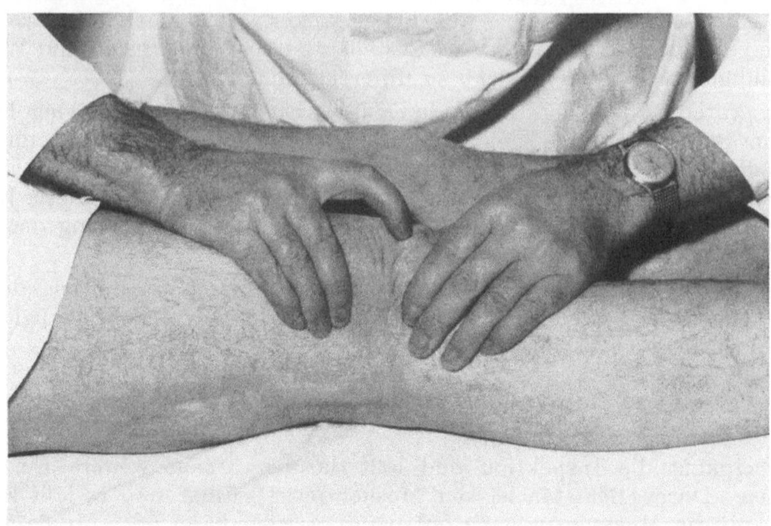

Abb. 276. *Die Feststellung eines Gelenkergusses:* Mit beiden Händen wird der Erguß in der abgebildeten Weise aus den oberen und unteren Kapselausstülpungen unter die Kniescheibe verlagert. Die Flüssigkeit hebt die Kniescheibe vom Oberschenkel ab. Wenn der Zeigefinger der rechten Hand die Kniescheibe gegen den Oberschenkel drückt, schlägt sie fühlbar auf der Vorderfläche des Femur auf. Dieses Zeichen heißt „Kniescheibenhüpfen", „Tanzen der Patella" oder „Ballotement der Patella"

2. Die Punktion des Kniegelenkes

a) **Indikation:** Weil das Kniegelenk für Infektionen besonders empfänglich ist, dürfen Punktionen nur dann vorgenommen werden, wenn sie indiziert sind. Das ist der Fall bei folgenden Situationen:

1. Bei Erstuntersuchungen von Kniegelenken mit Ergußbildung, wenn Feststellungen über die Art des Ergusses für Fragen nach der Ursache von Bedeutung sind.

Das heißt, daß bei Knochenbrüchen mit Gelenkbeteiligung keine Notwendigkeit besteht, die Art des Ergusses bei der Erstuntersuchung zu klären, weil bei solchen Verletzungen immer mit einer Blutansammlung im Gelenk zu rechnen ist. Die Notwendigkeit, solche Ergüsse wegen ihrer Größe punktieren zu müssen, ist manchmal gegeben.

Anders sind die Verhältnisse, wenn nach einem Unfall ohne Knochenverletzung bei der Erstuntersuchung ein Kniegelenkerguß gefunden wird. Weil ein solcher Erguß auch durch unfallunabhängige Veränderungen ausgelöst sein kann, ist die Art der Flüssigkeitsansammlung im Gelenk durch Punktion zu klären.

2. Bei sehr großen Ergüssen. Wenn solche längere Zeit bestehen, dehnen sie den Band- und Kapselapparat. Um Schlottergelenke zu vermeiden, sollen deshalb sehr große Ergüsse entleert werden. Kompressionsverbände mit Schaumgummi vermindern die Größe des eventuell folgenden Ergusses.

3. Bei Verdacht auf Infektion. Das Punktat ist im Sofortausstrich und kulturell zu untersuchen. Bei Tuberkulose ist außerdem noch ein Tierversuch anzusetzen. Bei Verdacht auf Lues sollen Komplementbindungsreaktionen im Punktat veranlaßt werden.

4. Bei eitrigen Kniegelenkentzündungen.

Zu empfehlen sind tägliche Punktionen zur vollkommenen Eiterentleerung mit nachfolgenden Antibiotica-Instillationen. Häufige bakteriologische Kontrollen der Erreger und ihrer Empfindlichkeit geben weitere therapeutisch und pro-

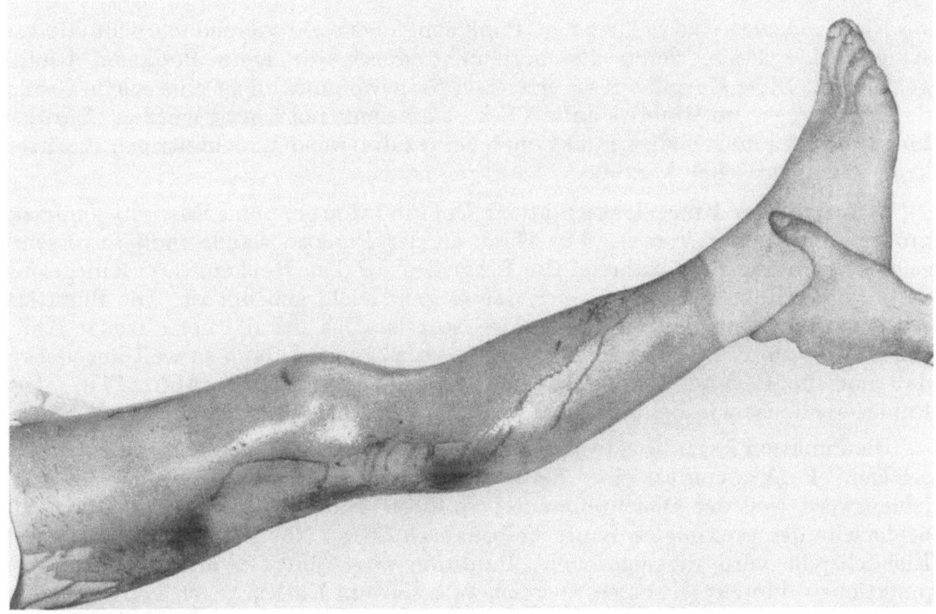

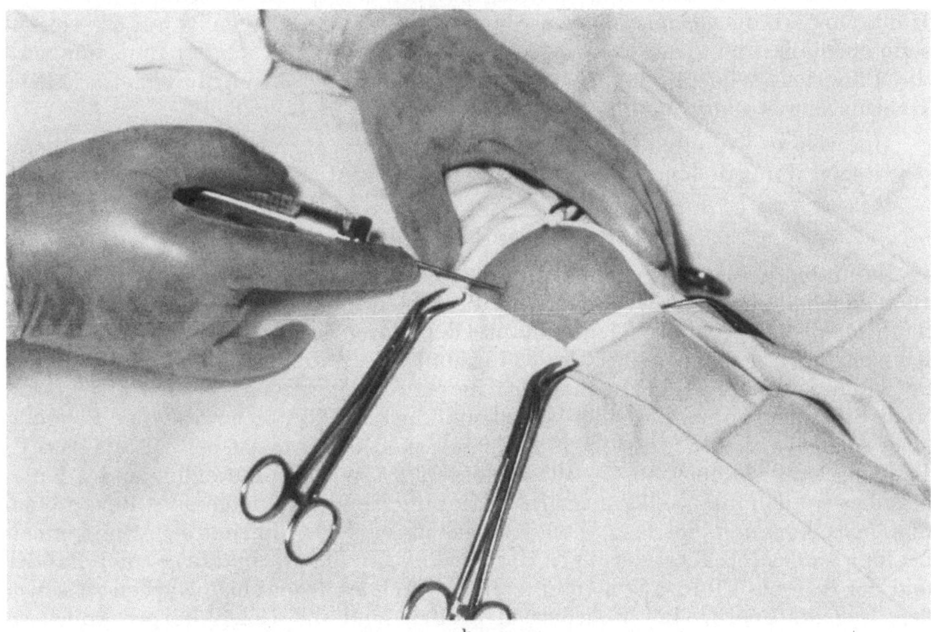

Abb. 277a u. b. *Technik der Kniegelenkpunktion.* a Das von Oberschenkelmitte bis Unterschenkelmitte zirkulär desinfizierte, rasierte Kniegelenk wird auf ein steriles Tuch gelegt. b Das Kniegelenk ist mit sterilen Tüchern so weit abgedeckt, daß nur die Punktionsstelle unbedeckt ist. Die Punktion kann tibial oder fibular vom proximalen Kniescheibenabschnitt erfolgen

gnostisch wichtige Hinweise. Die Punktionen sind so lange fortzusetzen, bis der Erguß schwindet, um Knorpelschäden durch Abweichungen in der Synoviazusammensetzung nach Möglichkeit zu vermeiden (s. auch „Eitrige Kniegelenkentzündungen").

Nicht indiziert sind mehrmalige Punktionen bei rezidivierenden, nicht eitrigen Kniegelenkergüssen, deren Beschaffenheit durch die erste Punktion bereits geklärt ist. Diese Gelenkergüsse erreichen für gewöhnlich nicht eine solche Größe, daß Punktionen, im Hinblick auf ein Schlottergelenk, notwendig würden. Darüber hinaus bringen mehrmalige Punktionen bei rezidivierenden nichteitrigen Ergüssen keine therapeutischen Vorteile.

b) Technik der Kniegelenkpunktion: Der Punktion geht eine Rasur in genügend großer Ausdehnung voraus. Die Haut an der Punktionsstelle muß unversehrt sein. Der Patient liegt während des Eingriffes auf dem Rücken. Das Kniegelenk ist mit einer Rolle so unterpolstert, daß es ganz leicht gebeugt ist. Die Punktion selbst verlangt einwandfreie, lückenlose Asepsis. Das zirkulär desinfizierte Kniegelenk wird auf ein steriles Tuch gelegt (Abb. 277a) und dann so weit abgedeckt, daß nur die Gegend der Punktionsstelle unbedeckt bleibt (Abb. 277b). Der Punktierende ist wie bei einer aseptischen Operation gekleidet.

Die Punktion kann fibular oder tibial des proximalen Kniescheibenabschnittes erfolgen. Punktionen an einer Seite der Kniescheibenspitze sind weniger empfehlenswert, weil der Weichteilmantel an diesen Stellen wesentlich dicker ist als beiderseits des proximalen Kniescheibenabschnittes. Nach Lokalanaesthesie der Einstichstelle wird die eigentliche Punktion ausgeführt. Während bei Probepunktionen dünnere Kanülen ausreichen, erfordern Entleerungen von Blut oder Eiter dickere Kanülen. Manche Chirurgen fordern, daß die Punktionskanüle durch eine kleinste Hautincision eingestochen wird, um Verschleppungen von Hautzylindern ins Gelenk zu vermeiden. Für Gelenkspülungen ist auf der Gegenseite ebenfalls eine dicke Punktionsnadel einzustechen. Nach der Punktion wird die Punktionsstelle steril verbunden. Sofern die Punktion durch eine kleine Hautincision erfolgte, muß diese genäht werden.

Um weitere Ergußbildungen nach Möglichkeit zu vermeiden, sind nach therapeutischen Punktionen Kompressionsverbände mit Schaumgummi anzulegen.

3. Die Prüfung der Beweglichkeit

Zu unterscheiden ist zwischen aktiver und passiver Beweglichkeit. Die aktive Beweglichkeit wird bei der Streckung durch den Bandapparat, bei der Beugung hauptsächlich durch den Weichteilmantel der angrenzenden Gliedmaßenabschnitte begrenzt. Beurteilungen des Bewegungsumfanges erfolgen unter Vergleich mit der gesunden Seite. Das Ausmaß der Beweglichkeit wird in Graden angegeben. Volle Streckung entspricht einer Gelenkstellung von 180^0, rechtwinkelige Beugung einer solchen von 90^0. Die aktive Beugefähigkeit endet meist bei 35^0, als passive Beugung kann sie noch um $5{-}10^0$ weitergeführt werden. Bewegungen des Kniegelenkes werden mit Winkelmessern bestimmt. Einschränkungen des Bewegungsumfanges kommen bei fast allen Kniegelenksveränderungen vor. Sie können bedingt sein durch Veränderungen der Muskulatur, der Gelenkkörper, der Bänder und der Kapsel. Fibröse Steifen entstehen durch bindegewebige Narben zwischen den Gelenkkörpern. Bei knöchernen Steifen sind die Gelenkkörper knöchern überbrückt.

Manche Kniegelenke sind durch Besonderheiten des Bandapparates überstreckbar. Die Größe der Überstreckbarkeit wird durch den Abstand mitgeteilt, welcher zwischen Ferse und Unterlage ist, wenn das untersuchte Bein mit dem Oberschenkel der Unterlage aufliegt und im Kniegelenk überstreckt wird. Starke Überstreckungen deuten auf Lähmungen, auf Schäden im Bandapparat und auf Schäden an Gelenkkörpern hin (Verletzungsfolgen, Fehlbildungen, Tabes). Bei voller Streckung, feste Bänder vorausgesetzt, ist jede seitliche Beweglichkeit gesperrt. Eine geringe Seitenbeweglichkeit bei gebeugtem Kniegelenk ist normal. Die Rotationsmöglichkeit des Unterschenkels im rechtwinkelig gebeugten Kniegelenk schwankt um 50°.

4. Die Gelenkgeräusche

Das normale, weiche und geräuschlose Gleiten bei Bewegungen im Kniegelenk setzt unversehrte Knorpelflächen, eine schmiegsame Kapsel, verformbare Bänder und eine intakte Muskulatur voraus. Störungen eines dieser Teile führen gewöhnlich zu Bewegungsgeräuschen. Von einem seidigen Knistern reicht die Skala der Geräusche über samtartiges Scheuern, sandartiges Knirschen, fein- und grobkörniges Reiben bis zum lauten Krachen. Gelenkgeräusche sind mit einem Stethoskop hörbar oder mit der aufgelegten Hand fühlbar. Aufrauhungen des Knorpels nach Entzündungen und bei degenerativen Vorgängen erzeugen Reibegeräusche. Entsprechend der Beschaffenheit der Aufrauhung verhalten sich die Geräusche: Feine oberflächliche Veränderungen erzeugen samtartiges Scheuern, mittlere Defekte feinkörniges und grobe Defekte grobkörniges Reiben. Knackende Geräusche sind Ausdruck von umschriebenen Knorpelläsionen, von Stufen in der Gelenkfläche, von vorübergehenden Meniscuseinklemmungen, von Meniscusganglien und von anderen, atypischen Veränderungen. Lautes Krachen tritt bei tiefen Kratern in der Kniescheibengelenkfläche und in ihrer Gleitbahn sowie bei starken arthrotischen Unebenheiten auf.

Die Feststellung von Gelenkgeräuschen ist eine einfache, aber sehr nützliche Untersuchung, weil sie wertvolle Hinweise für den Zustand der gleitenden Flächen gibt.

5. Befunde bei Veränderungen der Bänder, der Zwischenscheiben und bei Schäden im Femoropatellargelenk

Sie wurden in den betreffenden Kapiteln eingehend besprochen, so daß sich an dieser Stelle weitere Ausführungen erübrigen.

6. Die Feststellung der Umfangsmaße

Die Abb. 278 zeigt, an welchen Stellen die Umfangsmaße zu bestimmen sind. Diese einfache, diagnostisch bedeutsame und für spätere Zusammenhangsbegutachtungen oft außerordentlich wichtige Untersuchung soll nicht nur bei allen Erstuntersuchungen vorgenommen werden, sondern es empfiehlt sich, die Umfangsmaße auch während des weiteren Verlaufes wiederholt zu bestimmen. Abweichungen in den Umfangsmaßen sind bei der klinischen Erstuntersuchung in vielen Fällen der einzige Hinweis dafür, daß die geklagten Beschwerden nicht durch frische Veränderungen, sondern durch Krankheiten ausgelöst werden, die unbemerkt schon so lange bestanden haben, daß sie zur Muskelatrophie führten.

Umfangsvermehrungen gegenüber der gesunden Seite zeigen Schwellungszustände an. Neben den Umfangsmaßen sind die Längenmaße zu bestimmen.

7. Die Röntgenuntersuchung des Kniegelenkes

Klinische Befunde werden durch Ergebnisse von Röntgenuntersuchungen sinnvoll ergänzt. Röntgenaufnahmen stellen kalkhaltige Gewebe, schattengebende

Fremdkörper, im Gelenk befindliche Luft und in die Gelenkhöhle injizierte Kontrastmittel dar. Der Weichteilmantel des Gelenkes ist zwar sichtbar, jedoch sind Einzelheiten nicht zu differenzieren.

Normale Übersichtsaufnahmen in zwei Ebenen zeigen Form, Beschaffenheit und räumliche Anordnung der am Kniegelenk beteiligten Knochen, evtl. vorhandene

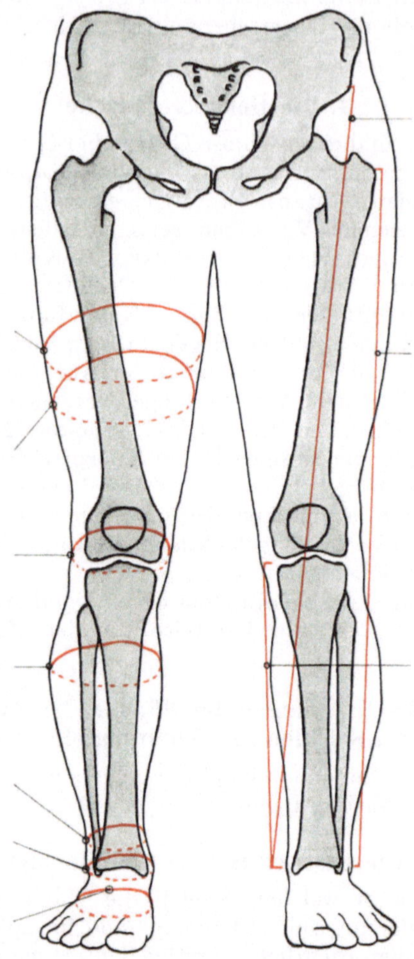

Abb. 278. *Schema für Umfangsmessungen.* Es wird vom Oberrand bzw. vom Unterrand der Kniescheibe gemessen, da diese Anhaltspunkte bei reichlichem Fettansatz sicherer zu bestimmen sind als äußerer oder innerer Gelenkspalt. Längenmaße: Vorderer oberer Darmbeinstachel — Innenknöchel; Trochanter major — Außenknöchel; innerer Kniegelenkspalt — Innenknöchel

schattengebende Fremdkörper, durch Verletzungen ins Gelenk eingedrungene Luft und Kalkeinlagerungen in den Weichteilen. Bereits so sind Feststellungen möglich über angeborene Formabweichungen, Knochenverletzungen, Residuen nach alten Verletzungen und Verrenkungen, degenerative Veränderungen, entzündliche Prozesse, freie Gelenkkörper, Schädigungen der Bandansätze, knöcherne Ankylosen u. a. m. Die Technik normaler Übersichtsaufnahmen in zwei Ebenen ist einfach. Die Aufnahme im antero-posterioren Strahlengang soll eine Überschneidung vom ventralen und dorsalen Gelenkrand des Schienbeinkopfes vermeiden. Da die Gelenkfläche des Schienbeinkopfes um 9⁰ von ventral kranial nach dorsal caudal geneigt ist, muß entweder der Zentralstrahl oder die Schienbeingelenkfläche entsprechend eingestellt werden (Abb. 279a, b).

Die seitliche Kniegelenkaufnahme wird gewöhnlich tibio-fibular angefertigt. Das ganze Bein liegt mit seiner Außenseite der Unterlage auf, Hüftgelenk und Kniegelenk sind um 30⁰ gebeugt. Die Kniegelenkstellung von 150⁰ erleichtert Aussagen über die Höheneinstellung der Kniescheibe. Der Zentralstrahl ist auf den Kniegelenkspalt gerichtet (Abb. 280).

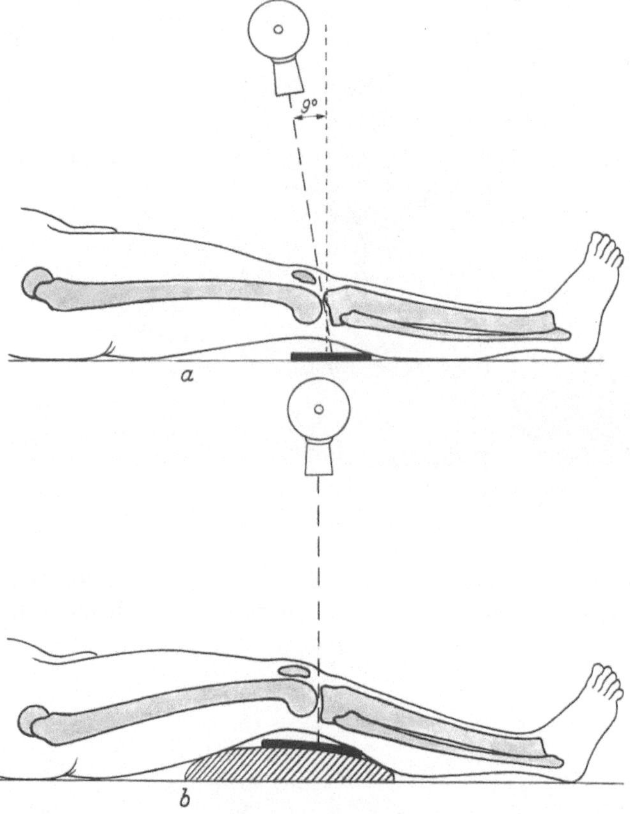

Abb. 279a u. b. *Einstellungen zur antero-posterioren Röntgenaufnahme.* a Die Röntgenröhre ist von ventral kranial um 9⁰ nach distal caudal geneigt. b Die Röntgenröhre ist senkrecht eingestellt. Durch eine Unterlage ist das Kniegelenk so angehoben, daß eine Gelenkstellung von 170⁰ resultiert (KRÖMER)

Die Aufnahme im postero-anterioren Strahlengang bringt Kniescheibenstrukturen besonders gut zur Darstellung. Sie eignet sich für Feststellungen von angeborenen und traumatischen Kniescheibenveränderungen (Patella partita, Kniescheibenbrüche) (Abb. 281).

Die Aufnahme nach FRIK: Die Beschaffenheit der Fossa intercondylica ist beim Verdacht auf Osteochondrosis dissecans von Bedeutung, weil Demarkationen sich in diesem Raume abspielen. Einfache Übersichtsaufnahmen im antero-posterioren oder im postero-anterioren Strahlengang sind zur Darstellung der Fossa intercondylica nicht geeignet. Zu empfehlen ist die Aufnahmetechnik nach FRIK. Lagerung des Kniegelenkes bei einer Gelenkstellung von 130⁰. Der Zentralstrahl ist um 40⁰ gegen die Senkrechte geneigt und von caudal auf den Gelenkspalt gerichtet (Abb. 282).

Die Aufnahme nach SOLTEGAST (Abb. 283): Sie zeigt das axiale Bild der Kniescheibe und das Femoropatellargelenk bei starker Beugung. Die Kniescheibentypen sind damit beurteilbar. Diese Abbildungsart des Femoropatellargelenkes

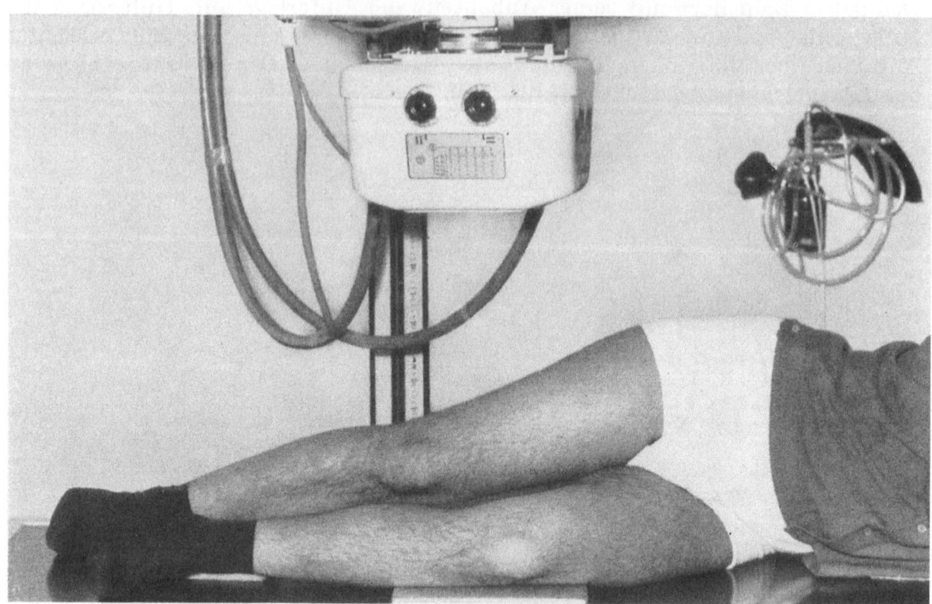

Abb. 280. Bei der seitlichen Aufnahme muß die Außenseite des ganzen Beines aufliegen. Hüft- und Kniegelenk
sind um 30° gebeugt, um Aussagen über die Höheneinstellung der Patella zu ermöglichen. Der Zentralstrahl ist
auf den Kniegelenkspalt gerichtet

hat allerdings den Nachteil, daß sie keine Aussagen über die Beschaffenheit des
ventralen kranialen Abschnittes der tibialen Oberschenkelrolle erlaubt, die,

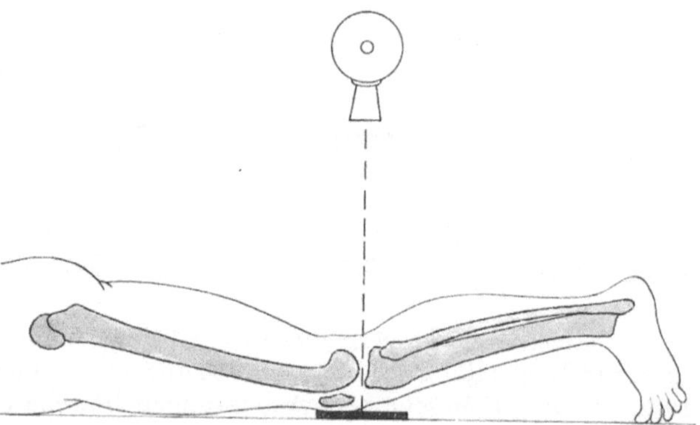

Abb. 281. Lagerung zur Aufnahme im postero-anterioren Strahlengang

sofern sie hypoplastisch ist, degenerative Prozesse begünstigt (s. „Hypoplasie der
tibialen Oberschenkelrolle“).

Der auf dem Bauch liegende Patient zieht den Unterschenkel der entsprechenden Seite in starke Beugestellung. Der Zentralstrahl ist tangential zur Patella
eingestellt.

Die Aufnahme zur Exploration des Femoropatellargelenkes: Die Belastbarkeit
eines Femoropatellargelenkes hängt von der Form der sich berührenden Gelenk-

flächen an Kniescheibe und an Oberschenkelrollen ab. Die Facetten der Kniescheibe brauchen entsprechend geformte Oberschenkelrollen, um störungsfrei gleiten zu können. Fibular sind Kniescheibenfacette und Oberschenkelrolle gewöhnlich so geformt, daß sie sich mit breiten kongruenten Flächen berühren. Im tibialen Abschnitt dagegen setzen ungünstig geformte Kniescheiben (Typ II/III, Typ III) einerseits und Hypoplasien des ventralen kranialen Abschnittes der tibialen Oberschenkelrolle andererseits die Belastbarkeit herab. Weil die Kenntnis des kranialen Abschnittes vom Femoropatellargelenk zum Ausschluß einer Rollenhypoplasie im ventralen kranialen Abschnitt von besonderer Bedeutung ist, sollen axiale Kniescheibenaufnahmen bei Gelenkstellungen um 140° angefertigt werden. Der Zentralstrahl ist tangential zur Kniescheibe auf diese gerichtet (Abb. 284) (s. auch Hypoplasie der tibialen Oberschenkelrolle).

Stereoskopische Aufnahmen des Kniegelenkes eignen sich zur Lokalisation freier Gelenkkörper und Granatsplitter sowie zum Studium formveränderter Gelenkkörper nach Verletzungen.

Schichtaufnahmen erleichtern bestimmte Feststellungen bei Differentialdiagnosen. Durch solche Aufnahme gut zu trennen sind entzündliche und tumoröse Knochenherde, Patella partita und Kniescheibenbruch, kleine Sequester, Knochennarben u. a. m.

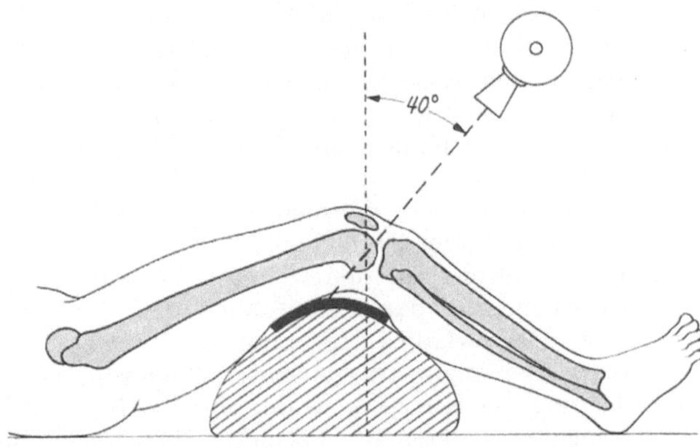

Abb. 282. *Aufnahmetechnik nach* FRIK. Das Kniegelenk ist mit einer Gelenkstellung von 130° gelagert. Der Zentralstrahl, um 40° von caudal gegen die Senkrechte geneigt, ist auf dem Gelenkspalt eingestellt

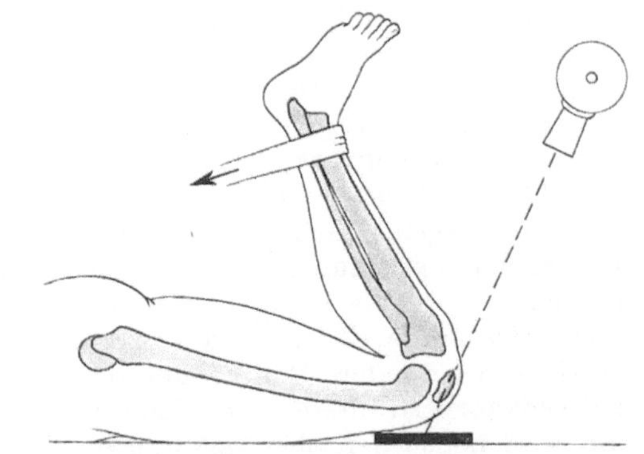

Abb. 283. *Axiale Kniescheibenaufnahme nach* SOLTEGAST. Bauchlage des Patienten, der sein Kniegelenk in starke Beugestellung bringt. Der Zentralstrahl ist auf die Längsachse der Kniescheibe gerichtet. Diese Aufnahmetechnik erlaubt keine Aussagen über eventuell vorhandene Hypoplasien des ventralen, kranialen Abschnittes der tibialen Oberschenkelrolle

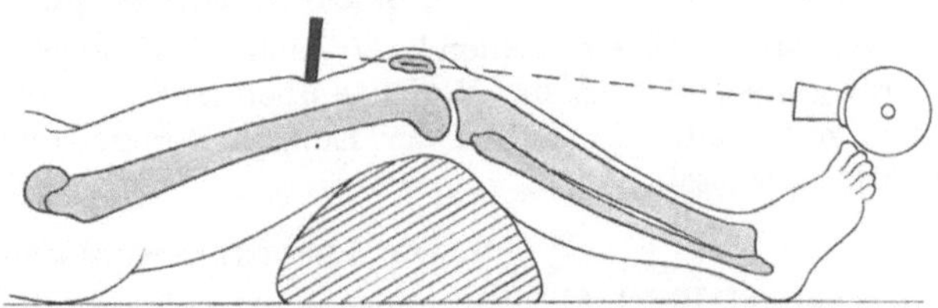

Abb. 284. *Die günstigste Aufnahmetechnik zur Exploration des Femoropatellargelenkes:* Das Kniegelenk ist mit einer Gelenkstellung von 130—140° gelagert. Der Zentralstrahl ist so auf die Kniescheibe gerichtet, daß er diese tangential trifft. Diese Aufnahmetechnik erlaubt Aussagen über Kniescheibenform und über eventuell vorhandene Hypoplasien der tibialen Oberschenkelrollen in ihren ventralen, kranialen Abschnitten

Schrägaufnahmen zeigen manche Veränderungen in Kniescheiben besonders gut.

Die *Arthrographie* ist im Kapitel „Meniscus" erwähnt.

Welche Röntgenaufnahmen anzufertigen sind, hängt von den Veränderungen des betroffenen Kniegelenkes ab. Bei jeder Untersuchung sollten neben den obligaten Übersichtsaufnahmen axiale Aufnahmen der Kniescheibe bei geringer Beugestellung im Kniegelenk angeordnet werden.

Bei Verletzungen sind axiale Kniescheibenaufnahmen ein diagnostisches Hilfsmittel, um besondere Formen von Kniescheibenbrüchen nicht zu übersehen (s. auch Kapitel über Kniescheibenbrüche). Außerdem geben sie bei Verletzungen wertvolle Hinweise für den weiteren Verlauf. Bei widerstandsfähigen Femoropatellargelenken ist damit zu rechnen, daß Überlastungen des Knorpels in keiner Phase des Heilverlaufes vorkommen.

Anders bei ungünstig geformten Femoropatellargelenken. Um die drohende Überlastung des Knorpels an der tibialen Kniescheibenfacette nach Möglichkeit zu vermeiden, müssen die Patienten dazu angehalten werden, die Belastungen vorsichtig zu beginnen und sie nur langsam zu steigern. Kniegelenkergüsse nach Gipsabnahme sind großenteils auf Überlastungen des Femoropatellargelenkes zurückzuführen. Sie können vermieden werden, wenn schon bei der Erstuntersuchung die Widerstandsfähigkeit dieses letztgenannten Gelenkes durch axiale Röntgenaufnahmen bestimmt wurde.

Axiale Kniescheibenaufnahmen (bei geringer Beugestellung des Kniegelenkes) sind zur Klärung von Gelenkergüssen unerläßlich. Sie erlauben fast immer „idiopathische" Gelenkveränderungen in bekannte Krankheitsbilder aufzulösen.

Empfehlenswert ist es bei unklaren Kniegelenkerkrankungen, bei Ergußbildungen, bei degenerativen Vorgängen, bei Osteochondrosis dissecans, bei der Beurteilung von Verletzungsfolgen, bei Entzündungen und bei anderen Gelegenheiten auch das gesunde Kniegelenk in gleicher Weise wie das erkrankte röntgen zu lassen. Besondere Kniegelenkerkrankungen, z.B. die Osteochondrosis dissecans, verlangen besondere Röntgenuntersuchungen. Neben der Lokalisation von freien Gelenkkörpern interessieren Lage des Mausbettes und Kniescheibenform. Deshalb wird neben den oben geforderten Röntgenaufnahmen auch noch eine solche nach FRIK angeordnet.

Indikation und Technik „gehaltener" Aufnahmen wurden bei den Seitenbandverletzungen behandelt.

8. Die Arthroskopie

Wie andere Körperstellen kann auch das Kniegelenk mit einem entsprechenden Gerät gespiegelt werden. Berichte über große Untersuchungsreihen wurden noch nicht mitgeteilt. Bezüglich der Einzelheiten sei auf die Ausführungen IMBERTs (1961) verwiesen.

9. Die Laboruntersuchungen

Während Blutbild, Senkungsgeschwindigkeit der roten Blutkörperchen und Urinbefund zu jeder Kniegelenkuntersuchung gehören, werden spezielle andere Prüfungen und Proben von der Art des Gelenkprozesses bestimmt. Komplementbindungsreaktionen bei Verdacht auf Syphilis, Harnsäurebestimmungen bei Gicht, Calciumbestimmungen bei Osteoporose und bei Weichteilverkalkungen, neurologische Untersuchungen bei Sensibilitätsstörungen, bakteriologische Untersuchungen des Punktates bei entzündlichen Prozessen, Rheumateste bei entsprechendem Verdacht und andere Untersuchungsarten schließen die diagnostischen Bemühungen ab.

Y. Empfehlungen für Normal-Rentensätze im Versorgungswesen

(in Anlehnung an R. HERGET)

Verlust eines Beines im Bereich des Oberschenkels bis zur Kniehöhe . . . 70%

Versteifung
    beider Kniegelenke 80%
    eines Kniegelenkes
        in günstiger Gebrauchsstellung. 30%
        in ungünstiger Gebrauchsstellung . . . . 40—60%

Leichtes Wackelknie (Apparat nicht erforderlich) . . . . 10—20%

Mittelschweres Wackelknie. . . . . 20—40%

Starkes Wackelknie (mit Stützapparat) . . . . 30—50%

Kniescheibenbruch
    in idealer Stellung knöchern verheilt ohne Funktionsausfall und
    ohne chronisch-deformierende Veränderungen . . . . unter 10%
    in guter Stellung knöchern verheilt mit geringem Funktionsaus-
    fall und mit geringfügigen chronisch-deformierenden Ver-
    änderungen . . . . 10—15%
    in schlechter Stellung knöchern verheilt mit mittlerem Funk-
    tionsausfall und mit mittelschweren chronisch-deformierenden
    Veränderungen . . . . 20—40%
    nicht knöchern verheilt mit Funktionsfähigkeit des Streck-
    apparates . . . . 10—20%
    nicht knöchern verheilt mit Funktionsunfähigkeit des Streck-
    apparates . . . . 20—40%

Arthrosis deformans des Kniegelenkes
    leicht bis mittelschwer . . . . 10—30%
    mittelschwer bis schwer. . . . . 30—50%

Tuberkulose des Kniegelenkes
    klinisch ausgeheilt . . . . 20—30%
    ausheilend . . . . 50—60%
    fortschreitend 100%

Kniegelenkresektion mit Verkürzung
    bis 4 cm in günstiger Gebrauchstellung 30%

Intraartikulärer Bruch des Kniegelenkes
    deform ausgeheilt . . . . 30—50%

Stärkeres X-Bein entsprechend den Gelenkstörungen . . . . 20—40%

Stärkeres O-Bein entsprechend den Gelenkstörungen . . . . 20—40%

Stärkeres Genu recurvatum entsprechend den Gelenkstörungen . . . . 20—40%

Einschränkung der Beugung des Kniegelenkes um 20—30° bei freier
    Streckung. 10%

Bewegungsbehinderung zwischen 90 und 180°. 20%

Bewegungsbehinderung zwischen 120 und 170° . . . . 20—30%

Rezidivierende Ergüsse durch Besonderheiten des Femoropatellar-
    gelenkes . . . . 20—40%

Lähmungen des N. femoralis . . . . 30—40%

Lähmung des N. ischiadicus 50%

Lähmung des N. fibularis . . . . 30—40%

    Bei trophischen Störungen sind diese Sätze zu erhöhen, bei Teillähmungen entsprechend zu vermindern.

25*

Literatur

A. Handbücher, Lehrbücher, Operationslehren und Monographien

BENNINGHOFF, A.: Lehrbuch der Anatomie des Menschen, 3. Aufl. München: J. F. Lehmann 1944. — BLOUNT, W. P.: Knochenbrüche bei Kindern (dtsche Übers. v. K. H. MÜLLER). Stuttgart: Georg Thieme 1957. — BÖHLER, L.: Technik der Knochenbruchbehandlung, 12. u. 13. Aufl. Wien: Wilhelm Maudrich 1951. — BRAUS, H.: Anatomie des Menschen, 3. Aufl. Berlin-Göttingen-Heidelberg: Springer 1954. — BREITNER, B.: Sportschäden und Sportverletzungen. In: Neue deutsche Chirurgie, Bd. 58. Stuttgart 1953. — BÜRKLE DE LA CAMP, H., u. R. ROSTOCK: Handbuch der gesamten Unfallheilkunde, Bd. 1—3. Stuttgart: Ferdinand Enke 1955/56.

CAMPBELL, W. C.: Operative orthopedies, 3. Aufl. St. Louis: C. V. Mosby Comp. 1956. (Neuauflage von J. S. SPEED and H. SMITH.) — COMPERE, E. L., S. W. BANKS and C. L. COMPERE: Pictorial handbook of fracture treatment, 4. Aufl. Chicago: Yearbook Publishers 1958. — CORNING, H. K.: Lehrbuch der topographischen Anatomie, 23. Aufl. Berlin: Springer 1946.

ERLACHER, PH. J.: Die Technik des orthopädischen Eingriffes. Wien: Springer 1928; — Lehrbuch der praktischen Orthopädie. Wien: Wilhelm Maudrich 1955.

FICK, R.: Handbuch der Anatomie und Mechanik der Gelenke. Jena: Gustav Fischer 1904—1911. — FISCHER, A. W., R. HERGET u. G. MOLINEUS: Das ärztliche Gutachten im Versicherungswesen, 2. Aufl. München: Johann Ambrosius Barth 1939.

GEBHARDT, K.: Der Bandschaden des Kniegelenks. Leipzig: Johann Ambrosius Barth 1933.

HAFFERL, A.: Lehrbuch der topographischen Anatomie, 2. Aufl. Berlin-Göttingen-Heidelberg: Springer 1957. — HENKE, J. M.: Anatomie und Mechanik der Gelenke. Leipzig: Johann Ambrosius Barth 1863. — HOHMANN, G.: Fuß und Bein, 5. Aufl. München: J. F. Bergmann 1951. — HOHMANN, G., u. K. GIULIANI: Orthopädische Technik, 4. Aufl. Stuttgart: Ferdinand Enke 1958. — HOHMANN, G., M. HACKENBROCH u. K. LINDEMANN: Handbuch der Orthopädie, Bd. 1—4. Stuttgart: Georg Thieme 1957—1961.

IDELBERGER, K.: Orthopädische Erkrankungen des Kindesalters. In: Lehrbuch der Chirurgie und Orthopädie des Kindesalters (A. OBERNIEDERMAYR), Bd. 3. Berlin-Göttingen-Heidelberg: Springer 1959.

KIRSCHNER, M., G. GULEKE u. R. ZENKER: Allgemeine und spezielle chirurgische Operationslehre, 2. Aufl. Berlin-Göttingen-Heidelberg: Springer 1950—1958. — KÖHLER, A., u. E. A. ZIMMER: Grenzen des Normalen und Anfänge des Pathologischen im Röntgenbilde des Skeletts, 10. Aufl. Stuttgart: Georg Thieme 1956. — KORNEN, P. G.: Knochen- und Gelenktuberkulose. Berlin: VEB Volk u. Gesundheit 1957.

LANGE, F.: Lehrbuch der Orthopädie, 3. Aufl. Jena: Gustav Fischer 1928; — Die epidemische Kinderlähmung. München: J. F. Lehmann 1930. — LANGE, M.: Unfallorthopädie. Stuttgart: Ferdinand Enke 1949; — Lehrbuch der Orthopädie und Traumatologie, Bd. 1. Stuttgart: Ferdinand Enke 1960; — Orthopädisch-chirurgische Operationslehre, 2. Aufl. München: J. F. Bergmann 1962. — LANZ, T. v., u. W. WACHSMUTH: Praktische Anatomie, Bd. 1, Teil 4: Bein und Statik. Berlin: Springer 1938. — LEWIN, PH.: The knee. Philadelphia: Lea and Febiger 1952. — LEXER, E.: Die freien Transplantationen. In: Neue Deutsche Chirurgie, Bd. 26a u. b. Stuttgart: Ferdinand Enke 1924. — Wiederherstellungschirurgie, 2. Aufl. Leipzig: Johann Ambrosius Barth 1931; — LORENZ, A.: Praktische Anatomie. Stuttgart: Ferdinand Enke 1941.

MARINO-ZUCCO, C., e V. PIETRO GRANDE: Ortopedia e traumatologia. Roma: Universo 1959. — MATZEN, P. F.: Lehrbuch der Orthopädie, 2 Bde. Berlin: VEB Volk u. Gesundheit 1959. — MAY, H.: Reconstructive and reparative surgery. Philadelphia: F. A. Davis & Co. 1949; — Die Behandlung der Knochen- und Gelenktuberkulose. Stuttgart: Ferdinand Enke 1953. — MERLE D'AUBIGNÉ, R., J. BENASSY et J. O. RAMADIER: Chirurgie orthopédique des paralyses. Paris: Masson & Cie. 1956. — MERLE D'AUBIGNÉ, R., et J. O. RAMADIER: Traumatismes anciens (kachis et membre inférieur). Paris: Masson & Cie. 1959. — MOLLIER, S.: Plastische Anatomie. München: J. F. Bergmann 1938.

SCHINZ-BAENSCH-FRIEDL-UEHLINGER: Lehrbuch der Röntgendiagnostik, 5. Aufl. Stuttgart: Georg Thieme 1952. — SMILLIE, J. S.: Injuries of the knee joint. Edinburgh: E. & S. Livingstone 1944. — SONNENSCHEIN, A.: Biologie, Pathologie und Therapie der Gelenke, dargestellt am Kniegelenk. Basel: Benno Schwabe & Co. 1952; — Biologie der Gelenke. Leipzig: Johann Ambrosius Barth 1929. — SOUTTER, R.: Technique of operations on the bones, joints, muscles and tendons. New York: Macmillan & Co. 1917. — SPEED, J. C., and R. A. KNIGHT: Campbell's operative orthopedics, 3. Aufl. London: H. Kimpton 1956. — TÖNDURY, O.: Angewandte und Topographische Anatomie, 2. Aufl. Stuttgart: Georg Thieme 1959.

WATSON-JONES, R.: Fractures and joint injuries, 4. Aufl., Bd. 1 u. 2. Baltimore: Williams & Wilkins Company 1952—1956. — WELLER, S., u. E. KÖHNLEIN: Die Traumatologie des Kniegelenkes. Stuttgart: Georg Thieme 1962.

B. Schrifttum, geordnet nach den einzelnen Kapiteln

A. Entwicklungsgeschichtliche und anatomische Vorbemerkungen

AUF DER MAUR, M., u. H. BRODHAGE: Morphologische und eiweißchemische Untersuchungen am normalen Kniegelenk. Ärztl. Forsch. 10, 129 (1956).

BENNETT, G., H. WAINE and W. BAUER: Changes in the knee joint at various ages. London: Commonwealth Fund. 1942. — BENNINGHOFF, A.: Lehrbuch der Anatomie des Menschen, 3. Aufl., Bd. 1. München: J. F. Lehmann 1944. — BERNAYS, A.: Die Entwicklungsgeschichte des Kniegelenkes des Menschen. Morph. Jb. 4 (1878). — BRAUS, H.: Die Entwicklung der Form der Extremitäten. In: O. HERTWIG, Handbuch der Entwicklungslehre der Wirbeltiere. Jena: Gustav Fischer 1901; — Anatomie des Menschen, Bd. I. Berlin: Springer 1921. — BRAUS, H., u. C. ELZE: Anatomie des Menschen, Bd. 1. Berlin-Göttingen-Heidelberg 1954. — BRUNN, A. v.: Das Verhältnis der Gelenkkapsel zu den Epiphysen der Extremitäten. Leipzig: Georg Thieme 1881. — BÜRKLE DE LA CAMP, H., u. P. ROSTOCK: Handbuch der gesamten Unfallheilkunde, Bd. III, S. 296. Stuttgart: Ferdinand Enke 1956.

CAJORI, F., C. CROUTER and R. PEMBERTON: The physiology of synovial fluid. Arch. intern. Med. 37, 92 (1926). — CANDIOLLO, L., u. G. GAUTERO: Morphologie und Funktion der Menisko-femoral-Bänder des Kniegelenkes. Acta anat. (Basel) 38, 304—323 (1959) [Französisch]. — CHARRY, J., and R. GHORMELY: A histological study of the synovial membrane with unicarmine staining. J. Bone Jt Surg. 20, 8 (1938). — CORNING, H. K.: Lehrbuch der topographischen Anatomie, 23. Aufl. Berlin: Springer 1946.

DAVIES, D. V.: Synovial membrane and synovial fluid of joints. Lancet 1946 II, 819. — DOERING, P., u. K. MIEHLKE: Die Resorption von radioaktivem Jod aus normalen und kranken Kniegelenken. Z. Rheumaforsch. 20, 137—140 (1961). — DUMPERT, V., u. E. v. REDWITZ: Über die Theorie der Semiflexion bei der Behandlung der Knochenbrüche. Dtsch. Z. Chir. 191, 170 (1925).

EBERL-ROTHE, G., u. A. SONNENSCHEIN: Die ontogenetische Entwicklung des Kniegelenkes beim Menschen. Z. Anat. Entwickl.-Gesch. 115, 247 (1950). — EDNERALOVA, M. B.: Experimentelle Studien über die Resorption von neutralen Suspensionen aus dem Kniegelenk. Ortop. Travm. Protez. 20, 55—60 (1959) [Russisch].

FICK, R.: Handbuch der Anatomie und Mechanik der Gelenke, Bd. I. Jena: Gustav Fischer 1904; — Handbuch der Anatomie und Mechanik der Gelenke, Teil 2. Jena 1910. — FISCHER, H., and E. W. JOHNSON: Analysis of sounds from normal and pathologic knee joints. Arch. phys. Med. 42, 233—240 (1961).

GARELLI, R.: Die Histologie des Strukturwandels der Kniegelenkkapsel im Wachstum und im Alter. G. Geront. 8, 321—375 (1960) [Italienisch]. — GEGENBAUER, C.: Zur Morphologie der Gliedmaßen der Wirbeltiere. Morph. Jb. 2 (1876). — GREGORY, W.: Present status of the problem of the origin of the tetrapoda. Ann. N.Y. Acad. Sci. 26 (1915).

HÄBLER, C.: Experimentelle Untersuchungen über die Regeneration des Gelenkknorpels. Bruns' Beitr. klin. Chir. 134, 602 (1925); — Zur Frage der aktuellen Reaktion der Gelenkexsudate. Dtsch. Z. Chir. 209, 211—238 (1928). — HENKE, J. M.: Anatomie und Mechanik der Gelenke. Leipzig: Johann Ambrosius Barth 1863. — HEYMARK, M.: The evolution of the knee joint. J. Bone Jt. Surg. 20, 76 (1938). — HNEVKOVSKY, O., u. R. CIBAK: Muskelvariationen bei Genu flexum congenitum. Z. Orthop. 88, 371 (1957). — HOHLBAUM, H. J.: Die Bursa suprapatellaris und ihre Beziehungen zum Kniegelenk. Bruns' Beitr. klin. Chir. 128, 481 (1923). — HORISBERGER, B., u. B. ISHIDO: Über den Kniegelenksmeniskus. Virchows Arch. path. Anat. 244, 429 (1923). — HULTKREUTZ: Über die Spaltrichtungen der Gelenkknorpel. Verh. anat. Ges. (Jena) 12, 248 (1893). — HYRTL, J.: Lehrbuch der topographischen Anatomie. Wien: Wilhelm Maudrich 1882.

JUVERA, E.: Leitfaden für chirurgische Anatomie. Berlin: Springer 1899.

KIESSELBACH, A.: Untersuchungen über den funktionellen Einbau des M. quadriceps in das Gefüge des Oberschenkels. Verh. Anat. Ges. in Münster 1954. Anat. Anz. (Jena) Erg.-Heft, 101 (1954). — KING, B.: The healing of semilunar cartilages. J. Bone Jt Surg. 18, 333 (1936).

LANGER, M.: Über die Entwicklung des Kniegelenkes. Z. Anat. Entwickl.-Gesch. 89, 83 (1929). — LANZ, T., u. W. WACHSMUTH: Praktische Anatomie, Bd. I/IV. Berlin: Springer 1938. — LUBOSCH, W.: Bau und Entstehung der Wirbeltiergelenke. Jena: Gustav Fischer 1910.

MAKOWSKY, L.: Studien über den Wasserverlust des Kniegelenkknorpels. Helv. chir. Acta 15, 44 (1948). — MEYER, H.: Die Statik und Mechanik des menschlichen Knochengerüstes. Leipzig: Georg Thieme 1873. — MOLLIER, S.: Plastische Anatomie. München: J. F. Bergmann 1938.

Nussbaum, A.: Die Ernährung des Gelenkknorpels. Virchows Arch. path. Anat. 270 (1928). — Oertel, O.: Leitfaden der topographischen Anatomie und ihre Anwendung. Berlin: Springer 1927. — Pernkopf, E.: Topographische Anatomie des Menschen, Bd. II, Teil II. Berlin: Urban & Schwarzenberg 1941. — Pfuhl, W.: Die gefiederten Muskeln, ihre Form und Wirkungsweise. Z. Anat. Entwickl.-Gesch. 106, 794—769 (1937). — Poglayen, C.: Arch. Putti Chir. Organi Mov. 3, 588 (1953). Zit. nach J. Thurner u. Mitarb., Z. Orthop. 88, 166 (1956). — Rimington, C.: Synovial fluidmucin. Ann. rheum. Dis. 8, 34 (1949). — Rodnan, G. P.: Experimental hemarthrosis: the removal of chronium-51- and iron-59-labeled erythrocytes injected into the knee joint of rabit and man. Arthr. and Rheum. 3, 195—203 (1960). — Rodnan, G. P., and M. J. Maclachlan: The absorption of serum albumin and gamma globulin from the knee joint of man and rabbit. Arthr. and Rheum. 3, 152—157 (1960). — Ropes, M., G. A. Bennet, and W. Bauer: The origin and nature of normal synovial fluid. J. clin. Invest. 18, 351 (1939). — Ruckes, J., u. G. Reissland: Untersuchungen über den Gewebsstoffwechsel von Stratum synoviale und Gelenkknorpel des Kniegelenkes beim Kaninchen. Z. Rheumaforsch. 19, 135—138 (1960). — Salomone, G., u. U. Quatrini: Transaminase-Aktivität in der Gelenkflüssigkeit von menschlichen Kniegelenken. Boll. Soc. ital. Biol. sper. 36, 4—6 (1960) [Italienisch]. — Scheller, S.: Roentgenographic studies on epiphysial growth and ossification in the knee. Acta radiol. (Stockh.) Suppl. 195, 1—303 (1960). — Sieglbauer, F.: Lehrbuch der Symptomatischen und Topographischen Anatomie. Wien: Wilhelm Braumüller 1921. — Spalteholz, W.: Handatlas der Anatomie des Menschen, Bd. 1 u. 2. Leipzig: S. Hirzel 1921. — Starck, D.: Repetitoirum Anatomicum. Stuttgart: Georg Thieme 1948. — Strasser, H.: Lehrbuch der Muskel- und Gelenkmechanik, Bd. 3. Berlin: Springer 1917. — Töndury, O.: Angewandte und topographische Anatomie, 2. Aufl. Stuttgart: Georg Thieme 1959. — Weber, G.: Mechanik der Gehwerkzeuge. Ann. physiol. Chem. 40, 4 (1837). — Weichselbaum, A.: Die senilen Veränderungen der Gelenke. Wschr. math.-naturw. Sitzgsber. 75 (1877).

B. Angeborene Veränderungen (mit Ausnahme des Streckapparates)

Adrian, C.: Über die von Schleimbeuteln ausgehenden Neubildungen. Bruns' Beitr. klin. Chir. 38, 459 (1903). — Alberle, W.: Flughautbildung zwischen Ober- und Unterschenkel mit abnormer Muskelbildung. Z. Orthop. 67, 21 (1938). — Albert, E., u. G. Keller: Über Meniskusganglien. Z. Orthop. 83, 228 (1953). — Albertini, A. v.: Spezielle Pathologie der Sehnen, Sehnenscheiden und Schleimbeutel. In: Henke-Lubarsch, Handbuch der speziellen pathologischen Anatomie und Histologie, Bd. IX/I. Berlin: Springer 1929. — Allison, N., and D. S. O'Connor: Cysts of the semilunar cartilage. Surg. Gynec. Obstet. 42, 259 (1925). — Aschner, B., u. G. Engelmann: Konstitutionspathologie in der Orthopädie. Berlin 1928. — Ballerio, A.: L'anatomofisiologia del ginocchio nello studio della gangliogenesi e della degenerazione del menisco. Minerva ortop. 7/8, 413 (1956). — Bauer, K. W., u. J. Göttig: Der Nachweis einer Systemerkrankung bei örtlichen körperlichen Mißbildungen als Beweismittel für deren erbgenetische Bedingtheit (dargestellt am Beispiel der sog. kongenitalen Patellarluxation). Z. menschl. Vererb.- u. Konstit.-Lehre 19, 8 (1936). — Bennet, G. E.: Cysts of the semilunar cartilage. Arch. Surg. 33, 92 (1936); — Amer. J. Surg. 43, 512 (1939). — Bentzen-Folmer: Luxatio congenita genus hos et tvillingpar. Hospitalstidende 1909, 1513. — Bingham, J. A. W., and S. McDonald: A filarial nodule simulating a cyst of the external semilunar cartilage. Brit. J. Surg. 32, 326 (1944). Zit. nach Orthop. Surg., Mayo-Clinic, Arch. Surg. 54, 676 (1947). — Bircher, E.: Binnenverletzungen des Kniegelenkes. Zbl. Chir. 24, 1420 (1933). — Blümel, P.: Über habituelle Luxationen. Zbl. Chir. 59, 9 (1932). — Böhler, J.: Intraartikuläre Cyste des lateralen Meniscus. Z. Orthop. 80, 56 (1956). — Böhler, L.: Technik der Knochenbruchbehandlung, 9.—11. Aufl. 1943. — Bonnin, J. G.: Cysts of the semilunar cartilages of the knee-joint. Brit. J. Surg. 40, 558 (1953). — Borchardt, B. M.: Ganglienbildung in der Sehne des Musculus biceps brachii. Langenbecks Arch. klin. Chir. 62, 443 (1900). — Borg, T.: Meniskusganglien. Nord. Med. 42, 1941 (1949). — Braus, H.: Ein experimenteller embryologischer Beitrag zur Entstehungsgeschichte der angeborenen Luxationen. Münch. med. Wschr. 1910, 33. — Bristow, W. R.: Cysts of the semilunar cartilage of the knee. Rob. Jones Birthday Volume. London: Oxford University Press 1928. — Burmann, M., and E. Neustadt: Discoid meniscus. Arch. Surg. 60, 279 (1950). — Burman, M. S., and C. J. Sutro: A study of the degenerative changes of the menisci of the knee joint and the clinical significance there df. J. Bone Jt Surg. 15, 835 (1933). — Bussebaum, G.: Beitrag zur Entstehung und Behandlung der Ganglien des fibularen Meniskus. Chirurg 21, 337 (1950). — Campbell, W. C., and J. I. Mitchell: Semilunar cartilage cysts. Amer. J. Surg., N.S. 6, 330 (1929). — Chen, Y. F.: Discoid lateral meniscus of the knee joint. J. Formosa med.

Ass. **60**, 154—161 (1961). — CHRISTMANN, F. E.: Quiste de los menisces de la rodilla. Bol. Soc. Cirurg. B. Aires **20**, 1302 (1936). — CLARKE, W. C.: The pathogenesis of ganglia. Surg. Gynec. Obstet. **7**, 56 (1908). — CLAYBURGH, B. J., and E. D. HENDERSON: Congenital dislocation of the knee. Proc. Mayo Clin. **30**, 396—400 (1955). — COCCI, U.: Erbleiden der Gelenke. In: SCHINZ-BAENSCH-FRIEDL-UEHLINGER, Lehrbuch der Röntgendiagnostik, 5. Aufl., Bd. II/II, S. 1372. Stuttgart: Georg Thieme 1952. — COLONNA, P.: Cysts of the internal semilunar cartilage. J. Bone Jt Surg. **15**, 696 (1933). — COVARO, A. A.: Quiste de menisco interno de la rodilla. Pren. méd. argent. **22**, 1662 (1935). — CVITANOVIC, D., u. B. JOVA-NOVIC: Beitrag zum Studium der Meniscuscysten des Kniegelenks. Liječn. Vjesn. **59**, 587 (1937).

DELCHEF, J.: Deux cas de kystes du menisque ext. chez des sujets femini. Rev. Orthop. **16**, 172 (1929). — DEPLAS, B., et M. YOVANOVITCH: Un cas de kyste traumatique du menisque ext. de genou. Mém. Acad. Chir. **62**, 1023 (1936). — DITTRICH, R. J.: Concealed cysts of the lateral meniscus of the knee. J. Bone Jt Surg. **28**, 646 (1946). — DREHMANN, F.: Meniskus-ganglien. Zbl. Chir. **75**, 1477 (1950). — DREHMANN, G.: Die congenitalen Luxationen des Kniegelenkes. Z. orthop. Chir. **7**, 459—521 (1900).

EBNER, A.: Ein Fall von Ganglion am Kniegelenksmeniscus. Münch. med. Wschr. **51**, 1737 (1904). ECKARDT, H.: Körperliche Mißbildungen. In: GÜTT, Handbuch der Erbkrank-heiten. Leipzig 1940. — EDINGTON, G. H.: Cystic changes in external semilunar cartilage of the knee. Glasg. med. J. **107**, 355 (1927). — EFSKIND, L.: Über Meniskuszysten. Acta orthop. scand. **9**, 317 (1938). — ERNBERG: Beitrag zur Kenntnis der sogenannten Gan-glien. Nord. med. Ark. **33**, 35 (1900). Ref. Zbl. Chir. **28**, (1901); — Kyste du menisqu externe du genou. Ref. Zentr.-Org. ges. Chir. **17** (1922).

FAIRBANK, H. A. T., and E. LLOYD: Cysts of the external cartilage of the knee with erosion of the head of the tibia. Brit. J. Surg. **23**, 211 (1934). — FÈRÈ, R.: L'heredite des ganglions synoviaux. Rev. Chir. (Paris) **26**, 1745 (1902). — FICK, B.: Handbuch der Anatomie und Mechanik der Gelenke. Jena: Gustav Fischer 1904 u. 1911. — FISHER, A. G. T.: Semi-lunar cartilage cysts. Brit. J. Surg. **8**, 493 (1921); — Internal derangement of the knee joint. London 1933. — FLODERUS, B.: Studien in der Biologie der Skelettgewebe mit besonderer Berücksichtigung der Pathogenese der histoiden Gelenkgeschwülste. Berlin: Friedländer 1951. — FLODERUS, G.: Studium in der Biologie der Skelettgewebe. Berlin 1915. — FOLIASSON, A.: Kyste de menisque externe du genou. Rev. Orthop. **17**, 44 (1930). — FORGON, M., u. J. SZENTPÉTERY: Über angeborene Kniegelenksverrenkung. Arch. orthop. Unfall-Chir. **52**, 599—606 (1961). — FRANZ, L.: Über Ganglien in der Hohlhand. Langenbecks Arch. klin. Chir. **70**, 917 (1903). — FREGONARA, P.: Die Erblichkeit der kongenitalen Patellarluxation. Arch. Ortop. (Milano) **72**, 1285—1292 (1959) [Italienisch].

GARAVANO, P. H.: Quistes de los meniscos de la rodilla. Rev. Orthop. **5**, 21 (1935). — GIORDANI, G.: Dislocazioni congenite del ginocchio. Minerva ortop. **9**, 326—388 (1958). — GOLDING, C.: Museum pages. I. Changes in the knee in ankylosing spondylitis or REITER's syndrome. II. Cysts of the lateral semilunar cartilage of the knee. J. Bone Jt Surg. B **42**, 142—147 (1960). — GRANT-BONNIN, J.: Cysts of the semilunar cartilages of the knee-joint. Brit. J. Surg. **40**, 558 (1953). — GRISWOLD, A. S.: Congenital dislocation of the knee joint. Case report. J. Bone Jt Surg. **9**, 628 (1927). — GROSPIĆ, F.: Cysten des Kniemeniscus. Acta chir. (Zagreb) **4**, 453 (1951).

HACKENBROCH, M.: Über einen Fall von kongenitaler Kontraktur des Kniegelenkes mit Flughautbildung. Z. orthop. Chir. **43**, 445 (1926). — HAEMISCH, F.: Verdoppelung der Patella in sagittaler Richtung. Fortschr. Röntgenstr. **33**, 676 (1925). — HARTUNG, F.: Über Ganglien-bildung am medialen Kniegelenkmeniscus. Arch. orthop. Unfall-Chir. **47**, 149 (1955). — HAYEK, W.: Frühdiagnose des lateralen Meniskuscystoms. Wien. klin. Wschr. **65**, 180 (1953). — HERTZ, J.: Cysts of the semilunar cartilage of the knee-joint. J. int. Coll. Surg. **24**, 257 (1955). — HEUSSER, H.: Über Ganglien des Meniscus. Schweiz. med. Wschr. **58**, 153 (1928). — HINRICSON, H.: On ganglia of the meniscus of the knee joint. Acta orthop. scand. **6**, 156 (1935). — HOFMANN, C.: Über Ganglienbildung in der Kontinuität der Sehnen. Zbl. Chir. **50**, 1315 (1899). — HORISBERGER, B.: Über Vorkommen, Entstehung und Behandlung des Menis-kusganglions. Helv. chir. Acta **26**, 128 (1959). — HOSFORD, J. P.: Zysten der Semilunar-knorpel des Kniegelenkes. Mschr. Unfallheilk. **44**, 237 (1937).

IDELBERGER, K. H.: Ganglien des Kniegelenkes. Arch. orthop. Unfall-Chir. **51**, 458 (1959/60). — IGNATOV, N.: Chirurgische Therapie beim Fehlen der Kniescheibe. Khirurgiya (Sofiya) **13**, 294—297 (1960) [Bulgarisch].

JAKOBY, E.: Erfahrungen bei Meniskusverletzungen, beim Scheibenmeniskus und Menis-kusganglien. Arch. orthop. Unfall-Chir. **46**, 290 (1954). — JEAN, G.: Kystes du cartilage semilunaire externe du genous. Bull. Soc. nat. Chir. **1**, 775 (1924). — JONASCH, E.: Zur Differentialdiagnose der medialen Meniskuszysten des Kniegelenkes. Arch. Orthop. Unfall-Chir. **52**, 338—340 (1960).

KILBURN, P.: Cystic degeneration in a discoid medial cartilage. Lancet **1959**, 1 No 7076, 762—763. — KING, E. S. J.: Cystic development in the semilunar cartilage. Surg. Gynec.

Obstet. **53**, 606 (1931); — The formation of ganglia and cysts of the menisci of the knee. Surg. Gynec. Obstet. **70**, 150 (1940). — KLEINBERG, S.: Cyst of the external semilunar cartilage, with report of a case. J. Bone Jt Surg. **25**, 323 (1927). — KOGAN, S. M.: Zystische Degeneration der Menisken im Kniegelenk. Ortop. Travm. Protez. **22**, 29—31 (1961) [Russisch]. — KOPITS, E.: Beiträge zur Pathologie und Therapie der angeborenen Kniegelenkssubluxationen. Arch. orthop. Unfall-Chir. **23**, 593—609 (1925). — KOSKINEN, E. V.: Large parameniscal cysts of the knee with the relation to the cystic changes of the menisci. Ann. Chir. Gynaec. Fenn. **48**, 437—448 (1959). — KRAPE, E.: Über einen Frühfall von Ganglion am lateralen Kniegelenksmeniscus. Dtsch. Z. Chir. **232**, 682 (1931). — KREISS, F.: Die Verletzung der Kniegelenkszwischenknorpel und ihrer Verbindungen. Bruns' Beitr. klin. Chir. **66**, 598 (1910). — KRÖMER, K.: Der verletzte Meniscus. Wien 1944. — KROH, F.: Studien über den Bau der Synovialmembran. Dtsch. Z. Chir. **94**, 215 (1908). — KÜTTNER, H., u. E. HERTEL: Die Lehre von den Ganglien. Ergebn. Chir. Orthop. **18**, 377 (1925). — KULOWSKI, J.: Medial parameniscus bursitis of the knee. Amer. J. Surg. **91**, 409 (1956).

LACROUX, R., J. PHILIPPON u. J. P. POIRIER: Die vererbliche Onycho-arthro-osteodysplasia (TOURAINE's onycharthrosis). Ann. Derm. Syph. (Paris) **87**, 382—392 (1960). — LEDDERHOSE, L. G.: Über Ganglien des Kniegelenkes. Verh. dtsch. Ges. Chir. **18**, 141 (1889). — LEWIN, P.: The knee. Philadelphia: Lea and Febiger 1952. — LIDSTRÖM, A.: Trauma and ganglia of the semilunar cartilages of the knee. Acta orthop. scand. **23**, 237 (1954).

MAGNUS, F.: Über totale Luxation der Kniegelenke bei drei Geschwistern. Dtsch. Z. Chir. **78**, 555—573 (1905). — MAJER, R.: Über sechs Ganglien des lateralen und drei Ganglien des medialen Meniskus des Kniegelenkes. Zbl. Chir. **54**, 1358 (1927). — MANDL, F.: Über verschiedenartige Meniskuscysten. Dtsch. Z. Chir. **233**, 262 (1931); — Beobachtungen und Ergebnisse bei 400 Meniscusoperationen. Dtsch. Z. Chir. **239**, 580 (1933). — MARQUARDT, W.: Die angeborene Flughautbildung und ihre konservative Behandlung. Z. orthop. Chir. **67**, 379 (1938). — MARTIN, G.: Über künstliche und erworbene Schleimbeutel. Langenbecks Arch. klin. Chir. **120**, 281 (1922). — MATTNER, H. R.: Über die angeborene habituelle präfemorale Luxation der Kniegelenke. Arch. orthop. Unfall-Chir. **47**, 664 (1955). — MAXWELL, J. A.: Cysts of the lateral knee cartilage. J. roy. nav. med. Serv. **51**, 21 (1935). — McCLUSKEY, K. A.: The nail-patella syndrome (hereditary onycho-mesodysplasia). Canad. J. Surg. **4**, 192—204 (1961). — McFARLAND, A. G.: A report on four cases of congenital genu recurvatum occuring in one family. Brit. J. Surg. **34**, 388—391 (1947). — McFARLAND, B. L., and L. BRYAN: Congenital dislocation of the knee. J. Bone Jt Surg. **11**, 281—285 (1929). — McREYNOLDS, J. S.: Cysts of the semilunar cartilage. Sth. med. J. (Bgham, Ala.) **32**, 571 (1939). — MEEKISON, D. M.: Cysts of the semilunar cartilage of the knee joint. Canad. med. Ass. J. **36**, 399 (1937). — MEYER, M.: Über multiple kongenitale Gelenkdeformitäten. Z. orthop. Chir. **22**, 563 (1908).

NICAISE: Ganglion articulaire du genou. Rev. Chir. (Paris) **6**, 463 (1883). — NICOLE, R.: Über Meniscuscysten. Dtsch. Z. Chir. **243**, 147 (1934). — NIEBAUER, J. J., and O. E. KING: Congenital dislocation of the knee. J. Bone Jt Surg. A **42**, 207—225 (1960). — NUTTER, J. A., and C. L. BLEW: Cyst of the ext. semilunar cartilage of the knee with report of a case. Canad. med. Ass. J. **17**, 555 (1927).

OLLERENSHAW, R.: The development of cysts in connection with the external semilunar cartilage of the knee-joint. Brit. J. Surg. **8**, 409 (1921); — The development of cysts in connection with the semil. cartil. Brit. J. Surg. **16**, 555 (1929). — ORR, J. L.: Cysts of the ext. semilunar cartilage of the knee joint. Trans. roy. med.-chir. Soc. Glasg. **26**, 153 (1932). — OTT, A.: Fabella partita. Klin. Med. (Wien) **13**, 113 (1958). — OTT, H. W.: Meniskusganglien. Dtsch. Z. Chir. **247**, 560 (1936). — OUDARD, S., et R. DALGER: Pseudokyste multilok. traumatique du cartilage semilunaire ext. du genou gauche. Bull. Soc. nat. Chir. **52**, 509 (1926).

PANDALAI, K. G.: A cyst of the medial meniscus of the knee. Indian med. Gaz. **63**, 705 (1928). — PANKRATIEW, B. E.: Luxatio genus congenita bilat. per rotationem. Arch. orthop. Unfall-Chir. **29**, 530—534 (1931). — PASMAN, R. F.: Quiste del menisco externo de la rodilla. Bol. Soc. Cirug. B. Aires **20**, 1130 (1936). — PELIZAEUS, O.: Zwei Fälle von Ganglien des äußeren und ein Fall von Ganglion des inneren Meniskus. Dtsch. Z. Chir. **199**, 426 (1926). — PFAB, B.: Klinik und Therapie der Meniskuszysten. Zbl. Chir. **24**, 1429 (1933). — PHEMISTER, D. B.: Cysts of the external semilunar cartilage of the knee. J. Amer. med. Ass. **80**, 593 (1923). — PHILIPPON, J.: Untersuchungen über kongenitale Meniskusanomalien mit der Arthropneumographie. J. Radiol. Électrol. **40**, 1—6 (1959) [Französisch]. — PISANI, A. J.: Pathognomic sign for cyst of the knee cartilage. Arch. Surg. **54**, 188 (1900). — POPILCA, H.: The clinical picture and treatment of so-called cystic degeneration of the lateral meniscus of the knee. Acta Chir. orthop. Traum. čech. **24**, 285 (1957).

RANSOKOFF, N. S.: A cyst of the lateral meniscus causing peroneal nerve palsy. Bull. Hosp. Jt Dis. (N.Y.) **2**, 69 (1941). — RECHMANN, L.: Beitrag zur Therapie der kongenitalen Luxation des Kniegelenkes. Arch. orthop. Unfall-Chir. **13**, 227—256 (1914). — RIEDEL, B.:

Seltenere Ganglien (Sehne und Sehnenscheide, Meniscus lat. genu, schmerzhafte). Dtsch. Z. Chir. **132**, 167 (1914). — ROCHER, H. L.: Kyste du menisque externe. J. Méd. Bordeaux **117**, 90 (1940).

SANTA, L.: Contributo clinico ed istopatologico allo studio delle cosid. cistidei menischi. Arch. ital. Chir. **38**, 338 (1934). — SCHAER, H.: Der Meniskusschaden. Leipzig: Georg Thieme 1938. — SCHARITZER, E.: Über Meniscuscysten. Wien. med. Wschr. **1955**, 2. — SCHMIDT, E.: Ein Fall von Ganglion des Kniegelenksmeniscus. Münch. med. Wschr. **13**, 1415 (1906). — SJÖVALL, H.: Über Meniskusganglien. Acta chir. scand. **86**, 561 (1942). — SLANY, S. A.: Die Bedeutung abnormer Belastung für die Pathologie des Kniegelenkknorpels. Chirurg **4**, 111 (1942). — SMILLIE, J. S.: Injuries of the knee joint. London 1951. — SNELLMAN, O., and R. H. STENSTOM: Congenital lateral discoid meniscus of the knee joint and its arthrography in children. Ann. Paediat. Fenn. **6**, 124—132 (1960). — SPIERS, H. W.: Congenital luxation of the knee. J. Bone Jt Surg. **9**, 469—475 (1927). — STIEDA, L.: Über Sesambeine des Kniegelenkes. Verh. anat. Ges. (Halle) **16** (1902). — STRELI, R.: Zur Nachbehandlung von Meniscusverletzungen. Münch. med. Wschr. **26**, 1010 (1958).

TAYLOR, H.: Cysts of the fibrocartilage of the knee joint. J. Bone Jt Surg. **17**, 588 (1935). — THORN, TH. A.: Über die Entstehung der Ganglien. Langenbecks Arch. klin. Chir. **58**, 918 (1899). — THURNER, J., u. P. NIGRISOLI: Zur Klinik und Pathogenese der Meniskuszysten. Z. Orthop. **88**, 163 (1957). — TOBLER, TH.: Zur Kenntnis der Meniscustumoren. Bruns' Beitr. klin. Chir. **140**, 545 (1927). — TOSATTI, E., u. C. BIGNARDI: Ein seltener Fall von einseitiger Patella partita. Minerva ortop. **10**, 483—486 (1959) [Italienisch]. — TRAVAGLINI, F., u. J. THURNER: Zur Klinik und Pathogenese der Zysten (Ganglien) im Bereich des Kniegelenkes. Z. Orthop. **88**, 536 (1957).

VENTURINI, G.: 22 Fälle von Scheibenmeniskus. Chir. ital. **12**, 711—728 (1960) [Italienisch]. — VERTH, T. ZUR: Über willkürliche und habituelle Luxationen im Kniegelenk. Dtsch. Z. Chir. **102**, 584—600 (1910).

WATSON-JONES, R.: Fraktures and joint injuries, 4. Ausg. 1952. — WELLER, S.: Zur Frage der postoperativen Behandlung nach Kniegelenksarthrotomien, hauptsächlich nach Meniscektomien. Münch. med. Wschr. **49**, 1859 (1957); — Beitrag zur postoperativen Behandlung nach Meniscektomien. Münch. med. Wschr. **34**, 1243 (1958); — Über Meniscusganglien. Langenbecks Arch. klin. Chir. **296**, 239 (1960); — Über Meniskusganglien und ihre Behandlung. Zbl. Chir. **85**, 376—380 (1960). — WENIG, K.: Zur Geschwulstnatur der sogenannten Meniskusganglien. Frankfurt. Z. Path. **56**, 23 (1942). — WIEMUTH, V.: Die habituellen Verrenkungen der Kniescheibe. Dtsch. Z. Chir. **61**, 127 (1901). — WIJNBLADK, H.: Ganglion menisci migrans. Bruns' Beitr. klin. Chir. **167**, 177 (1938). — WILDERVANCK, L. S.: Hereditary congenital abnormalities of the elbows, knees and nails in five generations. Acta radiol. (Stockh.) **33**, 411 (1950); — Genetica **25**, 1 (1950). — WILLARD, D. P., and J. NICHOLSON: Cyst of the semilunar cartilage. Arch. Surg. **112**, 305 (1940). — WOLFF, H.: Sulle cisti del menisco. Chir. Organi Mov. **23**, 18 (1937).

ZADEK, J., and H. L. JAFFE: Cysts of the semilunar cartilages of the knee joint. Arch. Surg. **15**, 677 (1927). — ZACH-CHRISTEN, P.: Über Meniskuszysten des Kniegelenkes. Virchows Arch. path. Anat. **279**, 273 (1931).

C. Erworbene Veränderungen

AARDANE, J.: Dermatorrhexis mit Dermatochalasis und Arthrochalasis. Zbl. Derm. **63**, 64 (1940). — ALBEE, F. H.: Original fractures in arthroplasty of the knee with improved prognosis. Surg. Gynec. Obstet. **47**, 312 (1928). — ANGST, H.: Ehlers-Danlossches Syndrom. Med. Diss. Zürich 1950.

BADE, P.: Das Genu varum, valgum und recurvatum. In: F. LANGE, Lehrbuch der Orthopädie, 3. Aufl., S. 527. Jena: Gustav Fischer 1928. — BATTAGLIA, L.: Indikation und Technik der Sartorius-Plastik zur Behandlung des Genu recurvatum nach Poliomyelitis. Chir. Organi Mov. **50**, 160—166 (1961) [Italienisch]. — BIESALSKI, K., u. L. MAYER: Die physiologische Sehnenverpflanzung. Berlin: Springer 1916. — BILLROTH, T.: Zit. nach M. LANGE, Orthopädisch-chirurgische Operationslehre, 2. Aufl. München: J. F. Bergmann 1962. — BLOUNT, W.: Tibia vara. J. Bone Jt Surg. A **19**, 1 (1937); — Control of bone growth by epiphyseal stapling. J. Bone Jt Surg. A **31**, 464 (1949); — Kontrolle der Knochenlänge bei epiphysärer Klammerung. Verh. Dtsch. Orthop. Ges. 40. Kongr., S. 197. Stuttgart: Ferdinand Enke 1953. — BÖHM, M.: Das Genu valgum. Dtsch. Z. Chir. **235**, 359 (1931); — Das Genu valgum. Chirurg **3**, 718 (1931); — Das menschliche Bein. Stuttgart: Ferdinand Enke 1935. — BOPPE, M.: Traitement orthopédique de la paralysic infantile. Paris: Masson & Cie. 1940; — Traitement chirurgical des raideurs graves en extension du genou. J. Chir. (Paris) **60**, 187 (1944). — BRAGARD, K.: Das Genu valgum (zwei Teile). Beilagehefte Z. orthop. Chir. **57** (1932). — BRANDES, M.: Über bogenförmige Osteotomien der Tibia bei Genu valgum. Zbl. Chir. **50**, 1506 (1923); — Über Störungen der Konsolidation nach orthopädischen Osteotomien langer Röhrenknochen. Langenbecks Arch. klin. Chir. **170**, 408 (1932). — BRANDT, G.:

Zur Entstehung der Beindeformitäten (Genu valgum und varum). Arch. orthop. Unfall-Chir. 25, 248 (1927); — Die Torsion der unteren Extremitäten und ihre Bedeutung für die Deformitätenentstehung. Z. orthop. Chir. 49, 481 (1928). — BRETT, A. L.: Operative correction of genu recurvatum. J. Bone Jt Surg. 17, 984 (1935). — BURCKHARDT, E. D.: Juvenile Osteochondropathie der Metaphysen. Schweiz. med. Wschr. 43, 944 (1945); — Die pathologische Anatomie der Akrostealgien. Z. Unfallmed. Berufskr. 45, 83, 163 (1952).

CALABRO, F.: Klinik und Ergebnisse der suprakondylären Osteotomie bei Genu varum Gelähmter. Arch. Ortop. (Milano) 72, 1315—1320 (1959) [Italienisch]. — CALDWELL, G. D.: Transplantation of biceps femoris to patella by mediale raute in poliomyelitis quadriceps paralysis. J. Bone Jt Surg. A 36, 139 (1954); 37, 347 (1955). — COE, M., and S. SILVER: Ehlers-Danlos-Syndrome. Amer. J. Dis. Child. 59, 129 (1940). — COZZOLINO, A., u. G. A. FRASSI: Die Behandlung posttraumatischer Kniegelenkssteifen durch operative Mobilisation. Arch. Ortop. (Milano) 72, 238—246 (1959) [Italienisch].

DANLOS, M.: Un cas de cutis laxa avec tumeurs par contusion chronique des coudes et des genoux. Soc. franç. Derm. Syph. 2, 6 (1908). — DEBRUNNER, H.: Die Behandlung der Quadrizepslähmung. Z. Orthop. 70, 164 (1940); — Das Kniegelenk. In: Handbuch der Orthopädie, Bd. IV, Teil 1. Stuttgart: Georg Thieme 1961. — DREHMANN, G.: Über Gelenksentzündungen im Säuglingsalter. Z. orthop. Chir. 13, 272 (1904). — DREYFUS, G., J. WEILL, J. MARTINEAU et A. MATHIAVAT: Un cas de maladie d'Ehlers-Danlos. Bull. Soc. méd. Hôp. Paris 52, 1463 (1936).

EGGERS, G. W. N.: Transplantation of Hamstring tendons to femoral condyles in order to improve hip extension and to decrease knee-flexion in cerebral spastic paralysis. J. Bone Jt Surg. A 34, 827 (1952). — EHLERS, E.: Cutis laxa, Neigung zu Hämorrhagien und Erschlaffung mehrerer Gelenke. Derm. Wschr. 8, 173 (1901). — ERLACHER, P.: Über Genu valgum. Wien. med. Wschr. 76, Nr 34 (1926).

FANCONI, G.: Über generalisierte Knochenerkrankungen im Kindesalter. Helv. paediat. Acta 2, 1 (1947). — FICK, R.: Handbuch der Anatomie und Mechanik der Gelenke. In: BARDELEBENs Handbuch der Anatomie des Menschen, 3 Teile. Jena 1904—1911. — FINKELSTEIN, H.: Joint hypotonia. N.Y. med. J. 104, 942 (1916).

GENESTE, BOURGET: Behandlung posttraumatischer Kniegelenksteifen. Bordeaux chir. No 3, 139 (1959) [Französisch]. — GILL, G., and L. C. ABBOTT: Practical method of predicting the growth of the femur and tibia in children. Arch. Surg. 45, 286 (1940).

HACKENBROCH, M.: Das atypische Genu varum. Act. chir. scand. 67, 448 (1930); — Kontrakturen und Gelenksteifen. Z. Orthop. 76 (1946); 79 (1947); — Artholyse und Arthroplastik. Verh. Dtsch. Orthop. Ges. 39. Kongr. 1952, S. 29. — HADJISTAMOFF, B.: Operative method for correction of heavy flexional ankylosis of the knee joint with no loss of bone. Acta orthop. scand. 29, 247—255 (1960). — HASS, J.: Versteifung des Kniegelenkes bei poliomyelitischer Lähmung. Wien. klin. Wschr. 36, 546 (1923); — Konservative und operative Orthopädie. Wien: Springer 1934. — HELFERICH, K.: Über Kniegelenksresektion. Langenbecks Arch. klin. Chir. 41, 216 (1891). — HEPP, O.: Über das temporäre X-Knie. Arch. orthop. Unfall-Chir. 51, 536—548 (1960). — HOLT, J. F.: The Ehlers-Danlos-Syndrome. Amer. J. Roentgenol. 55, 420 (1946). — HOUDRÉ: Behandlung des Genu valgum. Maroc méd. 38, 189—191 (1959) [Französisch].

JEUNE, M., J. ROUX et J. MARTIN: A propos du syndrome d'Ehlers-Danlos. Formes frustes et charactères héréditaires. Arch. franç. Pédiat. 3, 547 (1946). — JOHNSTON, ST. A. M., and H. F. FALLS: Ehlers-Danlos-Syndrome. Arch. Derm. Syph. (Chic.) 60, 82 (1949). — JUDET, R., J. JUDET u. G. LORD: Resultate der Behandlung von Kniegelenkssteifen mit Arthrolysen und Disinsertion des Quadriceps. Mém. Acad. Chir. 85, 645—654 (1959) [Französisch].

KEY, J. A.: Hypermobility of joints as a sex-linked hereditary characteristic. J. Amer. med. Ass. 88, 1710 (1927). — KING-LEVIS: Two cases of Ehler-Danlos syndrome. Proc. roy. Soc. Med. 39, 135 (1945). — KORTZEBORN, A.: Die myogene Versteifung des Kniegelenkes in Streckstellung. Arch. orthop. Unfall-Chir. 23, 467 (1925).

LANGE, F.: Die epidemische Kinderlähmung. München: J. F. Lehmann 1930; — Das O-Bein. Münch. med. Wschr. 1932, 577. — LANGE, M.: Das Genu recurvatum. Z. orthop. Chir. 72 (1941); — Orthopädisch-chirurgische Operationslehre. München: J. F. Bergmann 1962. — LANGENBECK, K. V.: Über operative Behandlung des Genu valgum. Verh. dtsch. Ges. Chir. 94, 99 (1878 I), 73 (1877 I). — LEXER, E.: Wiederherstellungschirurgie, 2. Aufl. 1931. — LIPSCOMB, P.: Removal of huge osteocartilaginous body, patellectomy and debridement of knee joint. Proc. Mayo Clin. 35, 428—431 (1960). — LOHE, R.: Eine neue Operation des Genu recurvatum und des Schlotterknies. Dtsch. Z. Chir. 230, 115 (1931). — LORENZ, A.: Leitende Grundsätze der orthopädischen Therapie. Ärztl. Prax. (1928); — Richtlinien praktischer Orthopädie. Wien: Franz Deuticke 1939. — LÜLSDORF, F.: Epiphysitis tibiae deformans. Z. orthop. Chir. 53, 64, 162 (1931).

MacEWEN, W.: Die Osteotomie mit Rücksicht auf Ätiologie und Pathologie von Genu valgum. Stuttgart: Ferdinand Enke 1881. — MARGAROT, J., P. DEVÈSE et COLL DE CARRERA:

Hyperélasticité cutaine et articulaire (syndrome de Danlos) existant chez trois membres d'une même famille. Bull. Soc. franç. Derm. Syph. **40**, 277 (1933). — MAU, C.: Genu recurvatum. Zbl. Chir. **62**, 2821 (1935). — MAYER, O.: Zit. nach M. LANGE, Orthopädisch-chirurgische Operationslehre, 2. Aufl. München: J. F. Bergmann 1962. — MICHEL, L.: Splinting of genu valgum with malleolar strap and condylar ypke. Acta orthop. belg. **25**, 333—338 (1959) [Französisch]; — Devices for straightening of genu valgum: malleolar binding and condylar yoking. Lyon méd. **91**, 41—45 (1959) [Französisch]. — MIGET, A.: Le syndrome d'Ehlers-Danlos. Thèse Paris 1933. — MONAGHAN, S.: Afflictions of the knee in children. J. Maine med. Ass. **51**, 273—275 (1960).

NEIMAN, K. V.: Streck-Kontrakturen des Kniegelenkes. Ortop. Travm. Protez. **20**, 67—68 (1959). — NICOD, J.: Syndrome d'Ehlers-Danlos, ses manifestations chez plusieurs membres d'une même famille. Thèse Lausanne 1948. — NIKOLAI, N.: Erfahrungen bei 130 operativen Kniegelenksversteifungen. Zbl. Chir. **85**, 89—100 (1960).

PITZEN, P.: Die Pseudarthrose. Verh. dtsch. orthop. Ges. **34**, 109 (1940); — Zur Diagnose und Behandlung des Crus varum congenitum und der angeborenen Pseudarthrose des Unterschenkelknochens. Z. orthop. Chir. **75**, 183 (1945).

ROCHER, H. L., G. PETGES et P. LECOULANT: Hyperélasticité articulaire et hyperélasticité cutaine d'origine congénitale dystrophique (syndrome d'Ehlers-Danlos). Rev. Orthop. **21**, 675 (1934). — RONCHESE, F.: Dermatorrhexis, with dermatochalasis and arthrochalasis (socalled Ehlers-Danlos-Syndrome). Amer. J. Dis. Child. **51**, 1403 (1936).

SALMON, M.: Traumatic depression of the tibial anterior shaft, genu recurvatum, posterior subluxation of the tibia, reduction. Graft. Rev. Chir. orthop. **47**, 109—110 (1961) [Französisch]. — SCHEDE, FR.: Grundlagen der Körpererziehung, 2. Aufl. Stuttgart: Ferdinand Enke 1952. — SCHLAGINHAUFEN, O.: Über familiäres Vorkommen der Überstreckbarkeit der Gelenke der Hand. Z. Morph. u. Anthrop. **34**, 386 (1934). — SCHWARTZMANN, J. R., and M. D. CREGO: Hamstring-tendon transplantation for the relief of quadriceps femoris paralysis in residual paralysis. J. Bone Jt Surg. A **30**, 541 (1948). — SCOLARI, E.: La sindrome di Ehlers-Danlos. Giorn. ital. Derm. Sif. **78**, 572 (1937). — SOBOLOFF, H. R.: Flexion deformities of the knee in cerebral palsied children. Bull. Tulane med. Fac. **20**, 29—32 (1960). — SONNENSCHEIN, A.: Meniskusmißbildungen als eine Ursache des Kniegelenkschnellens. Helv. chir. Acta **15**, 218 (1948); — Biologie, Pathologie und Therapie der Gelenke. Basel: Benno Schwabe & Co. 1952. — SPITZY, H.: Die körperliche Erziehung des Kindes. Wien: Springer 1926. — STEINER, K.: Angeborene Fehlbildungen der Haut. In: PFAUNDLER u. SCHLOSSMANN, Handbuch der Kinderheilkunde, Bd. X. Berlin 1935. — STOFFEL, A.: Die spastische Lähmung, Wesen, Behandlung und deren Ergebnisse. Verh. dtsch. orthop. Ges. 26. Kongr., Stuttgart 1932, S. 171. — STURKIE, P. D.: Hypermobile joints in all descendants for two generations. J. Hered. **32**, 232 (1941).

THOMAS, G.: Zur Behandlung der X-Beine und der Längenunterschiede der Beine bei Jugendlichen und Kindern mittels temporärer Epiphysiodese. Z. Orthop. **92**, 303—305 (1959).

VALENTIN, B.: Angeborene multiple Gelenkschlaffheit. In: SCHWALBE-GRUBER, Morphologie der Mißbildungen, 17, 3, III. Jena 1913. — WALLDIUS, B.: Arthroplasty of the knee using an endoprothesis. Acta orthop. scand., Suppl. **24** (1957). — WHITNEY, L. F.: Inheritance of doublejointedness in the thumb. J. Hered. **23**, 425 (1932). — WIGERS, F.: Ehlers-Danlos syndrom: cutis hyperelastica. Nord. Med. **43**, 304 (1950). — WOLLENBERG, A.: Eine neue Operation zur Beseitigung des Genu recurvatum paralyticum. Verh. orthop. Ges. 1912.

D. Veränderungen des Kniegelenkes bei Systemerkrankungen des Organismus

I. Veränderungen des Kniegelenkes bei Stoffwechselstörungen

Alkaptonurie. Ausführliches Schrifttum bei K. SCHREIER, Angeborene Störungen des Eiweißstoffwechsels. In: Handbuch der inneren Medizin, 4. Aufl., Bd. VII/2, S. 894. Berlin-Göttingen-Heidelberg: Springer 1955. — *Gaucher'sche Krankheit (Cerebrosidose).* Bezüglich des Schrifttums wird auf die Zusammenstellung G. SCHETTLERs in Handbuch der inneren Medizin, 4. Aufl., Bd. VII/II, S. 760, Springer 1955, verwiesen. — *Die Gicht.* Ausführliche Literatur bei LÖFFLER u. KOLLER. In: Handbuch der inneren Medizin, Bd. VII/2. Berlin-Göttingen-Heidelberg: Springer 1955.

ABBOTT, L. D. F.: Alkaptonuria in a negro family. Science **94**, 365 (1941).

BAUER, J., u. R. KIENBÖCK: Zur Kenntnis der Knochen- und Gelenkveränderungen bei Alkaptonurie. Osteoarthrosis alcaptonurica (ochronotica). Fortschr. Röntgenstr. **40**, 32 (1929). — BERNSTEIN, A., u. C. BUETTI: Arthritis urica. Radiol. clin. (Basel) **17**, 177 (1948). — BRANDENBERGER, E., u. H. R. SCHINZ: Zur Frage der Natur der Ablagerungen in den Gichtknoten. Experientia (Basel) **3**, 185 (1947); — Zielsetzung und Ergebnisse systematischer Feinstrukturuntersuchungen mittels Röntgeninterferenz beim Menschen. Bull. schweiz. Akad. med. Wiss **3**, 262 (1948). — BROGSITTER, A. M.: Histopathologie der Gelenkgicht. Dtsch. Arch. klin. Med. **153**, 257 (1926); **154**, 1 (1927).

FINCK, CH. J.: La goutte larvée. Schweiz. med. Wschr. **1936**, 660. — FOLIN, O.: Laws governing the chemical composition of urin. Amer. J. Physiol. **13**, 66 (1905); — An improved method for the determination of uric acid in blood. J. biol. Chem. **86**, 179 (1930).

GIGON, A.: Die Gicht. In: MOHR u. STAEHELIN, Handbuch der inneren Medizin. Berlin 1912.

HANHART, E.: Erbpathologie des Stoffwechsels. In: BAUER-HANHART-JUST, Handbuch der Erbbiologie des Menschen, Bd. IV. Berlin 1940. — HENCH, P.: Gout and gouty arthritis. In: CECIL and LOEB, Textbook Med., 9. Aufl. 1951. — HERRICK, W. W., and T. TYSON: Gout. A forgotten disease. Amer. J. med. Sci. **192**, 482 (1936). — HERTZBERG, J.: On osteoarthrosis alkaptonurica (ochronotica) with description of one case. Acta radiol. (Stockh.) **26**, 434 (1945). — HOGBEN, L., R. L. WORRALL and J. ZIEVE: The genetic basis of alkaptonuria. Proc. roy. Soc. Edinb. **52**, 264 (1931/32).

KATSCH, G.: Eine Alkaptonurikerfamilie. Münch. med. Wschr. **1918**, 1337. — KIENBÖCK, R.: Zur Unterscheidung von Gicht und Tuberkulose der Gelenke. Med. Klin. **1939**, 1394; — Röntgendiagnostik der Knochen- und Gelenkkrankheiten. Wien 1941. — KÖHLER, A.: Typical alterations of bones in gout. Arch. Roentg. Ray, Febr. (1912).

LANG, F. J.: Gelenkgicht (Arthritis urica). In: Handbuch der speziellen pathologischen Anatomie und Histologie von HENKE-LUBARSCH-ROESSLE, Bd. IX/3, S. 309. 1937. — LICHTWITZ, L.: Gicht. Schweiz. med. Wschr. **1934**, 261. — LÖFFLER, W.: Gicht, Kalkgicht, Alkaptonurie. Schweiz. med. Wschr. **1933**, 1188. — LÖFFLER, W., u. F. KOLLER: Die Gicht. In: Handbuch der inneren Medizin, Bd. VII/2. Berlin-Göttingen-Heidelberg: Springer 1955. — LUDWIG, A. O., G. A. BENETT and W. BAUER: A rare manifestation of gout: widespread ankylosis simulating rheumatoid arthritis. Ann. intern. Med. **11**, 1248 (1938).

MACKLIN, M. T.: Inherited anomalies in metabolism. J. Hered. **25**, 123 (1934). — MARTIN, E., G. MILHAUD, B. COURVOISIER et A. LAPINÉ: Etude de l'alcaptonurie. Schweiz. med. Wschr. **80**, 981 (1950). — MUNK, F.: Zur Pathologie, Diagnostik und Therapie der chronischen Gelenkerkrankungen. Med. Klin. **20**, 133 (1924).

NEERGAARD, K. v., C. HAFFTER u. M. BRUCK: Über das Wesen der harnsauren Diathese und die Pathogenese der Gicht. Helv. med. Acta **5**, 675 (1938). — PACETTI, A.: Immagini radiografiche di alterazioni osteo-articolari della gotta. Radiol. med. (Torino) **13**, 1 (1926).

PIETER, H.: Une familled'alcaptonuriques. Presse méd. **33**, 1210 (1925). — POMERANZ, M. M., L. J. FRIEDMAN and J. S. TUNICK: Roentgen findings in alcaptonuric ochronosis. Radiology **37**, 295 (1941). — POMMER, G.: Mikroskopische Untersuchungen über Gelenkgicht. Jena: Gustav Fischer 1929.

RAMIREZ CORRIA, F.: L'hérédité goutteuse. Thèse Paris 1933. — RÉCHOU: Le radiodiagnostic de la goutte. Arch. Élect. méd. **43**, 401 (1933).

SCHMIDT, R.: Über uratische Diathese. Med. Klin. **1938**, 1588. — SHANKS, S. C., P. KERLEY and E. W. TWINNING: Text-book of X-ray diagnosis III. London 1939. — SIGG, B.: Über Alkaptonurie. Ann. paediat. (Basel) **175**, 157 (1950). — SMYTH, C. J., and R. H. FREYBERG: A study of the hereditary nature of gout. Univ. Hosp. Ann. Arbor. **6**, 62 (1940). — STECHER, R. M., and A. H. HERSH: The inheritance of human gout or the incidence of familial hyperuricemia. Genetics **30**, 24 (1941). — SUTRO, C. J., and M. E. ANDERSON: Alkaptonuric arthritis. Cause for free intraarticular bodies. Surgery **22**, 120 (1947).

TOENNIESSEN, E.: Über die Vererbung der Alkaptonurie des Menschen. Z. indukt. Abstamm.- u. Vererb.-L. **29**, 26 (1922).

ÜBERMUTH, H.: Zur Kenntnis der Gelenkveränderungen bei endogener Ochronose (Chondrosis dissecans ochronotica). Virchows Arch. path. Anat. **270**, 276 (1928).

VIRCHOW, R.: Ein Fall von allgemeiner Ochronose der Knorpel und knorpelähnlichen Teile. Virchows Arch. path. Anat. **27**, 212 (1866).

II. Veränderungen des Kniegelenkes bei Hautkrankheiten

BAUER, W., G. BENNETT and I. ZELLER: Pathology of joint lesions in patient with psoriasis of articular structures. Rev. Physiol. **20**, 272 (1940).

FREUND, E.: Gelenkerkrankungen. Wien: Urban & Schwarzenberg 1929.

NOBL, G., u. F. REMENOWSKY: Die Arthropathia psoriatica im Röntgenbild. Fortschr. Röntgenstr. **34**, 98 (1926).

STRAUSS, H.: Über Peri- ostitis und Arthritis typhosa. Berl. klin. Wschr. **1921**, 1429; — Über Gelenkerkrankungen bei Spätlues. Ther. d. Gegenw. **67**, 107 (1926).

III. Veränderungen des Kniegelenkes bei Hämophilie

ACHENBACH, W.: Hämorrhagische Diathesen. Internat. Symposion, Wien 4. u. 5. 2. 1955, S. 127. Diskussionsbeitrag. Wien: Springer. — APITZ, K.: Über Hämophilie beim Weibe. Erbarzt **10**, 219 (1942).

BASERGA, A., e P. DE NICOLA: La malattie emorragiche. Milano 1950. — BUCHNER, H., u. S. SAILER: Die Hämophilie und ihre Behandlung unter besonderer Berücksichtigung der Knochen- und Gelenksveränderungen. Langenbecks Arch. klin. Chir. **293**, 588 (1960). — BULLOCH, W., and P. FILDES: Haemophilia. Treas. hum. Inherit. **1**, 169 (1911). — BUUS, C. E. P.: Articular changes in hemophilia. Acta radiol. (Stockh.) **16**,503 (1935).

CANIGIANI, TH.: Gelenkveränderungen bei Hämophilie. Röntgenpraxis **2**, 511 (1930). — CASACCI, A.: Sul quadro radiografico delle artropatie emofiliche. Ann. Radiol. diagn. (Bologna) **20**, 289 (1948). — CHEVALIER, P., A. FISCHER et TH. DESMONTS: A propos de le conception actuelle de l'hemophilie. Une observation d'hemophilie tres particuliere. Presse méd. **1954**, 1533—1535. — CRAMER, R., M. MATTER u. A. LOELIGER: Die Hämophilie B. Helv. paediat. Acta **8**, 3 (1953). — CREVELD, S. v., and M. M. P. PAULSEN: Plasmatransfusions in hemophilia. Blood **7**, 710—720 (1952).

DEUTSCH, E.: Die Hemmkörperhämophilie. Wien: Springer 1950; — Die hämophilieähnlichen hämorrhagischen Diathesen. Ergebn. inn. Med. Kinderheilk., N.F. **5**, 553 (1954); — Verschiedene Formen der Hämophilie. Thrombos. Diathes. haemorrh. (Stuttg.) **1**, 93—113 (1957). — DEUTSCH, E., u. H. FLEISCHHACKER: Zur Diff.-Diagnose der Parahämophilie. Z. klin. Med. **149**, 493—503 (1952). — DUMONT, A., et A. NÈGVV: A propos d'une arthropathie hémophilique. J. Radiol. Électrol. **28**, 501 (1947).

EGLI, A., u. K. KESSELER: Über die Anwendung der Plasmafraktion I bei unstillbaren Blutungen. Dtsch. med. Wschr. **81**, 857 (1956). — ENGELS, H.: Über das Blutergelenk im Röntgenbild. Fortschr. Röntgenstr. **25**, 197 (1917/18).

FONIO, A.: Die Behandlung des hämophilen Hämatoms und Hämarthros durch Kurzwellenbestrahlung. Schweiz. med. Wschr. **15**, 353 (1953). — FONIO, A., E. LANG u. A. TILLMANN: Die Bluterkrankheit im Kanton Bern. Arch. Klaus-Stift. Vererb.-Forsch. **12**, 495 (1937). — FORFOTA, E.: Über die Gelenk- und Knochenveränderungen bei Blutern. Röntgenpraxis **3**, 399 (1931). — FORNI, I.: Sull'artrite emofilica. Radiol. Sperim **2**, 220 (1948). — FREUND, E.: Die Gelenkerkrankung der Bluter. Virchows Arch. path. Anat. **256**, 158 (1925).

GIACCAI, L.: Sulle artropatie emofiliche. Ann. Radiol. diagn. (Bologna) **19**, 325 (1947). — GRANDIDIER, L.: Die Hämophilie. Leipzig 1875.

HALDANE, J. B. S.: The location of the gene for hemophilia. Genetica **20**, 423 (1938). — HALDANE, J. B. S., and U. PHILIP: The daughters and sisters of hemophilics. J. Genet. **38**, 193 (1939). — HAY, J.: Account of a remarkable hemorrhagic disposition existing in many individuals of the same family. New Engl. J .Med. **2**, 221 (1813). — HEIGL, R.: Röntgenbefunde bei Blutergelenken. Fortschr. Röntgenstr. **39**, 107 (1929). — HENI, F., u. I. KRAUSS: Die Hämophilie B und ihre Behandlung. Dtsch. med. Wschr. **81**, 1603 (1956). — HÖRDER, M. H.: Therapie schwerer Hämophilie A-Blutungen mit frisch hergestellter Plasmafraktion I. Klin. Wschr. **36**, 775 (1957); — Therapeutische Möglichkeiten bei hämorrhagischen Diathesen. Münch. med. Wschr. **18**, 666 (1957).

JONAS, R., H. GROSS u. H. HUBER: Schwere Blutung bei Hämophilie, behandelt mit antihaemophilem Plasma. Wien. klin. Wschr. **1953**, 341—344.

KÖNIG, E.: Volkmanns Sammlg klin. Vortr. **36**, 1233 (1892). — KOLLER, F.: Klinik und Therapie der plasmatisch bedingten hämorrhagischen Diathesen. Hämorrhag. Diath. Internat. Symp. Wien, 4. u. 5. 2. 1955. Wien: Springer, S. 89—105. — KOLLER, F., G. KRÜSE u. P. LUCHSINGER: Über eine besondere Form hämorrhagischer Diathese. Schweiz. med. Wschr. **80**, 1108 (1950).

LANDBECK, G.: Beitrag zur Differenzierung und Therapie der hämophilen Gerinnungsstörung. Z. Kinderheilk. **78**, 480 (1956).

MACFARLANE, R. G., P. C. MALLAM and L. J. WITTS: Surgery in hemophilia. Lancet **1957 II**, 251. — MARX, R.: Über Hämophilien und Pseudohämophilien. Münch. med. Wschr. **101**, Nr 20, 881—885, Nr. 21, 924—927 (1959). — MOSCHEY, R. W., and C. C. BRUTON: Hemophilie in children. Arch. Pediat. **68**, 526—532 (1951).

NORDMANN, N.: Praktikum der Chirurgie. München: Urban & Schwarzenberg 1950.

ÖHLING, A. C.: Anwendung von Topostasinschaum als neues Haemostypticum. Münch. med. Wschr. **4**, 116 (1957). — ORR, J. A., and A. S. DOUGLAS: Dental extraction in hemophilia and christmas disease. Brit. med. J. **1957 II**, 1035. — OSLER, W.: Haemophilia. Pepper's Syst. of Med. **3**, 933 (1885).

PETERSEN, J.: A case of osseous changes in a patient with hemophilia. Acta radiol. (Stockh.) **28**, 323 (1947). — PFENNINGER, H.: Der Stammbaum der Bluter der Wald (Zürcher Oberland) 1550—1932, mit besonderer Berücksichtigung der Blutgruppenzugehörigkeit. Arch. Klaus-Stift. Vererb.-Forsch. **9**, 49 (1934).

QUIK, A. J.: Hemophilia. Amer. J. Med. **14**, 349—355 (1953).

SCHLOESSMANN, H.: Die Hämophilie. In: Neue Deutsche Chirurgie, 47. 1930.

TEMPEL, F. J.: 3 Kniegelenkserkrankungen im Schulalter von Kindern: Hämophilie, Osgood-Schlatter und Brodie-Abszeß. Pediat. prát. (S. Paulo) **30**, 151—156 (1959) [Portugiesisch].

IV. Veränderungen des Kniegelenkes bei Erkrankungen des Nervensystems

CHARCOT, J. M.: Sur quelques arthropathies qui paraissent dépendre d'une lésion de cerveau ou de la moelle epinière. Arch. physiol. norm. et path. 1, 161 (1868).

DELANO, P. J.: The pathogenesis of Charcot's joint. Amer. J. Roentgenol. 56, 189 (1946).

FOSTER, D. B., and R. C. BARSETT: Neurogenic arthropathy (Charcot joint) associated with diabetic neuropathy. Schweiz. Arch. Neurol. Psychiat. 57, 173 (1947).

GOODMAN, R. D.: Multiple Charcot joints. Amer. J. Roentgenol. 62, 531 (1949).

HAVIER, P., LE MELLETIER et R. CLAISSE: Arthropathies syringomyéliques avec prurit éosinophilie articulaire et sanguinée. Paris méd.109, 1042. — HILDEBRAND, O.: Über neuropathische Gelenkerkrankungen. Langenbecks Arch. klin. Chir. 115, 443 (1921).

KATSUKI, S.: Beitrag zur experimentellen neuropathischen Arthropathie und zugleich zu deren Pathogenese. Z. klin. Med. 130, 567 (1936). — KIENBÖCK, R.: Über die Entstehung der Arthropathien bei Tabes. Wien. med. Wschr. 76,1035 (1926); — Über Fußerkrankung bei versteckter Rückenmarksmißbildung (Trophopathiapedis myelodysplastica). Fortschr. Röntgenstr. 42, 567 (1930).

LEADER, S. A.: Charcot'sarthropathy of both ankles. Amer. J. Roentgenol. 43, 390 (1940). — LEVY, R., u. K. LUDLOFF: Die neuropathische Gelenkkrankheit und ihre Diagnose durch das Röntgenbild. Bruns' Beitr. klin. Chir. 63, 399 (1909).

MÖLLER, F.: The Roentgen picture of the tabetic arthro-pathies and affections of bones. Acta radiol. (Stockh.) 26, 535 (1945).

POLLOCK, G. A.: Knee deformidities in cerebral palsy. Cerebr. Palsy Bull. 2, 248—253 (1960).

ROUSSY, G., R. HUGUENIN et N. KYRINCO: Syndrome syringomyélique d'origine vraisamblablement traumatique, d'évolution lente, extériorisé surtout par des arthropathies. Rev. neurol. 1, 98 (1929).

SARRONY, R., et A. HOSOTTE: Osteoarthropathies syringomyéliques d'origine traumatique. J. Radiol. Électrol. 30, 7 (1949). — SOLOVAY, J., and H. U. SOLOVAY: Paraplegic neuroathropathy. Amer. J. Roentgenol. 61, 475 (1949). — SOTO-HALL, R., and K. O. HALDEMANN: Diagnosis of neuropathic joint disease. J. Amer. med. Ass. 114, 2076 (1940). — STEINDLER, A.: Tabetic arthropathies. J. Amer. med. Ass. 96, 250 (1931).

WILD, H., u. E. MADENER: Gelenkerkrankungen bei amyotrophischer Lateralsklerose und anderen Nervenleiden, zugleich ein Beitrag zum Rheumatismus. Dtsch. med. Rdsch. 3, 245, 284 (1949).

V. Veränderungen des Kniegelenkes bei endokrinen Störungen

AIDIN, R., and E. NOBEL: Nephrotic dwarfism with glycosuria and rickets of low phosphorus type (Fanconi syndrome). Brit. J. Child. Dis. 39, 65 (1942). — ALBRIGHT, F., J. C. AUG and W. BAUER: Hyperparathyroidism, a common and polymorphic condition as illustrated by seventeen proved cases from one clinic. J. Amer. med. Ass. 102, 1276 (1934). — ALBRIGHT, F., P. C. BAIRD, O. COPE and E. BLOOMBERG: Studies on the physiology of the parathyroid gland. Renal complications of hyperparathyroidism. Amer. J. med. Sci. 187, 49 (1934). — ALBRIGHT, F., E. BLOOMBERG, B. CASTLEMAN and E. D. CHURCHILL: Hyperparathyroidism due to diffuse hyperplasia of all parathyroid glands rather than adenoma of one. Arch. inrern. Med. 54, 315 (1934). — ASKANAZY, M.: Über Ostitis deformans ohne osteoides Gewebe. Arb. path.-anat. Inst. Tübingen 4, 398 (1903).

BARR, D. P., and H. A. BULGER: The clinical syndrome of hyperparathyroidism. Amer. J. med. Sci. 179, 449 (1930). — BORAK, J.: Über die Pathogenese, Diagnostik und Therapie der Ostitis fibrosa localisata. Fortschr. Röntgenstr. 38, 129 (1928). — BRETSCHGER, H. J.: Zur Chirurgie der Osteodystrophia fibrosa generalisata von Recklinghausen. Helv. med. Acta 3, 868 (1936). — BRUNNER, W.: Stoffwechseluntersuchungen bei Osteodystrophia fibrosa generalisata vor und nach Exstirpation eines Epithelkörperchenadenoms. Langenbecks Arch. klin. Chir. 188, 330 (1937).

CASTLEMAN, B., and T. B. MALLORY: The pathology of the parathyroid glands in hyperparathyroidism. Amer. J. Path. 11, 1 (1935). — CHRISTELLER: Die Formen der Ostitis fibrosa und der verwandten Knochenerkrankungen der Säugetiere, zugleich ein Beitrag zur Frage der Rachitis der Affen. Ergebn. allg. Path. path. Anat. 23, Abt. II (1930). — CLAIRMONT, P., u. W. BRUNNER: Der Hyperparathyreoidismus. Schweiz. med. Wschr. 69, 980 (1939). — COLLIP, J. B.: The parathyroid glands. Medicine (Baltimore) 5, 1 (1926). — COMPERE, E. L.: Bone changes in hyperparathyroidism. Surg. Gynec. Obstet. 50, 783 (1930). — CREVELD, S. VAN: Renale Osteoporose. Ned. T. Geneesk. 1939, 1923.

DEBRÉ, R., J. MARIE et M. L. JAMMET: La néphrite chronique atrophique de l'enfance avec arrêt de croissance et déformations osseuses (nanisme rénal) et les syndromes connexes. Presse méd. 1937, 914, 972.

EGER, W.: Die experimentelle Ostitis fibrosa generalisata und ihre Stellung zur renalen Rachitis. Klin. Wschr. **1941**, 353;
Fibrosa generalisata. Epithelkörperchen und Nieren. Frankfurt. Z. Path. **56**, 369 (1942). — FANCONI, G.: Der frühinfantile, nephrotisch-glykosurische Zwergwuchs mit hypophosphat-ämischer Rachitis. Jb. Kinderheilk. **147**, 257 (1936); — Der nephrotisch-glykosurische Zwerg-wuchs mit hypophosphatämischer Rachitis. Dtsch. med. Wschr. **1936**, 1169.

GAAL, A.: Zur Differentialdiagnose der Paget'schen und Recklinghausenschen Knochen-system-Erkrankungen. Wien. klin. Wschr. **1936**, 741.

HAMPERL, H., u. K. WALLIS: Über renalen Zwergwuchs ohne und mit (renaler) Rachitis. Ergebn. inn. Med. Kinderheilk. **45**, 589 (1933); — Virchows Arch. path. Anat. **288**, 119 (1933). — HASLHOFER, L.: Die Engel-Recklinghausen'sche Knochenkrankheit (Ostitis bzw. Osteodystrophia fibrosa generalisata v. Recklinghausen). In: Handbuch der speziellen patho-logischen Anatomie und Histologie von HENKE-LUBARSCH, Bd. IX/3, S. 342. Berlin: Springer 1937. — HODGES, P. C.: Skeletal changes in disturbances of the parathyroid glands. Radiology **26**, 663 (1936). — HUNTER, D., and H. M. TURNBULL: Hyperparathyroidism. Generalized osteitis fibrosa. Brit. J. Surg. **19**, 203 (1931).

JAFFÉ, H. L.: Hyperparathyroidism. Arch. Path. **16**, 63, 236 (1933).

KAIJSER, K. G.: Le rachitisme rénal. Acta paediat. (Uppsala) **27**, 245 (1939). — KIEN-BOECK, R.: Röntgendiagnostik der Knochen- und Gelenkkrankheiten: Recklinghausen'sche Knochenkrankheit. Berlin 1941.

LÖWENBURG, H., and T. M. GINSBERG: Acute hypercalcemia. Report of a case. J. Amer. med. Ass. **99**, 1166 (1932). — LOOSER, E.: Zur Pathogenese der Ostitis fibrosa von Reck-linghausen. Zbl. allg. Path. path. Anat. **37**, 91, 134 (1926). — LOOSER, R.: Ein Fall von Cystinspeicherung mit renalem Zwergwuchs und Rachitis. Ann. paediat. (Uppsala) **163**, 251 (1944).

MACH, R. S., et E. RUTISHAUSER: Les ostéodystrophies rénales. Helv. med. Acta **4**, 423 (1937). — MARTIN, S.: Syndromes d'hyperparathyroidismes primitifs et secondaires (Reins et Parathyroides). Ärztl. Mh. berufl. Fortb. **3**, 121 (1946).

OESTLING, K.: Spontanheilung in einem Fall von Ostitis fibrosa generalisata. Acta chir. scand. **83**, 225 (1939).

RECKLINGHAUSEN, F. D. VON: Die fibröse oder deformierende Ostitis, die Osteomalazie und die osteoplastische Carcinose in ihren gegenseitigen Beziehungen. Festschr. Rudolf Virchow, Berlin 1891. — ROGERS, H. M.: Parathyroid adenoma and hypertrophy of the parathyroid glands. J. Amer. med. Ass. **30**, 22 (1946). — RULE, C., and A. GROLLMAN: Osteo-nephropathy: A clinical consideration on „renal rickets". Ann. intern. Med. **20**, 63 (1944).

SCHINZ, H. R., u. E. UEHLINGER: Zur Diagnose, Differentialdiagnose und Prognose der primären Geschwülste und Zysten des Knochensystems. Ergebn. med. Strahlenforsch. **5**, 387 (1931). — SOFFER, L. J., and C. COHN: Primary and secondary hyperparathyroidism. Arch. intern. Med. **71**, 630 (1943). — STENHOLM, T.: Osteodystrophia fibrosa (sog. Ostitis fibrosa v. Recklinghausen). Uppsala 1924.

UEHLINGER, E.: Nieren- und Skelett- und Calciumstoffwechsel. Wien. klin. Wschr. **1949**, 27. — ULLMANN, TH. D., and S. SCHORR: Renal dwarfism with hyperparathyroidism in a case of congenital malformation of kidneys. Ann. intern. Med. **33**, 715 (1948).

WILDER, R. M., and L. P. HOWELL: Etiologyand diagnosis in hyperparathyroidism, a review of 135 proved cases. J. Amer. med. Ass. **106**, 427 (1936). — WINTERSTEIN, O.: Zur Behandlung des Epithelkörperchenausfalles mit A.T. 10 Holtz. Münch. med. Wschr. **51**, 2007 (1933). — WISENBAUGH, P. E., et H. M. HELLER: Flexions contractures in Addison's disease. J. clin. Endocr. **20**, 792—794 (1960).

VI. Veränderungen des Kniegelenkes bei Störungen des Vitaminhaushaltes

BAUER, J. N., and R. H. FREYBERG: Vitamin-D-Intoxication. J. Amer. med. Ass. **130**, 1208 (1946). — BROMER, R.: Rickets and infantile scurvy occurring in a case of osteogenesis imperfecta. Amer. J. Roentgenol. **55**, 30 (1946).

CAFFEY, J.: Pediatric X-ray diagnosis. Chicago 1945. — CAMERER, J. W.: Vitamin-D-resistente Rachitis. Mschr. Kinderheilk. **96**, 68 (1945). — DAVIES, A. W., and T. MOORE: Vitamin A and carotene. Distribution of vitamin A in organs of normal and hypervitaminotic rat. Biochem. J. **28**, 288 (1934).

DEBRÉ, R., et H. E. BRISSAUD: Action toxique de la vitamine D administrée a doses trop fortes chez l'enfant. Ann. Méd. **50**, 417 (1949).

EVANS, W. A.: Periosteal lesions in scurvy. Amer. J. Roentgenol. **53**, 147 (1945).

FANCONI, G.: Der intestinale Infantilsimus. Basel: S. Karger 1928; — Lehrbuch der Pädiatrie. Basel: S. Karger 1950. — FANCONI, G., u. E. DE CHASTONAY: Die D-Hyper-vitaminose im Säuglingsalter. Helv. paediat. Acta **5**, Beihetf, 5 (1950). — FRAENKEL, E.: Die Möller-Barlow'sche Krankheit. Fortschr. Röntgenstr., Erg.-Bd. 18. — FRAENKEL u. LOREY:

Die Rachitis im Röntgenbilde. Fortschr. Röntgenstr., Erg.-Bd. 22. — FRANK, H.: Röntgenologische Nachuntersuchungen bei klinisch geheilter Möller-Barlow'scher Krankheit. Z. Kinderheilk. **27**, 127 (1921). — FRIED, C. T., and M. J. H. GRAND: Hypervitaminosis A. Amer. J. Dis. Child. **79**, 475 (1950).

GÖTT, TH.: Die Röntgenuntersuchung in der Kinderheilkunde. In: RIEDER-ROSENTHAL, Lehrbuch der Röntgenkunde. 1925. — HESS, A. F.: Rickets, including osteomalacia and tetany. Philadelphia 1929. — HOWARD, J. E., and R. J. MEYER: Intoxication with vitamin D. J. clin. Endocr. **8**, 895 (1948).

JACKSON, D., and E. A. PARK: Congenital scurvy, case report. J. Pediat. **7**, 741 (1935). — JELKE, H.: Vitamin-D-intoxication in case of parathyroprival tetany. Acta med. scand. **132**, 339 (1949). — JOSEPHS, H. W.: Hypervitaminosis A and carotenemia. Amer. J. Dis. Child. **67**, 33 (1944).

KATO, K.: Critique of the Roentgensigns of infantile scurvy. Radiology 18, 1096 (1932). — LEHNDORFF: Röntgenbefund bei Möller-Barlow'scher Krankheit. Arch. Kinderheilk. **38**, H. 3 u. 4 (1904). — LOOSER, E.: Über Spätrachitis und die Beziehungen zwischen Rachitis und Osteomalacie. Mitt. Grenzgeb. Med. Chir. **18**, 678 (1908).

McCANCE, R. A.: Osteomalacia with Looser's nodes (Milkman's syndrome due to a raised resistance to vitamin D acquired about the age of 15 years). Quart. J. Med. **16**, 33 (1947). — METRE, TH. E. VAN: Influence of hypervitaminosis A on bone growth. Bull. Johns Hopk. Hosp. **81**, 305 (1947).

PARK, E. A.: Observations on the pathology of rickets with particular reference to the changes at the cartilage-shaft junctions of growing bones. Harvey Lect. **34**, 157 (1938). — PARK, E. A., H. G. GUILD, D. JACKSON and M. BOND: Recognition of scurvy with especial reference to early X-ray changes. Arch. Dis. Childh. **10**, 265 (1935). — PLAUT: Röntgenuntersuchung über die Knochenkernbildung bei Rachitis. Z. Kinderheilk. **38**, 540 (1924).

REYHER, P.: Das Röntgenverfahren in der Kinderheilkunde. 1912. — ROTHMAN, P. E., and E. E. LEON: Hypervitaminosis A. Radiology **51**, 368 (1948). — SCHMORL, G.: Die pathologische Anatomie der rachitischen Knochenerkrankung mit besonderer Berücksichtigung ihrer Histologie und Pathogenese. Ergebn. inn. Med. Kinderheilk. **4**, 403 (1909).

SYDOW, G. V.: Development of rickets in premature infants. Acta paediat. (Uppsala), Suppl. I, **35**, 169 (1948).

TOOMEY, J. A., and R. A. MORISETTE: Hypervitaminosis A. Amer. J. Dis. Child. **73**, 473 (1947).

WIMBERGER, H.: Röntgenometrische Wachstumsstudien am gesunden und kranken Säugling. Z. Kinderheilk. **35**, 182 (1923); — Zur Diagnose des Säuglingsskorbuts. Z. Kinderheilk. **36**, 279 (1923); — Die Spätdiagnose des Säuglingsskorbuts. Fortschr. Röntgenstr. **32**, 17 (1924); — Klinisch-radiologische Diagnostik von Rachitis, Skorbut und Lues congenita im Kindesalter. Ergebn. inn. Med. Kinderheilk. **28**, 264 (1925).

YLPPÖ, A.: Auftreten der Knochenkerne bei der Rachitis bei Frühgeborenen. Acta Soc. Med. "Duodecim" **3** (1921).

ZELLWEGER, H., u. P. LÄUCHLI: Herterscher Infantilismus und Sprue. Helv. paediat. Acta **5**, 330 (1950).

E. Entzündungen des Kniegelenkes (außer Tuberkulose, Literatur von Tuberkulose s. unten)

ALBERTINI, A. V., u. A. GRUMBACH: Die experimentelle Streptokokkeninfektion des Kaninchens in ihren Beziehungen zur Herdinfektion. Ergebn. allg. Path. path. Anat. **33**, 314 (1937). — ALTHERR, F.: Über einen Fall von systematisierter Chondromalazie. Virchows Arch. path. Anat. **297**, 445 (1936).

BEITZKE, H.: Aktinomykose der Gelenke. In: Handbuch der pathologischen Anatomie von HENKE-LUBARSCH, Bd. IX. Berlin: Springer 1934. — BERGMARK, G.: Några fall av Reiters sjukdom. Nord. Med. **29**, 44 (1946). — BERTSCHINGER, H.: Beitrag zur Klinik der Arthritis gonorrhoica. Diss. med. Zürich 1938. — BIRCHER, E.: Binnenverletzungen der Kniegelenke. Zbl. Chir. **1930**, 805. — BLOHMKE: Die fibröse Kniesteife. Arch. orthop. Unfall-Chir. **44**, 86 (1949). — BORAK, J.: Die Arthritis gonorrhoica und ihre Behandlung im Lichte röntgenologischer Untersuchungen. Mitt. Grenzgeb. Med. Chir. **37**, 333 (1924). — BROGSITTER, A. M.: Über die Bewertung des Röntgenbildes bei chronischen Gelenkerkrankungen. Ärztl. Forsch. **2**, 325 (1948). — BRÜCK, D.: Behandlung rheumatischer Erkrankungen. Stuttgart: Marquart & Cie. 1952. — BÜCHLER, H.: Das Felty-Syndrom. Schweiz. med. Wschr. **75**, 369 (1945). — BÜRKLE DE LA CAMP, H.: Wiederherstellung der Beweglichkeit versteifter Glieder. Langenbecks Arch. klin. Chir. **264**, 455 (1950). — BURDICK, W. F.: Still's disease. Sth. med. J. (Bgham, Ala.) **39**, 626 (1946).

CALDERON, E.: Zur Kenntnis der als Lipoma arborescens bezeichneten Kapselveränderung. Bruns' Beitr. klin. Chir. **168**, 364 (1938). — CAMPBELL, D.: Über Endzustände der chronischen Polyarthritis und die dabei vorkommende Protrusio acetabuli. Fortschr. Röntgenstr. **37**, 853 (1928). — CASSULO, E., u. L. A. CHIAPETTA: Parameniscosis interna als Ursache von Kniegelenksbeschwerden. Sem. méd. (B. Aires) 116, 238—239 (1960) [Spanisch]. — COBURN, A. F.: The factor of infection in the rheumatic state. Baltimore 1931. — COBURN, A. F., and R. PAULI: Studies on immune response of rheumatic subject and its relationship to activity of rheumatic process. J. exp. Med. 62, 129 (1935). — CONSOLO, C.: Ein Fall von leukämischem Infiltrat in der Synovialmembran des Kniegelenkes. Arch. Ortop. (Milano) 73, 140—144 (1960) [Italienisch]. — COSS, J. A.: Juvenile rheumatoid arthritis (Still's disease). Med. Clin. N. Amer. 30, 575 (1946). — CREMER, J.: Vergleichende Untersuchungen zum Felty-Syndrom. Dtsch. Arch. klin. Med. 187, 269 (1941).

DIAMANT-BERGER, L., et A. SICARD: La lipo-arthrite traumatique de genou. Rev. Orthop. 18, 5 (1931). — DONNER, M.: Über das Felty-Syndrom. Dtsch. med. Wschr. 75, 1253 (1950).

EBENER, H., u. N. FELLMANN: Differentialdiagnose rheumatischer und pseudorheumatischer Kniegelenksaffektionen. Ther. Umsch. 16, 41—51 (1959). — EDSTRÖM, G.: Wiederherstellung der Arbeitskapazität der chronischen Arthritiker. Docum. rheumat. Geigy (Basel) H. 4 (1954).

FELTY, A. R.: Chronic arthritis in adult, associated with splenomegaly and leucopenia. Hopkins Hosp. Rev. 35, 16 (1924). — FORSSMAN, G.: 3 cases of skeletal changes round the knee joint in parathyphoid fever in infants. Acta radiol. (Stockh.) 27, 294 (1946). — FOSSATI, F.: Considerazioni radiologiche su di una rara sindrome osteoartropatica. Radiol. med. (Torino) 33, 1 (1947). — FREUND, E.: Die Gelenkserkrankungen. Berlin 1928; — Anatomie und Röntgenbild der chronischen Gelenkerkrankungen. Fortschr. Röntgenstr. 52, 249 (1935). — FREYBERG, R.: Present status of gold therapy for rheumatoid arthritis. J. Amer. med. Ass. 143, 418 (1950). — FRIEDRICH, H.: Über Meniskusregeneration. Zbl. Chir. 1930, 2534. — FRÜHWALD, R.: Beitrag zur sogenannten Spirochaetosis arthritica (Reiter). Derm. Z. 51, 35 (1927/28).

GOERTTLER, K.: Grenzen und Möglichkeiten der Diagnostik „entzündlicher" Kniegelenkserkrankungen durch Punktion und Exzision. Z. Orthop. 92, 275—295 (1959). — GOLDING, C.: Museum pages. I. Changes in the knee in ankylosing spondylitis or Reiter's syndrome. II. Cysts of the lateral semilunar cartilage of the knee. J. Bone Jt Surg. B 42, 142—147 (1960). — GRÄFF, S.: Rheumatismus und rheumatische Erkrankungen. Berlin 1936. — GREEN, H.: Suggested mode of action of corticotrophin in rheumatoid arthritis and the allergic state. Brit. med. J. 1950 I, 1165. — GRUMBACH, A., u. A. V. ALBERTINI: Neuere Untersuchungen über Rheumatismus. Schweiz. med. Wschr. 1933, 791.

HACKENBROCH, M.: Kontrakturen und Gelenksteifen. Z. Orthop. 76 (1945); — Zur Frage der Mobilisation von Kniegelenkssteifen. Münch. med. Wschr. 99, 1271 (1957). — HACKENBROCH, M., u. P. MATZEN: Handbuch der Orthopädie, Bd. 1. Stuttgart: Georg Thieme 1957. — HARDY, A.: Arthritis in brucella melitensis infections. Med. Clin. N. Amer. 21, 1747 (1937). — HARVEY, J. P. jr., and J. CORCOS: Large cysts in lower leg originating in the knee occurring in patients with rheumatoid arthritis. Arthr. and Rheum. 3, 218—228 (1960). — HAUGE, M. F.: On „the coxitis knee". Acta orthop. scand. 29, 156—157 (1959). — HENCH, P., E. KENDALL, C. SLOCUMB and H. POLLEY: The effect of a hormone of the adrenal-cortex and of a pituitary adreno-corticotrophic hormone on rheumatoid arthritis. Ann. rheum. Dis. 8, 97 (1949); — Effects of cortisone acetate and pituitary ACTH on rheumatoid arthritis, rheumatic fever and certain other condition. Arch. intern. Med. 85, 545 (1950). — HERMODSSON, J.: The roentgen picture of osteo-arthritis in the hipjoint in cases of polyarthritis rheumatica chronica. Acta radiol. (Stockh.) 29, 139 (1948). — HOCHSINGER, K.: Zur Frage der germinativen Genesis der angeborenen Syphilis. Arch. Derm. Syph. (Berl.) 164, 720 (1932). — HOHMANN, G.: Zur orthopädischen Behandlung der schweren Formen der chronischen Polyarthritis der Erwachsenen. Z. Rheumaforsch. 2, 114 (1939); — Fuß und Bein, ihre Erkrankungen und deren Behandlung. München: J. F. Bergmann 1948. — HOWELL, TH.: Rheumatic pains around the knee. Practitioner 183, 727—729 (1959). — HUBER, P.: Über die operative Behandlung von Kontrakturen. Wien. klin. Wschr. 1940, 53.

JACOBOVICI, I., et I. MARIAN: Arthrite syphilitique coxo-fémoral. Rev. Chir. (Paris) 44, 273 (1941). — JAFFÉ, H. L., L. LICHTENSTEIN and C. J. SUTRO: Pigmented villonodular synovitis, bursitis and tendosynovitis. Arch. Path. 31, 731 (1941). — JORUP, S., u. S. KJELLBERG: Die Frühdiagnose bei akuter septischer Osteomyelitis, Periostitis, Arthritis und ihre Bedeutung für die Behandlung. Acta radiol. (Stockh.) 30, 176 (1948). — JUDET, J., J. VIALATTE u. LANGUE-PIN: Arthritis des Kniegelenkes unbestimmter Art im Kindesalter. Arch. franç. Pédiat. 16, 946—949 (1959) [Französisch].

KARTAGENER, M.: „Le pied en lorgnette" bei chronischer Polyarthritis. Schweiz. med. Wschr. 66, 479 (1936). — KIELLAND, J.: Polyarthritis dysenterica. Nord. Med. 2, 984 (1939). — KIENBÖCK, R.: Röntgendiagnostik der Knochen- und Gelenkkrankheiten. Rheumatoide Gelenktuberkulose, Bd. II/2. Berlin 1938; — Zur Unterscheidung von Gicht und Tuberkulose der Gelenke. Med. Klin. 1939, 1394. — KLINGE, F.: Pathogenese des Rheumatismus. Ther. d. Gegenw. 1 (1930); — Rheumatismus. Ergebn. allg. Path. path. Anat. 27 (1933). — KNUTSSON, F.: Roentgenological early symptoms and healing phenomena in chronic rheumatic arthritis. Acta radiol. (Stockh.) 24, 121 (1943). — KÖHLER, P.: Übungstherapie bei rheumatischen Erkrankungen. Dresden u. Leipzig: Theodor Steinkopff 1938. — KORWAR-SCHICK: Über die Arthritis gonorrhoica und ihre Differentialdiagnose. Münch. med. Wschr. 1934, 443. — KRISTJANSEN, A.: Nongonorrheal urethritis with conjunctivitis and arthritis. Ugeskr. Laeg. 92, 276 (1930). — KUEHNE, W.: Die Kniebeugekontrakturen beim chronischen Rheumatismus, besonders des Agglutinationstyps. Z. Rheumaforsch. 19, 10—25 (1960). — KÜMMERLE u. LAQUEUR: Wert der Röntgenuntersuchung für die Unterscheidung verschiedener Arthritisformen. Fortschr. Röntgenstr. 34, 287 (1926). — KUHNS, J. G., and TH. FELDMANN: The relationship of syphilis to chronic arthritis. Urol. cutan. Rev. 44, 532 (1940).

LAARMANN, A.: Die Septumreste des Kniegelenkes. Arch. orthop. Unfall-Chir. 38, 529 (1937); — Die Darstellung des Gelenkinnern im Röntgenbild. Langenbecks Arch. klin. Chir. 37, 433 (1937); — Darstellung des Kniegelenkinnern im Röntgenbild. Langenbecks Arch. klin. Chir. 187, 234 (1937). — LANGE, F.: Lehrbuch der Orthopädie. Jena: Gustav Fischer 1928. — LANGE, M.: Orthopädisch-chirurgische Operationslehre. München: J. F. Bergmann 1951. — LANGWILL, A.: Suppurative monoarticular arthritis in an infant due to B. Paratyphus. Lancet 1921, 2, 1158. — LEB, A.: Die primäre chronische Polyarthritis als peripherer Kreislaufschaden. Radiol. Austriaca, 43 (1948). — LEMBERG, A. A.: Röntgendiagnostik chronischer Gelenkerkrankungen und ihre Klassifikation. Fortschr. Röntgenstr. 38, 818 (1928). — LESSMANN, F., u. A. POTH: Zur Differentialdiagnose der Heberdenschen Knoten. Röntgenpraxis 17, 149 (1948). — LEWIS: Arthritis due to parathyphoid B bacillus without general symptoms. Brit. med. J. 1927, 1080. — LEWISON, M., and H. JACKSON: A case of systemic blastomycosis. Arch. intern. Med. 13, 575 (1914). — LÖFFLER, W., u. C. MAIER: Über einen Fall von Feltyschem Syndrom mit cyclischer Agranulozytose. Cardiologia (Basel) 12, 195 (1947/48). — LÖFGREN, S.: Polyarthrit i anslutning till s.k. ospecifik urethrit. Nord. med. T. 15, 31 (1938). — LÖVGREN, O., u. H. KARNI: Etiologiska problem vid morbus Reiter. Nord. Med. 44, 1528 (1950). — LUDLOFF, K.: Zur Pathogenese und Therapie der Kniegelenkskontrakturen. Z. orthop. Chir. 13 (1904).

MACH, R., Y. BRÜGGER, R. DELLA SANTA et J. FABRE: L'hormone hypophysaire corticotrope. Schweiz. med. Wschr. 80, 5 (1950). — MARGOLIS, H., and P. CAPLAN: Treatment of acute gouty arthritis with pituitary adrenocorticotropic hormone. J. Amer. med. Ass. 142, 256 (1950); — Effects of pituitary adrenocorticotropic hormone ACTH in rheumatoid arthritis. J. Amer. med. Ass. 145, 382 (1951). — MARONCELLI, P.: Sulla poliartrite cronica adeno-splenomegalica dell'infanzia (malattia di Still). Policlinico, Sez. prat. 101, 137 (1943). — MOLTKE, O.: Polyarthritis urethritica. Acta med. scand. 89, 606 (1936). — MOMMSEN, F.: Die Dauerwirkung kleiner Kräfte bei der Kontrakturenbehandlung. Z. orthop. Chir. 42 (1922). — MORI, M.: Anterior total knee joint capsulectomy as a treatment of rheumatoid arthritis. J. Jap. orthop. Ass. 34, 1555—1566 (1961). — MORRISON, S. L., and J. G. KUHNS: Roentgenological changes in chronic arthritis. Amer. J. Roentgenol. 35, 645 (1936). — MUNK, F.: Über Pathologie, Diagnostik und Therapie der chronischen Gelenkerkrankungen. Med. Klin. 1924, 135, 171, 204; — Zur Differentialdiagnose der Arthritis genuina sicca von der Arthritis infectiosa exsudativa chronica und ihre Behandlung. Dtsch. med. Wschr. 1925, 51.

NABARRO, D.: Congenital syphilis. London: Edward Arnold 1954. — NAUMANN, W.: Das Krankheitsbild der Arthritis mutilans. Fortschr. Röntgenstr. 71, 467 (1949). — NIELSEN, B., u. E. SNORRASON: Arthritis mutilans. Acta radiol. (Stockb.) 27, 607 (1946). — NIÑO, F. L.: Aktinomyces-Mycetom des Kniegelenkes. Pren. méd. argent. 45, 2799—2802 (1958) [Spanisch]. — NOBL, G., u. F. REMENOWSKY: Die Arthropathia psoriatica im Röntgenbild. Fortschr. Röntgenstr. 34, 98 (1926).

OSGOOD, R. B.: The arthropathic aspects of chronic arthritis. J. Bone Jt Surg. 8, 1 (1926). — OTT, V. R.: Nomenklatur, Klinik und Differentialdiagnose der chronisch-entzündlichen Polyarthritis. Z. Rheumaforsch. 8, 133 (1949).

PASHKOV, B. M.: Diagnosis, prophylaxis and treatment of congenital syphilis. Brit. J. vener. Dis. 32, 226 (1956). — PAUL, L. W., and W. W. MOIR: Roentgen diagnostic aspects of chronic arthritis und bursitis.Radiology 49, 6 (1947). — PIÑOL, A. J., P. BARCELÓ y J. ROTÉS: Poliarthritis crónica y psoriasis. Rev. esp. Reum. 2, 373 (1948). — POPP, W. C., and E. A. ADDINGTON: Roentgen therapy for psoriasis of the nails and psoriatic arthritis. Radiology 26, 98 (1941). — PORCHER, P., et ABOULKER: La radiographie des arthrites gonococciques. J. Chir. (Paris) 48, 806 (1936).

RAGAN, C.: The general menagement of rheumatoid arthritis. J. Amer. med. Ass. 141, 124 (1949). — RASCHKE, K.: Beitrag zur operativen Behandlung von Kniebeugekontrakturen. Beitr. Chir. 3, 142 (1956). — REICHEL, H.: Bäder- und Klimabehandlung rheumatischer Erkrankungen. Dresden u. Leipzig: Theodor Steinkopff 1943. — REITER, A.: Über eine bisher unbekannte Spirochäteninfektion (Spirochaetosis arthritica). Dtsch. med. Wschr. 42, 1535 (1916). — REYN, A.: On joint lesions in tardive congenital syphilis. Acta derm.-venereol. (Stockh.) 18, 583 (1937). — RIGLER, L G., and M. WERTHEBY: Roentgen findings in chronic polyarticular arthritis. Amer. J. Roentgenol. 29, 766 (1933). — ROSENBLUM, H. H.: So-called Reiter's disease. U.S. nav. med. Bull. 44, 375 (1945). — ROSMANN, H.: Klinische

Einteilung der chronischen Gelenkerkrankungen. Fortschr. Röntgenstr. **33**, 901 (1925). — RUTHIG, H.: Zur Behandlung der Kniebeugekontrakturen. Dtsch. Gesundh.-Wes. **8**, 1050 (1953). — Die konservative Behandlung polyarthraler Kniegelenksversteifung. Beitr. Orthop. Traum. **2**, 30 (1955).

SAEGESSER, M.: Tuberkulöse Schleimbeutelentzündungen. Schweiz. Z. Unfallmed. **27**, 50 (1933). — SAXL, A.: Über die Entwicklung und Behandlung der arthrogenen Kontraktur. Z. orthop. Chir. **52** (1930). — SCHALDA, H.: Wesen, Entstehung und Behandlkng von Kontrakturen. Dtsch. Badebetrieb Lübeck **39/40**, 12 (1948). — SCHITTENHELM, A., u. A. SCHLECHT: Polyarthritis enterica. Dtsch. Arch. klin. Med. **26**, 329 (1918). — SCHÜLLER, J.: Über die sogenannte Arthritis mutilans. Münch. med. Wschr. **84**, 1381 (1937). — SEIFERT, H., u. H. TICHY: Die Antistreptolysinreaktion in der Differentialdiagnostik rheumatischer Erkrankungen. Z. ges. inn. Med. **8**, 794—798 (1953). — SELYE, H.: The general adaptation syndrom and the disease of adaptation. J. clin. Endocr. **7**, 117 (1946); — Further studies concerning the participation of the adrenal cortex in the pathogenesis of arthritis. Brit. med. J. **1949 II**, 1129; — Textbook of endocrinology. Acta endocr. (Montreal) (1949); — Stress and the general adaptation syndrom. Brit. med. J. **1950 I**, 1383. — SIMSON: Zur Kenntnis der sogenannten endokrinen Arthritis. Med. Klin. **1931**, 3. — SONNENSCHEIN, A.: Biologie, Pathologie und Therapie der Gelenke, dargestellt am Kniegelenk. Basel 1952. — SPACKMAN, E. W.: The Roentgen aspects of chronic arthritis. Amer. J. Roentgenol. **35**, 156 (1936). — SPATH, F.: Leitsymptom: Das „dicke" Knie. Münch. med. Wschr. **101**, 1957—1959 (1959). — STEVEN, G. D., and J. FORRESTIER: Discussion on diagnostic radiology in rheumatic disease. Analysis of radiographic appearances in chronic arthritis. Proc. roy. Soc. Med. **42**, 354 (1949). — STILL, E. E.: Trans. med.-chir. Lond. **80** (1896/97). — STOER, G., u. E. STOEBER: Subluxationen des Kniegelenkes bei primär chronischer Polyarthritis im Kindesalter. Mschr. Kinderheilk. **108**, 246—248 (1960). — STORCK, H.: Orthopädie und Rheumatismus. Dresden u. Leipzig: Theodor Steinkopff 1944; — Rheumatismus als Regulationskrankheit. München u. Berlin: Urban & Schwarzenberg 1954. — STRACKER, O.: Angeborene Kniebeugekontrakturen und solche mit leicht verletzlicher Haut. Wien med. Wschr. **1953**, 103. — STÜCKELBERGER, P.: Die Beteiligung der verkalkten Knorpelgrundschichte an der Bildung der röntgenologischen Gelenklinie. Radiol. clin. (Basel) **13**, 225)1944). — STURSBERG, H.: Über verstümmelnde Gelenkentzündung. Dtsch. med. Wschr.**61**, 5 (1935). — SUNDT, H.: Arthro-syphilis congenita tardiva et acquisita et arthro-metasyphilis. Acta derm.-venereol. (Stockh.) **28**, Suppl. 20 (1947). — SWIFT, H., and E. BOOTS: Natriumsalicylat in arthritis. Stud. Rockefeller Found. **46**, 589 (1924); — SWIFT, H. F.: The nature of rheumatic fever. J. Lab. clin. Med. **21**, 551 (1936).

TEGENER, W.: Verhütung dauernder Invalidität bei primär chronischer Polyarthritis. Docum. rheum. Geigy (Basel) (1953). — TICHY, H.: Rehabilitationsmedizin. Med. Klin. **51** (1956); — Das Problem der Herdinfektion vom Standpunkt des Rheumatologen. Dtsch. Stomat. **7** (1957); — Was ist Rheumatismus und wie kann er bekämpft werden? Schriftreihe des Dtsch. Hygienemuseums, H. 1; — Klinische Untersuchungen zur Bedeutung der Antistreptolysin- und Agglutinationsreaktionen und des Streptokokkenstatus als Grundlagen einer systematischen Ordnung rheumatischer Krankheiten. Beitr. zur Rheumatologie, Bd. 1. Berlin: VEB Volk und Gesundheit 1958. — TIEMANN: Über die Polyarthritis rheumatica enterica. Z. klin. Med. **122**, 724 (1932).

USSEGLIO, G., e B. ZANCAN: Il morbo di Reiter. Arch. Sci. med. **69**, 79 (1940).

VALLEE, B. L.: Reiter's disease. Arch. intern. Med. **77**, 295 (1946). — VAUBEL, W.: Die Arthroskopie. Dresden u. Leipzig: Theodor Steinkopff 1938; — Beitrag zur Biologie und Pathologie der Gelenke. Z. Rheumaforsch. **2**, 217 (1939). — VOGLER, P.: Der rheumatische Formenkreis und seine physikalische Therapie. München u. Berlin: Urban & Schwarzenberg 1956.

WALLDIUS, B.: Arthroplasty of the knee-using an endoprothesis. Acta orthop. scand., Suppl. **24** (1957). — WEIGELDT, W.: La main en lorgnette. Münch. med. Wschr. **76**, 1270 (1929). — WEISS, K.: Knorpelknochengrenzen der Pars constituens articuli im Röntgenbild. Fortschr. Röntgenstr. **67**, 26 (1943). — WEISSENBACH, R. J., et G. BOUWENS: Étude radiologique du rheumatisme (Arthropathia psoriatica). Ann. Derm. Syph. (Paris) **1**, 5 (1941). — WERTHE-MANN, A.: Pied en lorgnette. Schweiz. med. Wschr. **75**, 749 (1945). — WIESMANN, E.: Zur Frage der pyämischen Gelenkmetastasen. Dtsch. Z. Chir. **249**, 224 (1937).

Tuberkulose des Kniegelenkes

ALEXANDER, H.: Praktisches Lehrbuch der Tuberkulose. Leipzig: Johann Ambrosius Barth 1951. — ALLENDE, G., u. A. E. FAGALDE: Streptomyzin bei der kindlichen Knochentuberkulose. Rev. Asoc. méd. argent. **64**, 177 (1950).

BAUMANN, M.: Sarkomentwicklung nach Röntgenbestrahlung wegen Gelenktuberkulose. Strahlentherapie **25**, 373 (1927). — BELDT-NAHAU, J., u. A. CHAVASSE: Die Röntgenbehandlung der Knochen- und Gelenktuberkulose, speziell der tbc. Spina ventosa. Strahlentherapie

7, 380 (1916). — BERG, H.: Die Nierentuberkulose und ihre Beziehung zur Knochentuberkulose. Beitr. Klin. Tuberk. 105, 240—242 (1951). — BIER, A.: Die Abgrenzung der konservativen und der chirurgischen Behandlung der Knochen- und Gelenktuberkulose. Langenbecks Arch. klin. Chir. 116, 162 (1921). — BIRKENFELD, M.: Knochen- und Gelenktuberkulose. In: BRÜGGER, Die Tuberkulose des Kindes. Stuttgart: Georg Thieme 1948. — BISCHOFS- BERGER, C.: Extraartikuläre Kniegelenkspunktion bei Tuberkulose des Gelenkes. Verh. Dtsch. Orthop. Ges. 38. Kongreß 1950, S. 246. — BOSWORTH, D. M., u. W. P. GRAUL: Amputation wegen Gelenktuberkulose. J. Bone Jt Surg. A 31 (I), 147 (1949). — BRÜGGER, H.: Die Be- handlung der kindlichen Tuberkulose mit Conteben, PAS und Streptomyzin. Münch. med. Wschr. 92, 737 (1950).

CALVE, J.: Die Knochen- und Gelenktuberkulose. Stuttgart: Ferdinand Enke 1946. — CAUCHOIX, J., G. MOREL, G. TERSEN, Y. COTREL u. J. L. DUCOURTIOUX: Ist die Synovek- tomie bei der Behandlung der Kniegelenkstuberkulose angezeigt? Rev. Chir. orthop. 46, 514— 524 (1960). [Französisch]. — CHREYSSEL, J.: Streptomyzinbehandlung bei osteo-articulären Tuberkulosen. Chirurg 44, 588 (1949). — CLAIRMONT, P., O. WINTERSTEIN u. A DIMTZA: Die Chirurgie der Knochentuberkulose. Berlin: S. Karger 1931.

DAUBENSPECK, K., u. E. RAUSCH: Beobachtungen über den Verlauf der Skelettuberkulose unter Einwirkung der Tuberkulostatika. Z. Orthop. 85, 212 (1954). — DEIST, H., u. H. KRAUSS: Die Tuberkulose, ihre Erkennung und Behandlung. Stuttgart: Ferdinand Enke 1951. — DIETERICH, W.: Röntgentherapie bei Knochen- und Gelenktuberkulose. Strahlentherapie 6, 214 (1915). — DOMAGK, G.: Die experimentellen Grundlagen der Chemotherapie der Tuberku- lose. Beitr. Klin. Tuberk. 101, 365 (1948); — Chemotherapie der Tuberkulose mit den Thiose- mikarbazonen. Stuttgart: Georg Thieme 1950. — DOMAGK, G., H. A. OFFE u. W. SIEFKEN: Ein weiterer Beitrag zur experimentellen Chemotherapie der Tuberkulose (Neoteben) Dtsch. med. Wschr. 77, 573—578 (1952). — DONISCH, V.: Streptomyzin-PAS-Behandlung der Kno- chen- und Gelenktuberkulose. Z. Tuberk. 99, H. 1/2 Dec. (1951). — DORMANN, A.: Ergeb- nisse der Röntgenbestrahlung bei Knochen- und Gelenktuberkulose an der Chirurgischen Universitätsklinik Kiel. Strahlentherapie 42, 201 (1931).

EHALT, W.: Über Arthrodesen. Wie. klin. Wschr. 62, 51 (1950). — ERLACHER, PH.: Zweck und Schwierigkeiten der operativen Herdausräumung bei der Tbc.-Spondylitis. Verh. dtsch. orthop. Ges. 43, 23 (1953).

FANCONI, G., u. W. LÖFFLER: Streptomyzin und Tuberkulose. Basel: Benno Schwabe & Co. 1948; — Zbl. inn. Med. 123, 160 (1949). — FILKIN: Zit. nach LOSSEN. FOREST-SMITH, A. DE, u. ISEN YU: Kombination von Streptomyzin und Chirurgie in der Behandlung der Kno- chen- und Gelenktuberkulose. J. Amer. med. Ass. 142, 1 (1950).

GALLAND, M.: Synoviale Gelenktuberkulose. Z. Orthop. 87, Beilageheft, 67 (1956). — GARRÉ, C.: Die Behandlung der Tuberkulose der Knochen und Gelenke. In: Handbuch der Therapie, 5. Aufl. 1914. — GEBHARDT, K.: Behandlung der Knochen- und Gelenkstuberkulose. Leipzig: Johann Ambrosius Barth 1939. — GERARD-MARCHANT, P., et M. SALMON: Les anti- biotiques et la chimiotherapie dans les tuberculoses osseuses et articulaires. Rev. Orthop. 36, 242—284 (1950).

HADJISTAMOFF, B.: Experience with partial arthrectomy for tuberculosis of the knee joint. J. int. Coll. Surg. 36, 59—70 (1961). — HASCHE-KLUENDER, R., u. H. H. STEYER: Zwei Jahre Chemotherapie bei Knochen- und Gelenktuberkulose. Med. Welt 20, 523—526 (1951). — HASS, J.: Versteifung des Kniegelenkes bei poliomyelitischer Lähmung: Abbauvorgänge im Implan- tat. Wien. klin. Wschr. 36, 546 (1923). — HELLNER, H.: Die tuberkulöse Kniegelenkserkran- kung. Langenbecks Arch. klin. Chir. 188, 215—250 (1937); — Experimentelle Gelenkstuber- kulose unter veränderten allergischen Bedingungen. Langenbecks Arch. klin. Chir. 189, 454— 463 (1937); — Zur Differentialdiagnose der wichtigsten Knochenerkrankungen. Med. Klin. 47, 249 (1952). — HENDERSON, M. S., and H. J. FORTY: Tuberculosis of the knee joint in the adult. J. Bone Jt Surg. 9, 700 (1927). — HIBBS, R. A.: The treatment of tuberculosis of the joints of the lower extremities by operation fusion. J. Bone Jt Surg. 12, 749 (1930). — HOLM- DAHL, H. C.: Tuberculosis of the knee. A review of 170 cases. Acta orthop. sçand. 20, 19—49 (1950). — HÜBSCHMANN, P.: Pathologische Anatomie der Tuberkulose. Berlin: Springer 1928. — HUWYLER, J.: Die Streptomyzinbehandlung der Knochen- und Gelenktuberkulose. Schweiz. med. Wschr. 80, 915 (1950).

JAEGER, F.: Zit. bei LOSSEN. — JOHANNSON, S.: Über die Knochen- und Gelenktuber- kulose im Kindesalter. Jena: Gustav Fischer 1926. — JUDET, J., R. JUDET, J. LAGRANGE, G. LORD and R. ROY-CAMILLE: Conservatic surgery in relation to movement in tuberculosis of the knee. Mém. Acad. Chir. 86, 558—571 (1960). — JÜNGLING, O.: Röntgenbehandlung der Knochen- und Gelenktuberkulose. In: Lehrbuch der Strahlentherapie, hrsg. von H. MEYER, Bd. I. Berlin u. Wien: Urban & Schwarzenberg 1925.

KARITZKY, B.: Zur Knochen- und Gelenktuberkulose. Zbl. Chir. 74, 360 (1949). — KEL- LY, M.: Active immobilizationfor arthritie wrists and knee. Arch. phys. Med. 41, 152—157 (1960). — KIENBOECK, R.: Über tuberkulöse Epiphysenfugenzysten und -abszesse. Arch.

orthop. Unfall-Chir. **29**, 67 (1930); **30**, 204 (1931); — Röntgendiagnostik der Knochen- und Gelenkerkrankungen, 2. Bd. Rheumatoide Gelenktuberkulose. Wien u. Berlin 1938. — KISCH: Diagnostik und Therapie der Knochen- und Gelenktuberkulose. Leipzig: C. W. Vogel 1921. — KIRSCH, R.: Beiträge zur Behandlung der Knochen- und Gelenktuberkulose. Zbl. Chir. **73**, 1124 (1948). — KLEE, PH.: Die Behandlung der Tuberkulose mit Neoteben (Isonikotinsäure-hydrazid), Dosierung, Anwendungsform und erste klinische Ergebnisse. Dtsch. med. Wschr. **77**, 578—581 (1952). — KOCHS, J.: Erfahrungen über die Knochen- und Gelenktuberkulose in den letzten Kriegsjahren. Tuberk.-Arzt 1/2, 406 (1947/48). — KÖNIG, FRANZ: Die Tuberkulose der menschlichen Gelenke sowie der Brustwand und des Schädels. Berlin: August Hirschwald 1906. — KOENIG, F. A.: Die Tuberkulose der Knochen und Gelenke. Org.: Berlin: August Hirschwald 1884. — KÖNIG, FRITZ: Die Tuberkulose der Gelenke. Aus: KIRCHNER u. NORDMANN, Die Chirurgie. Berlin u. Wien: Urban & Schwarzenberg 1928. — KONSCHEGG, T.: Pathologische Anatomie der Knochen- und Gelenktuberkulose (ohne Wirbel-säulentuberkulose). In: Ergebnisse der Tuberkuloseforschung, Bd. 7, S. 423. Leipzig: Georg Thieme 1935. — KRAUSE, F.: Die Tuberkulose der Knochen und Gelenke. Deutsche Chirurgie. Stuttgart: Ferdinand Enke 1899. — KREMER, W., u. O. WIESE: Die Tuberkulose der Knochen und Gelenke. Ihre Pathologie, Therapie und soziale Bedeutung. Berlin: Springer 1930.

LANGE, M.: Knochen- und Gelenktuberkulose. I. Allgemeiner Teil. In: Ergebnisse der Tu-berkuloseforschung (ASSMANN, BEITZKE u. BRAEUNING), Bd. 7, S. 493. Leipzig: Georg Thieme 1935; — Knochen- und Gelenktuberkulose. II. Spezieller Teil einschließlich der Wirbelsäulen-tuberkulose. In: Ergebnisse der Tuberkuloseforschung (H. ASSMANN, H. BEITZKE u. H. BRAEUNING), Bd. 8. Leipzig: Georg Thieme 1937; — Die Spätoperationen bei der Knochen- und Gelenktuberkulose an den Gliedmaßen. Wien. med. Wschr. **100**, 557 (1950); — Ortho-pädisch-chirurgische Operationslehre. München: J. F. Bergmann 1951. — LANGE, M., u. F. BECKER: Die Behandlungsresultate und die Grenzen der konservativen Behandlung der Knochen- und Gelenktuberkulose. Z. orthop. Chir. **56**, 161 (1932). — LANGE, M., u. G. GLO-HOWSKI: Spiegelbild des kombinierten tuberkulostatischen Heilverfahrens bei Knochen- und Gelenktuberkulose, unter Berücksichtigung extra- und intrafokaler Eingriffe. Wiederher-stellungschir. u. Traum. **3**, 147 (1956). — LANGENBECK, B. v.: Über Schußfrakturen und ihre Behandlung. Berlin 1868. — LAUBER, H. J.: Trauma und Tuberkulose. Med. Klin. **44**, 161 (1949). — LEGAL, W.: Zweck und Aussichten der operativen Spanversteifung in der Behand-lung der Knochen- und Gelenktuberkulose. Beitr. Klin. Tuberk. **105**, 243—248 (1951). — LEITAO, M. N., u. D. D'ANGELO: Arthrodese des Kniegelenkes mit der Kompressionsmethode. Rev. bras. Cirurg. **38**, 51—55 (1959) [Portugiesisch]. — LEWIN, PH.: Tuberculosis of bones and joints. In: GOLDBERG, Clinical tuberculosis. Philadelphia: Davis Comp. 1947. — LIN-STEDT, G.: Vergleichende Untersuchungen der Blutkörperchensenkungsreaktion, der Costa-schen Reaktion und des Weltmann'schen Koagulationsbandes bei Knochen- und Gelenk-tuberkulose. Z. Tuberk. **96**, 48 (1950). — LOEFFLER, W.: Über traumatische Tuberkulose. Schweiz. med. Wschr. **77**, 637 (1947). — LORENZ, A.: Über die Indikation der Arthrodese und der operativen Arthrolyse. Verh. dtsch. orthop. Ges. **11**, 189 (1912). — LOSSEN, H.: Resektion der Knochen und Gelenke. In: Deutsche Chirurgie, Bd. 29 b. Stuttgart: Ferdinand Enke 1894. — LU, Y. P., SHIH, K. C.: Interne Fixierung durch gekreuzte Pins nach Arthro-desen des Kniegelenkes. Zhong Waike Z 8, 261—263 (1960) [Chinesisch].

MARTENS, E.: Differentialdiagnostische Schwierigkeiten bei der kindlichen Kniegelenks-Tuberkulose. Schweiz. Z. Tuberk. **7**, 129 (1950). — MARX W.: Die Beurteilung der chirur-gischen Tuberkulose als Unfallfolge. Mschr. Unfallheilk. **53**, 233—237 (1950). — MAY, H.: Knochen- und Gelenk-Tuberkulose. Stuttgart: Ferdinand Enke 1954. — MAY, R.: Bisherige Ergebnisse mit der Tb-I-Behandlung bei 60 mischinfizierten Knochen- und Gelenktuberku-losen. Verh. Dtsch. Ges. inn. Med., 55. Kongr. Wiesbaden 1949; — Ergebnisse der Behand-lung von 200 Knochen- und Gelenkstuberkulosekranken mit Tuberculostatica, insbesondere mit Conteben. Beitr. Klin. Tuberk. **105**, 313—337 (1951). — MORASCA, L.: Resektions-arthrodese des Kniegelenkes. Minerva ortop. **11**, 264 (1960) [Italienisch]. — MÜLICH, W.: Die Behandlung der mischinfizierten Knochen- und Gelenktuberkulose mit Sulfonamiden und Penicillin. Dtsch. med. Wschr. **74**, 616 (1949).

NIKOLAI, N.: Erfahrungen bei 130 operativen Kniegelenksversteifungen. Zbl. Chir. **85**, 89—100 (1960).

OEHLECKER, F.: Therapie der Knochen und Gelenke. Berlin u. Wien: Urban & Schwarzen-berg 1924. — ORELL, S.: Kemoterapi och kirurgiska ingrepp vid ortopedisk tuberkulos. Svenska Läk.-Tidn. **48**, 18—27 (1951); — Streptomycin in the surgical treatment of bone and joint tuberculosis. Acta chir. scand. **102**, 2 (1951).

PESSEREAU, VITTORI, DUPUY u. RIBEYRE: Ergebnisse der konservativen Behandlung von Kniegelenkstuberkulose. Rev. Chir. orthop. **46**, 525—533 (1960) [Französisch]. — POGLAYEN, C.: Primäre Kniegelenkstuberkulose. Minerva ortop. **12**, 132—137 (1961). — PUTTI, V.: Artrodesi nella tubercolosi del ginocchio e della spalla. Chir. Organi Mov. **18**, 217 (1933).

REINHARD, W. E.: Therapie der Knochen- und Gelenktuberkulose mit PAS. Beitr. Klin. Tuberk. 104, 179 (1950); — Zur Behandlung fistelnder Knochen- und Gelenktuberkulosen. Beitr. Klin. Tuberk. 105, 282—284 (1951); — Die Behandlung der Knochen- und Gelenktuberkulose mit Tb. I und Tb VI/698. Dtsch. med. Wschr. 76, 276 (1951). — RICHARD, A., u. J. UNTEREINER: Die Antibiotika in der Chirurgie der Knochen- und Gelenktuberkulose. Wien. klin. Wschr. 64, 25 (1952). — ROBITZEK, E. H., J. I. SELIKOFF u. G. G. ORNSTEIN: Chemotherapie der menschlichen Tuberkulose mit Hydrazinderivaten der Isonikotinsäure. Quart. Bull. Sea View Hosp. 13, 27—51 (1952). — ROEREN, L., K. DAUBENSPECK, OLLMANN: Therapie der Knochen- und Gelenktuberkulose. Verh. Dtsch. Orthop. Ges. 38. Kongr. 1950, S. 126—254. — ROLLIER, A.: Die Heliotherapie der Tuberkulose. Berlin: Springer 1934; — Orthopädie und Heliotherapie in ihrer gegenseitigen Beziehung bei der Behandlung der Knochen- und Gelenktuberkulose. Strahlentherapie 74, 457 (1944). — RYAN, C. A.: Knochen- und Gelenktuberkulose. J. int. Coll. Surg. 12, 36 (1949).

SCHLAAFF, J.: Operative Durchlüftung bei Knietuberkulose. Arch. klin. Chir. 183, 57—661. — SCHÖNBAUER, R.: Die Chirurgie der Knochen. In: KIRSCHNER-NORDMANN, Die Chirurgie. Berlin und Wien: Urban & Schwarzenberg 1950, — SCHOSSERER,: Die operative Behandlung der Kniegelenkstuberkulose. Z. Orthop. 73, 7—20 (1941). — SELIKOFF, I. J., E. H. ROBITZEK u. G. G. ORNSTEIN: Toxizität von Hydrazinderivaten der Isonikotinsäure bei der Chemotherapie der menschlichen Tuberkulose. Quart. Bull. Sea View Hosp. 13, 17 (1952). — SERRE, R., et M. DETTLOFF: Résultats de 18 mois de Streptomycinthérapie chez les tuberculeux osseux. Sém. Hôp. Paris 26, 4482 (1950). — SIEGL, W.: Druckosteosynthese mit normalen Kirschner-Bügeln bei Kniegelenksarthrodesen. Chirurg 30, 565 (1959). — SMOLAREK, W.: Zur Frage der Permeabilität des tuberkulösen Gewebes für Chemotherapeutica. Dtsch. med. Wschr. 75, 1145 (1949). — SPITZY, H.: Orthopädische Tuberkulose. In: Handbuch der Kindertuberkulose, Bd. 2, S. 1235. 1930. — STICH, R.: Über die Behandlung der Knochen- und Gelenktuberkulose. Münch. med. Wschr. 80, 367 (1933). — SZYMANSKI, A., u. R. W. MÜLLER: Über Knorpeltuberkulose. Tuberk.-Arzt 4, 38 (1950).

TESSAROLO, G., u. V. GALANTE: Spätergebnisse der Resektionsarthrodese des Kniegelenkes mit Kompressionsfixation durch PUTTIS Band nach CAPILIOs Technik. Minerva ortop. 11, 284—285 (1960) [Italienisch].

ULLMANN, K.: Röntgenatlas der Knochen- und Gelenktuberkulose. Hamburg: Nölke 1949; — Die Chemotherapie der Knochen- und Gelenktuberkulose. Beitr. Klin. Tuberk. 102, 589 (1950).

VERESHCHAGIN, A. P.: Intraartikuläre Sanierung und Arthrolyse bei Kniegelenkstuberkulose. Vestn. Khir. 84, 76—83 (1960) [Russisch]. — VOLKMANN, J.: Herdausräumung bei freien Gelenken. Z. Orthop. 87, Beilageheft, 36 (1956).

WANKE, R.: Erfahrungen der chirurgischen Universitätsklinik Kiel mit der Freiluftbehandlung der Knochengelenktuberkulose. Strahlentherapie 63, 101—114 (1938). — WESTHUES, H.: Zur Technik der sparsamen Resektion des vereiterten Kniegelenkes. Dtsch. Milit.-Arzt 3 (1942). — WIESE, O.: Die Behandlung der Knochen- und Gelenktuberkulose in der Sonnenheilstätte. Strahlentherapie 81, 577 (1950); — Zum derzeitigen Stand der Therapie der Skelettuberkulose. Tuberk.-Arzt 5, 1 (1951); — Zur Klinik und Behandlung der Knochen-Gelenk-Tuberkulose. Dtsch. med. Wschr. 76, 853 (1951).

YOUNG, H., and J. M. REGAN: Total excision of the patella for arthrodesis of the knee. Minn. Med. 28, 909 (1945).

F. Geschlossene Verletzungen des Kniegelenkes

(Ausgenommen Verletzungen der Zwischenscheiben und traumatische Verrenkungen der Tibia im Kniegelenk. Diese Literatur ist weiter unten zusammengestellt.)

Weitere Schrifttumangaben bei:
EHALT, FEHR und GONZENBACH, JONASCH, LANGE, MERLE D'AUBIGNE.

AHERN, G. S., and P. R. LIPSCOMB: Fracture of tibial plateau. Proc. Mayo Clin. 23 (1948). — ALLISON, N.: The surgery of the knee joint. Surg. Gynec. Obstet. 30, 1077 (1924). — ALTENBERG, A. R., and R. L. SHORKEY: Blade plade fixation in nonunion and in complicated fractures of the femur. J. Bone Jt Surg. A 31 (1949). — AMAT, G.: Probleme des verletzten Kniegelenkes in der Rheumatologie. Gaz. méd. Fr. 67, 869—881 (1960) [Französisch]. — ANDREESEN, R.: Über den Stieda'schen Begleitschatten am inneren Oberschenkelknorren. Langenbecks Arch. klin. Chir. 174, 162 (1933); — Die Behandlung der Schienbeinkopfbrüche. Chir. Praxis 49, 60 (1959).

BÄTZNER, K.: Die Beseitigung großer Narbenbrüche nach Operationen und Unfallverletzungen durch die freie autoplastische Cutistransplantation. Bruns' Beitr. klin. Chir. 178, 481 (1949). — BANROTT, F. W., and C. R. MURRAY: Surgical treatment of the motor skeletal system, Part. II. Philadelphia: J. B. Lippincott Company 1945. — BAUER, J. S.: The treatment of fractures of the external tibial condyle. J. Amer. med. Ass.115, 1683 (1940). — BENNINGHOFF, A.: Die biologische Feldtheorie. S.-B. Heidelberg. Akad. Wiss. B. (1942). — BIANCHI, G.: Die Frakturen des unteren Femurabschnittes. Minerva ortop. 6, 49 (1955). — BICK, E. M.: Fractures of the tibial condyles. J. Bone Jt Surg. 39, 102 (1941). — BIRCHER, E.: Die Binnenverletzungen des Kniegelenkes. Schweiz. med. Wschr. 1931, 1210; — Binnenverletzungen des Kniegelenkes. Langenbecks Arch. klin. Chir. 177, 290 (1933). — BLAISDELI, F. E.: Fractures of tibial spine. Arch. Surg. 5, 561 (1922). — BLOUNT, W. P., and G. R. CLARKE: Control of bone growth by epiphyseal spapling. J. Bone Jt Surg. A 31, 464 (1949). — BÖHLER, J.: Zur Behandlung der traumatischen Epiphysenlösung am oberen Schienbeinende. Chirurg 22, 81 (1951); — Die operative Behandlung der frischen Seitenbandrisse des Kniegelenkes. Arch. orthop. Unfall-Chir. 40, 93 (1953). — BÖHLER, L.: Über einen Abrißbruch des Wadenbeinköpfchens. Zbl. Chir. 45, 100 (1918); — Die Technik der Knochenbruchbehandlung, 13. Aufl. Wien: Wilhelm Maudrich 1957. — BRADFORD, C., R. ADAMS and A. KELVIN: Fractures of the tibial spines. New Engl. J. Med. 241, 708 (1949); — Fractures of the lateral tibial condyle. J. Bone Jt Surg. A 32, 39 (1950). — BRANTIGAN, O. C., and A. F. VOSHELL: The mechanies of the ligaments and menisci of the knee joint. J. Bone Jt Surg. 13, 61 (1941). — BRUNELLI, G.: Die patella partita. Acta orthop. belg. 19, 125 (1953). — BRUSER, D. M.: A direct lateral approach to the lateral compartment of the knee joint. J. Bone Jt Surg. B 42, 348—351 (1960). — BÜDINGER, K.: Über Ablösung von Gelenkteilen und verwandte Prozesse. Dtsch. Z. Chir. 84, 311 (1906). — BÜRKLE DE LA CAMP, H.: Wie ist die intraarticuläre Tibiakopffraktur zu behandeln? Chirurg 7, 582 (1935); — Die Behandlung der Schienbeinkopfbrüche. Zbl. Chir. 67, 367 (1940). — BÜRKLE DE LA CAMP, H., u. P. ROSTOCK: Handbuch der gesamten Unfallheilkunde, Bd. III. Stuttgart: Ferdinand Enke 1956. — BUTA, S.: Frische Bandverletzungen des Kniegelenkes. Acta chir. jugosl. 7, 227—235 (1960) [Serbisch]. — BUTTERMANN, F.: Klinik der Tibiacondylenbrüche. Langenbecks Arch. klin. Chir. 190, 580 (1937).

CALDWELL, E. N.: Fractures of the condyles of the tibia. Surg. Gynec. Obstet. 63, 518 (1936). — CAMPBELL, W. C.: An operation for repair of the internal and external ligaments of the knee joint. Surg. Gynec. Obstet. 60, 214 (1935). — CAVE, E. F.: Fractures of the tibial condyles involving the knee joint. Surg. Gynec. Obstet. 86, 289 (1948). — CHANLEY, J., and S. L. BARBER: Compression arthrodesis of the knee. J. Bone Jt Surg. A 34, 187 (1952). — CHARCOT, J., and L. COHEN: Activity of knee joint proprioceptors recorded from the posterior articulare nerve. Yale J. Biol. Med. 28, 225 (1956). — CLARKE, H.: Discussion on fractures of the tibia involving the knee joint. Proc. roy. Soc. Med. 28, 1035 (1935). — COLP, R., and S. MAGE: The treatment of joint fractures. Ann. Surg. 97, 177 (1933). — COTTON, F. J.: Fender fractures of tibia and knee. New Engl. J. Med. 201, 998 (1929); — Surg. Gynec. Obstet. 62, 442 (1936). — CUBBINS, W. R., A. N. CONLEY and J. J. CALLAHEN: Fractures of the lateral condyle of the tibia. Classification, pathology. Surg. Gynec. Obstet. 59, 461 (1934).

D'ANGELO, D., u. F. FREIXEDAS: Zwei Fälle von Brüchen bei Pellegrini-Stieda. Rev. bras. Cirurg. 39, 34—36 (1960) [Portugiesisch].— DE PEPPO: Rekonstruktion des inneren Seitenbandes. Riv. Infort. Mal. prof. 47, 967— 972 (1960) [Italienisch]. — DERAMOND, J., u. M. DERAMOND: Röntgenbilder frischer Kniegelenksverletzungen. Concours méd. 28, 1995—2000 (1960) [Französisch]. — DOST, K.: Traumatische proximale Epiphysenluxation der Tibia. Arch. orthop. Unfall-Chir. 53, 379 (1961). — DOTTER, W. E.: Surgical approach to the knee joint by section of collateral ligament. Surg. Clin. N. Amer. 40, 833—838 (1960).

ECKE, H., u. F. JONAS: Tierexperimentelle Untersuchungen über die Regeneration hyalinen Knorpels nach schweren aseptischen Kniegelenksentzündungen. Mschr. Unfallheilk. 63, 382—386 (1960). — EDWARDS, A. H.: Operative procedure suggested for the repair of collateral ligaments of the knee joint. Brit. J. Surg. 8, 266 (1921). — EHALT, W.: Trümmerbrüche am oberen Schienbeinende mit gleichzeitiger Zerreißung des Ligamnetum patellae propriae als typische Motorradverletzung. Mschr. Unfallheilk. 44, 417 (1937); — Unfallchirurgie und Röntgenbild. Wien: Wilhelm Maudrich 1952; — Behandlungsergebnisse bei der Naht der frischen Risse des inneren Seitenbandes. Verh. dtsch. orthop. Ges. 42, 235 (1955). — ELIASON, E. L., and W. EBELING: Treatment fractures involving knee. Surg. Gynec. Obstet. 57, 658 (1933). — ELLISON, E. S.: Differential diagnosis of knee injuries. Minn. Med. 44, 221—223 (1961). — ENDER, J.: Brüche des Schienbeinkopfes. Langenbecks Arch. klin. Chir. 275, 253 (1953); — Behandlung und Behandlungsergebnisse der Schienbeinkopfbrüche. Arch. orthop. Unfall-Chir. 47, 130 (1955).

FEHR, A. M., n. R. GONZENACH: Über die primäre, operative Versorgung von Bänderzerreißungen des Kniegelenkes. Helv. chir. Acta 26, 247 (1959). — FELSENREICH, F.: Zur Behandlung der sogenannten Spaltbrüche des Schienbeinkopfes. Wien. med. Wschr. 101, 88 (1951). — FERGUSON, W. B.: Injuries to the knee. J. Indian med. Ass. 52, 1768—1770 (1959). — FICOLA, F.: Pellegrini-Erkrankung. Riv. Pat. Clin. 14, 425—439 (1959) [Italienisch]. — Forgon, M., u. J. Rigó: Die funktionelle Behandlung der Brüche der Eminentia intercondyloidea des Schienbeines. Arch. orthop. Unfall-Chir. **52**, 170—173 (1960). — Fries, L., u. H. Willenegger: Spätresultate nach Tibiakopfbrüchen. Z. Unfallmed. Berufstraumat. **3**, 242 (1959).

Girdlestone, S., u. R. Gelhorne: Die Behandlung der Kniegelenkbrüche. Brit. med. J. **1939 II**, 1099. — Gladshtein, A. I.: Zytologie der Synovialflüssigkeit bei verletzten Kniegelenken. Ortop. Travm. Protez. **21**, 21—28 (1960) [Russisch].

Häbler, C.: Experimentelle Untersuchungen über die Regeneration des Gelenkknorpels. Bruns' Beitr. klin. Chir. **134**, 602 (1925); — Zur Frage der aktuellen Reaktion der Gelenkexsudate. Dtsch. Z. Chir. **209**, 211 (1928). — Hain, E.: Beitrag zur Operation der habituellen Patellaluxation. Zbl. Chir. **37**, 1863 (1930). — Haldemann, K. O.: The healing of joint fractures. J. Bone Jt Surg. **20**, 912 (1937). — Hart, G.: Meniscusläsion bei Tibiakopfbrüchen. Chirurg **8**, 375 (1959). — Heim, U.: Operative Befunde beim medialen Seitenbandriß. Helv. chir. Acta **26**, 588 (1959). — Hertel, H.: Zit. bei Montag. — Hinton, D.: Supracondyläre Brüche des Oberschenkels mit Verschiebung des unteren Bruchstückes nach vorn. J. Bone Jt Surg. **21**, 710 (1939). — Hohmann, G.: Zur Behandlung des traumatischen Schlotterknies. Zbl. Chir. **62**, 145 (1935); — Zur Behandlung des Knieschlottergelenkes. Verh. dtsch. orthop. Ges. **31**, 316 (1936). — Holldack, F.: Eine seltene Sportverletzung am Tibiakopf. Arch. orthop. Unfall-Chir. **38**, 379 (1938). — Holle, F.: Indikation und Anwendungsweise des Kantkeilnagels. Mschr. Unfallheilk. **5**, 137 (1961). — Holle, F., u. W. Hert: Konservative oder operative Behandlung der Tibiakopfbrüche. Mschr. Unfallheilk. **61**, 65 (1958). — Houston, A. N., W. A. Roy, R. A. Faust and D. M. Ewin: Pellegrini-Stieda syndrome: report of fourteen cases followed from original injury. Sth. med. J. (Bgham, Ala.) **53**, 266—272 (1960). — Hübner, A.: Frakturen und Luxationen. Springer 1948. — Hughston, J. C.: Ligamentous injuries to the knee. J. med. Ass. Ga **50**, 350—353 (1961). — Hulten, O.: Über die Behandlung der schalenförmigen Eindrückungen der Gelenkflächen des Tibiakopfes. Zbl. Chir. **59**, 344 (1932); — Über die operative Behandlung der schalenförmigen Tibiacondylenbrüche. Zbl. Chir. **66**, 401 (1939).

James, K. L.: Bilateral rupture of quadriceps tendon. Brit. med. J. **1938 II**, 1369. — Jonasch, E.: 1141 Fälle von Zerreißungen des inneren und 70 des äußeren Knieseitenbandes. Wiederherstellungschir. u. Traum. **4**, 126 (1957); — Die Erkennung der Interposition eines Knieseitenbandes nach dessen Zerreißung. Fortschr. Röntgenstr. **91**, 403—404 (1959). — Jones, R., and S. Smith: On fractures of the tibial spine. Brit. J. Surg. **1**, 70 (1913). — Joos, H.: Über die Heilungsergebnisse von 284 Oberschenkel-Schaftbrüchen der Freiburger Chirurgischen Universitätsklinik von 1935 bis 1938. Diss. Freiburg 1938. — Junghanns, H.: Die Brüche des knienahen Unterschenkelabschnittes. Langenbecks Arch. klin. Chir. **276**, 242 (1953).

Key, J. A., and H. E. Conwell: The management of fractures, dislocations and sprains. St. Louis: C. V. Mosby Comp. 1946. — Keyser, J.: Die Tibiacondylenbrüche. Zbl. Chir. **67**, 285 (1938). — Kirschner, M.: Die praktischen Ergebnisse der freie Fnaszientransplantation. Langenbecks Arch. klin. Chir. **92**, 888 (1910). — Knight, R. A.: Treatment of fractures of the tibial condyles. Sth. med. J. (Bgham, Ala.) **38**, 246 (1945). — Koehnlein, H., u. S. Weller: Über Frakturen im Bereich des Kniegelenkes. Zbl. Chir. **86**, 849—855 (1961). — Konforti, B.: Knieverletzungen bei Schwerathleten. Khirurgiya (Sofiya) **12**, 283—285 (1960) [Bulgarisch]. — Küntscher, O.: Die Behandlung von Kniegelenksbrüchen und kniegelenksnahen Brüchen der alten Leute. Chirurg **22**, 351 (1951). — Küppermann, W.: Zur Erstversorgung schwerer komplizierter Frakturen. Verh. dtsch. Ges. Unfallheilk. **62** (1960). — Kuhlmann, K.: Tibiakopffrakturen. Langenbecks Arch. klin. Chir. **276**, 257 (1955). — Kummer, A.: Eine neue Behandlung des hohen bis ins Kniegelenk durchlaufenden Tibiabruches auf operativem Wege. Zbl. Chir. **62**, 503 (1935). — Kurlander, J. J.: Fracture of the spine of tibia. J. Amer. med. Ass. **77**, 855 (1921).

Landelins, E.: Zur operativen Behandlung des Spaltbruches im proximalen Schienbeinende. Svenska Läk.-Tidn. **5**, 1078 (1936). — Lange, M.: Kritische Stellungnahme zur Frage der konservativen oder operativen Behandlung schwerer Kniebandverletzungen. Wiederherstellungschir. u. Traum. **4**, 197 (1957). — Lee, H. G.: Abrißfraktur der Kreuzbänder an ihrem Ansatz am Schienbein. Operative Behandlung. J. Bone Jt Surg. **19**, 460 (1937). — Lee, G. H.: Osteoplastik reconstruction in severe fractures of the tibial condyles. Amer. J. Surg. **94**, 940 (1957). — Lee, H. O.: Fractures tuberosity tibia. New Engl. J. Med. **204**, 583 (1931); — Avulsion fracture of the tibial attachments of the crucial ligaments. J. Bone Jt Surg. **19**, 460 (1937). — Leriche, R.: Behandlung der Knochenbrüche der oberen Schienbeinfläche. Mém. Acad. Chir. **62**, 639 (1936). — Leriche, R., et A. Iny: Ostéosynthèse dans fractures du plateau tibial. Arch. Chir. (Paris) **68**, 321 (1930). — Lewin, P.: Tbe knee. Philadelphia: Lea and Febiger 1952. — Lichtenauer, F.: Zur blutigen Behandlung der Schienbeinkopfbrüche mit zentraler Depression eines Gelenkanteiles. Dtsch. Z. Chir. **251**, 1 (1938). — Lindemann, K.: Über den plastischen Ersatz der Kreuzbänder durch gestielte Sehnenverpflanzung. Z. Orthop.

79, 316 (1950). — LINDSTROM, N.: Cruciate ligament plastics with meniscus. Acta orthop. scand. 29, 150—152 (1959). — LIPPMANN, R.: Depressed fracture of the tibial plateau. J. Mt Sinai Hosp. 17, 761 (1951). — LISAI, T., u. I. SATTA: Synthetische Cortisonderivate und Kniegelenkskontusionen mit intraartikulärer Injektion. Med. Milit. 109, 365—371 (1959) [Italienisch]. — LITVINENKO, A. A.: Röntgenbefunde bei geschlossenen Kniegelenksverletzungen Vestn. Rentgenol. Radiol. 36, 71—72 (1961) [Russisch].

MANFREDI, L.B: rüche der Eminentia intercondylica tibiae. Med. Milit. 109, 512—514 (1959) [Italienisch]. — MARCO TORCHINO, J. D., F. MATTEI u. M. LE HUR: Ein Fall von Rekonstruktion des lateralen Tibiaplateaus mit der Kniescheibe als Autotransplantat. Marseille chir. 11, 531—533 (1959) [Französisch]. — MARCO TORCHINO, J. D., F. MATTEI u. H. TRUCY: Die Rekonstruktion deslateralen Schienbeinkondylus mit der Patella als Autotransplantat. Marseille chir. 11, 530—531 (1959) [Französisch]. — MARSCHNER, G.: Die plastische Wiederherstellung des medialen Knieseitenbandes nach HELLER. Zbl. Chir. 85, 1137—1142 (1960). — MARTIN, A. F.: The pathomechanics of the knee joint. I. The medial collateral ligament and lateral tibia plateau fractures. J. Bone Jt Surg. A 42, 13—22 (1960). — MERLE D'AUBIGNÉ, R., J. O. RAMADIER et P. FAYT: Les lésions de l'appareil ligamentaire du genou (53 cas opérés). Wiederherstellungschir. u. Traum. 4, 156 (1957). — MEYER, K.: The biological significance of hyaluronic acid and hyaluronidase. Physiol. Rev. 27, 335 (1947). — MEZHENIN, I. A.: Binnenschäden des Kniegelenkes und Militärhospital. Vo.-med. Zh. 2, 40—43 (1960) [Russisch]. — MILCH, H.: Cortical avulsion fracture of the lateral tibial condyle. J. Bone Jt Surg. 18, 159 (1936). — MIRONOVA, Z. S.: Plastische Chirurgie des zerrissenen hinteren Kreuzbandes. Ortop. Travm. Protez. 21, 71—72 (1960) [Russisch]. — MONTAG, W. D.: Nachuntersuchungen von operativ behandelten Kniebandläsionen bei 212 Patienten. Z. Orthop. 89, 245 (1958). — MOORE, A. T.: Blade plate internal fixation for intertrochantere fractures. J. Bone Jt Surg. 26, 52 (1944). — MOORHEAD, J. J.: The surgical knee. Sth. Surg. 1, 131 (1932). — MOSIRI, M., G. TIBERIO e G. GIBELLI: Considerazioni a propasito del trattamento delle fracture del piatto tibiale. Arch. Ortop. (Milano) 72, 491 (1959).

NAVES, J., u. J. VECIANA: Verletzungen des hinteren Kreuzbandes. Rev. esp. Reum. 8, 59—66 (1959) [Spanisch].

O'DONOGHUE, D. H.: Injuries to the knee. Amer. J. Surg. 98, 463—476 (1959). — OSGOOD, R. B.: Lesions of the tibial tubercle. Boston med. surg. J. 148, 114 (1903). — OTT, W., u. F. TSCHUI: Zur Behandlung von Frakturen m Bereich des Kniegelenkes. Helv. chir. Acta 26, 583—587 (1959).

PAGET, J.: Lehrbuch der allgemeinen Chirurgie zum Gebrauch für Ärzte und Studierende, 20. Aufl., Bd. II, S. 148. Stuttgart: Ferdinand Enke 1934. — PALMER, I.: Behandlung der Kompressionsbrüche des seitlichen Schienbeincondylus. J. Bone Jt Surg. 21, 674 (1939) [Englisch]; — Fractures of the upper end of the tibia. J. Bone Jt Surg. B 33, 160 (1951); — Injuries to the crucial ligaments of the knee joint as a surgical problem. Wiederherstellungschir. u. Traum. 4, 181 (1957). — PARAKERAS, M.: Zur Behandlung der Epiphysenlösung am unteren Ende des Oberschenkels. Chirurg 29, 179 (1958). — PAYR, E.: Der heutige Stand der Gelenkchirurgie. Langenbecks Arch. klin. Chir. 51, 404 (1927). — PERTHES-LUDLOFF: Zit. nach WACHSMUTH, Die Operationen an der unteren Extremität.

QUIGLEY, T. B.: Knee injuries incurred in sport. J. Amer. med. Ass. 171, 166—170 (1959).

REHBEIN, F., u. K. A. BUSSE: Verschraubung des Schienbeinkopfbruches. Bruns' Beitr. klin. Chir. 180, 409 (1950). — REID, S. E., and T. E. HEALION: Knee and ankle injuries. Wis. med. J. 58, 561—563 (1959). — REID, S. E., E. J. HELBING jr. and T. E. HELION: Knee and ankle inju- ries in football. Quart. Bull Northw. Univ. med. Sch. 33, 250—253, Fall 59. — REIMERS, C.: Die Brüche des knienahen Unterschenkelabschnittes. Langenbecks Arch. klin. Chir. 276, 260 (1953). — REISSIEGEL, H.: Die häufigsten Knieverletzungen beim Skilauf. Dtsch. med. Wschr. 80, 187 (1955). — RITSCHEY, S. J.: Ligamentous disruption of the knee. A review with analysis of 28 cases. U.S. armed. Forces. med. J. 11, 167—176 (1960). — ROMBOLD, C.: Depressed fractures of the tibial plateau. Treatment with rigid internal fixation and early mobilization. J. Bone Jt Surg. A 42, 783—797 (1960). — ROTH, P. B.: Fractures of spine of tibia. J. Bone Jt Surg. 10, 509 (1929). — ROWE, M. L.: Das verletzte Knie. J. occup. Med. 2, 597—602 (1960). — RUSSE, O.: Ungewöhnliche Verletzungen im Bereich des Kniegelenkes. Klin. Med. (Wien) 16, 23—25 (1961).

SALOMONE, G.: Die Rekonstruktion des vorderen Kreuzbandes mit dem peripheren Anteil des medialen Meniskus (Smillie's operation). Sicilia sanit. 12, 214—218 (1959) [Italienisch]. — SALVAGNI, A.: Particolare tecnica di riduzione di alenne fracture del piatto tibiale. Minerva ortop. 10, 1 (1959). — SCHLATTER, C.: Unvollständige Abrißfrakturen der Tuberositas tibiae oder Wachstumsanomalien? Bruns' Beitr. klin. Chir. 59, 518 (1908). — SCHÜRCH, O.: Wandlungen der Frakturbehandlung. Basel: Benno Schwabe & Co. 1944. — SCHÜRCH, O., G. VIOLLIER u. H. SÜLLMANN: Elektro phoretische Untersuchungen von Kniegelenksergüssen. Schweiz. med. Wschr. 80, 711 (1950). — SCHULTZE, R.: Zur Wiederherstellung des Kniegelenkes. Verh. dtsch. orthop. Ges. 31, 311 (1936). — SODERBERG, L.: End results in conservatively treated compression fractures of the lateral tibial condyle. Acta orthop. scand. **29**, 49—58 (1959). — SOLARES AHEDO, L.: Kniearthrodese; wichtigste Techniken. Cirurg. y Ciruj. **22**, 359 (1954). — SPANLOING, H.V.: The traumatic knee. Ann. Surg. **102**, 176 (1935). — SPEED, K.: A textbook of fractures and dislocations. Philadelphia: Lea and Febiger 1942. — SPINA, G. M.: Monokondyläre Frakturen der Tibia und ihre Behandlung. Minerva chir. **16**, 333—340 (1961) [Italienisch]. — STAMM, T. T.: Fracture of tibia involving knee. Proc. roy. Soc. Med. **28**, 1047 (1934). — STANEK, W. F.: Internal derangements and fractures involving the knee. J. Bone Jt Surg. **43**, 86 (1945). — STENER, H. S.: Fractures tibia involving knee. Ann. Surg. **89**, 580 (1929). — STEWART, J. M., and W. BLAND: Compression in Arthrosis. J. Bone Jt Surg. A **40**, 585 (1958). — STIEDA, A.: Über eine typische Verletzung am unteren Femurende. Langenbecks Arch. klin. Chir. **85**, 815 (1909). — STOLIAROV, M.I.: Traumatische Kniegelenksschädigungen bei Soldaten und fachärztliche Befunde. Vo.-med. Zh. **2**, 43—46 (1960). — SWETT, P., and S. McPHERSON: Fractures of tibia into knee joint. New Engl. J. Med. **204**, 749 (1931).

TARBAEV, D. S.: Über Binnenverletzungen des Kniegelenkes. Ortop. Travm. Protez. **22**, 14—18 (1961) [Russisch]. — TEES, F.: Brüche des unteren Oberschenkelendes. Amer. J. Surg. **38**, 656 (1936). — TRIB, R.: Verletzungen der Kreuzbänder des Kniegelenkes. Ortop. Travm. Protez. **22**, 19—23 (1961) [Russisch]; — Verletzungen der Kreuzbänder des Kniegelenkes. Rozhl. Chir. **50**, 52—58 (1961) [Tschechisch]. — TROJAN, E.: Erfahrungen mit Frakturen der unteren Extremitäten bei Tabikern. Hefte Unfallheilk. **47**, 208 (1953). — TURNER, V. C.: Fractures of the tibial plateaus. J. Amer. med. Ass. **169**, 923 (1950).

VALDUCCI, E., u. M. MARI: Statistische Betrachtungen über Pellegrini's Krankheit bei verletzten Kniegelenken. Acta Med. leg. soc. (Liège) **12**, 61—65 (1959) [Italienisch]. — VELASCO, POLO, G. DE: Probleme des traumatisierten Kniegelenkes. Med. Rev. Mex. **40**, 345—347 (1960) [Spanisch]. — VENABLE, C. S.: Fractures of the tibial spine. Amer. J. Surg. **24**, 478 (1934). — VERBRUGGE, J., and H. VERJANS: Small lesions of the cartilage of the growth plate of the knee with serious anatomochimical complications. Acta orthop. belg. **25**, 789—794 (1959). — VIERNSTEIN, K.: Zur Behandlung supracondylärer Trümmerbrüche des Femur. Z. Orthop. **88**, 516 (1957). — VOLLMAR, J., u. K. BENZ: Der Knieanprall und seine Verletzungen bei Auto- und Motorradfahrern. Arch. orthop. Unfall-Chir. **52**, 438—457 (1960). — VOSHELL, A. F.: Some injuries of the knee joint. Med. Ann. D.C. **18**, 512 (1949).

WACHSMUTH, W.: Seitenbandersatz durch einen gerollten Faszienstreifen. Die Operation an den Extremitäten. In: Allgemeine und spezielle Operationslehre, S. 250. Berlin-Göttingen-Heidelberg: Springer 1956. — WADE, P. A., and A. J. OKINAKA: The problem of the supracondylar fractures of the femur in the apped person. Amer. J. Surg. **97**, 499 (1959). — WAGNER, L. C.: Fractures of lateral condyle of femur. Associated with tearing of anterior crucial ligament. Amer. J. Surg. **8**, 623(1930). — WHITE, E. H., and L. A. RUSSIN: Supracondylar fractures of the femur treated by internal fixation with immediate immobilization. Amer. Surg. **22**, 801 (1956). — WIEBECK, B.: Zur Deutung des Begleitschattens über dem inneren Oberschenkelknorren. Arch. orthop. Unfall-Chir. **38** (1938). — WILLENEGGER, H.: Fragen der operativen Bruchbehandlung. Langenbecks Arch. klin. Chir. **276**, 173 (1953). — WILSON, E. F.: Result after thirty-one years of repair of torn cruciate ligaments. J. Bone Jt Surg. B **43**, 342—343 (1961).— WÜTHERICH, A.: Über die Behandlung der Tibiakopffrakturen. Arch. orthop. Unfall-Chir. **40**, 71 (1940).

ZELANDER, T.: Ultrastructure of articular cartilage. Z. Zellforsch ·**49**, 720—738 (1959). — ZETKIN, M., u. E. H. KÜRTZ: Die Chirurgie des Traumas, Bd. II. Berlin: VEB-Verlag Volk und Gesundheit 1956. — ZHIVETSKII, A. V.: Die Behandlung der akutenserösen Entzündung des Kniegelenkes nach Traumen. Ortop. Travm. Protez. **22**, 72 (1961) [Russisch].

Verletzungen der Zwischenscheiben

ABERLE-HORSTENEGG, W.: Meniskusregenerat. Zbl. Chir. **64**, 2639 (1937). — ALS NIELSEN, A.: Erfahrungen bei Meniskusläsionen. Månedsskr. prakt. Lœgegern. **38**, 49—63 (1960) [Dänisch]. — ANDERSEN, K.: Luftröntgenbild des Kniegelenkes mit besonderer Beziehung auf die halbmondförmigen Zwischenknorpel, S. 108. Kopenhagen 1948. — ANDREESEN, R.: Über Meniskusverletzungen und Meniskusbeschädigungen. Dtsch. med. Wschr. **59**, 611—614 (1933); — Erfahrungen bei Wiedereröffnung des Kniegelenkes nach Meniskusschäden. Arch. orthop. Unfall-Chir. **37**, 434—437 (1937); — Meniskusbeschädigungen (Verletzungen und Erkrankungen) bei Sport und Arbeit. Ergebn. Chir. Orthop. **30**, 24—128 (1937); — Praktische Erfahrungen bei der Begutachtung von Meniskusschäden. Hefte Unfallheilk. **52**, 214 (1956).

BAETZNER, W.: Meniskus, Trauma und Schaden, auch in unfallmedizinischer Hinsicht. Med. Klin. **1934**II, 1145; — Sport- und Arbeitsschäden. Leipzig: Georg Thieme 1936. — BALTHASAR, A.: Meniskuserkrankungen und Meniskusverletzungen. Diss. Düsseldorf 1936. — BARTSCH, G. H.: Die Therapie der Binnenverletzungen des Kniegelenkes. Wien. klin.

Wschr. 1941 I, 430. — Barucha, E.: Unsere Erfahrungen über den Wert des Rauber'schen Röntgen-Zeichens bei der Meniskusdiagnose. Mschr. Unfallheilk. **63**, 370—375 (1960). — Becker, J.: Die Meniskusschädigungen. Med. Klin. **1947**, 549; — Die Meniskusschädigungen, deren Behandlung und etwaige Auswirkungen. Langenbecks Arch. klin. Chir. **260**, 347 (1948). — Benninghoff, A.: Form und Bau der Gelenkknorpel in ihrer Beziehung zur Funktion. Z. Anat. Entwickl.-Gesch. **76** (1925). — Beyer, W.: Studien über unfallbedingte Gelenkergüsse. Zbl. Chir. **1941**, 2206. — Bindi, R. A., M. Castro u. A. Martinez: Die chirurgische Behandlung von Läsionen des lateralen Meniskus. Pren. méd. argent. **47**, 2437—2439 (1960). — Bircher, E.: Die Binnenverletzungen des Kniegelenkes. Schweiz. med. Wschr. **1929 II**, 1292, 1309. — Blumensaat, C.: Meniskusregenerat und Berufskrankheit Nr. 26. Mschr. Unfallheilk. **61**, 32 (1958). — Boeck, E.: Diagnose und Behandlung von Meniskusschäden. Zbl. Chir. **68**, 3, 2206 (1941). — Böhler, L.: Meniskusverletzungen. Wien. klin. Wschr. **51**, 972, 1166 (1938); — Behandlung, Nachbehandlung und Begutachtung von Meniskusverletzungen. Erfahrungen an 1000 operierten Fällen. Langenbecks Arch. klin. Chir. **282**, 264 (1955); — Die Technik der Knochenbruchbehandlung, Bd. II, Teil 2. Wien: Wilhelm Maudrich 1957. — Bohr, H.: Die Diagnostik von Meniskusläsionen des Kniegelenkes mit besonderer Berücksichtigung des Wertes der Arthrographie. Acta orthop. scand. **29**, 146—149 (1959). — Bolot, F.: Klinische und therapeutische Betrachtungen bei Meniskusverletzungen des Kniegelenkes. Maroc. méd. **39**, 543—548 (1960) [Französisch]. — Boost, H.: Erfahrungen über Meniskusschädigungen am Knappschaftskrankenhaus I in Gelsenkirchen. Diss. Freiburg i. Br. 1936. — Bragard, K.: Ein neues Meniskuszeichen. Grundsätzliches zur Untersuchung des Kniegelenkes. Münch. med. Wschr. **77**, 682 (1930). — Brandt, G.: Eingriffe an den Extremitäten. In: Chirurgische Operationslehre von Breitner, Bd. IV/2. Wien u. Innsbruck: Urban & Schwarzenberg 1955. — Braus, H.: Anatomie des Menschen, Bd. I. Berlin: Springer 1921. — Breitenfelder, H.: Die Begutachtung des Unfallzusammenhanges der Meniskusschädigung. Hefte Unfallheilk. Mschr. Unfallheilk. H. 57 (1958). — Breitner, B.: Sportschäden und Sportverletzungen. Stuttgart: Ferdinand Enke 1953. — Bronnikov, K. E., and S. V. Shumova: Meniscus injuries of the knee joint. Vestn. Khir. **86**, 38—42 (1961) [Russisch]. — Brücke, H.: Über die Erkennung und Behandlung der Zerreißung des hinteren Kreuzbandes im Kniegelenk. Dtsch. Z. Chir. **257**, 330 (1943). — Bruns, P. V.: Die Luxation der Semilunarknorpel des Kniegelenkes. Bruns' Beitr. klin. Chir. **9**, 435 (1892). — Buck, A.: Beitrag zur Diagnose und Differentialdiagnose der Meniskusverkalkungen. Diss. Gießen 1940. — Bürkle de la Camp, H.: Das reizempfindliche Kniegelenk. Arch. orthop. Unfall-Chir. **35**, 50 (1934); — Behandlung und Ergebnisse beim Meniskusschaden. Arch. orthop. Unfall-Chir. **35**, 75 (1934); — Behandlung und Ergebnisse beim Meniskusschaden. Zbl. Chir. **62**, 1 (1935); — Meniskusverletzung und -schaden. Zbl. Chir. **63**, 2574 (1936); — Über Meniskusschäden. Arch. orthop. Unfall-Chir. **37**, 354 (1937); — Zur Technik der Meniskusoperation. Zbl. Chir. **66**, 1555 (1939); — Meniskusbeschädigung des Kniegelenkes. In: Fischer-Molineus, Das ärztliche Gutachten im Versicherungswesen. 1939, 1944 u. 1955; — Zur Behandlung der geschlossenen und offenen Kniegelenksverletzungen. Landarzt **26**, 6 (1950); — Meniskusverletzung und Meniskusschaden. Wien. med. Wschr. **107**, 896 (1957); — Meniskusverletzungen und Meniskusschäden, ihre Erkennung und Behandlung. Therapiewoche **8**, 106 (1957); — Meniskusverletzung und Meniskusschaden. Forschung u. Praxis (Wien) **14** (1957); — Klinischer Erfahrungsbericht über chronische Folgen traumatischer Einwirkungen an den Stützgeweben. Verh. Dtsch. Ges. Path., 43. Tagg. Stuttgart: Gustav Fischer 1959. — Bürkle de la Camp, H., u. P. Rostock: Handbuch der gesamten Unfallheilkunde, Bd. III. Stuttgart: Ferdinand Enke 1956. — Burckhardt, H.: Mechanismus der Frakturenentstehung. Das larvierte Trauma als ein grundlegendes Prinzip in der Pathologie traumatischer Schäden des Bewegungssystems. Langenbecks Arch. klin. Chir. **185**, 428—481 (1936); — Der Meniskusschaden. Seine Ätiologie und seine Begutachtung im Rahmen der allgemeinen Unfallbegutachtung. Hefte Unfallheilk. Nr 26 (1939). — Bussebaum, G.: Beitrag zur Entstehung und Behandlung der Ganglien des fibularen Meniskus. Chirurg **21**, 337 (1950); — Die chronische und spezifische Synovitis des Kniegelenkes. Zbl. Chir. **76**, 748 (1951). — Buttersack: Gelenkphysiologie, nicht Gelenkmechanik. Münch. med. Wschr. **88**, 72 (1941).

Cane, P., u. A. Salvagni: Traumatische Läsionen des Meniskus im Institut Rizzoli von 1899—1959 (443 Fälle). Minerva ortop. **12**, 259—268 (1961) [Italienisch]. — Ceelen, W.: Pathologische Anatomie der Meniskusschäden. Arch. orthop. Unfall-Chir. **37**, 334, 376 (1937); — Über histologische Meniskusbefunde nach Unfallverletzungen. Zbl. Chir. **1941**, 1491. — Chapchal, G.: Beitrag zur Frage der Meniskuszysten. Arch. orthop. Unfall-Chir. **42**, 186 (1942). — Cirillo, L., u. E. Boschi: Studien über strukturelle und architektonische Besonderheiten des „regenerierten Meniskus" im Kniegelenk. Chir. ital. **11**, 477—487 (1959) [Italienisch]. — Consolo, C.: Posttraumatische Arthrosynovitis mit Meniskuszerreißung. Arch. Ortop. (Milano) **73**, 637—649 (1960). — Courvoisier, E.: Sur la régénération des ménisques du genou après méniscectomie. Helv. chir. Acta **26**, 358 (1959). — Cozzo-

LINO, A., u. A. MINCIONE: Der Wert einiger Symptome bei Meniskusläsionen des Kniegelenkes. Arch. Ortop. (Milano) **73**, 16—30 (1960) [Italienisch].

D'ANGELO, D., u. W. RODRIGUES: Die Technik der Meniskusentfernung aus dem Kniegelenk. Rev. bras. Cirurg. **38**, 204—208 (1959) [Portugiesisch]. — DEISLER, H.: Über Spätschäden des Knieschlottergelenkes. VIII. intern. Kongr. f. Unfallmed. u. Berufskrankh. 1938, S. 644. — DENGLER, S.: Über Ergebnisse nach Meniskusoperationen. Bruns' Beitr. klin. Chir. **167**, 449 (1938). — DIETERICH, H.: Die Ruptur des Meniskus auf Grund der Erfahrungen der Gießener Klinik. Langenbecks Arch. klin. Chir. **155**, 29 (1929). — DONATSCH, E.: Über Schlottergelenke unter besonderer Berücksichtigung des Kniegelenkes. Z. Unfallmed. Berufskr. **44**, 83, 163 (1951). — DREHMANN, S.: Meniskusganglion. Zbl. Chir. **75**, 1477 (1950). — DRIVES, M.: Über die Ernährung der Kniemenisken. Vestn. Rentgenol. Radiol. **22**, 163 (1940) [Russisch]. Ref. Zentr.-Org. ges. Chir. **101**, 728 (1941). — DUBOIS, L.: Muskelphysiologische Probleme im orthopädischen Alltag. Z. Orthop. **79**, 244 (1950).

EHLER, H.: Funktionell-pathologische Betrachtungen über den Kniegelenkerguß. Zbl. Chir. **74**, 375 (1949). — ERB, K. H.: Zur Frage der Schnittführung bei Knie-Operationen. Langenbecks Arch. klin. Chir. **177**, 496 (1933). — ESTOR, E.: Gibt es eine chronische Meniskusentzündung nach ROUX? (Lausanne) Bull. Soc. nat. Chir. **54**, 553 (1928).

FELSENREICH, F.: Der Zugang zum Kniegelenksinneren von seitlich hinten. Zbl. Chir. **64**, 1280 (1937); — Die Ergebnisse seitlich hinterer Kniegelenkeröffnungen wegen Meniskusverletzung oder Corpus liberum. Zbl. Chir. **66**, 36 (1939). — FERGUSON, L. K., u. W. D. THOMPSON: Innere Veränderungen des Kniegelenkes. Bearbeitung von 100 Fällen und Beobachtung ihres Verlaufs. Ann. Surg. **112**, 3, 455 (1940). — FICK, R.: Anatomie und Mechanik der Gelenke. Jena: Gustav Fischer 1911. — FRANCILLON, M.: Über funktionelle Beziehungen zwischen Kniegelenk und Extensor fasciae latae. Schweiz. med. Wschr. **1947**, 425. — FROSCH, L.: Zur Rearthrotomie des Kniegelenkes. Hefte Unfallheilk. **52**, 220 (1956). — FRÜND, H.: Diskus- und Meniskuserkrankung verschiedener Gelenke. Zbl. Chir. **1926**, 2987. — FUCHS, H.: Untersuchungen über die Ernährungsmöglichkeit des Kniegelenkknorpels. Diss. Freiburg i. Br. 1938. — FUSS, H.: Zur Begutachtung von Meniskusschäden. Mschr. Unfallheilk. **43**, 161 (1936); — Über spontane und traumatische Meniskusschäden. Langenbecks Arch. klin. Chir. **260**, 464 (1948); — Spätergebnisse nach Meniskusoperationen. Zbl. Chir. **76**, 1184 (1951).

GAUGELE, K.: Die Binnenverletzungen des Knies vom Standpunkt der Unfallheilkunde. Z. orthop. Chir. **58**, Beilageheft: Verh. Dtsch. Orthop. Ges. 27. Kongr. 1933, S. 224; — Über die Unfallbedingtheit der Meniskusschädigung. Arch. orthop. Unfall-Chir. **38**, 599 (1938). — GEBHARDT, K.: Der Bandschaden des Kniegelenkes. Leipzig: Johann Ambrosius Barth 1933. — GITIS, M. K.: Die Arteriensysteme des Kniegelenkes beim Menschen im Zusammenhang mit der Pathogenese chirurgischer Erkrankungen des Gelenkes. Chirurgija **2**, 46 (1949) [Russisch]. Ref. Zentr.-Org. ges. Chir. **116**, 160 (1950). — GOECKE: Elastizitätsstudien am jungen und alten Gelenkknorpel. Z. orthop. Chir. **49**, 131 (1928). — GROH, H.: Zur Technik der Meniskusoperation. Zbl. Chir. **1938**, 302; — Zur Übungsbehandlung des operativ versorgten Kniegelenkes. Zbl. Chir. **1938**, 2545; — Passive und aktive Seidenzügelplastiken bei schweren Schlottergelenken des Knies. Langenbecks Arch. klin. Chir. (Kongreßber.) **193**, 598 (1938); — Knieverletzungen und ihre Behandlung. Z. ärztl. Fortbild. **37**, 129 (1940); — Die Spontanlösung der Bandscheibe des Kniegelenkes (Meniskopathie). Zbl. Chir. **1943**, 1183; — Zur Meniskusverletzung oder Spontanlösung. Münch. med. Wschr. **1943**, 631; — Ist die Spontanlösung des Meniskus des Kniegelenks eine Berufskrankheit? Saar. Ärztebl. Nr 2 (1950); — Der Meniskusschaden des Kniegelenkes als Unfall- und Aufbrauchsfolge. Stuttgart: Ferdinand Enke 1954. — GULEKE, N.: Meniskusverletzungen. In: WULLSTEIN-WILMS, Lehrbuch der Chirurgie, Bd. II. Jena: Gustav Fischer 1951.

HAID, B.: Luxation des medialen Meniskus in die Fossa intercondylica mit Einklemmung der Haut. Wien. klin. Wschr. **60**, 290 (1948). — HARTMANN, O.: Über Meniskusschädigungen. Dtsch. Milit.-Arzt **6**, 288 (1941). — HELDT, H.: Gelenkganglien des Kniegelenkes als Folge des Bandschadens. Langenbecks Arch. klin. Chir., Kongreßbd. **189**, 685 (1937). — HELLFET, A. J.: Die Funktion der Kreuzbänder. Lancet **1948** I, 665. — HENDERSON, M. S.: Bruch beider innerer Semilunarknorpel in ihrem hinteren Drittel; eimergriffförmiger Bruch des inneren Semilunarknorpels; Eröffnung des Knies ohne Aufschluß über die wahre pathologische Veränderung. Surg. Clin. N. Amer. **14**, 577—580 (1934). Ref. Zentr.-Org. ges. Chir. **70**, 235 (1935). — HENSCHEN, C.: Die Festigungsverhältnisse und die Ermüdbarkeit des lebenden Knochens und die klinische Pathologie der Knochenermüdung. Verh. Schweiz. Naturforsch. Ges. Zürich 1917; — Diskussionsbemerkungen. Verh. Dtsch. Ges. Chir. 1925; — Arterielle Gefäßversorgung der Menisken des Kniegelenkes. Langenbecks Arch. klin. Chir. **152**, 144 (1928); — Gefäßversorgung des Kniegelenkmeniskus. Schweiz. med. Wschr. **59**, 1366 (1929); — Die mechanischen Arbeitsschäden des Kniegelenkes. Schweiz. med. Wschr. **59**, 1368 (1929); — Der spontane Riß der Kniegelenksmenisken als Berufskrankheit der Bodenleger. Ber. VIII. intern. Kongr. f. Unfallmed. u. Berufskrankh. 1938, S. 626. — HERTEL, H.: Indikationen und Ergebnisse bei

Kniebandplastiken. Arch. orthop. Unfall-Chir. **44**, 95 (1949). — HERZOG, G.: Über die Pathogenese der meniskalen Ganglien. Virchows Arch. path. Anat. **307**, 27 (1940). — HETZAR, W.: Arthrotomie des Kniegelenks und Arthritis deformans. Langenbecks Arch. klin. Chir. **185**, 493 (1936). — HEWITT, G. K.: Beidseitige Meniskusentfernung. Physiotherapie **45**, 192 (1959). — HÖNIG, H., u. J. SCHMIDT: Leichenexperimente über die Zerreißung der Bänder im Kniegelenk. Dtsch. Z. Chir. **36**, 587 (1893). — HOFFHEINZ, S.: Pathologie und Therapie der Gelenkserkrankungen. Bericht über die Jahre 1931 bis 1933. Zbl. Chir. **61**, 999 (1934). — HOHMANN, G.: Zur Behandlung des traumatischen Schlotterknies. Zbl. Chir. **62**, 145 (1935). — HOLLDACK, FR.: Operationsbefunde und -ergebnisse bei Kniebinnenverletzungen. Zbl. Chir. **65**, 126 (1938). — HÜBNER, A.: Unfall und Recht. Meniskusschäden. Chirurg **12**, 76—80 (1940); — Meniskusoperation und Arthrosis deformans. Mschr. Unfallheilk. **50**, 1 (1943). — HUEBNER, A.: Aus Unfallakten: Meniskusschaden. Mschr. Unfallheilk. **63**, 276—278 (1960).

ISHIDO, H.: Untersuchungen über den Kniegelenksmechanismus. Virchows Arch. path. Anat. **244**, 425 (1923).

JEHN, W.: Die Meniskusverletzung und ihre Behandlung. Bruns' Beitr. klin. Chir. **166**, 278 (1937). — JEWSTROPOW, A. P., u· A. E. ABOLINA: Über eine neue Kniegelenkseröffnung bei Meniskuszerreißungen. Zbl. Chir. **86**, 1027—1031 (1961). — JONES, R. W.: Ein innerer Semilunarknorpel als vollkommene Scheibe. Ref. Zentr.-Org. ges. Chir. **52**, 366 (1931). — JÜNGLING, H.: Anatomische Untersuchungen, funktionelle Ergebnisse bei Meniskusoperationen. Langenbecks Arch. klin. Chir. **177**, 157 (1933).

KALLIUS, H.: Meniskusverletzungen und Unfall. Bruns' Beitr. klin. Chir. **163**, 271 (1936). — KELLER, H.: Über die Art des Traumas bei Binnenverletzungen des Kniegelenks. Diss. Münster 1936. — KENNEDY, H. H.: Zystische Degeneration des medialen Meniskus. Proc. roy. Soc. Med. **45**, 135 (1952). — KESSLER, I., Z. SILBERMANN u. F. NISSIM: Die Diagnose von Hinterhornverletzungen des Meniskus. Harefuah **59**, 269—271 (1960) [Hebräisch]. — KIRSCHNER, M.: Der Betriebsunfall, Gedanken zur Sozialversicherung. Chirurg **11**, 262 (1939). — KNOLL, W.: Sportschäden und Sportverletzungen. 7. Sportärztetagg. Jena: Gustav Fischer 1931; — Leistung und Beanspruchung. St. Gallen: Zollikoffer 1948. — KNOLL, W., u. T. MATTHIES: Weitere Untersuchungen über Sportschädigungen. Langenbecks Arch. klin. Chir. **163**, 361—385 (1931). — KNOLL, W., G. STILLE u. K. HERZOG: Boxerschädigungen und ihre Verhütung. Arch. klin. Chir. **191**, 36 (1938). — KOCH, H.: Über Schädigungen des Gelenkknorpels durch übermäßige Druckeinwirkung. Dtsch. Z. Chir. **201/202**, 367 (1927). — KOESLING, H.: Über Meniskusveränderungen im jugendlichen Alter. Diss. Frankfurt a. M. 1937. — KÖSTLER, J.: Die Blutgefäßversorgung der Menisken und ihre Bedeutung bei der Heilung von Meniskusrissen. Langenbecks Arch. klin. Chir. **187**, 15 (1936); — Zur vergleichenden Pathologie der Kniemenisken. Mschr. klin. Chir. **187**, 15 (1936); — Experimentelle Versuche über Ernährungsstörungen der Menisken. Langenbecks Arch. klin. Chir. **199**, 49 (1940). — KONJETZNY, G.: Die Meniskusverletzung des Kniegelenkes. Münch. med. Wschr. **1916**, 525. — KOSICYN, I. I.: Über die Blutversorgung des Kniegelenkes. Chirurgija **2**, 243 (1949) [Russisch]. Ref. Zentr.-Org. ges. Chir. **113**, 452 (1949). — KOUZMINA, A.: Die Menisken des Kniegelenkes und die Bedeutung der Gelenkfunktion für ihre Regeneration. Chirurgija **7**, 103 (1940) [Russisch]. Ref. Zentr.-Org. ges. Chir. **101**, 350 (1941). — KRÖMER, K.: Meniskusoperation und Unfallversicherung. Arch. orthop. Unfall-Chir. **35**, 526 (1935); — Behandlung und Ergebnisse der traumatischen Kniegelenkverrenkung. Ergebn. Chir. Orthop. **29**, 583 (1936); — Der verletzte Meniskus. Wien: Wilhelm Maudrich 1942; — Gelöste und ungelöste Probleme bei stumpfen Kniegelenksverletzungen. Chirurg **20**, 680 (1949); — Der verletzte Meniskus. Wien u. Bonn: Wilhelm Maudrich 1955. — KROH, F.: Die operative Erkundung des Kniegelenkes. Zbl. Chir. **1942**, 2026; — Die subtotale und totale Synovektomie bei der chronischen unspezifischen Entzündung des Kniegelenkes. Zbl. Chir. **77**, 232—240 (1952); — Wie reagiert das Kniegelenk auf den intraartikulären Eingriff, insbesondere auf die subtotale und totale Synovektomie?, Zbl. Chir. **77**, 1463—1469 (1952). — KRYMOV, K. D.: Früh- und Spätergebnisse der chirurgischen Behandlung von Meniskusläsionen des Kniegelenkes. Vo.-med. Zh. **2**, 34—37 (1960) [Russisch]. — KÜNTSCHER, K.: Experimentelle Erzeugung von Überlastungsschäden am Knochen. Zbl. Chir. **1938**, 964. — KÜPPERMANN, W.: Einiges zur Meniskusoperation. Zbl. Chir. **69**, 1381 (1942). — KUNIN, B. A.: Diagnose, Behandlung und Spätresultate bei Verletzungen des Meniskus im Kniegelenk. Vo.-med. Zh. **2**, 38—40 (1960) [Russisch].

LAARMANN, A.: Die chirurgischen Berufskrankheiten. Stuttgart: Ferdinand Enke 1958. — LABRY, R.: Über die Schwierigkeit und Behandlung der traumatischen Blutergüsse des Knies. Lyon chir. **37**, 73 (1942). — LANDOLT, T.: Betrachtung zum Problem der totalen oder der partialen Meniskektomie. Helv. chir. Acta **28**, 195—197 (1961) [German]. — LANGE, M.: Orthopädisch-chirurgische Operationslehre. München: J. F. Bergmann 1951. — LANGFORD, C.: Ungewöhnliche Fälle von Zerreißungen des Meniskus. Brit. J. Surg. **19**, 53 (1926). — LANNIN, D. R.: Rehabilitation of knee meniscus injury with associated malacia of the patella. J. Amer. med. Ass. **171**, 1662—1664 (1959). — LAST, R. J.: Der M. popliteus und der äußere Meniskus. J. Bone Jt Surg. B **33**, 93 (1950). — LEBEDEVA, M.: Material zu Ätiopathogenese unspezifischer Arthritiden des Kniegelenks traumatischen Ursprungs. Nov. khir. Arkh. **47**, 10 (1940) [Russisch]. Ref. Zentr.-Org. ges. Chir. **103**, 430 (1941). — LENGGENHAGER, K.: Über Genese, Symptomatologie und Therapie des Schubladensymptoms des Kniegelenkes. Zbl. Chir. **1940**, 1810. — LERCH, H.: Zur Frage des Umgehungskreislaufs am Kniegelenk. Chirurg **20**, 597 (1949). — LERICHE, R.: Über die Verstauchung und über die Ausrenkung des Knies. J. Chir. (Paris) **54**, 593 (1939). Ref. Zentr.-Org. ges. Chir. **98**, 399 (1940). — LEVIN, P. E.: The knee. Philadelphia 1942. — LINDE, F.: Unfallzusammenhang bei Meniskusverletzung der Bergleute. Mschr. Unfallheilk. **37**, 60 (1930); — Diskussionsbemerkung. Langenbecks Arch. klin. Chir. **177**, 166 (1933); — Beitrag zur Entstehungsart von Kniegelenkbinnenverletzungen. Zbl. Chir. **61**, 989—990 (1934); — Beitrag zur Entstehung von Kniegelenkbinnenverletzungen. Zbl. Chir. **61**, 1187 (1934); — Bemerkungen zur Arbeit „Gemeinsame Anschauungen in der Beurteilung der Meniskusschäden" von Dr. ANDREESEN, Bochum. Zbl. Chir. **64**, 581 (1937); — Unterschied zwischen Unfall- und Berufskrankheit durch dynamische Einflüsse. Zbl. Chir. **64**, 1490 (1937); — Bedeutung des körpereigenen Traumas bei der Entstehung von Meniskusrissen. Mschr. Unfallheilk. **45**, 95—99 (1938). — LOB, A.: In Handbuch der gesamten Unfallheilkunde (BÜRKLE DE LA CAMP), Bd. I, S. 128. Stuttgart: Ferdinand Enke 1955. — LOHE, R.: Die Beseitigung schwerster Schlotterknie mit Hilfe von Rückwärtshebelung der Schienbeingelenkfläche. Zbl. Chir. **72**, 1012 (1947). — LÜDINGHAUS, H.: Über Meniskusbeschädigungen (Verletzungen und Erkrankungen bei Arbeit und Sport). Diss. Bonn 1950.

MAGNUS, G.: Meniskusablösung. Begutachtungsfälle aus der Praxis. Mschr. Unfallheilk. **41**, 340 (1934); — Unfallfolgen und ihre rechtliche Bewertung. Arch. orthop. Unfall-Chir. **35**, 93 (1934); — Unsere Stellung in der Meniskusfrage. Zbl. Chir. **1938**, 2380; — Ziel und Aufgaben der Unfallchirurgie. Münch. med. Wschr. **1938**, 1697. — MANDL, F.: Beobachtungen und Ergebnisse bei 400 Meniskusoperationen. Dtsch. Z. Chir. **239**, 580 (1933); — Rearthrotomie nach Meniskusoperationen. Zbl. Chir. **79**, 2, 28, 1169 (1954). — MARQUARDT, W.: Über die Fehlbildungen der Kniegelenkzwischenknorpel. Z. Orthop. **69**, 350 (1939). — MATHUR, P. D., J. R. McDONALD u. S. SCHORMLEY: Untersuchung über die Reißfestigkeit der Menisken des Knies. J. Bone Jt Surg. A **31**, 650 (1949). — MATTHES, G., u. A. THELEN: Ermüdungsbrüche der Rippen mit typischer Lokalisation. Chirurg **11**, 537 (1939). — McAUSLAND, W. R.: Publications of the Mc. AUSLAND's. Orthop. Clinic., Book VI 1957. — McCONVILLE, B. E.: Wiederherstellung der Kollateralbänder des Kniegelenkes. Surg. Gynec. Obstet. **90**, 291 (1950). — MINNE, J.: Spätergebnisse bei 400 Meniskusoperationen. Lille chir. **14**, 227—236 (1959) [Französisch]. — MITCHELL, D.: Kniegelenksverletzungen. Med. Press. 303 (1947). — MOMMSEN: Neue Operation zum Ersatz des inneren Seitenbandes. Z. Orthop. **80**, 142 (1950). — MOTRENKO, V. A.: Probleme nach Meniskotomien. Vo.-med. Zh. **2**, 47 (1960). — MÜLLER, W.: Die Biologie der Gelenke. Leipzig: Johann Ambrosius Barth 1929. — MUSSGNUG, H.: Die Chirurgie der Beine. Aus: Die Chirurgie von KIRSCHNER-NORDMANN, Bd. IV. Berlin u. Wien: Urban & Schwarzenberg 1944.

NIEDERECKER, K.: Befunde und Erfahrungen bei Kniegelenksoperationen, insbesondere bei Binnenverletzungen. Z. Orthop. **81**, 225—250 (1952). — NIESSEN, H.: Die Degeneration der Kniegelenkmenisken als Systemerkrankung. Chir.-Kongr. Berlin 1934. Ref. Zentr.-Org. ges. Chir. **66**, 717 (1934); — Untersuchungen über die Zwischenknorpel der Gelenke. Arch. orthop. Unfall-Chir. **34**, 495 (1934).

OESTERN, H. F.: Die Spontanverkalkungen der Menisken des Kniegelenkes. Langenbecks Arch. klin. Chir. **260**, 532 (1948).

PALMA, A. F. DE: Diseases of the knee. Philadelphia u. London 1954. — PANETT, CH. A.: Über Meniskusverletzungen. Brit. med. J. **1935**, 493. — PAUWELS, G., u. E. FONTENELLE: Die Chirurgie des Meniskus. Acta belg. Arte med. pharm. milit **112**, 275—287 (1959) [Französisch]. — PAYR, E.: Der heutige Stand der Gelenkchirurgie. Kongreßber. Langenbecks Arch. klin. Chir. **148**, 403 (1927); — Folgen atypischer stumpfer Kniegelenkverletzungen (chronische Synovitis). Langenbecks Arch. klin. Chir. **176**, 550—558 (1933); — Gelenksteifen und Gelenkplastik. Berlin: Springer 1934; — Zur Meniskusfrage, Vor- und Nacherkrankung des Gelenks, Sportunfall, Berufsschadenfolge. Zbl. Chir. **63**, 976 (1936); — Kinetische Kette — Tonuspathologie und Gelenkkrankheiten. Rheumaproblem. Münch. med. Wschr. **1939**, 1496. — PAZZI, M.: Indikation zur partiellen Meniskusentfernung. Riv. Infort Mal. prof. **46**, 691—700 (1959) [Italienisch]. — PFAB, B.: Zur Gefäßversorgung der Menisken. Zbl. Chir. **55**, 731 (1928).— PIZZETI, M.: Ein ungewöhnliches Syndrom bei traumatischer Meniskusläsion. Riv. Infort. Mal. prof. **47**, 413—415 (1960) [Italienisch]. — PRÜMM, A.: Schwere Binnenverletzung des Knies mit verhältnismäßig geringen klinischen Erscheinungen. Dtsch. med. Wschr. **62**, 1792 (1936).

RADNER, S.: Über Chondromatose im Kniegelenk. Acta chir. scand. **85**, 487 (1941). Ref. Zentr.-Org. ges. Chir. **105**, 632 (1941). — RAVELLI, A.: Zur Osteochondrolysis dissecans am Kniegelenk. Langenbecks Arch. klin. Chir. **269**, 61 (1951). — REGENSBURGER, K.: Die Meniskusschäden im Kniegelenk unter besonderer Berücksichtigung der Meniskusschäden der Bergleute. Arch. orthop. Unfall-Chir. **34**, 116 (1933); — Meniskusschäden, eine Folge der Arbeit mit Preßluftwerkzeugen? Zbl. Chir. **1934**, 2707; — Ein Beitrag zur Begutachtung der Meniskusschäden. Chirurg **6**, 581 (1934). — REHBEIN, F.: Beitrag zur Überstreckungsverletzung des Kniegelenkes. Chirurg **17/18**, 654 (1947). — REHN, E.: Operationen am Kniegelenk. In: Chirurgische Operationslehre von BIER, BRAUN, KÜMMEL, Bd. VI. Leipzig: Johann Ambrosius Barth 1958. — RITZMANN, K. M.: Ergebnisse der Behandlung von Meniskusschäden in den Jahren 1936 bis 1945. Diss. Zürich 1951. — RIUMSHIN, G. I.: Über das Problem der Meniskusläsion des Kniegelenkes. Ortop. Travm. Protez **22**, 23—29 (1961) [Russisch]. — RÖLLGEN, L.: Pathologisch-anatomische Untersuchungen von Meniskendes Kniegelenkes bei Sportschäden. Dtsch. Z. Chir. **211**, 195 (1928). — RÖSSLE, E.: Diemechanische Prüfung menschlicher Gewebe. Jkurse ärztl. Fortbild. 1 (1930). — ROSEN, S.: Zur Diagnose und Behandlung der Bandverletzungen des Kniegelenks. Acta orthop. scand. **12**, 1217 (1941). Ref. Zentr.-Org. ges. Chir. **105**, 583 (1942). — ROSTOCK, P.: Schnittführung und operative Technik bei der Meniskusexstirpation. Arch. orthop. Unfall-Chir. **37**, 587 (1937); — Die Lymphspalten des normalen und kranken Meniskus. Langenbecks Arch. klin. Chir. **197**, 782 (1940); — Die Behandlung des Kniegelenkergusses in der Praxis. Ther. d. Gegenw. **90**, 166 (1951). — ROSTOCK, P., u. H. RUNGE: Zusammenhang zwischen Meniskusschädigung und Beruf und Sport. Arch. orthop. Unfall-Chir. **38**, 460 (1937). — ROTHASCHER, H.: Ergebnisse nach vollständiger Meniskusentfernung. Langenbecks Arch. klin. Chir. **294**, 118—134 (1960). — ROUX, C., u. J. L. BERGER: Chirurgie des Kniegelenkes. Presse med. **32** 1919. Ref. Zbl. Chir. **1919**, 767. — SAEGESSER, M.: Spezielle chirurgische Therapie. Bern 1955.

SAVIC, J., u. Z. SUDAROV: Unsere Erfahrungen der chirurgischen Behandlung von Meniskusverletzungen. Vojnosanit. Pregl. **17**, 403—408 (1960) [Serbisch]. — SCHAEFER, H. G.: Rearthrotomie des Kniegelenks nach Meniskusentfernung. Zbl. Chir. **78**, 1029 (1953). — SCHAER, H.: Der Meniskusschaden. (Dort ausführliches Schrifttum.) 1938. — SCHAJOWICZ, FR.: Die Veränderungen der Synovialmembran bei Meniskusschäden. Dtsch. Z. Chir. **249**, 694 (1938). — SCHALLOCK, G.: Untersuchungen zur Morphologie der Kniegelenkmenisken. Virchows Arch. path. Anat. **304**, 559 (1939); — Untersuchungen zur Pathogenese von Aufbrauchsveränderungen an den knorpeligen Anteilen des Kniegelenkes. Jena: Gustav Fischer 1942. — SCHARIZER, E.: Fehler bei der Diagnose von Meniskusverletzungen. Mschr. Unfallheilk. **40**, 4 (1957). — SCHLÄFLI: Der gegenwärtige Stand der Meniskusfrage. „Praxis" Schweiz. Rdsch. Med. 281 (1936). — SCHULTE, F.: Beitrag zur Kenntnis der primären Meniskusverkalkung. Zbl. Chir. **1950**, 214. — SCHVINGT, E., u. C. VIVILLE: Zur Chirurgie der Menisci. Strasbourg méd. **12**, 376—382 (1961) [Französisch]. — SCHWEIZER, A. O.: Elastizitätsprüfungen am Meniskus. Zbl. Chir. **1931**, 1456; — Untersuchungen über die Elastizität der Kniegelenkmeniski. Bruns' Beitr. klin. Chir. **153**, 570 (1931). — SEELIGER, P.: Zur pathologischen Physiologie der Gelenke. Langenbecks Arch. klin. Chir. **147**, 405 (1927). — SIEGMUND, H.: Zur pathologischen Anatomie der Meniskus- und Bandscheibenveränderungen. Arch. orthop. Unfall-Chir. **37**, 368 (1937). — SLANY, A.: Autoptische Reihenuntersuchungen an Kniegelenken mit besonderer Berücksichtigung der Meniskuspathologie. Arch. orthop. Unfall-Chir. **41**, 256 (1941); — Die Bedeutung abnormer Belastung für die Pathologie der Kniegelenksknorpel. Chirurg **14**, 111 (1942). — SMILLIE, I. S.: Injuries of the knee joint. Edinbourg: Livingstone 1951. — SOMMER, R.: Die Meniskusschäden im Kniegelenk. Ergebn. Chir. Orthop. **22**, 387 (1929). — SPRINGORUM, P. W.: Meniskusläsionen bei Jugendlichen. Zbl. Chir. **1959**, 1581—1587; — Mehrfachläsionen der Menisken. Zbl. Chir. **85**, 706—711 (1960); — Anamnesen und Befunde bei Meniskusläsionen. Mschr. Unfallheilk. **63**, 201—206 (1960). — STEINDLER, A.: Orthopedic operations. Springfield (Ill.): Ch. C. Thomas 1947. — STORCK, H.: Zur Frage der rezidivierenden Kniegelenkergüsse. Med. Welt 1, **1941**, 374. — STRELI, R.: Spätergebnisse nach partieller Meniskusresektion bei 82 Fällen. Chirurg **26**, 3, 97 (1955); — Rearthrotomien nach partieller Meniskusresektion. Zbl. Chir. **1958**, 952. — STRICKER, F. B.: Kniegelenkmeniskus. Ann. Surg. **111**, 892 (1940). — STUMPFEGGER, L.: Meniskusveränderungen nach Schienbeinkopfbrüchen. Chir.-Kongr. Berlin 1937. Ref. Zentr.-Org. ges. Chir. **83**, 238 (1937). — SYMANSKI, Meniskusdegeneration als entschädigungspflichtige Berufskrankheit. Mschr. Unfallheilk. **46**, 457 (1939).

TAVERNIER, L.: Spätresultate einer Serie von 73 Meniskusentfernungen. Zentr.-Org. ges. Chir. **65**, 62 (1934). — TAVERNIER, L., et A. MOUCHET: Pathologie de menisces de genou. Paris 1927. — TOBLER, TH.: Makroskopische und histologische Befunde am Kniegelenksmeniskus in verschiedenen Lebensaltern. Schweiz. med. Wschr. **1929** II, 1359; — Zur normalen und pathologischen Histologie des Kniegelenkmeniskus. Langenbecks Arch. klin. Chir. **177**, 483 (1933); — Die Bedeutung der Reparationserscheinungen am verletzten Kniegelenkmeniskus für die Beurteilung des Alters der Verletzung. Helv. med. Acta **5**, 931 (1938). — TRÜB, C. L. P.: Meniskus und Trauma in der Rechtssprechung des Reichsversicherungsamtes. Mschr. Unfallheilk. **53**, 161 (1950).

ÜBERMUTH, H.: Meniskusexstirpation — Regeneration und Arthrosis deformans. Chirurg **13**, 329 (1941). — ULITZSCH, K.: Die operative Behandlung der inneren Seitenband- und Kreuzbandverletzung des Knies. Zbl. Chir. **1950**, 1400.

VALENTIN, B.: Die erste Beschreibung der Kniegelenksmeniskusläsion. Arch. orthop. Unfall-Chir. **52**, 666—670 (1961). — VELLUDA, C.: Über Gefäßbildung der Kniegelenkmenisken beim Menschen. Virchows Arch. path. Anat. **306**, 526 (1940). — VIERNSTEIN, K.: Über die Beurteilung des unfallbedingten Meniskusschadens. Unfallchir. Tagg Marburg 1957. — VIRENQUE, J., M. PASQUIE, J. GAUBERT u. M. ESCRIEUT: Meniskusläsionen im Kindesalter. Rev. Chir. orthop. **46**, 319—327 (1960) [Französisch].

WACHSMUTH, W.: Die Operationen an den Extremitäten. In: Operationslehre von M. KIRSCHNER, Teil II. Berlin-Göttingen-Heidelberg: Springer 1956. — WAHREN, H.: Die Behandlung chronischer Kniegelenksergüsse mit der totalen Synovektomie. Acta orthop. scand. **20**, 136 (1950). Ref. Zentr.-Org. ges. Chir. **120**, 146 (1951). — WEIDENBRÜCK, M.: Der anatomische Bau der Femurcondylen und seine Beziehungen zum Genu valgum. Meniskusschäden und Arthrosis deformans. Diss. Münster i.W. 1939. — WEISBACH, K.: Exstirpation oder Teilresektion des zerrissenen Meniskus. Chirurg **14**, 207 (1942). — WELLER, S.: Beitrag zur postoperativen Behandlung nach Meniskektomien. Münch. med. Wschr. **100**, Teil 2, 34, 1243 (1958). — WENIG, K.: Zur Geschwulstnatur der sogenannten Meniskusganglien. Frankfurt. Z. Path. **56**, 23 (1941). — WERNER, R.: Über posttraumatische Gelenkkapselknötchen des Kniegelenks. Med. Klin. **1**, 443 (1942). — WIBERG, G.: Spontanheilung von Osteochondritis dissecans im Kniegelenk. Acta chir. scand. **85**, 421 (1941). Ref. Zentr.-Org. ges. Chir. **105**, 550 (1942). — WITTEK, Binnenverletzungen des Kniegelenks. Z. orthop. Chir. **58**, Beilageheft, 204 (1933). — WITTMOSER, R.: Zur Histologie der Kniegelenksmeniski im 1. und 2. Lebensjahrzehnt. Arch. orthop. Unfall-Chir. **39**, 96 (1938).

Traumatische Luxation der Tibia im Kniegelenk

ALBERT, E. D.: Fälle interessanter Luxationen. Wien. med. Presse **13**, 25 (1872). — AMNIJEV, Fernresultat einer komplizierten Luxation beider Kniegelenke. Ž. sovrem. Chir. **6**, 457 (1931). — ANDREESEN, R.: Das reizempfindliche Knie unter besonderer Berücksichtigung der Meniscusschäden der Bergleute. Arch. orthop. Unfall-Chir. **35**, 58—72 (1934). — ANGELELLI, F.: Traumatische Knieluxationen. Chir. Organ. Mov. **11**, 435—477 (1927). — ARRIGHI, P.: Contribution à l'étude des luxations traumatiques du genou en dehors. Thèse de Paris 1913. — BÄHR, F.: Ein Beitrag zur Kenntnis der Luxationen im Kniegelenk. Zbl. Chir. **26**, 369 (1899).

BAUER, M.: Ein Fall von Luxatio tibiae lat. completa. Wien. med. Presse Nr 22 (1888). — BENCZE, B.: Beitrag zur isolierten Luxation des Knies. Zbl. Chir. **84**, 1123—1127 (1959). — BENELLI, C.: Lussazione traumatica irreducibile del ginocchio. Chir. Organi Mov. **14**, 436 (1930). — BERGMANN, E.: Ein Fall von seitlicher Kniegelenksluxation. Mschr. Unfallheilk. **9**, 16 (1902). — BETZEL, F.: Die offenen Kniegelenksverletzungen, ihre Behandlung und ihr Ergebnis. Bruns' Beitr. klin. Chir. **183**, 226—240 (1951). — BILLINGTON, R. W.: Treatment of industrial accidents to the knee-joint. J. Amer. med. Ass. **79**, 1207—1210 (1922). — BÖHLER, L.: Die Technik der Knochenbruchbehandlung, Bd. II/2. Wien-Bonn-Bern: Wilhelm Maudrich 1957. — BRAUN, H.: Irreponible unvollständige Verrenkung des Unterschenkels nach außen. Inzision des Kniegelenkes, Heilung. Dtsch. med. Wschr. 1888 I, 291; — Die Anwendung der Lokalanästhesie zur Reposition subcutaner Frakturen und Luxationen. Dtsch. med. Wschr. **1913**, 17. — BRÜNING, H.: Über die Luxatio tibiae ant. Münch. med. Wschr. 1902 II, 1573. — BRUNNER, C.: Zur subcutanen Verletzung der Art. poplitea. Dtsch. Z. Chir. **25**, 99 (1887). — BÜRKLE DE LA CAMP, H.: Zur Behandlung der geschlossenen und offenen Kniegelenksverletzungen. Landarzt **26** (1950); — Meniskusschäden des Kniegelenkes. In: FISCHER-HERGET-MOLLINEUS, Allgemeine Knochen- und Gelenkschäden einschließlich Arthrosis deformans, Bd. 1, S. 268. München: Johann Ambrosius Barth 1955; — Meniskusschäden des Kniegelenkes. In: FISCHER-HERGET-MOLLINEUS, Das ärztliche Gutachten im Versicherungswesen, Bd. 1, S. 328. München: Johann Ambrosius Barth 1955; — Meniskusverletzung und Meniskusschaden. Wien. med. Wschr. **107**, 896—899 (1957); — Meniskusverletzungen und Meniskusschaden. Ihre Erkennung und Behandlung. Therapiewoche 8, 106—111 (1957). — BÜRKLE DE LA CAMP, H., u. P. ROSTOCK: Handbuch der gesamten Unfallheilkunde, Bd. III. Stuttgart: Ferdinand Enke 1956.

CAHEN, J.: Reduction sanglante d'une luxat. ancienne du genou. J. Chir. (Brux.) **26**, 79 (1927). — CERC: Luxation du genou en dehors. Bull. Soc. Chirurgic Paris **29**, 489 (1904). — CHEATLE, G. L., G. LENTHAL: Sprains and strains of the knee-joint. 1914. — CHEVRIER, L.: Des luxations traumatiques de la rotule. Rev. Chir. (Paris) **2**, 591 (1904). — CONWELL, H. E.: Dislocations of the knee joint. Amer. J. Surg., N.S. **43**, 492—496 (1939). — CONWELL, H. E., and R. H. ALLDREDGE: Complete dislocations of the knee joint. A report of 7 cases with endresults. Surg. Gynec. Obstet. **64**, 94—101 (1937). — CRAMER, J.: Kasuistik der traumatischen Luxationen des Kniegelenkes. Würzburg 1895. — CRILLOVICH, R.: Über geschlossene intraartikuläre Frakturen und traumatische Luxationen des Kniegelenkes. Arch. orthop. Unfall-Chir. **25**, H. 2, 94—124 (1927).

DAVIS: Compound dislocation of the knee. Zbl. Chir. 4, 559 (1877). — DELLA TORRE, P. L.: Sul distacco traumatico dei legamenti crociati del ginocchio. Clinica chir. 2, 1186—1231 (1920). — DEMEL, R.: Über Binnenverletzung des Kniegelenkes. Langenbecks Arch. klin. Chir. 130, 473—491 (1924). — DESJAQUES, R.: Ossification para-articulaire interne du genou probablement metatraumatique. Rev. Orthop. 22, 140 (1935). — DONATI, M.: Lähmung des Nervus ischiadicus nach einer Luxation des Kniegelenkes nach vorne. Giorn. med. R. esercito Roma 1903; — Zbl. Chir. 1904, 181.

EAMES, E. V.: Five cases of complete forward disloc. of the knee-joint. Zbl. Chir. 28, 367 (1901). — EHRHARDT, O.: Über traumatische Luxationen im Kniegelenk. Bruns' Beitr. klin. Chir. 16, 721 (1896).

FIEBACH, R.: Ein Beitrag für Kasuistik der traumatischen Kniegelenksluxation. Arch. orthop. Unfall-Chir. 18, 442—448 (1920). — FILIPPI, G.: Un caso di lussazione laterale irriducibile del gionocchio. Chir. Organi Mov. 19, 529 (1935). — FISCHER, F.: Ein Fall von doppelseitiger Luxation fib. ant. compl. Dtsch. Z. Chir. 66, 594 (1903). — FISCHER, and A. G. TIMBRELL: The treatamnt of internal derangements of the knee-joint. A new method of operative exposure. Lancet 1923 I, 945—949. — FORD, G. L. jr., and J. L. GOLDNER: N.C. med. J. 20, 463—468 (1959). — FORRESTER, C. R. G.: Seltene Binnenverletzungen des Kniegelenkes. Illinois med. J. 50, 230—233 (1926). — FREI, MAGDA: Luxation im Kniegelenk mit Inversion der Patella. Dtsch. Z. Chir. 125, 175—192 (1913).

GANDOLFI, M.: Betrachtungen zur Therapie von traumatischen Kniegelenksluxationen. Minerva ortop. 11, 427—431 (1960) [Italienisch]. — GAUTIER, R., ROUILLER, BOUCHETY u. G. COUPPIE: Kontusion der A. poplitea nach Luxation des Kniegelenkes; Desobstruktion der Arterie. Lyon chir. 55, 620—622 (1959) [Französisch]. — GEBHARDT, K.: Die Bandverletzungen des Kniegelenkes. Leipzig: Johann Ambrosius Barth 1933. — GELDER: Ein Fall von Knieverrenkung. Ned. T. Geneesk. 1935, 38. — GÉRARD-MARCHANT, P., et X. J. CONTIADÉS: Le traitment chirurgical des luxations du genou. Indications et technique. J. Chir. (Paris) 43, 188 (1934). — GHERMAN, E., P. ANDREESCU, J. VOINA u. S. VAJDA: Die Verrenkung des Kniegelenkes. Zbl. Chir. 86, 664—669 (1961). — GIRON, AMILLAC: Luxation laterale externe complète du genou droit. Reduction, Guerison, Rapport par BAZY. Bull. Soc. Chirurgie Paris 29, 905 (1904). — GODDU, LOUIS A. O.: A case with considerable destruction of the knee-joint, with postoperative result. Boston med. surg. J. 192, 742—745 (1925). — GRAFF, H.: Seltene Luxationen des Fußes und Kniegelenkes. Bruns' Beitr. klin. Chir. 21, 619 (1898). — GRISWOLD, A. S.: Irreducible dislocations of the knee joint. J. Bone Jt Surg. A 33, 787—791 (1951). — GUEDJ, P.: Les luxations traumatiques du genou. Rev. Orthop. 18, 29 (1931). — GUILLEMIN, A.: Luxation du genou suivant un are vertical. Bull. Soc. nat. Chir. 55, 608 (1929). — GUILLEMINET, M., A. SISTERON, C. R. MICHEL u. C. PICAULT: Resultate von Wiederherstellungsoperationen bei Folgen traumatischer Kniegelenksluxationen mit Zerreißung der A. poplitea. Lyon chir. 56, 763—764 (1960) [Französisch].

HAMILTON: Knochenbrüche und Verrenkungen. (Übersetzt von ROSE VANDENHOECK und RUPRECHT.) Göttingen 1877. — HARDOUIN, P.: Luxation complète du genou en arrière. Bull. Soc. Chirurgie Paris 39, 806—821 (1913); — Étude clinique et experimentale sur les luxations traumatiques du genou en arrière. 1914. — HARTWICH, A.: Praktikum der kleinen Sportverletzungen. Wien u. Düsseldorf: Wilhelm Maudrich 1953. — HEISTER: Chirurgie 246 (1779). — HERING, W.: Luxation im Kniegelenk. Bruns' Beitr. klin. Chir. 83, 352—360 (1913). — HERRIAU, Y.: Kniegelenksverrenkungen. Gaz. méd. Fr. 67, 1755—1758 (1960) [Französisch]. — HEYMANN, W.: Zur Kasuistik der traumatischen Luxation des Kniegelenkes. Diss. Leipzig 1910. — HOCHENEGG, J., u. E. PAYR: Lehrbuch der speziellen Chirurgie, Bd. 2, S. 1091. 1909. — HÖNIGSCHMIED, J.: Leichenexperimente über die Zerreißung der Bänder im Kniegelenk. Dtsch. Z. Chir. 36, 587 (1893). — HOFFA, A.: Lehrbuch der Frakturen und Luxationen. Stuttgart 1904. — HUBER, H., A. YAFFE and H. PODLASKY: Traumatic dislocation of the knee-joint. Report of a case. Radiology 7, 431—435 (1936). — HUETER, C.: Klinik der Gelenkkrankheiten mit Einschluß der Orthopädie. Monographie 1876.

JOACHIMSTHAL: Willkürliche Kniegelenksluxation. Z. orthop. Chir. 23, 498 (1909). — JONASCH, E.: Zerreißung des äußeren und inneren Knieseitenbandes. Hefte Unfallheilk. 59 (1958); — Über die röntgenologische Schattenbildung an der Innen- und Außenseite des Kniegelenkes. Arch. orthop. Unfall-Chir. 50, 461—485 (1959).

KAARSBERG, F.: Kasuistike Modellelser fra Kommun. Hosp. Nord. med. Ark. 19 (1887); — Zbl. Chir. 16, 495 (1889). — KAREWSKI: Über einen Fall von veralteter Luxation nach hinten des Knies. Langenbecks Arch. klin. Chir. 33, 525 (1886). — KAUFMANN, C.: Handbuch der Unfallmedizin. Stuttgart: Ferdinand Enke 1932. — KEY, J. A., and H. CONWELL: The management of fractures, dislocations and sprains. 1934. — KIENBÖCK, R., u. A. SELKA: Vollständige Kniegelenkverrenkung ohne Knochenbruch. Röntgenpraxis 7, 670 (1935). — KJAR: 2 Fälle von Luxation des Kniegelenkes. Zbl. Chir. 24, 1191 (1897). — KLAPP, R.: Die Operationen an der unteren Extremität. In: BIER-BRAUN-KÜMMELs Chirurgische Operationslehre. Leipzig: Johann Ambrosius Barth 1933. — KÖHLER, H.: Zur Kasuistik der seitlichen Kniegelenkluxation. Inaug.-Diss. Kiel 1904. Ref. Zbl. Chir. **1905**, 541. — KÖNIG: Zur Geschichte der Gelenkneurose. Dtsch. Z. Chir. **67**, Festschrift für ESMARCH, 1 (1902/03). — KÖNIG, F., u. G. MAGNUS: Handbuch der gesamten Unfallheilkunde. Stuttgart: Ferdinand Enke 1934. — KONIK, A. A.: Traumatische Verrenkungen am Kniegelenk. North. chir. Arch. **46**, 108—113 (1940). — KORTZEBORN, A.: Die myogene Versteifung des Kniegelenkes in Streckstellung. Arch. orthop. Unfall-Chir. **23**, 467—539 (1925). — KREMER, K.: Chirurgie der Arterien. Stuttgart 1959. — KREUSCHER, PHILLIP H.: Knee-joint injuries and their management. Amer. J. Surg. **80**, 69—87 (1924). — KRÖMER, K.: Beitrag zur Behandlung der Knieverrenkungen. Zbl. Chir. **1935**, 793; — Behandlung und Ergebnisse der traumatischen Kniegelenksverrenkungen. Ergebn. Chir. Orthop. **29**, 583—636 (1936); — Kniegelenksverrenkungen mit Knochenbrüchen. Röntgenpraxis 8, 690—692 (1936). — KRÖNLEIN, R. U., u. R. ULRICH: Die Lehre von den Luxationen. Stuttgart 1882. — KULENKAMPFF, D.: Ein Doppelfall. Zbl. Chir. Nr 40 (1892).

LANGE, K.: Zur totalen Kniegelenksluxation. Zbl. Chir. **1939**, 2399—2403. — LANZ, T. v., u. W. WACHSMUTH: Praktische Anatomie, Bd. I, Teil IV. Berlin: Springer 1938. — LEDERER, H.: Irreponible Verrenkungen des Kniegelenkes. Wien. klin. Wschr. **63**, 829—830 (1951). — LEJARS, F.: Dringliche Operationen, übersetzt von STIEDA. 1914. — LERICHE, R.: Intervention précoce dans un cas d'entorse du genou. Ablation de fragments osseux libres. Rev. Chir. (Paris) **50**, 678 (1931). — LERICHE, R., et SANTY: De l'intervention précoce dans les entorses graves du genou. Lyon méd. **129**, 350—351 (1920). — LINIGER, H.: Der Rentenmann, 4. Aufl. Leipzig: Johann Ambrosius Barth 1931. — LISSAUER: Über einen Fall von willkürlicher Knieluxation nach einem Trauma. Mschr. Unfallheilk. **6**, 430 (1899). — LORENZ: Einige Luxationen im Kniegelenk. Dtsch. mil.ärztl. Z. 206 (1889); — Zbl. Chir. **1890**, 694. — LOSSEN, H.: Grundriß der Frakturen und Luxationen. 1897. — LOWMAN, C. L.: Rotatory subluxation at the knee. J. Bone Jt Surg. **6**, 827—831 (1924).

MAGNUS, G.: Zur operativen Behandlung der frischen traumatischen Luxationen. Zbl. Chir. **55**, 2, 1197 (1928). — MALGAIGNE, J.-F.: Knochenbrüche und Verrenkungen. Deutsch von BURGER. Stuttgart 1856. — MANLEY: Report of a case of double dislocation of the knee-joint. Zbl. Chir. **19**, 820 (1892). — MARCONI, S.: Rezidivierende Kniegelenkluxation. Chir. Organi Mov. **9**, 320—328 (1925). — MARGOLIN: Ein Fall von Luxation der Tibia nach hinten und außen mit gleichzeitiger Luxation der Patella nach außen. Vrač. Gaz. **13**, 1015 (1927). — MAUCLAIRE, P.: Luxation du genou en arrière. Bull. Soc. Chirurgic Paris **39**, 951—952 (1913). — MITCHELL, J. I.: Dislocation of the knee. J. Bone Jt Surg. **12**, 640 (1930). — MONDOR, H.: Die Verletzungen des Kniegelenkes. Presse méd. **30**, 961—965 (1922). — MOST, A.: Rotationsluxation im Kniegelenk mit Inversion der Patella. Zbl. Chir. **38**, 2, 1663 (1911). — MOURGUES, G. DE, J. DESCOTES. SISTERONA u. P. MOLLARD: Zerreißung der A. poplitea bei Kniegelenksverrenkung, Gefäßersatz durch Prothese. Lyon chir. **55**, 600—602 (1959) [Französisch]. — MUSSGNUG, H.: In: KIRSCHNER-NORDMANN, Die Chirurgie, Bd. IV, S. 915—919. Berlin u. Wien: Urban & Schwarzenberg 1944. — NIKOLAI, N.: Erfahrungen bei 33 Kniegelenksverrenkungen. Langenbecks Arch. klin. Chir. **294**, 150—172 (1960).

OTTO, K.: Ein Beitrag zu den traumatischen Kniegelenksluxationen. Inaug.-Diss. Berlin 1907. — OTTOLENGHI, C. E.: Gefährliche traumatische Verrenkung des Knies. Rev. Orthop. **4**, 107 (1934).

PAAS, H. R.: Zur Behandlung der traumatischen Luxationen im Kniegelenk. Zbl. Chir. **65**, 235—237 (1938). — PAGENSTECHER, E.: Irreponible Luxation im Kniegelenk. Bruns' Beitr. klin. Chir. **14**, 697 (1895). — PLATT, H.: Traumatic dislocation of the knee-joint. Brit. J. Surg. **8**, 190—192 (1920). — POPOVIC u. TELEBAKOVIC: Ein Fall von Kniegelenkluxation mit Zerreißung der Art. poplitea. Srpski Arkh. selok. Lek. **36**, 552 (1934). — PROUST, R., et R. SOUPAULT: Schubladenknie. Rev. Orthop. **27**, 185—190 (1920).

RAFFENSPERGER, J. G., and J. HINKAMP: Compound dislocation of the knee with popliteal artery injury. Arch. Surg. **79**, 799—800 (1959). — REERINK, H.: Zur operativen Behandlung irreponibler Luxationen. Bruns' Beitr. klin. Chir. **15**, 433 (1896). — REICHEL, P.: Die Chirurgie des Kniegelenkes und Unterschenkels. In: BRUNS-GARRÉ-KÜTTNERs Handbuch der praktischen Chirurgie. 1914. — REINITZ: Kasuistischer Beitrag zur Verrenkung des Kniegelenkes. Dtsch. Z. Chir. **70**, 204 (1903). — RICHARDS, T. K.: Evulsion of the posterior crucial lig. of the kneejoint. J. Bone Jt Surg. **6**, 462—465 (1924). — RIEDL, H.: Verrenkungsbrüche des oberen Tibiaendes mit Erhaltung des Wadenbeines. Zbl. Chir. **1915**, 33; — Eine seltene Kompressionsfraktur der Tibia. Mschr. Unfallheilk. **24**, 14 (1917). — RITTER, H. H.: Dislocation of the knee-joint. With report of a case. J. Bone Jt Surg. **14**, 391 (1932). — ROBINEAU: Luxation du genou en avant. Bull. Soc. med. Chir. Paris **55**, 637 (1929). — ROCHOLL, H. H.: Über Knie-Luxationen. Arch. orthop. Unfall-Chir. **24**, 289—296 (1926); — Über Knieluxationen. Arch. orthop. Chir. **24**, H. 4, 589—596 (1927). — ROTH, H.: Über Verletzungen der Arteria poplitea bei Kniegelenksluxationen. Z. Unfallmed. Berufskr. **42**, 278—283 (1949). — RUPANNER, E.: Zur Kenntnis der irreponiblen Kniegelenkluxationen. Dtsch. Z. Chir. **83**, 554 (1906).

Salis, Hans v.: Zur Frage der blutigen Reposition bei Luxatio genus congenita. Dtsch. Z. Chir. 94, 149 (1908). — Salomone, G.: Drei Fälle von Kniegelenksluxation. Minerva ortop. 10, 477—483 (1959) [Italienisch]. — Schlange, H.: Irreponible Subluxation des Kniegelenkes nach außen. Incision Heilung. Dtsch. med. Wsch;. 1892I, 326. — Schlatter: Verletzungen der Extremitäten. In: Unfallheilkunde für Ärzte und Juristen. Bern: Hans Huber 1930. — Schmid, M. A.: Über 3 bemerkenswerte Verrenkungen der unteren Gliedmaßen. Mschr. Unfallheilk. 58, 35—42 (1955). — Schmisch, W.: Subluxation des Kniegelenkes nach hinten mit Zerreißung der Arteria poplitea. Dtsch. Z. Chir. 243, 621 (1934). — Schüller, M.: Luxation und eine schwere Kopfverletzung an einem Individuum. Dtsch. Z. Chir. 6, 6 (1876). — Schum, H.: Unblutige Luxation im Kniegelenk mit Zerreißung der Art. poplitea. Bruns' Beitr. klin. Chir. 114, 507 (1919). — Schwenk, P. N.: Luxatio genu ant. inveterata. Zbl. Chir. 1909, 730. — Scudder, Ch. L.: The treatment of fractures. 1926. — Seiffert, J.: Eine neue Kniekappe zur konservativen orthopädischen Behandlung bei Kniegelenkverletzungen. Zbl. Chir. 61, 3, 2425 (1934). — Sheldon, J. G.: Posterior dislocation of the head of the tibia. Ann. Surg. Jan. (1903). — Simon, J.: Traumatische Knieluxation. Čas. lék. česk. 66, 414—419 (1927). — Simons, B.: Zur Behandlung der traumatischen Kniegelenksverrenkungen. Zbl. Chir. 1938, 981—987. — Sommer, R.: Die traumatischen Verrenkungen der Gelenke. In: Neue deutsche Chirurgie, Bd. 41. Stuttgart: Ferdinand Enke 1928. — Sommer, u. René: Knochenbrüche und Verrenkung der Gliedmaßen. In: Handbuch der ärztlichen Begutachtung. 1931. — Speed, K.: Fractures and dislocations. 1928. — Spek: Ein Fall vollständiger Kniegelenkluxation. Ned. T. Geneesk 2 6225 (1930). — Steenberg, E. M.: Ein Fall von traumatischer Luxation des Knies nach vorne mit Zerreißung der Popliteagefäße. Ugeskr. Læg. 89, 136—139 (1927). — Stracker, O.: Skiverletzungen des Kniegelenkes. Wien. klin. Wschr. 1924I, 339—340. — Sulzenbacher,: Unvollständige Rotations-Luxation nach außen, Reposition durch Zug und direkte Impulsion. Zit. bei Hoffa.

Thiem, C.: In: Handbuch der Unfallerkrankungen. Stuttgart: Ferdinand Enke 1910. — Trausner, H.: Ein Fall von Luxatio genu mit Einwärtsrotation der Patella um 180 Grad. Med. Klin. 1923I, 830.

Vast: Luxatio femorotibiale en arrière Bull. Chir. 1877. Ref. Zbl. Chir. 1878, 335. — Verth, zur: Über willkürliche und habituelle Luxation im Kniegelenk. Dtsch. Z. Chir. 102, 584 (1909). — Volkmann, J.: Zur Kritik des Stieda'schen Schattens. Mschr. Unfallheilk. 52, 353—362 (1949). — Vulliet, H.: Lesions discretes des ligamentes croisés dans les — distorsion — du genou. 1922.

Walther, H.: Über einen Fall von Luxation des Kniegelenkes nach hinten mit Zerreißung der Popliteagefäße. Diss. München 1913. — Weigel, E. W.: Complete dislocation of knee. Amer. J. Surg. 9, 140 (1930). — Werjoffkin:Ein Fall von Luxatio anterior des Kniegelenkes (im Stadtkrankenhaus Kowno). Vo-med. Zh. 239, 31—35 (1914). — Wertheimer, P., J. Sautot, J. Descotes et R. Poulat: La chirurgic conservatrice dans les traumatisnes artériels de la pratique civile. Lyon chir. 57, 161 (1961). — Werwath, K.: Luxatio genug lat. incompleta mit Einklemmung der zerrissenen Weichteile in den Gelenksspalten. Zbl. Chir. 54, 850—851 (1927). — Wette, W.: Autoptische Befunde bei frischen traumatischen Luxationen. Arch. orthop. Unfall-Chir. 25, 3 (1927); — Autoptische Befunde bei frischen traumatischen Luxationen. Arch. orthop. Unfall-Chir. 25, 371—381 (1927); — Endausgänge traumatischer Luxationen. Arch. orthop. Unfall-Chir. 27, 81—115 (1929). — Wille: Rotationsluxation des Kniegelenkes. Inaug.-Diss. 1888. — Wilson, M. J., and Cochrane: Fractures and discolations. 1928. — Wilson, M. J., A. A. Michele and E. W. Jacobsen: Complete dislocation of the knee joint. A report of six cases with end results. Amer. J. Surg., N.S., 52, 77—81 (1941).— Wissner, K.: Über Luxationen im Kniegelenk mit Verletzung der Art. poplitea. Inaug.-Diss. Leipzig 1910.

G. Offene Kniegelenkverletzungen

Hellner, H.: Anzeigestellung zur Amputation im Felde. Zbl. Chir. 1943, 1382.

Jonasch, E.: Offene Kniegelenksverletzungen. Münch. med. Wschr. 101, 1481—1483 (1959).

Kroh, F.: Die Eröffnung bzw. Drainage der hinteren Kniegelenkskapseltaschen vom inneren und äußeren Seitenschnitt aus. Zbl. Chir. 1919, 540. — Indikationen zur Eröffnung der unteren Kapseltaschen des Kniegelenkes. Arch. orthop. Unfall-Chir. 42, 95 (1942).

Läwen, A.: Resektion der hinteren Femurcondylen bei schweren Kniegelenkseiterungen. Zbl. Chir. 1919, 452; — Über die Behandlung schwerer Kniegelenkseiterungendurch tiefen Seitenschnitt und horizontale Resektion der hinteren Femurcondylen. Bruns' Beitr. klin. Chir. 121, 479 (1921); — Weitere Erfahrungen mit der Behandlung schwerer Kniegelenkseiterungen durch horizontale Resektion der Femurcondylen. Zbl. Chir. 1926, 2801.

Riess, J.: Knorpelschäden nach antibiotischer Behandlung von Kniegelenksinfektionen. Z. Orthop. 84, 445 (1954).

Textor: Resektionen der Knochen und Gelenke. In: Neue deutsche Chirurgie, Bd. 29B. Stuttgart: Ferdinand Enke 1894. — Zeis, M.: Fortschritte in der Behandlung der offenen Kniegelenksverletzungen. Zbl. Chir. 85, 1202 — 1214 (1960).

H. Schußverletzungen des Kniegelenkes

DICKINSON, H. E., A. E. THOMAS u. F. GERBODE: The definitive treatment of injuries to the major blood vessels incurred in the Korean War. West. J. Surg. **59**, 625 (1951).

FRANZ, C.: Lehrbuch der Kriegschirurgie, 4. Aufl. Berlin: Springer 1944.

HUGHES, C. W.: Acute vascular trauma in Korean War casualties. An analysis of 180 cases. Surg. Gynec. Obstet. **99**, 91 (1954).

LEHMANN: Zit. bei FRANZ.

WESTHUES: Zit. bei FRANZ.

K. Die Schleimbeutel des Kniegelenkes und ihre Erkrankungen

ALBERTINI, A. V.: Spezielle Pathologie der Sehnen, Sehnenscheiden und Schleimbeutel. In: HENKE-LUBARSCH, Handbuch der speziellen pathologischen Anatomie und Histologie, Bd. IX/I. Berlin: Springer 1929. — BAKER, B.: Intermittent hydarthrosis as a complication of Malta fever. Trans. Ass. Amer. Phycns **43**, 285 (1928).

FLODERUS, B.: Studien in der Biologie der Skeletgewebe mit besonderer Berücksichtigung der Pathogenese der histoiden Gelenkgeschwülste. Berlin: Friedländer 1951.

HERZOG, G.: Über die Pathogenese der meniskalen Ganglien. Virchows Arch. path. Anat. **307**, 26 (1941).

IDELBERGER, K.: Ganglien des Kniegelenkes. Arch. orthop. Unfall-Chir. **51**, 458—463 (1960).

JONASCH, E.: Zur Differentialdiagnose der medialen Meniskuszyste des Kniegelenkes. Arch. orthop. Unfall-Chir. **52**, 338 (1960/61).

KULOWSKI, J.: Medial parameniscus bursitis of the knee. Amer. J. Surg. **91**, 409 (1956).

MICHOTTE, L. J.: Die Pathologie der bursa subpatellaris. Rev. Rhum. **27**, 88—91 (1960) [Französisch]. — MUSSGNUG, G., u. B. SANDFORTH: Über eine auffallende Häufung von Kniekehlenganglien bei Bergleuten. Mschr. Unfallheilk. **62**, 12—14 (1959).

POGLAYEN, C.: Klinik und pathologische Anatomie von 65 Fällen posttraumatischer bursitis praepatellaris. Minerva chir. **14**, 813—816 (1959) [Italienisch].

SONNENSCHEIN, A.: Zur Pathologie und Therapie der Ganglien. Med. Klin. **48**, 1431 (1953).

VOSHELL, A.: Bursitis in the region of the tibial collateral ligament. J. Bone Jt Surg. **26**, 793 (1944).

L. Die Geschwülste des Kniegelenkes

(Ausführliche Literatur über Synovialome bei GEILER)

BENSAHEL, H.: Myeloplastische Tumoren der Synovialmembran. J. Chir. (Paris) **79**, 437—453 (1960) [Französisch]. — BESKID, M., u. S. STARZYNSKI: Xantheoma tumoriforme. Pat. pol. **12**, 15—19 (1961). — BIAGGINI, G. C.: Beitrag zum Sarkom von der Synovialmembran ausgehend. Pathologica **51**, 433—442 (1959) [Italienisch]. — BOENIG, H.: Entwicklungsgeschichte des Menschen, 2. Aufl. Leipzig: Georg Thieme 1942. — BOLCK, F.: Die Endotheliome. Leipzig: Georg Thieme 1952. — BRUNN, M. V.: Über ein Fibrom des äußeren Meniskus des Kniegelenkes. Bruns' Beitr. klin. Chir. **52**, 610 (1907). — BÜRKLE DE LA CAMP, H., u. P. ROSTOCK: Verletzungen des Beckens und der unteren Extremitäten. In: Handbuch der gesamten Unfallheilkunde, 2. Aufl., Bd. III, S. 293. Stuttgart: Ferdinand Enke 1956.

CALATI, A., u. E. MORELLI: Ein zweiter Fall eines Fibroms der Synovialmembran vom Kniegelenk. Arch. Ortop. (Milano) **73**, 168—171 (1960) [Italienisch]. — CERVENANSKY, J.: Tumoren in der Kniegelenksgegend. Neoplasma (Bratisl.) **7**, 217—224 (1960). — CHIARI, H.: Die Geschwülste der Gelenke. Aus: O. LUBARSCH, Handbuch der speziellen pathologischen Anatomie und Histologie, Bd. 9/II, S. 75. Springer 1934. — COCCHI, U.: Neoplastische Gelenkleiden. In: SCHINZ-BAENSCH-FRIEDL-UEHLINGER, Lehrbuch der Röntgendiagnostik, 5. Aufl., Bd. I, Teil II. 1952.

DE BERNARDI, E.: Condromatosi articolare in un caso di infortunio. Radiol. med. (Torino) **26**, 1012 (1939).

EHRLICH, D. E., O. FLIEGEL and R. D· CATE: Value of tomography in the diagnosis of osteoid osteoma: a case report. Mississippi V. med. J. **81**, 303—307 (1959). — EICHBAUM, F.: Zur Frage des Geschwulstcharakters gutartiger Gelenkstumoren. Bruns' Beitr. klin. Chir. **152**, 184 (1931).

FLEISCHMANN, M.: Xanthome des Kniegelenkes. Acta Chir. orthop. Traum. čech. **27**, 386—390 (1960) [Tschechisch]. — FREUND, E.: Gelenkerkrankungen. Wien: Urban & Schwarzenberg 1929.

GEILER, GOTTFRIED: Die Synovialome. Berlin-Göttingen-Heidelberg: Springer 1961. — GORPE, A., u. M. DINCOZ: Ein Fall von Glomustumor. Tip Fak Mec. (Istanbul) **22**, 1402 — 1406 (1959) [Türkisch].

HÄBLER, C.: Experimentelle Untersuchungen über die Regeneration des Gelenkknorpels. Bruns' Beitr. klin. Chir. **134**, 602 (1925). — HENDERSON, M. S.: Loose bodies. Amer. J. orthop. Surg. **14**, 265 (1916); **16**, 498 (1918). — HENSCHEN, C.: Meniskuslipom als. indirekte

Ursache einer zur Spontanruptur führenden Abnützungsmeniskopathie. Zbl. Chir 1940, 1762. — HENSCHEN, C.: Monographische Studie über die Geschwülste der Menisken. Zbl. Chir. 1940, 1762. — HENSCHEN, C., u. G. MARK: Das Myxosarkom der Kniegelenkskapsel. Chirurg 10, 279 (1938). — HERZOG, G.: Die primären Knochengeschwülste. Aus: R. RÖSSLE, Handbuch der speziellen pathologischen Anatomie und Histologie, Bd. 9/V, S. 3. Berlin: Springer 1944. — HOLLDACK, F.: Operationsbefunde und -ergebnisse bei Kniebinnenverletzungen. Zbl. Chir. 1938, 126.

JAKOBY, E.: Erfahrungen bei Meniskusverletzungen, beim Scheibenmeniskus und Meniskusganglion. Arch. orthop. Unfall-Chir. 46, 290 (1954). — JONASCH, E.: Ein weiterer Fall einer Riesenzellgeschwulst im Kniegelenk. Arch. orthop. Unfall-Chir. 50, 611—612 (1959). — JONES, H. T.: Loose body formation in synovial osteochondromatosis, with special reference to the etiology and pathology. J. Bone Jt Surg. 6, 407 (1924).

KABELKA, M.: Proliferierendes Chondrom. Acta Chir. orthop. Traum. čech. 28, 14—18 (1961) [Tschechisch]. — KARTAL, ST.: Chondromatosis of the joint capsule. Surg. Gynec. Obstet. 51, 1 (1930). — KIENBÖCK, R.: Über die Osteochondromatose der Gelenke. Röntgenpraxis 3, 895 (1931); — Röntgendiagnostik der Knochen- und Gelenkkrankheiten, Bd. II, 1. Berlin 1938 (Literatur). — KOTT, B. V.: Eine seltene Geschwulst des Semilunarknorpels. Dtsch. Z. Chir. 202, 406 (1928).

LAARMANN, A.: Osteome des Kniegelenkmeniskus. Med. Welt, 1. Hj., 25, 1373—1374 (1960). — LANGE, F.: (bearbeitet von V. ABERLE). Lehrbuch der Orthopädie, S. 496. Jena: Gustav Fischer 1922. — LEXER, E.: Gelenkchondrome. Dtsch. Z. Chir. 88, 311 (1907). — LOTHEISEN, G., u. R. KIENBÖCK: Ein Fall von atypischer Gelenkchondromatose. Röntgenpraxis 3, 903 (1931).

MARTI: Zit. nach BÜRKLE DE LA CAMP. In: Handbuch der gesamten Unfallheilkunde, 2. Aufl., Bd. III, S. 293. Stuttgart: Ferdinand Enke 1956. — MASTRAGOSTINO, S., u. G. C. FARES: Synovial-Hämangiom des Kniegelenkes. Riv. Anat. pat. 15, 824—836 (1959) [Italienisch]. — MEYER, A. W., u. W. KOCH: Gelenktransplantation aus der Leiche. Zentr.-Org. ges. Chir. 45, 790 (1929). — MITELMAN, I. u. N., u. G. L. EMETS: Synoviome des Kniegelenkes. Ortop. Travm. Protez. 21, 76—78 (1960) [Russisch].

NILSSON, F.: Chondromatose. Langenbecks Arch. klin. Chir. 144, 458 (1927).

PAPADIA, L., u. R. CAGNAZZO: Angiome der Synovialmembran des Kniegelenkes. Minerva ortop. 11, 23—28 (1960) [Italienisch]. — PEDROCCA, A.: Osteochondromatosis of the knee and tarsus in a 14-mounth-old child. Minerva ortop. 12, 59—63 (1961) [Italienisch]. — PEDROCCA, A., u. T. BARDINI: Ewing Tumor: Mitteilung eines Falles. Minerva ortop. 11, 38—41 (1960) [Italienisch]. — POGLAYEN, C.: Zum Zusammenhang von Trauma und Tumor bei einem Fall von Spindelzellsarkom des Kniegelenkes. Minerva chir. 14, 895—899 (1959) [Italienisch].

RECH, H.: Zur Klinik des sogenannten malignen Synovialoms. Zbl. Chir. 1959, 1092. — REICHEL, J.: Chondromatose der Kniegelenkkapsel. Langenbecks Arch. klin. Chir. 61, 717 (1900). — REIF, G.: Beitrag zur diaphyso-epiphysialen Resektion bei Knochentumoren, insbesondere Riesenzellgeschwülsten im Kniegelenkbereich. Helv. chir. Acta 27, 382—396 (1960). — REIMANN, H., u. R. KIENBÖCK: Über Gelenks-Osteochondromatose mit Sarkombildung. Röntgenpraxis 3, 942 (1931). — RINALDI, C., u. G. VENERONI: Ein Angiom des lateralen Meniskus im Kniegelenk. Minerva ortop. 11, 142—146 (1960) [Italienisch]. — ROLANDO, L.: Condromatosi articolare. Policlinico, Sez. prat. 1932, 39.

SCHINZ, H. R., u. E. UEHLINGER: Zur Diagnose, Differentialdiagnose, Prognose und Therapie der primären Geschwülste und Zysten des Knochensystems. Ergebn. med. Strahlenforsch. 5, 387 (1931). — SCHRATTENBACH, V.: Zur Frage der Chondromatose. Röntgenpraxis 3, 776 (1931). — SCHULZ, P.: Zur Differentialdiagnose der Kniegelenkserkrankungen. Zbl. Chir. 1961, 1043—1047. — SKWARCZ, A.: Ein Angiom des Kniegelenkes. Chir. Narząd Ruchu 25, 509—514 (1960) [Polnisch]. — STEDTFELD, G.: Echte Lipome des Meniskus. Arch. orthop. Unfall-Chir. 47, 399 (1955). — STÖHR jr., PH.: Die Gewebe. In: Lehrbuch der Histologie. Berlin-Göttingen-Heidelberg: Springer 1951.

THELER, W.: Über das solitäre Gelenkchondrom. Fortschr. Röntgenstr. 52, 1 (1935). — TOBLER, TH.: Zur Kenntnis der Meniskustumoren. Bruns' Beitr. klin. Chir. 140, 545 (1927).

VINCENT, G., et J. VINCENT: L'ostéochondromatose synoviale du genou. J. soc. méd. Lille 49, 405 (1931).

WINTER, S.: Fibrolipoma of the knee. New York J. Med. 61, 1355—1357 (1961).

M. Arbeitsschäden im Bereich des Kniegelenkes
(Bezüglich Meniskusschäden wird auf das entsprechende Kapitel verwiesen)

BAADER, E.: Berufskrankheiten. München: Urban & Schwarzenberg 1960. — BOURRET, J., et H. FRAISSE: La maladie des caissons: contribution à l'étude des lésions osteoarticulaires des tubistes. Arch. Mal prof. 9 (1948).

DALE, J.: Bone necrosis in divers (Caisson disease). Acta chir. scand. **104**, 153 (1952). — DEAK, P., I. ROZSAHEGYI u. DEVAI: Echte spontane Abbildung des Gelenkspaltes bei Caissonarbeitern. Acta med. (Budapest) **8**, 125 (1955).

FULTON: Decompression Sickness. Philadelphia u. London 1951.

HELLER, R., W. MAGER u. H. v. SCHRÖTTER: Luftdruckerkrankung mit besonderer Berücksichtigung der Caissonkrankheit. Wien 1900. — HERGET, R.: Chronische Gelenkveränderungen bei Tauchern durch Drucklufteinwirkung. Langenbecks Arch. klin. Chir. **261**, 330 (1948); — Primäre Infarkte der langen Röhrenknochen durch lokale Zirkulationsstörungen. Zbl. Chir. **1952**, 32.

JAKOBSON: Caissonskrankheit. Moskau 1950 [Russisch].

LÖHR, K. u. J. SEUSING: Über die Taucherkrankheit. Ärztl. Wschr. **1952**, 7.

SOLER CANTO: Mal del Buzo. Med. Segur. Trab. **2**, 5 (1953).

N. Degenerative Veränderungen des Kniegelenkes

ALBERTAL, H.: Kniegelenksarthrose; Intraartikuläre Injektion von Hydrokortison. Sem. méd. (B. Aires) **113**, 1140 (1958) [Spanisch]. — ANDREESEN, R.: Über Verkalkung der Knorpelzwischenscheibe der Kniegelenke. Bruns' Beitr. klin. Chir. **158**, 75 (1933). — ARLET, J., u. A. BROUAT: Rugby und Gonarthrose. Rev. Rhum. **27**, 304—306 (1960) [Französisch].

BALENSWEIG, I.: Calcification of the semilunar cartilages of the knee joint. Surgery **2**, 120 (1937). — BEILER, K.: Meniskusverkalkung beider Kniegelenke auf nicht traumatischer Grundlage. Mschr. Unfallheilk. **40**, 118 (1933). — BENASSI, V., u. A. SALVAGNI: Arthroplastik und Hemiarthroplastik des Kniegelenkes. Minerva ortop. **11**, 355—368 (1960) [Italienisch]. — BOUILLET, R., u. P. VAN GAVER: Die Arthrose des Kniegelenkes. Acta orthop. belg. **27**, 5—187 (1961). — BRUCHHOLZ, H.: Knie- und Meniskusverkalkung im Röntgenbild. Röntgenpraxis **1**, 888 (1929). — BUCK, A.: Beitrag zur Diagnose und Differentialdiagnose der MeniscusVerkalkungen. Diss. Gießen 1940. — BUNJE, H.: Calcification of articular cartilage. J. Bone Jt Surg. B **38**, 874 (1956).

CAMERA, U.: Alcuni nuovi della chirurgia reparatrice dell'anca. Minerva ortop. **5**, 10 (1954). — CAVE, E.: Calcification in the menisci. J. Bone Jt Surg. **25**, 53 (1943). — CHRISTENSEN, J.: The results of patellcetomy in chondromalacia and arthrosis. Acta orthop. scand. **29**, 155 (1959). — COZZOLINO, A.: Die chirurgische Behandlung von Kniegelenksarthrosen. Arch. Ortop. (Milano) **73**, 153—160 (1960) [Italienisch].

ECK, T.: Meniscusverkalkungen und ihre Differentialdiagnose. Chirurg **11**, 547 (1939).

FABRO, G.: La calcificazione dei menischi articolari del ginocchio. G. med. Alto Adige **11**, 569 (1939). — FRANCON, F.: 3 Fälle von Meniskusverkalkungen des Kniegelenkes. Bull. Acad. nat. Méd. (Paris) **144**, 839—842 (1960) [Französisch]. — FRENSSEN, C.: Zur Behandlung der schweren Kniegelenksarthrosen. Z. Orthop. **92**, 300—301 (1959).

GARKISCH, E.: Traumatische Meniscusverkalkung. Röntgenpraxis **13**, 102 (1941). — GIES, J., D. E. MAUGEIS and J. BOURGUESDON: Value of the presentday treatments of gonarthrosis. Rev. Rhum. **28**, 255—258 (1961) [Französisch].

HAASE, W.: Die Arthrosis deformans nach Unfall. Med. Welt., Teil 2, **1944**, 763. — HACKENBROCH, M.: Arthrolyse und Arthroplastik. Verhandl. Dtsch. Orthop. Ges., 39. Kongr. Stuttgart 1952, S. 29; — Zur Problemathikder Arthroplastik. Schweiz. med. Wschr. **84**, 35 (1954); — Arthrodese, Arthroplastik, Arthrolyse. Arch. orthop. Unfall-Chir. **51**, 567 (1959/60). — HARMON, P.: Degenerative calcification in cartilage of the knee. J. Bone Jt Surg. **26**, 838 (1944). — HEINRICHSEN, A.: Meniskusverkalkung im Röntgenbild. Röntgenpraxis **4**, 403 (1932). — HERZOG, R.: Beobachtungen bei der Behandlung von Kniearthrosein mit Phosaden. Z. Orthop. **93**, 103—113 (1960). — HOFFA, A., u. G. A. WOLLENBERG: Arthrits deformans und sog. chron. Gelenkrheumatismus. Stuttgart 1918. — HOHMANN, G.: Fuß und Bein. München 1954. — HOULI, J., S. ROIMICHER, I. PACIORNIK and D. DE PAOLA: Synovial tissue in osteo-arthritis of the knee. Acta rheum. scand. **5**, 122—135 (1959). — HOULI, J., u. M. V. DE SOUZA: Papierelektrophoresen bei Kniegelenksarthrosen. Rev. Rhum. **27**, 91—93 (1960) [Französisch].

IDELBERGER, K.: Die Behandlung der Kniegelenksarthrose. Z. ärztl. Fortbild. **1963**, 700. — IHLENFELD, G.: Die Arthrosis deformans, Röntgenbild und klinische Erscheinungen. Zbl. Chir. **1948**, 1135. — ISRAELSKI, M.: Meniscus calcification. Amer. J. Roentgenol. **25**, 85 (1931).

JONASCH, E.: Die Verkalkung der Menisci des Kniegelenkes. Arch. orthop. Unfall-Chir. **51**, 659—660 (1959/60).

KEHR, M. J.: Comparison of intraarticular cortisone analogues in osteoarthritis of the knee. Ann. rheum. Dis. **18**, 325—328 (1959).

LANG, F.: Arthritis deformans und Spondylitis deformans. In: HENKE-LUBARSCH, Handbuch der speziellen Pathologie und Anatomie, Bd. IX, 2. Berlin: Springer 1934. — LANGE, M.: Arthrolyse und Arthroplastik. Verh. Dtsch. Orthop. Ges., 39. Kongr. Stuttgart 1952, S.

62. — Lassoie, A.: A propos des calcifications meniscales du genou. Acta orthop. belg. **16**, 283 (1950). — Livotti, P.: Die Bedeutung von Verkalkungen im Meniskus desKniegelenkes. Policlinico, Sez. prat. **66**, 876—879 (1959). — Loeffler, F.: Die operative Behandlung der schweren schmerzhaften Arthrose des Kniegelenkes. Zbl. Chir. **85**, 1020—1023 (1960).

Magnuson, F. B.: Surg. treatment of degenerative Arthritis. Surg. Gynec. Obstet. **73** (1941). — Matzke, H.: Die Kniegelenksarthrose und ihre Behandlung. Dtsch. med. Wschr. **85**, 1550—1553 (1960). — Mauclaire, N.: Ossification d'un menisque du genou. Bull. Soc. nat. Chir. **60**, 1125 (1934). — Meyer-Borstel, H.: Meniskusverkalkungen. Chirurg **3**, 424 (1931). — Müller, P.: Über Meniskusverkalkung im Röntgenbild. Zbl. Chir. **60**, 2055 (1933).

Oestern, H.: Die Spontanverkalkung der Menisken des Kniegelenkes. Langenbecks Arch. klin. Chir. **210**, 532 (1948).

Payr, E.: Der heutige Stand der Gelenkchirurgie. Langenbecks Arch. klin. Chir. **148**, 404 (1927). — Pommer, G.: Die funktionelle Theorie der Arthritis deformans vor dem Forum des Tierversuches und der pathologischen Anatomie. Arch. orthop. Unfall-Chir. **17** (1920); — Über die mikroskopischen Kennzeichen und die Entstehungsbedingungen der Arthritis deformans. Virchows Arch. path. Anat. **263**, 434 (1927); — Mikroskopische Untersuchungen über Gelenkgicht . Jena: Gustav Fischer 1929.

Ritter, U.: Zur Klinik und Röntgendiagnose der Meniskusverkalkung. Chirurg **23**, 22 (1952).

Schapiro, M.: Wenn man einen Kniegelenksmeniscus im Röntgenbild zu sehen bekommt. Zbl. Chir. **58**, 1436 (1931). — Schmitt, G. H.: Umbauzonen im Epiphysenbereich bei Arthrosis deformans und seniler Osteoporose. Fortschr. Röntgenstr. **71**, 483 (1949). — Schrop, F.: Zur Genese der primären Meniskusverkalkung. Fortschr. Röntgenstr. **76**, 202 (1952). — Schulte, F.: Beitrag zur Kenntnis der primären Meniskusverkalkung. Zbl. Chir. **75**, 214 (1950). — Schwarz, W.: Ein weiterer Fall von doppelseitiger Meniskusverkalkung im Röntgenbild. Röntgenpraxis **4**, 751 (1932). — Seyss, R.: Ein Beitrag zu den primären Verkalkungen der Menisci. Chirurg **25**, 38 (1954). — Shiers, L. G.: Arthroplasty of the knee: Interim report of a new method. J. BoneJt Surg. B **42**, 31—39 (1960). — Sonntag, H.: Meniskusverkalkung. Zbl. Chir. **55**, 2932 (1928). — Steindler, A.: Kinesiology of the human body. Oxford 1955. — Stoffel, A.: Ziele und Bewertung der Arthrodese. Klin. Wschr. **4**, 4 (1925).

Tobler, T.: Zur normalen und pathologischen Histologie des Kniegelenksmeniscus. Langenbecks Arch. klin. Chir. **177**, 483 (1933).

Wagner, W.: Meniskusverkalkungen. Zbl. Chir. **59**, 1197 (1932); — Über Meniscus-verkalkung. Röntgenpraxis **5**, 188 (1933). — Weaver, J.: Calcification and ossification of the menisci. J. Bone Jt Surg. **24**, 873 (1942). — Weichselbaum, A.: Die senilen Veränderungen der Gelenke. Wr. math.-naturw. S.-B. 75 (1877). — Weiss, K.: Über die Verdoppelung von Gelenkflächen bei Arthritis deformans. Fortschr. Röntgenstr. **61**, 240 (1940). — Werwarth, K.: Abnorme Klakablagerungen innerhalb des Kniegelenkes, ein Beitrag zur Frage der primären „Meniscopathie". Fortschr. Röntgenstr. **37**, 169 (1928). — Wolke, K.: Über Meniscus und Gelenkknorpelverkalkungen. Acta radiol. (Stockh.) **16**, 577 (1935).

Das Femoropatellargelenk und der Streckapparat

O. Einleitung

P. Anatomische, physiologische und funktionelle Vorbemerkungen über die Kniescheibe

Q. Angeborene Veränderungen

Baehr, F.: Die nierenförmige Kniescheibe. Zbl. Chir. u. Orthop. **10**, 344 (1916). — Bauer: Zit. nach de Montmoullin. — Benedetti, G. B., u. G. Canepa: Das anatomisch-histologische Bild der Patella partita. Arch. Ortop. (Milano) **72**, 1409—1421 (1959) [Italienisch]. — Bigazzi, G., u. G. Buraggi: Patella partita und iatrogene Zwischenfälle. Ann. Radiol. diagn. (Bologna) **32**, 449—463 (1960). — Blumensaat, C.: Patella bipartita — traumatische Spaltpatella — Patellarfraktur. Arch. orthop. Unfall-Chir. **32**, 263 (1932).

Dal Monte, A.: Patella partita. Chir. Organi Mov. **49**, 428—438 (1960) [Italienisch]. — Didiée, J.: Remargues sur un cas de fracture de la pointe de la rotule. Acta chir. scand. **68**, 278 (1931); — Fractures et fragmentations non traumatiques de la rotule. Presse méd. **1932**, 987; — Sémiologie radiologique de la rotule. Acta radiol. (Stockh.) **13**, 144 (1932). — Douarre, M.: Anomalies d'ossification de la rotule. Bull. Soc. nat. Chir. 8, 10 (1921).

Fleischner, F.: Gehört die Patella bipartita zum Kreis der Osteochondropathia juvenilis ? Fortschr. Röntgenstr. **31**, 209 (1923). — Fürmaier, A., u. A. Breit: Über die Röntgenologie des Femoro-Patellargelenkes mit besonderer Berücksichtigung der Diagnose der Chondropathia patellae. Arch. orthop. Unfall-Chir. **45**, 126 (1952).

Geissendörfer, H.: Die Bedeutung der geteilten Kniescheibe für den Truppenarzt. Dtsch. Militärarzt 8, 286 (1943). — Giordano, S.: Beitrag zur Diagnose der Patella partita. Klinische, röntgenologische und forensische Gesichtspunkte. G. Med. milit. **109**, 352—364 (1959) [Italienisch]. — GIUGIARO, A., u. E. GRASSI: Polimorphismus der Ossifikationszentren der Kniescheibe. Minerva pediat. **11**, 47—58 (1959). — GORZAWSKI, H.: Beitrag zur Ätiologie und Pathogenese der Patella partita, insbesondere ihre Beziehungen zu den aseptischen Nekrosen. Langenbecks Arch. klin. Chir. **188**, 538 (1937). — GRUBER, W.: In Bildungsanomalie mit Bildungshemmung begründete Bipartition beider Patellae eines jungen Subjektes. Virchows Arch. path. Anat. **94**, 358 (1883). — GYLLING, M.: Angeborenes beidseitiges Fehlen der Patella bei Zwillingsbrüdern. Duodecim (Helsinki) **75**, 296—300 (1959) [Finnisch].

HAENISCH, F.: Verdoppelung der Patella in sagittaler Richtung Fortschr. Röntgenstr. **33**, 678 (1925). — HOHMAN, G.: Bemerkenswerter Befund bei angeborenem, doppelseitigem Fehlen der Kniescheibe. Z. Orthop. **3**, 460 (1938). — HELBIG, G., u. H. ZEISEL: Über angeborene Mißbildungen der Kniescheibe. Z. Kinderheilk. **78**, 71 (1956).

JOACHIMSTHAL, G.: Über Struktur, Lage und Anomalien der menschlichen Kniescheibe. Langenbecks Arch. klin. Chir. **67**, 342 (1902); — Archiv und Atlas der normalen und pathologischen Anatomie. Fortschr. Röntgenstr., Erg.-Bd. 8 (1902); — Verdoppelung der Kniescheibe. Berl. klin. Wschr. **49**, 424 (1912). — JOHANSSON, S.: Eine bisher nicht beschriebene Erkrankung der Patella. Hygiea (Stockh.) **84**, 161 (1922); — Eine bisher anscheinend unbekannte Erkrankung der Patella. Z. orthop. Chir. **43**, 82 (1924).

KEMPSON, F. C.: Emargination of the patella. J. Anat. (Lond.) **36**, 419 (1902).

LARSEN, CHR.: Siehe SINDINGLARSEN. — MADLENER, M. J., u. H. R. PAAS: Über röntgenologisch feststellbare Deformierungen der Kniescheibe nach Patellarfrakturen. Fortschr. Röntgenstr. **41**, 38 (1930); — Über Patellarfrakturen und ihre Folgezustände unter besonderer Berücksichtigung der Arthritis deformans. Langenbecks Arch. klin. Chir. **156**, 445 (1930). — MAU, L.: Beitrag zur Pathologie der kindlichen Kniescheiben. Dtsch. Z. Chir. **228**, 261 (1930); — Osteopathia patellae. Verh. Dtsch. orthop. Ges. 334 (1931). — MERLE D'AUBIGNE, R., u. J. O. RAMADIER: Laterale Subluxation der Kniescheibe in arthrotischen Kniegelenken. Rev. Chir. orthop. **45**, 437—453 (1959) [Französisch]. — MONT-MOULLIN, B. DE: La chondromalacie de la rotule. Rev. Chir. orthop. **37**, 41 (1951). — MOREAU, L.: Les fractures méconnues de la rotule. Presse méd. **28**, 374 (1920). — MOUCHET, A.: Oste'ite de croissance de la rotule. Bull. Soc. nat. Chir. 1215 (1919); — Anomalies d'ossification de la rotule. Paris méd. **11**, 289 (1921).

ODERMATT, W.: Zwei- und Mehrteilung der Patella. Schweiz. med. Wschr. **1921** 1263.

PAAL, E.: Beiträge zur nichttraumatischen Teilung der Kniescheibe (Patella partita). Dtsch. Z. Chir. **237**, 626 (1932); — Beiträge zur nichttraumatischen Teilung der Kniescheibe (Patella partita). Arch. orthop. Unfall-Chir. **32**, 667 (1933). — PAAS, H. R.: Über eine seltene Form der Kniescheibenteilung (Patella bipartita) und ihre Beziehung zu anderen Erkrankungen des Skelettsystems. Langenbecks Arch. klin. Chir. **165**, 322 (1931); — Zur Frage der Patella partita und ihrer Entstehung unter besonderer Berücksichtigung der Schrägteilung. Dtsch. Z. Chir. **230**, 261 (1931); — Traumatische oder nichttraumatische Schrägteilung der Kniescheibe. Langenbecks Arch. klin. Chir. **171**, 605 (1932). — PAUS, N.: Ein Fall von Patella bipartita. Acta chir. scand. **61**, 44 (1927). — PYTEL, A.: Patella partita. Nov. khir. Arkh. **32**, 206 (1934). Ref. Zentr.-Org. ges. Chir. **77**, 80 (1936).

RISCHEL, A.: Bemerkungen über die Patella partita. Fortschr. Röntgenstr. **28**, 37 (1921/22).

SAUPE, E.: Beitrag zur Patella bipartita. Fortschr. Röntgenstr. **28**, 37 (1921/22). — SCHAER,: Die Patella partita (ausführliches Lit.-Verzeichnis). Ergebn. Chir. Orthop. **27**, 1 (1934). — SCHRÖDER, W.: Die mehrgeteilte Kniescheibe. Röntgenpraxis **11**, 230 (1939). — SIEMENS, W.: Patella bipartita. Dtsch. Z. Chir. **233**, 727 (1931); — Zur Histologie der Spaltlinien der Patella partita. Dtsch. Z. Chir. **239**, 715 (1933). — SINDING-LARSEN, CHR.: A hitherto unknown affection of the patella in children. Acta radiol. (Stockh.) **1**, 171 (1921). — SOMMER, R.: Zur nichttraumatischen Teilung der Kniescheibe. Bruns' Beitr. klin. Chir. **148**, 1 (1930). — STUCKE, K.: Die Patella partita in ihren Beziehungen zum Unfall und zur Wehrdienstbeschädigung. Mschr. Unfallheilk. **53**, 238 (1950). — SWATON, S., u. Z. HUBER: Patella duplex unilateralis congenita. Zbl. Chir. **85**, 2270—2274 (1960).

TODD, T., WINGATE and W. C. McCALLY: Defects of the patellar border. Ann. Surg. **74**, 775 (1921).

WIBERG, G.: Roentgenographic and anatomic studies on femoro-patellar joint, with special reference to chondromalacia patellae. Acta orthop. scand. **12**, 319 (1941). — WOLFF (Lüdenscheid): Zwei Fälle von angeborenen Mißbildungen. Münch. med. Wschr. **47**, 766 (1900). — WRIGHT, W.: A case of accessory patella in the human subject, with remarks on emargination of the patella. J. Anat. (Lond,) **38**, 65 (1904). — WUTH, E. A.: Über angeborenen Mangel sowie Herkunft und Zweck der Kniescheibe. Langenbecks Arch. klin. Chir. **58**, 900 (1899).

ZOHLEN: Spontanruptur bei Patella partita. Chirurg **19**, 137 (1940).

R. Entzündungen der Kniescheibe und des Streckapparates

ALFER, C. L.: Die Häufigkeit der Knochen- und Gelenktuberkulose in Beziehung auf Alter, Geschlecht, Stand und Erblichkeit. Bruns' Beitr. klin. Chir. 8, 277 (1892).

BACKER, L. TH.: Mitteilungen aus der chirurgischen Abteilung des Reichshospitals zu Christiania 1849. Fall von Fungus medullaris der Patella. Ref. Schmidts Jb. ges. Med. 70, 105 (1851). — BAUM, E. W.: Knochenbrüche bei Tabes. Dtsch. Z. Chir. 89, I (1907). — BERGER, P.: Exstirpation de la rotule pour une ostéite chronique d'emblée de cet os suivie de la conservation des mouvements de genou et de la restauration des fonctions du triceps fémoral. Bull. Acad. Méd. (Paris) 3, 65 (1901). Ref. Zbl. Chir. 1901, 583. — BLUMENSAAT, C.: Die entzündlichen Erkrankungen der Kniescheibe. Ergebn. Chir. Orthop. 29, 310 (1936). — BROEFELD: Zwei Fälle von Osteomyelitis der Patella. Duodecim (Helsinki) 279 (1921). — BURCKHARDT, H.: Über tuberkulöse und nichttuberkulöse chronische Gelenkerkrankungen. Chirurg 1, 145 (1929).

CHARCOT, A.: Des arthropathies. Gaz. Hôp. (Paris) 148, 150 (1880). — CHASIN, A.: Fälle aus der röntgenologischen Praxis. I. Lues patellae. II. Epiphysitis metacarpea. Röntgenpraxis 1, 361 (1929). — CHIARI, H.: Tuberkulöse Kavernenbildung in einer Patella. Unterelsäss. Ärztever. Straßburg, 23. März 1903. Ref. Dtsch. med. Wschr. 1907 II, 1355. — CHRISTO-PHER, F.: Acute osteomyelitis of the patella. J. Bone Jt Surg. 15, 1012 (1933). — CLAIR-MONT, P., O. WINTERSTEIN u. A. DIMTZA: Die Chirurgie der Tuberkulose. Berlin: S. Karger 1931. — CRAINZ,.: Sulla tuberculosi primitiva della rotula e sulla ricostruzione plastica della rotula col processu Dalla Vedova. 16. Ital. Orth. Kongr. Policlinico 1925, S. 48. Zbl. Chir. 1926, 2037. — CREITE,: Beitrag zur Pathologie der Kniescheibe. Dtsch. Z. Chir. 83, 179 (1906).

DUCUING, J.: Diagnostic, prognostic et traitement de l'ostéomyelite primitive de la rotule. Provence méd., 6 (1911). Ref. Zbl. Chir. 1912, 247. — DUGUET,: Zit. nach CREITE.

FRANCOIS,: Des ostéites primitives et isolées de la rotule. Thèse de Lyon 1888. — FRAN-KENTHAL, L.: Pathologische Luxationen im Kniegelenk bei tabischen Arthropathien. Dtsch. Z. Chir. 155, 289 (1920). — FRIEDLÄNDER, F. R.: Lehrbuch der speziellen Chirurgie von HOCHENEGG-PAYR, Bd. 2, S. 971. Berlin: Urban & Schwarzenberg 1927. — FRIED-RICH, H.: Über die Differentialdiagnose der chirurgischen Tuberkulose (Unspezifische Gelenkerkrankungen, primär chronische Osteomyelitis, Perthes'sche Hüfterkrankung und verwandte Krankheitsbilder, atypische Formen von Meniskuszerreißung, Sklerose des Knie-gelenkfettkörpers, generalisierte Drüsenerkrankungen). Bruns' Beitr. klin. Chir. 136, 56 (1926). — FRÖHNER, E.: Die Osteomyelitis der kurzen und platten Knochen. Bruns' Beitr. klin. Chir. 5, 79 (1889). — FRUMKIN, A. P.: Lues patellae. Fortschr. Röntgenstr. 36, 39 (1927).

GANGOLPHE, M.: Contributation à l'étude des localisations osseuses de la syphilis tertiaire, de l'ostéomyelite des os longs. Ref. Virchow-Hirsch' Jber. 524, 528 (1884). — GOSSELIN: Zit. nach P. BERGER. — GOTTSTEIN: Kniescheibenbruch bei einem Tabiker. Breslau chir. Ges., 12. Mai 1911. Ref. Zbl. Chir. 1911, 1119. — GRÜNEBERG,: Akute Osteomyelitis der Patella. Altona ärztl. Ver., 19. April 1905. Ref. Münch. med. Wschr. 1905 II, 1609. — GRUNERT: Über pathologische Frakturen (Spontanfrakturen). Dtsch. Z. Chir. 76, 245 (1905).

HAAGA, P.: Beiträge zur Statistik der akuten spontanen Osteomyelitis der langen Röhren-knochen. Bruns' Beitr. klin. Chir. 5, 49 (1889). — HERMANS, A. G. J.: Over Tuberculose der Knieschijf. Ned. T. Geneesk. 1, 2 (1925). Ref. Zbl. Chir. 1925, 1566.

JÉAN, G.: Tuberculose extra-articulaire de la face postérieure de la ponte de la rotule. Rev. Orthop. 8, 393 (1921). — JOHANSSON, S.: Knochen- und Gelenktuberkulose im Kindes-alter. Jena: Gustav Fischer 1906; — A case of acute septic osteomyelitis of the patella. Acta chir. scand. 52, 292 (1919); — Eine bisher anscheinend unbekannte Erkrankung der Kniescheibe. Z. orthop. Chir. 43, 82 (1924).

KIENBÖCK, R.: Über die Sarkome der Patella. Fortschr. Röntgenstr. 32, 517 (1924). — KIRMISSON: Über primäre Tuberkulose der Patella. J. Prat. (Paris), 48 (1908). Ref. Wien. klin. Wschr. 1909 I, 246. — KÖHLER, A.: Über eine häufige, bisher anscheinend unbekannte Erkrankung einzelner kindlicher Knochen. Münch. med. Wschr. 1908 II, 1923. — KÖNIG, FRANZ: Die spezielle Tuberkulose der Knochen und Gelenke. I. Das Kniegelenk. Berlin: August Hirschwald 1896. — KÖNIG, FRITZ: Patellartuberkulose. In: KIRSCHNER-NORDMANN, Die Chirurgie, Bd. 2, S. 1388. Berlin: Urban & Schwarzenberg 1930. — KOETZLE: Lues der Kniescheibe. Mschr. Unfallheilk. 39, 23 (1932). — KOPSTEIN, G.: Zur Klinik und Röntgen-diagnose der Patellartuberkulose. Fortschr. Röntgenstr. 43, 476 (1931).

LANNELONGUE, O.: De l'ostéomyelite aiguë pendent la croissance. Paris 1879. Ref. Zbl. Chir. 1880, 763. — LAUMHEIMER,: Periartikuläre Pneumokokkeneiterungen. Mit Grenzgeb. Med. Chir. 21, 599 (1910). — LENTZ, MAX: Die Tuberkulose der Patella. Inaug.-Diss. Bonn 1922. — LEONTE, C., u. JORGULESCO: Abszesse im M. quadrizeps. Rev. Chir. (Paris) 44, 369 (1941). Ref. Zentr.-Org. ges. Chir. 105, 201 (1942). — LEVIT, J.: Exstirpation der Patella wegen Tuberkulose. Langenbecks Arch. klin. Chir. **164**, 644 (1931). — LEXER, E.: Zur experimentellen Erzeugung osteomyelitischer Herde. Langenbecks Arch. klin. Chir. **48**, 181 (1894); — Die Entstehung entzündlicher Knochenherde und ihre Beziehung zu den Arterienverzweigungen der Knochen. Langenbecks Arch. klin. Chir. **71**, 1 (1903); — Weitere Untersuchungen über Knochenarterien und ihre Bedeutung für krankhafte Vorgänge. Langenbecks Arch. klin. Chir. **73**, 481 (1904). — LINOW, F.: Ein seltenes Röntgenogramm der Kniescheibe. Mschr. Unfallheilk. **38**, 394 (1931). — LUDLOFF, K.: Zur Pathologie des Kniegelenkes. Verh. dtsch. Ges. Chir. **39**, 223 (1910).

MAJET,: Lues der Kniescheibe. Presse méd. **22**, 482 (1914). — MARTIN, J. R., and N. T. HORWITZ: Osteomyelitis of the Patella. Amer. J. Surg. **29**, 287 (1935). — MÉNARD: Tuberculose primitive de la rotule. Rev. Chir. (Paris) 11 (1890). — MOUCHET, A.: Ostéomyelitis de la rotule. Bull. méd. (Paris) **35**, 976 (1921). — MOURE,: Arthrite sporotrichosique du genou. Bull. Soc. Méd. Paris 948 (1909). — MOURGUES, G. DE, SCHNEPP u. BONNIER: Primäre Tuberkulose der Patella. Lyon chir. **56**, 931—933 (1960) [Französisch]. — MÜLLER, W.: Die akute Osteomyelitis der Gelenkgebiete. Dtsch. Z. Chir. **21**, 470 (1885). — MURARD, J.: Mycose de la rotule. Rev. Orthop. **21**, 138 (1934).

NASSE, N.: Gonorrhoische Entzündung der Gelenke, Sehnenscheiden und Schleimbeutel. Samml. klin. Vortr. **181**, 210 (1897/98); — Die chirurgischen Erkrankungen der unteren Extremitäten. In: Deutsche Chirurgie, Bd. 66, S. 261. Stuttgart: Ferdinand Enke 1910.

OLLIER,: Sur la résection du genou. Bull. Acad. 20 (1889).

PAAS, H. R.: Die isolierte Syphilis der Kniescheibe. Dtsch. Z. Chir. **244**, 452 (1935). — PARTSCH: Osteomyelitis der Patella. Dtsch. med. Wschr. 1912 II, 1460. — PENDL, F.: Die isolierte tuberkulöse Erkrankung der Patella und ihre Behandlung. Südostdtsch. chir. Verslg Breslau 26. Juni 1926. Ref. Münch. med. Wschr. 1926 II, 1345; — Tuberkulose der Patella. Südostdtsch. chir. Verslg 26. Juni 1926. Ref. Zbl. Chir. **1926**, 2821; — Tuberkulöser, in das Kniegelenk durchgebrochener Herd der Patella. Transartikuläre Plombierung. Bruns' Beitr. klin. Chir. **139** 170 (1927). — PERRIN, H., et J. PARISOT: Fractures spontanées de la rotule au Osteomyelitis patellae. Fortschr. Röntgenstr. **90**, 770 (1959). — PIRRONE, A.: La tuberculosi primitiva della rotula (Studio clinico a anatomo chirurgico). Ricostituzione rotulea can autocours du tabis dorsalis. Provence méd. (1906). Ref. Zbl. Chir. **1906**, 814. — PICKHAN, A.: trapianto oseo (metodo Leotta). Chir. Organi Mov. **16**, 324 (1931).

REICHEL, P.: In: GARRÉ, KÜTTNER u. LEXER, Handbuch der praktischen Chirurgie, 5. Aufl., Bd. 6. Stuttgart: Ferdinand Enke 1929. — ROCHER: A propos d'un cas d'ostéomyelite aiguë de la rotule. J. Prat. (Paris) **38**, 65 (1924). — RÖPKE, W.: Zur Kenntnis der Tuberkulose und Osteomyelitis der Patella. Langenbecks Arch. klin. Chir. **73**, 492 (1904). — ROSENBACH, F.: Die akute Osteomyelitis der Patella. Langenbecks Arch. klin. Chir. **119**, 403 (1922).

SAGEL, J.: Acute osteomyelitis (osteitis) of the patella. A case report. J. Bone Jt Surg. **16**, 959 (1934). — SCHOENE: Zwei Fälle von Arthropathie bei Tabes. Diss. Halle 1895. — SCHOONHEID, P. H.: Die Resultate der chirurgischen Behandlung neuropathischer Gelenkaffektionen. Inaug.-Diss. Heidelberg 1894. — SCHWARZ, J.: Über entzündliche Erkrankungen und Neubildungen der Kniescheibe. Inaug.-Diss. Königsberg 1909. — SINDING-LARSEN, CHR.: A hitherto unknown affection of the patella in children. Acta radiol. (Stockh.) **1**, 171 (1921).

TRENDEL: Beiträge zur Kenntnis der akuten infektiösen Osteomyelitis und ihrer Folgeerscheinungen. Bruns' Beitr. klin. Chir. **41**, 607 (1904).

VOGELMANN, R.: Isolierte tuberkulöse Knochenherde. Fortschr. Röntgenstr. **13**, 86 (1908).

WALTHER, H.: Osteomyelitis der Patella. Langenbecks Arch. klin. Chir. **108**, 371 (1917). — WILDE, M.: Über tabische Gelenkerkrankungen. Dtsch. Z. Chir. **65**, 487 (1902). — WÜRTHENAU, V.: Jahresbericht der Heidelberger Klinik, 1898. Bruns' Beitr. klin. Chir. **26**, 225 (1900).

ZELLER: Diskussion zu COHN. Dtsch. med. Wschr. **1905**, 729. — ZESAS, D. G.: Beiträge zur Pathologie der Kniescheibe. Arch. orthop. Unfall-Chir. **8**, 279 (1910).

S. *Verletzungen des Streckapparates*
(ausgenommen Verrenkungen der Kniescheibe. Diesbezügliche Literatur s. S. 430)

ALBEE, F.: Ununited fracture of the patella and of the olecranon. Surg. Gynec. Obstet. **28**, 422 (1919). — ALBERTINI, B.: Considerazioni sub trattamento cruento della fratture della rotula. Riv. Infort. Mal. prof. **4**, 831 (1933). — ALLEN, A.: Fractures of the patella. J. Bone Jt Surg. **16**, 640 (1934). — ANDERSEN, P. T.: Treatment of recurrent dislocation of the patella by the method of MacCARROLL and SCHWARTZMANN. Acta chir. scand. **117**, 252—257 (1959). — AUSTONI, A., e G. AUSTONI: Rottura totale soprarotulea del tendine de quadricipite. Chir. Organi **20**, 381 (1936). — AXHAUSEN, G., u. J. PELS: Experimentelle Beiträge zur Genese der Arthritis deformans. Dtsch. Z. Chir. **110**, 515 (1911).

BARKER, A. E.: Permanent subcutaneous suture of the patella for recent fracture. Ref. Zbl. Chir. **19**, 589 (1892); — Zur Frage der Patellarnaht. Langenbecks Arch. klin. Chir. **63**, 970—975 (1901). — BARTHELS, C.: Über sekundäre Patellarfrakturen. Bruns' Beitr. klin. Chir.

153, 233 (1931). — Baum, E. W.: Zur Technik und Nachbehandlung der Patellarnaht. Dtsch. Z. Chir. **104**, 375 (1910). — Baumgart, R.: Ein Beispiel für die Verwendung der Vastus-Plastik nach Uppleger bei schweren direkten Patellarfrakturen. Zbl. Chir. **81**, 1206 (1956). — Bedetti, D., e. Tranquilli-Leali: Contributo clinico-radiologico allo studio della osteocondrosi dissecante della rotula. Riv. infort. mal. profes. Roma 5 (1951). — Bergmann, E.v.: Ein Vorschlag zur Behandlung veralteter Querbrüche der Patella. Dtsch. med. Wschr. **13**, 1 (1887); — Ein Fall von Kniescheibenbruch. Ref. Zbl. Chir. B. **18**, 812 (1891). — Bianchi, M.: Le fratture longitudinali della rotula. Arch. orthop. (Milano) **70**, 38 (1957). — Blecher,: Über sekundäre Kniescheibenbrüche nach Schädigung der Oberschenkelmuskulatur. Langenbecks Arch. klin. Chir. **124**, 192 (1923). — Blodgett, W. E., and R. D. Fairschild: Results of total and partial excision of patella for acute fracture. J. Amer. med. Ass. **106**, 2121 (1936). — Blumensaat, C.: Die Lageabweichungen und Verrenkungen der Kniescheibe. Ergebn. Chir. Orthop. **31**, 149 (1938). — Böhler, J.: Behandlung der Kniescheibenbrüche. Dtsch. med. Wschr. **25**, 1209 (1961). — Böhler, L.: Die Technik der Knochenbruchbehandlung. Wien: Wilhelm Maudrich 1956. — Boit, H.: Behandlung der offenen Kniescheibenbrüche. Zbl. Chir. **59**, 2694 (1932). — Boyd, H. O., and B. L. Hewkins: Patellectomy. Surg. Gynec. Obstet. **86**, 357 (1948). — Brockmann, E. P.: Fractures and dislocation of the patella. Brit. med. J. **1930** II, 963. — Brooke, R.: Removal of patella for simple fracture. Proc. roy. Soc. Med. **24**, 733 (1937); — The treatment of fractured patella by excision. Proc. roy. Soc. Med. **30**, 203 (1937); — Treatment of fractured patella by excision. Brit. J. Surg. **24**, 733 (1937); — Fractures patella. Brit. med. J. **1946** I, 231. — Brunner, C.: Über Behandlung und Endresultate der Querbrüche der Patella. Dtsch. Z. Chir. **23**, 23 (1886). — Bruns, P. v.: Über die veralteten, schlecht geheilten Kniescheibenbrüche. Bruns' Beitr. klin. Chir. **3**, 303 (1888).

Campbell, W.: Fracture of patella. South. pract. Nashville **28**, 401 (1935); — Operative orthopedies. London: Newy Kimpton 1939. — Carter, C., and R. Sweetnam: Recurrent dislocation of the patella and of the shoulder. Their association with familial joint laxity. J. Bone Jt Surg. B **42**, 721—727 (1960). — Cave, E. F., and C. P. Rowe: The patella. Its importance in the dérangement of the knee. J. Bone Jt Surg. A **32**, 542 (1950). — Ceci, A.: Eine neue Operation der Patellarfraktur. Dtsch. Z. Chir. **23**, 285 (1885). — Chapchal, G.: Habituelle Patellarluxation. Ned. T. Geneesk **1954**, 3040. — Chaput, H.: Fracture de rotule traité par la simple suture des ailerons. Ref. Zbl. Chir. **29**, 1127 (1902). — Colm, N. E.: Total and partial patellectomy. Surg. Gynec. Obstet. **79**, 526 (1944). — Corner, E.: Figures about fractures and refractures of the patella. Ann. Surg. **52**, 707 (1910). — Cotta, H.: Zur Therapie der habituellen Patellarluxation. Arch. orthop. Unfall-Chir. **51**, 265—271 (1959). — Crick, A.: Le massage et la suture osseusse dans les fractures de la rotule. Ref. Zbl. Chir. **23**, 774—913 (1896).

Dellepiane, G. B.: Ein Beitrag zur Kenntnis des senkrechten Kniescheibenbruches. Minerva chir. **5**, 124 (1950). — Dencks, L.: Zur Behandlung der kongenitalen Kniescheibenluxation. Zbl. Chir. **19**, 1035 (1925). — De Nio, A. E., and O. C. Hudson: An end result study of patellectomy. Amer. J. Surg. **94**, 62 (1957). — Dennis, F. S.: Treatment of fractures of patella by the metallic suture. N.Y. St. J. Med. **43**, 372 (1886). — De Palma, A. F., and J. Flymen: Joint changes following experimental partial and total patellectomy. J. Bone Jt Surg. A **40**, 395 (1958). — Dethloff, J.: Behandlungsergebnisse verschiedener Operationsmethoden bei Patellafrakturen. Acta orthop. scand. **25**, 296 (1956). — Devas, M. B.: Stress fractures of the patella. J. Bone Jt Surg. B **42**, 71—74 (1960). — Dickson, J. A.: Treatment of fracture for the patella. Cleveland Clin. Quart. **8**, 154 (1941). — Dobbie, R. P., and S. Ryeson: The treatment of fractures, patella excision. Amer. J. Surg. **55**, 339 (1942). — Doberauer, G.: Die Behandlung der Patellarfrakturen in Wölfler's Klinik. Bruns' Beitr. klin. Chir. **46**, 547 (1905). — Dodd, H.: Fractures patella treated by excision of fragments. Lancet **1939** II, 130. — Dostál, J., u. K. Typovský: Výsledky léčeni zloměnin češky Patelektomii a suturou. Acta Chir. orthop. Traum. čech. **25** (6), 441 (1958). — Duè, G., e G. M. Brighenti: Sulla frattura verticale della rotula contributo clinico. Arch. Orthop. (Milano) **69**, 373 (1956). — Duthie, H. L., and J. R. Hutchinson: The results of partial and total excision of the patella. J. Bone Jt Surg. B **40**, 75 (1958).

Eberhardt, K.: Über die Erfolge der operativen Behandlung der Patellarfraktur nach Schultze-Duisburg. Diss. Berlin 1934. — Enzler, G.: Die Patellarfrakturen der Jahre 1911 bis 1934 aus dem Krankenspital Aaron. Zbl. Chir. **1937**, 82.

Farill, J.: Tratamiento delas fracturas de la rotula. Rev. mex. Cirug. Ginec. Cáncer **10**, 540 (1938). — Fehr, A. M.: Über die Exzision der Patella bei Kniescheibenbrüchen. Z. Unfallmed. Berufskr. **44**, 258 (1951). — Feldmann, G.: Zur Technik der Kniescheibennaht. Zbl. Chir. **63**, 2152 (1936). — Felsenreich, F.: Berücksichtigung der Wiederherstellung des Muskelgleichgewichtes bei Operationen kongenitaler Patellarluxationen. Dtsch. Z. Chir. **231**, 559 (1931). — Finsterer, H.: Zur Kenntnis der Luxation der Patella. Bruns' Beitr. klin. Chir. **62**, 453 (1909). — Fischer, H.: Ein Fall von doppelseitiger Patellarfraktur als Beitrag zur Chirurgie der Kniescheibenbrüche. Diss. München 1920. — Fiume, M.: Patellektomie bei der rezidivierenden Patellarluxation. Minerva ortop. 5, 174 (1954); — Kniescheibenfesselung nach Galeazzi bei der habituellen Patellarluxation. Ref. Z. Orthop. 89, 284 (1957). — Forgon, M.: Die Behandlung querer Kniescheibenbrüche mit Kompression der Fragmente. Chirurg 30, 362—365 (1959). — Friberg, St.: Preliminära erfarenheter av patellarexstirpationer. Svenska Läk.-Tidn. 1939, 31; — Über Totalexstirpation der Patella. Acta chir. scand. 85, 361 (1941). — Friedland, E.: Zur Therapie der lateralen Patellarluxation. Arch. orthop. Unfall-Chir. 23, 352 (1925). — Friedrich, R.: Behandlungsergebnisse der Patellarfrakturen. Langenbecks Arch. klin. Chir. 174, 747 (1933). — Fründ, R.: Ein Beitrag zur habituellen und angeborenen Luxation der Patella. Z. Orthop. 83, 253 (1953). — Fürmaier, A.: Beitrag zur Mechanik der Patella und des Gesamtkniegelenkes. Arch. orthop. Unfall-Chir. 46, 78 (1953);— Beitrag zur Ätiologie und Therapie der habituellen kongenitalen Patellarluxation. Arch. orthop. Unfall-Chir. 46, 362 (1954). — Fürmaier, A., u. A. Breit: Über die Röntgenologie des Femoro-Patellargelenkes mit besonderer Berücksichtigung der Diagnose der Chondropathia patellae. Arch. orthop. Unfall-Chir. 45, 126 (1952).

Gelbke, H.: Tierexperimentelle Untersuchungen zur Frage des enchondralen Knochenwachstums unter Zug. Langenbecks Arch. klin. Chir. 266, 271 (1950). — Ghetti, L.: Considerazioni medico legali su postumi invalidanti di frattura della rotula. Acta Med. leg. soc. (Liège) 11 (1), 51 (1958). — Giordano, L.: Trümmerbrüche der Kniescheibe und die Ferraresi-Methode. Friuli med. 14, 777—784 (1959) [Italienisch]. — Gumpel, F.: Zur Behandlung der posttraumatischen Verknöcherung des Kniescheibenbandes. Zbl. Chir. 46, 2451 (1939).

Hachez-Lebblanc, M.: Ostéosynthèse de rotule et cerclage fonctionnel. Acta orthop. belg. 24, 107 (1958). — Hertzler, A.: A pin methode for the approximation of the fragments in fractured patella. Surg. Gynec. Obstet. 32, 273 (1921). — Hipps, H. E.: Surgical repair of patellarfractures. Comparative analysis of various technics. Amer. J. Surg. 101, 198—202 (1961). — Hoffmeister, E.: Die Operation der habituellen Luxation der Patella. Zbl. Chir. 55, 65 (1928). — Hohman, G.: Bemerkenswerter Befund bei angeborenem doppelseitigem Fehlen der Kniescheibe. Z. Orthop. 3, 460 (1938); — Fuß und Bein. München: J. F. Bergmann 1951. — Hübscher, E.: Über Operationen bei habituellen Luxationen der Kniescheibe. Z. orthop. Chir. 24, 1 (1909). — Hütten, F. v. d.: Zur Behandlung der Kniescheibenbrüche. Bruns' Beitr. klin. Chir. 121, 687 (1921).

Jaerisch, G.: Beitrag zur Therapie der Patellarfrakturen mit offener Naht. Diss. Rostock 1919. — Järvinen, A.: Über die Kniescheibenbrüche und ihre Behandlung mit besonderer Berücksichtigung der Dauerresultate im Lichte der Nachuntersuchungen. ActaSoc. Med. „Duodecim" 32, 80 (1942). — Jensenius, H.: On the result of excision of the fractured patella. Acta chir. scand. 102, 275 (1951). — Justus, G.: Die anatomischen Varianten in der röntgenologischen Differentialdiagnose der Kniescheibenbrüche. Radiol. clin. (Basel) 27, 234 (1958).

Kästner, H.: Kniescheibenbrüche, ihre Behandlung und Vorhersage. Ergebn. Chir. Orthop. 17, 240 (1924). — Kaiser, G.: Die habituelle Patellarluxation und deren operative Behandlung. Orthopädie 1, 1 (1955). — Kalenscher, H.: Beiträge zur konservativen Behandlung der frischen Kniescheibenbrüche. Bruns' Beitr. klin. Chir. 164, 460 (1929). — Keefe: A case of subcutaneous suture of a fractured patella. Ref. Zbl. Chir. 23, 919 (1896). — Keller, E. A.: Zur Frage der partiellen oder totalen Patellektomie. Mschr. Unfallheilk. 61, 172 (1958). — Kerckhove, J. R. van de: Erfahrungen mit Totalexstirpationen der Patella: Bericht über 21 Fälle von Patellektomien. Ned. T. Geneesk 104, 1938—1942 (1960) [Holländisch]. — Kiesselbach, A.: Anatomische Bemerkungen zur Verlagerung der Ansatzstelle des Ligamentum patellae bei Patellarluxation. Z. Orthop. 87, 240 (1956). — Kindler, H.: Zur operativen Therapie der rezidivierenden Patellarluxation. Zbl. Chir. 76, 989 (1951). — Kirsch, J.: Die primäre Drahtnaht der kompletten Patellafraktur. Chirurg 13, 726 (1941). — Knackstedt, A.: Patellarfrakturen. Diss. Greifswald 1924. — Kocher, Th.: Zur Behandlung der Patellarfraktur. Zbl. Chir. 7, 321 (1880). — Koeher, K.: Zur Behandlung der Patellafraktur. Zbl. Chir. 7, 20 (1880). — Köhlein, H., u. S. Weller: Über Frakturen im Bereich des Kniegelenkes. Zbl. Chir. 11, 849 (1961). — König, E.: Zur Behandlung der habituellen Kniescheibenverrenkung. Chirurg 5, 301 (1950). — Kolb, W. F.: Die primäre Naht bei offener Patellarfraktur. Diss. Freiburg 1926. — Kovanda, M., u. Z. Rott: Habituelle Luxation der Patella. Acta chir. orthop. Traum. čech. 28, 115—117 (1961) [Tschechisch]. — Krogius, A.: Zur operativen Behandlung der habituellen Luxation der Kniescheibe. Zbl. Chir. 31, 254 (1904). — Kuchendorf, H.: Drei Fälle von Längsbrüchen der Kniescheibe mittels schräger Durchleuchtung festgestellt. Fortschr. Röntgenstr. 15, 368 (1910). — Kümmerle, F., u. S. Weller: Über die Indikation zur Patellektomie. Mschr. Unfallheilk. 2, 55 (1960); — Über die Indikation zur Patellektomie. Klin. Med. (Wien) 15, 579—581 (1960).

Lange, F.: Lehrbuch der Orthopädie, 3. Aufl., S. 542. Jena: Gustav Fischer 1928. — Lange, M.: Die operative Behandlung der gewohnheitsmäßigen Verrenkung an Schulter, Knie und Fuß. Z. Orthop. 75, 162 (1944); — Orthopädisch-chirurgische Operationslehre. München: J. F. Bergmann 1951. — Lanz, T.: Sehnenplastik bei habitueller Luxation der Patella. Korresp.- Bl. schweiz. Ärz. (Basel) 279 (1904); — Zbl. Chir. 31, 829 (1904). — Lanz, T. v., u. W.

Wachsmuth: Praktische Anatomie. Berlin: Springer 1938. — Lauper: Über Refractura patellae. Korresp.-Bl. schweiz. Ärz. Nr 10 (1904). — Lenkovic, M.: Kniescheibenbrüche. Acta chir. jugosl. 7, 219—226 (1960) [Serbisch]. — Lerch, H.: Eine Bandage bei habitueller Patellarluxation. Z. Orthop. 78, 395 (1949). — Lewis, G. B., and A. Holstein: End results in patellectomy. Bull. Hosp. Jt Dis. (N.Y.) 21, 71—74 (1960). — Lewisohn, R.: Zur Frage der Naht bei Patellarfrakturen. Bruns' Beitr. klin. Chir. 52, 197 (1907). — Lexer, E.: Wiederherstellungschirurgie, 2. Aufl., Bd. II, S. 822. Leipzig: Johann Ambrosius Barth 1931. — Link, K. H.: Über Heilung von Kniescheibenbrüchen. Langenbecks Arch. klin. Chir. 179, 290 (1934). — Lister, A.: A new operation for fractures of the patella. Brit. med. J. 1877 II, 850. — Lotheissen, G.: Ist die Kniescheibe unbedingt notwendig? Med. Klin. 36, 735 (1940).

MacDonald: The treatment of fracture of the patella by immediate suture. Ref. Zbl. Chir. 25, 1298 (1898). — Madlener, J.: Arthritis deformans nach Patellarfrakturen. Zbl. Chir. 36, 2274 (1929). — Madlener, J., u. H. Paas: Über Patellafrakturen und ihre Folgezustände. Langenbecks Arch. klin. Chir. 156, 445 (1929). — Manfredi, L., u. N. Oricchio: Frakturen der Kniescheibe, Therapie und Ergebnisse. Minerva ortop. 10, 375—376 (1959) [Italienisch]. — Matti, R.: Die Knochenbrüche I und II. Berlin: Springer 1922. — McAnsland, W. R.: Total excision of patella for fracture. Amer. J. Surg. 72, 510 (1946). — McMahon, C. G.: Operative treatment fracture patella. Neb. St. med. J. 20, 368 (1935). — Meekison, D. M.: Undescribed fracture of patella. Brit. J. Surg. 25, 64 (1937). — Meissner, K.: Bis zu welchem Lebensalter soll man Kniescheibenbrüche operieren? Zbl. Chir. 64, 2685 (1937). — Micca, A. B., and M. Teramo: Vertical fractures of patella. Policlinico, Sez. chir. 45, 53 (1938). — Miltner, L. J.: Treatment of fractures of the patella by partial excision of the fragments. Amer. J. Surg. 53, 232 (1939). — Moberg, E.: On the operative therapy and prognosis in fractures of the patella. Acta chir. scand. 90, 417 (1940). — Mourgues, G. de, F. Chamouton u. R. Chatin: Die Behandlung veralteter Patellarfrakturen mit Osteosynthese und Quadrizepslösung. Lyon chir. 56, 568—569 (1960) [Französisch]. — Müller, H.: Die Behandlungsmethoden der Kniescheibenbrüche. Diss. Berlin 1892. — Murphy, J. J.: Bilateral fracture of the patella. Brit. med. J. 1943 I, 725. — Myron, H.: Fractures of the patella. Amer. J. Surg. 38, 628 (1937).

Nikolai, N.: Die traumatische Kniescheibenverrenkung und ihre Folgen. Mschr. Unfallheilk. 63, 215—224 (1960); — Ungewöhnliche Torsions-Luxation der Patella. Mschr. Unfallheilk. 64, 107—110 (1961).

Ober, F. R.: Fracture of patella. Zbl. Chir. 1933, 60. — Obermayr, E.: Abrißbruch bei der Ansätze des Ligamentum patellae proprium. Arch. orthop. Unfall-Chir. 47, 141 (1955). — O'Donoghue, D. H.: The place of patellectomy in treatment of fractures of the patella. Sth. Surg. 15, 640 (1949); — Treatment of fractures of the patella. Northw. Med. (Seattle) 57 (12), 1592 (1958). — Oehlecker, F.: Resultate blutiger und unblutiger Behandlung von Patellafrakturen. Langenbecks Arch. klin. Chir. 77, 750 (1905).

Panissa, U.: Le fratture di rotula. Rass. int. Clin. Ter. 36, 692 (1956). — Pap, K.: Zur funktionellen Behandlung der Kniescheibenbrüche. Arch. orthop. Unfall-Chir. 52, 71 (1960). — Paschal, J., R. Glormley and M. Dockerty: Old united and uni ted fractures of the patella. Surgery 26, 777 (1949). — Paschold, K.: Über Patellarfrakturen und ihre Behandlungsergebnisse unter besonderer Berücksichtigung der Arthrosis deformans. Zbl. Chir. 83, 1532 (1958). — Payr, E.: Über Wesen und Ursachen der Versteifung des Kniegelenkes nach langdauernder Ruhigstellung und neue Wege zu ihrer Behandlung. Münch. med. Wschr. 64, 673 (1917); — Zur operativen Behandlung der Kniegelenksteife nach langdauernder Ruhigstellung. Zbl. Chir. 44, 809 (1917). — Pedbocca, A., e G. Pisani: Spätresultate der Methode Camera zur Behandlung der habituellen Patellarluxation. Minerva orthop. 5, 190 (1954). — Perthes, H.: Zur Pathologie und Operation der habituellen Luxation der Patella. Zbl. Chir. 12, 233 (1917). — Pfab, B.: Über die operative Behandlung der Patellarfraktur. Langenbecks Arch. klin. Chir. 160, 757 (1930). — Pfister, F.: Über die Operationsbehandlung von Patellarfrakturen. Diss. Würzburg 1932. — Pietrogrande, V.: Die Technik von Marino-Zucco in der Behandlung der habituellen Patellarluxation. Ortop. Traum. Appar. mot. 3, 235 (1950). — Pitzen, P.: Über Ursache und operative Behandlung der habituellen Luxation der Kniescheibe. Münch. med. Wschr. 1938, 1577; — Zbl. Chir. 12, 214 (1917); 25, 714 (1941). — Pochhammer, H.: Fraktur und Refraktur der Patella nebst einigen Bemerkungen zum Entstehungsmechanismus der Kniescheibenbrüche. Dtsch. mil.ärztl. Z. Nr 9 (1907). — Prince, L. D.: Treatment of fractures of the patella by partial excision of fragments. Amer. J. Surg. 53, 232 (1941).

Riedel: Über die Catgutnaht bei frischer und veralteter Patellarfraktur. Verh. dtsch. Ges. Chir. 2, 290 (1904). — Riess, J.: Behandlungsergebnisse nach Entfernung der Kniescheibe. Mschr. Unfallheilk. 56, 147 (1953); — Knorpelschäden nach antibiotischer Behandlung von Kniegelenksinfektionen. Z. Orthop. 84, 445 (1954). — Roberts, Die Behandlung der Querbrüche der Kniescheibe. Ref. Zbl. Chir. Nr 30, 421 (1903). — Rohlederer, O.: Ätiologie und Symptomatologie der Praeluxatio patellae. Zbl. Chir. **76**, 103 (1951). — Rostock, P.: Die Dauererfolge der Patellarfrakturbehandlung. Arch. orthop. Unfall-Chir. **27**, 450 (1929). — Rubin, G.: Congenitale absence of patella and other patellaranomalies in three membres of same family. J. Amer. med. Ass. **64**, No 25, 2026 (1915). Ref. Zbl. Chir. 1915, 720. — Rütt, A.: Zur Therapie der sogenannten habituellen Patellaluxation. Arch. orthop. Unfall-Chir. **51**, 377 (1959).

Sandrock, W.: Beitrag zur Frage der offenen Patellarnaht mit Nachuntersuchungen. Dtsch. Z. Chir. **129**, 536 (1914). — Saxl, A.: Gleichzeitige funktionelle und Fixationsbehandlung der Patellarfraktur. Wien. med. Wschr. **97**, 206 (1947). — Schmidt, E.: Über die Anwendung der Druckosteosynthese bei Kniescheibenbrüchen. Zbl. Chir. **84**, 178 (1959). — Schmier, A. A.: Excision of the fractured patella. Surg. Gynec. Obstet. **81**, 370 (1945). — Schnetka, H.: Über Patellarfrakturen und ihre Ergebnisse bei operativer Behandlung. Diss. Königsberg 1935. — Schönbauer, H. R.: Gedeckte Risse großer Sehnen am Bein. Hefte Unfallheilk. **48**, 201 (1954); — Trümmerbrüche der Kniescheibe. Arch. orthop. Unfall-Chir. **47**, 266 (1955); — Brüche der Kniescheibe. Ergebn. Chir. Orthop. **42**, 56 (1959); — Lösung der Patella partita mit Rektussehnenriß. Arch. orthop. Unfall-Chir. **52**, 1 (1960); — Zerreißung einer Patella partita mit Verletzung der Rektussehne. Arch. Orthop. Unfall-Chir. **52**, 1—4 (1960); — Einzeitiger Ruptur beider Quadrizepssehnen. Klin. Med. (Wien) **15**, 32—34 (1960); — Indikation, Technik und Ergebnisse der Patellektomie. Klin. Med. (Wien) **15**, 579—581 (1960); — Riß beider Quadrizepssehnen. Zbl. Chir. **85**, 70—72 (1960). — Schultz, F.: Die Behandlung der Patellarfraktur, eine neue Methode zur Rekonstruktion des Streckapparates. Z. orthop. Chir. **31**, 567 (1913); — Patellarfrakturen im Greisenalter. Ref. Zbl. Chir. **50**, 1289 (1923). — Scott, F. R.: Fractured patella. Canad. med. Ass. J. **38**, 573 (1938). — Scott, J. C.: Fractures of the patella. J. Bone Jt Surg. B **31**, 76 (1949). — Seyss, R.: Posttraumatische Verkalkungen unterhalb der Patella. Mschr. Unfallheilk. **63**, 428—431 (1960). — Shorbe, H. W., and C. H. Dobson: Patellectomy, repain of the extensor mechanism. J. Bone Jt Surg. A **40**, 1281, 1418 (1958). — Sommer, R.: Zur nichttraumatischen Behandlung der Kniescheibe. Bruns' Beitr. klin. Chir. **148**, 1 (1929). — Sommerfeld, K.: Die therapeutischen Erfolge bei konservativer und operativer Behandlung der Patellarfraktur. Diss. Göttingen 1924. — Staffel, E.: Die operative Behandlung der Kniescheibenbrüche und ihre Erfolge. Bruns' Beitr. klin. Chir. **126**, 697 (1912). — Stevens, J., and P. A. Freeman: Long-standing lateral dislocation of the patella with good knee function. A report of three cases. Scot. med. J. **6**, 119—124 (1961). — Stewart, S. F.: Frontal fractures of the patella. Ann. Surg. **81**, 536 (1925). — Stübinger, K.: Kniegelenksbrüche. Zbl. Chir. **64**, 2490 (1937). — Stumpff, O.: Über Refrakturen der Patella durch Muskelzug. Inaug.-Diss. Berlin 1894.

Terlerh, U.: Beitrag zur operativen Behandlung der Patellarfraktur. Zbl. Chir. **82**, 409 (1957). — Thomson, J. E. M.: Fractures of the patella treated by removal of the loose fragments and plastic repair of the tendon. Study of 554 cases. Surg. Gynec. Obstet. **74**, 860 (1942); — Comminuted fractures of the patella. J. Bone Jt Surg. **17**, 431 (1955). — Treror, D.: Surgery of the patella. Ann. Coll. Surg. **20**, 298 (1957). — Turner, H.: Zur operativen Behandlung veralteter Kniescheibenbrüche mit größerer Diastase der Fragmente. Ref. Zbl. Chir. **35**, 1559 (1908).

Upplegger, H.: Muskelplastik zur Defektdeckung bei Verlust der Kniescheibe und des Streckapparates. Chirurg **19**, 70 (1948).

Villar, R.: Fracture vertico-frontale dite en coquille d'huitre de la rotule. J. Méd. Bordeaux **92**, 5 (1921). — Vittori, J., et C. Aulong: A propos du traitement chirurgical des fractures de guerre de la rotule. Bull. Soc. Méd. mil.franç. **51**, 134 (1957). — Volkmann, R.: Sehnennaht bei Querbrüchen der Kniescheibe. Zbl. Chir. **7**, 385 (1880).

Wachsmuth, W.: Die Operation an den Extremitäten, Bd. II. Berlin-Göttingen-Heidelberg: Springer 1956. — Wagner, Fr.: Kasuistischer Beitrag zu den Spontanfrakturen der Patella. Dtsch. Z. Chir. **163**, 208 (1921). — Wakeley, C. B. G.: Die Behandlung des Kniescheibenbruches. Practitioner **122**, 238 (1929). — Watson-Jones, R.: Fractures of extensor apparatus of knee. Canad. med. Ass. J. **24**, 803 (1931). — Weil, P.: Über die Behandlungsergebnisse bei Patellarfrakturen unter besonderer Berücksichtigung arthritischer Beschwerden. Wien. klin. Wschr. **63**, 379 (1951). — Werkgartner, F.: Ausrisse der Rectussehnen am oberen Kniescheibenpol bei Jugendlichen. Wien. med. Wschr. **110**, 483—484 (1960). — Will, H.: Die Frakturen der Tuberositas tibiae. Zbl. Chir. **77**, 1793 (1952). — Wyeth, J. A.: Fracture of the patella. An original method of retaining the fragments in apposition. Ref. Zbl. Chir. Nr 33, 472 (1915).

Zollinger, R. W.: Statist. Jahresbericht SUVA, Luzern 1945; — Med.-statist. Mitt. SUVA, Luzern 1951.

Verrenkungen der Kniescheibe

Adelmann: Luxation des Knies nach außen und nach innen. Z. ges. Med. 1876, 360. — Albee: The bone graft wedge in the treatment of habitual dislocation of the patella. N. Y. med. J. **52**, 433 (1915). — Albert: Über das Genu recurvatum. Wien. med. Presse 1876,

369. — ALBRECHT, P.: Beiträge zur Tensionstheorie des Humerus und zur morphologischen Stellung der Patella in der Reihe der Wirbeltiere. Inaug.-Diss. Kiel 1875. — ALDIBERT: Des Luxations hab. de la rotula chez l'enfant. Rev. Mal. Enf. 1894, 607. — ALLINGHAM: Congenital dislocation of the patella. Lancet 1886, 1067. — ALTSCHUL: Die axiale Aufnahme der Patella. Fortschr. Röntgenstr. 31, 782 (1924). — ANDERSON: Two cases of rotatory dislocation of the patella. Lancet 1892. Zit. von REICHEL. — ANGIOLOTTI: Sui tumori primitivi della rotula e sulle resezione di essa. Arch. Ortop. (Milano) 1905. Ref. Zbl. Chir. 1906, 607. — APPEL: Zur Lehre von den kongenitalen Patellarluxationen. Münch. med. Wschr. 1895 I, 501; — Atypische Zerreißungen des Streckapparates. Langenbecks Arch. klin. Chir. 89, 423 (1909). — AVICENNA: Zit. von KARL.

BACON: A case of fracture and one of dislocation of the patella. Aust. med. Gaz. 1843. Zit. von ALBR. MEYER. — BADE: Die habituelle Luxation der Patella. Z. orthop. Chir. 11, 451 (1903). — BAJARDI: Lussazione congenita della rotula all'esterno. Arch. Ortop. (Milano) 1894, 208. — BALKHAUSEN: Über kongenitale Patellarluxationen. Zbl. Chir. 1925, 264. — Über kongenitale Patellardislokation und deren operative Therapie. Zbl. Chir. 1925, 1973. — BARDENHEUER: Über Kapselverengerung bei Gelenkaffektionen. Verh. dtsch. Naturforsch. Aachen 1900. Ref. Zbl. Chir. 1900, 1027. — BARRET: Luxation congénitale de la rotule en dehors opérée par transposition rotulienne avec autoplastic capsullaire (opération de Mouchet). Bull. Soc. nat. Chir. Paris 58, 1363 (1932). — BARTELS: Zit. von FRIEDLÄNDER. — BARWELL: On congenital dislocation of the Knee. Tibia forward. Lancet 1877 I, 389. — BASS: Zur Therapie der Kniescheibenverrenkungen. Ortop. i Travmet 8, 74 (1934). Ref. Zentr.-Org. ges. Chir. 73, 236 (1935). — BAUER, K. H.: Frakturen und Luxationen. Berlin: Julius Springer 1927. — BENNETT and BAUER: Joint changes resulting from patellar displacement and their relation to degenerative joint disease. J. Bone J Surg. 19, 667 (1937). — BÉRARD: Luxation de deux rotules. Lyon méd. 49, 880 (1953). — BERCEAUX: Des luxations récidivantes de la rotule et de leur traitement. Paris: G. Steinheil 1894. — BÉREAUX: Des luxations récidivantes de la rotule et de leur traitement. Thèse Paris 1894. — BESSEL-HAGEN: Über kongenitale Luxationen der Patella. Dtsch. med. Wschr. 1886 I, 445. — BIER, BRAUN u. KÜMMELL: Die Behandlung der Kniescheibenbrüche und Luxationen. In: Chirurgische Operationslehre, 6. Aufl., Bd. 5. Leipzig: Johann Ambrosius Barth 1933. — BILLON: Luxation congénit. de la rotule. Gaz. Hôp. (Paris) 41, 475 (1910). — BILTON and POLLARD: Old dislocation (congenital) of Patella. Lancet 1891 I, 988. — BIRCHER: Ein seltener Patellarbefund. Schweiz. Z. Unfallheilk. 13, 161 (1919); — Die Binnenverletzungen des Kniegelenkes. Sonderdruck aus Schweiz. med. Wschr. 1929 II, 1292, 1309. — BLAIR: Wiring the patella twice in eight weeks. Brit. med. J. 1912. Ref. Zbl. Chir. 1912, 1317. — BLENCKE: Ein Beitrag zur sog. „Kongenitalen Verrenkung der Kniescheibe nach oben". Z. orthop. Chir. 10, 523 (1902). — BLUMENSAAT: Die entzündlichen Erkrankungen der Kniescheibe. Ergebn. Chir. Orthop. 29, 310 (1936); — Die Lageabweichungen und Verrenkungen der Kniescheibe. Erg. chir. Orthop. 31, 149 (1938). — BÖCKER: Ein Fall von freien Gelenkkörpern in beiden Kniegelenken mit doppelseitiger habitueller Luxation der Patella nach außen. Dtsch. med. Wschr. 1904 I, 23; — Eine neue Methode der Behandlung der habituellen Patellarluxation nach außen. Orthop.-Kongr. 1904. Z. orthop. Chir. 13, 307 (1904). — BOGEN: Über familiäre Luxation und Kleinheit der Kniescheibe. Z. orthop. Chir. 16, 359 (1906); — Zur Kasuistik der kongenitalen Luxation der Patella. Münch. med. Wschr. 1907 I, 670. — BÖHLER: Ein Fall von doppelseitiger habitueller Patellarluxation. Z. orthop. Chir. 38, 303 (1918); — Ein Fall von linksseitiger angeborener dauernder Patellarluxation. Z. orthop. Chir. 38, 623 (1918). — BÖTTICHER: Doppelseitige Kniescheibenverrenkung. Dtsch. med. Wschr. 1906 II, 1142. — BONNET: Zit. nach STEINDLER. — BOON and ITT: The normal position of the patella. Amer. J. Roentgenol. 24, 389 (1930). — BORCHARDT: Luxation und Torsion der Patella nach außen durch Muskelzug. Dtsch. Z. Chir. 60, 577 (1901). — BORELLI: Lussazione spontanea e complete della rotula all'interno recidivante. Policlinico, Sez. prat. 19, 38 (1912). Ref. Zbl. Chir. 1913, 114. — BRADFORD, E. H.: Slipping patella. Boston med. 134 (1896). Ref. Jber. Chir. 1897, 1107. — BRANDT, GEORG: Zur operativen Behandlung der häufig wiederkehrenden Kniescheibenverrenkung. Langenbecks Arch. klin. Chir. 171, 204 (1932). — BROCA: Subluxation de la rotule en dehors. Gaz. Hôp. (Paris) 98, 1379 (1912). — BROGLIO: Sul trattamento operatorio di un caso di lussazione abituale posttraumatica della rotula. Chir. Organi Mov. 17, 244 (1932). Ref. Zentr.-Org. ges. Chir. 60, 508 (1933). — BROWN: Rotation and outward dislocation of the patella. N. Y. surg. Soc. Ann. Surg. Mai 1902. Ref. Jber. Fortschr. Chir. 1902/03, 1193; — A girl with outward dislocation of both patellae. Brit. med. J. Ref. Jber. Fortschr. Chir. 13, 1110 (1907/08). — BRÜCKE: Über den Faszienstripper. Chirurg 1933, 616. — BRUN: Luxation irréductible de la rotule. Bull. Soc. nat. Chir. Paris 22, 237 (1897). — BUCON: Zit. von ALBRECHT MEYER. — BUNTS: A case of habitual dislocation of the patella. Surg. etc. 1909. Ref. Zbl. Chir. 1909, 1679.

CADENAT: Luxation récidivante des deux rotules. Opérations multiples. Guérison par myoplastic. Bull. Soc. nat. Chir. Paris 58, 709 (1932). — CAMERA: Zit. von ZURRIA. — CANTON:

Congenital dislocation outwards of the left patella in a Knock-Kneed leg. Lancet **1860 I**, 264. — Casati: Lussazione laterale esterna della rotula di antica data. (Cura chirurgica con processe proprio.) Ref. Zbl. Chir. **1897**, 854; — Cura chirurgica della lussazione permanente della rotule. Clinica chir. **1899**. Ref. Zbl. Chir. **1900**, 1191. — Caswell: Congenital and hereditary malposition of the patella. Amer. J. med. Sci., Juli **1865**. Zit. nach Zielewicz. — Championnière: Fractures de la rotula. Gaz. Hôp. (Paris) **1890**, 415. — Chaput: Luxation de la rotule en dehors, avec genu valgum. Ostéotomie du femur résection et suture de l'aileron interne. Débridement et autoplastic de l'aileron externe, au moyen d'un lambeau muscul pris sur le ventre. Bull. Soc. nat. Chir. Paris **1912**, 187. — Charcot: Des Arthropathies. Surg. Hôp. 148, 150 (1880). — Chauvin et Liautard: Les luxations itératives de la rotule. Rev. Chir. (Paris) **41**, 594, 678 (1922). — Chavasse: Soc. Chir. **1889**. Zit. bei Bogen u. Steindler.— Cheesmann: Dislocations of the patella, with rotation on its horizontal axis. Ann. Surg. **1905**. Ref. Zbl. Chir. **1905**, 418. — Chelius: Handbuch der Chirurgie, Bd. 1, S. 882. 1851. Zit. bei Steindler u. Wiemuth. — Chevrier: Des luxations traumatiques de la rotule. Thèse Paris **1904**. — Claeys: Luxation congén. de la rotule. Rev. d'Orthop. **1912**, 31. Ref. Jber. Fortschr. Chir. **18**, 920 (1912). — Cole and Williamson: Chronic recurrent dislocation of the patella. J. Amer. med. Ass. **102**, 357 (1934). — Conn: A new method of operative reduction for congenital luxation of the patella. J. Bone Jt Surg. **7**, 370 (1925). — Crillovich: Über geschlossene intraartikuläre Frakturen und traumatische Luxationen des Kniegelenks. Arch. orthop. Chir. **25**, 94 (1927). — Croce: Habituelle doppelseitige Kniescheibenverrenkung nach innen. Heilung durch Operation nach Ali Krogius. Berl. klin. Wschr. **1914 II**, 1139. — Cruvelhier: Zit. nach Duchenne.

Dalechamps: Zit. nach Karl. — Dalla Vedova: La lussazione habituale della rotula. Arch. Ortop. (Milano) **1902**. Ref. Zbl. Chir. **1903**, 817; — Neues Operationsverfahren in der Behandlung der habituellen Kniescheibenverrenkung. Zbl. Chir. **1909**, 449. — Danneyer: Versuche und Studien über Luxationen der Patella. Inaug.-Diss. Zürich 1880. — Davies-Colley: In: Frederic-Eve, Mitteilungen aus dem Evelina-Hospital for children. Lancet **1889 I**. Zit. nach Hübscher. — Deaderick: Case of rupture of quadriceps femoris tendon with dislocation of patella beneath the intercondyloid. groove of the femur. Ann. Surg. **11**, 102 (1890). — Dencks: Zur Behandlung der kongenitalen Kniescheibenluxation. Zbl. Chir. **1925**, 1010. — Dentu, Le: Traitement des luxation récidivantes de la rotule. Acta Méd. 1. April **1894**. Ref. Zbl. Chir. **1894**, 1108. — Deutschländer: Angeborene Patellarluxation. Ärztl. Ver. Hamburg, 26. Jan. 1926. Ref. Münch. med. Wschr. **1926 I**, 386; — Zur Operation der seitlichen Kniescheibenverrenkungen. Dtsch. Z. Chir. **197**, 351 (1926). — Domansky: Kongenitale Luxationen der Patella nach oben. Čas. Lék. čes. **1932**, 1292. Ref. Zbl. Chir. **1933**, 1740. — Donoghue: Avulsion of the tibial Tubercle occuring in a girl of thirteen. Boston med. J. **11**, VI (1903). Ref. Zbl. Chir. **1903**, 1087. — Drachmann: Nord. med. Ark. **4** (1892). Zit. nach Bogen. — Dreesmann: Angeborene Hüftenverrenkung. Dtsch. Z. Chir. **95**, 275 (1908); **96**, 476 (1908). — Drehmann: Joachimsthals Handbuch für orthopädische Chirurgie, Bd. 2, S. 428f. Jena: Gustav Fischer 1905—1907; — Beiträge zur Lehre der Coxa valga. Z. orthop. Chir. **17**, 431 (1906); — Habituelle Patellarluxation. Breslau. chir. Ges., 10. Jan. 1910. Ref. Zbl. Chir. **1910**, 276; — Zur Operation der habituellen Verrenkung der Kniescheibe. Breslau. chir. Ges., 17. Jan. 1931. Ref. Zbl. Chir. **1921**, 629. — Drew: Habituel dislocation of the Patella. Brit. med. J. **1907**. Ref. Jber. Chir. **13**, 1110 (1908). — Dreyer: Neues einfaches Operationsverfahren bei der habituellen und chronischen Patellarluxation. Dtsch. med. Wschr. **1920 I**, 489. — Dubot, Gaudier et Swynchedauv: Luxation de la rotule à forme intermittente. Soc. méd. dép. Nord., 10. Nov. 1911. Presse méd. **1912**, 211. — Dünkeloh: Beitrag zur kongenitalen Patellarluxation. Langenbecks Arch. klin. Chir. **104**, 1183 (1914). — Durand: Luxation habituel des deux rotules. Lyon méd. **1907**, No 38. Ref. Jber. Chir. **13**, 1110 (1908).

Enderlen: Luxatio patellae habitualis. Würzburg. Ärzteabend, 11. März 1913. Ref. Münch. med. Wschr. **1913 II**, 1179. — Erlacher: Fall von vollständiger, dauernder Verlagerung beider Kniescheiben. Ges. Ärzte Wiens, 22. März 1918. Ref. Wien. klin. Wschr. **1918**, 395. — Esau: Angeborene Mißbildungen der Glieder. Langenbecks Arch. klin. Chir. **168**, 371 (1932). — Estor, E., et H. Estor: La luxation récidivante de la rotula. Rev. Orthop. **20**, 330 (1933). — Ettore: Sulla cura della lussazione di rotula. Atti Soc. lombarda Sci. med.-biol. **14**, 70 (1925). — Eulenburg: Fall von kongenitaler Luxation beider Kniescheiben vertikal nach oben. Dtsch. Klin. **1857**, Nr 48/49, 466. — Ewald: Über kongenitale Luxationen sowie angeborenen Defekt der Patella, kombiniert mit Pes varus congenitus. Langenbecks Arch. klin. Chir. **78**, 824 (1906).

Fabris: Contributo allo studio delle lussazioni della rotula. Gazz. Osp. Clin. **42**, 29 (1921). — Falb: Habituelle Patellarluxation. Diss. Berlin 1910. — Farmer: A case of intraarticular dislocation of the patella. Canad. med. Ass. J. **25**, 706 (1931). — Fèvre et Dupuis: Traitement de la luxation congénitale inéductibile de la rotule. Procédé de transplantation de l'appareil extenseur combiné avec un procédé myoplastique. J. Chir. (Par.) **44**, 833

(1934). — FIEBACH: Über kongenitale Patellarluxationen. Bruns' Beitr. klin. Chir. 76, 283 (1911). — FINSTERER: Operativ behandelter Fall von kongenitaler permanenter Patellarluxation. 80. Verslg dtsch. Naturforsch. u. Ärzte Köln, 1908. Ref. Zbl. Chir. 1908, 1473. — FINSTERER, H.: Zur Kenntnis der Luxation der Patella. Bruns' Beitr. klin. Chir. 62, 453 (1909). — FORT, LE: Luxation de la rotule droite par contraction musculaire. Gaz. Hôp. (Paris) 1883, 101. Ref. Zbl. Chir. 1883, 752. — FOWLER: Removal of patella for dislocation, of sixteen years standing cure. Lancet 1871. Zit. nach LÜCKERATH. — FRANCESCO, D. DE: Contributo alla cura della lussazione abituale della rotule. Chir. Organi Mov. 17, 374 (1932). — FRANÇOIS: Un cas de luxation habituelle de la rotule operée. Scalpel (Brux.) 1928, 41. — FRANGENHEIM: Zur Behandlung der habituellen Patellarluxation. 47. dtsch. Chir.-Kongr. 1923. Langenbecks Arch. klin. Chir. 126, 426 (1923). — FRANKENTHAL: Pathologische Luxationen im Kniegelenk bei tabischen Arthropathien. Dtsch. Z. Chir. 155, 289 (1920). — FREI, MAGDA: Luxation im Kniegelenk mit Inversion der Patella. Dtsch. Z. Chir. 125, 175 (1913). — FRIEDLÄNDER: Die habituelle Luxation der Patella. Langenbecks Arch. klin. Chir. 63, 243 (1901); — Die habituelle Luxation der Patella. Inaug.-Diss. Berlin 1901. — FRIEDLAND: Laterale Patellarluxation. Arch. Orthop. 23, 352 (1925); — Weitere Beobachtungen über seitliche Luxation der Patella. Arch. orthop. Chir. 24, 390 (1926). — FRISCH: Luxationsfraktur der Patella. Langenbecks Arch. klin. Chir. 140, 760 (1926). — FRÖHLICH: Luxation congénitale de la rotule hauche. Rev. méd. Est 1914, 51.

GALENOS: De fasciis (131—200 n. Chr.). Zit. von KARL. — GALLIE and MESURIER: Habituelle Luxation der Patella. J. Bone Jt Surg. 6, 3 (1924). — GIRGOLOW: Zur Fesselungsmethode bei habitueller Schulter- und Patellarluxation. Zbl. Chir. 1926, 138. — GOCHT: Über die Überpflanzung der Kniebeugemuskeln auf den Kniestreckapparat. Arch. orthop. Heilk. 16, 533 (1919); — Zur Patellarluxation. 47. Chir.-Kongr. 1923, Aussprache zu FRANGENHEIM. Langenbecks Arch. klin. Chir. 126, 1104 (1923). — GODDU: Unusual displacement of patella, patella tendon and tibial tubercle corrected by operative reposition. Brit. med. J. 192, 795 (1925). — GOEBELL: Behandlung der habituellen Patellarluxation mit freier Aponeurosentransplantation. Dtsch. Ges. Chir., 19.—22. April 1911. Ref. Münch. med. Wschr. 1911, 1042. — GOECKE: Luxation der Patella nach unten. Ärztl. Ver. Köln, 2. März 1914. Münch. med. Wschr. 1914 I, 961. — GÖHLICH: Ein Fall von Vertikalluxation der Kniescheibe. Zbl. Chir. 1895, 23. — GOLDING and BIRD: Congenital dislocation of the Patella. Brit. med. J. 1884, 862. — GOLDSTEIN u. KIPTENKO: Über amniogene Mißbildungen der Extremitäten. Arch. orthop. Chir. 32, 225 (1932). — GOLDTHWAIT: Permanent dislocation of the patella. Ann. Surg. 1899. Ref. Zbl. Chir. 1899, 975; — Slipping or recurrent dislocation of the patella; with the report of eleven cases. Boston med. J. 1904. Ref. Z. orthop. Chir. 14, 193 (1905). — GRASER: Zur Behandlung der Luxatio patellae inveterata. Verh. dtsch. Ges. Chir. 1904. — Langenbecks Arch. klin. Chir. 74, 485 (1904). — GREIG: Recurrent luxation of the patella. Edinb. med. J. 13, 1 (1914). — GUÉRIN: Gaz. Hôp. (Paris) 1842. Zit. nach LÜCKERATH. — GUÉRIN, J.: Luxation congénitale du Tibia en avante. Paris 1881. Zit. nach SPOERRI.

HABGOOD: Brit. med. J. 1845. Zit. von ALBRECHT MEYER. — HACKER, V.: Zu FINSTERER, Fall von kongenitaler permanenter Patellarluxation. 80. Verslg dtsch. Naturforsch. u. Ärzte Köln 1908. Ref. Zbl. Chir. 1908, 1473; — Luxatio patellae lateralis. Ver. Ärzte Steiermark, 5. Jan. 1908. Ref. Wien. klin. Wschr. 1909, 1019. — HARTLEIB: Eine Luxation der Patella um die Längsachse. Bruns' Beitr. klin. Chir. 107, 111 (1917). — HAUDEK: Zur Behandlung der habituellen Luxation der Patella. Z. orthop. Chir. 17, 456 (1906). — HAUPT: Beitrag zur operativen Behandlung der habituellen Patellarluxation. Diss. Gießen 1936. — HEILE: Zur operativen Behandlung der habituellen Luxation der Patella. Bruns' Beitr. klin. Chir. 110, 70 (1917). — HEINECKE: Über Patellarluxationen. Inaug.-Diss. Erlangen 1891; — In KÜNZEL: Über habituelle Luxation der Kniescheibe. Inaug.-Diss. Erlangen 1894. — HENRICHSEN: Luxatio patellae horizontalis inferior. Zbl. Chir. 1923, 62. — HENSCHEN: Gefäßversorgung der Kniegelenksmenisken. Anatomisch-physiologische Eigenheiten des Bergländerknies. Schweiz. med. Wschr. 1929 II, 1336; — Die mechanischen Arbeitsschäden des Kniegelenkes und der Menisken. Schweiz. med. Wschr. 1929 II, 1368. — HERLYN: Zur Therapie der Patellarluxation. Zbl. Chir. 1934, 394. — HERZMARK: Old traumatic dislocation of the patella. Operative correction. Amer. J. Surg. 19, 101 (1933). — HEUSNER: Über Dauerresultate der Sehnenüberpflanzung bei arthrogenen Kniekontrakturen. Verh. dtsch. Ges. Chir. 1902. Ref. in Beilage Zbl. Chir. 1902, 138. — HILDEBRAND: Beitrag zur operativen Behandlung der habituellen Kniescheibenluxation. Langenbecks Arch. klin. Chir. 66, 366 (1902). — HOFFA: Zur Behandlung der habituellen Patellarluxation. Langenbecks Arch. klin. Chir. 59, 543 (1899); — In BÖCKER: Eine neue Methode der Behandlung der habituellen Patellarluxation. Z. orthop. Chir. 13, 307 (1904). — HOFFMANN: Zur Kasuistik der kongenitalen habituellen Luxation der Patella. Dtsch. Z. Chir. 99, 201 (1909). — HOFFMEISTER: Die Operation der habituellen Luxation der Patella, zugleich ein Beitrag zur Entstehung der freien Gelenkkörper. Zbl. Chir. 1928, 65. — HOHENTHAL: Über Verrenkungen der Kniescheibe. Inaug.-Diss. Berlin 1889. —

HOHLBAUM: Über die Ätiologie der Patellarluxation. Bruns' Beitr. klin. Chir. **121**, 1 (1921). — HOLTHOUSE: A case of congenital dislocation of the patella outwards. Lancet **1872**, 258. — HORAND: Cas de luxation récidivante de la rotule, réduite Imois après l'accident, bon résultat fonctionnel. Lyon méd. **1911**, 1357. — HRACH: Fall von Pseudoluxation der Patella. Wien. med. Wschr. **1907**. Ref. Jber. Chir. **1907**, 1111. — HÜBSCHER: Über Operationen bei habitueller Luxation der Kniescheibe. Z. orthop. Chir. **24**, 1 (1909).

ISERMEIER: Über die pathologischen Luxationen der Kniescheibe nach außen. Langenbecks Arch. klin. Chir. **8**, 1 (1867).

JANSEN, MURK: Genu impressum und Patella alta und ihr Verhalten zu bekannten Erscheinungen, wie Fetteinklemmungen, Knorpelschäden und Patellarluxation. Z. orthop. Chir. **52**, 314 (1929). — JANZ: Zur operativen Behandlung der Patellarluxation. Langenbecks Arch. klin. Chir. **156**, 463 (1930). — JAROSCHY: Die diagnostische Verwertbarkeit der Patellaraufnahmen. Fortschr. Röntgenstr. **31**, 781 (1924); — Über pathologische Befunde an der Kniescheibe bei habitueller Patellarluxation und anderen Erkrankungen. Bruns' Beitr. klin. Chir. **131**, 626 (1924). — JAROSCHY, W.: Über die Form der Kniescheibe bei der habituellen Kniescheibenverrenkung. 23. Kongr. orthop. Ges. Z. orthop. Chir. **51** (Beil.-H.), 200 (1929). — JOACHIMSTHAL: Über Struktur, Lage und Anomalien der menschlichen Kniescheibe. Langenbecks Arch. klin. Chir. **67**, 342 (1902).

KÄSTNER: Zur Frage der Deformierung der Patella nach Kniescheibenbruch. Langenbecks Arch. klin. Chir. **135**, 714 (1925). — KAISER: Über Kniescheibengeschwülste. Bruns' Beitr. klin. Chir. **120**, 239 (1920). — KAPEL: Die operative Behandlung der habituellen und permanenten Luxatio patellae, im besonderen nach KROGIUS und GOLDTHWAIT. Acta chir. scand. **77**, 201 (1935); — Weitere Untersuchungen über Luxatio patellae. Acta chir. scand. **77**, 296 (1935); — Luxatio patellae traumatica. Nord. Chir.-Ver.igg, 27.—29. Juni 1936. Zbl. Chir. **1936**, 2008. — KARL: Die habituelle Luxation der Kniescheibe. Langenbecks Arch. klin. Chir. **118**, 667 (1921). — KEMPER: Zur operativen Behandlung der habituellen Patellarluxation. 12. Tagg Ver.igg nordostdtsch. Chir. Frauenburg, 13. Juni 1936. Zbl. Chir. **1936**, 2079. — KEY: Case of dislocation of the patella inwards. Lancet **1827**. Zit. von ALBR. MEYER. — KIPTENKO: Zur operativen Behandlung angeborener Verrenkungen der Patella. Kazan. med. Zh. **20**, 42 (1914). Ref. Zentr.-Org. ges. Chir. **28**, 395 (1924). — KIRMISSON: Lehrbuch der angeborenen chirurgischen Erkrankungen (Übersetzung von DEUTSCHLÄNDER). Stuttgart: Ferdinand Enke 1899. — KLAPP: BIER, BRAUN u. KÜMMEL: Chirurgische Operationslehre, 6. Aufl., Bd. 5. Leipzig: Johann Ambrosius Barth 1933. — KLEINBERG: Traumatic lateral dislocation of the patella. Ann. Surg. **95**, 635 (1932). — KOEHL: Zur operativen Therapie der traumatischen Patellarluxation. Festschr. Köln. Akad. prakt. Mde. Bonn: A. Marcus & E. Weber 1915. — KOENIGSFELD: Über Patellarluxation. Inaug.-Diss. Erlangen 1891. — KOEPPEN: Über habituelle Patellarluxation. Diss. Berlin 1907. — KOFMANN: Ein Fall von angeborener Kniegelenksluxation mit Fehlen der Kniescheibe. Arch. orthop. Mechanother. u. Unfallchir. **6**, 41 (1908). — KROENLEIN: Lehre von den Luxationen. Stuttgart: Ferdinand Enke 1892. — KROGIUS, ALI: Zur operativen Behandlung der habituellen Luxation der Patella. Korresp.-Bl. schweiz. Ärzte **1904**, Nr 8. Ref. Zbl. Chir. **1904**, 254. — KRONER: Ein Fall von Patellarfraktur und Luxation der Patella. Dtsch. med. Wschr. **1905** I, 996. — KÜNZEL: Über die habituelle Luxation der Kniescheibe. Diss. Erlangen 1894. — KÜTTNER: Die Einklemmungsluxation der Patella. (Lux. patellae cuneata.) Bruns' Beitr. klin. Chir. **42**, 553 (1904).

LAAN: Habituelle Luxation der Patella. Ned. T. Geneesk **1911**. Ref. Z. orthop. Chir. **29**, 655 (1911). — LABANOWSKI: Contribution a l'étude des luxations pathologiques dites „habituelles" de la rotule. Arch. Méd. mil., Mai **1903**. Ref. Zbl. Chir. **1903**, 988. — LADWIG: Arthroplastik bei Dauerform der Patellarluxation. Chirurg **1933**, 94. — LANDOIS: Fall von doppelseitiger traumatischer Luxation der Patella. Zbl. Chir. **1925**, 1035. — LANGER, M.: Über angeborene Varietäten im Kniegelenk. Anat. Anz. **64**, 409 (1928). — LANNELONGUE: Sur un cas de luxation congénitale de la rotule. Bull. Soc. nat. Chir. Paris **1880**, 236; — Déplacement cunéen de la rotule. Congr. Gynéc. Bordeaux et Bull. méd., 22. Sept. **1895**. Zit. nach LÜCKERATH. — LANZ: Sehnenplastik bei habitueller Luxation der Patella. Korresp.-Bl. schweiz. Ärzte **1904**, Nr 8. Ref. Zbl. Chir. **1904**, 829. — LAUENSTEIN: Ein Fall von veralteter vollständiger seitlicher Verrenkung der Kniescheibe nach außen. Dtsch. Z. Chir. **28**, 580 (1882); — Habituelle Luxation der Patella. Ärztl. Ver. Hamburg, 31. März 1908. Ref. Münch. med. Wschr. **1908** I, 824. — LEGAL: 2 Fälle von geheilter, habitueller Patellarluxation. Zbl. Chir. **1921**, 630. — LENI: Contributo alla cura della lussazione abituale della rotula. Chir. Organi Mov. **19**, 8 (1934). — LEXER: Siehe bei KLAPP. — LIECHTENSTEIN: Luxationen der Patella nach Trauma. Diss. Halle 1910. — LIMA, BARROS: Äußere Luxation der Kniescheibe. Arqu. Cir. Ortop. **2**, 341 (1935). Ref. Zentr.-Org. ges. Chir. **75**, 335 (1935). — LINK: Ein Fall von Vertikalluxation der Kniescheibe. Zbl. Chir. **1896**, 380. — LORENZ: Zur operativen Behandlung der habituellen Patellarluxation. Wien. klin. Wschr. **1914** I, 750. — LUCAS et CHAMPIONNIÈRE: Sur une opération pour remédier à la luxation ancienne de la rotule. Zit.

nach LÜCKERATH. 3. französ. Chir.-Kongr. 1888. — LÜCKERATH: Die habituelle Luxation der Kniescheibe. Diss. Köln 1918; — Habituelle Luxation der Kniescheibe. Dtsch. Z. Chir. **149**, 236 (1919). — LUDLOFF: Patellarluxationen. Breslau. chir. Ges., 21. Juli 1913. Ref. Zbl. Chir. **1913**, 1488; — Die Verkleinerung der Patella als funktionsverbessernde Maßnahme bei bestimmten Knieaffektionen. Zbl. Chir. **1925**, 788. — LUXEMBOURG: Zur Behandlung der habituellen Patellarluxation. Münch. Klin. 1914. Ref. Jber. Chir. **20**, 636 (1914); — Über angeborenen Mengel der beiden Kniescheiben. Z. orthop. Chir. **38**, 559 (1918).

MACAUSLAND, W. RUSSEL, and A. F. SARGENT: Recurrent dislocation of the patella. With report of 16 cases. Surg. etc. **35**, 35 (1922). — MACLENNAN: Congenital dislocation of the patella. Glasg. med. J. **1907**. Ref. Zbl. Chir. **1907**, 382. — MAGNUS: Frakturen und Luxationen. Berlin: Julius Springer 1923. — MAILLEFERT: Die Luxation der Kniescheibe durch Verschiebung nach oben. Dtsch. Z. Chir. **60**, 198 (1901). — MALGAIGNE, J. F.: Fraktures et luxations. Übersetzung von C. S. BURGER. Zit. nach BOGEN. — MALKIN: Dislocation of the patella. Brit. med. J. **1932**, 91. — MALLET GUY et ROLLET: Le traitement des luxations anciennes de la rotule par la transposition de la tubérosité tibiale et la réfection capsulaire externe. Rev. Chir. (Paris) **45**, 105 (1926). — MANDL: Über die habituellen Verrenkungen der Schulter und der Kniescheibe. Wien. klin. Wschr. **1931 II**, 1505. — MARWEDEL: Zur Operation der habituellen Patellarluxation. Zbl. Chir. **1920**, 170. — MATTHIEU: Luxation récidivante de la rotule. Capsulorraphie. Gaz. Hôp. (Paris) **1925**, 2. Ref. Zbl. Chir. **1925**, 1112. — MAY: Zit. nach FRANKENTHAL. — MEINERS: Über Patellarluxationen im Anschluß an einen Fall von habitueller Luxation der Patella. Inaug.-Diss. Greifswald 1900. — MELICHER, L.: Die angeborenen Verrenkungen. Wien 1845. Zit. nach HOHLBAUM. — MÉNARD: Luxation congénitale de la rotule gauche. Rev. Orthop. **1893**, 115; — Deux observations d'anomalie congénitale de l'appareil rotulien. Rev. Orthop. **1893**. Ref. Zbl. Chir. **1893**, 1067. — MÉRIEL: Traitement des luxations anciennes de la rotule. Gaz. Hôp. (Paris) **1913**. Ref. Jber. Chir. **19**, 748 (1913). — MEYER, ALBRECHT: Über Patellarluxation nach innen, zugleich ein Beitrag zur Therapie der Kniescheibenverrenkungen. Arch. Orthop. **21**, 512 (1923). — MEYER, HERMANN V.: Der Mechanismus der Kniescheibe. Arch. Anat. u. Entw.gesch. **1880**, 280; — Versuche und Studien über Luxationen der Kniescheibe. Langenbecks Arch. klin. Chir. **28**, 256 (1883). — MICHAELIS: Über zwei Fälle von angeborener Luxation der Kniescheibe. Dtsch. Klin. 1854, Nr 5, 53. — MIDDLETON: The pathology of congenital genu recurvatum. Brit. J. Surg. **22**, 696 (1935). — MIDELFART: Eine seltene Luxation der Patella. Norsk Mag. Laegevidensk. 1887. Ref. Zbl. Chir. **1888**, 56. — MIKULI: Zur Frage der Luxation der Patella. Vrač. Delo (russ.) **5**, 72 (1922). Ref. Zentr.-Org. ges. Chir. **24**, 63 (1924). — MIRER: Ein nach TURNER operierter Fall von habitueller Kniescheibenluxation. Ž. sovrem. Chir. (russ.) **6**, 287 (1931). Ref. Zentr.-Org. ges. Chir. **56**, 59 (1932). — MONTENOVESI: Lussazioni inveterate della rotula. Rif. med. **1893**. Ref. Zbl. Chir. **1893**, 640. — MOSKOFF: Fall von habitueller Luxation der Kniescheibe. Ber. bulg. chir. Ges. **1**, 87 (1934). Ref. Zentr.-Org. ges. Chir. **72**, 318 (1935).— MOST: Rotation im Kniegelenk mit Inversion der Patella. Zbl. Chir. **1911**, 1663. — MOUCHET: Operative Behandlung der angeborenen kompletten irreponiblen Luxation der Patella. J. Chir. (Par.) **18**, 3 (1921). — MOULOUGUE: Behandlung der erworbenen rückfälligen Verrenkungen der Kniescheibe mit Muskelüberpflanzung. Erworbene rückfällige Verrenkung der Kniescheibe, Operation, Heilung. Bull. Soc. nat. Chir. Paris **54**, 9 (1928).

NEWMAN u. RUTHERFORD: Two cases of dislocation of the patella one upwards and one donwards. Lancet **1901**. Ref. Jber. Chir. **1902**, 1083. — NISSEN: 2 Fälle von angeborenen Difformitäten des Kniegelenkes. Inaug.-Diss. Erlangen 1880.

OBER: Slipping patella or recurrent dislokation of the Patella. J. Bone Surg. **17**, 774 (1935). — OHRLOFF: Über kongenitale Partellarluxationen mit hochgradigem Genu valgum. Inaug.-Diss. Würzburg 1886. — ORSÒS: Äußere Patellaluxation mit Achseldrehung kompliziert. Orv. Hetil. **70**, 571 (1926). Ref. Zbl. Chir. **1926**, 1506. — OSTROWSKY: Bemerkungen zur Arbeit von VORSCHÜTZ: Über die operative Behandlung der habituellen Kniescheibenverrenkung im Zbl. Chir. **1927**, 627. Zbl. Chir. **1928**, 214. — OWEN, W. B.: Congenital bilateral outward patellar dislocation. Amer. J. Surg. **38**, 198 (1924).

PALETTA: Exercitationes pathologicae. Mediolani 1820. Zit. nach STEINDLER u. BOGEN.— PARIN: Zur Frage der habituellen Patellarluxation. Chirurgia (Mosk.) **34**, 674 (1913). Ref. Zentr.-Org. ges. Chir. **5**, 191 (1914). — PARIS et PIZON: Cas de luxation traumat. de la rotule, variété frontale inversante externe. Bull. Soc. Anat. Paris **1914**, 194. — PARKER: Zit. nach ORSÒS. — PAUWELS: Beiträge zut Behandlung der habituellen Patellarluxation. Zbl. Chir. u. mechan. Orthop. **6**, 10 (1913). Ref. Z. orthop. Chir. **31**, 692 (1913). — PAYR: Das „Patellarspiel" und seine Bedeutung für die Pathologie des Kniegelenkes. Ein Beitrag zur normalen und pathologischen Physiologie desselben. Chirurg **1**, 7, 66 (1929); — Die kinetische Kette — Tonuspathologie. Acta chir. scand. **72**, 318 (1932); — Über die Behandlung der gewohnheitsmäßigen oder „rückfälligen" Verrenkung der Kniescheibe. — Plastische Verlagerung des Vastus lat. auf Vastus rectus und Vastus med. Zbl. Chir. **1934**, 1554. — PECETTI: Zit. nach KARL. — PELTESOHN: Das Verhalten der Kniescheibe bei der Littleschen Krankheit. Diss.

Leipzig 1901; — Zur Ätiologie und Pathologie des Genu recurvatum und der Tibia recurvata. Z. orthop. Chir. **22**, 602 (1908); — Beitrag zu den antero-posterioren Verbiegungen des oberen Schienbeinteiles (Tibia recurvata). Z. orthop. Chir. **55**, 315 (1932) (Kongreßber.). — PÉRIAT: Luxation spontanée des deux rotules par reâlchement original des ligaments fémoro-rotuliens. J. Chir. de Malgaigne **3**, 22 (1845). — PERKINS: Complete dislocation of patella, reduced by arthrotomy after six years. Ann. Surg. 1893. Ref. Zbl. Chir. 1894, 190. — PERTHES: Zur Pathologie und Operation der habituellen Luxation der Patella. Zbl. Chir. **1917**, 233; — Nachtrag zur Mitteilung über die habituelle Luxation der Patella. Zbl. Chir. **1917**, 573. — PETTY: Two cases of abnormal patella. Brit. J. Surg. **21**, 799 (1925). — PILLON: Intervention chir. dans un cas de luxation habituelle de la rotule. Soc. Méd. Nancy. Gaz. Hebd. 1897, 80. Ref. Jber. Chir. **1898**, 944. — PITTS: External dislocation of the Patella in a Child. Brit. med. J. **1889**, 246. — PIVANCET: Sur un cas de luxation compliquée de la rotule. Thèse Nancy 1912. — POLLARD: Old standing (congenital) dislocation of patella. Lancet **1891**. Zit. nach BOGEN. — PORZIG: Zur operativen Heilung der habituellen Patellarluxation. Zbl. Chir. u. mechan. Orthop. **5**. Ref. Z. orthop. Chir. **29**, 354 (1911). — POTEL: Etudes sur le genou recurvatum consécutif à la coxalgie et sur déplacement cunéen de la rotule. Presse méd. **1899**, 72. — PREWITT: Congenital dislocation of the patella. St. Louis Courier of Med. **8** (1882). Zit. nach POTEL. — PUTÉGNAT: J. Chir. **1843**. Zit. nach ALBRECHT MEYER.

QUÉNU: Luxation congénit. de la rotule complète permanente avec genu valgum. Ostéotomie supracondylienne et opération de ROUX. Bull. Soc. nat. Chir. Paris **1911**, 659.

RAVOTH: Die kongenitale Dislokation der Patella nach oben. Dtsch. Klin. **4**, 29 (1854). — REICHEL, P.: In: GARRÉ, KÜTTNER u. LEXER, Handbuch der praktischen Chirurgie, 5. Aufl., Bd. 6, S. 244. Stuttgart: Ferdinand Enke 1929. — REIGOLSKY: Zur operativen Behandlung der kongenitalen habituellen Patellarluxation. Inaug.-Diss. Königsberg 1935. — ROBERTSON: A method treatment of habituel dislocation of the patella. Surg. etc. **14**. Ref. Zbl. Chir. **1912**, 1469. — ROCHER: Luxation congénitale de la rotule. J. Méd. Bordeaux **1905**, No 14, 15. Ref. Jber. Chir. **12**, 1243 (1906/07). — RÖPKE: Habituelle Kniescheibenluxation. Ver. niederrhein.-westf. Chir., Elberfeld, 18. Juni 1927. Ref. Zbl. Chir. **1927**, 2143. — ROMANNI: Considerationi su di un caso di „genu impressum". Contributo clinico e radiologico. Policlinico, Sez. prat. **1932**, 1502. Ref. Zentr.-Org. ges. Chir. **60**, 587 (1933). — ROUX: Luxation de la rotule. Traitement operatoire. Rev. Chir. **1886**. Zit. nach LÜCKERATH; — Luxation habituelle de la rotule. Traitement opératoire. Rev. Chir. 1888, No 8. Ref. Zbl. Chir. 1889, 352. — RUBIN: Congenitale absence of patella and other patellar anomalies in three members of same family. J. Amer. med. Ass. **64**, 2026 (1915). — RUTHERFORD: Hereditary Knock-Knèe, with recurrent dislocation of patella and aplasia of nails on fingers and toes. Brit. J. Child. Dis. **30**, 34 (1933). — RYDYGIER: Ein Beitrag zur operativen Behandlung der habituellen Luxation der Kniescheibe nach ALI KROGIUS. Wien. klin. Wschr. **1905 I**, 641. — RYERSON: Aussprache zu W. H. COLE u. G. A. WILLIAMSON.

SAMSON: Le traitement de la luxation habituelle de la rotule par la greffe osseuse. Rev. Orthop. **15**, 334 (1928). — SAUER: Über einen neuen eigentümlichen Fall von Luxatio patellae lateralis. Diss. Kiel 1902. — SCHANZ: Zur Behandlung der habituellen Patellarluxation. Z. orthop. Chir. **7**, 531 (1900); — Habituelle Luxation der Kniescheibe. Münch. med. Wschr. **1910 II**, 2554; — Zur Behandlung der Ankylosis patellae. Zbl. Chir. **1911**, 227; — Siehe PAUWELS. Ref. Zbl. Chir. **21**, 692 (1913). — SCHMIDT, ERNST: Ein Fall von Luxation der Patella nach Abriß der Quadrizepssehne. Zbl. Chir. **1900**, 1023. — SCHMIDT, F.: Operierte beidseitige Patellarluxation. Klin.-wiss. Abend Luitpoldkrankenhaus Würzburg, 21. Febr. 1929. Ref. Münch. med. Wschr. **1929 I**, 612. — SCHNITZLER: Habituelle Luxation der Patella. Wien. klin. Wschr. **1910 I**, 957. — SCHOENFELD: De luxatione congenita et singulari quadam luxatione genuum. Inaug.-Diss. Berlin 1865. — SCHOLZ-SADEBECK: Über Luxationspatella. Diss. Berlin 1911. — SCHON: Luxatio congenita patellae. Ugeskr. Loeg. **28**, 457 (1894). Ref. Zbl. Chir. **1894**, 1111. — SCHULTZE, FERD.: Die subcutanen Rupturen des Quadriceps. Z. orthop. Chir. **25**, 457 (1910); — Die Ruptur des Streckapparates im Bezirk des Lig. patellae. Z. orthop. Chir. **25**, 467 (1910). — SCHULZE-GOCHT: Multiple Mißbildungen. Ver. Ärzte Stettins, 3. Nov. 1925. Ref. Münch. med. Wschr. **1925 II**, 2217. — SEHLING: Über angeborene Kniescheibenverrenkungen. Inaug.-Diss. Würzburg 1885. — SERRA: Modificazione di tecnica nella cura cruenta della lussazioni di rotula. Clin. chir. **10**, 965 (1934). Ref. Zentr.-Org. ges. Chir. **70**, 398 (1935). — SERVIER: Gaz. hebd. Méd. et Chir. **5**, 208 (1872). Zit. nach WIEMUTH. — SHAPLEIGH: Congenital dislocation of the patella. Boston med. J. **1881**, 252. — SIEBER: Doppelseitige angeborene Luxation der Patella und des Radiusköpfchens nach außen. Z. orthop. Chir. **46**, 455 (1924). — SINGER: Ein Fall von angeborener vollständiger Verrenkung der beiden Kniescheiben nach außen, bei gutem Gebrauch der Gliedmaßen. Z. Ges. Ärzte Wien **1856**, 295. — SMITH: Congenital dislocation of the patella. N. Y. med. J. **1885**, 27. — SNOKE: The tendo patellae. A Roentgen consideration of its length. J. Bone Jt Surg. **14**, 830 (1932). — SOLIERO: Sopra 3 casi di lussazione della rotula. R. Accad. fisiscut. Sierra 1903. Ref. Jber. Chir. **9**, 960 (1903); — Lussazione della rotula. Siena 1906. Ref. Zbl. Chir. **1906**,

1173. — Sommer, R.: Die traumatischen Verrenkungen der Gelenke. Neue deutsche Chirurgie, Liefg 41. Stuttgart: Ferdinand Enke 1928; — Die operative Behandlung der gewohnheitsmäßigen Kniescheibenverrenkung. Bruns' Beitr. klin. Chir. 159, 223 (1934). — Soutter: A new operation for slipping patella. J. Amer. med. Ass. 82, 1261 (1924). — Spitzy: Über die pathologische Mechanik eines Kniegelenks mit angeborener Luxation der Patella. Z. orthop. Chir. 6, 519 (1899). — Starlinger: Ein Beitrag zur Behandlung der gewohnheitsmäßigen Verrenkung von Schulter und Kniescheibe. Zbl. Chir. 1934, 862. — Starup: Ein Fall von Hypoplasie und abnormer Lage der Kniescheibe. Hosp. tid. (dän.) 1934, 1421. Ref. Zentr.-Org. ges. Chir. 71, 478 (1935). — Steindler, Leo: Über die angeborene Luxation der Patella. Z. Heilk. 19, 299 (1898). — Stewart: Congenital dislocation of the Patella. Brachydactylia. Philad. Acad. of surg. Ann. Surg. 1904. Ref. Jber. Chir. 9, 976 (1904). — Stock: Über einige Fälle von Verlagerung der Kniescheibe nach außen. Inaug.-Diss. Berlin 1928. — Stokes: Congenital luxation of the patella. Dublin quart. J. med. Sci. 39, 472 (1865). — Stracker: Zur Operation der habituellen Patellarluxation. Chirurg 8, 817 (1936). — Sträter: Habituelle Kniescheibenverrenkung. Holländ. Ges. Chir., 17. Nov. 1911. Ref. Zbl. Chir. 1913, 349. — Straub: Beitrag zur kongenitalen Patellarluxation. Diss. München 1912. — Streubel: Über den Mechanismus der Verrenkungen der Kniescheibe. Schmidts Jb. ges. Med. 129, 311 (1866); 130, 54 (1866). — Strube: Zur operativen Behandlung der Patellarluxation. Dtsch. Z. Chir. 243, 412 (1934). — Suermondt: Habituelle Kniescheibenverrenkung. Nederl. Tijdschr. Geneesk. 1934, 2133. Ref. Zentr.-Org. ges. Chir. 68, 142 (1934). — Szumann: Über eine seltene Form von Patellarluxation. Verh. dtsch. Ges. Chir. 1889. Ref. Zbl. Chir. 1889, Erg.-H., 101. Verrenkung der linken Kniescheibe in das Kniegelenk hinein usw.

Towsend: Zit. nach Karl. — Trendelenburg: Diskussion zu Bardenheuers Vortrag: Über Kapselverengerungen bei Gelenkaffektionen. Verslg dtsch. Naturforsch. u. Ärzte Aachen, 1900. Ref. Zbl. Chir. 1900, 1027. — Turner: Zur operativen Behandlung veralteter Kniescheibenbrüche mit größerer Diastase der Fragmente. Zbl. Chir. 1908, 1159.

Uematu: Beitrag zur habituellen Luxation der Kniescheibe und zur Frage der Hautnekrose bei der Operation derselben unter lokaler Anästhesie. Z. orthop. Chir. 60, 476 (1934). — Uffreduzzi e Lucca: Un caso di lussazione cong. irreducibile della rotula. Chir. Organi Mov. 20, 513 (1934). Ref. Zentr.-Org. ges. Chir. 70, 160 (1935). — Uhde: Luxatio patellarum congenita. Dtsch. Klin. 13, 124 (1857); — Luxatio patellae sinistrae congenita. Dtsch. Klin. 42, 411 (1857). — Uhde, C. W. F.: Anatomie der angeborenen Verrenkung der Kniescheibe nach außen. Virchows Arch. path. Anat. 94, 412 (1868).

Vergely: Deux cas de luxation verticale externe de la rotule. J. Méd. Bordeaux 1890. Ref. Zbl. Chir. 1890, 896. — Voelcker: Zur Operation der angeborenen Kniescheibenverrenkung. Dtsch. Z. Chir. 189, 24 (1925). — Voigt: Über eine Luxation der Patella. Inaug.-Diss. Jena 1889. — Volkmann, Joh.: Rechtsseitige habituelle Kniescheibenluxation. Rhein.-westf. Chir.-Ver. Osnabrück, Juni 1931. Ref. Zbl. Chir. 1931, 2395. — Vorschütz: Die operative Behandlung der habituellen Kniescheibenverrenkung. Zbl. Chir. 1927, 2677. — Vulpius: Das Dauerresultat nach Operationen der habituellen und chronischen Verrenkung der Kniescheibe. Med. Klin. 1914 !, 239.

Waas: Zit. von Albrech Meyer. — Wagner: A plastic operation for relief of recurrent shippings and dislocation of the patella. J. Bone Jt Surg. 14, 332 (1932). — Walther: Zit. von Albrecht Meyer. — Wertheim: Zur operativen Behandlung der angeborenen Patellarluxationen. Pol. Przegl. chir. 6, 95 (1927). — Whitelocke: The operativ treatment of outward dislocations of the patella. Brit. J. Surg. 1914. Ref. Zbl. Chir. 1915, 93. — Wiemuth: Die habituellen Verrenkungen der Kniescheibe. Dtsch. Z. Chir. 61, 127 (1901). — Wilde: Über tabische Gelenkerkrankungen. Dtsch. Z. Chir. 65, 487 (1902). — Wildt: Ein Fall von Einklemmungsluxation des Patella. Münch. med. Wschr. 1908 II, 2705. — Wilson, James: Die Verwendung eines künstlichen Bandes aus Seide zur Behandlung der habituellen Verrenkung der Kniescheibe. Amer. J. Surg. 29, 144 (1925). — Wolff, Julius: Über einen Fall von willkürlicher präfemoraler Kniegelenksluxation nebst anderweitigen angeborenen Anomalien fast sämtlicher Gelenke des Körpers. Z. orthop. Chir. 2, 23 (1893). — Wolff-Lüdenscheid: Zwei Fälle von angeborenen Mißbildungen. Münch. med. Wschr. 1900, 766. — Wrede: Erbliche angeborene Kniescheibenverrenkung. Dtsch. Naturforsch. u. Ärzteverslg. 1910. Ref. Münch. med. Wschr. 1910 II, 2108. — Wuhzer: Angeborene Mißbildungen des Kniegelenkes. Müllers Arch. Zit. nach Bogen. — Wullstein: Eine neue Operationsmethode der kongenitalen Luxation der Patella. Verh. dtsch. Ges. Chir. 1906. Zbl. Chir. 1906, 136 (Kongreßber.).

Xoudis: Traitement des luxations congénitales de la rotule en dehors. Rev. Orthop. 12, 21 (1925).

Zahradnicek: Eigene Operation gegen Kniescheibenluxation. Čas. Lék. čes. 62, 1419 (1923). — Zanoli: Zit. von Zurria. — Zesas: Sur les luxations congénitales de la rotule. Rev. Chir. (Paris) 21. Ref. Zbl. Chir. 1902, 1070. — Zielewicz: Über die kongenitale Luxation der Patella. Berl. klin. Wschr. 1869 I, 253. — Zurria: Lussazione congenita della rotula. Boll. Soc. med.-chir. Catania 2, 163 (1934). Ref. Zentr.-Org. ges. Chir. 66, 639 (1934).

T. Tumoren der Kniescheibe

ABADIE, J.: Tumeur à myeloplaxes de la synoviale de genou. Tumeur à myeloplaxes de la rotule. Accessoirement une vieille erreur de prognostic. Bull. Soc. Chirurgie Paris **54**, 341 (1928). — ANZILOTTI, G.: Sui tumori primitivi della rotula e sulle resezione di essa. Arch. Ortop. (Milano) (1905). Ref. Zbl. Chir. **1906**, 607. — ASTLEY-COPPER: Operation eines Falles von myelogenem cystischem Sarkom der Patella. Ref. nach WANACH.

BACKER, L. TH.: Mitteilungen aus der chirurgischen Abteilung des Reichshospitals Christiania 1849. Fall von Fungus medullaris patellae, 1849. Ref. Schmidts Jb. ges. Med. **70**, 105 (1851). — BELGRANO, M.: Seltener Fall eines Osteoblastoms der Patella. Minerva ortop. **12,**. 206—209 (1961). — BELLINI, A.: Di un sarcoma endoteliale primitivo della rotula. Clinica chir. **10**, 975 (1934). Ref. Zentr.-Org. ges. Chir. **70**, 237 (1934). — BIANCHETTI, C. F.: Sopra un caso de frattura spontanea di rotula affetta da sarcoma primitivo periosteo a cellule polimorfe. Chir. Organi Mov. **11**, 46 (1926). — BLAND-SUTTON, J.: Tumors innocent and malignant. London: Cassel & Co. 1922. — BLUMENSAAT, C.: Die Tumoren der Kniescheibe. Ergebn. Chir. Orthop. **29**, 347 (1936). — BOBBIO, L.: Sarcoma di rotula neoformata. Boll. Soc. piemont. Chir. **5**, 765 (1935). Ref. Zentr.-Org. ges. Chir. **74**, 125 (1935). — BORAK, J.: Über die Pathologie, Diagnostik und Therapie der Ostitis fibrosa. Wien. Röntgenges. 6. März 1928. Ref. Fortschr. Röntgenstr. **38**, 129 (1928). — BORCHARDT, M. G.: Sarkom der Patella. Berl. med. Ges. 13. Mai 1903. Ref. Münch. med. Wschr. **1902**II, 885, 1009. — BULL, P.: Osteoma praepatellare. Norsk Mag. Laegevidensk. **1907**, 9. Ref. Zbl. Chir. **1907**, 1440.

CHRISTENSEN, F. C.: Bone tumors. Amer. Surg. **81**, 1074 (1925). — COENEN, H.: Die Geschwülste. In: KIRSCHNER-NORDMANN, Die Chirurgie, Bd. 2/1. Berlin: Urban & Schwarzenberg 1928. — COLE, W. H,: Operation for recurrent tumor of the patella. The diagnosis a the time of the first operation was bonecyst. Resection of the lower half of the patella. Surg. Clin. N. Amer. **3**, 1357 (1923); — Primäre Patellatumoren. Ostitis fibrosa loc. cystica. J. Bone Jt Surg. **7**, 637 (1925). — COLE, M. D., and H. WALLACE: Final report on case of bone cyst of the patella. Radiology **16**, 752 (1931). — CREITE: Beitrag zur Pathologie der Kniescheibe. Dtsch. Z. Chir. **83**, 179 (1906). — CSINK, L., u. E. SOVENYI: Ein Riesenzelltumor in der Patella. Radiol. clin. (Basel) **30**, 105—109 (1961).

D'AUNOY, R., and J. H. CONNELL: Osteitis fibrosa localisata of the patella. J. Bone Jt Surg. **16**, 689 (1934). Ref. Zbl. ges. Radiol. **18**, 686 (1934). — DOBSON: Primary giant-cell tumor of the patella. Ann. Surg. **93**, 775 (1931).

FALTIN, R.: Ein Fall von Riesenzelltumor der Patella. Acta chir. scand. **58**, 36 (1925); — Spätresultat eines vor etwa 5 Jahren operierten Falles von Riesenzelltumor (Ostitis fibrosa der Patella). Acta chir. scand. **66**, 259 (1930). — FISCHER, W.: Ätiologie und Klinik der Osteose im Anschluß an einen Fall von Sehnenluxation hinter einer Exostosis tibiae. Arch. orthop. Unfall-Chir. **14**, 1 (1916).

GARAMPAZZI: Zit. von BIANCHETTI. — GAUILLARD: Zit. nach NUERNBERGK. — GESCHICKTER, C. F., and M. M. COPELAND: Ostitis fibrosa and giant cell tumor. Arch. Surg. **20**, 240 (1930); — Recurrent and so-calles metastatic giant cell tumor. Arch. Surg. **20**, 713 (1930). — GOLDSTEIN, H., L. GOLDSTEIN and H. Z. GOLDSTEIN: Paget's disease of the bones (Ostitis deformans). With report of seven additional cases. Med. Tms **54**, 194 (1926). — GOODWIN, M. A.: Primary osteosarcoma of the patella. J. Bone Jt Surg. B **43**, 338—341 (1961). — GRIEP, K.: Über Ostitis fibrosa der Sesambeine. Zbl. Chir. **1927**, 2519. — GROSS, H.: Un cas de tumeur de la rotule. Ann. franç. Chir. 1899; — Rev. Chir. (Paris), **11** (1899). Ref. Zbl. Chir. **1900**, 340. — GURLT, E.: Beitrag zur vergleichenden pathologischen Anatomie der Gelenkkrankheiten. Berlin: Georg Reimer 1853; — Beiträge zur chirurgischen Statistik (I. Geschwülste, II. Knochenbrüche). Langenbecks Arch. klin. Chir. **25**, 421, 467 (1880).

HAYEM, G., et GRAUX: Gaz. Paris 1874. Zit. nach ZESAS. — HELLNER, H.: Knochenmetastasen bei malignen Geschwülsten. Ergebn. Chir. Orthop. **28**, 72 (1935). — HENRY: Giant-cell sarcoma of the patella. A case report. J. Bone Jt Surg. **16**, 964 (1934). Ref. Zentr.-Org. ges. Chir. **19**, 185 (1934). — HOLLAND, C. T.: The beninggiant-cell tumour of bone. Brit. J. Radiol. **7**, 227 (1934). — HORAI: A case of myeloid sarcoma of the patella. Operation recovery. Sei-i-Kai med. J. 1896. Zit. nach ZESAS.

IMAMALIEV, A. S.: Ungewöhnliche Lokalisation eines Osteoblastoklastoms in der Kniescheibe. Khirurgiya (Mosk.) **36**, 120—121 (1960) [Russisch].

JONES, R.: Endosteal sarcomaof the patella. Trans. path. Soc. Lond. **46**, 143 (1895).

KAISER, F.: Über Kniescheibengeschwülste (Exostosis cartilag. patellae). Bruns' Beitr. clin. Chir. **120** 239 (1920). — KIENBÖCK, R.: Über die Sarkome der Patella. Fortschr. Röntgenstr. **32**, 517 (1924). — KING, M. J., and G. S. TOWNE: Primary giant-cell tumor of the patella. Arch. Surg. **18**, 892 (1929). — KISSE, G.: Trauma und Xanthosarkom der Kniescheibe. Zbl. Chir. **61**, 1755 (1934). — KOCH, W.: Die Osteome als Exostosen, Haut- und Sehnenknochen. Berl. klin. Wschr. **1907**, 560. — KOFMANN, S.: Über den operativen Ersatz der Kniescheibe. Zbl. Chir. **1922**, 1851. — KOPSTEIN, G.: Zur Klinik und Röntgendiagnose der Patellartuberkulose. Fortschr. Röntgenstr. **43**, 476 (1931). — KRAFT, E.: Giant-cell tumor of the patella. Radiology **17**, 1049 (1931). — KUDLEK, F.: Beitrag zur Pathologie und Physiologie der Patella. Dtsch. Z. Chir. **88**, 138 (1907). — KUMMER, E.: L'exstirpation totale de la rotule. Rev. méd. Suisse rom. No 11 (1889). Ref. Zbl. Chir. **1890**, 775. — KUNG, S. L.: Riesenzelltumoren der Patella-Kasuistik. Zhong Fang Z **7**, 294 (1959) [Chinesisch].

LEJARS, F.: Néoplasmes des bourses séreuses. Duplay et reclus. Traité de chirurgie, 2. Edit. Paris: Masson & Cie. 1897. — LINDE, S. A.: Giant-cell tumor of the patella. A complete review of the literature report of a case. Amer. J. Surg. **28**, 150 (1935). — LÜCKE, A.: Beiträge zur Lehre von den Resektionen. Langenbecks Arch. klin. Chir. **3**, 291 (1862).

MAU, C.: Spontanfraktur der Kniescheibe bei Osteodystrophia (Ostitis) fibrosa. Zbl. Chir. **1934**, 2096. — MEYER-BORSTEL, H.: Über Ostitis (Osteodystrophie) fibrosa. Bruns' Beitr. klin. Chir. **148**, 436 (1930). — MICHAËLIS, L.: Ostitis deformans (Paget) und Ostitis fibrosa (v. Recklinghausen). Ergebn. Chir. Orthop. **26**, 381 (1933). — MORÁVEK, A.: Patellarsarkom. Čas. Lék. čes. **1907**, 1003. Ref. Zbl. Chir. **1908**, 1287. — MÜLLER, ENNO: Über hereditäre, multiple Exostosen und Ekchondrosen. Inaug.-Diss. Leipzig 1913.

NEUMANN, E.: Zur Kenntnis der zelligen Elemente der Sarkome. Arch. Heilk. **12**, 66 (1871). NUERNBERGK, H.: Osteodystrophia fibrosa der Patella. Bruns' Beitr. klin. Chir. **153**, 406 (1931).

PARKER: Sequel to case of removal of right patella for primari sarcoma recurrence after six years in the iliac glands death. Trans. chir. Soc. Lond. **20**, 254 (1887); **29**, 22 (1896). — PELLEGRINI, A., u. G. CONFORTI: Exostosen an ungewöhnlichen Stellen. Gazz. Osp. Clin. **85**. Ref. Dtsch. med. Wschr. **1904** II, 1183. — PIZZAGALLI, L.: Sopra uno caso di tumore primitivo della rotula. Arch. ital. Chir. **38**, 1049 (1932). Ref. Zentr.-Org. ges. Chir. **60**, 303 (1933). — POTEL, G.-F.: Étude sur les malformations congénitales du genou. Thèse de Lille 1897. — POWER: Zit. von ZESAS.

PRINGLE, J. H.: Reversal of the patella with notes of a case. Scot. med. J. Edinb. **47** (1905). Ref. Zbl. Chir. **1906**, 710.

RAY, J. H.: A case of chondroma of the patellae. Lancet **1905** I, 159.

SCHMIDT, W.: Über die von der Patella ausgehenden Geschwülste mit besonderer Berücksichtigung des primären Sarkoms. Inaug.-Diss. Leipzig 1907. — SCHWARZ, J.: Über entzündliche Erkrankungen und Neubildungen der Patella. Inaug.-Diss. Königsberg 1909. — SIMON, H.: Die Sarkome. In: Neue deutsche Chirurgie, Bd. 43, S. 43. Stuttgart: Ferdinand Enke 1928.

TAEGER, K. H.: Retikulose — Retikulosarkom der Patella. Z. Orthop. **92**, 114—117 (1959).

WANACH, R.: Über Tumoren der Patella. Petersburg med. Wschr. **1910** I, 308. Ref. Zbl. Chir. **1910**, 1333. — WILD: Zur Kasuistik der Periostsarkome. Dtsch. Z. Chir. **17**, 548 (1882). — WILKS, S.: Remarks upon some of the specimens of disease of the bone. Guy's Hosp. Rep. **3**, 143 (1857). — WILKS, SAM.: Myeloid diseases of bones. Guy's Hosp. Rep. **3**, 171 (1857).

ZESAS, D. G.: Beitrag zur Pathologie der Kniescheibe. Arch. orthop. Unfall-Chir. **8**, 279 (1910). — ZIEGLER, E.: Über die subchondralen Veränderungen der Knochen bei Arthrosis deformans und über Knochencysten. Virchows Arch. path. Anat. **70**, 502 (1877).

U. Degenerative Veränderungen des Femoropatellargelenkes
(außer Osteochondrosis dissecans, das Schrifttum dieser Erkrankung ist weiter unten gesondert zusammengestellt)

ALBERTINI, A. v.: Sehnenverknöcherung. In: HENKE-LUBARSCH, Handbuch der pathologischen Anatomie und Histologie, Bd. IX, S. 541. Berlin: Springer 1929. — ALEMAN, O.: Chondromalacia patellae posttraumatica. Acta chir. scand. **63**, 149 (1928).

BAETZNER, W.: Sport- und Arbeitsschäden. Leipzig: Georg Thieme 1936. — BILLING, L.: Wert der Röntgenuntersuchung für die Diagnose der Chondromalacia patellae Acta radiol. (Stockh.) **23**, 317 (1942). — BIRCHER, E.: Binnenverletzungen der Kniegelenke. Zbl. Chir. **1930**, 805. — BLUMENSAAT, C.: Lageabweichungen und Verrenkungen der Kniescheibe. Ergebn. Chir. Orthop. **31**, 149 (1938). — BORST, M.: Metaplasie. In: L. ASCHOFF, Pathologische Anatomie, Bd. I. Jena: Gustav Fischer 1925. — BRATTSTROM, H., u. AHLGRENSA: Patellar shape and degenerative changes in the femoro-patellar joint. Acta orthop. scand. **29**, 153—154 (1959). — BÜDINGER, K.: Über Ablösung von Gelenkteilen und verwandte Prozesse. Dtsch. Z. Chir. **84**, 311 (1906); — Über traumatische Knorpelrisse im Kniegelenk. Dtsch. Z. Chir. **92**, 510 (1908). — BÜRKLE DE LA CAMP, H.: Verletzungen des Beckens und der unteren Extremitäten. In: Handbuch der gesamten Unfallheilkunde, 2. Aufl., Bd. III, S. 288. Stuttgart: Ferdinand Enke 1956. — BURCKHARDT, ED.: Juvenile Osteochondropathie der Metaphysen. Schweiz. med. Wschr. **43**, 944 (1945).

CAVE, B. F., and S. R. ROWE: The patella its importance in derangement of the knee. J. Bone Jt Surg. A **32**, 542 (1952). — CLASSEN, H.: Beitrag zur Larsen-Johansson'schen

Erkrankung der Patella. Z. Orthop. 78, 180 (1949); — Über 2 Fälle von Osteopathia patellae juvenilis. Arch. orthop. Unfall-Chir. 45, 543 (1953).

FRIBERG, S.: Über Totalexstirpationen der Patella. Acta chir. scand. 85, 361 (1941). — FROSCH, L.: Zum Problem der Chondropathie der Patella. Arch. orthop. Unfall-Chir. 47, 436 (1955). — FRÜND, H.: Traumatische Chondropathia der Patella, ein selbständiges Krankheitsbild. Zbl. Chir. 53, 707 (1926). — FÜRMAIER, A.: Beitrag zur Mechanik der Patella und des Gesamtkniegelenkes. Arch. orthop. Unfall-Chir. 46, 78 (1953); — Beitrag zur Ätiologie der Chondropathia patellae. Arch. orthop. Unfall-Chir. 46, 178 (1953).

GREY, CH.: Chondromalacia patellae. Brit. med. J. 1, 427 (1949). — GÜNTZ, E.: Zur Osteopathia patellae. Röntgenpraxis 7, 5 (1953).

HAGLUND, P.: Die hintere Patellarkontusion. Zbl. Chir. 1926, 1757. — HAMPERL, H.: Lehrbuch der allgemeinen Pathologie und der pathologischen Anatomie, 20. Aufl., S. 668. Berlin-Göttingen-Heidelberg: Springer 1954. — HILZENSAUER, K.: Zur Chondropathie der Patella. Arch. orthop. Unfall-Chir. 36, 614 (1936). — HIRSCH, C.: A contribution to the pathogenesis of chondromalacia of the patella. Acta chir. scand. 90, Suppl. 83 (1944).

JOHANSSON, S.: Eine bisher nicht beschriebene Erkrankung der Patella. Hygiea (Stockh.) 84, 161 (1922); — Eine bisher anscheinend unbekannte Erkrankung der Patella. Z. orthop. Chir. 43, 82 (1924).

KALLIO, K. E.: Chondromalacia of the patella. Ann. Chir. Gynaec. Fenn. 36, 173 (1947). — KARLSON, S.: Chondromalacia patellae. Acta chir. scand. 83, 347 (1940). — KERSTNER, G.: Die Osteopathia patellae juvenilis. Zbl. Chir. 79, 1879 (1954). — KNUTSON, F.: Über die Röntgenologie des Femoropatellargelenkes sowie eine gute Projektion für das Kniegelenk. Acta radiol. (Stockh.) 22, 371 (1941). — KÖHLER, A., u. A. ZIMMER: Grenzen des Normalen und Anfänge des Pathologischen im Röntgenbild des Skelettes. Stuttgart: Georg Thieme 1953. — KÖNIG, F.: Arthritis deformans und Chirurgie. Münch. med. Wschr. 1, 32 (1928). — KRAUSE, J.: Über die Chondromalacia patellae. Zbl. Chir. 83, 997 (1958). — KULOWSKI, J.: Posttraumatic paraarticular ossification of the knee joint. Amer. J. Roentgenol. 47, 392 (1942).

LÄWEN, A.: Knorpelresektion bei fissuraler Knorpeldegeneration. Bruns' Beitr. klin. Chir. 134, 265 (1925); — Befunde an der Synovialis bei chronischen Kniegelenkskrankheiten. Zbl. Chir. 1926, 14. — LANG, H. B.: Untersuchungen über Aufbrauchsveränderungen an der Quadrizepssehne. Z. Orthop. 80, 171 (1951). — LERICHE, R., et A. POLICARD: Les problèmes de la physiologie normale et pathologique de l'os. Paris: Masson & Cie. 1926. — LEXER, E.: Wiederherstellungschirurgie, 2. Aufl. 1931.

MACUAH, J.: Recurrent dislocation of the patella. J. Bone Jt Surg. A 34, 957—967 und Diskussion 976 (1952). — MAU, C.: Osteopathia patellae juvenilis. Dtsch. Z. Chir. 228, 261 (1930); — Osteopathia patellae. Verh. dtsch. orthop. Ges. 334 (1931). — MONTMOLLIN, B. DE: La chondromalacie de al rotule. Rev. Chir. orthop. 37, 41—51 (1951). — MÜLLER, W.: Überanstrengungsschäden des Knochens. Leipzig: Johann Ambrosius Barth 1944.

NIEDERECKER, K.: Befunde und Erfahrungen bei Kniegelenksoperationen, insbesondere bei Binnenverletzungen. Z. Orthop. 81 225 (1951).

OBERNIEDERMAYER, A.: Die Operation der Chondropathia patellae. Langenbecks Arch. klin. Chir. 156, 56 (1929). — ÖWRE, A.: Chondromalacia patellae. Acta chir. scand. 77, Suppl. (1936).

PETERSON, L.: Ist P. HAGLUNDs Röntgenbild der „Contusio patellae posterior" ein Beweis für das Vorhandensein eines traumatischen Leidens? Zbl. Chir. 1927, 719. — PFAB, B.: Diskussionsbemerkung zum Vortrag OBERNIEDERMAYERs: Zur Therapie der Chondropathia patellae. Zentr.-Org. ges. Chir. 45, 789 (1929).

ROHLEDERER, O.: Ätiologie und Symptomatologie der Praeluxatio patellae. Zbl. Chir. 76, 103 (1951). — ROJKO, A., u. E. TROKAN: Über die Ähnlichkeit von Kniescheibenveränderungen bei habituellen Luxationen und der Sinding-Larsen-Johansson'schen Erkrankung. Z. Orthop. 94, 317—321 (1961). — ROSTOCK, P.: Osteopathia patellae. Dtsch. Z. Chir. 217, 406 (1932).

SCHALLOCK, G.: Untersuchungen zur Morphologie der Kniegelenksmenisci. Virchows Arch. path. Anat. 304, 559 (1939); — Zur Frage der Chondromalacie der Patella. Aus dem path. Institut der Universität Münster 1942. — SCHEUER, F.: Ein Beitrag zur Chondropathia patellae. Chirurg 24, 148 (1953). — SCHINZ, H. R., u. W. E. BAENSCH: Lehrbuch der Röntgendiagnostik, 5. Aufl., Teil II. Stuttgart: Georg Thieme 1952. — SEYSS, R., u. E. WIESNER: Das Epiphysenwachstum bei der Osgood-Schlatter'schen Störung. Z. Orthop. 80, 623 (1951). — SILFVERSKIÖLD, N.: Chondromalacia patellae. Mschr. Unfallheilk. 39, 193 (1932); — Chondromalacia of the patella. Acta orthop. scand. 9, 214 (1938). — SINDING-LARSEN, CHR.: A hitherto unknow affection of the patella in children. Acta radiol. (Stockh.) 1, 171 (1921). — SONNENSCHEIN, A.: Biologie, Pathologie und Therapie der Gelenke, dargestellt am Kniegelenk. Basel: Benno Schwabe & Co. 1952; — Die Knochenbildung in der Ansatzpartie der Kniescheibenspannsehne. Arch. orthop. Unfall-Chir. 46, 362 (1954). — STOREN, H.: Ein Fall von Chondropathia patellae. Ref. Zentr.-Org. ges. Chir. 47, 297 (1929).

WIBERG, G.: Studies on the femoropatellar joint. Acta orthop. scand. **12**, 319 (1941). —
WILES, P., P. S. ANDREWS and R. A. BREMNER: Chondromalacia of the patella: a study of
the later results of excision of the articular cartilage. J. Bone Jt Surg. B **42**, 65—70 (1960). —
WULLSTEIN, L., u. M. WILMS: Lehrbuch der Chirurgie, X. Aufl., S. 445. 1951.

Osteochondrosis dissecans

ANDERSEN, D., F. BAUMGARTL u. H. GREMMEL: Die Röntgendiagnostik des Femoro-
patellargelenkes und ihre klinische Bedeutung. Radiologe 1, 216 (1961). — ANDREESEN, R.:
Zur Begutachtung der Osteochondritis dissecans (König). Zbl. Chir. **66**, 1594 (1939). — AN-
SCHÜTZ, W., u. O. PORTWICH: Prognose und Therapie der veralteten Schenkelhalsfraktur.
Ergebn. Chir. Orthop. **20**, 1 (1927). — ARONSSON, H.: Über Osteochondritis dissecans im
Fußgelenk. Zbl. Chir. **69**, 312 (1942). — AXHAUSEN, G.: Über einfache aseptische Knochen-
und Knorpelnekrosen, Chondritis dissecans und Arthritis deformans. Langenbecks Arch.
klin. Chir. **99**, 519 (1912); — Der anatomische Krankheitsablauf bei der Köhler'schen Krank-
heit der Metatarsalköpfchen und der Perthes'schen Krankheit des Hüftkopfes. Langenbecks
Arch. klin. Chir. **124**, 511 (1923); — Epiphysennekrose und Arthritis deformans. Langenbecks
Arch. klin. Chir. **129**, 341 (1923); — Die Ätiologie der Köhler'schen Erkrankung der Metatarsalköpfchen. Bruns' Beitr. klin. Chir. **126**, 451 (1923); — Über anämische Infarkte am
Knochensystem und ihre Bedeutung für die Lehre von den primären Epiphyseonekrosen.
Langenbecks Arch. klin. Chir. **151**, 72 (1924); — Über den Abgrenzungsvorgang am epiphy-
sären Knochen. Virchows Arch. path. Anat. **252**, 458 (1924); — Zur Histologie und Patho-
genese der Gelenkmausbildung im Kniegelenk. Bruns' Beitr. klin. Chir. **133**, 89 (1925); —
Die aseptischen Knochennekrosen. Acta chir. scand. **60**, 369 (1926); — Über anämische In-
farkte am Knochensystem. Zbl. Chir. **55**, 2146 (1928). — AXHAUSEN, G., u. E. BERGMANN:
Handbuch der speziellen pathologischen Anatomie und Histologie, Bd. 9/3, S. 118. 1937.

BANDI, W., u. M. ALLGÖWER: Zur Therapie der Osteochondritis dissecans. Helv. chir. Acta
26, 552 (1959). — BARTH, A.: Die Entstehung und das Wachstum der freien Gelenkkörper.
Langenbecks Arch. klin. Chir. **56**, 507 (1898); — Über die Entstehung der Gelenkkörper.
Langenbecks Arch. klin. Chir. **112**, 369 (1919). — BAUMGARTL, F., u. A. DAHM: Zur Pathogenese der Osteochondrosis dissecans. Zbl. Chir. **1962**, 1916—1925. — BEIDL, W., u. O. A.
STRACKER: Zur Entstehung freier Gelenkkörper. Arch. orthop. Unfall-Chir. **46**, 263 (1953/54). —
BÖRNER, E.: Klinische und pathologisch-anatomische Beiträge zur Lehre von den Gelenk-
mäusen. Dtsch. Z. Chir. **70**, 363 (1903). — BÖSCH, J.: Osteochondritis dissecans. Arch.
orthop. Unfall-Chir. **52**, 155—169 (1960). — BÜDINGER, K.: Über traumatische Knorpelrisse
im Kniegelenk. Dtsch. Z. Chir. **92**, 510 (1908). — BURCKHARDT, H.: Über Entstehung der
freien Gelenkkörper und über Mechanik des Kniegelenkes. Bruns' Beitr. klin. Chir. **130**, 163
(1924); — Aussprache über ,,Osteochondritis dissecans" von F. KÖNIG. Langenbecks Arch.
klin. Chir. **142**, 141 (1926); — Der Mechanismus der Frakturentstehung. Das larvierte Trauma
als ein grundlegendes Prinzip in der Pathologie. Die traumatischen Schäden des Bewegungssystems. Langenbecks Arch. klin. Chir. **185**, 428 (1926); — Perthes, Osteochondrosis dissecans
und Coxa vara. Helv. chir. Acta **15**, 3 (1948). — BURNS, R. F., and P. J. KELLY: Bilateral
osteochondritis dissecans of the patella: report of a case. Proc. Mayo Clin. **34**, 560—562
(1959).

CONWAY, M. D.: Osteochondritis dissecans. Ann. Surg. **99**, 410—431 (1934).

DALE, G. G., and W. R. HARRIS: Prognosis of epiphyseal separation. J. Bone Jt Surg.
B **40**, 116 (1958).

EHALT, W.: Behandlung der Osteochondrosis mit einem Knochenspan. Verh. dtsch.
orthop. Ges. (43. Kongr. 1955) 87, 107 (1956).

FRIEDL, E.: Osteochondrosis dissecans. Fortschr. Röntgenstr. **67**, 17 (1943). — FROMME:
Zit. nach KAPPIS: Über Bau, Wachstum und Ursprung der Gelenkmäuse. Dtsch. Z. Chir. **157**,
214 (1920). — FRÜND, H.: Traumatische Chondropathia der Patella, ein selbständiges Kran-
heitsbild. Zbl. Chir. **53**, 707 (1926).

GEBELE: Osteochondritis dissecans. Zbl. Chir. **1935**, 2795. — GREEN, W. T., and H. H.
BANKS: Osteochondritis dissecans in children. J. Bone Jt Surg. A **35**, 26 (1953). — GRUETER,
H.: Untersuchungen zum Patellarhinterwandschaden. Z. Orthop. **91**, 486 (1959).

HÄUPTLI, O.: Die aseptischen Chondroosteonekrosen. Berlin: Walter de Gruyter & Co.
1954. — HAUCK, G. J.: Dynamische und statische Irritation des Knochens, Umbauzone, aseptische Nekrosen und Osteochondritis dissecans. Arch. orthop. Unfall-Chir. **45**, 152 (1952). —
HEINE, J.: Beitrag zur Pathogenese der Osteochondritis dissecans. Dtsch. Z. Chir. **206**, 119
(1927). — HELLSTRÖM, J., u. OESTLING: Ein klinischer Beitrag zur Kenntnis der Osteochondritis
dissecans. Acta chir. scand. **75**, 273 (1934); — Erfahrungen über die Osteochondritis dissecans.
Zbl. Chir. **61**, 410 (1934). — HOHMANN, G.: Hand und Arm. München: J. F. Bergmann
1949. — HUECK, H.: Zur operativen Behandlung der Osteochondritis dissecans. Aussprache
mit LÖHR: Über Epiphysenstörungen im Ellenbogengelenk; s. LÖHR: Langenbecks Arch. klin.
Chir. **162**, 119 (1930).

442   Literatur

KAPPIS, M.: Osteochondritis und traumatische Gelenkmäuse. Dtsch. Z. Chir. **157**, 187 (1920); — Über Bau, Wachstum und Ursprung der Gelenkmäuse. Dtsch. Z. Chir. **157**, 214 (1920); — Die anatomische Bedeutung des Wachstums der Gelenkmäuse. Dtsch. Z. Chir. **170**, 367 (1921); — Weitere Beiträge zur traumatisch-mechanischen Entstehung der „spontanen" Knorpelablösungen (sog. Osteochondritis dissecans). Dtsch. Z. Chir. **171**, 1, 13 (1922). — KIENBÖCK, R.: Über die Gelenkkapsel-(Synovialis-)Osteome. Fortschr. Röntgenstr. **32**, 527 (1924); — Osteochondritis dissecans und freie Gelenkkörperchen. Arch. orthop. Unfall-Chir. **39**, 240 (1938). — KLINKE, J.: Zur Frage der Osteochondritis dissecans patellae. Zbl. Chir. **1938**, 2206. — KÖNIG, FRANZ: Über freie Körper in den Gelenken. Dtsch. Z. Chir. **27**, 90 (1888); — Zur Geschichte der Fremdkörper in den Gelenken. Langenbecks Arch. klin. Chir. **59**, 49 (1889). — KÖNIG, FRITZ: Osteochondritis dissecans (Teilnekrosen an den Gelenkenden). Langenbecks Arch. klin. Chir. **142**, 600 (1926). — KONJETZNY, G.: Zur Kenntnis der Perthesschen und Köhler'schen Krankheit, insbesondere der Heilungsvorgänge bei diesen. Langenbecks Arch. klin. Chir. **142**, 33 (1926). — KRAGELUND: Studien über pathologische Anatomie und Pathogenese der Gelenkmäuse. Zbl. Chir. **14**, 412 (1887).

LANG, F. J.: Über die Bedeutung des Traumas für die Entstehung der Osteochondritis coxae juvenilis deformans, der Köhler'schen Krankheit, der Osteochondritis dissecans, der Apophysitis tibialis, sowie der Osteochondritis des Mondbeins. Zbl. Chir. **58**, 770 (1931); — Die Osteochondritis dissecans (König). Bruns' Beitr. klin. Chir. **171**, 618 (1941). — LANDELLS, J. W.: The reactions of injured human articular cartilage. J. Bone Jt Surg. B **39**, 548 (1957).— LÄWEN, A.: Zur Pathologie und operativen Behandlung chronischer Kniegelenkserkrankungen. Dtsch. Z. Chir. **218**, 232 (1924). — LEB, A.: Die Ätiologie der sog. Osteochondritis dissecans. Langenbecks Arch. klin. Chir. **131**, 425 (1924). — LEHMANN, J. C.: Ist eine Wiedereinheilung osteochondritischer Gelenkmäuse möglich? Dtsch. Z. Chir. **192**, 88 (1925); — Über die Entstehung der Osteochondritis dissecans. Zbl. Chir. **1935**, 1443—1446. — LIECK, E.: Über die Epiphysenerweichung im Wachstumsalter. Langenbecks Arch. klin. Chir. **119**, 329 (1922). — LOBECK: Dauererfolge bei der Osteochondritis dissecans. Langenbecks Arch. klin. Chir. **157**, 752 (1929). — LÖHR, W.: Über Spontanheilung von Osteochondritis genu. Langenbecks Arch. klin. Chir. **138**, 63 (1925); — Die Osteochondritis dissecans und das Gelenkmausleiden. Zbl. Chir. **56**, 2242 (1929); — Dauererfolge bei der Behandlung der Osteochondritis dissecans (König). Langenbecks Arch. klin. Chir. **157**, 752 (1929); — Über Epiphysenstörungen im Ellenbogengelenk, zugleich . . . Langenbecks Arch. klin. Chir. **162**, 119 (1930); — Epiphysenstörungen im Ellenbogengelenk, zugleich ein Versuch der genetischen Erklärung der Osteochondritis dissecans. Langenbecks Arch. klin. Chir. **162**, 489 (1930); — Über Epiphysenstörungen im Ellbogengelenk, zugleich ein Versuch der genetischen Klärung der Osteochondritis dissecans. Zbl. Chir. **57**, 1513 (1930). — LOOSER, E.: Über Spätrachitis und Osteomalazie. Klinische, röntgenologische und pathologisch-anatomische Untersuchungen. Dtsch. Z. Chir. **152**, 210 (1920).

MAU, H.: Die Osteochondritis dissecans des Sprunggelenkes. Z. Orthop. **91**, 582 (1959). — MOHING, W.: Die Osteochondritis dissecans des Kniegelenkes. Z. Orthop. **92**, 543—560 (1960); — Osteochondrosis dissecans. Med. Klin. **56**, 1000—1003 (1961).

NAGURA, S.: Das Wesen und die Entstehung der Osteochondritis dissecans (König). Zbl. Chir. **1937**, 2049. — NAGURA, SH.: Die Entstehung der sog. osteochondritischen Krankheiten. Zbl. Chir. **1938**, 2761; — Überlastungsschäden am Knochen im Lichte der Knorpelkallusbildung. Bruns' Beitr. klin. Chir. **171**, 553 (1941).

OTTE, P.: Die Regenerationsunfähigkeit des Gelenkknorpels. Z. Orthop. **90**, 269 (1954).

PLATZGUMMER, H.: Die Osteochondritis dissecans (König). Arch. orthop. u. Unfall-Chir. **46**, 650 (1954).

RAHM, H.: Zur Frage der Disposition bei der Osteochondritis dissecans capituli humeri. Zbl. Chir. **61**, 2263 (1934). — REHBEIN, F.: Die Entstehung der Osteochondritis dissecans. Langenbecks Arch. klin. Chir. **265**, 69 (1950); — Kniegelenksdiskus. Zbl. Chir. **78**, 1110 (1953). — RIBBING, S.: Zur Ätiologie der Osteochondritis dissecans. Acta radiol (Stockh.) **25**, 732 (1944); — Hereditäre multiple Epiphysenstörungen und Osteochondrosis dissecans. Acta radiol. (Stockh.) **36**, 397 (1951); — The heriditary multiple epiphyseal disturbance and its consequences for the aethiogenesis of local malacias-particularly the osteochondrosis dissecans. Acta orthop. scand. **24**, 286 (1955). — RICHARDS, G. E.: Osteochondritis dissecans. Amer. J. Roentgenol. **19**, 278 (1928).

SCABELL, A.: Zur Pathogenese der Osteochondritis dissecans bei endemischem Kretinismus. Schweiz. med. Wschr. **58**, 703 (1928). — SCHÄFER, V.: Grundsätzliches über die subchondralen Knochennekrosen sowie über ihre Beziehungen zum Unfall. Zbl. Chir. **62**, 170 (1935). — SCHINZ-BAENSCH-FRIEDL: Lehrbuch der Röntgendiagnostik, Bd. II. Leipzig: Georg Thieme 1952. — SCHLÜTER, K., u. W. MEY: Aseptische Osteonekrose an der Gelenkfläche des Schienbeinkopfes. Z. Orthop. **86**, 42 (1955). — SCHMIDT, A.: Experimentelle Untersuchungen über das Schicksal teilweise ausgelöster Knorpelknochenlappen von der Gelenkfläche des Kniegelenkes. Bruns' Beitr. klin. Chir. **130**, 142 (1924; — Zur Entstehung der freien Gelenkkörper. Bruns' Beitr. klin. Chir. **131**, 730 (1934). — SELLHEIM, H.: Osteochondritis dissecans und endokrine Störung. Dtsch. Z. Chir. **185**, 46 (1934). — SMITH, A. D.: Osteochondritis of the knee joint: A report of three cases in one family and a discussion of the etiology and treatment. J. Bone Jt Surg. A **42**, 289—294 (1960). — SOMMER, R.: Zur nichttraumatischen Teilung der Kniescheibe (Patella partita). Bruns' Beitr. klin. Chir. **148**, 1 (1930). — SONNENSCHEIN, A.: Biologie, Pathologie und Therapie der Gelenke. Dargestellt am Kniegelenk. Wien: Brüder Hollinek 1952. — STOUGAARD, J.: The hereditary factor in osteochondritis dissecans. J. Bone Jt Surg. B **43**, 256—258 (1961).

TAMMANN, H.: Über experimentelle Osteochondritis dissecans. Langenbecks Arch. klin. Chir. **172**, 450 (1932). — TROMPKE, R., u. W. RINDFLEISCH: Spannungsoptische Untersuchungen zur Frage der Entstehung der Osteochondritis dissecans. Langenbecks Arch. klin. Chir. **268**, 385 (1951).

WALTER, H.: Die Entstehung der lokalen Malacien. Langenbecks Arch. klin. Chir. **25**, 557 (1927). — WEIL, S.: Über doppelseitige, symmetrische Osteochondritis dissecans. Bruns' Beitr. klin. Chir. **78**, 403 (1922).

ZAGERMANN: Osteochondritis dissecans. Zbl. Chir. **1938**, 2206; — Erfahrungen an Hand von 84 operierten Kranken mit Osteochondritis dissecans. Zbl. Chir. **1939**, 2206. — ZOBEL, K.: Osteochondritis dissecans an beiden Kniegelenken und vier Mittelhandknochen. Z. Orthop. **94**, 321—324 (1961).

V. Kniegelenkergüsse

(Siehe auch Schrifttum bei ,,Degenerative Veränderungen des Femoropatellargelenkes'')

AMORTH, G.: Chronische unspezifische Arthrosynovitis. Boll. Soc. med.-chir. Cremona **14**, 97—104 (1960) [Italienisch].

BATMAN, G. W.: Problems of the knee joint. J. Indiana med. Ass. **52**, 1294—1299 (1959). — BONOLA, A.: Surgical treatment of chronic nou-spezific arthrosynovitis of the knee joint. Rheumatism **16**, 34—37 (1960). — BRONDOLO, W.: Phenylbutazone und Ultraschall bei Arthrosynovitis des Kniegelenkes. Arch. Ortop. (Milano) **73**, 532—540 (1960) [Italienisch].

HARFF, J., u. H. WANDSCHNEIDER: Das reizempfindliche Knie. Ther. d. Gegenw. **100**, 142—152 (1961).

RUTOLI, A.: Prednisolon, intra-artikulär, bei posttraumatischen Arthrosynovitiden des Kniegelenkes. Ann. Med. nav. **66**, 233—238 (1961) [Italienisch].

SCHLEGEL, K. F.: Zur Kasuistik des chronisch-rezidivierenden Kniegelenksergusses. Arch. orthop. Unfall-Chir. **45**, 261 (1952/53). — SOLIGNAC, H.: Hydrarthros des Kniegelenkes und seine ätiologischen Probleme. Bull. méd. (Paris) **74**, 51—54 (1960). In: Rev. méd. franç. 41 (1960) [Französisch]. — SOUPLET, P., C. GAIDAMOUR u. J. BOULET- GERCOURT: Kniegelenksergüsse. Gaz. méd. Fr. **67**, 845—855 (1960) [Französisch].

ZANASI, R.: Chronische, unspezifische, aseptische Arthrosynovitis des Kniegelenkes (pathol. Anatomie). Chir. Organi Mov. **48**, 89—152 (1960) [Italienisch].

W. Freie Gelenkkörper

(Schrifttum s. bei Osteochondrosis dissecans, Chondropathia patellae, geschlossene Verletzungen des Kniegelenkes und bei Tumoren des Kniegelenkes)

HARBECKE, W.: Freie Gelenkkörper des Kniegelenkes in submeniskären Taschen. Zbl. Chir. **85**, 1253—1255 (1960).

X. Die Untersuchung des Kniegelenkes

ANDREN, L., and L. WEHLIN: Double-contrast arthrography of knee with horizontal roentgen ray beam. Acta orthop. scand. **29**, 307—314 (1960). — APLEY, A. G.: The patellofemoral joint. Methods of diagnosis: clinical disorders and their treatment. Postgrad. med. J. **36**, 36—44 (1960).

BETINELLI, G., u. G. L. PALEARI: Persönliche Erfahrungen mit der Radiographie des Kniegelenkes. Arch. Ortop. (Milano) **73**, 992—1009 (1960) [Italienisch]. — BIONDETTI, P.: Opaque Arthrographie des Kniegelenkes. Minerva med. **50**, 3611—3616 (1959) [Italienisch]. — BOURDON, R., J. BESSON, C. MASSARE u. M. DUCOUT: Zur Pneumoarthrographie des Kniegelenkes. Gaz. méd. Fr. **67**, 1107—1108 (1960) [Französisch].

CAMLI, N.: Die Erkennung von Meniskusläsionen mit der Kontrast-Arthrographie. Tip. Fak. Mec. (Istanbul) **22**, 358—365 (1959) [Türkisch]. — CAVALCANTI, G. C.: Arthrographische Untersuchungen mit der Doppelkontrastmethode bei Meniskusläsionen des Kniegelenkes. Minerva fisioter. **4**, 185—195 (1959) [Italienisch].

DJIAN, A., R. CALOP u. H. PUCHOT: Chondrographie des Kniegelenkes. Rev. Rhum. **27**, 401—405 (1960) [Französisch]. — DJIAN, A., H. PUCHOT u. R. CALOP: Ergebnisse der Meniskographie in den letzten Jahren (Technik und Ergebnisse). J. Radiol. Électrol. **41**, 341—342 (1960) [Französisch].

FISCHEDICK, O.,u. P. SOCHA: Indikation und Ergebnisse der Kontrastdarstellung des Kniegelenkes mit der positiven Kontrastmethode. Chirurg **31**, 13—19 (1960). — FORSTER, E., L. MOLE u. R. PETER: Die Bedeutung der Tomographie bei Kniegelenksverletzungen mit der Doppelkontrastmethode. J. Radiol. Électrol. **41**, 79—82 (1960) [Französisch]. — FRIK: Zit. nach GRESHEY R. Atlas typischer Röntgenbilder, S. 274. München u. Berlin: J. F. Lehmann 1939. — FOURNIER, A., G. LAVAURS, J. RANQUE u. G. TRANIER: Fehler und Komplikationen bei Arthrographien des Kniegelenkes (bei 664 Fällen). J. Radiol. Électrol. **41**, 358—359 (1960) [Französisch]. — FUNKE, T.: Radiography of the knee joint. Med. Radiogr. Photogr. **36**, 1—37 (1960).

GOREL' CHIK, I. K.: Zur Röntgentechnik bei Verletzungen der Menisken und der Kreuzbänder. Ortop. Travm. Protez. **22**, 69—71 (1961) [Russisch].

IMBERT, R.: Arthroscopy of the knee. Sem. Hôp. Paris **37**, 854—855 (1961) [Französisch].

KAINBERGER, F.: Resultate der Röntgendarstellung von Gelenkhöhlen mit spezieller Berücksichtigung des Kniegelenkes. Wien. klin. Wschr. **73**, 302—303 (1961). — KRÖMER, K.: Der verletzte Meniskus. Wien: Wilhelm Maudrich 1942.

LAGARDE, C., R. RAVELEAV, M. LE GUIFFANT, E. ESQUIROL u. G. LAURENS: Die Arthrographien des Kniegelenkes in den letzten 6 Jahren. J. Radiol. Électrol. **41**, 353—355 (1960) [Französisch]. — LEROUX, G., u. J. M. COLETTE: Simultan-Arthrographien des Kniegelenkes mit Kontrastmittel und Doppelkontrast (Vergleich der Bilder). J. Radiol. Électrol. **41**, 355—358 (1960) [Französisch]. — LI CASTRI PATTI, L., u. G. SALOMONE: Arthrographie des Kniegelenkes mit der Doppelkontrastmethode. Sicilia sanit. **12**, 153—182 (1959) [Italienisch]. — LICOPPE, G.: Doppelkontrast-Arthrographie: Routineuntersuchungen bei Binnenverletzungen des Kniegelenkes. Acta belg. Arten med. pharm. milit. **112**, 288—295 (1959) [Französisch]. — LIPKINA, E. A.: Zum Problem der Tomographie des Kniegelenkes. Probl. Tuberc. **38** (2), 41—46 (1960) [Russisch].

SAVITSKII, I. u. N., u. G. N. TREISTER: Kontrast-Tomographie des Kniegelenkes bei Meniskusläsionen. Vestn. Rentgenol. Radiol. **34**, 40—44 (1959) [Russisch]. — SEYSS, R.: Über die Röntgendiagnostik der Patella. Klin. Med. (Wien) **15**, 179—182 (1960).

TRET' IAKOV, V. V.: Die Registrierung der Kniegelenksbeugung mit der Elektrokardiographie. Ortop. Travm. Protez. **20**, 46—49 (1959) [Russisch].

VANDENDORP, F., u. R. DUBOIS: Die Luftarthrography bei Meniskusläsionen des Kniegelenkes. J. Radiol. Électrol. **41**, 351—353 (1960) [Französisch].

ZAKRISSON, U.: Meniscography by van de Berg's double contrast technique. Acta radiol. (Stockh.) **53**, 442—448 (1960).

Y. Empfehlungen für Normal-Rentensätze im Versorgungswesen

HERGET, R.: Tafeln von Normal-Rentensätzen. In: Das ärztliche Gutachten im Versicherungswesen, 2. Aufl., Bd. I, S. 642. München: Johann Ambrosius Barth 1955.

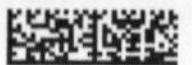